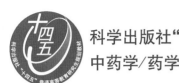

科学出版社"十四五"普通高等教育研究生规划教材

中药学/药学研究生系列教材出版工程

中药资源化学专论

MONOGRAPH ON RESOURCES CHEMISTRY OF CHINESE MEDICINAL MATERIALS

段金廒　主编

科学出版社

北　京

内 容 简 介

《中药资源化学专论》以培养可适应国家对中医药发展的重大需求、解决中医药事业发展过程中的"卡脖子"技术难题,以及适应中药现代化和国际化发展的高层次人才为目标,以本科阶段学习中需要进一步提升的部分和国内外研究成果为重点教学内容,突出实用性,密切结合研究生的专业需求,以研究实例为导向,注重本领域中新思路、新方法和新技术的吸纳与应用,以及新理念的提出和新趋势的发展,着力培养研究生的创新思维和提高其科研创新能力。

本书包括 6 章,在内容编写上展现了自身特色。本书论述了中药资源化学的理论基础、研究思路、方法、技术及其应用,从资源学与化学的双重角度,对中药资源化学的主要研究内容和目标任务加以解读。通过植物类、动物类和矿物类中药的若干代表性研究实例,阐述了中药资源化学研究的科学实质;阐述了中药资源性化学成分的生产方式,以及生物技术、化学合成技术的应用与发展;对中药资源性化学物质的多途径利用价值与资源化利用进行了系统阐述,并结合研究实例,突出了中药资源的多宜性利用价值,融合多学科现代方法技术对其进行资源化利用,从而实现中药资源的物尽其用,以及契合资源循环利用和循环经济的绿色发展趋势。

本书既可作为中药学及相关学科研究生的教学用书,也可供高等学校的师生、有关机构的科研工作者参考。

图书在版编目(CIP)数据

中药资源化学专论 / 段金廒主编. -- 北京:科学出版社,2025. 1. -- (科学出版社"十四五"普通高等教育研究生规划教材). -- ISBN 978-7-03-081044-1

Ⅰ. R284

中国国家版本馆 CIP 数据核字第 2025BB0874 号

责任编辑:周 倩 / 责任校对:谭宏宇
责任印制:黄晓鸣 / 封面设计:殷 靓

科 学 出 版 社 出版

北京东黄城根北街 16 号
邮政编码:100717
http://www.sciencep.com

南京展望文化发展有限公司排版
上海颛辉印刷厂有限公司印刷
科学出版社发行 各地新华书店经销

*

2025 年 1 月第 一 版 开本:889×1194 1/16
2025 年 1 月第一次印刷 印张:26 1/4
字数:737 000
定价:130.00 元
(如有印装质量问题,我社负责调换)

中药学/药学研究生系列教材出版工程
专家指导委员会

《中药资源化学专论》
编委会

主　编　段金廒

副主编　唐于平　叶　敏　宿树兰

编　委（以姓氏笔画为序）

王　涛（天津中医药大学）

叶　敏（北京大学）

包海鹰（吉林农业大学）

刘　睿（南京中医药大学）

刘大会（湖北中医药大学）

刘圣金（南京中医药大学）

江维克（贵州中医药大学）

李　军（北京中医药大学）

杨　莉（上海中医药大学）

杨　滨（中国中医科学院）

吴德玲（安徽中医药大学）

张永清（山东中医药大学）

陈随清（河南中医药大学）

赵　明（南京中医药大学）

段金廒（南京中医药大学）

都晓伟（黑龙江中医药大学）

晋　玲（甘肃中医药大学）

徐　伟（福建中医药大学）

殷　军（沈阳药科大学）

殷志琦（中国药科大学）

郭　盛(南京中医药大学)
唐于平(陕西中医药大学)
宿树兰(南京中医药大学)
詹若挺(广州中医药大学)
熊　亮(成都中医药大学)

学术秘书　宿树兰

总　序

　　研究生教育处于国民教育体系的顶端,是教育、科技、人才的关键载体,是国家创新体系的重要组成部分,是深入推进科教兴国战略,加快建设教育强国、科技强国、人才强国的重要支撑。党的二十大首次把教育、科技、人才进行"三位一体"统筹安排、一体部署。党的二十大报告中指出,"我们要坚持教育优先发展、科技自立自强、人才引领驱动,加快建设教育强国、科技强国、人才强国",强调要"全面提高人才自主培养质量,着力造就拔尖创新人才",要"深化教育领域综合改革,加强教材建设与管理",为研究生教育改革发展指明了前进方向,提供了根本遵循。

　　教材作为教育教学的基本载体和关键支撑、教育核心竞争力的重要体现、引领创新发展的重要基础,必须与时俱进,为培育高层次人才提供坚实保障。研究生教材建设是推进研究生教育改革、培养拔尖创新人才的重要组成部分。教育部、国家发展和改革委员会、财政部联合印发的《关于加快新时代研究生教育改革发展的意见》(教研〔2020〕9号)中明确提出,要"加强课程教材建设,提升研究生课程教学质量""编写遴选优秀教材,推动优质资源共享"。中药学、药学专业研究生教育肩负着高层次药学人才培养和创新创造的重要使命。为了进一步做好新时代研究生教材建设工作,进一步提高研究生创新思维和创新能力,突出研究生教材的创新性、前瞻性和科学性,打造中药学、药学研究生系列精品教材,科学出版社邀请全国12所中医药院校和中国中医科学院的13位中药学、药学专家,组成"中药学/药学研究生系列教材出版工程"专家指导委员会,共同策划、启动了"中药学/药学研究生系列教材出版工程"(以下简称教材出版工程)遴选、审定、编写工作。教材出版工程同时入选了"科学出版社'十四五'普通高等教育研究生规划教材"。

　　教材出版工程包括《中药药剂学专论》《分子药理学》《中药药理研究思路与方法》《药用植物生物技术》《中药分析学专论》《仪器分析专论》《中药化学专论》《现代药物分离技术》《中药监管科学》《中药系统生物学专论》《中药质量评价研究与应用》《中药新药研究与开发》《中药功效研究思路与实践》《中药资源化学专论》《生物药剂学与药代动力学专论》《天然药物化学专论》《药学文献检索》《中药炮制学专论》《中医药统计学专论》《中药药效物质研究方法学》《中药药代动力学原理与方法》《中药鉴定学专论》《中药药性学专论》《中药药理学专论》及《临床中药学专论》(第二版)等核心教材,采用了"以中医药院校为主,跨校、跨区域合作,出版社协助"的模式,邀请了全国近百所院校、研究所、医院及个别药企的中药学、药学专业的400余名教学名师、优秀学科带头人及教学一线的老师共同参与。教材出版工程注重加强顶层设计和组织管理,汇集权威专家智慧,突出精品意识,以"创新培养方式、突出研究属性、关注方法技术、启发科研思维"为原则,着力打造遵循研究生教育发展规律、满足研究生创新培养目标、具有时代精神的高品质教材。

在内容上,教材出版工程注重研究生个性化需求,从研究生实际需求出发,突出学科研究的新方法、新理论、新技术,以及科研思维。在编写风格上,既有丰富的图表,也有翔实的案例,体现了教材的可读性,大部分教材以二维码的形式呈现数字资源,如视频、知识拓展等,以方便学生自学、复习及课后拓展。

教材出版工程仍有不少提升空间,敬请各位老师和研究生在使用过程中多提宝贵意见,以便我们不断完善,提高教材质量。

2023 年 12 月

编写说明

从资源科学的角度看，人类社会发展史是一部不断认知、开发和利用自然资源，进而改造自然环境、发现新资源、创新替代资源、探索资源高效利用途径、保护自然资源及其生态环境，以满足人类日益增长的生产方式及生活需求的历史。中药资源是国家战略资源，是我国中医药事业发展的基础，也是彰显中医药国际竞争力的优势所在。随着人口剧增和人们崇尚自然、回归自然的理念提升，国内外市场对中药及天然药物资源性产品的需求量激增，利用资源与节约资源、保护资源之间的矛盾日益突出。为了实现中药资源的有效利用与可持续发展，必然要求人们对赖以生存的有限资源中可利用物质的生产与利用等科学问题开展深入系统的研究，以寻求可持续发展的策略与方法。将药用生物资源学与药物化学及其相关分支学科紧密联系和有机融合，发展形成了一个交叉创新学科——中药资源化学。目的是更加科学、合理、有效地生产质优量足的中药材原料资源，进一步提高中药资源的利用效率，有效延伸资源经济产业链，通过对资源性化学物质的精细化利用，不断提升其资源经济价值，并挖掘其潜在利用价值，以实现有限资源的物尽其用。由此相信，中药资源化学学科的建立与发展必将为中药及天然药物资源领域的健康、可持续发展做出重要贡献。

中药资源化学作为中药资源学的分支学科，具有资源学与化学的双重性质与学科基础。它是药用生物学、生理生态学、药材生产与加工学、中药化学与分析学、生物工程学、生物效应与功能评价、综合利用与产品开发、信息科学等多学科相互渗透、交叉融合而形成的一门新兴学科。其研究注重从中药资源的生产和利用为目的出发，研究药用资源生物体在不同生长阶段、不同组织器官中其次生与初生代谢产物的生成与分布特征；研究不同生态环境因素对药材品质形成的影响，揭示可利用物质的动态积累与消长规律；研究稀缺资源的替代和补偿；挖掘中药资源的多途径利用和潜在价值等。

本教材的编写出版是各编委共同努力的劳动成果，编委均是长期从事中药资源学、中药及天然药物资源化学和中药资源开发利用及其产业化等相关领域研究的专家学者。他们将自身所学和具体的实践成果与自然资源科学在理论方面的进步相结合，并将天然产物化学资源、农林生物资源、海洋生物资源等相关学科门类快速发展的研究成果加以吸收、为我所用，为独具特色的中药资源化学理论体系的构建和研究模式的创新做出了突出贡献。围绕中药及天然药物资源领域中资源性产品的生产与利用、资源经济产业链的形成与发展等社会需求，构建学科体系，进行人才培养和科学研究，以有效提升其经济效益、社会效益与生态效益，为资源的健康、可持续发展提供支撑。

　　本教材系统阐述了中药资源化学学科的概念与性质、内涵与外延、科学研究方向、目标与任务等，以及编者们长期从事中药资源及资源化学研究所取得的科学成果。但限于知识水平、工作经验和创新能力，本书中可能存在错、谬、浅、漏。恳请中药及天然药物资源领域的同行、从事自然资源科学研究与资源管理的专家学者、致力于资源产业化方面的企业家及广大读者批评指正并提出宝贵意见，以便再版时补正。

《中药资源化学专论》编委会

2024 年 12 月

目　录

第一章　中药资源化学的理论基础 ·· 1

　第一节　资源科学与资源化学 / 1

　　一、资源科学的发展是人类文明进步的象征 / 1

　　二、资源化学是人类社会可持续发展的根本保障 / 3

　第二节　中药资源化学学科的形成与社会功能 / 4

　　一、中药资源化学的形成与发展 / 4

　　二、中药资源化学的社会功能与定位 / 7

　第三节　中药资源化学的主要研究目标与任务 / 8

　　一、服务于中药材生产与品质提升 / 9

　　二、服务于中药新资源发现 / 9

　　三、服务于中药资源循环利用 / 10

第二章　植物类中药资源化学的研究思路、方法、技术与应用 ·················· 11

　第一节　植物类中药资源化学的研究思路与内容 / 11

　　一、植物类中药资源化学的研究思路 / 11

　　二、植物类中药资源化学的研究内容 / 11

　第二节　植物类中药资源化学的研究方法与技术 / 16

　　一、中药资源性化学成分的动态评价与新资源的发现方法 / 16

　　　实例：当归药材适宜采收期的研究与确定 / 20

　　　实例：不同产地干姜药材品质评价 / 22

　　　实例：基于灰色关联分析方法的当归不同入药部位化学成分与功效差异分析 / 23

　　　实例：丹参药材适宜干燥加工方法评价 / 24

　　　实例：药用与食用枸杞子适宜区划研究 / 28

　　二、中药资源性化学成分的高效富集制备方法与技术 / 33

　　三、植物类中药资源循环利用的研究方法与技术 / 47

　　　实例：甘草、丹参药渣的降解酶筛选及产纤维素酶研究 / 52

　　　实例：生物质热解技术应用于山茱萸果核木醋液的制备及其热解产物分析 / 54

　　　实例：二氢黄酮苷及异黄酮苷与人体肠道细菌的相互作用研究 / 58

　　　实例：蒲地蓝消炎口服液废水的资源化利用研究 / 62

　　　实例：中药脉络宁注射剂提取废水的治理工艺技术 / 65

　第三节　植物类中药资源化学的研究与应用实例 / 66

　　一、真菌类中药资源化学的研究与应用实例 / 66

实例：灵芝类药用植物类群资源化学研究与资源化利用 / 70

二、裸子植物类中药资源化学的研究与应用实例 / 72

实例1：银杏类药用植物类群资源化学研究与资源化利用 / 73

实例2：红豆杉类药用植物类群资源化学研究与资源化利用 / 87

三、被子植物类中药资源化学的研究与应用实例 / 94

实例1：桑类药用植物类群资源化学研究与资源化利用 / 97

实例2：莲类药用植物类群资源化学研究与资源化利用 / 103

实例3：五味子类药用植物类群资源化学研究与资源化利用 / 109

实例4：杜仲类药用植物类群资源化学研究与资源化利用 / 114

实例5：甘草类药用植物类群资源化学研究与资源化利用 / 118

实例6：黄芪类药用植物类群资源化学研究与资源化利用 / 127

实例7：柑橘类药用植物类群资源化学研究与资源化利用 / 135

实例8：鸦胆子类药用植物类群资源化学研究与资源化利用 / 143

实例9：枣类药用植物类群资源化学研究与资源化利用 / 147

实例10：人参类药用植物类群资源化学研究与资源化利用 / 155

实例11：丹参类药用植物类群资源化学研究与资源化利用 / 164

实例12：黄芩类药用植物类群资源化学研究与资源化利用 / 173

实例13：苁蓉类药用植物类群资源化学研究与资源化利用 / 176

实例14：枸杞类药用植物类群资源化学研究与资源化利用 / 182

实例15：栝楼类药用植物类群资源化学研究与资源化利用 / 190

实例16：忍冬类药用植物类群资源化学研究与资源化利用 / 197

实例17：菊类药用植物类群资源化学研究与资源化利用 / 204

实例18：红花类药用植物类群资源化学研究与资源化利用 / 211

实例19：青蒿类药用植物类群资源化学研究与资源化利用 / 215

实例20：麦冬类药用植物类群资源化学研究与资源化利用 / 221

第三章　动物类中药资源化学的研究思路、方法、技术与应用 ·················· 229

第一节　动物类中药资源化学的研究思路与内容 / 229

一、动物类中药资源化学的研究思路 / 229

二、动物类中药资源化学的研究内容 / 230

第二节　动物类中药资源化学的研究方法与技术 / 231

一、动物类中药物质基础的研究方法与技术 / 231

二、动物类中药传统功效与现代生物学的评价方法与技术 / 235

三、动物类中药品质评价与质量控制的方法与技术 / 236

第三节　动物类中药资源化学的研究与应用实例 / 237

实例1：水蛭类药用动物资源化学研究与资源化利用 / 237

实例2：蜚蠊类药用动物资源化学研究与资源化利用 / 240

实例3：珍珠类药用动物资源化学研究与资源化利用 / 247

实例4：牛黄类药用动物资源化学研究与资源化利用 / 254

实例5：骨角类药用动物资源化学研究与资源化利用 / 258

实例 6：蟾蜍类药用动物资源化学研究与资源化利用 / 261

实例 7：洞角类药用动物资源化学研究与资源化利用 / 263

第四章 矿物类中药资源化学的研究思路、方法、技术与应用 ·················· 270

第一节 矿物类中药资源化学的研究思路与内容 / 270

一、矿物类中药资源化学的研究思路 / 270

二、矿物类中药资源化学的研究内容 / 271

第二节 矿物药中药资源化学的研究方法、技术与应用 / 279

一、显微镜分析技术与应用 / 279

二、X 射线衍射分析技术与应用 / 283

三、热分析技术与应用 / 284

四、电感耦合等离子体-质谱分析技术与应用 / 285

五、光谱分析技术与应用 / 285

第五章 中药资源性化学成分的生物合成途径与人工合成生产 ·················· 288

第一节 中药资源性化学成分类型及其生物合成途径 / 288

一、药用植物资源性化学成分类型及其生物合成途径 / 288

二、药用动物资源性化学成分类型及其生物代谢途径 / 325

第二节 中药资源性化学成分的人工合成与生产途径 / 330

一、基于生物转化技术的中药资源性化学成分人工生产 / 330

二、基于化学合成技术的中药资源性化学成分人工生产 / 350

第六章 中药资源性化学物质的多途径价值挖掘与资源化利用 ·················· 356

第一节 药用价值挖掘与资源化利用 / 356

一、中药资源的药用价值挖掘与资源化利用 / 356

二、药材生产过程中副产物的药用价值挖掘与资源化利用 / 359

三、代表性研究实例 / 361

实例 1：银杏叶提取物的研究与开发 / 361

实例 2：白芍配方颗粒的研究与开发 / 363

实例 3：丹参茎叶新资源药材的研究与开发 / 364

第二节 药食两用价值挖掘与资源化利用 / 366

一、药食两用中药资源的历史源流与发展现状 / 366

二、食用健康价值挖掘与功能性产品开发 / 369

三、代表性研究实例 / 373

实例：胃舒乐胶囊的研究与开发 / 373

第三节 日化健康价值挖掘与资源化利用 / 374

一、中药资源的日化健康价值挖掘与发展现状 / 374

二、多功能中药日化产品的开发路径与产业化方向 / 375

三、代表性研究实例 / 382

实例：菊黄微乳凝胶剂祛痘产品的研究与开发 / 382

第四节　饲用健康价值挖掘与资源化利用 / 383

一、中药资源的饲用健康价值挖掘与发展现状 / 383

二、基于中药资源的饲用产品开发策略与产业化方向 / 388

三、代表性研究实例 / 391

实例1：博落回散的研究与开发 / 391

实例2：黄芪茎叶发酵饲用原料的研究与开发 / 392

第五节　植物源生物农药价值挖掘与资源化利用 / 393

一、中药资源的生物农药价值挖掘与发展现状 / 393

二、基于中药资源的生物农药分类与产品开发 / 394

三、植物源生物农药的开发途径 / 398

四、植物源生物农药的开发应用实例 / 398

主要参考文献 ……………………………………………………………… 403

第一章
中药资源化学的理论基础

资源是人类社会发展的物质基础,资源的生产水平与利用效率不高是导致当今社会面临资源日益短缺、生态环境加剧恶化的基本因素之一,已成为影响和危及人类生活、生存条件与社会可持续发展的主要因素。随着科学技术的进步,有效提高资源的利用效率成为当前资源学科领域高效利用资源、维持生态平衡、促进循环经济发展的必然趋势。中药资源化学(resources chemistry of Chinese medicinal materials)作为一门新兴的交叉学科,是药用生物资源学与天然产物化学交叉融合而形成的学科,它的创新发展丰富了我国中药资源学理论和学科体系,为中药及天然药物资源的健康、可持续发展提供了系统性思维与多学科交融的方法学。

第一节 资源科学与资源化学

资源是指自然界和人类社会中可用以创造物质财富和精神财富的、具有一定量积累的客观存在形态。资源分为自然资源和社会资源两大类,前者如阳光、空气、水、土地、森林、草原、动物、矿藏等;后者包括人力资源、信息资源,以及经由劳动创造的各种物质财富。自然资源是指在一定的时间条件下能够产生经济价值,以提高人类当前和未来福利的自然环境因素的总称。随着资源短缺和环境污染等问题的日益突出,可再生生物资源的可持续、循环利用已迫在眉睫。

一、资源科学的发展是人类文明进步的象征

(一)资源科学概述

资源科学(resource science)的发展是人类文明进步的象征。资源科学主要研究资源的形成、演化、质量特征、时空分布及其与人类社会发展的相互关系;发现、分析、解释和解决资源问题是其根本任务。因此,资源科学的发展水平是衡量人类文明进步的重要标志。

马克思认为创造社会财富的源泉是自然资源与劳动力,资源体现了人与自然界之间的物质转换关系。他在《资本论》中引用威廉·配第的话说:"劳动是财富之父,土地是财富之母。"恩格斯在《自然辩证法》中明确指出:"劳动与自然界一起才是财富的源泉。自然界为劳动提供材料,劳动将材料变为财富。"自然条件和自然物质是自然界中的客观存在,只是在社会发展的过程中,人类才逐步认识到其价值,并创造出开发利用其价值的技术、理论基础与资源循环利用,从而使之成为创造人类社会财富的源泉。资源是动态的,它依赖人类的智慧和行为而随之相应地扩大或缩小,不能与人类的需求和能力相分离。有效性(efficiency)和稀缺性(deficiency)是自然资源的本质属性和最基本的特征。无论是物质,还是能量,都是针对人类而言的,只要被利用就总会被消耗,只要被消耗,就无疑总会逐步出现稀缺,乃至资源耗竭。

资源科学的近现代研究发端于20世纪初期的工业化开始后所出现的大规模的存量资源消耗,各种金属、化工矿产资源,石油、煤炭化石资源等不可更新的地下资源被开采并进入社会化生产过程,成为工

业文明时代的核心资源。快速提高的科学技术和生产力水平促进了对不可更新资源的大规模开发利用,加剧了全球性的资源需求膨胀和过度利用。如此无尽地消耗自然资源和无限的欲求,其发展所产生的后果造成了人们长期以来和自然环境相互依存、相互作用、生生不息形成的生活及生产方式,与大自然长期演化、自然天成的和谐韵律及生态环境背道而驰。这种藐视自然的肆意妄为和不计后果的发展方式已成为目前一系列全球性问题的发端和根源。

（二）资源科学研究及发展趋势

1. 自然资源学科与资源科学研究　自然资源学科按其研究对象和研究内容,可划分为综合资源学与部门资源学,前者研究资源发生、演化及其与人类相互作用的一般性规律,并为部门资源学提供理论基础和方法论;后者是研究各类资源的形成、演化、评价及其合理开发利用、保护与管理的专门性工作。综合资源学的分支学科主要包括资源地理学、资源生态学、资源经济学、资源信息学、资源法学等,而相关领域的分支学科则包含了生物资源学、药物资源学、土地资源学、气候资源学、水资源学、矿产资源学、海洋资源学、旅游资源学、能源资源学等。综合资源学与部门资源学是互为补充、相互促进的关系。综合资源学研究必然涉及具体的资源对象,部门资源学研究也必然讨论资源科学研究的一般性规律。资源科学研究总是在一定区域进行,不同地域的区域资源学即为综合资源学与部门资源学在具体时空的结合和具体的实践及应用。

资源科学研究呈现出鲜明的特色: 从个体、局部走向整体,日益关注有关全球性和全局性问题的研究;从静态分析走向动态预测,区域发展模式与资源供求关系的战略性研究日趋活跃;遥感遥测等新技术方法的应用有效促进了资源科学研究方法和手段的现代化;资源管理成为资源科学研究的最终目的,以合理化为内容的资源管理研究正逐步成为资源科学研究的热点。我国幅员辽阔,资源类型多样,但由于人口众多,资源的生产与供给、利用与保护之间的矛盾十分突出,资源科学研究的基础较为薄弱。因此也催生了一批又一批的资源科学家,他们长期耕耘在资源科学领域,为我国及世界资源科学的发展和资源可持续利用做出了杰出的贡献。这些科学家先后编撰出版了《自然资源研究的理论和方法》《自然资源评价利用概论》《自然资源概论》《自然资源开发原理》《资源科学论纲》《中国资源科学百科全书》等代表性著作。

2. 资源科学研究的发展趋势　从可再生资源的角度来看,19世纪以来生态学的发生发展促使与资源相关的各学科与其母体学科日益分野,在资源与资源利用领域汇聚,孕育了资源科学研究。资源科学研究也已从陆地走向海洋,从地表走向地上和地下,从自然走向社会,从局部走向整体,从静态走向动态等,研究领域日益拓展。

随着各专门资源领域研究的不断深入,以及资源地理学(resource geography)、资源生态学(resource ecology)、资源化学(resource chemistry)、资源经济学(resource economics)等相关学科的日趋成熟,资源科学研究的理论与方法日臻完善,加之资源科学研究的社会价值和科学意义的日益凸显,促使资源科学研究步入了快速发展的新阶段。

地球所拥有的自然资源是一个复杂多元的巨系统,各种资源要素之间相互联系、相互影响、相互制约,并通过人类活动表现出鲜明的整体性和系统性特征。因此,人类对自然资源的无限需求及其对生态环境的影响,最终会导致资源的稀缺。据统计,2024年的全球人口约80亿,预计到2050年将增至100亿左右。任何自然资源相对于如此庞大的消费群体均表现出有限性和稀缺性的本质属性。基于此,近年来资源科学研究的重点转向资源的有限性和稀缺性,资源的可持续利用与社会经济的健康协调发展,资源生态、资源经济、资源立法与资源管理成为主要研究领域。

古人就已有"天育物有时,地生财有限,而人之欲则无极"的认识与感叹。资源的有效性是指能被人类开发利用并进入社会化生产、生活过程,促进区域经济发展,提高人类生存质量的物质与能量。资源的有效性刺激人们为了更好地生活而不断地开发、利用和消耗资源,资源的稀缺性则迫使人们不断地发掘新资源,寻求替代资源,探索资源高效利用的途径。有效性使资源展示其功能和多宜性,决定着资源的基本利用途径和特征,而稀缺性则影响着各类资源的空间组合,对资源配置和产业布局具有特殊意义。随着人口剧增和人们崇尚自然、回归自然的理念不断提升,国内外市场对中药及天然药物资源性产品的需求量与日俱增,人们对已发现的自然资源的无情开发与过度利用导致部分资源种类迅速耗竭。于是,人们重新审视和调整人与自然、人与资源之间的相互关系。随着人类社会对人口、资源、环境与发展问题的日渐了解,已认识到"人类只有一个地球",面对的是共同的未来。决定经济增长的效率指标已不再是衡量发展的唯一标准,人类社会的结构、人类与资源关系的协调、现实与未来的历史逻辑已为各界所关注。人类对资源的开发利用已从原先的掠夺式,向可持续发展的战略轨道发展。只有这样才有可能最大限度地降低社会物质消费和资源生产供给之间的资源赤字,使其不致威胁到人类的生存与发展。人类与自然的和谐相处、资源与环境的有效保护,以及经济与社会的持续、稳定、协调发展已成为当今人类的共识。

因此,政府和全社会十分关注资源综合系统利用工作,为合理开发和综合利用资源、防止资源浪费和生态破坏、提高资源利用效率、保障国民经济发展、保护生态环境,专门研究、制定出台了《国家鼓励的资源综合利用认定管理办法》等政策法规和全面系统的规定。其内容主要包括管理体制和管理制度、经济建设中自然资源的综合开发利用、生产过程中物料和废弃物的系统合理利用等。从国际层面看,许多国家都很重视资源综合系统利用问题,并制定了相关法律,如美国的《资源保护与回收利用法》(*Resource Conservation and Recovery Act*,RCRA)等,均取得了良好的社会、经济和生态效益。

二、资源化学是人类社会可持续发展的根本保障

(一)资源化学学科的形成

人类社会发展史就是人类对物质世界,特别是对物质资源不断认识、不断提高其利用效率的历史。人们在利用自然物质资源的过程中,不断探究资源物质的组成,由此产生了化学及其分支学科。在探索矿石、化石的组成和转化的过程中,产生了矿产化学、冶金化学、石油化学、煤炭化学,以及矿山、化石资源有关的资源化学分支学科等。在探究动、植物和各种生物体的物质组成及其体内代谢产物的过程中,也由此产生了植物化学、生物化学等与生物资源相关的资源化学分支学科。20世纪中后叶,国内外科技工作者对人类赖以生存的有限资源中可利用物质的生产与利用等科学问题展开了深入系统的研究,从而形成了以资源合理、高效、洁净利用为主要研究方向的新学科——资源化学,并先后应用于石油资源、植物资源、海洋资源等的科学利用研究,分别形成了石油资源化学、植物资源化学、海洋资源化学等新学科或新研究领域。

资源化学作为资源与化学交叉融合的一门学科,其研究目的在于利用化学方法手段对资源中的物质组成、物质利用等方面进行研究,从而实现资源的开发利用和可持续发展。资源浪费是由于人类对资源的认识不足,甚至知之甚少,而对资源进行粗放型利用造成的,而资源浪费同时又导致了环境污染。随着资源化学研究的不断深入,人们不仅知道了世界由物质组成,而且明确了组成物质的基本单位是分子和原子。在分子水平上探索资源利用问题,即资源性化合物的合理利用,是解决资源日益匮乏、环境污染加重的有效途径。在资源利用过程中,人们通过对资源物质组成的探索,揭示了多种生物资源中的主要组成成分,阐明了其化学、生物学性质和功能,且进一步具备了人工合成天然产物分子或相关化合物的能力,使合理利用资源性化合物来制造防治人类各种疾病的药物、促进农林畜牧业发展的农药,以及改善人类生存条件和生活质量的各种精细化工产品成为可能。资源化学的研究目标在于对资源性化合物进行合理利用、提高资源利用效率,同时减少或消除资源利用过程中产生的环境污染问题。因此,

资源化学是解决资源浪费和环境污染,实现资源高效精细化利用和资源可持续发展的重要手段。

（二）中药资源化学研究与资源可持续利用

资源化学作为资源科学体系中的分支学科,其形成和产生的历史背景与动力源泉是日益短缺的资源供给与快速增长的社会需求之间不断加剧的矛盾,其使命是围绕不同门类资源系统的可持续发展,以揭示其资源产物的化学实质及其资源价值,有效提升资源利用效率和效益,推进资源产业化过程的循环利用和再生产业发展,逐步实现人类与其赖以生存的资源系统和谐共生,以及社会-经济-生态效益的协调发展。

中药及天然药物资源化学相对于其他领域而言起步稍晚,但作为资源体系中的部门资源,在人口健康、食品、化工等领域中发挥着重要作用,而最终发挥作用的是资源性化学物质。中药资源化学作为中药资源学的分支学科,其研究内容贯穿中药资源生产与利用全过程,是中药资源学学科体系中的重要组成部分。它集成现代科学体系中资源学、生物学、化学与分析学、工程技术、信息技术等理论与方法,服务于中药资源的科学生产与合理利用,对我国中药资源经济产业链的延伸、资源利用效率的提升、资源性产品的品质提高等领域的健康、可持续发展起到引导和推动作用。

中药资源化学研究运用多学科知识与方法技术,以药用植物、菌物、动物、矿物等可再生和不可再生资源为研究对象,揭示其资源性化学成分的性质、分布、积累与消长规律,服务于药材生产加工全过程;以药材生产过程中产生的传统非药用部位,以及中药制药等深加工产业化过程中产生的固体、液体废弃物和副产物为研究对象,多途径挖掘其多元化潜在利用价值,努力提高资源的利用效率和经济效益,推动中药资源产业的绿色、可持续、健康发展。

第二节　中药资源化学学科的形成与社会功能

为了实现中药资源的有效利用与可持续发展,必然要求人们对赖以生存的资源性化学物质的生产与利用等科学问题展开深入系统的研究,以寻求可持续发展的策略与方法,其重要的发展趋势就是走向综合与交叉。20世纪中后叶,为了解决复杂而严峻的人口剧增、粮食紧张、资源短缺、环境退化和能源危机等一系列社会问题,许多学科彼此交叉、相互结合、互相渗透,形成了一批综合性的新兴学科领域,中药资源化学就是其中的代表之一。

一、中药资源化学的形成与发展

中药资源化学学科的建立有其社会背景、行业背景和学科背景,相对于其他领域研究而言,起步较晚。但中药资源化学作为中药资源学学科体系的重要组成部分和分支学科,近年来随着中药及天然药物资源经济的快速发展而日益受到重视,并取得了长足进步。

（一）中药资源化学的学科形成背景

1. 社会背景　中药资源是国家战略资源,随着中药资源经济产业链的不断延伸和发展,国内外市场对中药及天然药物资源的需求量与日俱增,利用资源与节约资源、保护资源之间的矛盾日益突出。从"物尽其用"的观点出发,必须对中药资源中的资源性化学成分进行多途径、多层次的开发与利用,创新资源价值,提升资源利用效率和效益,以实现节约资源、环境友好、循环经济、绿色低碳的中药资源产业的健康、可持续发展。资源的可持续利用要求人类在开发利用资源时,必须具有整体观、全局观和协调发展的理念,不能仅顾部分利益而忽视整体利益,仅顾局部利益而忽视全局利益,仅顾当代人的利益而忽视未来子孙后代的需求和利益。

2. 行业背景　以消耗中药及天然药物资源为特征的资源经济产业链不断延伸、产业集群快速扩张,已成为我国生物医药独具特色的产业力量,为民众的健康和相关行业产业的发展做出了重要贡献。

然而,由于该行业受制于传统生产方式、传统应用习惯和传统产业现代化程度等因素,目前尚处于生产力水平不高、科学研究相对滞后的状态。因此,中药资源的生产、加工、开发利用及其产业化过程需要更加科学、合理与有效,不断提升产品的品质,提高资源化利用效率,以实现物尽其用、循环经济产业的目的。中药资源化学学科的建立与发展必将为中医药产业的发展提供有力的科技支撑,行业发展与社会需求也为中药资源化学的学科进步提供不竭动力,使之能够更加充分地利用现代科学技术来挖掘、发现和开发新资源与替代资源,以保证人类对资源的永续利用和可持续发展。

3. **学科背景**　中药资源化学学科的形成和发展与中医药事业的发展密切相关,得益于自然资源学学科体系的建立和不断完善,尤其是资源生态学、资源地理学、植物资源学、动物资源学、资源经济学等多学科的有力支撑;得益于科学技术的进步,尤其是天然产物化学与分析化学等相关学科的发展及其适宜技术的有效利用,以及资源性产物的代谢规律及其生物与化学转化机制的不断揭示;得益于独具特色的中医药事业伴随着国家政治经济的持续快速发展而迎来了大发展的历史机遇;得益于以消耗中药及天然药物资源为特征的资源经济产业的不断延伸,以及中药大健康产业的强劲增长;得益于政府倡导、行业及企业联动推进中药资源生产、流通和消费等过程中,实施的减量化、再利用、资源化的循环经济发展驱动等。

20世纪80年代,中国药科大学周荣汉教授率先提出中药资源学(science of Chinese medicinal material resources)的理论和学科体系框架,编撰出版了我国第一部《中药资源学》。20世纪90年代,中药资源与开发专业被正式纳入国家本科专业体系,通过30余年的人才培养和教学实践,逐步完善了课程体系和教学大纲,并通过组织全国中医药、农林、师范、综合性院校的中药及天然药物资源领域学者,编写出版了我国第一套中药资源与开发专业本科系列规划教材。迄今,已逐步形成了特色鲜明的中药资源学人才培养体系,为社会和行业培养输送了一批以中药及天然药物资源学为主要研究方向的硕、博士高层次人才。

自然资源学、化学等相关学科的快速发展和进步,为资源化学学科的建立与发展提供了有力支撑。当前,人们对源于自然环境的资源性产品需求剧增,资源的稀缺性与资源供给之间的矛盾日益突出,社会和行业期待从有限的中药资源中获取更为丰富的资源性产品,以形成利用资源与节约资源的良性发展状态。社会和行业的需求为中药资源化学的学科建立和发展提供了原动力。

(二)中药资源化学的概念与学科范畴

1. **中药资源化学的概念与性质**　中药资源化学是一门应用多学科知识与方法,以药用植物、菌物、动物、矿物等可再生和不可再生资源为研究对象,揭示其资源性化学成分的性质、分布、积累与消长规律,并通过适宜技术集成以实现中药资源的合理生产与科学利用的综合性应用基础学科。

中药资源化学是中药资源学的分支学科,是药用生物学、生理生态学、药材生产与加工学、中药化学与分析学、生物工程学、生物效应与功能评价、综合利用与产品开发、信息科学等多学科相互渗透、交叉融合而形成的一门综合性新兴学科。依据其研究对象和所涉及的资源类型,可分为植物药资源化学、动物药资源化学、矿物药资源化学等。

资源性化学成分是指结构清楚、数量可观、方便易得、价格低廉,并可大批量供给的化学实体。具体的资源性化学物质是动态的,在一定条件下,一般性化合物可以转化为资源性化合物。资源性化学成分按照来源,可分为天然资源性化学成分与非天然资源性化学成分。天然资源性化学成分主要指由动物、植物和微生物体内产生的、可以大批量生产获得的资源性化学物质,也包括通过微生物转化等生物技术获得的转化产物。非天然资源性化学成分是指通过化学合成而得到的产物,农用化学品和精细化工产品在制造过程中产生的重要中间体、副产物和一些价格低廉的化学化工产品,以及源于自然资源的天然产物经过人工改造后得到的化学修饰物等。

　　从中药资源科学生产的角度,必然要求药材生产实施主体及其科学工作者熟悉和掌握药用动、植物的生物学、生态学等生物资源学知识,以满足药材生产过程的管理需要;同时,尚需熟悉和掌握与药材品质形成密切相关的植物(生物)化学、动物(生物)化学及分析化学等化学知识和评价方法技术,以满足作为药学工作者所应具备的化学知识和能力。

　　从中药资源有效利用的角度,既要熟悉和掌握各药用生物种类的物候期,以便科学合理地获取非药用部位,并依据利用目的,采取适宜的加工方法将其转化为新资源药材、食品、饲料或添加剂等;同时,又要针对中药工业等以药材为原料的深加工产业在生产过程中产生的大量副产物和废弃物,在循环经济理论的指导下,对其分门别类、再生利用。因此,必然要求在掌握天然药物化学、中药化学知识的同时,拓展学习食品化学、饲料化学、轻工化学、肥料化学,以及种植业、养殖业等相关领域的学科知识,以便形成对中药资源多元化、多途径利用的能力。

　　由此可见,中药资源化学具有资源学与化学的双重属性,其基本内涵是从资源学的角度出发,研究中药资源中可利用化学物质(包括次生代谢产物和初生代谢产物)的时间、空间基本属性及其动态变化规律等;从化学物质的角度出发,研究中药资源可利用物质的类型、结构、性质、质量、数量、存在与分布及其资源价值和利用途径等。从资源产业化的角度出发,中药资源化学的科技创新将有利于中药及天然药物资源的合理生产与产业化发展;有利于资源利用效率的提升,以达到节约资源、保护环境、循环利用的目的;有利于优化中药农业、中药工业、中药商业等相关领域的产业结构;有利于保障医疗卫生体制改革和提高民众的生活质量及健康水平,产生良好的社会-经济-生态综合效益。

　　中药资源化学与其他学科的关系主要体现在:中药资源化学作为中药资源学与天然产物化学两大学科体系交叉融合而形成的一门学科,是社会进步与资源科学发展之必然。

　　从学科建设和人才培养的角度出发,中药资源化学旨在培养兼具药用生物资源学与资源化学,以及资源产业化过程中所需的知识结构与实际能力的综合性专门人才。中药资源化学学科高层次人才培养目标为:① 理解和掌握本学科的概念、性质、内涵与外延,以加强对该学科理论体系的认识;② 明确和把握本学科的研究任务与目的,以确立学习的目标和志向;③ 系统学习和掌握本学科的生物学与资源学、化学与分析学的基础知识,以拓展相关领域的知识和视野;④ 强化资源学科外业调查研究的学习和实践,以掌握药用生物学、生理生态学、中药材生产与加工的知识和技能;⑤ 强化多途径、多层次开发利用资源所需技术和方法的学习与实践,以服务于资源有效利用和资源经济产业链的延伸全过程。

　　2. 中药资源化学的内涵与外延　　基于中药资源化学学科具有的资源学与化学双重性质及学科基础,其主要的研究内容是应用多学科知识与方法,围绕药用植物、药用菌物、药用动物、药用矿物等可再生和不可再生资源的生产与利用全过程,展开资源性化学物质的合理生产与科学利用研究。

　　中药资源化学研究的目的是将有限的资源更为有效地产业化,延伸资源经济产业链,获取最大的社会-经济-生态效益。因此,有"量"的资源才能是有效的资源,才可能产业化和形成生产力。中药资源化学的内涵可包括以下几个方面:① 为了确定适宜生产发展区域或药材原料的最佳采收期,需要揭示生物类群及其资源生物体中资源性化学成分的动态积累规律,以及与生态环境中诸因子之间相互作用、相互影响的关系;② 为了寻找可替代资源或发现高含量、低毒性的新药物资源,需要对近缘生物类群及生物体不同部位、组织器官等进行系统的资源化学分析评价;③ 为了促进资源性化学物质在生物体、细胞工程及酶工程中含量的提高和积累量的增加,需要进一步研究它们的生物合成途径和影响成分积累的因素;④ 为了提升资源开发利用的效率及效益,需要根据资源性化学成分的分子结构、理化性质、存在形式等,进行提取方法和工艺的设计优化、分离材料和媒介的选择与因素优化,以尽可能地使宝贵的化学资源得到充分的转移和有效的利用。

　　中药资源化学学科的外延涉及以药用或健康需求为目的,开发利用自然资源及替代资源的不同资源门类,如海洋生物资源、森林生物资源、菌藻生物资源等。因此,从广义上讲,中药资源化学是一门针对药物资源中对人类健康及相关领域有应用价值或潜在价值的资源性化学成分,揭示其性质、分布、积累与消长规律,并通过适宜技术集成以实现资源的科学生产与合理利用的综合性与应用性特色突出的基础性学科。

二、中药资源化学的社会功能与定位

中药资源化学的研究任务是紧紧围绕我国丰富的药用资源,借助化学与分析、资源生物学、生物工程等技术,以及生物活性评价和潜在利用价值发现等现代多学科知识与技术,开展中药资源化学应用基础和资源综合利用的研究与开发。应用基础研究的目标是围绕资源可利用化学物质的研究和多元化资源利用途径的发展,探讨资源生物体内可利用化学成分的结构与性质、形成与分布、动态积累与时空变化规律等,以充分挖掘和发现资源种类/类群的可用性和多宜性价值;基于植物化学分类学原理,开展替代资源的寻找与发现,以解决濒危、稀缺等资源问题。综合利用研究是依据基础研究积累,对各类可利用化学物质进行多途径、多层次的综合开发利用研究,努力实现物尽其用,形成中药资源-可利用化学物质-多途径开发-功能产品群集成的资源化学研究与循环利用模式,充分发挥资源整体可利用性价值。

（一）中药资源化学的社会功能

资源可持续利用是社会经济可持续发展的基础和前提,对于可再生资源而言,持续利用要求必须使其利用、更新、恢复、再生之间保持良性循环,并尽可能在利用过程中得到改善;对于不可再生资源,则须知在短期内竭泽而渔、消耗殆尽的危险。中药资源学及中药资源化学研究的终极目标就是通过科学、合理、有效地开发利用资源,提高资源利用的效率与效益,从而使有限的资源能够不断地满足当代及后代人类发展的需求,不致因不当的利用方式和无节制的利用速度而造成资源的衰竭,以实现人类赖以生存的资源的可持续利用和发展。

任何新兴学科及其研究领域均是社会需求的产物,具有明确的社会功能与定位。从生物资源学的角度来看,中药资源化学是研究药用生物资源的形成、分布、演化规律与人类合理开发利用间相互关系的学科。其主要研究内容包括生物资源的形成、分类与种类,引种与驯化,资源性化学成分的性质、形成、积累与转化的规律,特定区域内生物资源的种类、蕴藏量及其合理开发与保护等。按生物门类划分,与药用资源密切相关的生物资源主要包括植物资源、动物资源、微生物资源;按主体植被类型划分,可分为森林资源、草地资源等;按用途和功用划分,可分为药物资源、香料资源、保健食品资源等。中药资源化学科学研究可概括为以下几个方面。

（1）基于中药资源的整体性和系统性特征,阐明各类型资源性化学物质的理化性质、消长规律及其时空分布规律与变化过程。

（2）基于资源特征及其与人类社会发展的关系,研究资源化学物质的生产数量和质量评价,分析资源性化学物质与人口健康需求之间的平衡关系,探讨资源开发与再生、污染排放与环境容量的关系等。

（3）基于自然资源是以一定的质和量分布在一定地域的自然法则,探讨区域中药资源的种类构成、质量特征与经济发展的关系,以及如何将区域资源优势转变为经济优势、如何推进区域资源的优势互补和协调发展等问题。

（4）基于信息科学等交叉学科领域的新技术、新方法在中药资源化学科学研究与资源开发利用中的应用,有效提升中药资源的利用效率和效益,不断挖掘资源潜在价值,延伸资源经济产业链,为中药资源的精细化、高值化、系统化利用提供有力支撑。

中药资源化学作为中药资源学的重要分支学科,不断开拓创新,集成现代科学体系中资源学、生物学、化学与分析学、工程技术、信息技术等理论与方法,服务于中药资源的科学生产与合理利用,对我国中药资源经济产业链的延伸、资源利用效率的提升、资源性产品的品质提高等起到了重要的引导和推动作用,形成了独具特色的科学研究与技术发展体系,为中药资源学科体系、学科内涵和外延的丰富与完善做出了应有的贡献。

（二）中药资源化学的研究定位

中药资源化学的研究任务及其涉及的研究内容是由其多元综合学科性质所决定的。该学科是由具有药用价值的生物或非生物资源学学科,与包含有机化学、无机化学、分析化学、生物化学、药物化学等在内的化学学科有机融合、交叉互补的综合性学科,以服务于资源经济产业,实现中药及天然药物资源的有效利用和可持续发展为出发点和落脚点。

中药资源化学的研究是以药用植物、药用菌物、药用动物、药用矿物等可再生和不可再生资源为研究对象,注重从中药资源的生产和利用为目的出发,研究药用资源生物体不同生长阶段、不同组织器官中次生与初生代谢产物的生成规律及其分布特征;研究生态环境中诸多因子对资源性化学成分的动态积累与消长规律的影响;研究稀缺资源的替代和补偿;挖掘中药资源的资源使用价值和资源潜在价值,提升中药资源利用效率等。主要涉及以下研究内容。

（1）基于近缘生物具有相似的化学组成和生物活性的观点,寻找和发现新资源及替代补偿资源等,为紧缺、珍稀、濒危资源提供发展策略和支持,进而形成可替代性资源产业和新资源的补充及产业化。

（2）基于资源生物体中化学物质动态积累与代谢消长的观点,揭示药材或其可利用组织器官的合理采收期、适宜生产区、适宜加工方法及合理贮存期和适宜条件等,为有效生产、收获资源和科学发展生产提供决策依据。

（3）基于精细化利用中药资源的策略,通过拆分和解析传统药材的多元功效及其物质组分（成分）,以有效提升资源利用效率,形成由复杂混合物-组分（群）-成分（群）构成的各具特色的中药资源产业结构及资源经济产业链。

（4）基于多元技术集成提升和工艺工程化优化方法,针对中药提取、富集、分离工艺落后且转化率低,资源性化学成分浪费严重等问题,开展工艺学、材料科学等多学科交融,提升资源利用效率,延伸资源经济产业链。

（5）基于生物转化、化学转化等转化方式或资源性化学成分结构修饰策略,提高资源性物质的转化效率,提升资源性物质的利用价值或潜在利用价值。

（6）基于节约资源、循环经济、环境保护的理念,推动中药资源产业化过程中产生的非药用部位和加工下脚料,以及药材深加工产业化过程中产生的副产物和废弃物的循环利用,以有效延伸资源经济产业链,提升资源利用效率。

（7）基于化害为利的资源化利用策略,对外来入侵我国的药用生物资源类群开展系统的应用性基础研究,揭示其资源性化学物质的质与量,并进行科学合理的开发利用和产业化发展。

第三节　中药资源化学的主要研究目标与任务

中药资源化学的研究体系是将生物资源、生产技术、化学物质、分析技术、信息处理等多学科研究技术与方法融合集成,应用于中药资源生产及其产业化过程。围绕我国丰富的生物资源,借助化学、生物学、生物工程技术及功能评价方法等现代多学科交叉技术和手段,开展中药资源化学应用基础和资源综合利用研究,揭示资源性化学成分在资源生物体中的分布、动态积累规律及与生理生态诸因子的调控关系,以及资源性产品在加工生产过程中可利用物质的生物与化学转化规律等,为人工资源生产和有效利用提供重要依据和技术支撑。依据基础研究积累与成果,发现资源性化学成分的多途径、多层次利用价值,通过中药资源产业化过程中工艺与工程技术的集成,有效提升资源利用效率,实现物尽其用,形成中药资源-资源性化学物质-多途径开发-功能产品群集成的资源化学研究与利用模式,以科学合理地生产和利用中药资源,有效地延伸和发展资源经济产业链,实现中药资源产业的可持续发展。

一、服务于中药材生产与品质提升

随着药用生物自然资源的逐渐减少,代之以通过人工生产的药用资源产量越来越大,人为因素对药材品质形成过程的影响也越来越凸显,由此构成了中药资源生物种质-生态环境-人为因素等相互作用的复杂系统,共同决定着药材的品质形成。中药材规范化生产的目的是开展药用植物种植和药用动物养殖,进行优质药材生产,从而保证和提升中药材品质,以促进中药标准化、现代化和国际化。

药材生产过程涉及优良的种质资源(种子、种苗)、适宜的生态环境(土地及光、热、水等生态因子)、规范的栽培生产技术(不同物候期适时的水肥施用、病虫害防治等)与药材产地加工(初加工)技术等多个环节和多学科知识,反映出药材生产过程的复杂性和系统性。因此,基于中药资源化学的研究范畴与任务,其服务于中药材生产和中药饮片加工过程具有丰富的科学内涵和社会经济意义。

中药资源归属于自然资源的门类,因此应遵循自然资源学的基本规律,从资源的可用性和多用性角度出发,服务于中药资源生产与利用全过程。中药资源生产主要以中药资源生物体为研究对象,① 从资源学的角度出发,揭示其资源性化学成分的分布、积累、时空关系、消长规律等,强调资源性化学成分在生物体内的动态积累过程及其与环境因素的关系,重视各类型代谢产物生物合成过程中关键酶的特性与表达水平对其积累的影响和动态变化。② 从化学的角度出发,研究中药资源中可利用物质的类型、结构、性质、质量、数量、存在与分布,以及利用途径等。③ 从药用生物的生长发育过程角度出发,研究资源生物体内化学成分的种类与分布、合成途径、动态积累与生理生态的关系及其调控机制。④ 从药材生产与加工过程的角度出发,研究资源性成分的生物转化、化学转化及其变化规律。通过优良种质资源的选育、药材适宜采收期的确定、适宜生产区的划分布局、适宜加工技术的建立,以及多指标成分质量标准体系的建立等,以实现中药资源优质足量的规范化生产。

二、服务于中药新资源发现

人类社会发展史是一个不断认识自然规律和改造、利用自然资源的过程,通过发现新资源并揭示其利用价值,形成保护自然资源及生态环境的动力来源,使之不断提供和满足人类日益增长的生产方式及生活需求。中药新资源的发现和资源替代补偿是丰富和拓展中药资源来源,实现我国中药资源可持续利用的关键。扩大药用部位、发展中药替代品、寻找药用类同品、发掘民族民间药物,或引入外来药材等是有效拓展中药资源来源的重要途径,也是保障中医药文化及产业高质量发展的重要支撑。

资源的有限性和稀缺性决定了人类在利用资源的过程中,需要不断寻找替代和补偿资源、发现新资源、提高资源利用效率等,以维持中药资源的可持续发展。运用中药资源化学与植物化学分类学的方法和手段,基于近缘生物类群蕴含着相似的化学物质组成和类同的生物活性的基本原理,开展珍稀、濒危药用生物资源的可替代性资源的寻找和发现研究,开发其类效品或替代品,以及构建资源-化学-品质-功效-替代性产品创制等技术平台和创新研究模式,是寻找替代资源和发现新资源的重要途径。因此,中药新资源发现主要涉及基于生物亲缘关系的药用新资源发现、基于中医功效的类效新资源发现、基于生物工程的中药资源性物质生产、基于外来资源的价值发现与归化利用。

(1)基于植(动)物亲缘关系的新资源发现是药用新资源寻找的重要策略。药用植物或动物的亲缘关系、化学成分和功效之间的相关性,为从近缘生物类群中寻找替代和补偿新资源提供了指引。药用植物亲缘学(pharmacophylogeny)和植物化学分类学(plant chemotaxonomy)的提出,为药用植物新资源发现提供了理论依据和方法学。

（2）基于中医功效和中药药性的相似性是发现类效药用新资源的重要途径。中药类效资源或替代资源（品），是指与被代用药物具有类同药性与功能主治的药物资源。选择能反映其功效的药理指标，评价类效资源的功能特点与被替代资源的差异性。例如，比较人工合成麝香注射液和天然麝香注射液的抗炎作用，发现其主要功效及活性指数相当。人工牛黄、生化牛黄与天然牛黄的功效具有类效性，已被批准代用上市。比较水牛角、牦牛角、山羊角与羚羊角的解热、抗惊厥及平肝息风生物效应，结果显现出良好的类效性和替代性。

（3）基于化害为利策略的外来入侵生物资源的价值发现与归化利用，依据外来入侵生物的生物学特性及其可利用物质的类型、潜在生物活性，开展资源化利用研究，构建外来入侵生物综合、高效利用的产业链，不仅可有效解决外来入侵生物的治理问题，降低治理成本，同时也可实现其资源化开发，化害为利，变废为宝，具有重要的社会-经济-生态效益。

三、服务于中药资源循环利用

中药资源化学学科聚焦于社会与行业重大需求，围绕中药资源产业化过程与资源经济产业链展开。通过多学科的交融互补与适宜技术的集成创新，实现药材原料中资源性化学成分的有效转移和收率提高；通过对药用生物资源各类物质利用价值的深入系统研究，不断挖掘和发现其资源利用价值或潜在利用价值，逐步实现有限资源的多元化、精细化利用。因此，在中药资源产业过程中实施中药资源循环利用和循环经济发展模式已成为必然趋势和发展方向。其研究任务主要涉及以下几个方面。

（1）基于多学科交融互补、多元技术集成，提升资源利用的效率和效益。针对中药多元功效和复杂物质组成的特点，在中医药理论指导下，集成药用生物学、化学与分析学、制药与生物工程技术、生物化学信息技术，以及生物活性评价和潜在利用价值发现等现代多学科知识与技术，开展中药资源化学应用基础和资源有效利用研究及多元化资源产业发展，以解决中药提取、富集、分离工艺落后且转化率低，资源性化学成分浪费严重等问题，提升资源利用的效率和效益。

（2）基于精细化利用中药资源的策略，通过对传统中药多元功效的再评价和再认识，有效关联和揭示其中表征各单元功效的物质基础，并通过对中药复杂化学组（成）分的有效拆分、客观生物模型的建立和高通量、高内涵活性筛选技术体系的应用，药用生物资源各类物质的利用价值将不断被发现，也将逐步推进中药及天然药物资源性化学成分的多元化和精细化利用。

（3）基于循环经济的发展理念，围绕对中药资源产业化过程中产生的非药用部位、加工下脚料，以及深加工产业化过程中产生的废渣、废水、废气的资源性化学物质进行回收利用，以实现节约资源、减少排放，建立有效的中药资源循环经济产业模式和生产方式。

资源可持续利用是社会经济可持续发展的基础和前提。因此，中药资源化学科学研究应服务于资源经济产业链，以实现中药及天然药物资源的有效利用和可持续发展。有效的资源产业化可促使资源价值得到充分释放，资源利用效率和效益得到同步提升，形成较为系统的资源经济产业链。因此，中药资源产业化过程中资源的科学生产、合理利用及生态保护成为社会和行业关注的重大问题，节约资源、循环利用、低碳经济、绿色发展成为中药产业健康、可持续发展的必然趋势。

第二章
植物类中药资源化学的
研究思路、方法、技术与应用

中药资源化学的科学研究立足于资源的可用性和多用性。把握中药资源化学的研究方向,实行资源的综合开发与循环利用,提高资源利用效率和效益,才能切实保护资源。同时,应用化学分类学原理,在相关或近缘类群中寻找濒危、珍稀、紧缺资源的替代资源和新资源也是中药资源化学学科性质的规定性和历史使命。

第一节　植物类中药资源化学的
研究思路与内容

中药资源化学研究服务于中药资源生产与利用全过程,通过科学、合理、有效地开发利用资源、提高资源利用效率和效益,使有限的资源能够不断地满足当代及后代人类的发展需求,以实现人类赖以生存的资源的可持续利用和永续发展。

一、植物类中药资源化学的研究思路

围绕我国药用植物、菌物等可再生和不可再生资源,借助化学、生物学、生物工程技术及功能评价方法等多学科交叉技术和手段,开展植物类中药资源化学应用基础和资源综合利用研究。应用基础研究旨在揭示资源性化学成分的动态积累、消长规律、生物合成规律及其分布特征,为人工资源生产提供科学依据;基于植物化学分类学原理,开展替代资源的寻找及发现,以解决濒危、稀缺资源问题等。综合利用研究则对各类可利用物质进行多途径、多层次开发利用的研究,以实现物尽其用,形成中药资源-可利用物质-多途径开发-功能产品群集成的资源化学研究与利用模式,充分发挥资源整体性价值,实现中药资源循环利用与产业绿色高质量发展模式,有效延伸和发展资源经济产业链。

二、植物类中药资源化学的研究内容

(一) 阐明药用资源植物体中资源性化学成分的动态积累与分布规律

植物类中药资源中的次生代谢产物是植物在生长发育和对环境的适应过程中,代谢产生的结构多样、种类丰富的小分子物质。研究这些小分子化学成分在资源生物体内的合成积累与生态环境因子的关系,揭示其生理生态的调控机制,对于药材及资源性原料适宜采收期的确定十分必要,这是中药资源生态评价(ecological evaluation of Chinese medicinal material resources)与自然资源经济评价(economic evaluation of natural resources)的重要组成部分。

1. 植物次生代谢和资源性化学成分的动态积累与调控　鉴于植物次生代谢与环境的关系、次生代谢产物积累的消长规律等是一系列复杂的科学问题,国内外学者在该领域进行了系统的探索研究,从而

形成了植物次生代谢理论。研究表明,药用生物资源体内次生代谢产物的合成与积累需要环境条件的诱导,体现在细胞、分子水平上。植物细胞内控制次生代谢生物合成过程中相关酶合成的基因,只有在特定的环境刺激诱导下才能表达。在环境胁迫条件下,植株生长变慢,次生代谢产物数量增加;而在良好的环境条件下,植株生长快,次生代谢产物积累量少。当受到昆虫、病原菌攻击,或生境严重胁迫时,植株生长和次生代谢都受到遏制,植物体内信号分子明显增加。

在中医药的形成发展过程中,先贤们早已认识到环境因素与药材品质的形成密切相关,即药材的道地性特点。因此,植物次生代谢理论的运用对于探究药用生物中资源性成分的合成、转化、积累、消长与环境诱导的关联规律具有重要价值。

2. 资源性代谢产物动态积累与药材适宜采收期　植物从发芽、展叶、开花、结实,到根系的膨大和地上部分的凋萎等,均是生物适应季节性环境周期变化而形成的生长发育节律,其实质是植物生长发育与环境条件的关系表征。物候的变化反映了植物生命现象对外部环境变化的响应,体现了植物体内初生和次生代谢产物对环境变化的适应,展现出生物资源与化学物质间的时空关系与特点。因此,处于不同物候期的资源生物其药用部位的生长发育与化学物质的积累是动态的、有节律的。从药用生物的生长发育过程,探究资源性代谢产物动态积累规律与生态诸因子的关系,以客观评价和确定药材适宜采收期。

药材适宜采收期确定的基本原则是质量最优和产量最大化。药材品质优劣的核心评价指标是能够客观表征临床功效的药用化学物质的组成及其含量。然而,药用物质的形成与积累过程直接受到生态环境、气候条件和人为活动等复合因素的影响。通过探究同一资源生物种类在不同物候期的特征性、多指标代谢产物的动态积累和消长变化规律,并结合其药用部位生物产量,建立客观表征植物生长发育与环境条件的物候关系,以及影响药材品质形成与药用部位生物产量相关联的多指标综合评价模式。建立科学、合理的药材适宜采收期确定的方法学至关重要。

(二)揭示药用资源生物体中资源性化学成分的生物转化与化学转化

中药资源化学强调资源性化学成分在药用生物体内的动态积累过程与环境诸因子的关系,其实质是源自自然的资源性化学成分的积累、分布与其生成途径及酶系统的调控密切相关,而酶系统的调控及其相关基因的表达又受到环境诸因子的影响。采收药用部位并经产地初加工形成药材的过程,既是去除非药用部位的净制环节,又是依据药用需求分门别类、采用适宜方法技术进行干燥等产地加工处理的重要环节,其过程中发生着一系列复杂的生物转化和化学成分间的相互转化等变化过程。

1. 药材生产与加工过程中资源性化学成分的生物转化及其变化规律　在药材生产与加工过程中,资源生物体内的化学成分在酶系统的作用下,发生着一系列具有一定规律性的消长变化。丹参 *Salvia miltiorrhiza* Bge. 的根及根茎经采挖和切割离开土壤和母体后,其体内的一系列酶系被激活,尤其是在干燥加工的"发汗"过程中,其根中的酪氨酸、苯丙氨酸等氨基酸类成分在相关酶的作用下转化形成丹参酚酸类(salvianolic acids)成分,使其积累含量显著增加。地黄 *Rehmannia glutinosa* Libosch. 新鲜块根中所含的梓醇(catalpol)在 β-葡萄糖苷酶的作用下发生酶解,使其分子结构中具有的烯醚和缩醛活泼基团被打开而失去糖基并进行重排,或继续与亲核性化学成分反应而产生稳定的呈色物质。玄参 *Scrophularia ningponesis* Hemsl. 根在产地干燥加工的"发汗"环节中,促使其含有的哈巴俄苷(harpagosiade)结构中的肉桂酰基水解,进而产生哈巴苷(harpagide)和肉桂酸。黄芩 *Scutellaria baicalensis* Georgi. 药材加工过程中采用的"杀酶保苷"措施,其目的是通过加工使生物组织中的酶系失活,抑制资源性成分被酶转化,从而影响其品质。

2. 药材生产与加工过程中资源性成分的化学转化及其变化规律　在药材生产与加工过程中,资源性化学成分在一定温度、湿度等条件作用下,发生着一系列具有一定规律性的化学反应和消长变化。例如,当归 *Angelica sinensis*(Oliv.)Diels 的药用部位根在我国甘肃省岷县产地加工过程中,传统以豆秸等为燃料进行熏制,不仅有利于干燥,还使其挥发油组成及相对含量发生了有利于功效的转化,苯酞类、有机酸类成分的含量明显提高,证实了传统产地加工方法的科学性与合理性。因此,揭示药材生产与加工过程中资源性化学物质的消长规律,对建立科学合理的药材加工技术规范、保障药材品质、提高资源利用效率和效益均具有重要意义。

(三)揭示药用植物资源中各类型化学物质的可利用价值及其资源的有效利用

资源的利用价值在于其可利用物质的多用性与多宜性特点。因此,发现、拓展其利用途径和多层次利用价值是实现中药资源有效利用的重要任务。迄今为止,在药用生物资源的生产和利用方式上仍沿袭千百年来的经验与局限,或是仅仅利用了资源生物的根、茎、叶、花、果实、种子等某一组织器官,或是仅仅限于药用的单一用途,导致中药资源利用效率低下,尚未形成有效的资源经济产业链。

1. 多途径、多层次开发与拓展,促进药用植物资源利用效率的有效提升 从人类生产和生活的需求出发,将各类资源应用于人类社会经济活动,并为人们带来利益。通过采用一定的科学方法和技术手段,对自然资源的各组成要素进行多层次、多途径的开发利用,将资源原材料加工成人类所需的各种物质产品;采用新技术、新方法,将资源加工利用过程中产生的废弃物进行二次加工利用或再生循环利用,以实现资源的综合利用。其目的是充分合理地利用自然资源,增加社会财富,提高经济效益和保护自然环境。

在中医药学、民族医药学与资源学的理论指导下,以中药资源化学研究为手段,以药用资源生物体中传统药用部位和非药用部位的资源系统利用为目的,集成多元适宜技术,进行多途径的拓展与开发,涉及药用产品、功能性健康产品、精细化工产品、化妆品、香料、色素、生物农药及畜禽兽药产品等;进行多层次的利用价值发现与资源化研究、主要以药材及饮片为原料的初级利用,以及以提取物、萃取部位、化学组分、化学成分为原料的梯级利用等,来提高资源的利用效率和经济效益,减少开发过程中对环境的污染,有效保护人们赖以生存的自然环境和条件,实现自然资源的可持续利用。

银杏 *Ginkgo biloba* L. 的分布中心在中国,以江苏省、山东省及其周边地区的资源集聚度和药用资源产量为高。经过数十年的多途径、多层次开发利用研究,基本形成以银杏叶为主要原料的药品系列、功能性产品系列、保健饮品系列等不同利用途径的资源产品群,中药饮片—标准提取物系列—黄酮/内酯化学组分系列—银杏内酯系列成分/聚戊烯醇成分等多层次梯级深度利用的资源产品群,以银杏种子(种仁)为主要原料的白果药用及食用系列产品群,以及以银杏外种皮为主要原料的生物农药、多糖活性部位等产品群,从而构成了较为系统的银杏资源经济产业链。丹参药材的水提醇沉物中含量丰富的水苏糖(stachyose)是重要的制药原料,具有促进肠道功能等作用,又可作为制药、食品工业中的优良赋形剂和填充剂原料;其根及地上部分含有的迷迭香酸(rosmarinic acid)等有机酸类成分,尚可作为抗氧化、保护血管、延缓衰老等功能性产品以进行开发利用。

近年来,我国当归的种植面积达到 30 多万亩*,每年在收获其药用部位根及根茎的同时,产生的地上茎叶废弃物达 4.8 万吨。研究表明,当归地上部分中含有丰富的酚酸类化学组分,其具有抗凝血,抑制大肠杆菌、枯草杆菌,抑制马铃薯腐烂线虫等活性。通过资源化利用,可将其开发成用于防治牛乳房炎、鸡鸭等菌痢的畜禽兽药和用于植保的生物农药等产品。对大枣 *Ziziphus jujuba* Mill. 及酸枣 *Z. jujuba* Mill. var. *spinosa*(Bunge)Huex H. F. Chou 的资源化学研究表明,其叶中均富含具有抑制肿瘤细胞增殖作用的三萜类成分。从菊 *Chrysanthemum morifolium* Ramat. 收获花序后的废弃茎叶中,获得具有抗病

---

* 1 亩 ≈ 666.7 m^2。

毒、抗菌、抗肿瘤利用价值的黄酮类及倍半萜类资源性化学成分。剑麻皂苷元可以从剑麻 *Agave sisalana* Perr. ex Engelm 的种植加工废弃物中提取获得，这项生产技术现已发展成熟。

2. 基于化害为利的原则，加强外来入侵植物的应用基础研究和资源化利用 世界各国出于农业、林业发展和经济社会的需要，会有意识地引进优良的动植物、微生物品种。然而，由于缺乏全面综合的风险评估和有效的管控措施，引进经济物种的同时，出现了诸如水葫芦、水花生等物种的泛滥成灾，而导致对我国生态结构和生物多样性的危害和破坏。据报道，我国已发现 660 余种外来入侵物种，其中主要是植物类资源。随着经济社会的交融发展，外来物种的入侵渠道更趋多样化。自然入侵是主要的传播方式，通过气流、风、水流，或昆虫、鸟类传带，使植物种子发生自然迁移而造成生物危害。加拿大一枝黄花、紫茎泽兰、豚草、微甘菊等都属于我国的自然入侵物种。

加拿大一枝黄花 *Solidago canadensis* L.，为菊科一枝黄花属的高大草本植物，原产于北美洲，现已入侵至中国大部分地区、亚洲大部分国家、欧洲中西部、澳大利亚和新西兰等地，成为一种世界性入侵杂草，严重影响各区域的生态结构和生态安全，造成严重的生态环境压力。由于其生长速度快、繁殖力强、适应性强、对生态环境潜在威胁大，而被列入我国重要外来有害生物名录。然而，加拿大一枝黄花在欧洲已有 700 多年的药用历史，主要用于糖尿病、慢性肾病、膀胱炎、风湿病、尿结石等症的治疗，也可作为抗炎剂用于临床。研究发现，该植物地上部分含有的当归酰克拉文酸和巴豆酰克拉文酸为二萜类化学成分，对肿瘤细胞具有较强的抑制活性，且毒性较低；含有的羽扇豆烷型三萜类化学成分则具有抑制 DNA 聚合酶和蛋白质合成酶等活性。通过对该入侵植物资源的深入系统研究，实现其多途径资源化利用与开发，达到化害为利之目的。

垂序商陆 *Phytolacca americana* L.，又名美洲商陆，是商陆科商陆属的多年生草本植物，原产于美洲，现全国均有分布，为中国常见入侵植物。目前，其干燥根已列入《中华人民共和国药典》(以下简称为《中国药典》)，具有逐水消肿、通利二便、外用解毒散结之功效。垂序商陆的果实成熟时为紫黑色，1 年生长周期内可采收浆果若干批，产量高，可达 $30\sim40$ t/hm^2。垂序商陆的浆果富含常用天然色素类资源性物质甜菜红苷，其含量约为 1.75 g/kg 鲜浆果，其产量高于传统甜菜红苷的主要资源植物红甜菜。甜菜红苷色泽鲜艳，无毒副作用，目前作为天然食用红色素广泛应用于加工食品的着色。尚有报道，商陆浆果经挤压破碎、室温密闭恒压处理 45 天后提取的商陆红色素粗品，其得率可达商陆浆果质量的 8.96%，色价达 22，实现了垂序商陆果实的资源化利用。此外，垂序商陆果实和枝叶含有的三萜皂苷类化学成分对烟草花叶病毒具有显著的抑制增殖作用，可作为具有抗病毒活性的生物农药进行开发。

世界上没有"废物"，只存在没有被合理利用的资源。中医药宝库就是在不断吸收、包容中华各民族及世界优秀传统医术和特色健康物质资源的基础上，发展壮大成为世界共享的人类文明成果。因此，在中药资源化学理论的指导下，基于中药及天然药物资源的多宜性原则，通过借鉴其不同分布区域的传统医药经验、近缘植物功用和现代生物活性认知，多途径开发医药类健康产品，依据其不同部位所含的化学组成及结构特征，开发精细化工原料及功能性健康产品，利用外来物种的抗逆性特点，设计和开发植物生长调节功能性产品。通过系统的应用基础研究，深入挖掘其多途径利用价值，不断发现其医药化、食用化、饲料化，以及生物农药类等多元化利用途径，引导和促进外来入侵物种得到转化利用，归化为可造福于我国经济社会和生态健康发展的特色优势资源，为促进人与自然和谐共生、丰富我国中药及天然药物资源种类做出应有的贡献。

3. 珍稀、濒危药用生物资源的替代性研究，保障中药资源的持续发展和供给 资源的有限性和稀缺性决定了人类在利用资源的过程中需要不断寻找替代资源以补偿之，如是既可保障资源的有效供给，又可保护珍稀、濒危资源的持续发展。近年来，运用中药资源化学与植物化学分类学的研究思路和方法技术，通过对近缘药用生物类群中资源性化学成分的直接或潜在利用价值的发现，以获得替代和补偿性资源,构建形成资源-化学-品质-功效-替代性-产品创制的研究技术体系和创新研究模式。

蛇足石杉(千层塔)*Huperzia serrata*（Thunb. ex Murray）Trevis. 作为抗痴呆药物石杉碱甲(huperzine A)的原料资源,正面临资源短缺的严峻现状。通过对其近缘植物类群石杉属植物的系统分析评价,从中发现含有高含量石杉碱甲的资源植物 *H. lolckyeri*、杉叶石松 *H. squarrosa* 等可替代和补偿资源。此外,在阐明不同花色牦牛角、水牛角中解热镇静活性物质的基础上,证实其替代犀角、广角、羚羊角的资源价值。

4. 通过工艺优化与技术集成促进资源性化学成分的转化与转移,提升资源利用效率　随着科学技术的进步,有效提高资源的利用效率已成为当前资源学科领域高效利用资源、维持生态平衡、促进循环经济发展的必然趋势。资源产业化过程中,通过适宜技术集成和工艺条件优化,促进原料中资源性化学物质的有效转移和得率提高;通过对药用生物资源各类物质的利用价值的不断研究与发现,逐步实现有限资源的多元化、精细化利用;通过减少资源消耗,推进低碳经济发展模式;通过降低原料成本,提升产品竞争力,从而实现资源节约型和环境友好型产业发展。因此,通过工程技术集成及技术革新,以提升资源性化学成分的转化与转移率为目的的中药资源化学研究方向越来越受到重视。

近年来,超临界流体萃取技术、高压萃取技术、超声辅助提取技术、微波辅助提取技术、酶工程技术、膜分离技术、超微粉碎技术、复合多元溶剂萃取技术等现代高效的提取、分离、富集方法和技术的应用,为资源性化学成分利用效率的提高提供了有效手段;通过对中药复杂化学组(成)分的有效拆分和大量生物模型的建立,以及高通量、高内涵活性筛选技术体系的应用,药用生物资源中各类型资源性化学物质的利用价值不断被发现,从而逐步推进中药及天然药物资源性化学成分的多元化和精细化利用。

沙棘 *Hippophae rhamnoides* L. 鲜果榨汁后的废渣中含有较为丰富的天然抗氧化剂——原花青素,通过提取工艺优化与大孔吸附树脂类型筛选,确定了最佳生产工艺条件,显著提高了产物得率及产品纯度(纯度>85%)。温莪术(温郁金)*Cucuma wenyujin* 根茎中含有约 2% 的挥发油,其中主要含倍半萜类、桉油精类资源性物质,通过对水蒸气蒸馏与超临界萃取不同工艺的比较,结果表明,采用后者工艺,其挥发油得率是前者的 2 倍,且能够保持油的组成及其相对含量的稳定。

甘草 *Glycyrrhiza* spp. 根中含有丰富的三萜皂苷类、黄酮类、香豆素类、多糖类及挥发性物质等资源性成分,各类化学成分的利用价值各不相同。通过水提/蒸馏-醇提液合并-大孔树脂吸附富集/梯度洗脱/分级纯化等多元技术集成和工艺优化,使得各类物质有效拆分,各得其用。

从资源利用角度考虑,甾体皂苷元的降解过程按照理论收率计算,也仅仅利用了其原料的75%。还有25%的降解产物应该作为宝贵的手性化合物资源,但实际上,长达半个世纪以来其一直作为废弃物被投放环境,不但未能被利用,而且加重了环境负荷。通过回收、氧化、降解产生的手性试剂变废为宝,进一步减少了废弃物的产生,提高了甾体皂苷元的利用率,实现了甾体皂苷元资源百分之百利用的目标。

(四) 中药资源产业化过程废弃物及副产物的资源化利用与经济学评价

围绕中药资源产业化过程,从药用生物资源性原料的生产、加工,到资源深加工产业链的各环节均会产生大量的下脚料、废渣、废水等副产物及废弃物,既造成了宝贵资源的巨量浪费,又污染了人类赖以生存和生活的环境。因此,借鉴农作物及其他生物资源固体和液体废弃物的回收利用、循环利用的成功经验,提出和构建了中药废弃物的利用策略与资源化模式,以促进中药资源产业化过程中产生的废弃物得到科学、合理、有效的利用,推动社会和行业形成节约资源、保护环境、发展生态经济产业的良性态势,实现资源节约型和环境友好型循环经济发展,保障中医药事业健康、可持续发展。

1. 中药废弃物资源化利用的基本原则　合理利用资源、减少资源利用过程中的环境污染,已成为各国政府部门和各阶层人士的共识。循环经济起源于工业经济,其核心是工业物质的循环。循环经济是物质闭环流动型经济的简称,本质上是一种生态经济,可以充分提高资源的利用效率。基于该理念,中药废弃物循环利用倡导以建立在物质不断循环利用基础上的经济发展模式,按照自然生态系统的模式,改变资源—产品—污染排放的直线、单向流动的传统经济模式,使整个中药资源产业化过程不产生或尽可能少产生废弃物,从而在经济产业化过程中实现资源的综合利用和废弃物资源化,平衡生态环境与发展经济之间的矛盾,把经济、环境、社会三者的发展有机结合起来。废弃物循环利用的基本原则是减量化(reduce)、再利用(reuse)、再循环(recycle)。废弃物循环利用产业链的形成,是使资源以最低的投入达到最高效率的使用和最大限度的循环利用。

2. 中药废弃物资源化利用的经济学评价　从数学规划角度,废弃物资源利用可表述为一个多指标的优化过程,其实施可表现为不同主体在市场上寻求最大经济效益的问题。对于废弃物产生或废弃物处理的企业,其目标是在市场上实现经济价值。假设废弃物的年产量为 W,其获得价格为 $P1$,则废弃物的购买成本为 $P1 \times W$。在处理转化过程中,仍然需要投入新的资源和成本,假设为 $P2 \times W$,其中 $P2$ 为单位废弃物的处理或转化成本。处理利用后会产生新的产品并在市场上出售获得效益,同时也产生了新的废弃物或污染,为了描述方便,将新产品和新废弃物的量仍折算为 W,则企业的经济效益(Q)计算为:$Q = (P3 - P1 - P2 - P4) \times W$,其中 $P3$ 为新产品价格,$P4$ 为新废弃物带来的污染或损失。通常情况下,废弃物价格 $P1$ 会比较低廉,但由于技术的原因,处理或转化成本 $P2$ 会较高,新产品的价格也很难有竞争力。因此,经济效益 Q 经常为负值,难以调动企业的积极性。

对于政府来说,废弃物资源的利用还涉及对环境的保护。因此,总效益(R)计算应调整为:$R = (P3 + P5 + P6 - P1 - P2 - P4) \times W$,其中新增的 $P5$ 代表原废弃物 W 所造成的环境污染或损失,经过再利用或处理后这部分损失应算作效益;$P6$ 则代表新的废弃物再利用产业所带来的税收、就业等,可看作社会效益。对于政府来说,只要 $R > 0$,则废弃物的资源化利用即值得推进和发展。这里 Q 与 R 之间的差距在市场条件下需要通过政府补贴、政策法规引导等方法加以弥补,才能调动企业的积极性以开展废弃物资源化利用。

废弃物资源化利用过程可以表示为以下的优化模型。目标函数:$Q_{max} = (P3 - P1 - P2 - P4) \times W$;$R_{max} = (P3 + P5 + P6 - P1 - P2 - P4) \times W$;污染或损失$_{min} = P5 + P4$;约束条件为 $Pi > 0$。

总之,中药废弃物资源化利用过程是一个复杂的系统工程,根据自然资源产业化过程中废弃物的产生和废弃物资源化理论,体现了资源的综合利用和多途径、多层次的利用价值。中药废弃物的处理与资源化不仅关系到资源的再利用和环境生态,同时与中药资源的可持续发展和循环利用经济的建设密切相关。按照循环经济理论,以中药废弃物的循环利用为切入点,连接农、林、牧、渔、轻化工、食品等各领域,对促进中医药事业发展具有特殊的现实意义和长远的战略意义。

第二节　植物类中药资源化学的
研究方法与技术

中药资源化学研究有其自身的特点和规律,涉及多学科的知识、研究方法学与适宜技术。为了科学合理地揭示中药资源性化学成分的分布、积累、时空关系、消长规律等,以及提高中药资源性化学成分的利用效率,需要充分吸收包括生物资源学、分析化学、植物化学、统计学和微生物学等多学科的相关技术优势,结合本学科的特点,将多种技术方法有机融合,形成一套具有一定特色且适宜的研究方法与技术体系。

一、中药资源性化学成分的动态评价与新资源的发现方法

从生物体的整体性和动态性角度出发,研究中药资源性化学成分在动、植物生命活动过程中的生源

途径、动态积累规律、功能与作用、与外界环境的相互作用,以及与系统进化的关系等。通过资源性化学成分在生物体内的动态变化分析,揭示其在中药资源生产与利用过程中诸环节、诸因素的影响及其变化规律,从而为中药资源的科学生产与合理利用提供科学依据。因此,建立适宜的中药资源性化学成分动态积累及其规律的分析评价方法至关重要。

从资源化学的角度出发,不仅要明确资源性化学成分的自身特性(结构、性质等)和在资源生物体内的分布特点等,还要探究其在不同群体中的量、在某一群体各个生长发育期的量,以及各种生态因子对化学成分积累量的影响等。总之,中药资源化学研究始终以动态的观点去认识药用生物资源及其资源价值,使有限的资源得到充分的多途径开发利用。这是中药资源化学不同于中药化学或天然药物化学的一个最基本的特征。

(一)影响植物类中药资源性化学成分动态积累的主要因素

中药资源性化学成分的质和量是动态变化的,遵循自然节律(即时间层次)和地域分异(即空间层次)的变化而呈规律性的消长。动态变化规律与物种密切相关,不同物种具有不同的种质,从而具有不同的资源性化学成分积累与分布;动态变化规律与植物个体发育的不同阶段、生物系统发育地位、环境条件(经纬度、海拔、气候等)、生物合成途径及基因调控等也有密切关系,均为值得研究的方面。中药资源性化学成分的合成与积累受到诸多因素的影响,包括生态环境、生物因子和人为因素的影响等。

1. 生态环境的影响　生态环境对中药资源性化学成分的积累起着重要作用。当外界生态环境因素发生变化时,药用生物体的外部形态及资源性化学成分均会发生变化,进而影响中药材的质量与产量。生态因子包括地形、地貌、海拔、土壤、光照、温度、水分、生物间的相互作用等。这些因素之间相互联系、相互作用、相互影响,其综合作用影响着中药资源性化学成分的合成与积累。因此,针对中药资源性化学成分的合成与积累规律的揭示,必须探讨药用生物与环境的关系,研究生态环境诸因子对药用生物体内代谢产物的合成与积累的影响,最终揭示影响资源性化学成分合成与积累的主导因子及其调控机制。

例如,人参皂苷类成分的积累与生态因子的关系研究表明,土壤中硼、铁、氮与人参皂苷含量呈显著正相关,土壤中有效硼、有效铁和速效氮的含量适当提高时,可促进人参皂苷类成分的积累。土壤水分与人参皂苷类成分的积累(人参皂苷 Rb_3 除外)亦呈显著正相关。但人参皂苷与气候因子的相关分析结果显示,温度(年活动积温、年平均气温、7 月份最高气温、7 月份平均气温、1 月份最低气温、1 月份平均气温)与人参皂苷含量却呈显著负相关,其中与《中国药典》(2020 年版)中人参含量测定项下的人参皂苷 Rg_1、Re、Rb_1 的负相关尤为显著($|r|>0.6$),表明在一定温度范围内,人参皂苷含量随着产地气温的降低而升高,即适当低温有利于人参中皂苷类成分的积累。海拔与人参皂苷 Rc、Rb_2、Rb_3 含量呈显著正相关($r>0.6$),即相对较高的海拔可以促进这 3 种成分的积累。然而,年均降水量、年相对湿度和年均日照时数与人参皂苷类成分含量的相关性不显著。诸因素中,温度和海拔在人参皂苷类成分积累过程中起到决定性作用。

2. 生物因子的影响　生物因子包括病菌、昆虫及竞争性物种等。生物因子与资源性化学成分的积累有着密切关系。虫害可使初生代谢产物总量呈现下降趋势,进而影响次生代谢产物的合成与积累,但虫害也能促进植物生成诱导性抵抗产物。例如,五倍子蚜虫吸食盐肤木属植物的树汁时,刺激植物组织中次生代谢产物鞣质的积累,诱发和造成植物局部细胞增生而形成虫瘿,其中的鞣质含量可高达 70%。

一旦植物遭受昆虫侵害,其次生代谢活动就会加强。忍冬科植物受到蚜虫侵害后,叶片中的绿原酸含量就会明显提高。一些病原微生物侵染植株后,也会刺激植株合成次生代谢物质以发挥抗病害作用。丹参植株根部受根结线虫侵害后,其隐丹参酮、丹参酮 ⅡA 的含量就会大幅提高。

次生代谢物质还在植物之间的竞争中发挥着重要作用。植物次生代谢物通过地上器官的挥发、淋溶及根系分泌等途径释放到环境中,对自身及其他植物的正常生长发育产生影响。药用植物中根及根茎类药材约占70%,其中多数品种在连续种植数茬后会出现连作障碍,而导致药材品质与产量下降。连作障碍的产生与次生代谢产物在土壤中的积累往往具有密切关系。

3. 人为因素的影响　优质资源品质的形成,除了受遗传因子的调控及生态环境、生物因子的影响外,还受到人类活动的影响,特别是野生抚育、采收时节、初加工技术,以及人工栽培生产过程等环节中诸多因素的干预和影响。因此,资源性化学成分的积累与人为因素密切相关。

产地加工对资源性化学成分的影响在于各产地采收药材的加工过程中,由于酶活性、湿度、温度等因素的综合作用,促使资源性化学成分发生转化,致使资源性成分的含量升高、降低或转化为其他化学物质等。例如,丹参药材中含有的丹参酚酸类成分具有热不稳定性,在加热干燥过程中随着温度的逐渐升高,其含量不断下降。动态分析结果显示,以丹参酚酸 B 为代表的缩合酚酸其含量不断下降,而以丹参素、原儿茶醛为代表的小分子成分的含量则不断上升,并有新的小分子成分生成,其内在机制是加热导致了丹参酚酸 B 的酯基水解和苯并呋喃的开环降解。芍药 *Paeonia lactiflora* Pall. 鲜根经修剪、擦白(刮皮)、煮芍、干燥等步骤形成白芍药材,在此过程中,芍药根中所含的主要活性成分芍药苷(paeonifloriain)被水解,释放出具有挥发性的蒎烷类化合物,并使其药效降低。

(二) 中药资源性化学成分的时空动态变化规律评价方法

近年来,化学计量学等多学科交叉技术和方法被引入,通过调查多个产地、多组不同生长发育阶段的植物个体、群落的数据,以及一组或数组环境因子数据,采用适宜的统计分析方法来分析和评价它们之间的相互关系,为客观评价药用生物资源性原料品质提供了技术支撑,并为揭示中药资源性化学成分在生物体内的动态积累规律,以及与时空变化的相关性规律提供了可靠的方法和技术手段。

1. 药材适宜采收期的评价方法与研究实例　植物类中药材适宜采收期确立的基本原则是质量最优化和产量最大化,其品质优良的核心评价指标是能够客观表征其资源价值的化学物质的组成和量。然而,资源性化学物质的形成与积累过程直接受到生态环境、气候条件和人为活动等复合因素的影响。不同物候期的资源生物,其药用部位的生长发育与化学物质的积累是动态的、有节律的。从植物的发芽、展叶、开花、结果,到根系的膨大和地上部分的凋萎等均是生物长期适应季节性周期变化的气候环境而形成的生长发育节律,其实质是植物生长发育与环境条件变化之间的关系表征。因此,物候的变化反映了植物生命现象对外部环境变化的响应,体现了植物体内初生和次生代谢产物对环境变化的适应。通过采集同一资源生物种类在不同物候期时的特征性多指标代谢产物的动态积累和消长变化数据,并结合其药用部位的生物产量,在适宜数学模型和分析方法的支持下,建立科学合理的药材适宜采收期方法学。

(1) 主成分分析法(principal component analysis, PCA):在资源化学研究中,为了客观、全面地分析评价各种资源性化学成分的量,广泛采用多指标分析技术,同时分析多个指标,并考虑众多的影响因素。这种分析涉及大量的数据,可以提供丰富的信息,同时也使得数据的分析工作更趋复杂化。因此,需要找到合理的评价方法,通过对原始指标相互关系的研究,找出少数几个综合指标,既保留了原始指标的主要信息,又互不相关。

PCA 是一种常用的统计分析方法,多用于在多个变量中总结出具有较大信息量的综合变量,或以综合变量为基础建立相关关系。PCA 是一种降维的方法,可以在数据信息损失最少的原则下,对高维变量空间进行降维处理。其工作对象是一张样本数×变量数的数据表。其工作目标就是要对这张多变量数据表进行综合简化。如果在原数据表中有 p 个变量 $x_1, \cdots, x_p$,PCA 将考虑对这个数据表中的信息重新调整组合,从中提取 m 个综合变量 $F_1, \cdots, F_m (m<p)$,使这 m 个综合变量能最多地概括原数据表中的信息。

（2）PCA 用于药材品质评价研究：中药材由于历史、地域等原因,同一种药材都存在着多个品种。不同品种来源的药材,其功效作用也有所区别。部分药材品种尚存在着区域性用药、民族药和民间用药等混淆品或代用品种。色谱指纹图谱,特别是以高效液相色谱-二极管阵列检测器（high performance liquid chromatography-diode array detection，HPLC-DAD）联用获得的指纹图谱,已经广泛应用于品种真伪的鉴别和品质优劣的评价。然而,由于中药化学成分复杂,单一指纹图谱评判往往不足以代表样品的整体化学特征。近年来,采用多维指纹图谱技术结合化学信息学方法对药材进行质量控制的报道日益增多,并且较传统的指纹图谱技术能更为全面地反映供试样品的整体化学特征。PCA 就是最常采用的多变量数据分析方法之一。通过 PCA,可根据药材成分含量直接给出类别划分,具体步骤如下。

1）资源性成分含量测定：采用化学分析的方法,测定不同品种或不同产地药材中化学成分的含量,常用方法为高效液相色谱法-紫外吸收检测器（high performance liquid chromatography-ultraviolet absorption detector，HPLC-UV）和高效液相色谱法-质谱联用技术（high performance liquid chromatography-mass spectrometry，HPLC-MS）。测定数据可以用各成分的实际含量表示,也可以用色谱峰面积等相对定量的方法表示,以形成化学成分含量矩阵。矩阵的行表示样品,列表示各成分的含量。

2）化学成分数据的标准化：为消除含量数据中各成分之间的变异,原始数据需经过标准化处理。

假设测定了 n 个样品,每个样品测得 m 个指标的数值,记录如表 2-1。

表 2-1　各样品测定的指标值

样品号	测定指标			
	X_1	X_2	$\cdots$	X_m
1	X_{11}	X_{12}	$\cdots$	X_{1m}
2	X_{21}	X_{22}	$\cdots$	X_{2m}
$\cdots$	$\cdots$	$\cdots$	$\cdots$	$\cdots$
n	X_{n1}	X_{n2}	$\cdots$	X_{nm}

$$X'_{ij} = \frac{X_{ij} - \overline{X_j}}{S_j} \quad i = 1, 2, 3, \cdots, n; j = 1, 2, 3, \cdots, m \qquad 式(2-1)$$

式中, X'_{ij} 为标准化的 X_{ij} 数据, $\overline{X_j}$ 为变量 X_j 的平均值, S_j 为变量 X_j 的标准差。

将原始指标标准化,然后用 X'_{ij} 来计算主成分（Z）。

3）求出各主成分：按式（2-2）计算。

$$Z_j = a_j X = a_1 X_1 + a_2 X_2 + \cdots + a_m X_m \quad j = 1, 2, 3, \cdots, m \qquad 式(2-2)$$

式中, a 为变换系数,又称载荷因子,表示从原空间到主成分空间的旋转变换。

4）主成分个数的选取：为了便于以图形的方式表示各样品的聚集状态,主成分的个数一般选择 2 或 3 个为宜。选取 2 个主成分可以将各样品投影在二维图形中,3 个主成分则可以表示为三维图形。更多的主成分就无法采用图形表示了。

5）绘制主成分得分图和载荷图：以选取 2 个主成分为例,分别以这 2 个主成分所对应的得分为坐标,在二维图形上进行绘图,根据各样品在图形中的聚集情况进行类别划分。在实践中,通常选取代表最大信息的前 2 个主成分进行绘图。

以选取主成分对应的载荷因子为坐标进行绘图,可得载荷图。载荷图中,各点代表药材中的各化学成分,点的位置在图中距离聚集中心越远,位置越分散,则代表该成分在各个样品中的含量差异越大。

（3）研究实例

实例：当归药材适宜采收期的研究与确定

依据当归具有补血和血、调经止痛、润燥滑肠的功效,以及当归中含有挥发油类、有机酸类、内酯类、苯酞类、多糖类等多类型化学成分,选择藁本内酯、正丁烯基酞内酯、阿魏酸、总多糖等成分作为当归药材适宜采收期的多指标评价体系。

1）样品多指标成分分析：对甘肃省岷县当归生产基地中不同物候期的当归样品,按照确定的分析方法,测定其藁本内酯、正丁烯基酞内酯、阿魏酸、总多糖的含量。其中,藁本内酯、正丁烯基酞内酯及阿魏酸采用 HPLC - DAD 测定,总多糖采用苯酚—硫酸法测定。

根据单位面积药材的生物量及药材中各指标成分的含量,得到各指标的有效物质总量。各有效物质总量随物候期的变化如图 2-1 所示,因彼此消长而无法判断适宜采收期。

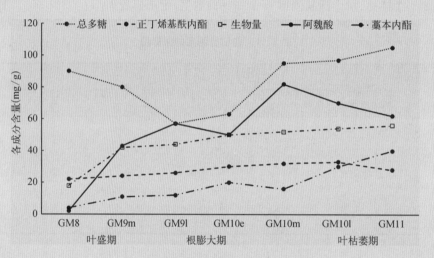

图 2-1　当归药材在不同物候期的各成分含量

GM8：甘肃省岷县当归 8 月份采收；GM9m：甘肃省岷县当归 9 月份中旬采收；GM9l：甘肃省岷县当归 9 月份下旬采收；GM10e：甘肃省岷县当归 10 月份上旬采收；GM10m：甘肃省岷县当归 10 月份中旬采收；GM10l：甘肃省岷县当归 10 月份下旬采收；GM11：甘肃省岷县当归 11 月份采收

2）PCA 的应用：采用 PCA 综合评分方法,将多个成分的复杂变化情况简化为一个综合分值(f),以 f 值确定当归药材适宜采收期。采用 SPSS 软件对测定结果进行 PCA,结果显示,前 2 个因子在影响当归质量评价的指标中起着主导作用,2 个主成分的方差贡献率分别为 63.525% 和 32.117%,累积贡献率达 95.642%,能够较客观地反映当归药材的内在质量,故选取前 2 个主成分进行分析。

根据各主要因子的权重系数(wf)进行累加,权重系数的计算依据其方差贡献率的大小,即各主成分的贡献率与 2 个主成分的累积贡献率之比。第一主成分的权重系数(wf_1)= 63.525%/95.642% = 0.664 2,同理可得第二主成分的权重系数(wf_2)为 0.335 8。各主要成分因子得分与其权重乘积之和相加,得出各个当归样品的总因子得分 f,以简化后的单一指标 f 值的变化结合生物量来确定适宜采收期,为绘图方便,将 f 值进行如下转换,纵坐标值=(f+1)×40。结果见图2-2。结果显示,甘肃省岷县当归的适宜采收期应在10月份上旬为宜,与传统采收期一致。

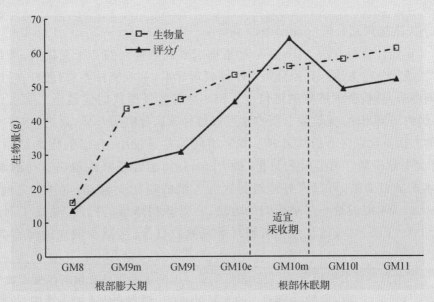

图2-2　主成分分析综合评分法确定当归适宜采收期

GM8:甘肃省岷县当归8月份采收;GM9m:甘肃省岷县当归9月份中旬采收;GM9l:甘肃省岷县当归9月份下旬采收;GM10e:甘肃省岷县当归10月份上旬采收;GM10m:甘肃省岷县当归10月份中旬采收;GM10l:甘肃省岷县当归10月份下旬采收;GM11:甘肃省岷县当归11月份采收

2. 不同产区药材品质的评价方法与研究实例

(1) 聚类分析方法(cluster analysis method):是常用于研究分类的一种统计方法,也可称为集群分析、群分析、点群分析等。这一方法在中药资源分类研究中有着广泛的应用。聚类分析的目的是根据"物以类聚"的总原则,对样本或变量(指标)进行分类,使得同一类中的个体具有较大的相似性,不同类中的个体具有较大的差异性。

其基本思想是在没有任何模式可依据或参考的情况下,即没有任何经验、知识的前提下,根据所研究对象(样品或变量)的多个观测指标,找出能够衡量样品或变量之间相似程度的统计量,以这些统计量作为分类的标准,把性质相似的样本或变量归为一类,把性质不同的归为另一类。

1) 聚类统计量:常用于描述样本间的亲疏程度。常见的距离(d)如下。

a. 绝对值距离:

$$d_{ij}(a) = \sum_{k=1}^{m} |x_{ik} - x_{jk}| \quad k = 1, 2, 3, \cdots, m \qquad 式(2-3)$$

式中,i、j 分别表示第一、二类中的第 i、j 个样本;每个样本中含有 m 个变量;x_{ik} 为第 i 个样本的第 k 个变量;x_{jk} 为第 j 个样本的第 k 个变量。

b. 欧氏距离(Euclidean distance):

$$d_{ij}(b) = \left[\sum_{k=1}^{m} (x_{ik} - x_{jk})^2 \right]^{\frac{1}{2}} \qquad 式(2-4)$$

2) 系统聚类法(hierachical cluster method):是目前使用最多的,也是较为成熟的一种聚类方法。其基本思想是先将 n 个样本各自看成一类,然后定义类与类之间的距离,此时各类间的距离就是各样本间的距离,将距离最近的两类合并成一个新类,再计算新类与其他类的距离,将距离最近的两类合并,直到所有样本都合并为一类为止。最后,再根据需要或者给出的距离临界值来确定分类数及类。

（2）偏最小二乘法判别分析(partial least squares – discriminant analysis, PLS-DA)：是一种用于判别分析的多变量统计分析方法。DA 是一种根据观察或测量到的若干变量值,来判断研究对象如何分类的常用统计分析方法。其原理是对不同处理样本(如观测样本、对照样本)的特性分别进行训练,产生训练集,并检验训练集的可信度。PLS 是有监督模式的偏最小二乘法分析。当样本组间差异大而组内差异小时,无监督分析方法可以很好地区分组间差异;反之,当样本组间差异不大时,无监督的方法就难以区分组间差异。如果组间的差异较小,各组的样本量相差较大,样本量大的那组将会主导模型。有监督的分析,即 PLS – DA,能够较好地解决这些问题。在分析数据时,已知样本的分组关系,可以更好地选择区分各组的特征变量,确定样本之间的关系。DA是判别分析,PLS – DA 用偏最小二乘回归的方法,在对数据降维的同时,建立了回归模型,并对回归结果进行 DA。PLS – DA 的优点是解释样本观测数目少,可减少变量间多重共线性产生的影响。

PLS – DA 所需的数据是分组信息、因变量和自变量。因变量随着自变量的改变而改变。例如, $y = 3x + 2$,此处 x 为自变量, y 为因变量, y 随着 x 的改变而改变。消费和收入的关系中,收入就是自变量,消费就是因变量。赋值规则是当样本属于哪类样本,其值为 1,否则为 0。

偏最小二乘回归与主成分回归相关,但不是寻找因变量和自变量之间的最大方差超平面,而是通过投影分别将预测变量和观测变量投影到一个新空间,以寻找一个线性回归模型。

（3）研究实例

实例：不同产地干姜药材品质评价

从不同产地干姜样品中,共鉴定出 47 种挥发性成分,其中有 31 种萜类化合物,它们可能是影响干姜独特气味的主要成分,其次是醛类(4 种)、醇类(4 种)、酮类(3 种)、脂肪烃类(3 种)、酯类(1 种)和其他类(1 种)成分。所鉴定的萜类化合物以单萜类和倍半萜类为主,单萜类成分包括 α –蒎烯、 β –蒎烯、月桂烯、 β –水芹烯、 α –松油烯、 α –水芹烯等,倍半萜类成分包括香树烯、 α –姜黄烯、姜烯、 β –没药烯、 β –倍半水芹烯等。

采用无监督的 PCA 模型区分干姜的产地,所鉴定的 47 个化合物的相对含量被定义为观察变量 X ,而产地被定义为 PCA 的分类变量 Y ,该模型拟合了 5 个主成分,前 2 个主成分的累计方差贡献率为 70.8%。此外,在 x 轴方向模型的解释率(R^2X)为 0.861,模型预测率 $[Q^2(cum)]$ 为 0.775,表明模型可以解释和预测总体变量的 86.1% 和 77.5%。得分图结果显示,不同产地干姜的区分效果并不明显,只有山东省产区干姜能够独立成簇,尽管四川省、广东省、福建省、浙江省的干姜样本在组内能互相聚集,但在产地间却互有部分重叠。

进一步采用正交偏最小二乘判别分析(orthogonal partial least squares discriminant analysis, OPLS – DA)模型,拟合了 1 个预测组分和 6 个正交组分,模型参数为 $R^2X=0.88$ 、 $R^2Y=0.916$ 、 $Q^2=0.847$,证明该模型具有良好的预测能力。置换检验(拟合 200 次)结果显示, R^2Y 和 Q^2Y 的截距分别小于 0.3 和 0.05,表明该模型没有发生过拟合。与 PCA 模型结果相似,OPLS – DA 得分图可将干姜分为两大类(大种姜和小种姜)。变量重要性投影(variable importance in projection, VIP)结果显示,共发现 9 种关键挥发性成分(VIP>1, $P<0.05$),分别为 α –柠檬醛、2 –十一酮、 (E) – β –法尼烯、2 –壬酮、 β –水芹烯、樟脑、 β –柠檬醛、 α –柏木烯和双环[2.2.1]庚烷,2 –甲氧基 –1,7,7 –三甲基,这些化合物被选为品种区分

的潜在权重挥发性组分。其中,α-柠檬醛(VIP=2.7)和β-柠檬醛(VIP=2.67)的影响最为显著,它们互为同分异构体,广泛存在于干姜及鲜姜中,具有较强的抗氧化和抗菌活性。结果显示,干姜挥发性组分不仅能实现产地区分,且对不同栽培品种干姜具有较好的分类效果,为干姜产地溯源提供了科学依据。

3. 不同药用部位药材品质和功效相关联分析方法与研究实例

(1)关联分析方法(relational analysis method):是对系统发展动态的量化比较分析,可表征两个事物间的关联程度。其基本思想是通过确定参考数列和若干个比较数据列的曲线几何形状的相似程度,来判断关联程度。在系统发展过程中,若两个事物变化的趋势具有一致性,即同步变化程度较高,即可谓二者的关联程度较高;反之,则较低。一般步骤如下。

1)指定参考数列,记作$x_0(t)$,$x_0(t) = \{x_0(1), x_0(2), \cdots, x_0(n)\}$,其中$x_0(n)$为第$n$个时刻所对应的值。同理,将比较数列分别记作$x_1(t)$,$x_2(t)$,$\cdots$。

2)将所有数据进行无量纲化处理,常用的有初值化、均值化等。初值化,即用每一数列的第一个数$x_i(1)$除其他数$x_i(k)$,其中$k = 1, 2, 3, \cdots, n$。均值化,则是用平均值去除所有数据。

3)由于关联程度在实质上就是曲线间几何形状的差别程度。故关联程度的衡量尺度可用比较曲线与参考曲线间的差值大小来表示。

$$\xi_i(k) = \frac{\min_i(\Delta_i(\min)) + \zeta\max_i(\Delta_i(\max))}{\mid x_0(k) - x_i(k) \mid + \zeta\max_i(\Delta_i(\max))} \qquad 式(2-5)$$

式中,$\xi_i(k)$为x_i对x_0在k时刻的关联系数,是第k个时刻比较曲线x_i与参考曲线x_0的相对差值;ζ为分辨系数,$0 < \zeta < 1$。

$$\min_i(\Delta_i(\min)) = \min_i(\min_k \mid x_0(k) - x_i(k) \mid) \qquad 式(2-6)$$

$$\max_i(\Delta_i(\max)) = \max_i(\max_k \mid x_0(k) - x_i(k) \mid) \qquad 式(2-7)$$

4)求得的关联系数为比较数列与参考数列各个时刻的关联程度值,数值较多,信息分散,不便于比较,故而对其求平均值,记作关联度(r_i),以作为关联程度的数值表示。

$$r_i = \frac{1}{n}\sum_{k=1}^{n}\xi_i(k) \qquad 式(2-8)$$

5)关联度排序:关联度按大小排序,如果$r_1 < r_2$,则参考数列x_0与比较数列x_2更相似。

(2)研究实例

实例:基于灰色关联分析方法的当归不同入药部位
化学成分与功效差异分析

基于灰色关联分析方法,编制函数,将测定的有机酸、苯酞、核苷、有机酸等当归不同入药部位的化学物质组群数据,以及当归不同入药部位止血、补血、活血的效应指标分别处理变换,计算灰色关联系数。结果显示如下。

当归不同部位化学成分与补血功效指标的一致性关联度较高,主要表现为总氨基酸>总核苷>有机酸及苯酞,仅白细胞计数(white blood cell count, WBC)表现为有机酸及苯酞>总氨基酸>总核苷。其中,以红细胞计数(red blood cell count, RBC)与化学成分的相关度最高,与RBC关联度较高的指标有总氨基酸、天冬酰胺、丙氨酸、谷氨酰胺等人体必需氨基酸,其相关度值分别达到0.942、0.937、0.939、0.925。

当归不同部位化学成分与活血功效指标的一致性关联度较高,主要表现为有机酸及苯酞>总核苷>总氨基酸。相关度较高的指标有阿魏酸松柏酯、羟脯氨酸、藁本内酯、洋川芎内酯H等,其相关度值分别达到0.940、0.916、0.898、0.897。有报道显示,阿魏酸松柏酯、藁本内酯、洋川芎内酯H与活血功效相关,羟脯氨酸是一种非必需氨基酸,是构成胶原的重要成分之一,与血液黏稠度关系密切。因此,这几个化学指标对于当归活血功效较为显著,在当归不同部位中含量差异显著,是决定当归不同部位活血功效差异的主要关联因子。

当归不同部位化学成分与止血功效指标的一致性关联度较高,主要表现为有机酸及苯酞>总核苷>总氨基酸。相关度较高的化学成分有羟脯氨酸、阿魏酸松柏酯、藁本内酯、洋川芎内酯H等,其相关度值分别达到0.962、0.956、0.936、0.912。有报道显示,阿魏酸松柏酯、藁本内酯、洋川芎内酯H与凝血功效亦相关,羟脯氨酸与血液黏稠度关系密切。

综上表明,灰色关联度分析结果显示,当归不同入药部位化学成分含量的差异是影响当归不同功效的物质基础,也是影响其药性差异的重要因素,应高度重视当归不同入药部位导致的药效差异,以便更好地服务于临床及制药工业生产,为当归不同入药部位的临床科学合理用药提供科学依据。

4. 药材适宜干燥加工方法评价研究实例

实例:丹参药材适宜干燥加工方法评价

(1)丹参干燥动力学及其数学模型建立

1)干燥参数的计算方法:丹参药材干燥过程中的干燥曲线采用水分比(moisture ratio, MR)随干燥时间变化的曲线表示。水分比表示在一定的干燥条件下,干燥物料仍有多少水分未被除去,可用来反映物料干燥速率的快慢。不同干燥时间下,丹参药材的水分比按式(2-9)计算:

$$MR = \frac{M_t - M_e}{M_0 - M_e} \qquad \text{式}(2-9)$$

式中,M_0为初始干基含水率,g/g;M_e为干燥到平衡时的干基含水率,g/g;M_t为在任意干燥t时刻的干基含水率,g/g。由于M_e相对于M_t和M_0很小,通常在应用中常忽略不计,因此,水分比的计算可简化成式(2-10),即:

$$MR = \frac{M_t}{M_0} \qquad \text{式}(2-10)$$

干基含水率(M_t)按照式(2-11)计算:

$$M_t = \frac{W_t - G}{G} \qquad \text{式}(2-11)$$

式中,W_t为在任意干燥时刻t时物料的总质量,g;G为干物质质量,g。

干燥速率(drying rate, DR)按照式(2-12)计算:

$$DR = \frac{M_{t_1} - M_{t_2}}{t_1 - t_2} \qquad \text{式}(2-12)$$

式中，M_{t_1} 为 t_1 时刻的干基含水率，g/g；M_{t_2} 为 t_2 时刻的干基含水率，g/g。

2）数据处理与模型分析：物料的干燥动力学可用传递特性、热扩散、热传导及水分扩散等物料和干燥介质的特性来表述，通过对干燥过程进行研究，国内外学者总结出了各种干燥数学模型，用来描述不同物料的干燥过程。为了说明丹参干燥的过程，根据丹参药材干燥的特点，采用 10 种常见的数学模型对丹参不同干燥方法进行数据拟合验证。10 种常用干燥模型见表 2-2。

表 2-2　10 种常用干燥数学模型

序号	模型名称	模型表达
1	Lewis 模型	$MR = \exp(-kt)$
2	Henderson and Pabis 模型	$MR = a\exp(-kt)$
3	Page 模型	$MR = \exp(-kt^n)$
4	Midilli 模型	$MR = a\exp(-kt^n) + bt$
5	Logarithmic 模型	$MR = a\exp(-kt) + c$
6	Wang and Singh 模型	$MR = 1 + at + bt^2$
7	Diffusion approach 模型	$MR = a\exp(-kt) + (1-a)\exp(-kbt)$
8	Verma 模型	$MR = a\exp(-kt) + (1-a)\exp(-gt)$
9	Thomson 模型	$t = a\ln(MR) + b[\ln(MR)]^2$
10	Modified Henderson and Pabis 模型	$MR = a\exp(-kt) + b\exp(-gt) + c\exp(-ht)$

注：模型中 t 为干燥时间，h；a、b、c、n、k、g、h 均为待定常数。

采用 SPSS 数据分析软件进行数据处理，用非线性回归分析对数学模型方程与实验数据进行拟合，数学模型的拟合优劣由决定系数（R^2）、均方根误差（$RMSE$）和离差平方和（χ^2）来进行评价，R^2 越大、$RMSE$ 和 χ^2 越小，则拟合程度越好，其计算公式如式（2-13）、式（2-14）、式（2-15）。

$$\chi^2 = \frac{\sum_{i=1}^{N}(MR_{pre,\,i} - MR_{exp,\,i})^2}{N-n} \qquad \text{式（2-13）}$$

$$R^2 = 1 - \frac{\sum_{i=1}^{N}(MR_{pre,\,i} - MR_{exp,\,i})^2}{\sum_{i=1}^{N}(\overline{MR_{pre,\,i}} - MR_{exp,\,i})^2} \qquad \text{式（2-14）}$$

$$RMSE = \left[\frac{1}{N}\sum_{i=1}^{N}(MR_{pre,\,i} - MR_{exp,\,i})^2\right]^{\frac{1}{2}} \qquad \text{式（2-15）}$$

式中，$MR_{exp,\,i}$ 为干燥实验实测水分比，g/g；$MR_{pre,\,i}$ 为利用模型预测水分比，g/g；N 为实验测得数据的组数；n 为函数中参数的个数。

丹参药材的干燥过程属于降速干燥，其水分有效扩散系数（D_{eff}）可用 Fick 第二定律进行计算。物料的水分有效扩散系数按式（2-16）计算：

$$\ln MR = \ln \frac{8}{\pi^2} - \frac{\pi^2 D_{eff}}{L^2} t \qquad 式(2-16)$$

式中,D_{eff} 为干燥过程中物料的水分有效扩散系数,m^2/s;L 为丹参平均直径,其值是 1.0×10^{-2} m;t 为干燥时间,s。

干燥温度对有效扩散系数的影响关系可用阿仑尼乌斯公式表述,干燥活化能(E_a)按式(2-17)计算:

$$\ln D_{eff} = \ln D_0 - \frac{E_a}{R(T + 273.15)} \qquad 式(2-17)$$

式中,D_0 为有效扩散系数的频率因子,为定值,m^2/s;E_a 为物料的干燥活化能,kJ/mol;R 为摩尔气体常数,其值为 8.314 J/(mol·K);T 为物料的干燥温度,℃。

表2-3 丹参药材的干燥动力学数学模型及其拟合结果

序号	模型名称	决定系数(R^2)	离差平方和(χ^2)	均方根误差($RMSE$)
1	Lewis 模型	0.991	7.088×10^{-4}	0.026 1
2	Henderson and Pabis 模型	0.994	4.844×10^{-4}	0.021 2
3	Page 模型	0.999	0.489×10^{-4}	0.006 7
4	Midilli 模型	0.916	6.876×10^{-3}	0.076 5
5	Logarithmic 模型	0.999	1.017×10^{-4}	0.009 5
6	Wang and Singh 模型	0.999	1.142×10^{-4}	0.010 3
7	Diffusion approach 模型	0.991	7.678×10^{-4}	0.026 1
8	Verma 模型	1.000	0.293×10^{-4}	0.005 1
9	Thomson 模型	0.998	3.547×10^{-3}	0.171 7
10	Modified Henderson and Pabis 模型	0.994	5.767×10^{-4}	0.021 2

由表2-3可知,R^2 在 0.916~1.000 之间,$RMSE$ 在 0.005 1~0.026 1 之间,χ^2 在 0.293×10^{-4}~7.088×10^{-4} 之间,Page 模型、Logarithmic 模型、Wang and Singh 模型和 Verma 模型均能对实验数据进行较好的拟合(R^2 均大于 0.999),其中 Page 模型简单,待定常数少,应用方便。因而,选择 Page 模型作为丹参药材干燥的最佳干燥数学模型。利用 Page 模型模拟不同干燥方法及不同干燥温度处理下的丹参药材干燥曲线,结果详见表2-4。

表2-4 Page 模型模拟丹参干燥过程的模型参数值及 R^2、χ^2 和 $RMSE$

| 干燥处理方法 | 模型参数 | | 决定系数(R^2) | 离差平方和(χ^2) | 均方根误差($RMSE$) |
	k	n			
S1	0.030	1.170	0.999	0.489×10^{-4}	0.006 7
S2	0.049	1.115	0.998	1.733×10^{-4}	0.012 5
S3	0.074	1.249	0.999	1.397×10^{-4}	0.010 9

续　表

干燥处理方法	模型参数		决定系数 (R^2)	离差平方和 (χ^2)	均方根误差 $(RMSE)$
	k	n			
S4	0.134	0.963	0.998	1.955×10^{-4}	0.013 1
S5	0.120	1.123	0.996	4.480×10^{-4}	0.019 1
S6	0.076	0.993	0.999	0.481×10^{-4}	0.006 6
S7	0.184	0.900	0.993	5.936×10^{-4}	0.022 8
S8	0.245	0.986	0.996	3.758×10^{-4}	0.017 3
S9	0.335	0.822	0.993	6.222×10^{-4}	0.022 8
S10	0.392	0.981	0.999	1.882×10^{-4}	0.011 2
S11	0.006	1.174	0.994	6.217×10^{-4}	0.023 1
S12	0.011	1.036	0.994	7.071×10^{-4}	0.023 0

注：S1~S12 为不同干燥方式的丹参样品。S1：热风干燥，40℃，整根；S2：热风干燥，50℃，整根；S3：热风干燥，50℃，切片；S4：热风干燥，60℃，整根；S5：热风干燥，70℃，整根；S6：红外干燥，40℃，整根；S7：红外干燥，50℃，整根；S8：红外干燥，50℃，切片；S9：红外干燥，60℃，整根；S10：红外干燥，70℃，整根；S11：微波干燥，50℃，整根；S12：微波干燥，50℃，切片。

　　3）丹参药材的干燥数学模型：选取丹参药材干燥实验中的一组数据进行验证，实验条件为：热风干燥，温度40℃，整根干燥。将该组实验值与模型预测值进行比较，结果见图2-3，可看出 Page 模型预测曲线与实际值基本拟合，说明 Page 模型能较好地反映丹参药材干燥过程中的水分变化规律，有利于对丹参药材干燥过程进行预测，该模型可用于描述丹参干燥过程。

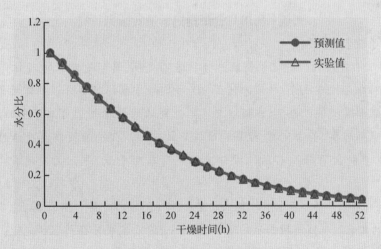

图2-3　相同条件下实验值与预测值的比较

　　（2）干燥过程中丹参酚酸和丹参酮类成分的动态变化：在干燥过程中取样，采用高效液相色谱法（high performance liquid chromatography，HPLC）分析丹参中的各类资源性化学成分。结果显示，与新鲜丹参药材相比，丹参中各丹参酚酸类成分的含量均有不同程度的增加，其中以迷迭香酸和丹参酚酸B增加最多，且变化趋势最为明显，分别增加了30倍和44倍（图2-4）。与丹参酚酸类成分不同的是，丹参酮类成分以一定量存在于丹参新鲜药材中，但其含量在干燥过程中也有不同程度的增加。

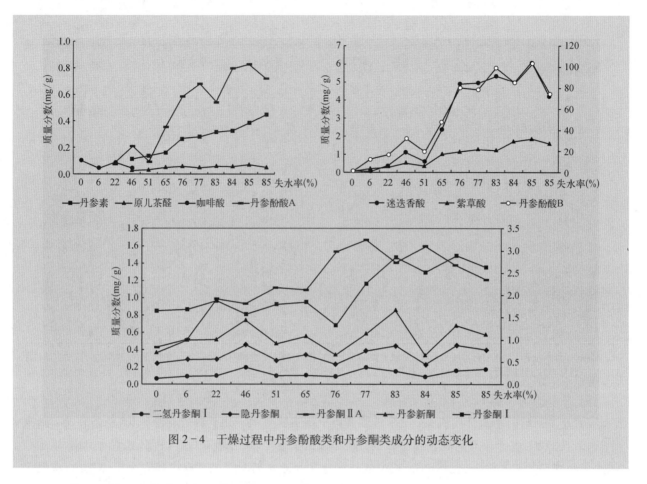

图 2-4 干燥过程中丹参酚酸类和丹参酮类成分的动态变化

5. 药用及食用中药材适宜区划研究

实例：药用与食用枸杞子适宜区划研究

（1）药用枸杞子适宜区划

1）药用成分界定：查阅关于枸杞子药理活性报道的文献，其研究对象涉及化学成分、提取部位和全果三大类。研究对象为化学成分，即认为该成分为枸杞子中的活性成分。研究对象为提取部位，依据提取溶剂分为水提液和醇提液两大类，水提液具有活性则认为枸杞子中可溶于水的成分均为其活性成分，具体包括糖类、氨基酸类、蛋白质类、核苷和碱基类，以及甜菜碱；醇提液具有活性则认为总黄酮类、总酚类、类胡萝卜素类和甜菜碱为其活性成分。研究对象为全果，则认为所有化学成分均为其活性成分。

2）药用成分权重系数分析：基于中外文献数据库，查阅 355 篇（其中中文 89 篇，英文 266 篇）关于枸杞子药理活性报道的文献。参照药用成分界定原则，首先，统计各成分在药理研究报道中出现的频率（f_i，其中 i 代表各类化学成分，如中性多糖、酸性多糖、总酚、总黄酮等）；其次，依据其发表杂志的影响因子（X_{i1}, X_{i2}, $\cdots$, X_{in}，中文文献以中国知网公布的影响因子为依据），统计各类化学成分的药理研究报道影响因子总值：

$$\sum_{k=1}^{n} X_i = X_{i1} + X_{i2} + X_{i3} + \cdots + X_{in} \qquad \text{式}(2-18)$$

计算各类化学成分在枸杞子总药理研究报道中的影响因子比率（R_i）：

$$R_i = \frac{X_i}{\sum_{k=1}^{n} X_i}$$
　　　　　式(2-19)

计算各类化学成分药理活性的权重系数(W_i)：

$$W_i = f_i \times R_i$$
　　　　　式(2-20)

3) 适宜区划分析：基于各药用成分权重和化学成分空间分布,结合地理信息系统(geographic information system, GIS)空间运算及制图,并参照运算后的适宜值,划分枸杞子药用适宜区。

4) 药用枸杞子适宜区划分析结果：综合考虑各类化学成分的药理活性报道频率和发表杂志影响因子比率,最终确定各类化学成分在枸杞子药理作用中的权重系数。药用成分中中性多糖和酸性多糖的权重系数较高,分别占26.4%和24.5%,与枸杞子药理研究侧重于多糖类成分相一致。因此,影响药用适宜区划的主要化学成分为多糖类成分。环境因子与化学成分相关性的分析结果表明,降水量和气温与多糖类成分的相关系数较高,为影响药用枸杞子适宜生产区的主要生态因子。生长季(7~10月份)降水量增加和休眠期(11月份~次年3月份)温度升高均可以促进多糖类成分积累。

基于各成分空间分布及其药用权重,通过GIS进行空间运算,利用采样点药用适宜度值的正态分布曲线,绘制并划分我国药用枸杞子适宜分区。药用枸杞子适宜区主要集中在宁夏回族自治区、甘肃省中部(白银地区)和甘肃省西北部(张掖和酒泉地区);其次,在内蒙古自治区的部分地区适宜度较高;次适宜区主要集中在青海省海西蒙古族藏族自治州。此外,新疆维吾尔自治区克孜勒苏柯尔克孜自治州地区产的枸杞子其药用适宜度较高,阿克苏地区产的枸杞子的药用适宜度与青海省产的枸杞子一致。

(2) 食用枸杞子适宜区划

1) 食用成分界定及权重分析：枸杞子作为食品通常以其全果食用,因此认为枸杞子中的所有成分均为其食用成分。各类化学成分对枸杞子的食用价值并不相同,因此,基于测定化学成分在枸杞子中的含量,采用PLS-DA进行VIP分析各类化学成分对样本的影响度和解释能力,将各类化学成分的VIP值作为其食用成分权重系数。

2) 适宜区划分析：基于各食用成分权重和化学成分空间分布,结合GIS空间运算及制图,并参照运算后的适宜值,划分枸杞子食用适宜区。

3) 食用枸杞子适宜区划分析结果：对枸杞子中化学成分的VIP分析结果显示,果糖和葡萄糖的权重系数最高,分别占9.4%和8.7%;其次为中性多糖、总类胡萝卜素、甜菜碱、脯氨酸、酸性多糖和玉米黄素双棕榈酸酯;而核苷、碱基及β-隐黄素等成分的权重系数较低。单/寡糖主要为营养成分,部分类胡萝卜素类成分为维生素E合成的前提物质,结合各类成分在食品中的含量及作为食品添加剂的概率,认为采用化学成分VIP分析确定枸杞子食用成分的权重系数具有一定的科学性,研究结果可以进一步用于食用枸杞子适宜区划研究。海拔、辐射强度、日照时数、气温和降水与影响其适宜区划的主要化学成分果糖及葡萄糖的相关系数均较高,为影响食用枸杞子的主要生态因子。高海拔、强辐射、长日照及昼夜温差大均有利于果糖和葡萄糖的积累;而生长季(4~10月份)高温、休眠期(11月份~次年3月份)多降雨和空气湿度大均不利于果糖和葡萄糖的积累。此外,总类胡萝卜素和玉米黄素双棕榈酸酯主要受降水和气温的影响,生长季(4~10月份)降水量增加、温度降低可以促进二者的积累。

基于各成分空间分布及食用成分权重系数,通过GIS进行空间运算,利用采样点药用适宜度值的正态分布曲线,绘制并划分我国食用枸杞子适宜分区。食用枸杞子适宜区主要分布在青海省海西蒙古族藏族自治州、甘肃省西北部(酒泉和张掖地区)和新疆维吾尔自治区阿克苏地区及克孜勒苏柯尔克孜自治州地区;宁夏回族自治区、甘肃省中部(武威和白银地区)和内蒙古自治区的产区次之。因新疆维吾尔自治区阿克苏地区及克孜勒苏柯尔克孜自治州的枸杞产量少,未做相关调查及样本研究,但就青海省和甘肃省西北部(酒泉及张掖地区)样本研究的结果显示,该产区枸杞子果型指数较大,果实中果糖和葡萄糖含量高,可满足食用产品的商品属性,与其他产区相比,该产区的枸杞子更适宜食用。

(三) 中药新资源发现的策略与方法

1. **基于药用植物亲缘学及植物化学分类学原理的新资源寻找**　药用植物亲缘学强调亲缘相近的植物含有相似的化学或生物活性成分,具有相似的疗效。这一理论指导促进了药用植物新资源的发现,丰富了药用植物资源品种,扩大了药用资源种类组成,为药用新资源及新药物的开发提供了新的理论和方法,也丰富了植物分类系统的科学内涵。植物化学分类学以植物化学成分为依据,以经典分类学为基础,对药用植物加以分类和记述,研究植物化学成分与植物类群间的关系,探讨植物界的演化规律,阐述各药用植物、各类群的化学特征,探讨植物化学成分在植物界的存在和分布规律,分析它们在分类学和系统学中的生物意义,并为寻找新药用资源及类效资源的替代补偿提供理论依据。

植物资源类群中存在的次生代谢产物(即主要有效成分),如黄酮类、萜类、生物碱类等化学成分,存在着从低级向高级、由简单到复杂的演化趋势。其化学成分类型与植物分类规律基本一致。黄酮类成分在菌类、藻类、苔藓类等植物类群中无或少有分布;在蕨类植物类群中虽有分布,但数量不多,且结构简单;在裸子植物类群中虽结构简单,但分布数量较多;在被子植物类群中,分布的数量和类型结构较多且复杂。萜类成分在菌类、藻类等植物类群中仅有单萜、倍半萜和二萜的分布;在蕨类植物类群中才出现三萜;在被子植物类群中则有聚戊烯的单萜、倍半萜、二萜和三萜等多种类型。生物碱类成分在菌类(除麦角菌及少数真菌外)、藻类、苔藓等植物类群中均无分布;在蕨类和裸子植物类群中也不多见;但在被子植物的双子叶植物中有1/3种含生物碱,单子叶植物中也含有多种类型的生物碱。以有效成分为指标,从亲缘关系相近的植物中寻求新的资源种类以扩大药用植物新资源,是一种行之有效的方法和途径。

2. **基于生物工程的植物类中药资源性物质生产**　生物技术的应用为次生代谢物的直接获取和高效生产提供了捷径。细胞工程是基于植物细胞,利用游离细胞开展植物来源目的产物的替代生产过程。

(1) 基于植物组织培养的植物类中药资源性物质生产:源于中药资源植物的天然产物由药用植物初生代谢和次生代谢产生,大多数具有药理活性的天然产物为中药材中含有的次生代谢产物。据不完全统计,已对400余种药用植物进行了细胞培养研究,分离得到的次生代谢产物达600余种。许多高价值药用植物如人参、紫草、红豆杉、长春花、黄连等的细胞培养卓有成效,其中有些药用植物次生代谢产物的含量大于或等于原植物的含量,并且人参皂苷、紫杉醇、青蒿素等成分的离体培养生产已经达到了工业化水平,如紫草素、紫杉醇等高价值产物主要通过细胞悬浮培养技术获得。相对于细胞悬浮培养技术,通过毛状根培养次生代谢产物的应用更加广泛,同时也可以通过转基因技术上调毛状根中活性成分的表达。目前,毛状根培养已经实现了许多药用植物次生代谢产物的生产,如黄酮类、生物碱类、蒽醌类、皂苷类、萜类等。药用植物毛状根技术在次生代谢产物生产中的成功应用和规模量产,为中药资源植物天然产物的生产提供了技术支撑。

　　组织培养技术在中药资源性物质生产中,主要用于中药资源植物天然产物的合成生产。成功案例如人参皂苷的工业化生产,以及紫杉醇的生物合成都得益于组织培养技术的发展。进一步开发细胞悬浮培养技术、毛状根诱导技术等在中药资源天然产物生产中的应用,以实现其工业化发展。

　　(2) 基于合成生物学的植物类中药资源性物质生产:合成生物学已经进入了一个新的发展阶段,即由单一生物元件的设计,发展到对多种基本元件和模块进行整合,通过多元件或模块之间的调控来建立复杂系统,从而构建人工系统(包括细胞),以实现药物、功能材料及能源替代品的大规模生产。利用合成生物学技术生产中药活性成分,具有不受气候、病虫害、地理和季节等各种环境因素变化的限制,生产系统规范化,产品生产周期短,质量和产量更加稳定等多种特点。未来,这将成为保护中药资源、可持续利用中药资源的一个新途径。近年来,已在大肠杆菌、酿酒酵母等遗传背景清晰、遗传操作手段成熟的底盘细胞中,成功实现了多种药用植物来源的关键药效成分的合成。

　　1) 青蒿素的合成生物学研究:我国科学家屠呦呦从黄花蒿中提取了抗疟有效成分青蒿素,但植物提取成本高、产量低、化学方法合成十分困难且成本极高,不能满足医药行业需求。利用合成生物学技术,对微生物进行工程化操作,实现了青蒿素中间体的微生物合成。通过对青蒿酸合成的若干关键基因进行密码子优化、引入异源的酵母菌甲羟戊酸途径,大大提高了青蒿酸的产量。此外,还通过增加青蒿酸合成的关键基因拷贝数、克隆青蒿的细胞色素 P450(cytochrome P450, CYP450)氧化还原酶、优化法尼基焦磷酸(farnesyl pyrophosphate, FPP)生物合成途径等方法,使得青蒿酸的产量达到 153 mg/L。通过对青蒿酸代谢途径的不断改造和优化,提高了青蒿酸的产量。在此基础上,可通过简单的化学修饰策略以合成青蒿素。目前,青蒿酸的酵母合成,以及青蒿酸至青蒿素的合成已实现工业化生产。

　　2) 人参皂苷的合成生物学研究:人参是东亚国家的传统药用植物,稀有人参皂苷是其中的主要药用成分。近年来,人参皂苷生物合成途径的解析和相关生物合成酶的功能研究已日趋完善。目前,已从人参和西洋参等人参属植物中克隆到数百个编码人参皂苷生物合成相关酶的基因,并进行了功能验证,为通过合成生物学技术生产人参皂苷提供了基本的生物合成元件。我国学者在酿酒酵母中成功构建了原人参二醇的生物合成途径,并且发现鲨烯环氧酶在控制三萜化合物的生物合成中发挥着关键作用。在此基础上,通过提高 3-羟基-3-甲基戊二酰辅酶 A 还原酶、FPP 合酶、鲨烯合成酶和鲨烯环氧酶的活性,原人参二醇的产量提高了 262 倍。通过双相发酵工艺优化,最终将原人参二醇的产量提高至 1 189 mg/L。目前,人参皂苷 Rh_2、Rg_3 等多种稀有人参皂苷已实现了酵母合成,部分发酵水平已达到 1 g/L,奠定了工业化酵母合成稀有人参皂苷的基础。

　　3) 紫杉醇的合成生物学研究:紫杉醇是从红豆杉植物中提取的、具有抗肿瘤等多方面生物活性的二萜类物质。但紫杉醇在自然界中含量极低,化学合成困难。随着合成生物学技术的发展,我国学者从中国红豆杉中克隆得到紫杉烯合酶基因,将其导入酿酒酵母组建了一条紫杉烯生物合成途径,重组菌可以直接生成紫杉醇的前体紫杉烯。将紫杉烯合酶转入酿酒酵母细胞中,引入香叶基香叶基焦磷酸(geranylgeranyl pyrophosphate, GGPP)合酶的同工酶(即 3-羟基-3-甲基戊二酸单酰辅酶 A 还原酶),以提高酵母中紫杉二烯前体 GGPP 的合成量,同时抑制宿主酵母中的类固醇竞争途径,获得的工程菌 CEN10 紫杉烯的产量达到 8.7 mg/L。通过在大肠杆菌中重建紫杉二烯的合成途径,成功获得了紫杉醇中间体,以紫杉醇药物中间体紫杉烯其生物合成的中间体异戊烯焦磷酸(isopentenyl pyrophosphate, IPP)为节点分成 2 个模块:宿主菌自身甲羟戊酸途径合成 IPP 的上游功能模块和异源萜类合成的下游功能模块。通过调控上游和下游模块转化大肠杆菌,成功构建能够生物合成紫杉烯的工程菌株,紫杉烯的产量提高到 1 020 mg/L。我国学者在烟草底盘细胞中,成功实现了紫杉醇关键中间体 5α-羟基紫杉二烯的异源合成。

4）丹参酮的合成生物学研究：丹参酮是中药材丹参的主要活性成分。我国学者通过功能基因组学方法，在大肠杆菌中构建了代谢途径，使其产量达到了 2.5 mg/L。随后，建立了模块途径工程策略，在酵母细胞中快速组装次丹参酮二烯生物合成途径。在此基础上，通过设计模块组合方式，系统考虑丹参酮前体供给、限速步骤、底物传输和代谢流分配等问题，对编码 SmCPS、SmKSL、FPP 合酶、GGPP 合酶和甲羟戊酸还原酶等 5 个关键酶的基因进行了优化；最优酵母工程菌株在 15 L 发酵罐中培养，次丹参酮二烯的产量可以达到 365 mg/L。进一步设计构建组合调控酿酒酵母萜类合成途径的功能模块，使次丹参酮二烯的产量提高到 488 mg/L。

3. 外来入侵植物新资源寻找的策略与方法

（1）作为医药产品的新资源发现与利用：近年来，我国外来入侵植物的资源化利用研究取得了一定进展。以小蓬草 *Erigeron canadensis* L. 为原料，在对其传统功效进行深入挖掘的基础上，对其抗癌化学组分进行分离富集，开发出小蓬草抗癌胶囊。垂序商陆 *Phytolacca americana* L. 的干燥根已归化成为常用中药商陆，具有逐水消肿、通利二便、外用解毒散结之功效。飞扬草 *Euphorbia hirta* L. 的干燥全草入药，具有清热解毒、利湿止痒、通乳之功效。野胡萝卜 *Daucus carota* L. 的干燥成熟果实为常用中药南鹤虱，具有杀虫消积之功效。以其传统药用功效及临床应用实践为出发点，揭示其功效物质基础，进行医药产品开发与利用。

禾本科米草属植物互花米草 *Spartina alterniflora* Loisel. 原产于美国东南部海岸。我国于 1979 年将其引进，用于防浪护堤、保护滩涂不受海水侵蚀。但由于其繁殖力极强，现已覆盖了沿海的大片滩涂，导致航道淤塞、滩涂养殖受阻、大量海洋生物窒息死亡。研究显示，互花米草含有丰富的蛋白质和大量的维生素、微量元素等可利用物质，是提取活性多糖的理想原料。有研究采用双酶水解和超低温冷冻升华干燥新工艺以提取互花米草中的多糖类资源性物质，用于多糖类药物、保健饮品等医药产品及食品添加剂的开发。

苋科莲子草属植物喜旱莲子草 *Alternanthera philoxeroides*（Mart.）Grisel. 原产于巴西，被列为中国首批外来入侵物种。该植物多见于池沼湖塘和沟渠内，因其生命力极强，在我国许多地区滋生蔓延，成为堵塞水道、侵占耕地的恶性杂草。研究表明，喜旱莲子草提取物对化学性肝损伤和免疫性肝损伤均有保护作用，对乙型肝炎病毒具有一定抑制作用，其中含有的齐墩果酸-3-O-β-D-吡喃葡萄糖醛酸苷、反式阿魏酰基二甲氧基酪胺和空心苋素 B 等对肿瘤细胞具有较强的抑制作用，可作为抗肿瘤前体药物开发。

（2）作为生物农药、农肥的新资源发现与利用：研究显示，外来入侵植物多可分泌具有抑制其他生物生长、繁殖作用的化学物质，而表现出较强的化感作用。因此，利用外来入侵植物资源作为主要原料，提取分离其含有的化感物质，开发为生物农药或除草剂，一方面可使其实现资源化利用，另一方面也可减少化学农药的使用，减少环境污染。

菊科豚草属植物豚草 *Ambrosia artemisiifolia* L. 是世界公认的危害性入侵杂草，在我国江苏省有大面积分布，不仅影响人类健康，且给农牧业带来了严重的危害。研究显示，豚草提取物对多种常见的林木病原菌具有杀灭作用，其主要抑菌物质为酚酸类、聚乙炔类、倍半萜烯内酯类等化学成分。因此，以其为主要原料提取其主要活性物质，并用于防治林木害虫的植物源生物农药开发，不仅可有效防治豚草的大面积入侵，还可实现其资源化利用。

原产于热带美洲，目前广泛分布于中国大部分地区的藜科藜属草本植物土荆芥 *Chenopodium ambrosioides* L.，是我国常见的入侵植物之一。土荆芥全株富含挥发油类物质，具有抑菌、杀虫、抑制癌细胞生长及治疗胃溃疡的作用，是中药荆花胃康胶丸的主要功效成分。研究显示，土荆芥提取物及其挥发油对多种植物病原真菌具有抑制作用,且抑菌谱宽,可用作农药产品开发的潜在植物杀菌剂。

此外,垂序商陆果实和枝叶含有的三萜皂苷类化学组分对烟草花叶病毒具有显著的抑制增殖作用,可作为具有抗病毒活性的生物农药开发;喜旱莲子草的茎、叶干燥粉末水浸液具有明显抑制钉螺运动和杀灭钉螺的作用,与其他灭螺药合用时,可使钉螺壳轴肌收缩,厣盖关闭而不能运动,被迫浸泡于药液之中,从而减少钉螺对药物的逃逸现象,提高药物的杀螺效果,增强其他灭螺药的杀螺作用,但对其他鱼类的毒性较小,可用于灭螺药物的资源化开发;小蓬草有除草活性,可用于除草剂的开发。

(3)作为天然色素类产品的新资源发现与利用:天然色素(natural colorant)是指由天然资源获得的食用或工业用色素,其中植物性着色剂占多数。由于天然色素具有环境相容性好、可生物降解性佳,且部分产品具有一定的保健作用及抗紫外线等优点,其社会需求量日益增大。但提取天然色素的原料从种植到应用周期较长,若大量采摘、砍伐植被,又会破坏生态环境。因此,如能从繁殖速度快、生物产量大且富含色素类资源性物质的外来入侵植物中提取色素,开发天然色素类资源性产品,一方面可满足天然色素的市场需求,另一方面也可在实现外来入侵植物资源化的基础上达到控制其危害程度的目的。

雨久花科植物凤眼莲 Eichhornia crassipes(Mart.)Solms,亦名水葫芦,原产于巴西东北部,1901年作为花卉被引入中国台湾地区,20 世纪 50 年代曾作为猪饲料推广。凤眼莲繁殖能力很强,在很多国家已经造成严重的生态入侵,是目前世界上危害最严重的多年生水生杂草之一。据调查,凤眼莲在我国江苏省部分水域已泛滥成灾,阻断航道、影响航运、破坏水体生态环境。研究显示,凤眼莲的色素类物质含量丰富,其化学组成主要为顺式-β-类胡萝卜素、脱镁叶绿素 a、脱镁叶绿素 b、叶绿素衍生物、叶绿素 a、叶绿素 b、叶黄素,其中脱镁叶绿素 a 在提取色素组分中的质量百分率高达28%,其次是类胡萝卜素(9%),为理想的生物质天然色素源。因此,凤眼莲可作为廉价资源用于食用或纺织用天然色素的开发。

二、中药资源性化学成分的高效富集制备方法与技术

中药资源性化学成分既包括直接组成资源总体的化学物质,也包括个体在新陈代谢过程中产生的一系列代谢产物,甚至包括作用于生命活动的物质。有效提升资源利用效率和发现资源的可利用价值,成为当前资源学科领域高效利用资源、维持生态平衡、实现循环经济的必然发展趋势。中药资源在药品、食品、化工产品等领域中有着广泛的应用和开发前景,而最终利用的是其资源性化学成分。因此,提升中药资源性化学成分的利用效率是实现中药资源高效综合利用的重要途径。

(一)中药资源性化学成分的提取新技术与新方法

高效提取是获取中药资源性化学成分的首要环节,也是资源化学研究的重要环节。通常采用适宜方法技术及其联用技术,将资源性化学成分尽可能完全地从中药资源中提取出来,同时尽量避免或减少其他杂质溶出。中药资源性化学成分的传统提取方法包括溶剂浸提法、升华法、压榨法等,但传统提取方法存在着资源性化学成分提取时间长、提取效率低等不足。近年来,新型提取方法和技术不断涌现,如超临界流体萃取技术、微波辅助萃取技术、超声辅助提取技术等,并逐渐凸显出各自的特点和优势(表 2-5),使中药资源综合利用水平得以提高。

1. 微波辅助提取(microwave-assisted extraction, MAE)技术 其原理是利用微波场中吸收微波能力的差异,使得基体物质的某些区域或萃取体系中的某些组分被选择性加热,从而使得被萃取物质可以从基体体系中分离,进入到介电常数较小、微波吸收能力相对差的萃取剂中,是微波和传统溶剂提取法相结合后形成的一种新型提取方法。利用微波加热导致细胞内的极性物质,尤其是水分子吸收微波能,产

生热量,使细胞内温度迅速上升。液态水汽化产生的压力使细胞膜和细胞壁产生孔洞和裂纹,细胞外溶剂容易进入细胞内,从而提取资源性化学成分。微波萃取效果主要取决于微波场强密度、溶媒与物料投放比、提取温度、作用时间、温度升速率、物料粉碎程度等因素。

利用微波提取技术提取中药资源性化学成分,已应用于黄酮类、苷类、多糖类、萜类、挥发油类、生物碱类、鞣质类、甾体类及有机酸类等多类型成分。以柴胡挥发油得率为评价指标,采用单因素和正交试验法,对微波提取法提取柴胡挥发油的工艺条件进行优化,发现柴胡挥发油微波提取的最佳工艺条件为料液比1:8(g/mL)、微波功率中火、提取时间30 min。此条件下提取的柴胡挥发油得率为0.18%,且所含组分与水蒸气蒸馏法所得挥发油相类似,微波提取工艺简单易行,可用于柴胡挥发油的提取。

微波提取技术的优点为时间短、速度快、提取效率高;受热均匀;选择性好,对极性分子选择性加热而使其选择性溶出;溶剂消耗量少、产品纯度高;适于热不稳定物质;设备简单、没有热惯性、操作易控制、能耗低。缺点为微波穿透厚度有限,应用受限。

2. 超声辅助提取(ultrasonic-assisted extraction,UAE)技术　利用超声波辐射压强产生的强烈空化效应、热效应与机械效应等,通过增大介质分子的运动频率和速度,增强介质的穿透力,从而加速目标成分进入溶剂,以提取资源性化学成分。

超声提取方法广泛适用于中药材中资源性化学成分的萃取,现已成功应用于皂苷类、生物碱类、黄酮类、蒽醌类、有机酸类及多糖类等化学成分的提取。与传统提取方法相比,具有以下优点:超声破碎是物理过程,目标成分的结构性质不会被破坏;无须加热或加热温度低,适用于热敏物质的提取;溶剂与溶质的极性相关性不大,可供选择的萃取溶剂种类多;节省溶媒与时间,节约能源。缺点为噪声大,且对设备要求高。

3. 超临界流体萃取(supercritical fluid extraction,SFE)技术　是利用超临界流体代替常规有机溶剂对目标组分进行提取、分离,在不改变化学成分的条件下,通过压力、温度的改变来影响化学成分在超临界流体中的溶解能力,从而进行高效提取的新技术。该技术的萃取温度低,可有效防止热敏性化学成分的破坏和逸散。超临界流体萃取法具有萃取和分离的双重作用、物料无相变过程而节能明显、工艺流程简单、萃取效率高、无有机溶剂残留、产品质量好、无环境污染。

可作为超临界流体的气体很多,如CO_2、乙烯、氨、氧化亚氮、二氯二氟甲烷等。其中,CO_2的临界温度($T_c=31.4℃$)接近室温,临界压力($P_c=7.37$ MPa)低,易操作,且本身呈惰性,价格便宜,是中药超临界流体萃取中最常用的溶剂,适宜于提取分离挥发性物质及含热敏性组分的物质。但是,超临界流体萃取法也有其局限性,如CO_2超临界流体对物质溶解作用有一定选择性,主要与资源性化学物质的极性、沸点、分子量密切相关。极性较低的化合物,如酯、醚、内酯和含氧化合物易萃取;化合物极性基团多,如羟基、羧基增加,则萃取较难。对此,在超临界流体萃取中加入挟带剂的方法可予以解决。挟带剂是在被萃取溶质和超临界流体组成的二元系统中加入的第三组分,它可以改善原来溶质的溶解度,常用甲醇、乙醇、丙酮等。挟带剂的用量一般不超过15%。例如,在$2×10^4$ kPa和70℃的条件下,棕榈酸在超临界流体CO_2中的溶解度是0.25%(W/W)。在同样条件下,于体系中加入10%乙醇,棕榈酸的溶解度可提高到5.0%(W/W)以上。

4. 亚临界流体萃取(subcritical fluid extraction)技术　是采用处于亚临界状态的物质作为溶剂,根据相似相溶的原理,使天然产物与亚临界状态溶剂分子充分接触,在分子扩散过程中天然产物的化学成分溶出至溶剂中,最后减压蒸馏除去溶剂而获得提取物的新技术。此方法中,亚临界状态是指物质以温度、压力等处于近临界和超临界状态存在的一种形式,使得萃取条件相对温和,在保证溶剂具有高效提取能力的同时,可以有效保护易挥发性和热敏性成分不被破坏。有研究采用亚临界水提取丹参的活性成分,丹参酮Ⅰ的含量比传统煎煮提取高370倍,所得提取物对秀丽隐杆线虫的繁殖抑制率也高于传统煎煮提取物,证实亚临界流体萃取是一种提取效率较高的提取技术。

5. **离子液体提取**(ionic liquid extraction, ILE)**技术**　离子液体是室温离子液体的简称,是超分子新型绿色溶剂,主要由有机阳离子和无机阳离子或有机阴离子构成。离子液体可与天然产物的基团产生范德华力、静电等作用,同时可以溶解细胞壁中的纤维素,从而使得化学成分充分溶出。离子液体还具有饱和蒸气压极小、挥发性极低、无污染、可循环等特点,对有机物质均表现出良好的溶解能力,是一种极佳的绿色提取溶剂。有研究合成了 1-己基-3-甲基咪唑六氟磷酸盐(1-hexyl-3-methylimidazolium hexafluorophosphate,[HMIM]PF6)和1-丁基-3-甲基咪唑六氟磷酸盐(1-butyl-3-methylimidazolium hexafluorophosphate,[BMIM]PF6)两种离子液体作为提取溶剂,并分析其对咖啡因的提取机理。结果表明,在提取过程中,离子液体[HMIM]PF6 和[BMIM]PF6 中的氟原子与咖啡因形成氢键,并且氢键作用越强,对咖啡因的提取效果越好。

6. **动态连续逆流提取**(dynamic continuous counter-current extraction, DCCCE)**技术**　其工艺流程为从浸取器的首端连续输入新药材,从末端不断排出提取后的药渣,新鲜溶剂则从排出药渣的末端连续通入,从加入新药材的首端连续流出浓度最大的浸出液,形成固体药材原料和溶剂(或溶液)同时在浸取器中连续逆向接触,不仅溶剂作连续流动,固体也作连续移动。其原理是利用固液两相的浓度梯度差,逐级将药料中的资源性化学成分扩散至起始浓度相对较低的套提溶液中,以达到最大限度地转移物料中可利用成分的目的。该技术确保了各提取单元的物料与溶剂始终保持较大的有效成分浓度差,增加提取推动力,加快提取效率,提高最终溶剂中有效成分的浓度,降低后续浓缩能耗,降低溶剂的绝对用量。

7. **酶辅助提取**(enzymatic treatment extraction, ETE)**技术**　主要包括酶法提取和酶法分离精制两方面。中药材的酶法提取是根据植物细胞壁的构成,利用酶反应具有高度专一性的特点,选择相应的酶,对细胞壁的组成成分(即纤维素、半纤维素和果胶质)进行水解或降解,破坏细胞壁结构,使细胞内的资源性化学成分溶解、混悬或胶溶于溶剂中,从而达到提取的目的。常用于植物细胞壁降解的酶主要有纤维素酶、半纤维素酶、果胶酶,以及多酶复合体等。选择酶的种类需要根据药材的部位、质地等特点,针对性地选择相应的酶及酶解条件,才能达到提高浸出率的目的。此外,根据天然物提取液中杂质的种类、性质,有针对性地采用相应的酶,可使杂质分解或除去,以改善液体产品的滤过性和澄清度,提高产品的稳定性。

目前,用于中药提取研究较多的为纤维素酶,纤维素酶酶解可以破坏β-D-葡萄糖键,使植物细胞壁破坏,有利于对有效成分的提取。例如,采用纤维素酶辅助提取叶下珠中的黄酮类成分,能使植物组织及细胞壁中的纤维素分解,使有效成分的扩散溶出更容易,有效地缩短提取时间。应用纤维素酶提取银杏中总黄酮,提取率比醇水提取高55.69%。纤维素酶提取三七中总皂苷,提取率比醇提法提高23.5%。将纤维素酶和果胶酶复合使用,用于蒲黄花粉中多糖的提取,提取率与水提法相比由50.5%提高到86.53%。

中药酶法提取具有提取条件温和、无须外加能量、减少热敏性组分分解、提取率高、提取速度较快、节约提取溶剂等优点。其局限性在于对实验条件要求较高(如温度、pH 等)、酶种类有限等。

8. **半仿生提取**(semi-bionic extraction, SBE)**技术**　是从生物药剂学角度,模拟口服给药及药物经胃肠道转运的原理,采用近似胃和肠道的酸性水和碱性水,依次连续煎煮提取的方法。即药材先用一定酸度的酸水提取,继而以一定碱度的碱水提取。在提取工艺的设计中,以一种或几种有效成分、总浸出物及不同极性部分等作为考察指标和(或)其主要药效作用为指标,并考虑各指标在工艺选择中的主次,给予其不同的加权系数,从而优选出工艺参数。例如,对杭白菊抗胃癌活性成分进行半仿生提取研究,获得了具有抑制胃癌细胞生长的有效组分及最佳提取条件,即提取时间 1 h、料液比 1∶12(g/mL)、胃蛋白酶及胰蛋白酶用量均为 0,此条件下获得的提取物抗胃癌细胞的存活率为 19.9%。

半仿生提取法的提取过程符合临床用药的特点和口服药物在胃肠道转运吸收的特点,其在具体工艺选择上以活性组成分为指标,有利于控制中药制剂的质量。但目前半仿生提取法仍沿袭高温煎煮方式,易导致活性成分变化,降低药效。因此,有学者建议将提取温度改为近人体温度,在提取液中加入拟人体消化酶活性物质,使提取过程更接近于药物在人体胃肠道的转运吸收过程。

9. 常温超高压提取(ultra-high pressure extraction, UHPE)技术 其基本原理是在常温条件下,对原料液施加 100~1 000 MPa 的流体静压力,保压一定时间后迅速卸除压力,进而完成整个提取过程。溶剂在超高压作用下可渗透到固体原料内部,使原料中的有效成分溶解在溶剂中,在预定压力下保持一定时间,使有效成分达到溶解平衡后迅速卸压,在细胞内外渗透压力差的作用下,有效成分可迅速扩散到组织周围的提取溶剂中;另外,在超高压作用下,可导致药材细胞的细胞壁、细胞膜及细胞内液泡等结构变化,促使细胞内容物和提取溶剂充分接触,具有快速、高效的特点。

与传统提取方法比较,超高压提取技术具有提取时间短、能耗低、大分子物质溶出少、有效成分提取率高,以及可避免热效应引起的有效成分结构改变、损失和生理活性降低等优点,且超高压提取是在密闭环境中进行的,无溶剂挥发,不易造成环境污染。影响因素主要有药材及溶剂的特性和配比,操作压力和温度,升压、保压和卸压时间,循环提取次数等。

例如,采用超高压技术提取光果甘草中甘草酸、光甘草定两种活性成分,考察提取溶剂、压力、时间和料液比对二者提取率的影响,通过正交试验优化得到超高压最佳提取条件为: 60%乙醇作为提取溶剂、提取压力 500 MPa、提取时间 3 min、料液比 1∶40(g/mL),光果甘草中甘草酸和光甘草定的提取率分别达到 49.84 mg/g 和 1.05 mg/g。

10. 组织破碎提取(smashing tissue extraction, STE)技术 其基本原理是在室温条件下,通过高速旋转的剪切力和超动分子渗滤技术,将天然产物在数秒至数分钟之内剪切成微粒,从而高效提取活性成分。组织破碎提取法是通过闪式提取器来实现的,故亦称闪式提取法。闪式提取器能最大限度地保留植物有效成分,不会使其受热破坏,溶剂用量小,提取时间短,效率高,且刀具耐磨,结构紧凑,使用安全可靠,操作简便,节约能源。组织破碎提取技术适用于植物各个部位的提取,且在黄酮类、皂苷类、鞣质类、多酚类等成分的提取工艺研究等方面均取得了较大进展,可单品种提取,也可混合提取。例如,有研究采用组织破碎提取技术以提取四大怀药地黄、牛膝、山药和菊花的功效成分,经组织破碎提取后其活性成分含量较索氏提取法和超声提取法提升了 20.8%~92%。

该法集破碎、提取与滤过于一体,具有提取速度快、无成分破坏、药材成分和溶剂适应范围广、节能环保等优点。其缺点是应用范围窄、组织破碎后过滤困难、提取容器受限等。

11. 蒸汽爆破提取(steam explosion extraction, SEE)技术 是利用蒸汽将天然产物加热到 180~235℃,维持压力数秒至数分钟后将蒸汽瞬间释放出来,在压力瞬间降低时,产生二次蒸汽,气体迅速膨胀,固体物料在机械力作用下破坏其组织结构的一种提取方法。有研究采用蒸汽爆破法对灵芝进行功效成分提取,经蒸汽爆破法处理后灵芝多糖和灵芝三萜的得率分别是未经处理对照组得率的 6.9 倍、1.95 倍,且经处理后的灵芝粗提物无明显毒副作用,证明蒸汽爆破法是一种高效、安全的提取方法。

12. 氧化石墨烯辅助提取(graphene oxide assisted extraction, GOAE)技术 氧化石墨烯作为石墨烯的氧化衍生物,具有比表面积大等优点,又因其片层上存在含氧基团而极大增强了其生物相容性。氧化石墨烯含有丰富的羧基和酚羟基等含氧基团,其电离性能赋予氧化石墨烯酸性,在辅助中药提取过程中,可作为酸催化剂来水解破坏细胞壁中的主要成分纤维素,促进有效成分溶出,提高中药有效成分的提取速率。有研究利用氧化石墨烯作为催化剂水解黄芩药材组织的细胞壁,并通过扫描电子显微镜观察提取后的药渣,结果表明,氧化石墨烯对细胞壁的水解和乙醇溶液中黄酮类化合物的浸出具有协同作用,相比乙醇回流提取法显著提高了总黄酮提取率,并通过单因素考察发现氧化石墨烯的用量是决定催化反应活性和影响提取过程的关键参数,氧化石墨烯剂量为 1.1 mg/g 时,总黄酮产量最高,随着氧化石墨烯的添加,提取液 pH 显著降低,黄酮类物质结构被破坏。

相较于强酸催化水解纤维素、增加活性组分的溶出而言,氧化石墨烯作为固体酸催化剂因其比表面积大,反应底物与酸催化活性位点的接触更充分,催化活性高,且可通过过滤、透析等方法从液体中分离,便于循环利用,作为催化剂有良好的稳定性。目前其产业化的主要瓶颈为:在中药有效成分提取过程中,因温度升高,部分氧化石墨烯结构被破坏而无法起到催化作用,而未被破坏的氧化石墨烯催化水解细胞壁、促进有效成分溶出的同时,会吸附有效成分。因此,氧化石墨烯辅助提取中药有效成分还应考虑被吸附成分的解吸附。

表 2-5　中药资源性成分提取新技术与方法的影响因素及优缺点概述

序号	技术	影响因素	优点	缺点
1	微波辅助提取技术	溶剂类型、微波功率、温度、时间、料液比、样品粉碎度	提取效率高;减少试剂使用,绿色环保	微波处理具有一定选择性,且不适用于热不稳定、易挥发的成分提取
2	超声辅助提取技术	溶剂类型、超声功率、温度、时间、料液比、样品粉碎度	操作简单易行;提取效率高;绿色环保;不影响天然产物成分活性	局限于实验室提取分析
3	超临界流体萃取技术	流体类型、流体流量、温度、时间、压力、挟带剂的种类及含量、样品粉碎度	超临界流体渗透能力强,提取效率高;无试剂残留,绿色环保;适用于热不稳定、易挥发的成分提取	设备昂贵,生产成本较高;成分选择性不高,难以提取含强极性物质和大分子量物质
4	亚临界流体萃取技术	溶剂类型、温度、时间、料液比、压力、挟带剂的种类及含量、样品粉碎度	提取效率高,适用范围广;对物料无破坏,可无损提取;绿色环保	局限于实验室提取分析
5	离子液体提取技术	离子液体类型、离子液体浓度、温度、时间、料液比、样品粉碎度	提取效率高;结构、性质可根据实验目的设计,成分选择性高;无显著蒸汽压,热稳定性好;绿色环保	合成工艺复杂,品种繁多,且生产成本高;易残留、难回收;离子液体存在一定的毒性
6	动态连续逆流提取技术	溶剂类型、提取组数、温度、时间、料液比、样品粉碎度	提取效率高,应用范围广,适用于热不稳定、易挥发的成分提取;生产成本降低,绿色环保	设备、技术成本高;成分选择性差
7	酶辅助提取技术	溶剂类型、酶种类及用量、pH、温度、时间、料液比、样品粉碎度	提取效率高;操作简单易行;成分选择性高;提取条件温和;绿色环保	生产成本较高;耗时较长
8	半仿生提取技术	溶剂类型、pH、温度、时间、料液比、样品粉碎度	对中药基本原理的继承与创新,符合人体对药物的吸收特性;提取效率高;绿色环保	提取过程中,酸、碱环境可能与天然产物中成分反应;局限于实验室提取分析
9	常温超高压提取技术	压力、溶剂类型、温度、时间、料液比	提取效率高;操作简单易行;常温提取,利于保持生物活性,产物稳定性好;绿色环保	设备成本较高;局限于实验室提取分析
10	组织破碎提取技术	溶剂类型、电压、时间、料液比	提取效率高;常温提取,利于保持生物活性;生产成本降低,绿色环保	不适用于难以粉碎的天然产物;局限于实验室提取分析

续　表

序号	技术	影响因素	优点	缺点
11	蒸汽爆破提取技术	压力、温度、时间	成本低；提取效率高；绿色环保；易于放大工艺用于工业生产	不适用于热不稳定、易挥发的成分提取
12	氧化石墨烯辅助提取技术	温度、添加量	催化活性高；可通过过滤、透析等方法从液体中分离，便于循环利用	热稳定性差；易吸附目标提取组分而降低提取得率

（二）中药资源性化学成分的分离纯化新技术与方法

中药资源性化学成分往往需要从复杂的均相或非均相体系中提取出来，然后通过分离或去除杂质，以达到提纯和精制的目的。溶剂提取过程是一种初步的分离过程，为获得单体成分或有效部位，需要进一步对粗提物进行分离。中药资源性化学成分分离方法的选择可根据被分离对象是非均相体还是均相体，分为机械分离和传质分离两大类。机械分离处理的是非均相混合物，通过机械处理就可简单地将各相加以分离，如过滤、沉降、离心分离等。传质分离处理的既可是均相体，也可是非均相体，通过单个组分的物理-化学特性的差异进行分离，一般是依靠平衡和速率两种途径来实现。取决于平衡的分离方法是以各组分在媒介中的不同分配系数而建立的，如蒸馏、萃取、色谱、吸附、结晶、闪蒸、离子交换等。取决于速率的分离方法是根据各组分扩散速度的差异实现分离的，如分子蒸馏、超滤、电渗析、反渗透等。

近年来，随着科学技术的发展，在传统两相溶剂萃取法、沉淀法、盐析法、结晶法、离心分离法、色谱法等分离纯化技术的基础上，逐步形成了新的分离纯化技术及其集成。

1. 双水相萃取法（partition of two aqueous phase system）　是一种或几种物质在水中以适当的浓度溶解，在一定条件下形成互不相溶的水溶液系统，通过溶质在两水相之间分配系数的差异而进行萃取的技术。其萃取原理为：当两种聚合物，或一种聚合物与一种盐溶于同一溶剂时，由于聚合物之间或聚合物与盐之间的分子空间阻碍作用，无法相互渗透，当聚合物或无机盐浓度达到一定值时，就会分成不互溶的两相，因为使用的溶剂为水，故称为双水相。

双水相萃取法属于液-液萃取，其原理与水-有机相萃取的原理相似。当物质进入双水相体系后，由于表面性质、电荷作用和各种力（如氢键和离子键等）的作用，以及溶液环境的影响，使其在上、下相中的浓度不同，即各成分在两相间的选择性分配，从而达到萃取的目的。

双水相萃取具有以下特点：① 两相的溶剂都是水，不存在有机溶剂残留问题，且多在常温常压下操作，不会引起生物活性物质的失活或变性；② 两相界面张力小，萃取时两相能够高度分散，传质速度快；③ 溶剂对目标组分选择性强，大量杂质能与所有固体物质一同除去，使分离过程简化，易于工业放大和连续操作。目前，该方法已成功用于生物分子的分离、抗生素的提取、中药中有效成分的提取分离、稀有金属/贵金属的分离等方面。常见的双水相系统见表 2-6。

表 2-6　常见的双水相系统

类型	上相组分	下相组分
非离子型聚合物/非离子型聚合物	聚丙二醇	甲基聚丙二醇、聚乙二醇、聚乙烯醇、聚乙烯吡咯烷酮、羟丙基葡聚糖
	聚乙二醇	聚乙烯醇、聚乙烯吡咯烷酮、葡聚糖
	乙基羟乙基纤维素	葡聚糖
	甲基纤维素	葡聚糖、羟丙基葡聚糖

续　表

类型	上相组分		下相组分
非离子型聚合物/无机盐	聚丙二醇	硫酸钾	
	聚乙二醇	硫酸钠、硫酸钾、硫酸铵、甲酸钠、酒石酸甲钠	
高分子电解质/ 高分子电解质	硫酸葡聚糖钠盐	羧甲基纤维素钠盐	
	羧甲基葡聚糖钠盐	羧甲基纤维素钠盐	
非离子型聚合物/ 低分子量组分	葡聚糖	丙醇	
	聚丙烯乙二醇	磷酸钾、葡萄糖	
	甲氧基聚乙二醇	磷酸钾	

2. **生物亲和色谱法**（bioaffinity chromatography）　又称生物亲和层析,是指将具有生物亲和活性的材料固定在载体上制成生物亲和色谱固定相,利用成分与固定相之间的分子识别,以实现活性物质分离的技术。由于化学键合方式具有多样性,可以根据目标物的不同,制备多种生物亲和色谱柱,对于复杂中药体系多类型成分具有很高的选择性。生物亲和色谱主要包括免疫亲和色谱、凝集素亲和色谱、细胞膜色谱和固定化金属亲和色谱等。不同类型的生物亲和色谱柱,由于其配基与目标化合物的相互作用形式不同,故而对于不同类型的亲和色谱柱,需要根据使用的条件来选择不同种类的亲和材料和固相基质。其中,免疫亲和色谱是根据抗原和抗体特异可逆结合的特点,将某种抗体偶联到固相基质上,制备得到免疫亲和色谱柱,结合差速迁移色谱理论,利用不同 pH 的洗脱剂将待测样品从色谱柱上洗脱下来,实现活性成分分离。有研究利用人参皂苷 Rh_1 单克隆抗体免疫亲和色谱柱,实现一步法快速分离 S 型与 R 型人参皂苷 Rg_2;利用人参皂苷 Re 单克隆抗体免疫亲和色谱柱,实现一步法快速分离 S 型与 R 型人参皂苷 Rh_1。免疫亲和色谱的具体操作方法如下。

（1）免疫亲和色谱柱的制备:一般以琼脂糖凝胶为载体。首先,将琼脂糖经溴化氰活化后与抗体偶联;再填充入色谱柱中,以封闭缓冲液冲洗,封闭琼脂糖凝胶上尚未结合的活性基团,防止非特异性吸附;最后,依次用平衡缓冲液和纯水冲洗,以平衡柱环境。免疫亲和色谱柱的制备流程见图 2-5。

（2）免疫亲和色谱的一般操作流程:免疫亲和色谱柱是根据待分析物与抗体之间的亲和能力差异,从而达到保留活性成分的目的。一般而言,先采用去离子水为流动相,亲和能力较弱的成分会被洗脱,而亲和能力较强的成分与抗体结合;继而,流动相改为缓冲液或有机溶剂,多采用甘氨酸盐酸缓冲液或甲醇,流速控制在 1~3 mL/min,亲和能力较强的成分则会被洗脱。免疫亲和色谱的一般操作流程如图 2-6 所示。

3. **高速逆流色谱法**（high-speed countercurrent chromatography, HSCCC）　属于新一代液-液分配色谱分离法,具有广泛应用性、高回收率、易于操作等特点。其工作原理主要为样品于缺乏相溶性的两相溶剂体系内高效混合与分离的行为。相较其他色谱分离法,高速逆流色谱法的固定相非固态载体,可避免因不可逆吸附而导致样品损失,以及受到表面化学因素影响而致使被分析物发生变性等,使得样品可以完全回收,特别适用于制备性分离,进样量可从毫克级到克级,进样体积可从几毫升到几十毫升;不但适用于非极性化合物的分离,也适用于极性化合物的分离;既可用于天然产物粗提物的去除杂质,也可用于最终产物的精制。现已被广泛运用于植物化学成分的分离制备研究,主要用于黄酮类、苯丙素类、生物碱类、萜类、多酚类及甾体类等化合物的分离。有研究以正己烷-乙酸乙酯-甲醇-水（7∶3∶8∶2,$V∶V∶V∶V$)为溶剂系统,成功从山苍子中提取了对甲氧桂皮酸乙酯和肉桂酸乙酯,两者纯度分别为 98.4% 和 98.1%,有效解决了由于常规分离技术中溶剂消耗大,而样品、对照品损失多的问题。

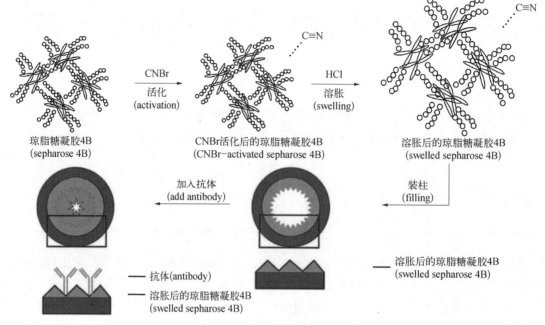

图2-5　免疫亲和色谱固定相的制备

引自叶琪涛,邓雪慧,许平翠,等.生物亲和色谱法及在中药药效物质研究中的应用[J].药物分析杂志,2023,43(7):1091-1103.

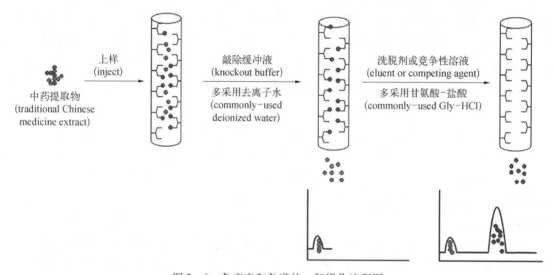

图2-6　免疫亲和色谱的一般操作流程图

引自叶琪涛,邓雪慧,许平翠,等.生物亲和色谱法及在中药药效物质研究中的应用[J].药物分析杂志,2023,43(7):1091-1103.

4. 膜分离技术(membrane separation technique)　利用天然或人工合成的高分子膜,以外加压力或化学位差为推动力,对混合物溶液中的化学成分进行分离、分级、提纯和富集。反渗透、超滤、微滤、电渗析为四大已开发应用的膜分离技术。其中,反渗透、超滤、微滤相当于过滤技术。溶剂、小分子能透过膜,而大分子被膜截留。不同膜过滤被截留的分子大小有区别。如运用超滤,选用适当规格的膜可实现对中药提取液中多糖类、多肽类、蛋白质类化合物的截留分离。

将膜分离技术应用于麦冬多糖的纯化工艺研究,结果表明选用0.1 μm孔径的无机陶瓷膜,在室温、0.15 MPa压力下进行微滤,多糖的透过率为98.5%,纯度达84.8%。利用陶瓷膜和超滤膜结合对绞股蓝提取液中的绞股蓝皂苷进行纯化,选择孔径0.5 μm的陶瓷膜,在40℃、0.2 MPa压力下,去除提取液中的悬浮物和大分子杂质,再选用截留相对分子质量为 3×10^4 的超滤膜,在 40℃、0.8 MPa 压力下,去除小分子杂质,截留绞股蓝皂苷效果较好,工艺操作简单、可靠、纯化效率高。膜分离技术应用前景良好,但在实际生产中膜污染和劣化是其推广应用和深入研究的瓶颈。

5. 分子蒸馏技术(molecular distillation technique)　又称短程蒸馏,是利用不同物质分子受热蒸发、逸出液面后的平均自由程大小的不同来实现分离提纯的过程,是在高真空度下(0.1~100 Pa)进行的连续蒸馏。该方法是一种特殊的液-液分离技术,其实质是分子的蒸发过程。分子蒸馏能在极高的真空度下操作,它依据分子运动平均自由程的差别,能使液体在远低于其沸点的温度下将其分离,特别适用于高沸点、热敏性及易氧化化合物的分离。且该技术具有蒸馏温度低于物料的沸点、蒸馏压强低、受热时间短、分离程度高等特点,可降低高沸点物料的分离成本。

以亚麻籽油为原料,采用分子蒸馏法,研究了蒸馏温度、蒸馏压力、进料速率、进料温度及刮膜器转速对 α-亚麻酸分离效果的影响。结果表明,当蒸馏温度为 100~120℃、蒸馏压力为 0.5 Pa、进料速率在 70~90 mL/h、进料温度为 70~80℃、刮膜器转速为 150 r/min 时,α-亚麻酸的分离效果最好,其质量分数和收率可达 78% 和 99%。

6. 分子印迹技术(molecular imprinting technique, MIT)　是指制备对某一特定的目标分子(模板分子、印迹分子或烙印分子)具有特异选择性的聚合物的过程。分子印迹聚合物(molecular imprinted polymer, MIP)是由模板分子(印迹分子)与功能单体通过静电作用、疏水作用、氢键等非共价作用力形成分子复合物,加入交联剂引发聚合,使该分子复合物结合在聚合物中,所得到的包含模板分子的高分子聚合物。去除模板分子后,聚合物母体中留下与模板分子结构互补的立体空穴,以及能与模板分子相互作用的功能基团,从而对模板分子表现出特异选择性和吸附能力。影响 MIP 制备的因素包括模板分子、功能单体、交联剂、聚合用的溶剂、断键用的溶剂、引发剂等。MIP 特点为:① 构效预定性,根据不同的目的成分制备不同的 MIP;② 特异识别性,MIP 具有特殊的分子结构和官能团,能选择性地识别印迹分子;③ 广泛实用性,具有抗恶劣环境的能力,表现出高度稳定性和较长的使用寿命,且制备简单。

分子印迹技术在中药活性成分提取分离中的应用较为广泛,其具体应用涉及分离手性异构体及结构类似物,直接纯化活性成分并进行测定,富集微量有效成分,大批量一步分离纯化目标成分,以具有特定药效化合物为模板选择性分离具有相同药效的活性成分等。分别用丙烯酰胺和 α-甲基丙烯酸作为功能单体,加入致孔剂 $CaCO_3$,制备了熊去氧胆酸印迹的核壳微球,实现印记聚合物对目标分子的分离因子达 2.2,该聚合物能将熊去氧胆酸的同分异构体进行有效分离,解决了鹅去氧胆酸转换制备熊去氧胆酸时混合物难以分离的问题。有研究以穿心莲内酯为模板分子制备的 MIP 作为柱填料用于固相萃取,对目标分子的吸附效果明显优于 C_{18}、Al_2O_3 及空白聚合物。

分子印迹技术的不足之处在于 MIP 作为 HPLC 固定相时,柱效过低、拖尾现象严重、功能单体选择有限、不适宜难溶印迹分子的分离、模板昂贵或难于得到,以及制备相对分子质量较高成分的 MIP 困难等。

7. 氧化石墨烯辅助固相萃取技术(graphene oxide assisted solid-phase extraction technique)　氧化石墨烯富含褶皱与孔隙,吸附容量大,其表面含氧官能团为实现选择性吸附提供了丰富的结合位点。另一方面,氧化石墨烯的平面结构不仅极大地降低了吸附时的空间位阻,而且其表面离域大 π 键可以通过 π—π 堆积作用,与普遍存在于中药中同样具有 π 键的中药有效成分紧密结合,使得氧化石墨烯作为吸附剂在分离纯化中药有效成分的应用中具有显著优势。氧化石墨烯对中药有效成分的分离纯化,大多基于对材料的修饰改造,或构建固相萃取(solid phase extraction, SPE)、磁性固相萃取(magnetic solid phase extraction, MSPE)等多种萃取形式以增加吸附选择性。

有研究通过合成氧化石墨烯分散体,制备整体式固相萃取柱,分离纯化黄连上清片中的季铵生物碱,富集得到生物碱的回收率相比未经氧化石墨烯改性的注射器整体柱显著提高,且不受样品加载速度的影响,缩短了样品处理时间,重复使用50次后的回收率仍在85%以上,实现了中药有效成分的高效分离纯化。有研究利用Fe_3O_4与氧化石墨烯制备磁性吸附剂,在纯化红豆杉愈伤组织提取液中的紫杉醇,提高其纯度的同时,去除愈伤组织培养物中的杂质,经响应面分析,愈伤组织衍生色素的去除率达96.35%,紫杉醇的纯度达30.60%,吸附剂经过9次重复利用后,回收率仍保持在85%以上,吸附容量和磁性特征几乎保持不变,证明制备的磁性吸附剂具有高回收性和稳定的吸附性。

（三）中药资源性化学成分的提取分离集成技术与方法

现有的提取分离技术方法各有优势与不足,单一方法难以适用于所有的可利用资源性化学成分,而单一的资源性化学成分亦有多种利用方法可供选择,故为获得资源性化学成分的高效提取分离,仅依赖单一的技术,往往难以满足要求。随着科学技术的进步,多种技术相互渗透、补充、组合和集成优化已成为必然的发展趋势,充分利用现代多学科交叉技术和手段高效获取中药资源性化学物质,可有效提升资源的利用效率和效益。

1. 膜分离与大孔吸附树脂色谱分离集成技术 膜分离单元操作过程的筛效应和扩散效应均需在中药多元成分的水溶液状态下进行,即利用待分离混合物中各组成成分在质量、体积大小和几何形态的差异,或者对膜亲和性的差异,凭借压力梯度场等外力作用实现,但此分离过程的选择性较差。而大孔吸附树脂是吸附性和分子筛原理相结合的分离吸附材料,该技术是利用一类有机高聚物,通过物理吸附从溶液中选择性地吸附有机物质,从而达到分离提纯的目的。膜技术与树脂吸附技术的集成,体现了"平衡、速度差与反应""场-流"等分离理论的技术优势,中药中的多元资源性物质在选择性筛分效应的作用下,实现了水溶液状态下的定向、有效分离。

膜分离与大孔吸附树脂集成技术的应用流程为:将原料液先经过膜预处理,预处理得到的膜透过液再经大孔吸附树脂柱吸附分离,从而获得含量较高的多元目标成分。研究表明,采用陶瓷膜微滤作为预处理技术对中药水提取液直接进行澄清处理,可有效减少水提液中悬浮杂质对树脂的毒化作用,提高单位树脂的吸附容量。陶瓷膜微滤操作简单,单元操作周期短,省去了大量乙醇的浓缩蒸发过程,适合工业化生产。

膜与树脂集成技术应用流程设计可参考图2-7。图2-7A流程是将原液先经过膜预处理,预处理得到的膜透过液再经树脂柱吸附分离,从而获得含量较高的有效成分。图2-7B流程则是将原液先经树脂柱分离,流出液再经膜分离得到相应的有效成分。

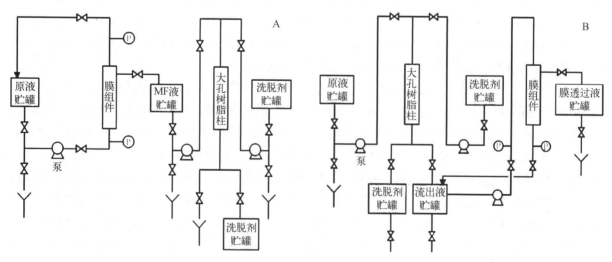

A:原液先经膜预处理;B:原液先经树脂分离

图2-7 膜与树脂集成技术应用流程

引自丁菲,李除夕,周颖,等.基于"绿色设计"理念的中药制药膜分离工艺选择原则与方法[J].中草药,2019,50(8):1759-1767.

2. 动态循环提取与组合膜分离集成技术　是将提取与分离衔接在一起,经动态循环提取的提取液直接进行分离,使两个过程有机结合、相互促进。该集成技术适用于如多糖等大分子类成分与小分子类成分的分离。整个过程先是药材经动态提取,多糖及其他成分从药材中释放至提取液中,同时,提取液经组合膜分离将多糖截留下来,透过小孔径膜的不含多糖的提取液继续回输提取罐进行提取。组合膜的多糖截留过程与提取同步,低浓度的溶液有利于膜分离的进行,经过膜分离的低浓度提取液也有利于提取的继续进行。集成化方法可使提取液保持在较低的浓度水平,从而增加多糖在细胞内外的浓度差,以此提高外扩散的推动力,进一步强化提取过程;同时,提取液较低的浓度水平还可使组合膜分离过程的膜阻塞、浓差极化减弱,可延长膜的清洗周期。因此,通过集成可达到提取和分离过程多重强化的目的,同时将动态循环提取与组合膜分离集成,可将提取、浓缩、分离等多步传统工艺简化,减少过滤、浓缩等设备,缩短工艺时间,并提高提取分离效率。

3. 水蒸气蒸馏与超声提取集成技术　含有挥发性化学成分的药材通常与水共蒸馏,使其中的挥发性化学成分随水蒸气一并馏出,经冷凝分取挥发性成分。但其提取所需时间较长,提取前药材需浸泡一定时间,使得该法提取效率较低。利用超声波在液体介质中传播时所特有的空化效应,加上超声波传播产生的机械振动、微射流、微声流等多级效应,能够破坏药材细胞壁,使目标成分快速进入溶剂。与水蒸气蒸馏法结合提取中药资源中挥发性化学成分,可大幅提高该类成分的提取效率,并节约成本。

目前,对水蒸气蒸馏强化超声提取方法在中药资源性化学成分提取中的应用已有研究,但仅局限于实验室的较小规模应用,以及针对某些单个资源性化学成分而进行的简单工艺实验。在缺少专用设备的情况下,一般采用先超声处理样品与水的混合体,再进行水蒸气蒸馏,该过程难以实现连续一体化的操作。目前已研制出超声协同静电场强化水蒸气蒸馏装置,这种装置可以实现超声与水蒸气蒸馏同时进行,实现两者的同步操作,并已在天然右旋龙脑的提取中得到成功应用。

4. 微波辅助提取与水蒸气蒸馏提取集成技术　利用微波辅助加热代替传统加热的水蒸气蒸馏技术,先从细胞内提取挥发油至细胞外的水相中,根据水蒸气蒸馏提取的原理,挥发油与水形成共沸物,被水蒸气夹带至挥发油收集装置中。这种通过回流收集挥发油的方法,除了直接把挥发油从提取物中与脂类物质分离外,还易于实现油水分离,解决了微波辅助溶剂萃取的操作复杂、溶剂残留等问题,后续分离纯化过程较为简单。微波加热有利于极性和热不稳定化合物的提取,避免了长时间高温引起的热分解,因而可得到更高的挥发油得率。微波辅助水蒸气蒸馏技术作为一种提取植物挥发油的新方法,与传统的水蒸气蒸馏相比,大大缩短了蒸馏时间,同时降低了蒸馏过程中的能量消耗,具有快速、简便、收率高等优点。对目标产物挥发油来说,微波辅助水蒸气蒸馏所得的挥发油成分也基本和水蒸气蒸馏所得的挥发油成分相同,并没有因为微波的照射而破坏其化学成分结构。采用微波辅助水蒸气蒸馏法从肉桂皮中提取肉桂挥发油,其提取时间仅为传统水蒸气蒸馏的1/2,但得率却有所增加。

5. 酶法提取与半仿生提取集成技术　是将半仿生法与生物酶结合起来进行中药提取的一种联用技术。即选择适宜的酶破坏中药材细胞壁,再按半仿生法,于溶剂中加入酶,在优选温度下进行提取。该法是半仿生法的进一步仿生化,但与单纯酶提取法不相同。

有研究结果显示,以天麻素等为评判指标,优选出半夏白术天麻汤的半仿生-酶法提取工艺条件为:先用酶对药材进行预处理,于第一煎和第三煎的溶剂中加入消化酶,在适宜温度下进行提取,所得提取液的天麻素平均质量浓度为 1.671 mg/mL。

6. 酶法提取与超声提取集成技术　是指将超声法和酶法联合进行中药提取的一种联用技术。通常先加入适宜的酶对中药材进行预处理,继而置于超声仪中利用超声波进行有效物质提取。超声波是一种在水等介质中具有良好穿透性、以震动波形式传播的一种机械能量,可以产生扩散、击碎和搅拌等多种作用,增强溶剂渗透力,从而提高产率、缩短提取时间、节约溶剂,以及避免高温对成分的影响。故超声与生物酶联用,可以在低温环境下加速细胞内物质溶出,使提取时间、速率和产率都得到最优化。

采用超声波协同复合酶法提取半边莲多糖,通过单因素和正交试验确定了半边莲多糖提取的最佳工艺,具体条件为 pH 4.0、料液比 1∶40(g/mL)、超声波时间 25 min、复合酶用量 1.0%。采用超声波协同复合酶提取多糖,过程条件温和,酶活性高,可以促进多糖的溶出,提高多糖的提取得率。

7. 超临界流体萃取与超声提取集成技术 是在超临界 CO_2 萃取的同时,附加超声场,以达到降低萃取压力和萃取温度、缩短萃取时间、最终提高萃取率的目的。超声强化与其他强化方法相比,具有无污染、强化效率高等优点。

虽然超临界流体中超声不能产生空化现象,因为要使超临界流体中的泡核发生空化,所需的声压幅值和声强巨大,是超声波无法实现的。但超声强化作用的微搅拌可强化物料内部的传质,其湍动作用可强化物料外部的传质。同时,超声能的传递可使溶质活化,降低过程的能量,增大溶质分子的运动,加速其溶解。

采用超声强化超临界流体萃取装置,比较通过超声提取技术、超临界 CO_2 萃取技术和超声强化超临界流体萃取技术提取大黄中 5 种蒽醌衍生物成分的提取率。结果表明,超声强化超临界流体萃取的合适萃取温度、萃取时间和挟带剂用量分别低于超临界 CO_2 萃取的 10℃、30 min、0.5BV,在相同的萃取压力下,超声强化超临界流体萃取对 5 种蒽醌衍生物成分的提取率较超临界 CO_2 萃取分别提高了 2.113%~6.095%。超声对超临界流体萃取具有明显的强化效应,超声强化超临界流体萃取具有提取效率高、能耗和生产成本低等优点。

8. 超临界萃取与超高压提取集成技术 高压静置使超临界 CO_2 流体充分地浸入细胞内,在瞬间卸压时产生内外压力差,导致植物细胞发生崩解粉碎,进而达到了破壁目的。且在破壁后细胞内容物释放的瞬间,超临界 CO_2 在临界液态条件下迅速分离提取有效成分,使得有效成分不被挥发、氧化。此方法在常温下提取有效成分,不会伴随因受热而产生的有效成分变性,具有提取得率高、提取液中的杂质少、提取时间短、节能等一系列优点。

应用超高压超临界微射流技术,开展中药牛蒡中资源性化学成分的提取研究。选用 CO_2 作为工作介质,在超临界状态下使牛蒡植物细胞内外达到相等的压力,瞬间释放的高压力差引起破壁,其破壁率随着高压静止时间的增加而增加,提取时间最短仅为 10 min,是回流提取时间的 2%、超临界 CO_2 提取时间的 1%。

9. 超临界流体萃取与分子蒸馏集成技术 超临界流体萃取的显著特点之一是可以在较低温度下进行萃取分离,特别适用于萃取含热敏性组分的物质。分子蒸馏属于特殊的高真空蒸馏技术,与普通蒸馏相比,分子蒸馏温度低,受热时间短,能较好地保护高沸点和热敏性的有效成分。应用超临界 CO_2 萃取与分子蒸馏联用技术,对热稳定性差的成分进行萃取与分离是一种较为先进合理的方法。

提取丁香精油的方法有水蒸气蒸馏法、有机溶剂提取法等,但存在热降解、水解、水溶和溶剂残留等问题。超临界 CO_2 萃取丁香精油中非挥发性组分和色素物质含量高,这些非挥发性组分主要为不饱和脂肪酸,极易发生自氧化,此外,叶绿素和类胡萝卜素等色素也会影响精油的储藏,因此,超临界 CO_2 萃取的丁香精油品质恶化快,储藏期较短。采用超临界 CO_2 流体萃取技术与分子蒸馏技术联同进行丁香精油的萃取精制,所得精油经气相色谱-质谱分析并与传统提取方法比较,超临界 CO_2 萃取-分子蒸馏联用技术萃取的丁香精油中,丁香酚含量(68.8%)较水蒸气蒸馏法(80.7%)与有机溶剂回流法(75.0%)低,但其得油率(19.2%)远高于水蒸气蒸馏法(11.4%)和有机溶剂回流法(17.4%),而且萃取时间短,精油色泽和流动性明显改善,品质显著提高,是提取丁香精油中值得推广的方法。

10. 超临界流体萃取与膜分离集成技术 可为复合型新工艺的开发和应用提供广阔空间,从而达到降低过程能耗、减小操作费用、实现精细分离、利于环境保护、提高产品质量等目的。

（1）提高超临界萃取的选择性：在超临界流体萃取中，高的萃取能力和选择性通常不能兼得。如果将超临界溶剂的溶解度提高，能够增加萃取量，但也会增加其他组分的溶解度，萃取选择性反而会降低，导致分离困难。而超临界流体与膜过程耦合，既可以降低膜分离阻力，又可以选择性地透过某些成分，在降低能耗和提高选择性上多方面获益。

将超临界萃取与纳滤过程结合，可以首先选择合适条件以增大萃取能力，然后选择合适的纳滤膜，选择性地透过需要的萃取组分，从而使分离效率得到提高。如鱼油中富含多种多烯不饱和脂肪酸，采用超临界 CO_2 萃取鱼油，萃取物中的主要成分为三酸甘油酯，而三酸甘油酯中最有价值的是长链多不饱和脂肪酸，特别是其中的二十碳五烯酸（eicosapentaenoic acid，EPA）能防治心血管疾病，二十二碳六烯酸（docosahexaenoic acid，DHA）具有防治老年性痴呆、抑制脑肿瘤扩散等药理作用。再采用纳滤过程，即可将三酸甘油酯中的长链不饱和脂肪酸和短链脂肪酸相分离。采用此种耦合技术，也可将萝卜籽、胡萝卜油中的 β-胡萝卜素进行精制，从而得到纯化产物。

（2）强化膜分离过程：对黏性较大的液体进行超滤操作，能量消耗大且透过率小。为了降低液体黏度，传统的方法是提高过滤温度或添加化学剂（如表面活性剂），其后果是增加生产成本和污染，还可能影响产品质量。超临界 CO_2 具有独特的溶解能力和黏度性能，可与许多极性化合物完全互溶，对其产生稀释作用。将超临界 CO_2 应用于黏性液体的超滤工艺，是解决黏性较大的液体进行超滤操作的一条有效途径。

研究表明，超临界 CO_2 对过滤液体的黏性影响有如下特点：CO_2 压力越高，对黏性的降低作用越明显；操作温度越低，对黏性的降低作用越明显；滤液的分子量越大，对黏性的降低作用越明显。加入超临界 CO_2 可以显著降低错流过滤的阻力，提高渗透通量。

（3）回收超临界 CO_2：为确保超临界萃取过程的经济性，超临界溶剂应该循环使用，而不是在萃取完成后简单地采用混合物卸压使 CO_2 气化的办法分离萃取产物。目前常用的使超临界 CO_2 与萃取物分离的降压分离法，一般需要消耗大量能量，从而使超临界萃取的操作费用大为增加。用纳滤代替降压分离过程有效地改变了这种状况。纳滤是一种压力驱动的膜分离过程，它可以在压力变化不大、恒温和不改变分离物的热力学相态的情况下达到理想的分离效果。用纳滤代替降压分离过程，在较小的跨膜压降（一般小于 1 MPa）的情况下，CO_2 无须经历压力、温度和相态的循环变化，从而避免使用大型压缩和制冷系统，实现超临界 CO_2 与萃取物的分离。在近临界条件下使用平均孔径为 3 nm 的 ZrO_2 - TiO_2 膜回收 CO_2，咖啡因的截留率可高达 100%，CO_2 的渗透通量达到了 0.024 mol/($m^2 \cdot s$)。

11. 超临界流体萃取与精密分馏集成技术 超临界流体萃取与精密分馏相结合，在萃取的同时将产物按其性质和沸程分为若干不同的产品。具体工艺流程是将填有多孔不锈钢填料的高压精馏塔代替分离釜，沿精馏塔高度设有不同控温段。新流程中萃取产物在分离解析的同时，利用塔中的温度梯度，改变 CO_2 流体的溶解度，使重质组分凝析而形成内回流，产品各馏分沿塔高进行气-液平衡交换，分馏成不同性质和沸程的化合物。通过这种集成技术，可实现萃取过程和精馏过程一体化，有效发挥二者各自在分离方面的优势，大大提高分离效率和产品纯度。

鱼油中富含多种多烯不饱和脂肪酸，其中 EPA、DHA 的药用价值与开发前景十分广阔。超临界流体 CO_2 萃取精馏技术非常适用于从鱼油中提纯 EPA、DHA 等高沸点、热敏性的天然产物。鱼油在超临界 CO_2 流体中的溶解度与超临界 CO_2 的密度逐步下降，鱼油甲酯的溶解度随之下降。此时，鱼油甲酯混合物中碳链较长的重质组分（如 EPA、DHA）比碳链较短的轻质组分更容易从超临界 CO_2 中析出。正是基于温度对溶解度的负效应，可将分离柱的轻质组分从柱顶引出，而重质组分不断回流到柱底，从而使轻质、重质组分得以分离。研究结果见表 2-7。

表 2－7　超临界 CO_2 萃取与精馏过程集成分离提纯 EPA、DHA 的试验条件与结果

操作序号	萃取温度/℃	精馏温度梯度/℃	精馏压力/MPa	溶剂比（S/F）	EPA 纯度/%	DHA 纯度/%
1	40	40~80	15~17	104.2	41.8	53.9
2	40	40~80	13~15	206.2	74.4	80.3
3	40	40~80	12~14	239.8	89.2	91.1
4	40	40~60	12~14	274.8	60.4	78.6
5	40	40~50	12~14	24.2	35.9	51.5

注：S/F,溶剂与混合物进料的质量比。

（四）中药资源性化学成分提取分离集成技术研究实例

1. 膜分离集成技术应用于中药"清洁生产"与资源循环利用　基于中药溶液环境的分离技术应用体系的形成与应用,创建以膜技术为核心的中药"清洁生产"应用流程,实现节能减排。利用膜筛分机制精制中药水提液,以"微滤－超滤－纳滤"一体化膜技术建立新型中药提取分离的固液分离、纯化、浓缩流程,并创制一体化特种膜装备,形成了以膜集成技术为核心的中药"清洁生产"应用流程,实现了中药提取分离的高效、环保与智能控制。引入过程分析技术,以密度、pH、温度等物理化学参数评判生产过程物料的一致性,如某企业中药提取生产线,以 0.05 μm Al_2O_3 陶瓷膜处理中药,以 $1×10^4 ~ 5×10^4$ 有机膜截留并处理多糖、总黄酮等成分,以纳滤浓缩处理提取液,生产周期由 12 天缩短为 2 天,能耗降低 10%,资源利用率提高 15%,劳动生产率提高 30%,其在线检测点 384 个、质量控制点 1 800 个,实现了中药物料提取分离过程的节能减排。

此外,以脉络宁注射液生产过程中产生的废水为研究对象,提出中药废水零排放的膜处理工艺,采用聚偏二氟乙烯超滤膜自制中药废水中富集的青皮挥发油,提取率达 67.5%;采用微滤－超滤膜集成技术,富集脉络宁注射液废水中相对分子质量小于 1 000 的小分子药效组分的同时,以陶瓷膜反应器实现二级处理－三级处理的中水回用。上述探索性研究为基于膜集成技术用于中药提取过程液体废弃物的再生利用与无害化处置,奠定了实验基础。

2. 多元集成技术提升丹参资源的利用效率　在中药资源原料生产过程中,通过多元技术集成不仅可有效提升其提取分离效率,还可有效提升资源的综合利用效率。如图 2－8 所示,联合应用超临界流体萃取、超声波提取、大孔树脂分离技术、膜分离技术,分别提取丹参中的脂溶性和水溶性成分。超声强化超临界 CO_2 萃取丹参脂溶性活性成分研究显示,丹参酮ⅡA 的提取率为 88.1%,隐丹参酮的提取率为 89.8%,总丹参酮的提取率为 88.8%,萃取物得率为 2.7%。丹参超声水提液先上大孔树脂柱分离,再经膜分离,二者联用工艺纯化后丹参酚酸 B 的转移率为 84.10%,总丹参酚酸的转移率为 83.59%,干膏率

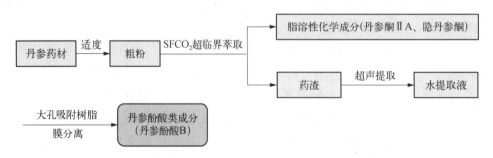

图 2－8　多元集成技术提取丹参中丹参酮类与丹参酚酸类成分

为 13.82%。该联用技术提高了丹参活性成分的提取率和产品纯度,减少了传统提取工艺中有机溶剂用量多和受热时间长的问题,为优质丹参制剂的开发提供了工艺过程设计方案。

三、植物类中药资源循环利用的研究方法与技术

中药资源的高效利用是实现资源节约型、环境友好型循环经济发展理念,保障中医药事业健康、可持续发展的重大战略问题。然而,随着中药资源产业链的不断延伸,以消耗药用生物资源为标志的中药资源产业迅猛发展,产生的中药废弃组织器官、废渣等高达数百万吨。废渣、废水、废气的排放和处理已成为行业发展面临的棘手问题,给生态环境带来了巨大的压力。

中药资源生产过程所追求的目标就是实现物尽其用,高效、有效地综合开发利用资源。以中医药学与资源学理论为指导,通过利用现代科学集成技术,包括分析、分离技术,药效评价技术,保健功能评价技术,兽药活性评价技术及农药效应评价技术等,来发现资源价值,挖掘中药废弃物的可利用价值和利用途径。基于中药废弃物的化学转化、生物转化和物理转化的方法技术体系,实现中药废弃物的多途径、多层次资源化利用和中药资源产业化过程废弃物资源化,以提升中药资源利用效率,促进中药资源产业高质量和绿色发展。

(一)中药固态废弃物的组织破碎与糖化技术

中药废弃物,尤其是药材生产加工过程中产生的非药用部位,如草本、木本等地上茎叶秆,资源性产品深加工过程中产生的根及根茎类、全草类等废弃药渣等,通常含有丰富的纤维素类、半纤维素类及木质素类等资源性化学物质,是一类具有开发利用价值的潜在资源。

由于植物类中药材主要由纤维素、半纤维素和木质素构成,纤维素以纤维束形式构成网状结构的框架,半纤维素和木质素缠绕包裹于纤维束之中及其周围,形成晶体结构,从而使得资源性化学物质不能得到有效、充分的利用。因此,为了实现中药废弃物的资源化利用,常采用各种物理、化学及生物学方法技术对废弃物的组织结构进行破碎化处理,促使废弃物中纤维素类及各类资源性化学物质得到充分释放和有效利用,从而提高其利用效率。中药废弃物中资源性化学物质的资源化利用示意图详见图 2-9。

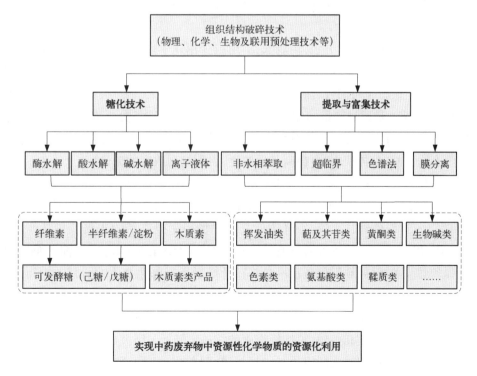

图 2-9 中药废弃物中资源性化学物质的资源化利用示意图

1. **组织结构破碎技术**　由于中药废弃物组织结构中纤维素本身的结晶结构,各类资源性物质的利用效率较低。为了提高废弃物中资源性化学成分的利用效率,必须对其进行预处理,中药废弃物预处理技术可分为物理预处理技术、化学预处理技术、生物预处理技术及其他联用技术等。物理预处理技术可有效改变天然纤维素的结构;化学预处理技术可破坏纤维素的晶体结构,破坏木质素和纤维素的连接;生物预处理技术可降解木质素,溶解半纤维素。

（1）物理预处理技术:组织结构破碎技术是植物废弃组织高效利用前处理的一个非常有效的技术,不仅能克服原材料原始状态能量密度小、存放体积大、运输不便等缺点,亦能提高废弃物在医药、保健食品、能源、饲料、肥料和材料等领域的开发利用效率。

1）机械粉碎预处理技术:是常用的物理预处理技术,包括干法粉碎、湿法粉碎。通过球磨、振动磨、辊筒等方式,将中药废弃物进行粉碎处理,破坏木质素和半纤维素与纤维素的结合层,降低纤维素、半纤维素和木质素的聚合度,改变纤维素的结晶构造,以提高资源性物质的溶出效率。一般经粉碎的纤维素粉粒径在 $10 \sim 30\ \mu m$ 时没有膨润性,体积小,有利于提高基质浓度,可得到较高浓度的糖化液,木质纤维素的酶解率可达到 80% 以上,且有利于次生代谢产物的释放溶出。

2）蒸汽爆破预处理技术:其机理是具有细胞结构的植物原料在高温、高压蒸汽中蒸煮,产生酸性物质,使半纤维素降解成可溶性糖,同时,复合胞间层的木质素软化和部分降解,从而削弱纤维间的黏结,为爆破过程提供选择性的机械分离;在蒸汽爆破瞬间完成的绝热膨胀过程对外做功,使物料从胞间层解离成单个纤维细胞。

蒸汽爆破受多种因素影响,其中对爆破效果影响最大的是蒸煮温度和停留时间,这 2 个参数的选择决定了汽爆后物料达到的效果,但每种物料都有各自的最佳汽爆温度和时间参数。采用间歇式汽爆装置,分别对木本、草本等木质纤维素类废弃物(如麦草等)进行研究,结果显示,汽爆后的物料较好地实现了半纤维素、木质素和纤维素的分离,使得随后的纤维素类成分的水解转化率及小分子次生代谢产物的利用率均有所提高。与机械粉碎预处理技术相比,蒸汽爆破节约了 70% 能量,且无须支付再循环和环境费用。汽爆的不足之处是预处理过程中会破坏部分五碳糖和木质素的结构,并会产生抑制后续发酵过程的水溶性物质。

蒸汽爆破法作为一种物理化学方法,耗能低,不用或少用化学药品,对环境无污染,可间歇,也可连续操作。氨的加入可提高爆破处理的纤维素酶解率,提高废弃物中含氮量,有利于进一步的微生物发酵或其他方式处理利用。液氨也可回收、循环使用,整个过程能耗较低,是一种较有前途的预处理技术。

3）辐射预处理技术:是通过能量的作用产生物理化学效应,破坏分子间氢键和结晶态结构,降低聚合度,提高酶解效率。辐射法需要高能射线流发生装置,设备成本较高,能耗较大,其优点是处理后的纤维素类物质没有胀融性,且体积小,可提高基质浓度,得到较高浓度的糖化液。

电离辐射的作用可使纤维素的聚合度下降,分子量的分布特性改变,使其分子量分布比普通纤维素更集中;使纤维素的结构松散,并影响到纤维素的晶体结构,从而使纤维素的活性增加,可提高其利用效率。例如,采用 $^{60}Co\ \gamma$ 射线处理甘蔗渣,经降解后其还原糖得率提高了约 3 倍。与其他预处理方法相比,辐射处理具有缩短工艺流程、不污染环境等优点。但辐射处理成本较高,目前还难以规模化生产。随着人们环境保护意识的增强,辐射处理技术必将在纤维素类资源性物质的研究领域得到更为广泛的应用和发展。

4）微波预处理技术:其机制是温度效应,微波处理温度必须在 $160 \sim 180℃$,该温度范围与半纤维素、木质素及纤维素的热软温度相一致,可使纤维素的结晶度降低。微波处理时间短、操作简单,且处理后物料的糖化效果明显提高,但其实际应用尚未见报道,目前仅停留于实验室阶段。研究发现,利用微波处理原料最适宜的试剂是 NaOH 稀溶液。利用微波辅助进行甘蔗渣预处理,在 450 W 条件下,微波-

碱处理 5 min 后,可去除 90% 的木质素;通过 X 射线衍射、扫描电子显微镜和傅里叶变换红外光谱证实,微波处理可以提高可发酵糖的产率。

研究结果显示,废弃物材料经超声波处理后,纤维素的糖化程度明显提高;同时,次生代谢小分子产物的提取率也明显提高。其机理可能是超声波处理带来的气室效应促进了酶分子向基质表面运动,且气室破碎提供了有利于酶促反应和资源性物质的充分溶出释放。

(2)化学预处理技术:主要采用酸、碱、有机溶剂等对木质纤维素进行预处理,其作用原理是使木质纤维素吸胀,从而破坏其结晶结构。

1)臭氧分解预处理技术:利用臭氧对木质素和半纤维素进行降解,而对纤维素无作用,以实现木质素、半纤维素与纤维素的分离。臭氧分解后,纤维素的酶水解速度增加 5 倍,同时约有 60% 木质素被去除。臭氧分解预处理技术的优点在于反应条件常温、常压,去除木质素效率高,以及在分解过程中不产生抑制后续处理过程的物质。但该反应需要大量臭氧,导致费用较高、经济性不强。

2)酸水解预处理技术:稀酸水解纤维素是较为有效的预处理技术,不仅反应速度快,还可使纤维素水解率得到提升,亦是去除半纤维素较为成熟且有效的方法。同时,经酸水解后中药废弃物中的次生代谢产物溶出率提高,有利于进一步分离富集。稀酸水解通常有高温恒液流低底物含量和低温高底物含量两种。在酸性条件下,果胶易于溶出,溶出后可用乙醇沉淀去除。

该技术的不足之处:① 浓盐酸、浓硫酸对纤维素有较强的水解能力,但可能会对次生代谢小分子物质进行化学转化而使产物更为复杂,且其有较强的腐蚀性、毒性和危险性,以及对反应容器的耐腐蚀性要求较高等,故其实际应用较少;② 运行费用较高;③ 后续发酵时需中和稀酸至溶液为中性,木质素脱除效果差,处理后的糖液对微生物有一定程度的毒性。

3)碱水解预处理技术:其作用机理是碱液对半纤维素中木糖及木质素与其他物质相互联结的点进行皂化,随着木质素的移除,物料的孔隙率、渗透性不断增大。经稀碱处理过的物料将会膨胀,物料内表面积增加、结晶度和聚合度降低,木质素同其他类型化学物质的连接被分离,木质素结构被破坏。碱水解对木本类材料的效果较好,但对于木质素含量高于 26% 的软木效果较差。对于低木质素含量的地上茎秆类废弃物,碱水解法较为有效。

碱处理后物料的可降解性较好,但在处理过程中部分半纤维素被分解而损失,且处理效果主要取决于废弃物原料中木质素的比例,当原料中木质素超过 20% 时,碱处理对后续酶水解得率无明显提高作用。此外,尚需进行试剂回收、处理后原料中和、洗涤等处理。

4)有机溶剂溶解预处理技术:借助有机溶剂或其水溶液,在无机酸的催化作用下破坏半纤维素和木质素的内结点,从而实现纤维素和木质素、半纤维素的分离。常用的有机溶剂有甲醇、乙醇、乙二醇、丙二醇等。在提取纤维素时,若原植物含鞣质,可用丙酮与水按一定比例来提取获得。为了经济可行及不抑制下一步的酶水解和发酵工艺,反应结束后必须去除有机溶剂。此外,通过有机溶剂如石油醚、乙酸乙酯、正丁醇等萃取,可获得中药废弃物中的次生代谢产物,以实现中药废弃物的综合利用价值。

5)氧化降解预处理技术:木质素可以在过氧化物的催化作用下,由过氧化酶进行生物降解。在过氧化氢作用下,过氧化酶的活性大大提高,30℃ 条件下以 2% 的过氧化氢催化,8 h 后过氧化酶可以溶出 50% 的木质素和多数的半纤维素,且在后续水解工艺中,95% 的纤维素能够被转化为葡萄糖。

6)离子液预处理技术:离子液是一种新兴的溶剂和催化剂,由阴离子和阳离子组成,其系统的总电荷为零。离子液具有热稳定性佳、不污染环境、易回收和挥发性低等优点,被认为是具有发展前景的处理木质纤维素类物质的溶剂。不同来源的原料可以利用不同的离子液进行处理,以达到最佳的效果。利用 5% 的 1-乙基-3-甲基咪唑醋酸盐(1-ethyl-3-methylimidazolium acetate,[EMIM][OAc])离子液,在 120℃ 条件下处理甘蔗渣 30 min,发现其能够有效去除木质素,并有利于提高后续水解过程中纤维素和半纤维素的降解率。

近年来,离子液体在中药及天然药物资源性化学成分分离富集方面的研究越来越受重视,如芦丁和槲皮素等黄酮类成分、石蒜生物碱类成分的离子液体萃取等。该新型溶剂的出现为中药废弃物中各类资源性物质的利用和产业化提供了方法技术的借鉴和参考。

（3）生物预处理技术:主要有真菌、基因工程菌及酶类。生物预处理是利用水解木质素的微生物除去木质素,以解除其对纤维素的包裹作用。生物预处理条件温和、能耗低、无污染,但通常处理周期较长、处理效率较低,尚不适合于规模化的生产应用。

生物预处理是采用棕、白和软腐真菌,以降解木质素和半纤维素。棕腐真菌主要降解纤维素,而白腐真菌可降解木质素和纤维素,其原因在于白腐真菌在二级代谢过程中会产生降解木质素的木质素过氧化物酶和锰过氧化物酶。能够降解木质素的生物酶还有多酚氧化酶、漆酶、去醌酶和过氧化氢酶。对于富含淀粉的药材如葛根,可采用淀粉酶去除淀粉,使其在提取膳食纤维时提高提取率。生物预处理在成本和设备上具有一定优势。选用专一的木质素酶能够有效、有选择性地降解纤维原料中的木质素,提高木质素的消化率,促使资源性物质的充分释放溶出。

（4）多元联用预处理技术

1）蒸汽爆破与微波-辐射联用技术:利用蒸汽爆破与微波-辐射联用技术处理中药纤维性废弃物原料,可显著降低废弃物组织结构的结晶度。该联用技术为中药资源产业化过程中产生的植物地上茎叶秆废弃物、废渣等的预处理提供了方法,在达成纤维素类物质有效转化的同时,有利于次生代谢小分子资源性物质的进一步分离富集,提升其利用效率和资源性产品的附加值。

2）物理-化学方法联用技术:这种联用技术的应用形式较为多样,如将废弃物原料浸泡在化学试剂中,然后再进行微波处理;利用蒸汽爆破时,可通入二氧化硫等,以提高其作用效果;利用微生物处理废弃物原料时,可联合使用有机溶剂法,使处理效果更佳。采用辐照与酶复合处理草本类废弃物后,使其茎秆纤维素的转化率明显提高,辐照茎秆酶降解后的水溶性还原糖与总糖含量明显提高,显著地提高了甘露糖、半乳糖、葡萄糖、阿拉伯糖和木糖的质量分数,其中葡萄糖质量分数的提升最大,占单糖总质量的 62.6%。同时,有利于小分子物质的萃取与分离。

2. 糖化技术　采用糖化技术将中药固态废弃物转化为各种糖类化合物,用以生产各种燃料、化学制品和材料。以药用植物纤维性废弃物为原料,可生产通用化学品,包括乙醇和乳酸等;通过生物或化学方法,可生产丙烯酸、乙酰丙酸、1,3-丙二醇等具有潜在用途的化合物等。这些化合物的生产过程首先是将废弃物转化为单糖分子,但组织结构较为复杂、资源种属差异较大、纤维结构和理化性质稳定均给其降解利用带来了一定难度。糖化过程中酶用量大且效率低而造成的成本过高,成为了中药固态废弃物资源化利用的瓶颈问题。

中药固态废弃物糖化的主要目的在于通过化学或生物的方法降解纤维素和半纤维素,获得易于利用转化的可溶性糖类物质;有效降解固态物质,促进资源性化学成分的有效溶出,提高废弃物的资源化利用价值。

（1）糖化涉及的酶系:构成植物组织结构的纤维素种类繁多,结构复杂,自然界中的微生物要对其降解仅能在多种酶的共同作用下完成,至今尚未发现由单一酶能高效水解纤维素的情况。天然纤维素酶均属于水解酶类,在已知的 80 种糖苷水解酶中至少占据了 15 种。降解纤维素一般均需要 3 种酶的参与。

1）内切葡聚糖酶（EC 3.2.1.4,简称 EG）:从纤维素内部随机攻击碳水化合物链,从而水解可溶性的纤维素,如经常用来确定内切葡聚糖酶活性的底物羧甲基纤维素,但对高度有序的结晶纤维素活力较低。主要是攻击纤维素纤维的低结晶区,产生游离的链末端基。

2）外切葡聚糖酶（EC 3.2.1.91,简称 CBH）:纤维二糖水解酶能够降解结晶纤维素,从纤维素链的非还原末端或还原末端剪切纤维二糖单元,以进一步降解纤维素分子。

3)β-葡萄糖苷酶(EC 3.2.1.21,简称 BG):主要水解纤维二糖,将其他酶催化产生的纤维二糖和某些短的纤维寡糖水解成葡萄糖。

除上述 3 种主要的纤维素酶之外,降解体系中还包含有一些攻击半纤维素的辅助酶,如木聚糖酶、β-木糖苷酶、甘露聚糖酶等。按传统酶学国际分类编号划分,涉及部分纤维素糖苷键断裂的糖苷水解酶。

(2)糖化体系:中药纤维性废弃物糖化过程涉及的酶类多种多样,不同类型的纤维素酶组分之间存在着协同效应,不同酶组分在降解体系中的存在与有机组合是必需的。采用多酶系统以降解结构组成复杂的天然植物纤维原料,反应体系的复杂性主要表现在以下几方面。

1)纤维素酶系统的多样性:纤维素降解过程从宏观上看是一个酶催化反应的过程,其实质是多蛋白共同参与作用的过程。采用不同来源的纤维素酶系统,会因其单一组分的性质不同和组成配比不同而表现出不同的降解效果,降解过程和效率受到酶来源的影响差异较大。

2)纤维原料的多样性:天然纤维原料由于物种上的差异,其中纤维素、半纤维素和木质素三大组分的含量不一,纤维素超分子结构和聚合度不同,这些因素均会导致不同的降解结果。同一种酶体系在处理不同的天然纤维原料时,将表现出不同的活性,这给纤维素水解数学模型的普适性带来了挑战。

3)非均相反应的复杂性:多酶体系溶于水在反应体系中呈液相,被降解的纤维素是不溶性的、结构复杂的固相,这是一个典型的多相、多过程的复杂反应体系。纤维素酶解过程中重要的步骤是液相中的酶经内外扩散至纤维素表面,吸附纤维素分子进行表面反应。在大多数情况下,实际反应的速率仅与吸附了酶的纤维表面活性位点有关。此外,传质效率是规模化生产中需要重视的问题。

4)纤维水解反应的复杂性:纤维水解是一个集产物复杂性和反应复杂性于一体的偶联体系。体系中含有多种底物、中间产物与终产物组分;平行反应、连串反应、产物抑制作用并存,且相互偶联、相互制约,反应过程中还存在酶的失活等问题。

(3)降解糖化工艺:为了能够利用木质纤维废弃物原料获得更高浓度的可发酵性单糖,并进一步提高纤维素酶的水解效率,可通过对酶水解过程的不断改善来实现这一目标。主要方式分为改善酶水解反应体系及酶水解工艺。

1)改善酶水解反应体系

a. 复合酶协同水解:在酶水解过程中,采用不同性质的酶,可协同降低纤维二糖、产物还原糖和半纤维素水解产物对酶水解过程的抑制作用。在纤维素酶的酶水解过程中,通常添加一定量的β-葡萄糖苷酶以降低纤维二糖的抑制作用,提高酶水解得率。研究发现,在瑞氏木霉纤维素酶中添加少量 GH61 家族的糖苷酶,可有效提高茎秆类材料的水解效率,使水解作用所需的纤维素酶用量减少为原来的 50%。根据复合酶之间具有协同作用的理论优化降解酶系,提高对纤维素底物的降解效率。

b. 添加表面活性剂:是提高酶水解效率、降低酶水解成本的有效方法之一。通过加入表面活性剂,可减少酶在木质素上的无效吸附量,从而提高酶水解效率。研究发现,聚乙二醇是有效的酶水解促进剂,添加量为 0.05 g/g 时,纤维素的转化率由 41.1% 提高到 78.9%。在纤维素酶水解过程中加入表面活性剂吐温 80,水解效率由未加表面活性剂时的 63% 提高到 86%。

c. 添加蛋白破坏底物:酶学分析表明,少量膨胀蛋白没有纤维素酶活力,但能使滤纸、结晶纤维素和半纤维素等结构疏松。在微晶纤维素酶水解时,与纤维素酶产生协同作用,使微晶纤维素的水解效率提高 50%。

2)改善酶水解工艺

a. 同步糖化发酵:把预处理后的中药废弃物、纤维素酶和发酵用微生物加入发酵罐内,使酶水解和发酵在同一装置内完成,即为同步糖化发酵。一般而言,由于糖化速率慢于发酵速率,当糖化过程生成单体糖后,发酵过程立即将单糖分子转化为发酵产物,从而使生物反应器中的单体糖浓度始终保持在最低水平,不仅可有效控制糖化反应中各种中间产物和末端单糖对反应的抑制作用,加快糖化速率,提高糖化效率,还可降低杂菌感染,提高产物收率。目前已成为生物炼制技术中具有产业化前景的工艺之一。

b. 酶膜反应器:是利用选择性半透膜,来分离催化剂和产物(底物)的反应与分离的耦合装置。由于葡萄糖的相对分子质量为180,而目前水解木质纤维原料所使用的大多数纤维素酶的分子量一般在35~65 kDa左右,采用酶膜反应器技术可及时转移反应体系中的葡萄糖等小分子产物,同时把纤维素酶截留在体系中,以有效实现产物的及时分离。同时,酶膜反应器技术还可用于废弃物中小分子物质及其转化产物的分离富集。

c. 分批补料:在乙醇燃料的转化生产过程中,发现高浓度还原糖水解液的获取有利于提高后期乙醇的发酵浓度,并降低乙醇蒸馏的能耗和经济成本。分批补料法是提高水解液糖浓度、解决乙醇发酵浓度较低的有效途径之一。采用分批补料酶解工艺,使底物的最终质量浓度达到200 g/L、纤维素酶20 FPIU/g(底物)和纤维二糖酶6.5 CBU/g(底物),酶解60 h后还原糖浓度达到116.3 g/L、酶解得率达到80.1%。

（4）研究实例

实例：甘草、丹参药渣的降解酶筛选及产纤维素酶研究

甘草是临床上的常用中药,每年仅其制剂及提取物的消耗量就达近万吨,因此产生了大量的废弃甘草药渣。甘草药渣不仅可作为提取甘草查尔酮A的原料,还可作为廉价的生物质资源。甘草药渣中除含有丰富的药用活性成分外,其纤维素、半纤维素及木质素的含量分别达到17.4%、16.95%和9.54%。从腐烂的甘草及土壤中筛选甘草药渣降解菌草酸青霉G2,结合形态学观察及18S rDNA测序,以确定菌株的分类地位。甘草药渣的酶解结果表明,草酸青霉G2生产的纤维素酶对甘草药渣的酶解效率优于商品酶。此外,甘草药渣经酶解后,甘草总黄酮提取率明显升高,为合理利用甘草药渣及生产成本低廉、性能优良的纤维素酶奠定了基础。

丹参为中医临床常用的活血化瘀药味之一,具有活血祛瘀、通经止痛、清心除烦、凉血消痈之功效,用于治疗瘀血闭阻所致的胸痹及中风、冠心病、心绞痛、心肌梗死等症。丹参中资源性化学成分主要包括脂溶性的丹参酮类和水溶性的丹参酚酸类成分,而丹参类注射液的制备生产过程主要采用水提醇沉工艺,致使脂溶性的丹参酮类成分残留在药渣中而未得到充分利用,导致丹参资源性化学物质的浪费和资源利用效率低,同时造成环境污染。利用丹参药渣中所含的小分子抑菌物质丹参酮优选产酶菌株,采用生物学方法得到一株高耐受性的功能转化真菌菌株,即扩展青霉SZ13。扩展青霉SZ13最优产酶工艺和产酶高峰期研究发现,扩展青霉SZ13在温度35℃、转速180 r/min、药渣添加量5%、种液接入量5%的条件下降解药渣,可以维持5天的产酶高峰期。进一步探究扩展青霉SZ13对不同类型药渣的降解产酶能力,结果显示,扩展青霉SZ13生物降解各类型药渣产酶的酶活高,稳定性强。扩展青霉SZ13可以高效利用丹参等不同类型中药渣等固态废弃物,实现不同类型药渣中纤维素的高值化利用。

（二）中药固态废弃物的生物质能转化技术

目前,生物质能开发利用的技术主要分为三大类:物理转化技术、生物化学转化技术和热化学转化技术。

1. 中药固态废弃物的物理转化技术　主要指通过压缩成型技术、固化成型技术,将中药废弃地上茎叶秆、废弃药渣等转化为固体化燃料、工业化材料等。

(1) 压缩成型技术:可分为热压缩颗粒成型技术、冷压缩颗粒成型技术和炭化成型技术 3 种。热压缩颗粒成型技术是把粉碎后的原材料在 170~220℃ 高温及高压下,压缩成约 600 kg/m³ 的高密度成型燃料,极大地降低了生物质的储运成本,提高了燃烧效率。冷压缩颗粒成型技术对原料含水率要求不高,因此也称为湿压成型工艺技术。其成型机理是在常温下通过特殊的挤压方式,使粉碎的纤维结构互相镶嵌、包裹而形成颗粒。炭化成型技术是将成型燃料经干燥后,置于炭化设备中,在缺氧条件下闷烧,即可得到机制木炭的技术。

(2) 固化成型技术:是将各类原料经粉碎、干燥、高压成型等环节,使原来分散的、没有一定形状的原料压缩成具有一定几何形状、密度较大的成型燃料,是目前国内外利用生物质能比较普遍且效果显著的技术之一。该技术为中药资源生产加工过程中产生的废弃非药用组织器官、地上茎叶秆,以及深加工过程中产生的废弃纤维性药渣的资源化利用,提供了一种简单方便、成本较低、具有可操作性的资源化利用途径。

固化成型技术改变了传统的生物质能转化利用方式,将松散的原料转化为高密度的成型燃料,直接用作燃料或作为气化、液化原料,成为生物质能源利用的一种有效途径,也是替代常规能源的有效方法。

2. 中药固态废弃物的生物化学转化技术　主要是将中药废弃物经发酵转化和厌氧消化等方法转化为生物质能物质。发酵技术是指通过微生物将糖类和淀粉类中药废弃物转化分解为燃料乙醇。厌氧消化是指中药固态废弃物中有机质原料在缺氧条件下,由细菌作用将其直接转化为沼气。具有一定湿度的中药固态废弃物宜采用生物技术和化学方法进行转化,以实现其资源利用价值。

(1) 厌氧消化制取沼气:沼气发酵是一个生物学过程。各种有机质,包括中药废弃药渣、废弃组织器官、制药废水、农作物秸秆、人畜粪便及其他工农业排放废水等废弃物中所含的有机物等,在厌氧及其他适宜的条件下,通过微生物作用,最终转化为沼气,完成这个复杂的过程,即为沼气发酵。沼气发酵主要分为液化、产酸和产 CH_4 3 个阶段进行。

(2) 酶技术制取乙醇或甲醇:由纤维素通过各种转化而形成多种优质液体燃料,其中最重要的是甲醇和乙醇。例如,用作燃料的乙醇被称为"绿色石油"。中药纤维性废弃物及其他农业废弃物,如玉米芯、甜菜、甘蔗、秸秆、草类等原料均可用作制取乙醇的原料。

生产乙醇的方法主要有利用含糖的原料(如甘蔗)直接发酵、间接利用富含淀粉的药渣进行发酵、将纤维素原料酸水解或酶水解。

3. 中药固态废弃物的热化学转化技术　是指在一定热力学条件下,将低值化的固态废弃物原料转化成高值化的洁净固体、液体或气体燃料的一项技术,是目前生物质能转换利用领域中重要的研究方向。该技术主要包括直接燃烧、热解、气化和液化等,其中热解和气化是该领域中最具有应用前景的 2 种转化技术。热解和气化在热化学转化中的利用,对于改善能源结构、保障能源安全、减轻环境污染等均具有重要的战略意义。

(1) 中药固态废弃物生物质热解技术:是利用热能切断大分子量的有机物、碳氢化合物,使之转化为含碳数更少的低分子量物质的过程,包括大分子的键断裂、异构化合小分子的聚合等反应,最后生成各种较小的分子,其不仅仅是一种独立的热化学转化手段,也是气化过程中的一个必经阶段。其主要产品可通过控制反应参数,如温度、反应时间、加热速率、活性气体等加以控制。

热解是一个非常复杂的反应,是在一定热力学条件下,在无氧或贫氧环境中,废弃物原料热转化分解为焦炭、焦油和可燃气体的过程。这 3 类产品的比例随不同工艺条件而发生变化,反应温度、升温速率、气相停留时间和固相停留时间均为影响热解产物比例的重要因素。按照升温速率的快慢,可将生物质热解分为缓慢热解、快速热解和闪速热解。中药废弃物热解得到的焦炭可用于活性炭,作吸附剂或化工原料;焦油经过精炼加工之后,可取代目前广泛使用的石油化工产品;高热值气体可作为燃料用于工业中的燃气轮机、汽车发动机和锅炉等,低热值气体可用于人们家用做饭和取暖。

热解液化技术的一般工艺流程由物料的干燥、粉碎、热解,产物炭和灰的分离,气态生物油的冷却和生物油的收集等组成。生物质热解产物主要由生物油、不可凝结气体和炭组成。生物油由分子量大且含氧量高的复杂有机化合物的混合物组成,几乎包括了所有种类的含氧有机物,如醚、酯、酮、酚醇及有机酸等。生物油是一种用途极为广泛的新型可再生液体清洁能源产品,在一定程度上可替代石油直接用作燃料油燃料,也可对其进一步催化、提纯,以制成高质量的汽油和柴油产品。生物油中含有大量的化学品,从生物油中提取化学产品具有明显的经济效益。

目前,应用于生物质热解的主要反应器包括鼓泡流化床反应器、循环流化床反应器、传输床反应器、旋转锥反应器、螺旋反应器、烧蚀涡流反应器、真空热解反应器和引流式反应器,其中一些反应器已实现了快速热解的商业化运作。

实例:生物质热解技术应用于山茱萸果核木醋液的制备及其热解产物分析

基于生物质热解技术,制备不同热解温度的山茱萸果核木醋液,并采用气相色谱-质谱法对不同热解温度的木醋液成分进行定性定量分析。通过滤纸片法和微量肉汤稀释法,考察了不同热解温度下山茱萸果核木醋液对大肠杆菌、痢疾杆菌、金黄色葡萄球菌的抑制效果,以筛选最佳热解温度木醋液。结果表明,506~556℃收集的木醋液样品(简称为 W506~556)的抑菌效果最佳,10 种主要成分(乙酸、愈创木酚、糠醛、丙酸、异丁酸、丁酸、甲基环戊烯醇酮、异戊酸、2,6-二甲氧基苯酚、正戊酸)中除糠醛外均以 W506~556 中的含量最高,其中丙酸的质量浓度高达 45.07 mg/mL。相关性分析结果显示,山茱萸果核木醋液的抑菌活性与其有机酸类和酚类物质的含量密切相关。

(2)中药固态废弃物生物质气化技术:是通过热化学反应,将固态生物质转化为气体燃料的过程。气化技术已有 100 多年的历史,最初的气化反应器产生于 1883 年,它以木炭为原料,通过气化后的燃气驱动内燃机,推动早期的汽车或农业排灌机械。

气化是生物质热解的一种表现形式,其目的是优化高温热解条件下气体产物的质量。气化是指生物质在温度较高(800~900℃)的条件下,以空气、水蒸气、O_2 或 CO_2 作为气化剂,使中药废弃物原料与气化剂之间发生不完全氧化反应,以生成可燃混合气体,主要气体产物包含 CO、CH_4、H_2、CO_2 和小分子碳氢化合物等高热值气体的可燃性气体。

气化是生物质能转化的最新技术,通过与燃气轮机的联用,可以提高中药废弃物气化能源的转化效率,并降低投资。通过引入联合循环燃气机,燃气轮机排放的废气用于加热供给蒸汽轮机的蒸汽,其效率可达到 50%。该技术为中药资源产业化过程中产生的大量废弃物的资源化利用提供了有效途径,从而避免了废弃物对环境生态的污染,该方面的研究与产业化实施将具有重大意义和应用前景。按照气化炉中可燃气体相对于物料流动速度和方向的不同,气化炉可分为固定床气化炉、流化床气化炉和气流床气化炉等。

1)固定床气化炉:根据固定床气化炉内气流流动的方向,可分为上吸式、下吸式、平吸式和开心式。固定床气化炉的特点是制造工艺简单、运行部件少和热效率高,适用于颗粒比较大的物料。

2)流化床气化炉:可分为鼓泡流化床气化炉、循环流化床气化炉。流化床气化炉相比固定床气化炉的优点有原料适应性广、能使用粒度很小的原料且处理量大、气体与固体能够充分混合、传热面积大且传热效率高等。

循环流化床和鼓泡流化床的主要区别是,循环流化床的流化速度比较高,气体产物中会夹带大量的固体颗粒和高温床料。在燃气出口处,设有旋风分离器,能将反应完全的固体颗粒分离出来,经循环管送回到流化床底部,再重新进行气化反应,以提高碳的转化率。循环流化床的炉膛温度一般控制在 900℃ 左右,适合于颗粒较小的固体原料,在大部分情况下,可不添加蓄热体(床料)。因此,其运行起来更为简单,但碳回流难以控制,在碳回流较少的情况下,循环流化床就变成了鼓泡流化床。循环流化床气化炉是目前工业化应用最多的流化床气化器。

3)气流床气化炉:其采用气流床反应器,优点是能够充分混合氧气和生物质颗粒,形成高温气体流,使生物质在高温下迅速分解成可燃气体和灰渣。同时,废气回收技术能有效回收炉内废气中的有机物,再循环利用进行能源回收,大大节约了能源消耗。

(3)中药固态废弃物的直接燃烧方式:可分为炉灶燃烧、锅炉燃烧、垃圾燃烧和固体成型燃烧 4 种方式。其中,固体成型燃烧是新推广的技术,将废弃的生物质资源固体化成型,或将其与煤炭、固硫剂混合成型后使用。

(三)中药固态废弃物的生物转化技术

生物转化(biotransformation)又称生物催化(biocatalysis),是利用植物离体培养细胞或器官、动物、微生物及细胞器等生物体系,对外源底物进行结构修饰,而获得有价值产物的生理生化反应,其本质是利用生物体系本身所产生的酶对外源化合物进行的酶催化反应。其具有反应选择性强、条件温和、副产物少、环保和后处理简单等优点。生物转化技术主要涉及发酵转化技术、酶生物转化技术、微生物转化技术等。通过生物转化技术,可将中药资源产业化过程中产生的废弃物转化为高值化的资源性产品,如生物燃料、生物肥料、蛋白饲料、酶制剂、生物农药、食用菌栽培基质等,以实现其资源化利用的目的。

1. 中药固态废弃物的发酵转化技术　发酵技术类型有不同划分依据,主要有以下几种划分方法。

(1)微生物菌体、微生物酶发酵:活性酵母菌可用于生产面包,干酵母可用作提供营养和帮助消化的药物。一些微生物可作为食品或饲料,用于营养保健或提取有关细胞成分。通过发酵,还可生产生物农药。酶是一种生物转化的高效催化剂,可减少反应步骤,提高反应效率。目前,工业应用的酶大多来自微生物发酵,如淀粉酶、糖化酶等。

(2)微生物代谢产物发酵:微生物的代谢产物构成了发酵的主要产品,种类繁多,主要分为初生代谢产物和次生代谢产物。初生代谢产物是指与微生物生长直接相关的中间代谢物,如有机酸、氨基酸、维生素、核苷及核苷酸、多元醇、蛋白质、糖类等。次生代谢产物,一般分子量不大,如多烯类、多炔类、内酯类、四环类、氨基糖类、多肽类等,可开发出抗生素、免疫抑制剂、降胆固醇药物、驱虫剂、杀虫剂、植物生长调节剂、抗肿瘤药物等系列产品。

(3)微生物的转化与生物工程细胞发酵:微生物转化是利用微生物细胞的一种或多种酶,将一种化合物转变成结构相关的、更有经济价值的产物,利用生物工程技术所获得的细胞进行培养的新型发酵技术。

(4)固态发酵:是指在几乎无自由水存在或有一定湿度的水不溶性固态基质中,用一种或多种微生物发酵的生物反应过程。固态基质既是微生物生长代谢所需的碳素营养和能量来源及其他营养物质的来源,又是微生物生长的微环境。其生物反应过程本质是以气相为连续相的生物反应过程,适宜好氧性微生物的生长。固态发酵多用于初生代谢产物和酶等的生产,但也有次生代谢产物和生物活性物质的转化研究。

固态发酵的基质大多为不溶于水的物料,物料的水分含量一般低于 12% 时,微生物的生长会受到抑制。因此,固态发酵要控制物料的最低限含水量。大多数固态发酵物料的含水量高于 80% 时,会出现游离水,故含水量应控制在 60% 左右。

固态发酵是一种接近自然状态的发酵,与液态深层发酵不同,其最显著的特征是水分活度低、发酵不均匀。菌体的生长对营养物质的吸收和代谢产物的分泌在各处都不均匀,使得发酵参数的检测和控制较为困难,液态发酵的生物传感器也无法应用于固态发酵。目前,固态发酵可测或可调的参数主要有培养基含水量、空气湿度、CO_2 和 O_2 的含量、pH、温度、菌体生长量等。

例如,利用多种微生物对黄芪茎叶进行混菌固态发酵,并采用正交试验法对发酵工艺进行优化,得到了最佳固态发酵工艺:混菌组成为黑曲霉、枯草芽孢杆菌和产朊假丝酵母,混菌比例为黑曲霉∶枯草芽孢杆菌∶产朊假丝酵母体积比 3∶1∶3,种子液接种量 30%,料液比 2∶3(g/mL),黄芪茎叶∶麦麸基质比 3∶2,发酵时间 5 天。发酵后,黄芪茎叶总蛋白含量提升了 82.55%,粗纤维含量降低了 34.02%。通过混菌固态发酵,进一步提升了黄芪茎叶的营养价值。初步表明,黄芪茎叶经混菌发酵后显著提高了动物生长性能,且饲喂安全性较好。

(5) 液态发酵:又称液体深层发酵,是在借鉴抗生素生产工艺的基础上发展起来的,将菌体或菌丝体加入培养基中,与药材混合后在一定温度条件下进行发酵,其发酵产品包括菌体和发酵液。液体发酵根据菌体对氧气的需要情况,可分为液体好氧发酵和液体厌氧发酵。液体发酵具有生产机械化、自动化程度高,物质传递效率较高的特点,故有利于实现大规模工业化生产。然而,由于多数中药废弃物不具备抗生素的抗菌能力,因此,液体发酵方法较易为杂菌污染,其工艺有待进一步提高,新型发酵罐的设计研制也显得尤为重要。

(6) 厌氧发酵:是实现中药固态废弃物资源化、减量化、无害化的新趋势。厌氧发酵又称厌氧消化、沼气发酵和 CH_4 发酵,是指有机物质在一定的水分、温度和厌氧条件下,通过种类繁多、数量巨大且功能不同的各类微生物的分解代谢,最终形成 CH_4 和 CO_2 等混合性气体(沼气)的复杂生物化学过程。

厌氧发酵技术按发酵过程中的含固率,可分为干法(含固率在 25%～40%)和湿法(含固率小于 15%);按发酵过程中的物料温度,可分为中温发酵(20～40℃)和高温发酵(50～65℃)。发酵过程中水解、酸化阶段与 CH_4 化阶段若在同一反应器中进行则为单级发酵,若在不同反应器中进行则为两级发酵或多级发酵。

(7) 好氧发酵:此过程可通过通气和搅拌等操作,供给 O_2 并驱散 CO_2。由于发酵液的混合较均匀,发酵过程容易控制,杂菌污染也较易避免,发酵热的移走较易实施,发酵罐的规模可达几百立方米。液体发酵的反应器主要是机械搅拌式,也有采用气升式反应器的,其原理是利用通气产生的密度差引起液体的对流。与机械搅拌式反应器相比,其剪切作用小、能耗低、运行时产生的噪声小、维护简单,是一种具有发展潜力的反应器。好氧发酵需要大量无菌空气,过去采用棉、玻璃纤维等制作的深层过滤器的除菌效果不太可靠。目前,工厂中已普遍采用绝对过滤器,因其孔隙小于微生物,因此能有效地截留空气中的微生物,从而为纯种发酵提供了可靠保证。

2. 中药固态废弃物的酶生物转化技术　酶具有催化效率高、专一性强、作用条件温和等特点。生物体内的酶是具有生物活性的蛋白质,存在于生物体内的细胞和组织中,作为生物体内化学反应的催化剂,不断地进行自我更新,使生物体内极其复杂的代谢活动得以不断地、有条不紊地进行。酶的催化效率高(即高效性),较一般化学催化剂的效率高 10^7～10^{18} 倍。酶的催化具有高度的化学选择性和专一性,一种酶往往只能对某一种或某一类反应起催化作用,且酶和被催化的反应物在结构上往往有相似性。一般在 37℃ 左右,接近中性环境下,酶的催化效率较高;随着温度升高,活性也提高,但温度过高,酶会失去活性(变性)。因此,酶的催化温度一般不能高于 60℃,否则酶的催化效率降低,甚至失去催化作用。强酸、强碱、重金属离子、紫外线等的存在,也会影响酶的催化作用。

酶工程是将酶或微生物细胞、动植物细胞、细胞器等在一定的生物反应装置中,利用酶所具有的生物催化功能,借助工程手段将相应的原料转化成有用物质并加以应用的一门科学技术。酶工程与微生物学、生物化学、化学和工程学等学科关系密切,是一门综合性科学。酶工程的研究内容主要包括工业、医学等方面有应用价值的酶类和具有特殊性质的酶类的开发和生产,如提高具有重要用途的酶(α-淀粉酶、葡萄糖淀粉酶、蛋白酶等)的产量、寻找具有新特性的酶(耐热酶、嗜盐酶、适于有机溶剂中使用的酶)等。通过选择适宜的酶,可将中药废弃物及其资源性化学成分转化为高附加值的产物或特定活性化合物,以提升其资源化利用价值。

(1) 化学酶工程:亦可称为初级酶工程,是指自然酶、化学修饰酶、固定化酶和人工酶(即模拟酶功能的催化剂)的研究和应用,它主要是由酶学和化学工程技术相互渗透和结合而形成的。

目前已发现的酶和鉴定的酶有 3 000 多种,小批量生产的商品酶有 800 多种,大规模生产和应用的酶仅有 20~30 种。自然酶的来源是微生物、动物和植物,其中以微生物为主,动植物来源的酶次之;工业酶制剂更是以微生物来源为主。目前,遗传工程中研究的各种限制性核酸内切酶、连接酶等已超过 1 000 种,绝大多数来源于原核细胞,其中商品酶只有几十种。

目前,工业上应用的酶制剂主要集中在食品工业。例如,淀粉加工、酿造、乳品制造业、焙烤业合计约占酶销售量的 60%,洗涤剂用酶约占 35%,其他占 5%。酶制剂所属酶类以水解酶为主,其中各种蛋白酶约占总量的 60%,糖酶(如 α-淀粉酶等)占 30%。近年来,脂酶和酯酶的开发利用日益受到关注。异构酶中的葡萄糖异构酶是最大量的工业酶之一,其生产和应用上的发展很快。在医药方面,作为药用的酶有 70 余种,诊断用酶 50 余种,国外已有 27 种酶纳入药典并批准生产。此外,酶法已向塑料工业和合成纤维工业的生产渗透,此为新的研究动向。例如,美国和日本已有以葡萄糖为原料,经氧化生产葡萄糖醛酮,再用酶法(环化酶等)将其转变为环氧乙烷,以提供合成纤维之用。

酶制剂的大规模工业应用,主要受到 2 条限制:① 酶离开生物的生理环境后,往往不稳定,且工业用酶的反应条件与生理条件差别很大,不易充分发挥其催化效率;② 自然酶的分离提纯技术较为烦琐、复杂,因而酶制剂生产成本高、价格昂贵。在基因工程未出现和技术水平还较低的时期,人们已在寻求用各种化学修饰和固定化的方法来改善在工业应用时的各种性质。

在酶工程中,酶化学修饰的目的在于加强酶的稳定性。对于医学上的治疗用酶,还有降低或消除酶分子的免疫原性的目的。在基础酶学研究中,化学修饰法是探讨酶活性中心性质的重要手段。

(2) 生物酶工程:又称高级酶工程,是酶学和以基因重组技术为主的现代分子生物学技术相结合的产物。自从基因工程技术于 20 世纪 70 年代问世以来,酶学进入了一个十分重要的发展时期,其基础研究和应用领域更为广泛。生物酶工程主要包括 3 方面:① 利用基因工程技术大量生产酶(克隆酶);② 修饰酶基因,生产遗传修饰酶(突变酶);③ 设计新酶基因,合成自然世界不曾有的新酶。

固定化酶是指固定在一定载体上,并在一定空间范围内进行催化反应的酶。固定化酶既保持了酶的催化特性,又克服了游离酶的不足,具有增加稳定性、可反复或连续使用,以及易与反应产物分开等优点。在固定化酶的研究制备过程中,多采用经提取和分离纯化后的酶进行固定化,也可采用含酶菌体或菌体碎片进行固定化,直接应用菌体或菌体碎片中的酶或酶系进行催化反应,称之为固定化菌体或固定化死细胞。固定化细胞是指固定在载体上且在一定的空间范围内进行生命活动的细胞,也称为固定化活细胞或固定化增殖细胞。1984 年,在国内首次进行固定化细胞生产 α-淀粉酶、糖化酶和果胶酶等研究,取得了良好效果。固定化酶和固定化菌体均以酶应用为目的,其制备方法和应用方法基本相同。

3. 中药固态废弃物的植物内生菌生物转化技术

(1) 植物内生菌的分离纯化技术:植物内生菌的分离通常是直接切取植物组织,或榨取植物组织汁液稀释。常用平板划线和稀释涂布的方法来纯化所分离的内生菌,纯化后接种于试管斜面培养基上,在 5℃ 温度下保存,以供进一步筛选。

（2）植物内生菌的检测技术：内生菌在植物体内的定殖动态变化的检测方法中,最常用的是抗药性标记法,通过目标细菌的自发突变或诱变,筛选出抗高浓度抗生素的突变体,再以此标记株进行回收检测。常用的抗生素有利福平、链霉素等。如利用双抗标记,成功检测到枯草芽孢杆菌 BS‑2 和 BS‑1 在辣椒体内的定植动态。

除了抗药性标记法外,还有免疫学方法,如酶联免疫吸附法、荧光抗体技术、免疫印迹法、基因标记法、特异性寡核苷酸片段标记法等在植物内生菌检测中广泛应用。

（3）植物内生菌的多样性检测技术：传统植物内生菌的多样性研究是采用先分离获得微生物纯培养后,通过形态学、生理生化特性对分离物进行鉴定,得到其多样性信息。但 99% 的微生物均是不可培养的,得到的信息具有局限性。同时,分离培养工作量大,鉴定过程烦琐复杂。因此,建立快速、简单、客观反映微生物群落结构的方法十分迫切。近年来,新兴的技术,如变性梯度凝胶电泳、末端限制性片段长度多态性技术等,大大弥补了传统培养方法的不足,为检测植物内生菌的种群多样性提供了更有效的手段。

4. 中药固态废弃物的肠道菌群生物转化技术　人体肠道中有数量庞大、种类复杂的细菌,这些细菌可以产生消化食物或药物所需的酶,利用这些酶将药物成分进行转化,这就是生物转化作用的机理和依据。肠道菌群在中药废弃物资源化利用过程进行生物转化中起着重要作用,一般可分为体外实验研究和体内研究方法。前者是利用粪便温孵法和离体消化道内容物温孵法,在体外研究中药废弃物的微生物转化,以获得资源性化学成分;而后者是研究资源性物质在体内的生物转化过程及效应产生机理的常用方法之一。

实例：二氢黄酮苷及异黄酮苷与人体肠道细菌的相互作用研究

选取从中药废弃物中获得的柚皮苷、甘草苷、橙皮苷、新橙皮苷、毛蕊异黄酮苷及芒柄花苷 6 种黄酮苷类成分,对 6 个单体化合物的细菌代谢及其对肠道细菌生长的影响进行评价。首先,建立肠道厌氧菌群的体外代谢研究方法,采用超高效液相色谱串联四极杆飞行时间质谱联用技术,通过 MetaboLynx™ 软件寻找 6 种黄酮苷类成分的肠道菌群代谢产物。结果显示,除原型外,它们的主要代谢产物包括各自对应的苷元、乙酰化产物、氢化产物、甲基化产物、去羟基化产物、去甲氧基化产物等,揭示了细菌代谢黄酮苷类成分主要有 2 种途径：一是糖苷键断裂转化为其苷元,苷元再经代谢转化为其他成分;二是不经苷元,直接转化为其他物质。

从人肠道混合菌中分离得到 69 种不同的肠道细菌,采用 16S rRNA 分子生物学技术鉴定出对 6 种黄酮苷类成分具有代谢能力的细菌。结果显示,69 种单菌对 6 种黄酮苷类成分存在不同的代谢能力,表明不同细菌在生长过程中会产生多种不同种类的代谢酶。采用选择性培养基分别培养出肠道中 4 类代表性细菌(肠球菌、肠杆菌、双歧杆菌与乳酸杆菌),并采用光比浊法以测定加入不同浓度黄酮苷类成分溶液后 4 类细菌的生长变化。结果显示,黄酮苷类成分对病原菌肠球菌和肠杆菌有生长抑制作用,且此作用随着黄酮苷类成分浓度的升高而增强;黄酮苷类成分对有益菌双歧杆菌和乳酸杆菌有生长促进作用,且随黄酮苷类成分浓度的升高而减弱。结果提示,黄酮苷类成分会影响肠道菌群的平衡,且影响程度与细菌种类、药物浓度有关。

（四）中药液态废弃物资源性物质的回收利用技术

中药资源性产品的生产过程中,药材浸泡、洗药、煮药、蒸煮、提取、蒸发浓缩、离心过滤、出渣、干燥工段等环节均需以水为载体。因此,在此过程中会产生大量液态废弃物,对其进行处置并回收利用其中的资源性物质,对于保护自然环境和提高资源利用效率意义重大。中药液态废弃物多呈现水量小、有机浓度高、色度高、冲击负荷大、成分复杂的特点。尤其是中药制药过程产生的不同浓度的有机液态废弃物,其水质波动很大,其化学需氧量(chemical oxygen demand, COD)含量最高时可达 15 000 mg/L 以上,生化需氧量(biochemical oxygen demand, BOD)含量最高时可达 4 000 mg/L 以上。中药液态废弃物中含有各种资源性物质,其主要组成成分为糖类、蛋白质类、有机酸类、黄酮类、生物碱类、蒽醌类、木质素类、鞣质类等成分,以及它们的水解产物等。

随着制药工业的迅速发展,尤其是 20 世纪中叶以后抗生素制药工业的迅速发展,制药废水污染得到了欧洲、美国及日本等国家的重视,对其处理技术的研究和应用十分活跃,开发出了多种处理方法。但在 20 世纪 80 年代以后,发达国家将制药工业的重点放在了高附加值新药的生产,大宗常规原料药的生产逐步转移到中国、印度等发展中国家,由此,发达国家的制药废水处理技术研究和应用日益减少。

我国对高浓度制药废水处理的研究进展较快。先后进行了深井曝气法、生物流化床法、厌氧处理法、焚烧处理法、生物接触氧化法、气浮法、多级好氧处理法、厌氧-好氧处理法等技术研究和工程实践,建成了一批制药废水处理设施。此外,化学氧化法、电解法、膜处理法等也受到关注。

由于中药制药过程中产生的液态废弃物具有可生化性较好的特点,因而处理多采用物化处理技术、生物处理技术等。液态废弃物中可利用物质的回收利用多采用生物转化结合化学分离手段,以获得高附加值的资源性化学物质。

中药制药过程中产生的液态废弃物可通过吸附等物化方法、膜过滤及生物工程等方法处理,以达到工业或生活用水标准,实现清洁生产和对水资源进行利用的目的。一方面可避免对环境造成污染,另一方面产生的再生水资源可实现循环利用,同时回收利用中药液态废弃物中的资源性化学物质。

1. 中药液态废弃物的物化处理技术　其不仅可作为生物处理工序的预处理,还可作为中药液态废弃物的单独处理工序或后处理工序。目前,用于中药制药液态废弃物处理的物化方法主要有混凝沉淀、吸附、气浮、化学氧化法(Fenton 试剂、湿式氧化等)、电解法(Fe-C 微电解)、膜技术等。物化方法的选择应根据各类中药液态废弃物的性质和特点来确定。

在医药工业生产中,有相当一部分液态废弃物中含有细微的悬浮物、难以生物降解的有机物,甚至化学有毒物质,需要对其进行预处理。对生产中排放的水质、水量变化较大的液态废弃物,需要采用均和调节池对其水量、水质加以调节。对于比重小于 1 的油脂及特定化合物,需要采用特殊处理。为了分离液态废弃物中的固体物质,可用自然沉淀、化学沉淀和混凝沉淀等方法进行处理。为了避免酸碱腐蚀,可用中和法处理。

(1)混凝沉淀法:物化法中以较为经济的混凝沉淀法为首选。向水中投加混凝剂,可使污水中的胶体颗粒失去稳定性,凝聚成大颗粒而下沉。通常采用混凝处理后,不仅能够有效地降低污染物的浓度,而且液态废弃物的生物降解性能也能得到改善。混凝沉淀法在中药及植物提取业的废水治理中较为常用,可作为独立的处理方法,也可与其他处理方法配合使用,作为液态废弃物的预处理、中间处理或终端处理。影响其处理效果的因素有混凝剂的种类和投药量、液态废弃物水体的 pH、搅拌的速度和时间,以及沉降时间等。

与其他处理方法相比,混凝法设备简单、易于实施、操作与维护简单、便于间歇运行,但处理效果一般、沉渣量大、出水 pH 较低、含盐量高、氨氮的去除率较低、运行费用高。因此,即使有较好的处理效果,仍需慎重选择。

(2)中和法:是指利用化学酸碱中和的原理,以消除液态废弃物中过量的酸或碱,使其 pH 达到中性的过程。酸性液态废弃物的中和方法有利用工厂中碱性液态废弃物或碱性废渣中和法、投加碱性药剂中和法、通过有中和性能的滤料过滤的中和法。其中,投药中和法是应用较为广泛的方法,常用的碱性药剂是石灰。选择碱性药剂时不仅要考虑它本身的溶解性、反应速度、成本、二次污染、使用方便等因素,还要考虑中和产物的性状、数量及处理费用等因素。碱性液态废弃物的中和方法有投酸中和法、利用酸性废水及废气的中和法等。

(3)气浮法:是利用高度分散的微小气泡作为载体,以黏附液态废弃物中的污染物,使其密度小于水而上浮到水面,从而实现固液或液液分离的过程。气浮法适用于悬浮物含量较高的液态废弃物的预处理,具有投资少、能耗低、工艺简单、维修方便等优点,但不能有效地去除液态废弃物中的可溶性有机物,尚需用其他方法作进一步处理。在制药废水处理中,如庆大霉素、土霉素、麦迪霉素等废水的处理,常采用化学气浮法。

利用加压气浮-水解酸化-序批式活性污泥法工艺,对某制药公司悬浮物和有机物含量较高的中药液态废弃物进行处理。结果表明,该公司的中药液态废弃物经加压气浮法预处理后,最终出水的 COD 去除率为 97.2%,达到了污水综合排放一级排放标准。但气浮法不能很好地去除液态废弃物中的可溶性有机物,因此,在工程实践中为了保证处理效果,通常需要结合生物法对其出水作进一步处理,或将气浮法作为其他方法的后处理工艺。

(4)吸附法:是指利用多孔性固体吸附液态废弃物中某种或几种污染物,以回收或去除污染物,从而使废水得到净化的方法。在制药废水处理中,常用煤灰或活性炭吸附预处理生产中成药、米非司酮、双氯灭痛、洁霉素、扑热息痛等产生的液态废弃物。处理后液态废弃物的 COD 得到大幅度削减,效果显著,同时对废水的色度和臭味也有一定去除效果。

在中药液态废弃物的处理中,常用的吸附剂有活性炭、煤渣、粉煤灰、木炭、高岭土、硅藻土及其他合成吸附剂等。利用不同煤型的煤灰、不同粒径的酸化沸石、改性活化的粉煤灰等吸附剂,对中药液态废弃物进行处理或预处理。结果表明,不同种类的吸附剂在相应使用条件下对中药液态废弃物中的 COD 有不同的去除效果,悬浮物的去除程度相对较高,其 COD 去除率可达 70%~100%;煤灰、酸化沸石和粉煤灰相比,粉煤灰是中药液态废弃物处理的最佳吸附剂,但其处理效果和煤型有关,其中经碱性活化后的粉煤灰处理效果更好,其 COD 去除率可达 65%~80%。

(5)氧化法:在处理高浓度、难生化降解的有机废水时,可利用其化学反应过程中能被氧化的性质,将其直接矿化或提高污染物的可生化性。常用方法有空气氧化、氯氧化、臭氧氧化和光氧化等。除此之外,1987 年,格莱兹等人提出了高级氧化法(advanced oxidation processes,AOP),将其定义为水处理过程中以羟基自由基作为主要氧化剂的氧化过程。根据产生自由基的方式和反应条件的不同,AOP 又可分为 Fenton 类氧化法、臭氧类氧化法、超声化学氧化法、湿式氧化法、超临界水氧化法和光催化氧化法等。

1)Fenton 试剂处理法:采用 Fenton 试剂预处理后,COD 去除率可达 50% 以上。例如,Fenton 法预处理西咪替丁废水的最佳反应条件为:H_2O_2 质量浓度 3 000 mg/L,$FeSO_4$ 质量浓度 750 mg/L,氧化时间 3 h,pH 3。对某制药厂的制药废水进行处理实验,取得了脱色率 100%、COD 去除率 92.3% 的效果,硝基苯类化合物含量从 8.05 mg/L 降至 0.41 mg/L。

2)深度氧化技术:制药废水的 COD 浓度高、色度深且含有大量的毒害物质,除采用传统的生化及物化处理方法外,液态废弃物深度氧化技术具有明显优势。湿式氧化技术是指在较高温度(150~350℃)和压力(0.5~20 MPa)下,以空气或纯氧为氧化剂,将有机污染物氧化分解为无机物或小分子有机物的化学过程。一般湿式氧化的 COD 去除率不超过 95%。湿式氧化处理的出水不能直接排放,大多数湿式氧化系统与生化处理系统联合使用。

(6)Fe-C 微电解法:生产中以 Fe-C 作为制药过程液态废弃物的预处理步骤,经预处理后废水的可生化性大大提高、效果明显。抗生素类药物制造过程中产生的液态废弃物难以生物处理,国内外对包括抗生素在内的难降解有机污染物废水采用了光催化降解和其他方法,但成本高、流程复杂。而采用廉价的铁屑加催化剂来处理此类废水,可使 COD 去除率达到第二类污染物部分行业最高允许排放浓度,并且此法较其他方法经济、稳定。

(7) 膜分离与反应集成技术

1) 膜生物反应器(membrane bioreactor, MBR):膜分离是利用特殊制造的多孔材料的拦截能力,以物理截留的方式去除废水中一定颗粒大小的杂质。在压力驱动下,颗粒较小物质可通过纤维壁上的微孔到达膜的另一侧,颗粒较大的物质则不能透过纤维壁而被截留,从而达到筛分液态废弃物中不同大小组分的目的。其过滤的精度和滤膜本身的孔径大小有关,根据孔径的大小可分为微滤、超滤、纳滤和反渗透等。

MBR 是膜分离法的一种,采用膜分离技术与生物反应器相结合的方式,有机物的最终去除仍然是通过微生物的新陈代谢作用来实现的,但是膜的高效固液分离作用强化了生物处理效率,故属于膜分离与反应的耦合装置。它是一种将膜分离技术与传统生物处理工艺结合的新型高效水处理与回收利用技术,因此具有其他生物处理工艺无法比拟的明显优势。MBR 因其工艺流程简化、处理效率高、活性污泥浓度高、剩余污泥产量低、出水水质好、设备占地面积小、便于自动控制、管理简便等优点,已广泛应用于中药液态废弃物处理中。

2) 一体式膜生物反应器(submerged membrane bioreactor, SMBR):该工艺是现代膜分离技术与生物技术有机结合的一种新型废水生物处理技术,将膜组件置于反应器内,通过泵的抽吸得到过滤液,膜表面清洗所需的交错流由空气搅动产生,曝气器设置在膜的正下方,混合液随气流向上流动,在膜表面产生剪切力,以减少膜的污染。与传统的生物处理工艺相比,具有生化效率高、抗负荷冲击能力强、出水水质好且稳定、设备占地面积小、排泥周期长、便于自动化控制等优点,是目前在高浓度有机废水处理、中水回用等领域中领先的技术。

3) 气浮-升流式厌氧污泥床(upflow anaerobic sludge blanket, UASB)-MBR 组合工艺:在对某生产中药抗病毒冲剂为主的高科技企业的液态废弃物小试研究基础上,经过技术经济论证,设计了一套一体化污水处理设施,采用气浮-UASB-MBR 组合工艺处理高浓度中药废水,大大提高了中药液态废弃物的处理能力和抗冲击负荷能力。

4) 产酸发酵反应罐(continuous stirred tank reactor, CSTR)-复合厌氧反应池(upflow anaerobic sludge bed-anaerobic filter, UASBAF)-MBR 新型组合工艺:采用 CSTR 产酸相-UASBAF 复合产 CH$_4$ 相-MBR 处理某中药厂的液态废弃物,进行中试试验研究,具体流程见图 2-10。

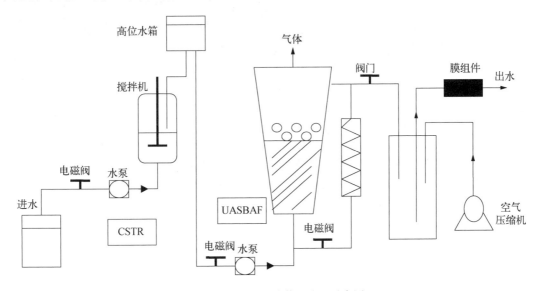

图 2-10　中试试验装置流程示意图

实例：蒲地蓝消炎口服液废水的资源化利用研究

蒲地蓝消炎口服液由蒲公英、板蓝根、苦地丁、黄芩4味中药组成，该生产过程中的废弃物主要是浓缩后所产生的大量半固体废弃物、制药过程产生的大量废水、提取药材所产生的药渣。蒲地蓝消炎口服液废水目前主要采用生化法处理，处理流程较长，每年处理成本投入较大。

依照资源循环利用中"将废水吃干榨净"的思路，蒲地蓝废水中的大量黄芩苷可作为资源性产品回收，不仅可大幅减轻下一步生化处理的问题，还会产生可观的经济效益。蒲地蓝废水处理的具体处置方案如下：① 依照"Trade-off"（权衡）的基本特征，选择适用于双膜法工艺的超滤、纳滤膜材料对废水进行一级处理。② 依照蒲地蓝废水的成分组成基本特征，考察双膜法工艺进料前的预处理方法。③ 考察适宜的 MBR 处理菌种，并对 MBR 工艺过程进行优化。

（1）蒲地蓝消炎口服液废水的双膜法处理：通过对膜通量数据分析发现，膜通量 PES[①] 30K＞PES 20K＞PES 10K＞RC[②] 1K＞PES 5K＞PA[③] 1K。一般而言，膜通量和截留分子量呈现一定的相关性，在此实验中有所体现，但由于 RC 较 PES 更亲水，故出现 RC 1K＞PES 5K 的实验结果，这也验证了较亲水的膜更适用于中药废水的处理。通过对水质参数的观察，PES 5K 与 PA 1K 对各成分的截留率较高，黄芩苷富集率高，同时发现 PES 5K 的膜通量大于 PA 1K，并且黄芩苷与 COD 分离因子高，故 PES 5K 可作为二级超滤膜以处理蒲地蓝废水。

通过系统的膜材料与膜通量筛选研究，发现中药大生产所得废水处置的双膜法最优工艺为"两级超滤＋一级纳滤"，与常规的化工废水处置的"一级超滤＋一级纳滤""一级微滤＋一级超滤"有所区别。

（2）蒲地蓝消炎口服液废水中的资源性成分回收：以黄芩苷回收利用研究为例，两步超滤处理后，对第二步超滤所获得的截留液进行纯化实验。pH＝1.7 时，所获得的黄芩苷转移率最高，所获得的黄芩苷粉末经红外、核磁共振、HPLC 等检测，确认其纯度＞97%。

（3）蒲地蓝消炎口服液废水中低值物料的 MBR 处理：从蒲地蓝消炎口服液废水中获得了黄芩苷，但仍有一级超滤截留液、二级超滤获得黄芩苷后的液体需要处理。这部分废水的特点为经过上一步黄芩苷的富集，此时废水中所含黄芩苷较少，因为活性污泥的耐受情况会有所提升，而同时其所含物质复杂，难以进一步进行分离，经济价值也比较低，可采用生化法进行处理。采用 MBR 方法对上述液体进行处理，MBR 成本低、通量较大且设计良好，可以保证合格的水质。

研究结果证实，活性污泥处理和膜集成组合成 MBR 工艺之后，其处理效率大幅提升。在水力停留时间（hydraulic retention time, HRT）8 h 的工艺条件下，使用 PES 50K 中空纤维膜，好氧和厌氧 MBR 都可达到 COD＜150 mg/L 的出水水质，达到了污水综合排放标准 GB 8978—1996 的二级标准。

2. 中药液态废弃物的生物处理技术　主要包括活性污泥法、生物膜法和厌氧生物处理法等。因为生产过程中的液态废弃物其产品不同、生产工艺不同，而差异较大。因此，在对某一特性液态废弃物治理的过程中，通常用到几种不同的处理技术或是几种不同技术的组合。其中，应用最为广泛的是生物处理技术。据统计，全世界以生物技术处理的液态废弃物量占处理水总量的 65%。

生物处理技术主要有好氧生物处理、厌氧生物处理及厌氧-好氧组合处理技术。采用生物处理技术消除有机污染物是最为经济的方式，针对中药资源性产品制造过程中液态废弃物所含有的有机物的特点，各类生物处理技术和工艺成为研发和推广应用的重点。

---

① PES 为聚醚砜膜。
② RC 为再生纤维素膜。
③ PA 为聚酰胺膜。

（1）好氧生物处理技术：中药液态废弃物的好氧生物处理工艺主要是早期的传统活性污泥法和从 20 世纪 70 年代开始开发革新的替代工艺，如深井曝气、生物流化床、生物接触氧化、序批式活性污泥法（sequencing batch reactor activated sludge process，SBR）及氧化沟工艺等。常用的好氧废水生物处理设施有普通活性污泥法、高负荷活性污泥法、氧化沟法、SBR、循环活性污泥法（cyclic activated sludge system，CASS）、循环式活性污泥反应器、间歇式循环延时活性污泥法、好氧一体化活性污泥法系统、连续曝气池-间歇曝气池（demand aeration tank-intermittent atration tank，DAT－IAT）工艺、改良式序列间歇反应器、曝气生物滤池等。

国外的制药废水处理技术往往是从市政污水处理工艺移植过来的。好氧生物处理技术应用于制药废水的研究始于 20 世纪 70 年代，首先采用的是以活性污泥法为代表的好氧工艺，并在少数工程中应用。

（2）厌氧生物处理技术：又称厌氧消化、厌氧发酵，是指在厌氧条件下，借助多种微生物群体（兼性或厌氧）的新陈代谢活动，使液态废弃物中的有机物污染物分解并产生 CH_4 和 CO_2 的过程。

厌氧消化过程概括为两阶段、三阶段、四阶段理论，两阶段理论指酸性发酵阶段、CH_4 发酵阶段；美国学者布赖恩特在三阶段理论中突出了产氢产乙酸菌的作用，认为脂肪酸和醇类物质必须通过产氢产乙酸菌转化为乙酸和 H_2 或 CO_2，然后再被产 CH_4 菌利用，最终转化为 H_2、CO_2。目前，国内外高浓度制药液态废弃物的处理方法，基本上是以厌氧发酵为主。与好氧处理相比，厌氧法在处理高浓度有机废水方面通常具有以下优点：有机负荷高；污泥产率低，产生的生物污泥易于脱水；营养物质需求少；无须曝气，能耗低；可以产生沼气，回收能源；对水温的适宜范围较广；活性厌氧污泥的保存时间长。

常用的厌氧废水生物处理设施先后出现了厌氧接触工艺的第一代厌氧反应器，厌氧滤池、升流式厌氧污泥床反应器和厌氧流化床等可以保持大量活性污泥的第二代厌氧反应器，以及膨胀颗粒污泥床、厌氧折流板反应器和上流污泥床-过滤器等第三代新型厌氧反应器。目前，升流式厌氧污泥床反应器、厌氧折流板反应器及复合式反应器等是研究和应用较为广泛的厌氧反应器类型。

利用厌氧-SBR 工艺，对某制药厂的中药液态废弃物处理效果进行试验研究。结果表明，经厌氧生物法处理后，该制药厂的液态废弃物中不溶性有机物被转化为易降解的有机物，使得 BOD 与 COD 的比值（B/C 值）由进水的 0.34～0.39 提高到出水的 0.60～0.62，从而提高了中药液态废弃物的可生化性。

（3）厌氧-好氧组合处理技术：从 20 世纪 80 年代始，该技术逐渐成为主导工艺。利用高效率厌氧工艺容积负荷高、COD 去除率高、耐冲击负荷的优点，减少稀释水量，且能较大幅度地削减 COD，以降低基建、设备投资和运行的费用，并回收沼气。厌氧段还有脱色作用，这对于高色度制药废水的处理意义较大。厌氧之后接好氧处理，目的是保证厌氧出水经处理后达标排放。同时，对于高氮、高 COD 废水，通过该组合处理技术还能达到脱氮的目的。

（4）中药液态废弃物处理数学模型研究：采用中药液态废弃物（两相厌氧消化系统出水）作为 MBR 的进水，以活性污泥 1 号数学模型（activated sludge model No.1，ASM1）为基础，对中药液态废弃物的 COD 和氮组分进行估计。结果发现，中药液态废弃物的 COD 和氮组分不同于传统生活污水。中药液态废弃物 COD 组分中的固体悬浮物浓度（SS）为 141.2 mg/L，慢速可生物降解底物浓度（XS_S）为 2 113.2 mg/L，惰性悬浮物有机物质浓度（X_I）为 85.3 mg/L，惰性可溶性有机物质浓度（S_I）为 53.8 mg/L；氮组分中的氨氮浓度（S_{NH}）为 20.9 mg/L，硝酸盐及亚硝酸盐氮浓度（S_{NO}）为 0.5 mg/L，易生物降解有机氮浓度（S_{ND}）为 17.6 mg/L，颗粒性可生物降解有机氮浓度（X_{ND}）为 263.4 mg/L。组分预测是 ASM1 模型的输入项，其正确性同模型的模拟结果直接相关，是模型参数的重中之重，同时，对研究类似的废水水质组分具有指导和借鉴意义。模型可较好地模拟 MBR 处理中药液态废弃物两相厌氧消化系统出水的动态过程。

以国际水质协会(International Association on Water Quality, IAWQ)推出的 ASM1 和厌氧消化 1 号模型(anaerobic digestion model No.1, ADM1)为理论基础,建立两相厌氧-MBR 处理中药液态废弃物的数学模型。模拟结果表明,该模型基本可以模拟两相厌氧-MBR 的运行情况。ADM1 可以直接用于 CSTR 反应器的模拟,而 UASBAF 反应器内部的流体流态比较复杂,经研究发现,轴向离散模型和全混串联模型能够较好地反映 UASBAF 反应器内部的流体流动状态。ASM1 能够有效地模拟 MBR 的运行情况,并可以应用模型对 MBR 影响因素进行精选评价,用于工艺流程的选择、各种构筑物的尺寸及其关键运行参数的确定;可优化一体式 MBR 的运行和管理,进行动态模拟以寻求 MBR 的最佳工作状态。

3. 中药液态废弃物的联用处理技术　由于中药液态废弃物水质的复杂性,在其实际工程应用中,仅用一种方法难以达到预期的处理效果,通常采用对传统工艺进行强化或多种方法联合使用的手段,来提高处理效果,减少工程成本。其中,应用最为广泛的处理工艺是以生物法为主体,物化法为主体工艺的预处理或后处理工艺。典型组合形式一般是按照前处理—厌氧(或水解酸化)处理—好氧处理—后处理的途径进行。目前,在中药液态废弃物的处理过程中,较为常用的工艺主要有以下几种。

(1) 循环式活性污泥(CASS)工艺: 是在 SBR 的基础上,结合生物反应动力学原理及合理的水流条件开发的一种新型水处理工艺。其基本结构一般由预反应区和主反应区两部分组成,在预反应区内,微生物通过酶的快速转移机理对进水水量、水质、有毒有害物质和 pH 起到一定的缓冲作用,同时抑制丝状菌的生长,防止污泥膨胀;在主反应区内,微生物进一步完成有机物的降解、硝化(反硝化)和磷的吸收。

在利用 CASS 工艺对中药废水进行处理的过程中,液态废弃物分批次进入反应池,随后按反应、沉淀、排水、闲置完成一个操作周期。运行期间,CASS 工艺一般分为微生物选择区、缺氧反应区、好氧反应区 3 个部分,随着推流过程的不断进行,微生物处于好氧、缺氧和厌氧的周期性变化之中,从而完成液态废弃物中污染物的去除;同时,CASS 工艺还具有除磷脱氮的作用。CASS 工艺虽然具有抑制污泥膨胀、脱氮除磷、沉降性能良好等许多优点,但在实际工程应用中存在污泥悬浮生长系统单一、多种处理功能相互影响等问题。因此,对其运行控制有较严格的要求,在应用中难以实现高效、稳定的运行。

(2) 生物接触氧化-水解酸化-序批式活性污泥法(SBR): 在实际工程中,通常采用生物接触氧化-水解酸化-SBR 组合工艺对 B/C 值较低的中药液态废弃物进行处理,其出水稳定、效果较好。在该工艺中,水解酸化段的运行状况直接影响系统最终出水的水质。

利用生物接触氧化-水解酸化-SBR 工艺,对某药业股份有限公司中药液态废弃物的处理效果进行试验研究。控制进水 COD 浓度为 1 094 mg/L,BOD 浓度为 327 mg/L,SS 浓度为 74 mg/L,经接触氧化 13 h、水解酸化 8.6 h、SBR 处理后,最终出水 COD 浓度为 38 mg/L,BOD 浓度为 11 mg/L,SS 浓度为 36 mg/L;中药液态废弃物 COD、BOD 的去除率均高达 96%。因此,生物接触氧化-水解酸化-SBR 工艺对中药液态废弃物中的 COD、BOD、SS 等均有较好的去除效果。

(3) 复合式厌氧反应器(UASBAF): 结合了 UASB 和厌氧滤池的优点,使反应器中同时存在悬浮相和附着相厌氧微生物。悬浮生长的厌氧微生物将大量的有机物转化为 CH_4,提高了反应器的处理能力;附着生长的厌氧微生物可以对中药液态废弃物中的溶解性有机物作进一步处理,因而提高了 UASBAF 的整体处理效果。此外,反应器内大量活性微生物可避免污泥流失所引起的反应器运行恶化,提高整个系统运行的稳定性。

利用 UASBAF 和 UASB,对双黄连粉针剂生产过程中液态废弃物的处理效果进行研究。结果发现,当进水 COD 浓度为 3 800～15 320 mg/L 时，经 UASBAF 处理后，其出水 COD 浓度约为 649 mg/L；经 UASB 处理后，其出水 COD 浓度约为 1 313 mg/L。可见，UASBAF 具有较好的抗浓度冲击、负荷冲击能力，处理效果明显优于 UASB。

（4）水解酸化-好氧组合工艺：由于水解酸化-好氧组合工艺将厌氧生物处理技术和好氧生物处理技术相结合，使得难于降解的大分子物质经过水解酸化后转化为易于生物降解的小分子物质，提高了中药液态废弃物中难降解物质和不易降解物质的可生化性，消除了难降解有机物对后续好氧生物处理单元的抑制性，便于后续好氧生物的处理。同时，水解酸化还可以降低后续生物处理单元的需氧量，摒弃厌氧过程中对环境变化敏感、生态条件要求苛刻、反应速率慢的产 CH_4 段，从而降低了运行成本，节省了基建费用。因此，该组合工艺近年来持续受到学者的重视。接触氧化法工艺改造工程量小，投资少，且该工艺运行管理简便，容积负荷高，总池容小；其运行能耗低，产生污泥量少，应用较多。

（5）两相厌氧-好氧接触氧化工艺：是将两相厌氧消化与好氧接触氧化相串联的一种组合生物处理工艺。由于该工艺极大地提高了中药液态废弃物中难降解有机物的可生化性及去除效果，具有处理效率高、出水稳定、运行安全、管理方便、抗负荷冲击能力强等优点，因而在高浓度中药液态废弃物的处理方面具有一定的优势。

（6）膜法废水处理级"零排放"技术：采用微滤、超滤、反渗透及纳滤等技术，应用于中药提取液的精制与浓缩。在中药制药过程的保障领域，反渗透技术已成为制药用水生产的关键技术，反渗透（reverse osmosis，RO）和连续电除盐（electro-deionization，EDI）联用技术在制药企业得到了大规模的推广应用。在中药制药的上游生产过程中，遵循中药作为天然资源的绿色发展原则，将高性能膜材料应用于产品制造的分离过程，针对中药体系开发特种膜材料及其专属装备，推进"清洁生产"；在下游废水的处理过程中，遵循工业废水的处理原则和发展趋势，针对中药体系开发专属性技术与集成装备，根据废水性质对其实施分级处理，并对中药制药废水中的资源性成分进行回收再利用。该技术已应用于中药脉络宁注射液、藿香正气口服液等生产过程的绿色设计。

实例：中药脉络宁注射剂提取废水的治理工艺技术

以南京某企业脉络宁注射剂生产过程中产生的制药废水为例，通过中药制药工程与膜工程研究领域的联合攻关，开展了以膜分离技术为核心的中药废弃物资源化利用的系统研究。目前，废水再利用的研究结果表明：① 采用超速离心处理后，再采用 0.2 μm 无机陶瓷膜处理提取工段的废水，可以有效截留大分子，将小分子有效成分富集后再利用，而截留的大分子废弃物亦可用于农业栽培；② 采用渗透汽化等技术手段，可将废弃物中的挥发性成分分离。

（五）中药气态废弃物的处理与回收利用技术

芳香类中药在煎煮、浓缩、干燥等过程中，其香味物质会随着蒸气挥发而损失，影响着药物的品质。该类气态物质多为挥发或升华的单萜、倍半萜等小分子混合物，通常未加以回收利用就被废弃，造成了资源的浪费。如芳香全草类药材薄荷、荆芥、佩兰、青蒿等，花类药材辛夷、金银花、玫瑰花等，果实种子类药材葫芦巴、补骨脂等在水提过程中挥发逸出的气态废弃物，以及大黄、羊蹄酸模等富含蒽醌类物质的药材及饮片在干燥加工过程中的升华产物等。

1. 冷凝法 通过降低气体的温度或增加气体的压力，使得挥发性物质处于过饱和状态，将挥发性组分冷凝下来。该方法适用于气量小、高沸点和高浓度的挥发性资源性化学成分的回收。由于处理的挥发性物质浓度较高，其浓度往往处于爆炸上限，这样在后续的冷凝过程中，气体会进入爆炸范围，存在爆炸的危险,在系统的设计上需要增加惰性气体保护等措施。冷凝法处理后的挥发性物质的浓度偏高,往往需通过结合其他的过程,如吸附、吸收、膜分离法等,以获得纯化的挥发性物质资源。

2. 吸收法　一般采用物理吸收,根据有机物相似相溶的原理,常采用沸点较高、蒸气压较低的有机溶剂如汽油、煤油等作为溶剂,使挥发性物质从气相转移到液相,然后对吸收液进行解析处理,回收其中的挥发性物质,同时与其他气态物质得以分离。即将废弃的气态废弃物引入吸收液进行净化,待吸收液饱和后经加热、解析、冷凝回收。该法适用于大气量、低温度、低浓度的气态废弃物,挥发性物质的脱除率在 95%~98%。

3. 膜分离法　是选用人工合成的或天然的膜材料为分离介质,根据挥发性物质和空气在膜内渗透速率的差异,来实现两者的分离。传递过程的推动力为气体组分在膜两侧的分压差。该法是一种新的高效分离方法。采用膜分离法可回收的资源性物质包括脂肪族和芳香族化合物,如卤代烃、醛、酮、腈、酚、醇、胺、酯等。该法最适合处理有机物浓度较高的气态废弃物,其回收效率可达到 97% 以上。

4. 生物净化技术　利用生物法处理空气中的污染物,主要有生物过滤法、生物吸收法、生物滴滤法等。生物过滤法是利用微生物降解或转化空气中的中药挥发性成分及硫化氢、氨等恶臭物质,是一种较新的空气污染控制方法,可用于中药资源产业化过程,尤其是制造过程中由于固体废弃物、液体废弃物发霉变质而产生的臭味物质的处理,以达到除去有害物质、净化空气的作用。生物吸收法由 2 部分工艺组成,一部分为废气吸收段,另一部分为悬浮液再生段,即活性污泥曝气池。生物滴滤法集生物吸收和生物氧化于一体,与生物吸收法相类似,吸收液在吸收反应器中循环,与进入反应器的废气接触,吸收废气中的污染物,以达到废气净化的目的。

第三节　植物类中药资源化学的研究与应用实例

植物类中药是中药资源的主体组成部分,占中药的绝大部分,其资源丰富多样,是中医临床发挥疗效的重要物质基础。立足于资源的开发利用,采用天然产物化学、分析化学和功效评价的技术和方法,揭示植物类中药资源多途径、多层次的资源利用价值。从资源学角度,揭示资源性化学成分的动态积累与分布规律、生物合成途径,以及与地理、生态环境的关系等;从化学角度,揭示资源性化学成分的结构类型、性质、存在与分布,以及利用途径等。目的是更为经济有效、科学合理、全面综合地利用中药资源,使其可持续、健康发展。

一、真菌类中药资源化学的研究与应用实例

(一) 药用真菌资源概况

真菌是生物界中一个大的类群,世界上已被认知和命名的真菌有 1 万余属、12 万余种。按照传统林奈的两界分类系统,人们通常将真菌门分为鞭毛菌亚门、接合菌亚门、子囊菌亚门、担子菌亚门和半知菌亚门。其中,担子菌亚门大多能形成大型子实体,是一群多种多样的高等真菌,多数种具有食用和药用价值,如银耳、金针菇、竹荪、牛肝菌、灵芝等,但也有豹斑毒伞、马鞍菌、鬼笔蕈等有毒种。长久以来,真菌曾被认为和植物的关系相近,甚至曾被植物学家认为就是一类植物,但真菌的细胞壁以甲壳素为主要成分,而植物的细胞壁主要由纤维素组成。不同于有胚植物和藻类,真菌不进行光合作用,而是属于腐生生物,经由腐化并吸收周围物质来获取食物,其异养方式有寄生和腐生 2 种。因此,真菌的生长发育受到内、外双重因素的控制。内部因素由真菌自身遗传特性决定,外部因素为适应其特性的生态环境,以满足其生长发育的需要。外部因素主要包括营养、温度、湿度、光照、酸碱度、O_2 和 CO_2 浓度等,当这些因子相互协调时,真菌才能正常生长发育。

全世界范围内已被记载的药用真菌大约有 2 500 种,应用最多的是其子实体或菌核。至今,我国已人工驯化、栽培和利用菌丝体发酵培养的真菌达百种,其中栽培生产的有 60 多种,形成商业生产的有30 多种。《中国药典》仅收载有马勃、云芝、灵芝、茯苓、茯苓皮、猪苓和雷丸等少数品种。绝大多数药用真菌仍处于野生状态,有些种类可能具有更好的药用价值,只是未被人们发现,药用真菌的巨大商业价值有待开发利用。

我国传统药用真菌多达 400 余种,共 51 科、138 属。药用菌物品种主要分布在子囊菌纲和担子菌纲,其中担子菌纲的药用种数约占药用真菌的 90%,主要集中分布于多孔菌科(27 属 74 种)、口蘑科(18属 45 种)、红菇科(2 属 33 种)、牛肝菌科(5 属 16 种)、马勃科(6 属 13 种)和蘑菇科(2 属 12 种)等 6 个科中。药用真菌种类较为集中的属有灵芝属、多孔菌属、羊肚菌属、红菇属、侧耳属等,其中灵芝属中多种灵芝菌物资源种类的研究和开发利用较为深入系统。我国是世界上灵芝属真菌最为丰富的国家,据调查,海南省的灵芝资源种质就有 54 种,云南省约有 30 种。

子囊菌纲中,药用真菌主要集中在麦角菌科(5 属 10 种)、肉座菌科(4 属 4 种)、黑粉菌科(2 属 4种)。冬虫夏草属真菌在我国共有 58 种,有药用价值、并已利用或研究开发的有 20 种(包括无性型),主要有冬虫夏草 *Cordyceps sinensis*(Berk.)Sacc.、蛹虫草 *Cordyceps militris*(L. ex Fr.)Link.、蝉花*Cordyceps sobolifera*(Hill.)Berk. et Br.、大蝉草 *Cordyceps cicadae* Shing 等。我国台湾地区(22 种)、广东省(17 种)、云南省(13 种)等地的虫草真菌种类也较为丰富。麦角菌 *Clavieps purpurea*(Fr.)Tul. 寄生在寄主植物上所产的菌核和发酵产物均可入药,其产生的麦角新碱为妇产科临床重要药物,可用于妇科分娩后促进子宫收缩,以减少出血、促其复原。

担子菌纲中常用的药用真菌有香菇 *Lentinus edodes*(Berk.)Sing.、茯苓 *Poria cocos*(Schw.)Wolf、灵芝 *Ganoderma lucidum*(Leyss. ex Fr.)Karst、云芝 *Coriolus versicolor*(L. ex Fr.)Quel、雷丸 *Polyporus mylittae* Cook. et Mass.、马勃 *Calvatia craniiformis*(Schw.)Fr.、银耳 *Tremella fuciformis* Berk、猴头菌*Hericium erinaceus*(Bull. ex Fr.)Pers.、侧耳 *Pleurotus ostreatus*(Jacq. ex Fr.)Quel.、木耳 *Auricularia auricula*(L. ex Hook.)Underw、苦白蹄 *Laricifomes officinalis*(Vill.)Bres.、竹荪(短裙竹荪)*Dictyophora duplicata*(Bosch)Fisch、竹黄 *Shiraia bambusicola* Henn 等。

药用真菌在藻状菌纲和半知菌纲中较少分布,仅有禾生指梗霉 *Sclerospora graminicola*(Sacc.)Schrot.、白僵菌 *Beauveria bassiana*(Bals)Vuill. 等具有一定的药用价值。随着科学技术的进步,新的药用真菌种类不断被发现,如蜜环菌 *Armillaria mellea*(Vahl)P. Kumm.、假蜜环菌 *Armillariella tabescens*(Scop. Fr.)Sing. 等就是近些年被发现其药用价值,并加以开发利用的品种。

(二)药用真菌资源化学研究

药用真菌类中药资源化学成分种类丰富,在抗肿瘤、提高免疫力、抗高血压、降血糖、抗血栓形成等方面均具有显著的药理活性。化学成分类型包括多糖类、萜类、生物碱类、甾醇类、鞘脂类、氨基酸类、肽类等。药用真菌所含的次生代谢产物的化学结构多样,这种化学结构的多样性对现代药物的发现至关重要。另外,药用真菌的菌种可以长期保存,许多种类容易发酵培养,一旦发现有应用价值的次生代谢产物,将可能通过发酵的方法来解决原料来源问题。这方面已有成功的研究案例,如虫草素、灵芝三萜酸等。目前,药用真菌类资源化学研究日益引起人们重视,已成为探索和发掘具有药用价值的新资源的重要领域。

1. 多糖类　是一类从真菌子实体、发酵液或菌丝体中分离得到的,一般由 10 个分子以上单糖通过糖苷键连接而成的高分子多聚物,按单糖组成的不同可分为葡聚糖(glucan)、甘露聚糖(mannan)、杂多糖(heteropolysaccharide)等。部分多糖还与蛋白质或多肽结合,这部分多糖又称糖蛋白或糖肽。与动、植物多糖不同的是,真菌多糖分子单体之间的连接多以 β-(1, 3)和 β-(1, 6)糖苷键结合,从而形成链状分子,其具有立体结构。从雷丸 *Omphalia lapidescens* Schroet. 中得到的葡聚糖,分子主链为 β-D-(1→3)连接的葡聚糖,支链连在主链的 O—6 位,每隔 3 个主链单元连接 2 个支链。银耳 *Tremella fuciformis* Berk. 中含有甘露聚糖,分子主链为 β-D-(1→3)连接的甘露糖,支链分别连在主链的 O—2、O—4、O—6 位。松杉灵芝 *Ganoderma tsugae* Murr. 菌丝体中的杂多糖 GFb,其相对分子质量为 9.8 万,主链由 1→6 葡萄糖基和 1→6 半乳糖基构成,二者之比为 1:1,侧链由 1→3 葡萄糖基、1→4 葡萄糖基、末端葡萄糖基及末端半乳糖基构成。泰山赤灵芝 *Ganoderma lucidum*（Leyss. ex Fr.）Karst. 中分离得到的 7 个肽多糖,其中 2 个命名为 TGLP-2 和 TGLP-3。TGLP-2 的相对分子质量为 20.9 万,为 β-(1→3)(1→4)糖苷键连接的甘露葡聚糖肽,含肽量为 8.9%。TGLP-3 的相对分子质量为 4.5 万,为 β-(1→3)(1→4)(1→6)糖苷键连接的葡聚糖肽,含肽量为 4%。

2. 萜类

（1）三萜类:是真菌活性成分中一类重要的物质基础,具有广泛的药理活性,如神经保护、心血管保护、抗癌与抗炎等。按化合物分子中的碳原子数,可分为 C_{27}、C_{28}、C_{30} 和 C_{31} 四环三萜等化合物类型（图 2-11）。灵芝子实体中的三萜类成分研究最为透彻,目前已发现 150 多个三萜化合物,并且仍有新的灵芝三萜被发现。灵芝三萜类化合物的相对分子质量一般在 400~600,其化学结构较为复杂,目前已知有 7 类不同的母核结构,三萜母核上有多个不同的取代基,常见有羧基、羟基、酮基、甲基、乙酰基和甲氧基等。另外,从茯苓、硫磺菌、多孔菌等担子菌中也分离出了多种类型的三萜化合物。

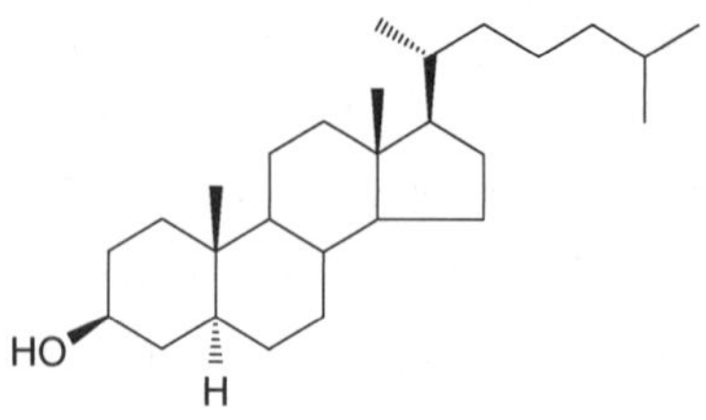

C_{27}四环三萜化合物

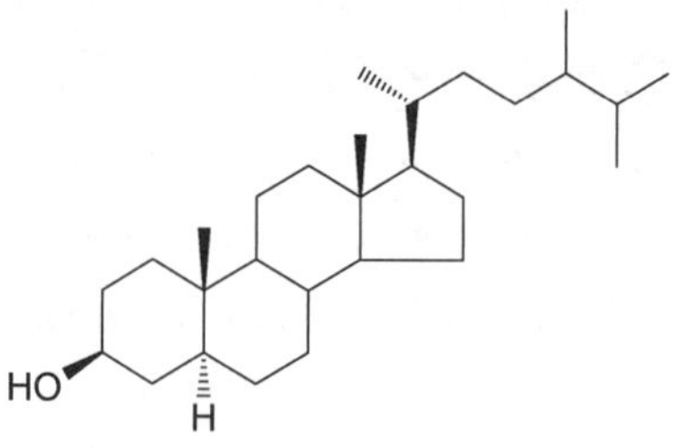

C_{28}四环三萜化合物

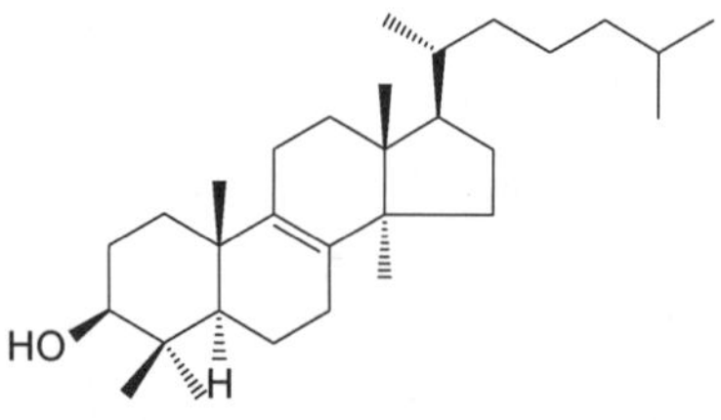

C_{30}四环三萜化合物

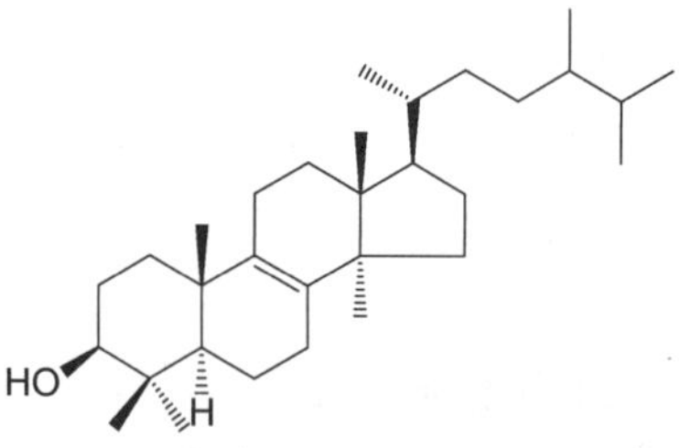

C_{31}四环三萜化合物

图 2-11　真菌中的四环三萜类化合物类型

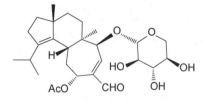

图 2-12　猴头菌素 P 的化学结构

（2）二萜类:是由 4 个异戊烯基单元构成的、含 20 个碳原子的化合物,因其独特的生物活性而备受人们的关注。但相对于倍半萜和三萜类化合物而言,真菌中发现的二萜成分无论是结构类型还是数量都少得多。迄今,已报道有 100 多个二萜化合物,主要分为链状二萜、单环二萜、二环二萜、三环二萜和其他类二萜共 5 类。其中,对具有三环母核结构的鸟巢烷型（cyathane）二萜化合物研究得最充分,该类化合物有显著的刺激神经生长因子合成和杀菌的作用,如猴头菌丝体中分离得到的二萜化合物猴头菌素 P（erinacine P）（图 2-12）对人体多种癌细胞（人慢性髓系白血病细胞 K562、人前列腺癌细胞 LANCAP、人喉癌上皮细胞 HEP2)均显示出良好的细胞毒性和抑菌活性。

（3）倍半萜类：是真菌资源中化学结构类型最为丰富的一类资源性化学成分,也是研究最为透彻的一类成分,其结构变化最大,生物活性显著。药用真菌中相继分离得到一系列倍半萜,迄今,已报道了100 多个倍半萜化合物,主要涉及 13 种类型。如从蜜环菌菌丝体的石油醚、丙酮部位分离获得 30 多个原伊鲁烷型(protoilludane)倍半萜醇芳香酸酯,包括蜜环菌甲素(armillarin)、蜜环菌乙素(armillaridin)。化学结构见图 2 - 13。

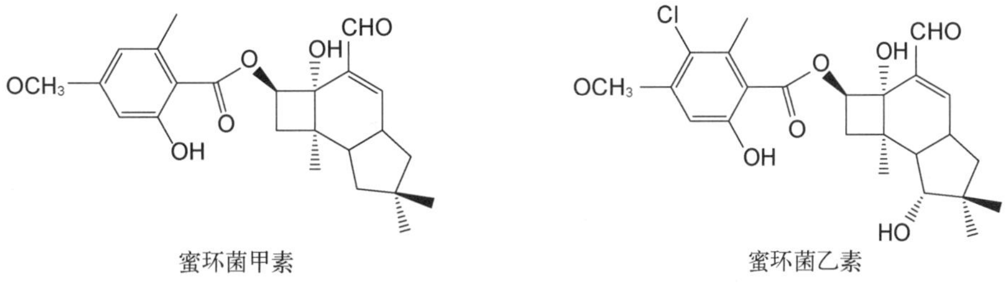

蜜环菌甲素　　　　　　　　　　　蜜环菌乙素

图 2 - 13　蜜环菌中的主要倍半萜化合物

3. **生物碱类**　真菌资源中,生物碱类成分是一类重要的代谢产物,主要包括吲哚类、腺苷类、吡咯类、肽类等生物碱。从白蘑属的褶缘黑点口蘑 *Tricholoma scioides*（ Secr.） Martin 和突顶口蘑 *Tricholoma virgatum*（ Fr.） Kummer 中,分离得到 3 个吲哚类生物碱,分别为 2, 4 -二甲基吲哚（ 2, 4 - dimethylindole)、4 -羟甲基-2 -甲基吲哚(4 - hydroxymethyl - 2 - methylindole)和 4 -甲氧基甲基-2 -甲基吲哚(4 - methoxymethyl - 2 - methylindole)；从人工蛹虫草子实体中,分离得到腺苷类化合物虫草素(cordycepin)。化学结构见图 2 - 14。

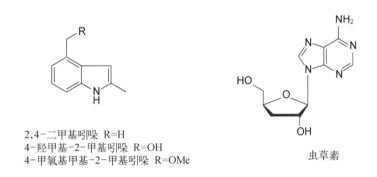

2,4-二甲基吲哚　R=H
4-羟甲基-2-甲基吲哚　R=OH
4-甲氧基甲基-2-甲基吲哚　R=OMe

虫草素

图 2 - 14　真菌中吲哚类和腺苷类生物碱

4. **鞘脂类**　广泛存在于各类真菌中,是真核生物细胞膜的成分。真菌来源的鞘酯基本结构为神经酰胺,即以(神经)鞘氨醇为基本骨架,与长链脂肪酸形成的酰胺类化合物。根据与神经酰胺 C—1 位羟基相连的基团不同,可将鞘脂分为以下几类：神经酰胺、脑苷、糖鞘脂、肌醇磷酸神经酰胺、二肌醇磷酸神经酰胺。在各类结构中,由于鞘氨醇和脂肪酸链的长度、双键及羟基的多少和位置不同,鞘脂的结构变化也较多。灰树花 *Grifola frondosa*（ Dicks.） Fr. 孢子粉中含有 4 个新神经酰胺,其鞘氨醇骨架均相同,区别仅在于脂肪链的长短不同。脑苷为神经酰胺的 C—1 位羟基与糖连接而成,该类化合物的结构根据所连糖的种类不同,可分为葡萄糖脑苷和半乳糖脑苷。药用真菌中常见的是葡萄糖脑苷,如脑苷脂 D(图 2 - 15)。

5. **甾醇类**　真菌中普遍存在麦角甾醇类及其衍生物,亦有少部分豆甾醇类化合物。麦角甾醇环氧、过氧化合物具有一定的抗肿瘤活性。

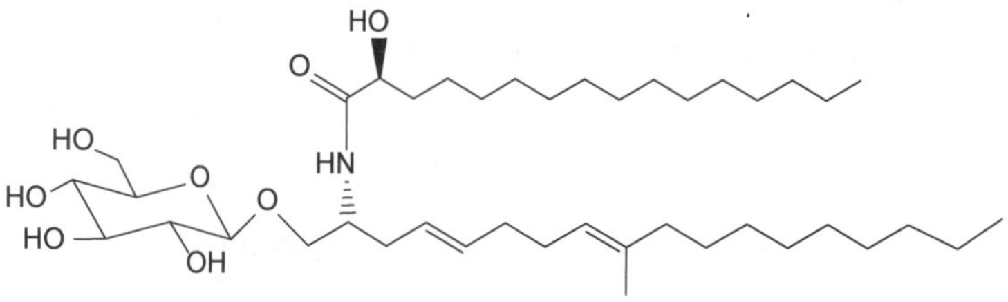

图 2-15 脑苷脂 D 的化学结构

(三) 药用真菌资源化学研究实例

实例：灵芝类药用植物类群资源化学研究与资源化利用

灵芝为多孔菌科真菌赤芝 *Ganoderma lucidum* (Leyss. ex Fr.) Karst 或紫芝 *Ganoderma sinense* Zhao, Xu et Zhang 的干燥子实体,具有补气安神、止咳平喘等功效。

【资源类群概述】

灵芝为腐生菌,常腐生在阔叶树的倒木、枯木、树桩上。在野生自然条件下,常在柞、栎、椴、桦、杨、白松等腐木上生长,或以这些树种的锯木屑为生长基质。灵芝菌丝在 4~35℃ 范围内都可以生长,以 24~30℃ 为菌丝生长最适温度。灵芝为好气性真菌,菌丝的生长,尤其是子实体的生长需要通风和足够的氧气供给。菌丝的生长不需要光,而子实体的生长需要一定的光照。灵芝喜偏酸性的基质,菌丝在 pH3.5~7.5 的基质中都可以生长,在 pH5~6 的条件下生长较好。

按照安斯沃思真菌分类系统,灵芝隶属于担子菌亚门 Basidiomycotina、层菌纲 Aphyllophorales、无隔担子菌亚纲 Holobasidiomycetidae、多孔菌目 Polyporales、灵芝菌科 Ganodermataceae、灵芝属 *Ganoderma*。我国现已知有灵芝属真菌 60 多种,分为以下 3 个亚属。

1. 灵芝亚属　共有 44 种,分为 2 个组。灵芝组有 21 种,分布于国内各地;紫芝组有 23 种,其中有 15 种分布在海南省,余者分布在以长江流域为中心的 11 个省区市内。

2. 粗皮灵芝亚属　仅有分布在广西壮族自治区的 1 种。

3. 树舌亚属　有 17 种,分布较为广泛。

药用灵芝资源在我国主要分布于黑龙江省、吉林省、河北省、山东省、山西省、内蒙古自治区、安徽省、江苏省、浙江省、江西省、广东省、广西壮族自治区、贵州省、云南省、湖南省、福建省及台湾地区等地。野生灵芝资源数量日趋减少,主要分布在长江以南各地的阔叶林区。目前,随着灵芝人工栽培技术的推广,其产量与品质已显著提升。

【资源性化学成分及其分布】

灵芝的主要资源性成分包括多糖类、三萜类、核苷类、生物碱类、麦角甾醇等。

1. 多糖类　灵芝多糖大部分为 β-葡聚糖,少数为 α-葡聚糖,多糖链具有螺旋状立体结构,其立体构型和 DNA、RNA 相似,其螺旋形结构主要由氢键来保持稳定性。分子量从数千到数十万不等,不溶于高浓度的乙醇,微溶于低浓度乙醇及冷水,可在热水中溶解。大多数灵芝多糖存在于灵芝菌丝体、子实体的细胞壁内壁,以及液体培养的发酵液和固体培养的培养基中。

灵芝多糖的单糖组成一般为 D-葡萄糖、D-半乳糖、D-甘露糖、D-木糖、L-岩藻糖、L-鼠李糖、L-阿拉伯糖等,差异主要体现在组成的种类和比例的不同。单糖间通常以 β-(1→3)(1→6) 连接,或以 β-(1→4)(1→6) 连接的糖苷键具有活性。灵芝多糖的药理活性还与其立体结构有关,分子量大于 10^4 时才具有较强的肿瘤抑制活性。灵芝多糖的主链越长,侧链频率越高,分子量越大,生物学活性越高。灵芝、紫芝、树舌、铁杉灵芝及其他几种灵芝属真菌多糖中,其中 4 种以 β-(1→3)糖苷键为主链的葡聚糖具有强抗肿瘤活性,其抗肿瘤活性与 β-(1→6)为支链的分支度有关。该类成分尚可显著提高吞噬细胞的吞噬能力,增强体液免疫和细胞免疫功能,还能提高红细胞中超氧化物歧化酶的活性。

2. 三萜类　灵芝中的三萜类成分多数为高度氧化的羊毛甾烷衍生物,根据所含功能团和侧链的不同,可分为灵芝酸、赤芝酸、灵芝醇、灵芝内酯等。现已从野生或人工种植的灵芝子实体及人工培养的菌丝体中,分离得到部分三萜烯酸(图 2 - 16),如灵芝酸(gandenic acid) A、B、C、D、E、G、I、L、α、DM、ma、mb、mc、md、mg;赤芝酸(lucidunicacid) A、B、C、D、E、F、O;乙酰栓菌酸(tsugaric acid) A、B。灵芝三萜化合物的基本结构为 6 个异戊烯首尾相连,经过乙酰-甲戊二酸途径生物合成,大部分为 30 个碳原子,部分为 27 个或 24 个碳原子,分为四环三萜和五环三萜两大类。灵芝的苦味主要是由于灵芝酸 A 和赤芝酸 A 的存在,而灵芝酸 D 和赤芝酸 B 则没有苦味。该类化合物具有护肝排毒、抗氧化、抗菌抗炎、抗 HIV 和疱疹病毒、抑制肝脏肿瘤细胞等活性。

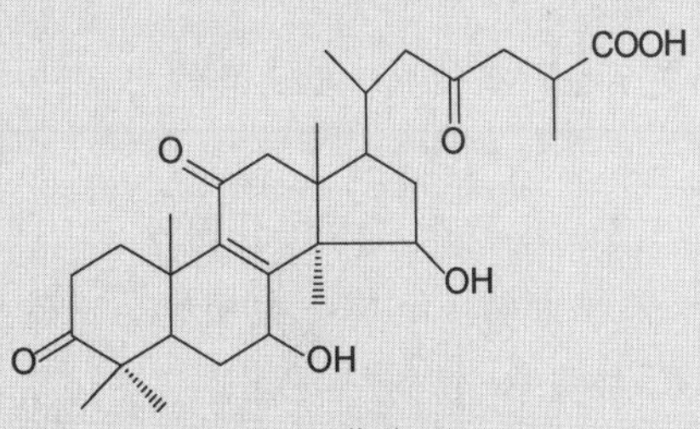

图 2 - 16　灵芝中三萜烯酸灵芝酸 A、B 的化学结构

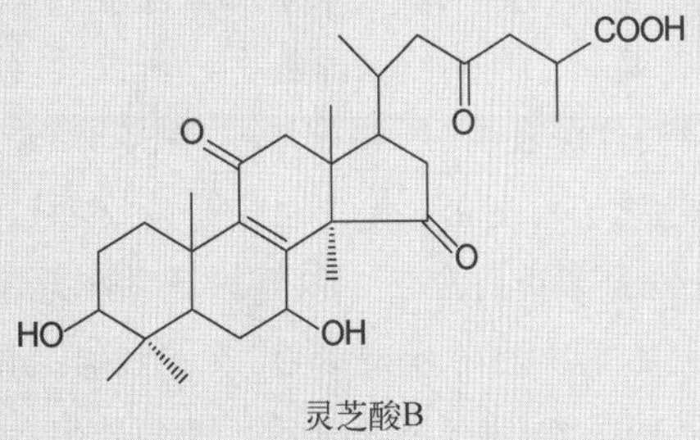

3. 核苷类　灵芝中的核苷类成分包括尿嘧啶、腺嘌呤、腺苷、尿苷等。从灵芝水溶性部分中,还可分离获得尿苷和尿嘌呤。灵芝腺苷可以降低血液黏度,抑制体内血小板聚集,提高血红蛋白 2,3 - 二磷酸甘油含量,提高血液供氧能力,加速血液循环,提高血液对心、脑的供氧能力。

4. 生物碱类　灵芝中的生物碱类成分有胆碱、甜菜碱、γ - 三甲氨基丁酸、硫组氨酸甲基胺盐、灵芝碱甲和灵芝碱乙等。其具有改善冠状动脉血流量、降低心肌耗氧量、增强心肌及机体对缺氧的耐受性和降胆固醇的作用,对心脑血管、高血压、高脂血症、肝炎和肌无力等疾病有一定的治疗作用。

5. 微量元素　灵芝子实体中含有 Mn、Cr、Cu、Fe、Ca、K、Mg、Zn、Se、Ge 等多种微量元素,其中 Ge 是具有抗癌活性的中药资源性化学成分。

【资源性化学成分动态评价】

1. 灵芝多糖类成分的资源化学评价　灵芝多糖是灵芝的主要功效成分之一,具有免疫调节、抗肿瘤、抗血液凝固及抗血栓等作用。灵芝多糖主要分布于子实体、孢子粉及发酵菌丝体,其中以子实体中多糖含量为最高,可达 3.88%。不同灵芝品种的子实体及其不同部位中的多糖含量存在差异。对子实体的菌皮、皮层、菌肉、菌管 4 个部分中的多糖类成分分析表明,灵芝子实体多糖主要来源于灵芝菌管,在菌皮和菌肉中含量较少。灵芝多糖类资源化学分析评价的结果表明,不同生长期子实体中的多糖含量存在显著差异,现蕾期最高,开伞期有所降低,成熟期又有所增加,衰老期时大幅度降低。成熟期及时采收子实体是有效收获灵芝多糖类资源性物质的最佳时期。另外,在灵芝液体发酵过程中,外源添加茉莉酸甲酯、水杨酸可诱导并促进灵芝多糖的合成。

2. 灵芝三萜类成分的资源化学评价　三萜类化合物是灵芝抗肿瘤、保肝、解毒、抗衰老等功效的物质基础。不同来源、不同品种的灵芝及同一品种、不同培养基生产的灵芝,在不同生长阶段,其子实体中三萜类成分的含量存在较大差距。以灵芝酸为例,福建省的菌草鹿角状灵芝中的灵芝酸含量最高,野生灵芝中灵芝酸含量较低;栽培灵芝的12种灵芝三萜中,灵芝酸A所占比例最高。另外,灵芝子实体中灵芝酸的含量随着其成熟度的提高而递增,且集中在子实体的外周部位。灵芝三萜类成分的种类和含量同其生长状态有关,总体而言,野生灵芝子实体含有三萜烯酸的种类及含量较高,人工栽培次之,发酵菌丝体较少。

【资源价值与开发利用】

1. 在医药领域中的应用　灵芝多糖主要作为抗癌药物应用于医药领域,有提高机体免疫力的作用,癌症病人在放疗、化疗过程中机体免疫力受损,其间配合使用灵芝多糖可有效降低放疗、化疗的毒副作用。从灵芝菌丝体或子实体中获得的灵芝肽多糖,现已开发生产为临床药物。日本将灵芝菌丝体或子实体用碱液提取、硫酸盐纯化处理后,得到一种灵芝蛋白多糖,用作处方类药物。利用灵芝子实体及其菌丝体开发而成的产品如下。

(1) 灵芝子实体制品:灵芝饮片、浸膏、浸膏沙、灵芝煎剂、灵芝冲剂、灵芝微粒冲剂、灵芝胶囊、灵芝片剂、蜜丸、糖浆、针剂、酊剂及口服液等。

(2) 灵芝菌丝体制剂:以薄盖灵芝菌丝为原料的薄芝片,具有镇痛、催眠等作用;增肌注射液可用于治疗硬皮病、红斑狼疮、肌营养不良、肌萎缩、肌炎及妇女更年期综合征。

(3) 灵芝孢子粉制剂:灵芝孢子粉(或经破壁处理后)可制成胶囊、冲剂、针剂等。

2. 在保健食品中的应用　以灵芝提取物为原料,经配伍组方制成具有一定功能的保健食品,如灵芝饮料、灵芝茶、灵芝冲饮片、灵芝药膳、灵芝酒等。灵芝子实体经提取、精制得到的灵芝蛋白多糖,可用于日常的膳食补充。另外,灵芝具有润泽肌肤的作用,以美容为目的的灵芝制品将是可行的开发方向之一。

二、裸子植物类中药资源化学的研究与应用实例

(一) 药用裸子植物资源概况

裸子植物(gymnospermae)是种子植物中较低级的一类,是一群介于蕨类植物与被子植物之间的维管植物,具有颈卵器,其胚珠和种子裸露。裸子植物常具多胚现象,孢子体发达。其发生、发展历史悠久。最初的裸子植物出现在古生代,在中生代至新生代,它们是遍布各大陆的主要植物类群。现存的裸子植物有不少种类出现于第三纪,后又经过冰川时期而保留下来,并繁衍至今。据统计,目前全世界生存的裸子植物约有850种,隶属5纲(苏铁纲、银杏纲、松柏纲、红豆杉纲和盖子植物纲)、9目、15科、79属。裸子植物的种数虽仅为被子植物的0.36%,但却分布于世界各地,特别是在北半球的寒温带和亚热带地区。

中国是世界上裸子植物种类最多、资源最丰富的国家之一,现已发现有5纲、8目、11科、41属、236种,以及一些变种和栽培种。许多资源种质是北半球其他地区早已灭绝的古残遗种或孑遗种,并常为特有的单型属或少型属。例如,特有单种科:银杏科 Ginkgoaceae;特有单型属:水杉属 Metasequoia、水松属 Glyptostrobus 等。在药用植物资源中,裸子植物药用种类有10科、27属、126种,最重要的是松科,有10属、113种、29变种,柏科有8属、29种、7变种。常用药材为侧柏和松花粉等,侧柏枝叶具有凉血止血的功效,种仁可养心、安神、润燥。三尖杉科中多种植物含有抗癌活性物质,颇受关注,我国有1属、10种,均可药用。从三尖杉植物中可提取多种植物碱,对治疗白血病、淋巴肿瘤有一定效果。红豆杉科中常用品种有东北红豆杉、南方红豆杉和云南红豆杉,均含有抗肿瘤活性物质紫杉醇。麻黄科有11种、3变种、1变型,草麻黄、中麻黄、木贼麻黄为药典收载种。草麻黄是提取麻黄素的主要原料,具有发汗、平喘、利尿等功效,为重要的药用植物。

（二）药用裸子植物资源化学研究

药用裸子植物中的资源性化学成分主要有黄酮类、苷类、糖类、苦味素、有机酸、生物碱、萜类、酚类、色原酮、木质素、甾酮等。其中,黄酮类及双黄酮类成分为裸子植物中的特征性成分,尤其是双黄酮在银杏科、苏铁科、杉科、柏科、红豆杉科植物中广泛分布。生物碱类成分多见于三尖杉科、买麻藤科及麻黄科,在苏铁科和红豆杉科中有零星分布。三尖杉科生物碱结构复杂,而粗榧碱是该科的特征性成分。罗汉松科的罗汉松、红豆杉科的红豆杉含羟基蜕皮甾酮,是昆虫蜕皮激素的资源植物。此外,裸子植物的种子多含丰富的油脂。裸子植物中也含有一些有毒成分。苏铁根及种子含偶氮化合物苏铁苷及其代谢物,具有致癌作用。银杏外果皮含白果酸、白果二酚等对皮肤有致敏作用,可引起皮炎。有些裸子植物如雪松、北美红杉等的木屑可导致气喘,有些成分可引起牲畜流产和中毒死亡。

1. 黄酮类　黄酮类和双黄酮类成分在药用裸子植物中普遍分布,特别是双黄酮成分在银杏科、苏铁科、杉科、柏科、红豆杉科植物中广泛存在,是裸子植物的特征性成分。多种药用裸子植物中都含有双黄酮类化合物,其中穗花杉双黄酮(amentoflavone)在苏铁中的含量较高;扁柏双黄酮(hinokiflavone)在罗汉松中的积累丰富;银杏双黄酮(ginkgetin)在香榧中的含量较高。

2. 生物碱类　多见于红豆杉纲(三尖杉科、红豆杉科)及盖子植物纲(麻黄科、买麻藤科),在苏铁科和红豆杉科中有零星分布。三尖杉科植物含有粗榧碱类和高刺桐碱类生物碱,粗榧碱是该科的特征性成分。生物碱是麻黄科植物的主要活性成分,含量较高的为3对立体异构的生物碱,即左旋麻黄碱(占总生物碱含量为60%以上)、右旋伪麻黄碱、左旋去甲基麻黄碱、右旋去甲基伪麻黄碱、左旋甲基麻黄碱、右旋甲基伪麻黄碱等(图2-17)。买麻藤科植物主要含有买麻藤定类、买麻藤卟啉类生物碱。

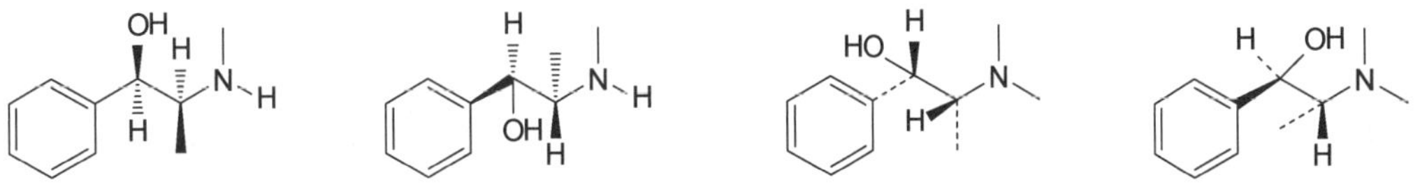

左旋麻黄碱　　　　右旋伪麻黄碱　　　　左旋甲基麻黄碱　　　　右旋甲基伪麻黄碱

图2-17　麻黄中主要的生物碱类成分

3. 萜类　萜内酯类化合物是银杏叶中一类重要的生物活性物质,银杏萜内酯包括二萜内酯和倍半萜内酯。松杉纲植物叶中多含有挥发油,其主要组成为单萜类和倍半萜类化合物;其枝干含有树脂,经蒸馏可得松节油和松香,松节油主要含单萜和倍半萜类化合物,松香含90%以上的树脂酸(松香酸)。红豆杉属 Taxus L. 植物的树皮和枝叶中含有紫杉烷型二萜及二萜生物碱类成分,是重要的资源性化学成分。

4. 其他类　罗汉松科的罗汉松和红豆杉科的红豆杉植物中含有昆虫蜕皮激素类物质,即羟基蜕皮甾酮。此外,苏铁科植物种子含有的苏铁苷及其系列偶氮化合物,具有致癌作用;银杏外果皮含白果酸、白果二酚等,会引起皮肤过敏而致使皮炎等。

（三）药用裸子植物资源化学研究实例

实例1：银杏类药用植物类群资源化学研究与资源化利用

银杏 *Ginkgo biloba* L. 为银杏科 Ginkgoaceae 银杏属 *Ginkgo* 的孑遗植物。以银杏干燥叶入药,称为银杏叶(Ginkgo Folium)，其味甘、苦、涩，性平，具有活血化瘀、通络止痛、敛肺平喘之功效；以银杏干燥成熟种子入药，称为白果(Ginkgo Semen)，其味甘、苦、涩，性平，具有敛肺定喘、止带缩尿之功效。银杏被称为裸子植物的"活化石"，临床上常用于治疗冠心病稳定型心绞痛、脑梗死、记忆力下降、痴呆症、糖尿病并发症等疾病。

【资源类群概述】

历代本草记载，东汉三国时就已有银杏种植；到宋代，银杏被大量引入中原，种植地遍及黄河流域。《本草纲目》载："银杏，原生江南，以宣城者为胜"，即银杏原种植于我国江南地区。银杏科植物在全世界现存仅 1 属、1 种，为新生代第四纪冰川时期的孑遗植物，素有"活化石"之称。依其核的形态结构与种子特征将其划分为 3 个变种：梅核银杏 G. biloba var. typical、佛手银杏 G. biloba var. huana、马铃银杏 G. biloba var. apiculata。在我国浙江省西天目山、四川省和湖北省交界处的神农架地区，以及河南省与安徽省邻接的大别山，尚有少量呈野生或半野生状态的银杏资源。目前，我国是世界银杏的起源、进化及分布中心，世界上 70% 以上的银杏生长于我国。我国银杏种植面积达 12.3 万公顷，株数达 12 亿株，种植范围涉及 25 个省区市。银杏干青叶的年产量达 1.8 万~2.0 万吨。银杏叶富含银杏黄酮和萜内酯类等生物活性成分，且银杏资源蕴藏量丰富，因此，我国发展银杏产业不仅能增加森林覆盖率、改善生态环境，且能大力促进林业增收增效，是符合我国中长期科学和技术发展规划的产业，也是建设绿色世界的一项重要内容。

【资源性化学成分及其分布】

迄今为止，已从银杏中发现了多种资源性化学成分，主要包括黄酮类、萜内酯类、聚戊烯醇类、酚酸类等。此外，还含有重要的营养成分，如多糖、蛋白质、脂肪油、核苷、氨基酸和微量元素等。

1. 银杏叶中资源性化学成分及其分布　银杏叶主要含有黄酮类、萜内酯类、聚戊烯醇类、酚酸类、多糖类、氨基酸类等成分。目前，银杏叶资源开发利用较多的是黄酮类、萜内酯类和聚戊烯醇类等资源性化学成分。

(1) 黄酮类：研究显示，银杏叶活血化瘀、通络止痛、化浊降脂的功效物质主要是黄酮类化合物。银杏叶中的黄酮类成分主要分为双黄酮、黄酮醇苷元及其苷类等(图 2-18)，其中双黄酮类化合物为银杏科的特征性化学成分。银杏双黄酮类主要包括穗花杉双黄酮、去甲银杏双黄酮、银杏双黄酮、异银杏双黄酮、金钱松双黄酮和 5'-甲氧基去甲银杏双黄酮等。黄酮醇苷元及其苷类成分主要为槲皮素、山奈酚、异鼠李素、芫花素、芹菜素、木犀草素、杨梅黄酮、槲皮素-3-O-α-L-($6'''$-p-香豆酰葡萄糖基-β-D-1,2-O-鼠李糖苷)、异鼠李素-3-O-α-L-($6'''$-p-香豆酰葡萄糖基-β-D-1,2-鼠李糖苷)、山奈酚-3-O-α-L-($6'''$-p-香豆酰葡萄糖基-β-D-1,2-鼠李糖苷)、银杏黄酮苷的二聚体(A~I)等。银杏叶中黄酮类成分含量较高，占 2.5%~5.9%。现代研究报道，银杏叶中的黄酮类化合物在防治心血管疾病、抗肿瘤、抗氧化、抗炎、降脂、降血压、抗痴呆、保肝等方面有着显著的疗效，因此，银杏叶中黄酮类成分极具开发价值。

(2) 萜内酯类：银杏萜内酯类化合物也是银杏叶活血化瘀、化浊降脂的主要功效物质组成。银杏萜内酯包括二萜内酯和倍半萜内酯(图 2-19)。二萜内酯又称银杏内酯，包括银杏内酯 A、B、C、J、K。银杏内酯类的结构特征是存在 2 个戊烷环、3 个内酯环，并在侧链上连有 1 个叔丁基，该类结构在天然产物中非常少见。银杏叶中含有的倍半萜内酯主要为白果内酯。研究报道，银杏叶中的内酯类化合物在防治心血管疾病、抗痴呆、抗血小板活化因子、降脂、降压、抗菌等方面有着潜在的疗效，具有很好的开发潜力。

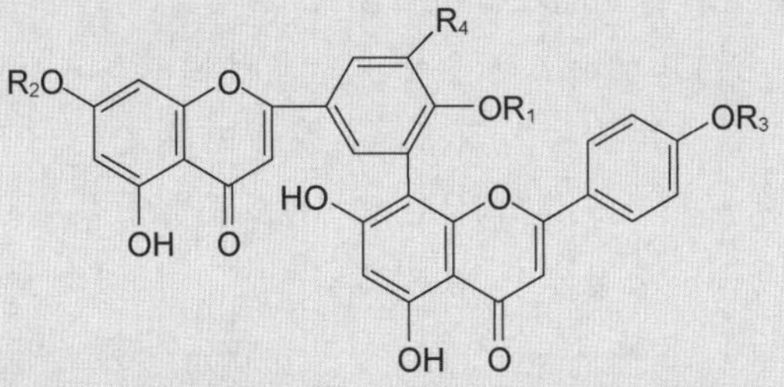

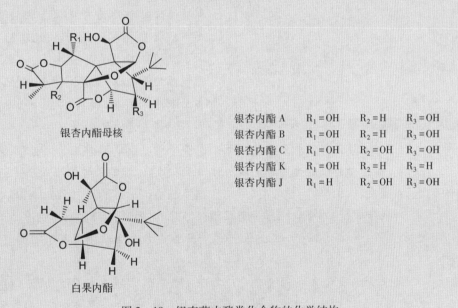

双黄酮母核 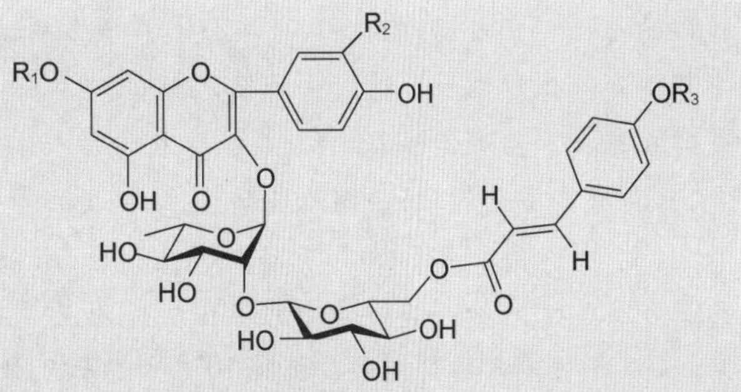　　　　　　　　　　　　　代表性黄酮醇苷的母核

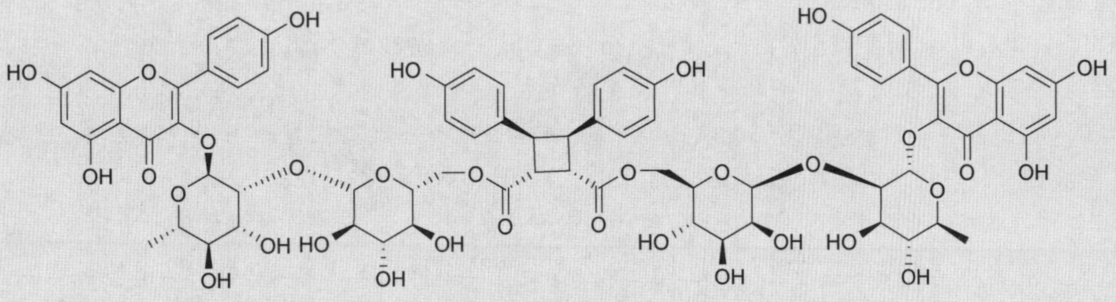

银杏黄酮苷二聚体

图 2-18　银杏叶中黄酮类成分类型

银杏内酯母核

银杏内酯 A	R_1=OH	R_2=H	R_3=OH
银杏内酯 B	R_1=OH	R_2=H	R_3=OH
银杏内酯 C	R_1=OH	R_2=OH	R_3=OH
银杏内酯 K	R_1=OH	R_2=H	R_3=H
银杏内酯 J	R_1=H	R_2=OH	R_3=OH

白果内酯

图 2-19　银杏萜内酯类化合物的化学结构

（3）聚戊烯醇类：银杏叶中含有的聚戊烯醇是由 14~24（以 17~19 为主）个异戊烯基单元构成的桦木萜醇类聚戊烯醇（图 2-20），它与人体及哺乳动物脏器中所含的多萜醇结构接近，并可在人体中代谢成多萜醇磷酸酯，可作为糖蛋白生物合成的载体。对银杏叶聚戊烯醇的含量分析表明，无论是绿叶还是黄叶，其含量都较高，可高达 1.0%~1.5%，有的甚至可达到 1.96%。研究表明，银杏叶中聚戊烯醇类成分无毒，无致突变、致癌、致畸作用，在肝损伤保护、抗氧化、抗病毒、抑菌、预防和（或）治疗阿尔茨海默病、抗肿瘤、调节免疫、治疗硬化症等方面具有

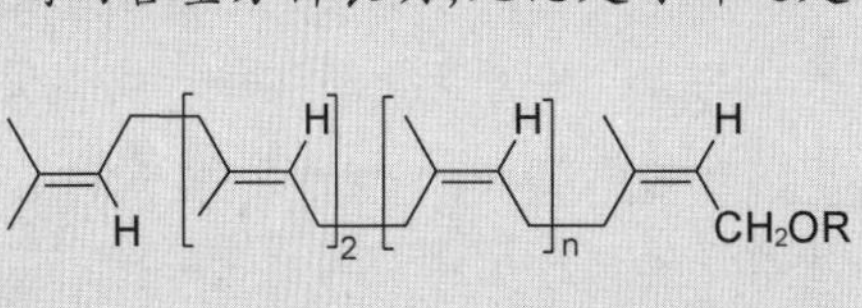

图 2-20　银杏聚戊烯醇类成分的结构通式

较好的活性。聚戊烯醇的合成或半合成产物多萜醇及其酯还具有促进人体造血功能、抑菌等药理作用。多萜醇是人体组织和细胞膜中的重要物质,与机体代谢功能息息相关。银杏叶中的聚戊烯醇与人体多萜醇在结构和生理活性上相似,而且含量高于人体内数倍,可以补充人体多萜醇类物质的不足,安全无害,且具有诸多药理活性,因此在新药、保健食品等方面的研究与开发具有巨大潜力和应用前景。

(4) 多糖类: 在银杏叶、银杏外种皮和银杏树皮等多个部位均有分布,其中银杏叶中多糖的含量约为 1.67%。大部分银杏叶多糖的单糖组成为鼠李糖、半乳糖、木糖、阿拉伯糖、葡萄糖和岩藻糖。近年来,从银杏叶中分离得到的多糖有 10 余种,包括 GF1、GBP50S2、GPB、p - PGBL、GBP11、GBP22、GBP33、GPS、GBPS - 2、GBPS - 3、Gbpb - W,Gbpb - S。GF1 是一种中性多糖,主链是由阿拉伯糖的 C—1,C—5 位连接而成,支链主要是在主链的某些阿拉伯糖的 C—2 或 C—3 位上连接一至数个不等的阿拉伯糖残基。GBP50S2 是由 α-糖苷键和 β-糖苷键连接而成。GBPS - 2 是酸性多糖,主要由甘露糖、鼠李糖、葡萄糖醛酸、半乳糖醛酸、葡萄糖、半乳糖和阿拉伯糖组成,每个单糖的摩尔比为 0.08 : 0.12 : 0.16 : 0.06 : 0.11 : 1.00 : 0.32。GBPS - 3 也是酸性多糖,其单糖组成为甘露糖、鼠李糖、葡萄糖醛酸、半乳糖醛酸、半乳糖、阿拉伯糖,相应的单糖摩尔比为 0.92 : 1.00 : 0.83 : 0.11 : 0.42 : 0.23。

(5) 莽草酸类: 银杏叶中莽草酸及其衍生物的含量高达 2% 左右,而废弃的银杏落叶中莽草酸及其衍生物的含量更高。莽草酸及其衍生物具有重要的医学价值。莽草酸具有抗病毒和抗癌的药理活性;可以抑制血小板聚集,具有明显的抗血栓作用;还可发挥良好的抗炎、镇痛作用。而莽草酸的一些衍生物对于恶性肿瘤具有较强的抑制作用。目前,以莽草酸为原料合成的"达菲"(图 2 - 21),已被世界卫生组织推荐用于防治高致病性禽流感,但用于提取莽草酸的八角茴香资源量较为有限,因此需要寻找提取莽草酸的可替代或补充的原料资源。我国银杏叶资源量丰富,可作为替代或补充资源用于提取、生产莽草酸,进而可以提高银杏叶资源利用率、释放银杏叶资源的价值和缓解八角茴香资源的压力。

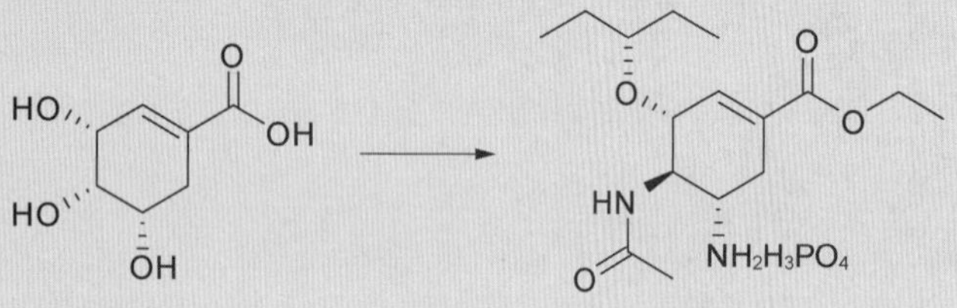

图 2 - 21　以莽草酸为原料合成达菲的路径

2. 银杏种仁(白果)中资源性化学成分及其分布　银杏种子具有 3 层种皮,外种皮为肉质,中种皮为骨质,内种皮为膜质。除去外种皮的干燥种子入药称白果。目前,对白果的化学成分研究主要集中在黄酮类(0.063%)、萜内酯类(0.016%)、酚酸类(0.21%)、多糖类(7.68%)等功能性成分。这些成分通常具有抗氧化、抗炎、神经保护、抗肿瘤和抗菌等药理活性。此外,白果是药食同源的代表性食物,淀粉(60%~70%)、蛋白质(>8%)和银杏油(3.6%~7.1%)等营养成分对生物体也具有不可忽视的生物学意义。

(1) 黄酮类: 白果中黄酮类化合物的含量(0.063%)明显低于银杏叶(45.60%)和银杏外种皮(2.21%)。目前,从白果中发现的黄酮类化合物主要包括山柰酚-3 - O -芸香糖苷、山柰酚-3 - O -葡萄糖苷、槲皮素、异鼠李素、香叶木素、儿茶素、银杏黄素、异银杏黄素、白果黄素、金松双黄酮等。

(2) 萜内酯类: 萜内酯类化合物在白果中含量较低。据报道,白果中萜内酯类化合物的含量仅有 0.016 4%。目前,从白果中发现的萜内酯类化合物主要包括银杏内酯 A、B、C、J、M,白果内酯等。

(3) 淀粉和多糖类: 淀粉是白果的主要营养成分之一,在干燥的白果中其含量可达 60%~70%。白果中的淀粉可分为直链淀粉和支链淀粉两大类,白果中直链淀粉的含量在 30% 左右,高于玉米和马铃薯中所含的直链淀粉,白果中较高含量的直链淀粉有利于制备抗性淀粉,抗性淀粉可作为食品配料或膳食纤维强化剂应用于熟面制食品中。

多糖类成分在白果中也有分布,其含量为 7.68%。近年来,从白果中分离得到的多糖有 HWE、

ETE、UTE、UETE、GSP 等。其中,GSP 是一种水溶性的酸性多糖,主要由鼠李糖、阿拉伯糖、半乳糖、葡萄糖醛酸、甘露糖组成,单糖摩尔比为 3.5∶8.5∶3.4∶1.8∶1.0。

(4) 蛋白质类:白果中蛋白质含量较高,一般不低于 8%。根据溶解度的不同,白果蛋白可分为清蛋白、球蛋白、醇溶蛋白和碱溶性谷蛋白等。白果蛋白以水溶性和盐溶性蛋白质为主,萌发种子胚体中的蛋白质主要是醇溶性蛋白质和谷蛋白类蛋白质。据报道,从白果中分离纯化出一种抗菌蛋白,此蛋白的分子量为 13 000 Da,对热稳定,氨基酸组分分析表明,该蛋白含 18 种不同氨基酸,尤其富含丙氨酸和精氨酸等,缺乏半胱氨酸。此外,从白果中还纯化得到具有完美结晶形态的球蛋白 Ginnacin。有学者研究发现,虽然白果中蛋白质的含量不是特别高,但是通过对白果粗蛋白进行分离纯化后,可得到具有特殊功能特性的 2 类蛋白质,即白果球蛋白和白果白蛋白,其中白果白蛋白具有较好的吸油能力,而白果球蛋白具有较强的吸水能力,二者在其他方面如发泡性、乳化性上各有特色。因此,白果中蛋白质具有的特殊功能可以被很好地应用到制药、食品、化工行业的添加剂、赋形剂等方面的研究。后续研究报道,从白果白蛋白中分离得到具有抗氧化活性的蛋白质,命名为 G4b。

(5) 银杏油类:白果中银杏油的含量为 3.6%~7.11%。与常规油相比,白果油含有较高含量的油酸、亚油酸,其中还含有不饱和脂肪酸,长期食用可预防心脑血管疾病,其开发前景广阔。

(6) 银杏酸和吡哆醇类:白果中银杏酸类化合物的含量为 0.21%。白果中的银杏酸类成分是一类水杨酸结构的衍生物,其 C—6 位上的侧链碳原子数可为 13~17 个,侧链双键数可为 0~3 个,是一组同系混合物。白果中的银杏酸类成分主要包括银杏酸(C13∶0)、(C15∶0)、(C15∶1)、(C17∶1)及(C17∶2)。银杏毒素是白果中最常见的毒性成分,主要存在于银杏叶中,如 4′−O−甲基吡哆醇(4′−O−Methylpyridoxine, MPN)、MPN−5′−葡萄糖苷(MPN−5′−glucoside, MPNG)等。MPN 与维生素 B_6 具有类似的结构,都是吡哆醇的衍生物。MPN 可通过抑制谷氨酸脱羧酶而引起中毒,且通常伴有呕吐、昏迷等症状。MPN 的毒性是 MPNG 的 4 倍。研究表明,白果中 MPN 和 MPNG 的含量分别为 133.95 μg/g 和 157.22 μg/g。

在白果中,胚芽是含毒性成分(银杏酸和吡哆醇类成分)最高的部位,其重量占白果总重量的 2.82%,但含有的银杏酸类成分却占白果中银杏酸的 62.1%,含有的 MPN 占 3.87%。去除白果中的胚芽,可有效地降低白果的毒性。

(7) 其他类:白果中含有人体所必需的 12 种营养元素,包括 Na、Mg、P、Ca、Fe、Zn、Mn、Cu、Ni 等,其中以 Ca 含量较高。白果富含氨基酸类成分,包括人体所必需的赖氨酸、苯丙氨酸、亮氨酸、异亮氨酸、缬氨酸、组氨酸、酪氨酸,其中含量最高的为谷氨酸,可达 1.37%~1.83%,含量较低的为组氨酸(0.05%~0.11%)和酪氨酸(0.03%~0.12%)。白果中还含有多种核苷类成分,主要包括腺苷、鸟苷、尿苷、腺嘌呤、鸟嘌呤等。

3. 银杏外种皮中资源性化学成分及其分布 银杏外种皮中含有银杏酸类、黄酮类、萜内酯类和多糖类等化学成分。银杏外果皮中黄酮类成分的含量约为 2.21%。与银杏叶和白果相比,银杏外果皮中含量较高的成分为银杏多糖类化合物,其含量高达 23%。银杏外种皮中银杏酸的含量(12.88%)也远高于银杏叶(0.113%)和白果(0.21%)。此外,研究发现银杏外种皮中还含有氨基酸、蛋白质和微量元素等其他类型的成分。

(1) 黄酮和萜内酯类:黄酮类化合物在银杏外种皮中的含量为 2.21%,其与银杏外种皮发挥抗肿瘤、抗氧化、增强免疫、抗炎、抗病毒等药理活性密切相关。银杏外种皮中也发现多种双黄酮类化合物,主要包括银杏黄素、异银杏黄素、穗花杉双黄酮、7−去甲基银杏双黄酮、金松双黄酮和 5′−甲氧基−7−去甲基银杏双黄酮等。

银杏外种皮中萜内酯类成分的含量不足万分之二。从银杏外种皮中分离得到的萜内酯类成分主要包括银杏内酯 A、B、C,白果内酯等。

(2) 银杏酸类:银杏外种皮中银杏酸类化合物的含量高达 12.88%。研究证明,银杏外果皮的抗菌、杀虫活性和毒性作用均来自银杏酸类化合物。目前已从银杏外种皮中分离得到多种常见的银杏酸类化合物,主要包括银杏酸(C13:0)、(C15:0)、(C15:1)、(C17:2)和(C17:1)等。上述 5 种常见银杏酸类化合物中,银杏酸(C15:1)含量最高,占总银杏酸含量的 26.1%,银杏酸(C17:2)含量最低,仅占总银杏酸含量的 1.8%。

(3) 多糖类:是银杏外种皮中的主要活性成分,银杏外种皮中多糖的含量(23%)远高于银杏叶。银杏外种皮的粗多糖呈黄褐色,气味无臭,味道微甜。据报道,从银杏外种皮粗多糖中分离得到 5 种均一多糖(GBEP – N、GBEP – A1、GBEP – A2、GBEP – A3 和 GBEP – A4),其占比分别为 17.75%、21.50%、14.26%、33% 和 0.8%。

(4) 银杏树干心材的资源性化学成分:银杏心材含木脂素类成分 D – 芝麻素(D – sesamin)约 0.52%,另含挥发性物质约 5%,其中主要为银杏木酮(bilobanone)。

【资源性化学成分动态评价】

1. 银杏叶的资源性化学成分动态评价

(1) 不同生长季节银杏叶的资源化学评价

1) 黄酮类成分的动态积累:采用 HPLC 法,对不同生长季节银杏叶中以槲皮素、山柰素及异鼠李素为苷元的总黄酮含量进行评价,结果显示,4~5 月份幼嫩叶片中的总黄酮含量最高,随后逐月下降,11 月份时总黄酮含量降至最低。

对银杏叶中黄酮醇苷类、酰基黄酮苷类及双黄酮类成分在营养生长期内的积累规律进行分析,结果显示(图 2–22、图 2–23),黄酮醇苷类成分(包括以槲皮素、山柰酚、异槲皮素等为苷元的糖苷)在叶芽中具有较高的含量,且随叶芽生长发育,其含量迅速增加,在 4 月份达到全年含量的最高点,此后随着叶片的逐渐生长,黄酮醇苷含量逐日下降,10 月份是全年含量最低点,11 月份又开始缓慢上升;酰基黄酮苷类成分(含有酰基的糖苷)的含量在叶芽中就已达到全年含量的最高点,然后随着叶片的生长,其含量呈下降趋势;双黄酮类成分在叶芽中未检测到,之后在整个营养生长期内呈现出缓慢的递增趋势。

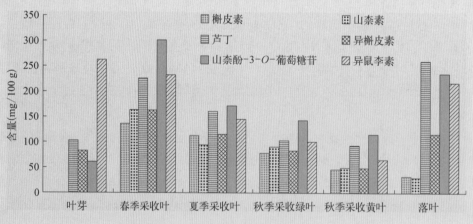

图 2–22 不同生长季节银杏叶黄酮醇及其苷类成分的动态积累

2) 萜内酯类成分的动态积累:采用 HPLC 法,对不同生长季节银杏叶中萜内酯类成分,即白果内酯和银杏内酯 A、B、C 的积累规律进行研究,结果显示,萜内酯类成分在初春开始富集,随着叶片的逐渐生长,其萜内酯含量呈上升趋势,其中白果内酯从 5 月份到 10 月份其含量上升 8 倍;各指标成分及总萜内酯含量在 10 月份以后均急剧下降,总萜内酯含量以 9 月份最高。

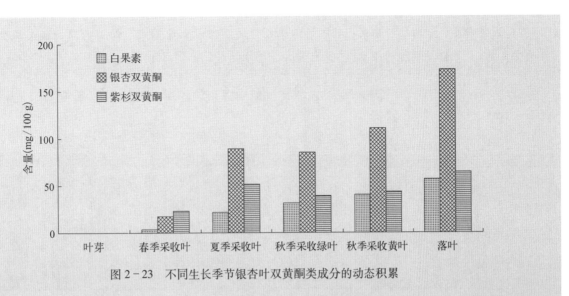

图 2-23　不同生长季节银杏叶双黄酮类成分的动态积累

3) 聚戊烯醇类成分的动态积累：银杏叶随着生长季节的改变，其聚戊烯醇类成分的含量不断变化。老树叶和幼树叶中聚戊烯醇的含量在春季(4~5月份)最低，几乎检测不出。从6月份开始，聚戊烯醇的富集增幅加大，以秋季增幅最快。老树叶至11月份底，聚戊烯醇含量达到最高，约为1.1%，直到叶黄落叶时节，聚戊烯醇含量基本不变。幼树叶中的聚戊烯醇到9月份底，其含量达到最高，约1.5%，10月份下旬开始下降，落叶时下降至0.7%左右。老树叶中的聚戊烯醇在10月份前主要以 C_{85} 为主，含量最高，约38%，其次为 C_{90}，约31%。在秋末落叶中聚戊烯醇 C_{85} 和 C_{90} 的相对含量发生变化，C_{90} 含量最高，为33%~35%，而 C_{85} 含量次之，为25%~30%。幼树叶中聚戊烯醇的分布和相对含量保持稳定，在7~11月份间，与老树叶在秋末落叶时聚戊烯醇的分布和相对含量相似，以 C_{90} 为主，C_{90} 和 C_{85} 之和约为60%。

(2) 不同树龄银杏叶的资源化学评价

1) 黄酮类成分的动态积累：银杏叶中黄酮类化学成分的含量随树龄增长，而总体呈递减趋势。数年生幼株比10年以上大树叶片中的黄酮类化学成分含量高出近1倍；10年及以下银杏植株叶片黄酮含量与树龄的线性关系良好；20年以上成年植株叶片黄酮含量较低且变化不大。采自江苏省邳州市不同树龄(2~6年生)的银杏叶，其总黄酮含量随树龄的增长，呈明显的下降趋势(图 2-24)。

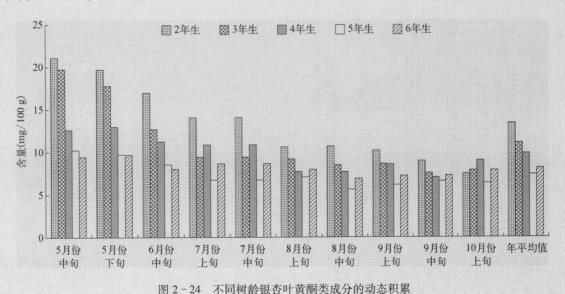

图 2-24　不同树龄银杏叶黄酮类成分的动态积累

2）萜内酯类成分的动态积累：不同树龄银杏叶的总内酯含量不同。幼苗的萜内酯类成分含量明显高于老树，并且伴随树龄的增长，总萜内酯含量逐渐下降（图2-25）。

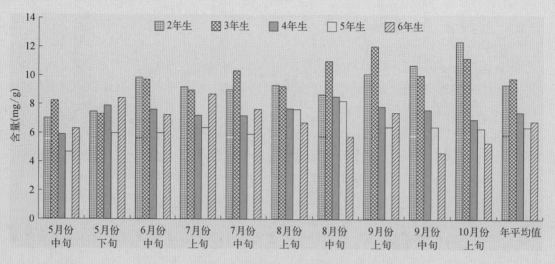

图2-25　不同树龄银杏叶萜内酯类成分的动态积累

3）聚戊烯醇类成分的动态积累：银杏为雌雄异株，银杏雌雄叶片中的聚戊烯醇含量在春季（4~5月份）最低，几乎检测不出，从6月份开始，聚戊烯醇的富集增幅加大，以秋季增幅最快，至9月份聚戊烯醇含量达到最高，但秋末叶黄时，即10月份下旬以后的叶片中聚戊烯醇含量明显开始下降。对雌雄株叶片之间含量的差异性研究结果表明，银杏雌叶中聚戊烯醇含量要明显高于雄叶，而且从银杏展叶开始到完全展开为止（5~8月份），雌株叶片中含量增幅显著，雄株叶片中含量在逐步积累。鉴于银杏叶提取物对生产用叶的需求，并且考虑到银杏叶的综合加工，最佳采集时期宜为9月份。

4）银杏酸类成分的动态积累：采用HPLC法，对不同树龄银杏叶中总银杏酸的变化规律进行研究，结果显示（图2-26），银杏叶中总银杏酸含量随季节的变化呈现出先上升后逐渐下降的趋势，5月份底到6月份初含量最高，后随时间推移逐渐下降，9月份中旬到10月份初含量较低；银杏叶中总银杏酸含量随着树龄的增长而降低。

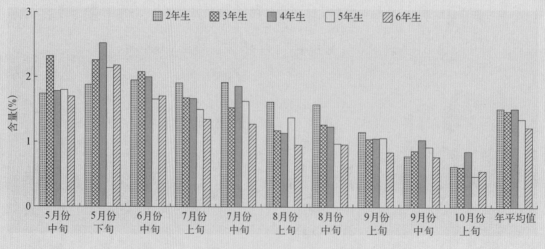

图2-26　不同树龄银杏叶银杏酸类成分的动态积累

（3）不同产地银杏叶的资源化学评价

1）黄酮类成分的动态积累：采用HPLC法测定我国19个产地的银杏叶中3种主要黄酮醇苷元（槲

皮素、山柰酚、异鼠李素)的含量,并以此换算出总黄酮含量,结果显示(图 2 - 27),不同产地银杏叶中总黄酮类含量差异较大,其中银杏产量较大的江苏省邳州市、广西壮族自治区兴安县、贵州省正安县、湖北省安陆市等地的银杏叶总黄酮含量较高。

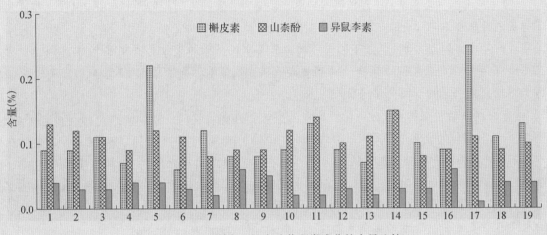

图 2 - 27　不同产地银杏叶黄酮类成分的含量比较

1. 辽宁省大连市;2. 河北省石家庄市;3. 山西省太原市;4. 山东省济南市;5. 江苏省邳州市;6. 陕西省西安市;7. 江苏省如皋市;8. 江苏省泰兴市;9. 江苏省南京市;10. 湖北省随州市;11. 湖北省安陆市;12. 四川省成都市;13. 浙江省杭州市;14. 贵州省正安县;15. 福建省宁德市;16. 贵州省惠水县;17. 广西壮族自治区兴安县;18. 广西壮族自治区桂林市;19. 广东省南雄市

2) 萜内酯类成分的动态积累:不同产地银杏叶中萜内酯类成分的含量差异较大,其中银杏叶产量较大的江苏省邳州市、贵州省正安县、安徽省亳州市等地的银杏叶萜内酯含量较高。

(4) 银杏不同部位的资源化学评价

1) 黄酮类成分的动态积累:银杏的不同部位均含有黄酮类成分。银杏不同部位的黄酮类化合物的含量由高到低依次为芽、叶、根、枝、树皮、树干,但不同的器官、组织及不同来源的样品表现出较大的差异性。实生苗顶芽的黄酮含量>侧芽的黄酮含量,而嫁接苗则反之。长枝上定型的叶黄酮含量>短枝上的叶黄酮含量,1 年生枝上、中、下枝段上的叶黄酮含量呈下降趋势;叶片黄酮含量>叶柄黄酮含量;吸收根黄酮含量>根皮部黄酮含量>根木质部黄酮含量;1 年生长枝皮部黄酮含量>木质部黄酮含量。

2) 聚戊烯醇类成分的动态积累:银杏的不同部位如根、种子、花粉等提取物中均能检测到聚戊烯醇类成分的存在,且含量差异较大。通过分析发现,叶片中含量最高,含量从高到低依次为叶片、种子、花粉、根等,含量最低的为根。种子中含量可达到银杏展叶初期叶片中含量的 1/3,而花粉中的含量大约为种子中的 1/10,根中含量所占比重更低,几乎检测不出。在实际应用中,一方面可根据不同需要选择合适的生长期,另一方面也可为不同部位间聚戊烯醇合成关键酶基因的表达研究提供依据。

2. 白果的资源性化学成分动态评价

(1) 不同树龄白果的资源化学评价

1) 核苷类成分的动态积累:通过对山东省郯城县银杏种植基地中不同树龄白果中核苷及碱基类成分的分析,结果发现,核苷类成分总含量在 100 年生达到最高,为 1 930.3 μg/g,而在 50 年生接近最低,为 642.8 μg/g。核苷类成分主要为腺苷、鸟苷、尿苷、2′-脱氧胞苷 - 5′-单磷酸、胞苷 - 5′-单磷酸,每个核苷类成分的含量有较大的差异,在不同样品中碱基的含量明显高于核苷的含量。

2) 氨基酸类成分的动态积累:对山东省郯城县银杏种植基地中不同树龄白果中氨基酸类成分进行测定,样品主要包括 11 个树龄(8 年生、10 年生、15 年生、20 年生、25 年生、30 年生、40 年生、50 年生、100 年生、300 年生、600 年生)的白果。24 个游离氨基酸的含量变化范围为 4 330.4~8 813.7 μg/g,其中氨基酸含量最高的是谷氨酸,其次是 γ-氨基丁酸、脯氨酸、精氨酸、谷氨酰胺。值得注意的是,碱性氨基酸

(精氨酸)和酸性氨基酸(谷氨酸)都是主要成分,非蛋白氨基酸中γ-氨基丁酸的含量是其他3种非蛋白氨基酸的4倍。同时,发现白果中氨基酸的含量与树龄有较大的相关性,8~40年生的白果中游离氨基酸的含量呈平稳增加的趋势,直到40年达到总氨基酸含量的最高点,超过40年后总氨基酸的含量开始逐渐降低。

3)多糖类成分的动态积累:不同树龄的白果中总多糖含量具有明显的变化规律,40年生白果中总多糖含量积累达到最大值,即8~40年生白果的总多糖含量随着树龄的增加而逐渐增加,超过40年后总多糖的含量随着树龄的增加而逐渐降低。不同树龄的白果其中性多糖的含量其实相对平稳,而酸性多糖的含量却呈现出40年积累到最大值的趋势,该趋势也是直接导致白果总多糖变化趋势形成的重要原因。

(2)不同产地白果的资源化学评价

1)核苷类成分的动态积累:对不同产地白果中核苷类成分的含量进行分析,结果显示,鸟苷和尿苷是主要成分,而且它们的含量变化范围分别为388.7~522.7 $\mu g/g$和86.4~415.3 $\mu g/g$。20种核苷及碱基类成分在不同产地白果中的含量差异较大,如鸟苷在许多产地是主要成分,含量最高时可达658.3 $\mu g/g$,而最低时只有1.8 $\mu g/g$。同时,发现次黄嘌呤、黄嘌呤和5种脱氧核糖核苷类成分的含量明显低于其他成分。此外,2'-脱氧胞苷-5'-单磷酸、胞苷-5'-单磷酸、3',5'-环磷酸腺苷也是普遍含有的成分。不同产地白果中核苷类成分总含量的变化范围为772.8~1 799.6 $\mu g/g$。

2)氨基酸类成分的动态积累:通过对不同产地白果中氨基酸类成分的含量进行分析,结果显示,所有样品中均富含氨基酸,尤其是8种必需氨基酸。游离氨基酸的含量具有明显的区域差异性,总氨基酸和必需氨基酸在江苏省和山东省的样品中含量较高。γ-氨基丁酸和谷氨酸在不同产地样品中是主要成分,尤其是非蛋白氨基酸γ-氨基丁酸含量较大。非蛋白氨基酸中除了γ-氨基丁酸,其他3个氨基酸的含量极少。除了8个必需氨基酸和4个非蛋白氨基酸以外,其他12个非必需氨基酸在不同产地白果中的含量差异不明显。从营养功能角度来看,白果确实是一个很好的药食同源产品。

(3)白果不同部位的资源化学评价

1)核苷类成分的动态积累:采用亲水作用色谱柱-超高效液相色谱-串联四极杆质谱(hydrophilic interaction liquid chromatography-ultra-high performance liquid chromatography-tandem quadrupole mass spectrometry, HILIC-UPLC-TQ-MS/MS)方法,测定了江苏省泰兴市、山东省郯城县和广西壮族自治区灵川县白果的5个不同部位(外种皮、中种皮、内种皮、胚乳和胚芽)的核苷类成分,结果显示,20种核苷及碱基类成分的总含量变化范围为64.1~3 249.4 $\mu g/g$,5个部位中核苷类成分总含量由高到低依次为胚芽、胚乳、外种皮、内种皮、中种皮。同时,发现所有部位的核糖核苷类含量明显高于脱氧核糖核苷类含量。在核苷类成分含量较高的胚乳和胚芽部位,鸟苷、尿苷及其相应碱基的含量明显高于其他核苷及碱基的含量。

2)氨基酸类成分的动态积累:通过HILIC-UPLC-TQ-MS/MS方法,测定了江苏省泰兴市、山东省郯城县和广西壮族自治区灵川县白果的5个不同部位(外种皮、中种皮、内种皮、胚乳和胚芽)的氨基酸类成分,结果显示,游离氨基酸总含量的变化范围为341.2~13 136.4 $\mu g/g$,5个部位中氨基酸类成分的含量差异主要表现为胚芽、胚乳、外种皮中氨基酸的含量较高,而在中种皮和内种皮中氨基酸的含量较低。氨基酸的含量积累由高到低依次为胚芽、外种皮、胚乳、内种皮、中种皮。同时,发现胚芽中游离氨基酸含量较高的是γ-氨基丁酸、脯氨酸、谷氨酰胺、谷氨酸;外种皮、内种皮、中种皮中含量较高的是谷氨酰胺、谷氨酸;胚乳中含量较高的是谷氨酸、γ-氨基丁酸。此外,银杏外种皮和其他4个部位的差异较大,例如,在银杏外种皮中必需氨基酸和非蛋白氨基酸(γ-氨基丁酸、羟脯氨酸、鸟氨酸、瓜氨酸)总含量分别为2 380.49 $\mu g/g$和11 729.95 $\mu g/g$,且分别约占该部位中总氨基酸含量的7.7%和38.2%,而这2种氨基酸在其他部位中所占比例分别为20.0%~26.6%和10.7%~26.9%。

3)多糖类成分的动态积累:通过对白果不同部位中银杏多糖类成分进行分析,结果显示,中性多糖与酸性多糖的比为2.3:1~1.32:1,可见中性多糖为白果不同部位中总多糖最重要的组成部分。中性多糖含量由高到低依次为外种皮、胚乳、胚芽、内种皮、中种皮;酸性多糖含量由高到低依次为外种皮、胚乳、胚芽、内种皮、中种皮;总多糖含量由高到低依次为外种皮、胚乳、胚芽、内种皮、中种皮。与其他4个部位相比,银杏外种皮中总多糖的含量较高,因此,银杏外种皮是开发银杏多糖的良好资源。

4) 萜内酯类、黄酮类与银杏酸类成分的动态积累:研究显示,白果不同部位普遍含有银杏萜内酯和银杏酸类成分,而黄酮类成分含量远不及银杏叶。在银杏外、中、内种皮中,银杏内酯含量由高到低依次为银杏内酯C、A、B;胚乳和胚芽中,银杏内酯含量由高到低依次为银杏内酯C、B、A。同时,发现胚芽中含有较高含量的银杏萜内酯和白果酸,银杏外种皮中银杏酸类成分的含量较高,而在胚乳、中种皮、内种皮中含化学成分的种类和含量均较少。

3. 药材产地加工过程的资源性化学成分动态评价

(1) 银杏叶产地加工过程的资源性化学成分动态评价

1) 黄酮类成分的动态变化过程:采用超高效液相色谱串联三重四极杆质谱法(ultra-high performance liquid chromatography-tandem triple quadrupole mass spectrometry, UPLC-TQ/MS)法,对银杏叶在自然晒干,阴干及35℃、45℃、60℃、80℃烘干过程中银杏叶黄酮及其苷类成分的变化规律进行了研究,结果显示,银杏叶中含有的黄酮苷类化学成分在干燥过程中可转化为苷元,且其适宜条件为晒干或45~60℃烘干。具体表现为,黄酮苷元类化学成分木犀草素、槲皮素、芹菜素和异鼠李素的含量在晒干条件下均有较明显的上升趋势,与鲜品相比,制干后四者含量分别增加95.0%、162.5%、109.0%、13.5%,且在45℃和60℃烘干条件下也有利于四者成分的积累。山柰酚在鲜品中及在阴干和80℃烘干条件下均未检测到,在其他条件下随着水分的减少,其含量从无到有并逐渐上升。而黄酮苷类化学成分,如槲皮素-3-O-[6-O-(α-L-鼠李糖)-β-D-葡萄糖苷]、槲皮素-3-O-β-D-葡萄糖苷、槲皮素-3-O-[4-O-(β-D-葡萄糖)-α-L-鼠李糖苷]、槲皮素-3-O-α-L-鼠李糖苷,其含量均呈先上升后下降的变化趋势。此外,这些苷的苷元在低温烘干或阴干条件下其含量均有下降趋势,可见银杏叶中不仅有分解糖苷的酶,也存在分解苷元的酶。

银杏叶在干制过程中,去甲银杏双黄酮和穗花杉双黄酮的含量呈先升高后降低的趋势,而制干后含量与鲜品差异不大,其他条件下的干燥过程中其含量均稳定或略有下降,可见较高温度干燥对这2种双黄酮含量的影响是主导因素。银杏双黄酮、异银杏双黄酮两者的含量变化趋势相似,总体上呈先升高后降低的趋势。其中,异银杏双黄酮在阴干及35℃、80℃干燥条件下,少量失水后含量升高近1倍,之后随着水分的不断减少其含量逐渐降低;在60℃和45℃干燥条件下,含量升高的趋势较缓慢,但制干后含量却高于其他干燥方式。而对银杏双黄酮来说,80℃烘干和晒干能提高其含量。金松双黄酮在银杏叶中含量十分丰富,可达5.6~6.0 mg/g,其性质较稳定,在各干燥条件下含量基本保持平稳。

银杏叶在干制过程中,(-)-表没食子酸儿茶素、(+)-儿茶素、(-)-表儿茶素这3种资源性化学成分在各干燥条件下含量与鲜品作比较,制干后均有不同程度的降低,其中80℃下烘干的损失最少,晒干条件下损失最多且趋势最明显,损失高达60%~90%。三者制干后含量从高到低依次为80℃、60℃、45℃、35℃、阴干、晒干。其可能的变化机制见图2-28。

2) 萜内酯类成分的动态变化过程:采用UPLC-TQ/MS法,对银杏叶在自然晒干,阴干及35℃、45℃、60℃、80℃烘干过程中银杏叶中萜内酯类资源性化学成分的变化规律进行了研究,结果显示,银杏内酯A、B、C及白果内酯的含量变化趋势一致,呈先升高后降低,其中80℃和晒干条件下的含量明显高于其他条件,且这4个内酯制干后含量从高到低依次为80℃、晒干、阴干、60℃、45℃、35℃。

3) 银杏酚酸类成分的动态变化过程:白果新酸在干燥前后含量变化较小,而银杏酸变化明显,除35℃、45℃时呈平稳下降趋势外,其他均呈先升高后降低的趋势,其中80℃条件下趋势变化最为明显。

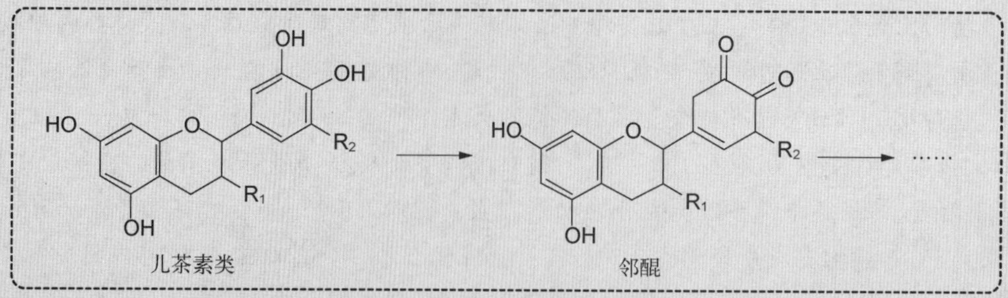

儿茶素类氧化反应

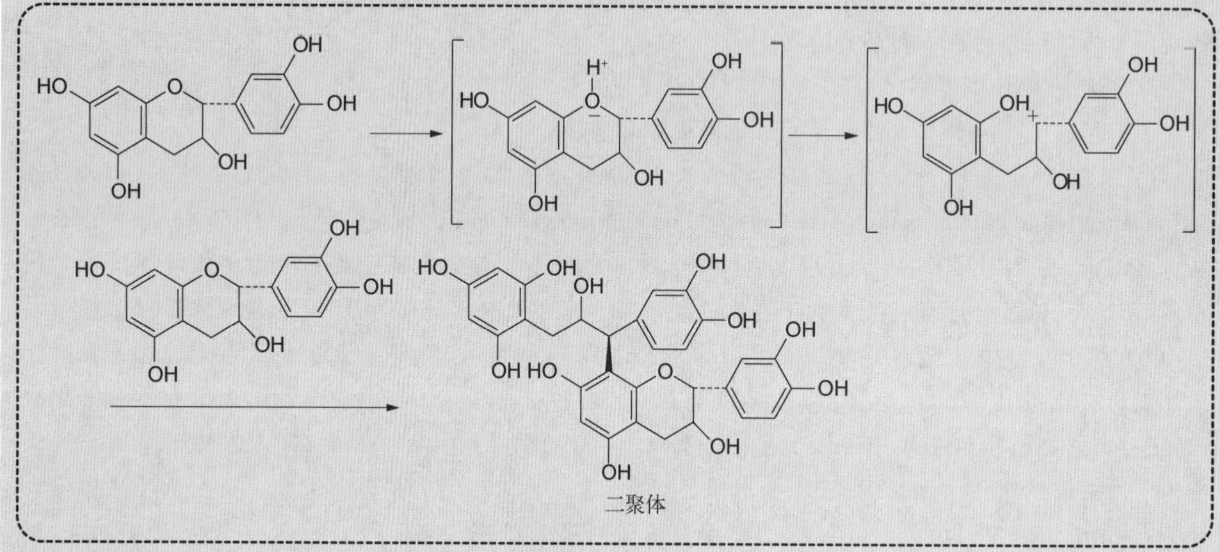

儿茶素类缩合反应

图 2-28 银杏叶干燥过程中儿茶素类化学成分可能发生的转化反应

（2）白果产地加工过程的资源性化学成分动态评价

1）吡哆醇类成分的动态变化过程：不同加热温度处理的白果样品中 MPN 含量存在显著差异，其中 50℃及更高温度处理的白果样品中 MPN 含量显著降低，损失率达 90% 以上，表明高温保湿处理可引起白果中 MPN 含量明显下降，具有明显的减毒作用。提示这一降解过程与其所含的相关酶及温度有关，保持湿度是其转化或降解的重要因素。

采用不同加热温度和保湿条件处理白果样品，观察白果中 MPN 含量的变化情况，结果显示，白果鲜品中 MPN 含量高达 360 μg/g。在高温保湿条件下，白果中 MPN 含量均有大幅降低，60℃条件下含量最低降至 19.12 μg/g，90℃条件下降至 18.07 μg/g 之后基本保持不变，表明 MPN 在保湿高温条件下可有效降解约 95%。这一过程中，高温降解的速率更大。在保持一定湿度条件下，温度对白果中 MPN 的转化有重要作用，温度越高，转化速率越快，但白果中转化酶能力是一定的，最高的转化率可达 95%。白果样品在 60℃加热且保湿条件处理下，检测发现 MPN 的含量在 7 h 时出现大幅降低，在 7~12 h 出现小幅下降，在 12 h 达到最低点；在 90℃加热且保湿的条件下，白果中 MPN 在 3 h 内可大幅降至最低点。MPN 转化后的产物 MPNG 在加热开始时，随加热时间增加而含量增加，温度越高，MPN 转化成 MPNG 的速率越快。MPNG 在不同温度下的增长速率不同，但在 10 h 后，MPNG 的含量（与内标水杨酸的比值计）逐渐靠近并保持稳定，提示白果中 MPN 转化成 MPNG 的过程中存在一定的平衡状态，最终可达到稳定状态。

2）银杏酸类成分的动态变化过程：不同温度处理的白果样品中银杏酸类成分含量具有一定的差异，其中高温处理（90℃、100℃）的白果样品中银杏酸类成分含量损失率约 55%，60℃条件下快速干燥样品与保湿样品中的银杏酸类成分含量差距不大,提示这一降解过程可能与酶的作用无关。

【资源价值发现与开发利用】

目前对银杏叶的化学成分研究主要集中在黄酮类、萜内酯类和多糖类成分,研究表明其具有抗氧化、保护心血管系统、治疗神经退行性疾病和抗肿瘤等生物活性。此外,银杏叶提取物在临床上对心脑血管疾病、呼吸系统疾病、神经系统疾病等均有良好的治疗作用。与银杏叶相比,白果的研究报道相对较少。白果作为药食同源的品种,其中含有多种营养成分,具有清除自由基、抗氧化、抗肿瘤、抗菌等重要活性。与银杏叶和白果相比,银杏外种皮由于其具有令人难以接受的口感和毒性,通常作为废物被丢弃。近年来,关于银杏外种皮的研究逐渐进入大众视野。研究表明银杏外种皮亦具有多种药理活性,如抗氧化、抗肿瘤、抗病毒、抗菌和杀虫等。由于银杏外种皮中含有较多的多糖和银杏酸类成分,因此,银杏外种皮的开发利用主要集中在抗菌和杀虫等方面。

1. 银杏叶和白果资源的开发利用

(1)银杏叶资源的开发利用:银杏叶在临床上常用于治疗冠心病稳定型心绞痛、脑梗死、记忆力下降、痴呆症、糖尿病并发症等疾病。现代研究表明,银杏叶提取物具有扩张血管、改善脑循环、抑制血小板活化因子等作用,同时还有抗肿瘤、抗菌、抗炎等作用。经过专利统计分析,发现银杏在医药领域的利用主要集中在治疗心脑血管疾病、皮肤病、性病、妇科病等疾病,以及抗衰老、益智等方面。常见的含有银杏叶的单味药制剂有银杏叶片、银杏叶颗粒、银杏叶滴丸、银杏叶口服液、银杏叶提取物注射液等,成方制剂有复方银杏叶颗粒、银杏露等。

除药用价值外,银杏叶在化妆品、食品及农业领域等也有广泛应用。银杏叶提取物有促进毛发生长的效果,可以添加在洗发液、发乳、美发液等护发、生发化妆品中。银杏叶提取物含有黄酮类化合物,还具有超氧化物歧化酶活性,能消除体内自由基,降低过氧化脂质的形成速度。将其添加到护肤化妆品乳液、霜膏、水液、面膜、洗面奶中,能使皮肤滋润、富有光泽,减少黑色素的形成。银杏叶中的双黄酮成分具有拮抗磷酸二酯酶的活性,能减少局部沉着的脂肪,故可用以配制成减肥品。由银杏叶制成的饮料、糖果、口香糖、酒类等,具有降血脂、降胆固醇、预防心脑血管病、增强细胞免疫力、抗衰老等功能。

(2)白果资源的开发利用:白果始载于《日用本草》,具有敛肺定喘、止带缩尿之功效,用于治疗咳嗽、哮喘、遗精遗尿、白带等。以白果配伍的经典方药有定喘汤、易黄汤、压掌散等。现代研究表明,白果可以治疗咳嗽、哮喘、过敏、循环系统紊乱、记忆消失及其他一些与年龄有关的症状,并在治疗高血压、心脑血管疾病、龋齿、小儿腹泻、痤疮疔瘤、遗精遗尿等方面疗效显著。由于白果含有丰富的营养物质和药用活性成分,因此在医药和保健食品方面,白果具有很大的开发潜力。以白果为主要原料、经科学配方精制而成的各类食品集可口性、营养性和保健性于一体,具有广阔的开发前景。以白果为主要原料的一系列食用保健品的制备方法和加工工艺已获得多项国家专利,如银杏果茶、银杏保健茶、银杏汁、银杏口服液、银杏保健饮料、银杏啤酒、银杏果晶、银杏露、银杏王等。此外,白果中富含的亚油酸及共轭亚油酸在降血压、降血脂、防止心血管疾病方面具有重要作用,对癌细胞具有毒杀作用,具有一定的开发价值。

2. 银杏非药用部位和废弃物的资源利用研究

(1)银杏落叶的资源循环利用与产业化开发:目前,中国银杏资源主要分布在江苏省、浙江省、广西壮族自治区、山东省等地的多个县市,在安徽省、贵州省、云南省等地也有大量分布。银杏叶提取物主要来源于4~7年树龄的银杏叶,其他树龄的银杏,尤其是10月份结果后的银杏叶,由于其中银杏黄酮与萜内酯类成分含量偏低而不被采集利用,每到11月份成为落叶后就被视为废弃物。银杏落叶中含有一定量的萜内酯与黄酮类成分,但其含量偏低。采用现代分离纯化技术改进银杏落叶中提取纯化萜内酯与黄酮类成分的工艺,制备得到的银杏落叶提取物具有神经保护和抗氧化活性,因此可利用银杏落叶提取物开发心脑血管保护方面的医药产品或功能食品。据报道,莽草酸具有抗菌、抗肿瘤等生物活性,还是合成抗禽流感药物"达菲"的重要原料。目前,莽草酸的来源主要是八角,但八角可用于提取莽草酸的资源量较为有限,研究发现银杏落叶中含有丰富的莽草酸,而我国银杏落叶资源非常丰富。因此,通过优化制备工艺,银杏落叶有望作为制备莽草酸的新资源,以实现变废为宝的目的。有研究报道,采用超声酶辅助提取结合大孔树脂纯化技术可最大化富集银杏落叶中黄酮和银杏内酯类成分,同时实现最大化去除毒性成分银杏酸类化合物。采用优化的提取纯化工艺所得到的银杏落叶提取物中的总黄酮含量达到(25.36±1.03)%、总内酯为(12.43±0.85)%、总银杏酸类为(0.003±0.000 5)%,所得银杏落叶提取物符合《中国药典》对其中银杏黄酮、内酯及银杏酸的限量要求。进一步对银杏落叶提取后的固体结构进行开发和利用,首先脱胶制备银杏落叶中的叶纤维,再对制备的叶纤维进行理化性能评价,发现银杏落叶纤维的细度、强度、韧性等参数指标符合纺织、化工、建筑业等相关产品开发的要求。

(2)银杏叶药渣的资源循环利用与产业化开发:在银杏内酯注射液生产制造过程中产生了大量银杏叶药渣,其中含有丰富的聚戊烯醇类成分。银杏叶中含有的聚戊烯醇主要是由14~24(以17~19为主)个异戊烯基单元构成的桦木萜醇类聚戊烯醇。对银杏叶中聚戊烯醇含量的分析表明,无论绿叶还是黄叶,其含量都比较高,可达1.0%~1.5%。通过实验,筛选出最佳的乙醚提取工艺、氢氧化钠水解工艺、丙酮去杂工艺和硅胶柱层析、C_{18}柱层析去杂工艺。以废弃银杏叶药渣为原料,制备得到的聚戊烯醇其纯度可达95%以上,可实现工业化生产,具有重要应用价值,可解决现有技术工艺方案制备得到的聚戊烯醇纯度低、应用价值低等不足。

(3)银杏外种皮的资源循环利用与产业化开发:银杏外种皮中含有近20种银杏酚酸类成分,且含量较高,该类成分具有较好的抑菌、杀虫之效用,同时,用银杏酚酸成分制得的生物农药具有高效、广谱、无毒、无残留的优良特性。因此,银杏外种皮中银杏酚酸类成分提取工艺及对农作物病原菌的抑制效用,为银杏外种皮资源利用及在农业生产上的应用奠定了基础。银杏外种皮粗多糖为黄褐色粉末状,无异味,微甜,具有抗癌、抗衰老、抗过敏、提高免疫力、降血脂、止咳祛痰等生理活性,对人体无毒副作用。银杏外种皮中多糖含量高,约含10%以上,原料来源丰富。对纯化制得的银杏外种皮多糖进行结构表征,并对其活性进行评价,按照中药新产品研究开发指南,完成以银杏外种皮多糖为主要有效成分的新产品制剂工艺、制剂稳定性、制剂质量标准研究。

(4)银杏花粉的资源循环利用与产业化开发:由于银杏在医药、保健食品、生态景观等方面均具有资源价值,其种植面积与日俱增,同时产生了数量可观的银杏花粉资源,但银杏花粉资源的研究和开发应用尚处于初级阶段。银杏花粉中游离氨基酸含量较高,其总量高达62.316 mg/g,必需氨基酸总量也高达7.166 mg/g,约占总氨基酸的11.49%,说明银杏花粉可以作为氨基酸补充剂。银杏花粉中天冬氨酸含量高达17.101 mg/g,其可作为K^+、Mg^{2+}的载体向心肌输送电解质,从而改善心肌收缩功能,同时降低氧消耗,在冠状动脉循环障碍缺氧时,对心肌有保护作用。精氨酸含量为7.006 mg/g,其作为半必需氨基酸,对于婴儿来说也属于必需氨基酸,缺乏精氨酸会导致血氨过高而影响机体正常生长和发育。

银杏花粉中还含有较丰富的无机元素,种类较多。银杏花粉中K含量高达26.302 mg/g,Ca、Fe、Mg含量也较高,依次为7.076 mg/g、2.545 mg/g、5.361 mg/g。银杏花粉中Zn含量为0.117 mg/g,Cu含量为0.008 mg/g,Zn、Cu含量比值均呈现出Zn高Cu低的现象,这与癌症患者血清中Zn低Cu高的现象相反,因此,花粉有利于调节体内的Cu-Zn平衡,可能起到抗癌作用。同时,As、Cd等重金属元素没有检测到,Al元素量较高,达1.755 mg/g。研究表明,人体摄取过量的Al可引起缺Ca,体内过高的残留Al可导致神经衰退性疾病,因此建议在以花粉开发保健品时应注意限定每日服用量,以保证人体的安全。

银杏花粉所含的次生代谢产物与叶中的种类基本相同,但相对量变化有差异。银杏花粉中穗花杉双黄酮的含量(87.4 μg/g)显著高于银杏叶(31.6 μg/g),穗花杉双黄酮具有抗普通HSV-1及HSV-2

的作用,是一种新型的、对磷脂酶 A2 和环氧化酶都具有抑制作用的抗炎药。银杏花粉中含有一定量的银杏内酯 A(55.4 μg/g)、银杏内酯 B(93.4 μg/g)和银杏内酯 C(38.6 μg/g),但含量仍低于叶中。花粉中的山柰酚含量高达 222.1 μg/g,约为叶中含量的 14 倍。初步的生物活性分析显示,银杏花粉在治疗前列腺疾病、抗氧化、抗衰老等方面有较好的应用前景和潜在的资源利用价值。

(5) 银杏根皮的资源循环利用与产业化开发:据统计,仅江苏省邳州市地区,每年园林绿化、树木移栽会产生约 20 吨的银杏根皮,这些根皮多被丢弃在土中任其腐烂分解,无形中造成了资源浪费。因此,有必要对银杏根皮进行系统研究,为银杏根皮资源的综合开发利用奠定基础,从而减少资源浪费。

有报道对银杏根皮所含的化学成分进行了系统的分离,分离鉴定的化合物主要包括黄酮类、萜内酯类、脂肪酸类、糖类、甾体类、联苯类、木脂素类、脂肪醇类等。采用 MTT 比色法,对银杏根皮中分离得到的单体类成分进行体外抑制肾上腺嗜铬细胞瘤细胞 PC - 12、人乳腺癌细胞 MCF - 7、肝癌细胞 Hep3B 增殖的影响研究。结果显示,联苯-4-(3,4-二甲氧苯基)-1,2-二甲氧基苯对人乳腺癌细胞增殖有较强的抑制作用,且专属性较强,提示该成分可以作为肿瘤细胞增殖抑制剂,或作为抗肿瘤药物及其先导化合物。银杏根皮中萜内酯类成分的平均含量较银杏叶中高,而毒性成分银杏酸含量较低,提示银杏根皮可作为潜在的内酯提取原料。银杏根木质部中所含萜内酯等成分较皮部少,提取时可将银杏根的皮部与木质部分离,以便节约提取成本。银杏根皮中黄酮类成分的含量较叶中低,组成比例也与叶中存在很大差异。多糖类成分在银杏不同部位样品中的含量分布趋势由高到低依次为主根皮部、侧根皮部、须根、叶、枝皮部、茎皮部、主根木部、枝木部、侧根木部、茎木部,主要差异来源于中性多糖,而酸性多糖虽有同样趋势,但差异不明显。综上,银杏根皮中富含的银杏内酯类成分极具开发潜力,且银杏根皮中的特异性联苯类成分可以作进一步研究和开发。

实例 2:红豆杉类药用植物类群资源化学研究与资源化利用

红豆杉属植物多为常绿乔木或灌木,为红豆杉科的重要经济树种。该属多种植物均含有抗肿瘤活性成分紫杉醇,可作为制备抗肿瘤药物的重要资源植物。其中,东北红豆杉 Taxus cuspidata Siebold & Zucc. 的枝和叶可入药,称为紫杉(Ramulus Taxi Cuspidatae),可供中医临床配伍应用,其味淡,性平,具有利尿消肿之功效。

【资源类群概述】

红豆杉属植物在全世界有 11 种,分布于北半球的温带至热带地区。我国红豆杉属有 4 种、1 变种、1 引入种,分别为云南红豆杉 T. yunnanensis W. C. Cheng & L. K. Fu、西藏红豆杉 T. wallichiana Zucc.、东北红豆杉 T. cuspidata Siebold & Zucc.、中国红豆杉 T. chinensis (Pilg.) Florin.、南方红豆杉 T. chinensis var. mairei 南方红豆杉 T. wallichiana var. mairei (Lemée & H. Lév.) L. K. Fu & Nan Li(变种)和曼地亚红豆杉 T. media Rehder.(引入种)。曼地亚红豆杉是我国在 20 世纪 90 年代中期从加拿大引种而来的,是一种天然杂交品种,其母本为东北红豆杉,父本为欧洲红豆杉 T. baccata Thunb.。

云南红豆杉集中分布于我国云南省西北部 16 个县及西藏自治区东南部和四川省西南部的 7 个县,在云南省东部、东南部、西南部地区也有间断分布,该种常分布在海拔 2 000~3 500 m 的针阔混交林、沟边阔叶林内。在不丹、缅甸北部也有分布。

西藏红豆杉是中国分布区最小,也是资源蕴藏量最小的种类,目前该种基本未遭破坏,主要分布在我国云南省西北部、西藏自治区南部和东南部,生长在海拔 2 500~3 400 m 的云南铁杉、乔松、高山栎类林中。在阿富汗至喜马拉雅山区东段也有分布。

东北红豆杉仅在我国东北地区存在,分布于黑龙江省东南部、吉林省东部和辽宁省东部,多生于红松、鱼鳞云杉、白桦、紫椴和山杨等为主的针阔混交林内、海拔600~1 200 m 的山地林中。中国山东省、江苏省、江西省等地有栽培。日本、朝鲜等地也有分布。

南方红豆杉产于我国安徽省南部、浙江省、台湾地区、福建省、江西省、广东省北部、广西壮族自治区北部及东北部、湖南省、湖北省西部、河南省西部、陕西省南部、甘肃省南部、四川省、贵州省、云南省东北部。垂直分布一般较红豆杉低，在多数省区市常生于海拔1 000~1 200 m 以下的地方。

曼地亚红豆杉在我国引种栽培的成功，标志着被美国食品药品监督管理局批准的、用于提取紫杉醇的理想品种曼地亚红豆杉有望在我国得到极大的发展。

【资源性化学成分及其分布】

红豆杉属植物所含化学成分类型丰富，主要包括紫杉烷类、黄酮类、木脂素类、甾体类、生物碱类、糖类及无机元素等多种类型成分。其中，紫杉烷类为代表的二萜类化学成分是目前研究及应用较多的资源性化学物质。

1. 二萜类　紫杉烷类资源性化学成分是存在于红豆杉属植物中的一种具有特殊骨架的二萜类资源性化学成分。该类化学成分是红豆杉属植物中的主要活性成分，可促进微管蛋白聚合、抑制解聚，保持微管蛋白稳定，抑制细胞有丝分裂，同时具有显著的放射增敏作用，主要适用于治疗卵巢癌和乳腺癌，对肺癌、大肠癌、黑色素瘤、头颈部癌、淋巴瘤、脑瘤也有一定疗效。代表性化学成分有紫杉醇(taxol)、10-去乙酰基紫杉醇(10-deacetylpaclitaxel, 10-DAP)、三尖杉宁碱(cephalomanine)、10-去乙酰基三尖杉宁碱(10-deacetylcephalomanine, 10-DAC)(图2-29)、巴卡亭Ⅲ(baccatin Ⅲ)、10-去乙酰基巴卡亭Ⅲ(10-deacetylbaccatin Ⅲ, 10-DAB Ⅲ)、7-差向紫杉醇(7-epi-paclitaxel)、10-去乙酰基-7-差向紫杉醇(10-deacetyl-7-epi-paclitaxel, 10-DAET)等。其中，紫杉醇含量在其树皮中可达0.5 mg/g。

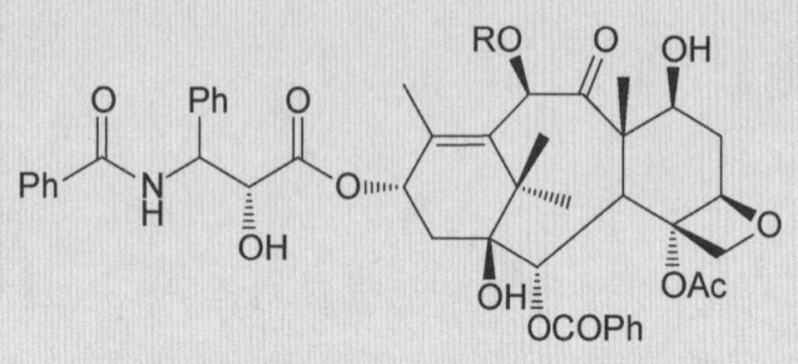

| 紫杉醇 | R=Ac | 三尖杉宁碱 | R=Ac |
| 10-DAP | R=H | 10-DAC | R=H |

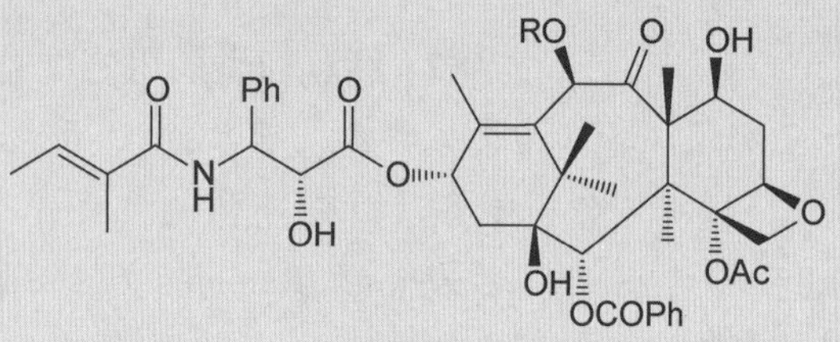

图2-29　红豆杉属植物中紫杉烷类二萜成分的化学结构

2. 黄酮类　从红豆杉属植物中发现的黄酮类资源性化学成分主要存在于枝叶中，主要包括金松双黄酮(sciadopitysin)、银杏双黄酮(ginkgetin)、红杉黄酮(sequoiaflavone)、苏铁双黄酮(sotetsuflavone)、榧双黄酮(kayaflavone)、穗花杉双黄酮(amentoflavone)等双黄酮类，以及槲皮素、山奈素-4′-甲醚等黄酮醇类化学成分。化学结构如图2-30所示。

3. 木脂素类　红豆杉属植物中的木脂素类资源性化学成分主要有异紫杉醇脂素(isotaxiresinol)；紫杉醇脂素[(+)-taxiresinol]；异落叶松脂醇(isolariciresinol)；落叶松脂醇[(+)-lariciresinol]；α-铁杉脂素(α-conidendrin)；松脂酚[(+)-pinoresinol]；4′,7′-二羟基-3,3′,4-三甲氧基-9-氧代-8-8′,9,9′-环氧木脂素；4′,7-二羟基-3,3′,4-三甲氧基-9-O-8-8′,9,9′-环氧木脂素-(7羟基罗汉松脂素)；4,4′,9,9′-四羟基-3,3′-二甲氧基-8-8′-木脂素；(7S,8S,8′S)-9-乙酰氧基-3′-甲氧基-4,4′-二羟基-8-8′,7,9′-环氧木脂素；(7S,8S,8′S)-3,3′-甲氧基-4,4′,7′,9-四羟基-8-8′,7,9′-环氧木脂素；(7S,8S,8′R)-3,3′-甲氧基-4,4′,9-四羟基-4′-酮基-8-8′,7,9′-环氧木脂素；3,3′-二甲氧基-4,4′,9-三

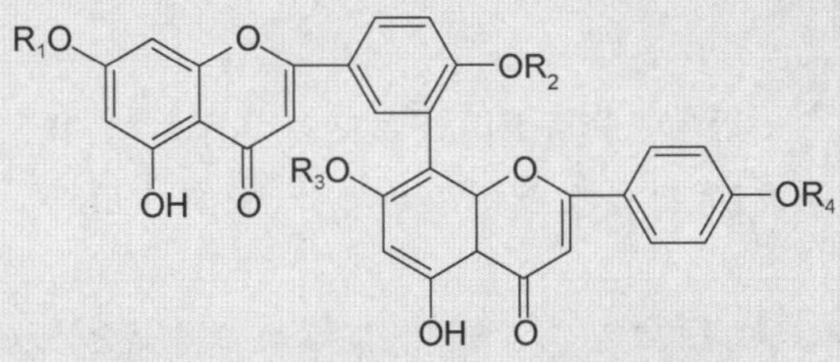

金松双黄酮　　　　$R_1=R_2=R_4=CH_3$　　$R_3=H$
银杏双黄酮　　　　$R_1=R_2=CH_3$　　$R_3=R_4=H$
红杉黄酮　　　　　$R_1=CH_3$　　$R_2=R_3=R_4=H$
苏铁双黄酮　　　　$R_1=R_2=R_4=H$　　$R_3=CH_3$
榧双黄酮　　　　　$R_1=R_3=R_4=CH_3$　　$R_2=H$

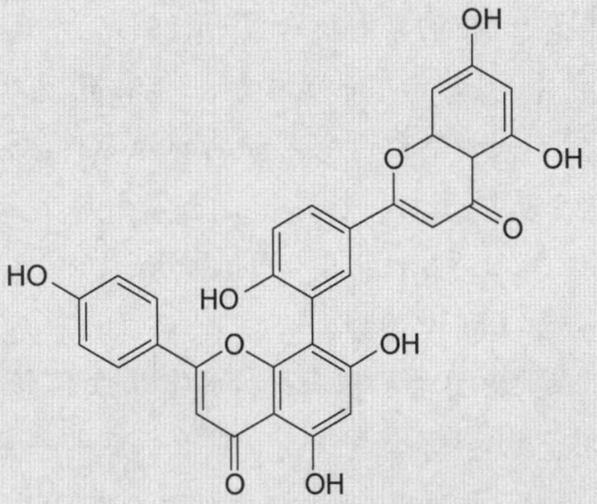

穗花杉双黄酮

图 2-30　红豆杉属植物中部分黄酮类成分的化学结构

羟基 -7,9′-环氧木脂素 -7′-酮;3-O-去甲基 -二氢 -去氢二松柏醇;6-乙酰美丽红豆杉葡萄糖苷 A、B、C 等。

4. 其他类　红豆杉属植物中还含有蜕皮甾酮(ecdysterone)、taxisteronoe、松甾酮 A(ponasterone A)、罗汉松甾酮(makisterone)、油菜甾醇(campesterol)、β-谷甾酮(β-sitostenone)等甾体类,以及生物碱类、多糖类等化学成分。研究尚发现,南方红豆杉的嫩枝、针叶、树皮中有 K、Ca、Mg、Cu、Zn、Mn、Fe、Na、Cr 9 种无机元素,且其 Zn、Mn 含量较高。

【资源性化学成分动态评价】

红豆杉属植物在不同采收期、不同品种、不同产地、不同生长类型、不同生长环境,以及不同组织器官,其资源性化学成分的分布量均存在差异。因此,开展我国红豆杉属主要资源植物中资源性化学成分动态评价,将为红豆杉属资源植物的高效利用提供支撑。目前,有关红豆杉属主要资源植物的资源性化学成分动态评价中,以其紫杉烷类资源性成分研究较为多见。

1. 药材形成过程的资源性化学成分动态评价

(1) 不同季节和不同生长期红豆杉属植物的资源化学评价

1) 东北红豆杉:其生长期为 4~10 月份,从 11 月份开始进入休眠期,在翌年的 3 月份开始萌发,5~6 月份则进入花期,9~10 月份为种子成熟期,其枝叶中紫杉醇的含量在休眠期中逐渐积累增加,在翌年 4 月份左右达到含量最高点,但在进入花期和种子成熟期时,紫杉醇含量有所下降。采用反相高效液相色谱法(reverse phase-high performance liquid chromatography, RP-HPLC),通过检测不同季节野生和栽培东北红豆杉枝叶中紫杉醇的含量,发现 4~10 月份的野生和栽培东北红豆杉枝叶中的紫杉醇含量整体呈现下降趋势,全年紫杉醇含量最高的时期是在 4 月份,其次为 7 月份。

2) 南方红豆杉:其生长期为 3~12 月份。在平地、缓坡和陡坡 3 种立地条件下,单种群落和复合群落南方红豆杉枝叶中紫杉醇含量差异显著,紫杉醇含量在 5、8 和 11 月份均出现峰值,其中 5 月份含量最高。不同立地条件下南方红豆杉 5 月份和 11 月份的紫杉醇含量由高至低依次为陡坡复合群落、缓坡复合群落、平地复合群落、平地单种群落。

3) 曼地亚红豆杉:采收季节显著影响曼地亚红豆杉枝叶中的紫杉醇和 10-DAB Ⅲ含量,采用 HPLC 法检测发现,3 年生、5 年生的曼地亚红豆杉枝叶中紫杉醇和 10-DAB Ⅲ的全年含量最高点均出现在 5 月份。

4) 云南红豆杉:不同生长期云南红豆杉幼苗的紫杉醇含量差异较大,采用 HPLC 法对云南红豆杉的根部、茎、叶中的紫杉醇含量进行测定,发现3月份采收的云南红豆杉幼苗各部位中的紫杉醇含量均明显高于11月份采收的云南红豆杉幼苗,尤其是根部和叶片的紫杉醇含量之间存在显著差异。

（2）不同树龄红豆杉属植物的资源化学评价

1）云南红豆杉:分别取2、3、4、5年生云南红豆杉枝叶,采用HPLC法测得其紫杉醇含量分别为0.0275%、0.0358%、0.0469%、0.0631%。以上结果表明,随着生长年限的增加,云南红豆杉枝叶中紫杉醇的含量呈递增趋势。

2）东北红豆杉:不同树龄的东北红豆杉树皮中的紫杉醇含量不同,变异趋势是随着树龄的增大,其树皮中的紫杉醇含量升高。东北红豆杉在8年生时,可在干燥树皮中检测到微量紫杉醇（6.8 μg/g）;树龄在8~23年期间,东北红豆杉树皮中的紫杉醇含量以平均每年0.7 μg/g的速度增加;34年生以后,平均每年紫杉醇含量约增加1.3 μg/g;至56年生的东北红豆杉树皮内紫杉醇含量可高达46.5 μg/g。

3）南方红豆杉:对人工栽培的不同树龄南方红豆杉幼树及其不同器官和组织中的紫杉醇含量进行检测,结果显示,2年生幼树的紫杉醇含量明显高于3~4年生幼树,这是由于2年生幼树的枝条和根部所占的比例较高,而枝条和根部的紫杉醇含量又显著高于叶片和树干等木质部器官的缘故。2年生幼树单株鲜生物量达509 g,若采用30 cm×30 cm的栽植密度,每公顷定植61 050株,可产鲜生物量31 000 kg。经反复研究表明,人工栽培的南方红豆杉药用林2年生即可达到工艺、数量和经济成熟年龄,为最佳的采收年龄。

4）曼地亚红豆杉:采收年龄可极显著地影响曼地亚红豆杉中紫杉醇和10-DAB Ⅲ的含量。其中,3年生样品紫杉醇含量的全年平均值为0.28 mg/g,最高0.34 mg/g,最低0.18 mg/g;5年生样品紫杉醇含量的全年平均值为0.46 mg/g,最高0.56 mg/g,最低0.40 mg/g;3年生样品10-DAB Ⅲ含量的全年平均值为0.13 mg/g,最高0.31 mg/g,最低0.01 mg/g;5年生样品10-DAB Ⅲ含量的全年平均值为0.18 mg/g,最高0.36 mg/g,最低0.09 mg/g。上述结果表明,5年生曼地亚红豆杉中紫杉醇和10-DAB Ⅲ的含量均大于3年生曼地亚红豆杉。

（3）不同产地红豆杉属植物的资源化学评价:产地不同,植物所处的环境因素也在改变,从而引起植物群体和个体在次生代谢产物含量上的差异。

1）云南红豆杉:经测定,采自云南省维西、永德、潞西、云龙、南华、腾冲、禄丰繁育基地（云南红豆杉栽培居群）的云南红豆杉其小枝叶中的紫杉醇含量具有显著差异。禄丰栽培居群的紫杉醇含量最高,平均为0.0225%;其次是潞西居群,为0.0185%;维西居群紫杉醇含量居中;而永德和腾冲居群紫杉醇含量较低,分别为0.0087%和0.0049%。居群之间紫杉醇的平均含量差异较大,平均最高含量是平均最低含量的5.2倍;而单株紫杉醇的含量从0.0003%~0.0636%不等,居群内和居群间的个体差异达到极显著水平。

2）东北红豆杉:分别对采自吉林省敦化林业局、汪清林业局、大兴沟林业局、安图林业局、和龙林业局、三岔子林业局,辽宁省本溪县林业局,黑龙江省穆棱林业局和吉林省吉林市区（北华大学院内）,相同季节、胸径和树高的东北红豆杉天然群体其树皮中的紫杉醇含量进行测定,结果表明,不同群体之间紫杉醇含量存在极显著差异,紫杉醇含量的群体间变异幅度为2.7倍,8个群体的紫杉醇含量由高到低依次为大兴沟、安图、敦化、汪清、本溪、三岔子、穆棱、和龙。其中,大兴沟群体的紫杉醇含量最高,达40.97 μg/g,而紫杉醇含量最低的和龙,其海拔、有效积温和无霜期均高于大兴沟,树皮中所含紫杉醇含量为15.44 μg/g。

3）南方红豆杉:不同产地的南方红豆杉鲜枝叶中的紫杉醇产量差异较大。其中,贵州省梵净山的南方红豆杉单株鲜枝叶中的紫杉醇含量最高,达35.19 mg/g,产量最低的为福建省宁化县的南方红豆杉（14.33 mg/g）。

4）曼地亚红豆杉:从国内8个不同产地采集曼地亚红豆杉枝条,采用HPLC法测定了紫杉醇和

10-DAB Ⅲ的含量,结果显示,不同产地曼地亚红豆杉的紫杉醇和10-DAB Ⅲ含量差异明显,其中紫杉醇含量最高的是浙江省磐安县尚湖镇,为0.330 4 mg/g,最低的是北京市昌平区小汤山镇,为0.030 6 mg/g,两者相差10.79倍。10-DAB Ⅲ含量差异更大,最高的是浙江省余杭区仁和街,为0.758 9 mg/g,最低的是河南省洛阳市洛龙区,仅0.029 3 mg/g,两者相差达25.94倍。说明曼地亚红豆杉的紫杉醇、10-DAB Ⅲ含量在不同产地水平有巨大变化,偏南方产地的样品紫杉醇含量较高,从紫杉醇生产的角度考虑,采用偏南方栽培地的原料可能更有经济性,而10-DAB Ⅲ含量的地理变化规律性不明显。

(4) 不同品种和不同部位红豆杉属植物的资源化学评价: 不同品种红豆杉属植物(云南红豆杉、西藏红豆杉、东北红豆杉、中国红豆杉、南方红豆杉、曼地亚红豆杉)在不同部位中的紫杉醇含量差异显著。各种红豆杉属植物中,均以树皮中的紫杉醇平均含量最高,其次为根,而枝和叶中的含量相对较低。除东北红豆杉枝中的紫杉醇含量略低于叶以外,其余树种枝中紫杉醇含量均高于叶。而不同树种红豆杉中紫杉醇的含量分布有一定差异,其中以云南红豆杉各部位中的紫杉醇平均含量均最高;其次为曼地亚红豆杉;南方红豆杉和东北红豆杉各部位中的紫杉醇平均含量基本一致;而西藏红豆杉和中国红豆杉各部位中的紫杉醇平均含量相对较低(图2-31)。可见我国的红豆杉具有一定的开发利用价值,其中以云南红豆杉的开发利用价值最高;曼地亚红豆杉作为我国20世纪末引种的杂交品种,其紫杉醇含量相对较高,且在我国四川等地有大量种植,也具有较高的开发利用价值,应予以更深入的研究与开发。

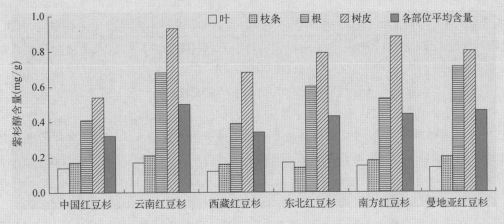

图2-31　不同树种红豆杉各部位中紫杉醇的分布与积累

1) 云南红豆杉: 分别取云南红豆杉的茎皮、根、心材、树枝、针叶,采用HPLC法测定其不同部位中紫杉烷类资源性化学成分(紫杉醇、10-DAP、三尖杉宁碱、10-DAC、巴卡亭Ⅲ、10-DAB Ⅲ)的分布规律,结果显示,云南红豆杉茎皮和根中的紫杉醇含量较为丰富,而在心材、树枝、针叶中含量较少。枝中10-DAB Ⅲ(紫杉醇前体)的含量大约为0.1%,与欧洲红豆杉枝中的含量相近。资源性化学成分10-DAP在根中的含量则达到了0.68%,其在茎皮、心材、树枝中的含量也相对较高,在分布较少的针叶中含量也达到了0.023%,提示针叶中的10-DAP有望成为紫杉醇半合成的原料。

2) 西藏红豆杉: 西藏红豆杉不同部位中紫杉醇的含量差异显著,其树干皮、树枝皮、叶及种球中的紫杉醇含量分别为0.039 9 mg/g、0.025 5 mg/g、0.010 5 mg/g和0.014 8 mg/g,由此可见,西藏红豆杉中紫杉醇在树皮中分布最多,其次是种球,再次是叶。

3) 东北红豆杉和曼地亚红豆杉: 对东北红豆杉、曼地亚红豆杉(曼地亚Ⅰ和曼地亚Ⅱ)的针叶、树枝中紫杉醇和三尖杉宁碱的分布量进行研究,结果显示,针叶中紫杉醇和三尖杉宁碱的含量均高于树枝中的含量。

4) 中国红豆杉:对中国红豆杉中的紫杉烷类资源性化学成分,即紫杉醇及 2 种重要的前体化学成分(巴卡亭Ⅲ和 10 - DAB Ⅲ)的分布进行研究,结果显示(图 2 - 32),紫杉醇在同株树中的分布量以主干皮、根皮、侧枝树皮、种子、须根、嫩枝、叶的次序递减,并发现侧枝茎中紫杉醇在横截面方向呈梯度分布,且紫杉醇含量最高的部位是次生木质层。10 - DAB Ⅲ和巴卡亭Ⅲ在叶中含量最高,在须根中含量最低,叶中 10 - DAB Ⅲ的含量达 0.02%~0.03%,高于巴卡亭Ⅲ的含量。

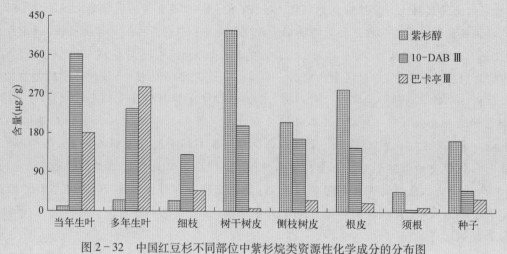

图 2 - 32 中国红豆杉不同部位中紫杉烷类资源性化学成分的分布图

5) 南方红豆杉:对南方红豆杉树皮、种子、果蒂、细枝和叶子中紫杉醇的含量进行研究,结果显示,树皮中的紫杉醇含量最高(0.014 83%),种子中的紫杉醇含量(0.012 56%)次之,果蒂含量是 0.002 65%,枝条中含量是 0.001 93%,而叶子中含量最低(0.001 02%)。

(5) 不同生长类型红豆杉属植物的资源化学评价:研究发现,在人为干预下,人工栽培云南红豆杉可提高其枝叶中的紫杉醇含量,比天然林木具有一定的优势。从云南红豆杉天然林在云南分布区的 29 个县中选择 98 株林木作为样株,又从该树种主要种植地的云南红豆杉人工林和天然林无性系扦插苗中随机选出林木 51 株、苗木 54 株,共计 203 株。以其小枝叶为样品,检测紫杉醇、10 - DAB Ⅲ等 6 种紫杉烷类资源性化学成分的含量。以此估计的云南红豆杉林木枝叶中紫杉烷类化学成分的平均含量为 0.051 40%,其平均值从高到低排序为人工林(0.087 0%)、扦插苗(0.051 1%)、天然林(0.033 0%);3 种类型云南红豆杉林木枝叶其所含 6 种紫杉烷类化学成分含量的平均值,从高到低排序为 10 - DAB Ⅲ(0.026 3%)、10 - DAET(0.007 0%)、紫杉醇(0.006 2%)、巴卡亭Ⅲ(0.005 4%)、三尖杉宁碱(0.005 0%)、7 - 差向紫杉醇(0.001 6%)。

(6) 不同生长环境红豆杉属植物的资源化学评价:紫杉醇在植物生长过程中的生物合成及积累,与光照强度、光质、海拔、土壤中营养元素、施肥种类等密切相关。

1) 光照强度:通过对 5 年生南方红豆杉幼株在不同遮光处理后其针叶中紫杉醇及其前体 10 - DAB Ⅲ的含量进行测定,结果显示,光照是影响红豆杉幼苗和幼株生长的重要环境因子,5 年生南方红豆杉幼株在全光照处理下,其植株针叶中的紫杉醇和 10 - DAB Ⅲ含量高于在遮阴条件下的植株。南方红豆杉幼株针叶中紫杉醇和 10 - DAB Ⅲ的最佳积累光照条件,与其最适宜的生长发育光照环境并不完全平行。在实际生产中,对于计划采收的生长 5 年以上的南方红豆杉,应在采收前几个月撤掉遮阳网,利用提高光照来提高目的化学成分的产量,同时也可以降低叶绿素含量。

2) 光质:不同光质处理对云南红豆杉幼苗根中紫杉醇的合成和积累有显著影响。黄光处理的幼苗,其根部的紫杉醇含量最高,其次是蓝光和红光,含量最低的是自然光处理。

3) 海拔:对福建省明溪县不同海拔栽植地(明溪县南山、明溪县林地、明溪县枫溪、明溪县新场下)

的南方红豆杉2年生幼树鲜枝叶进行取样分析,结果显示,随着栽植地海拔的增高,2年生南方红豆杉幼树鲜枝叶中的紫杉醇含量有所提高。如在海拔780 m栽植地的明溪县新场下,鲜枝叶中紫杉醇含量最高,达91 mg/kg,较海拔330 m栽植地的南山(74 mg/kg)提高了23%。

4)土壤中营养元素:不同N处理的云南红豆杉幼苗中的紫杉醇产量呈现随着N供给增加,而先减少后增加,然后再减少的趋势。但是在低浓度的N供给时,其变化并不显著。研究显示,当N供给达到8 mmol/L时,紫杉醇产量开始显著增加,随后随着N供给浓度的增加而减少。不同P处理的云南红豆杉幼苗中的紫杉醇产量会随着P的供给浓度增加而降低。K处理对云南红豆杉幼苗中的紫杉醇含量无显著影响。

5)施肥种类:施肥是南方红豆杉短周期药用林高效经营的重要技术措施。研究显示,施肥虽能显著促进南方红豆杉幼林的生长和生物收获量的提高,但都不同程度地降低了鲜枝叶中的紫杉醇含量,尤其是施用复合肥和稻草灰等无机肥时,鲜枝叶中紫杉醇含量的降低幅度较大,而施用有机肥对紫杉醇含量的影响较小。

2. 药材产地加工过程的资源性化学成分动态评价　采用HPLC法分析热风干燥、微波干燥、自然晒干法制得东北红豆杉枝叶中紫杉醇的含量,研究干燥方法对含量变化的影响规律,结果显示,采用热风干燥的东北红豆杉枝叶中的紫杉醇含量高于自然风干品,烘干温度为90℃、100℃干燥的枝叶中紫杉醇含量最高,80℃和60℃的次之。微波干燥的东北红豆杉枝叶中的紫杉醇含量显著高于自然风干品,且以高火档干制品含量最高,与90℃、100℃热风烘干品相近,中火档次之,解冻档最低。综合干燥效率及干制品中紫杉醇含量,在3种干燥方式中,微波干燥法为最佳。

【资源价值与开发利用】

东北红豆杉的枝叶入药称紫杉,在中医临床可用于肾炎浮肿、小便不利、糖尿病等症的治疗。红豆杉属植物的树皮和木材中含有紫杉醇类资源性化学成分,对多种人肿瘤细胞有明显的细胞毒作用,对卵巢癌、乳腺癌、肺癌、胰腺癌、胃癌、结肠癌、黑色素瘤、白血病、膀胱癌、中枢神经瘤等均具有不同程度的治疗效果。红豆杉也可制成使用方便、对身体具有保健作用,且可有效防止癌变的保健饮品。有研究以红豆杉精油及红豆杉萃取物为原料,制成具有皮肤美白、延缓衰老,以及预防女性生殖系统和软组织系统细胞癌变作用的护理与药妆产品。

除药用价值外,红豆杉属植物在园林业中也有广泛应用。东北红豆杉不仅是珍稀的药用植物,也是绿化、美化园林和庭院的佳品,是目前最珍贵稀有的高档绿化树种,其枝叶紧凑而不密集,舒展而不松散,红茎、红枝、绿叶、红豆使其具有观茎、观枝、观叶、观果的多重独特观赏价值,现已开发为重要的盆景观赏植物。

1. 紫杉醇类成分的开发与利用　红豆杉资源中紫杉醇类成分的含量相对较低,且资源较为紧缺。因此,有研究利用现代复合提取及组织培养等方法增加紫杉醇的可利用量,以提升红豆杉中紫杉醇类成分的利用效率。

(1)生物酶解法提取紫杉醇:以南方红豆杉枝叶为原料,以类酵母菌为酶解微生物,在32~36℃条件下进行酶解,再经瞬间冷冻、高速分离、喷雾干燥,得到高含量紫杉醇。并且通过选定特定的微生物菌株对红豆杉枝叶进行酶解,解决了分子破壁和憎水性的技术难题,一级提取率高达96%,无有机溶剂残留,无环境污染。

(2)组织培养法制备紫杉醇:以南方红豆杉芽为外植体,去除少部分外鳞后接入添加有2,4-二氧苯氧乙酸(2,4-dichlorophenoxy acetic acid, 2,4-D) 0.5~2.0 mg/L,或1-萘乙酸(1-naphthylacetic acid, NAA) 0.5~3.0 mg/L的改良MS培养基,23~25℃黑暗培养35~40天后,选取疏松、浅绿色或白色的愈伤组织;转入添加有2,4-D 0.5~2.0 mg/L、NAA 0.5~3.0 mg/L和激动素(kinetin, KT) 0.2~1.0 mg/L,或其中任意2种的改良B₅培养基,23~25℃黑暗培养35~40天。培养所得愈伤组织中的紫杉醇含量可达 0.013%，比以南方红豆杉茎段和叶片为外植体诱导形成的愈伤组织中的紫杉醇含量提高了 62.5%。

（3）负压空化水提取紫杉烷类成分：以红豆杉枝叶为原料，将其干燥粉碎后进行负压空化水提取，过滤后滤液经过 AB-8 树脂动态吸附对 10-DAB Ⅲ 和 7-木糖基-10-去乙酰基紫杉醇进行富集，后经过中压硅胶柱层析进一步纯化，得到纯度为 60% 以上的 10-DAB Ⅲ 和 67% 以上的 7-木糖基-10-去乙酰基紫杉醇。

2. 药材加工过程非药用部位的资源化利用研究

（1）红豆杉侧根的资源化利用研究：研究表明，除红豆杉的树皮以外，其根也是紫杉醇的主要富集部位，红豆杉根中的紫杉醇含量为干重的 0.05%~0.1%，远高于红豆杉枝叶，同时还富含可合成紫杉醇的前体物质巴卡亭Ⅲ和 10-DAB Ⅲ。但是，红豆杉苗的人工栽培中也普遍存在着生根率低、根增殖速度慢等问题。为了实现利用红豆杉侧根的可控定量剪切及反复增殖，来获得大量侧根用于紫杉醇的工业化生产的目的，有研究提供了一种利用红豆杉侧根增殖生产紫杉醇的方法。该方法为紫杉醇药物的来源提供了新的途径，缓解了医药市场上紫杉醇日益紧张的供需矛盾；同时，还解决了目前红豆杉人工栽培中存在的生根率低、根剪切后成活率低、根增殖速度慢等缺点。

（2）红豆杉果实及花的资源化利用研究：研究表明，红豆杉的果实、花中均含有紫杉醇及对糖尿病、高血压、慢性肾炎有治疗作用的多糖类化学成分。有报道采用乙醇浸提法，从红豆杉的果实和花中提取紫杉醇，残渣进一步以水提取可制备红豆杉多糖，实现了红豆杉果实及花的资源化利用。

3. 提取紫杉醇后的废弃物的资源化利用研究

（1）制备可用于紫杉醇合成的前体物质：天然紫杉醇的来源极为有限，在树皮中的含量一般在 0.01%~0.03%，并且红豆杉树种生长非常缓慢，限制了紫杉醇药物的开发利用。研究表明，在提取紫杉醇的红豆杉枝叶残渣中含有可用于合成紫杉醇的前体化学成分 10-DAB Ⅲ。据此，以提取紫杉醇后的红豆杉枝叶残渣，经干燥脱除有机溶剂，加 2~5 倍量水，在 40~80℃下浸泡 2~8 h，趁热过滤去除废渣，滤液浓缩后得到 10-DAB Ⅲ 的粗提物，经喷雾干燥后以乙酸乙酯溶解，通过高压正相制备色谱分离，以乙酸乙酯和环己烷（1∶1）为洗脱剂洗脱，分段收集洗脱液，得到纯度为 99.5% 以上的 10-DAB Ⅲ。该方法能使废弃资源得到再利用，提取所得的 10-DAB Ⅲ 可在进一步合成紫杉醇后用于抗肿瘤药物开发。

（2）制备红豆杉多糖：有研究提供了一种利用亚临界水对红豆杉加工废弃物中的多糖进行高效萃取的方法。其工艺过程为：将红豆杉加工剩余物作为原料加入亚临界水萃取罐中，加入萃取溶剂后，将萃取罐加热并使其温度保持在 100~200℃，压力为 0.1~3 MPa，并在该状态下萃取 0.2~2 h，停止加热，将萃取罐冷却至室温，过滤，滤液浓缩后，加入无水乙醇，析出沉淀，静置后过滤，收集沉淀，真空干燥后即得红豆杉多糖。该工艺可高效利用红豆杉加工废弃物，提高林产资源的加工附加值，具有易操作、成本低等特点。

三、被子植物类中药资源化学的研究与应用实例

（一）药用被子植物资源概况

我国药用被子植物资源最为丰富，应用历史悠久，丰富的药用被子植物资源是保障人民群众健康和大健康产业发展的重要物质源泉。药用植物其生长繁衍依赖于生态环境的多样性，是自然条件诸因子共同作用形成的、种类多样的种质表型和种群类群。正所谓环境养育生物，生物改造环境是自然生物界种类万千形色、各异造化而成的原动力。植物界遵从"从低级到高级"的系统演化过程，药用植物类群的繁衍演化与其药用部位的植物生理形态学表征息息相关，药材的品质和产量与环境生态、生产条件紧密联系，由此构成了种类丰富、结构类型多样的植物世界。

我国被子植物的药用种类有 213 科、1 957 属、10 027 种,占全国药用植物总数的 90.2%。其中,双子叶植物有 179 科、1 606 属、8 598 种;单子叶植物有 34 科、351 属、1 429 种。在 33 个药用大科中,双子叶植物有 27 个科,即菊科 Compositae、豆科 Leguminosae、唇形科 Labiatae、毛茛科 Ranunculaceae、蔷薇科 Rosaceae、伞形科 Umbelliferae、玄参科 Scrophulariaceae、茜草科 Rubiaceae、大戟科 Euphorbiaceae、虎耳草科 Saxifragaceae、罂粟科 Papaveraceae、杜鹃花科 Ericaceae、报春花科 Primulaceae、小檗科 Berberidaceae、荨麻科 Urticaceae、樟科 Lauraceae、五加科 Araliaceae、萝藦科 Asclepiadaceae、桔梗科 Campanulaceae、龙胆科 Gentianaceae、葡萄科 Vitaceae、忍冬科 Caprifoliaceae、马鞭草科 Verbenaceae、木兰科 Magnoliaceae、十字花科 Cruciferae、马兜铃科 Aristolochiaceae 和芸香科 Rutaceae;单子叶植物有 6 个科,即百合科 Liliaceae、兰科 Orchidaceae、禾本科 Gramineae、莎草科 Cyperaceae、天南星科 Araceae 和姜科 Zingiberaceae。

(二) 药用被子植物资源化学研究

药用被子植物资源化学研究主要是以化学方法技术结合多学科交叉融合,对药用被子植物资源进行研究与开发,以揭示其资源性化学成分的性质、分布、积累与消长规律,服务于药材生产加工全过程。以药材生产过程中产生的传统非药用部位,以及中药制药等深加工产业化过程中产生的固态、液态废弃物和副产物为研究对象,多途径挖掘其多元化潜在利用价值,努力提高资源的利用效率和经济效益,推动药材规范化生产与品质提升,促进中药资源全产业链的提质增效和绿色发展。

1. 不同类型资源性化学成分的分布特点

(1) 糖苷类:其在植物体内存在的特点是苷与其分解酶共存于植物同一器官(组织)的不同细胞中,因此,当组织粉碎、细胞死亡或细胞膜失去半渗透性时,酶与苷可接触,而使其在适宜的温度与水分条件下发生水解。因此,采收的药用植物组织器官需及时加工处理,以避免苷水解的发生。苷类分布广泛,化合物类型具有多样性,是普遍存在的次生代谢产物,尤以被子植物中分布最为丰富。据统计,现已知的氰苷有数十种,分布在 60 个科的植物中,其中以蔷薇科、毛茛科、亚麻科、忍冬科、菊科、禾本科及大戟科中最为丰富;硫苷在十字花科、番木瓜科、大戟科、环蕊科、木犀草科及烈味三叶草科等植物类群中集中分布。

(2) 醌类:含有醌类化合物的被子植物有 50 余科、百余属植物,但含量较为丰富的类群是紫草科、茜草科、紫葳科、蓼科、胡桃科、鼠李科、百合科等。自然界中的醌类化合物多具有酚羟基或羟基,如多元酚、鞣质等,易氧化为醌类。因此,植物界中存在的蒽醌、萘醌等醌类物质常与鞣质类等酚性化学成分物质伴生。新鲜植物往往含有蒽酚或蒽酮,需经氧化而生成蒽醌,使其性质稳定。

(3) 苯丙素类:该类成分包括简单苯丙素类、香豆素类、木脂素类等。富含香豆素的被子植物类群有伞形科、芸香科、菊科、豆科、茄科、瑞香科、兰科、木犀科、五加科、藤黄科等。香豆素类成分的生物合成起源于对羟基桂皮酸,仅在 C—7 位由含氧官能团取代。木脂素类是由 2 分子或 3 分子苯丙基(C_6—C_3)以不同形式聚合而成的,主要存在于植物的木质部和树脂道中,多数呈游离状态,少数与糖形成苷。绝大多数是通过侧链的中间碳原子(β-碳原子)相连接而成。

(4) 黄酮类:被子植物是黄酮类化合物最集中分布的类群,其中在豆科、蔷薇科、芸香科、伞形科、杜鹃花科、报春花科、苦苣苔科、唇形科、玄参科、马鞭草科、菊科、蓼科、鼠李科、冬青科、桃金娘科、桑科、大戟科、鸢尾科、兰科、莎草科及姜科植物中尤为丰富。

同一种植物随着地区和季节的不同,黄酮类化合物的含量也大不相同。开花季节含量达到最高,而后逐渐减少。在阳光充足的地区所生长的植物,其黄酮成分含量比其他地区的要高。在各类型黄酮化合物中,黄酮醇含量最多(占总黄酮的 40% 左右),二氢黄酮、邻羟基查耳酮等含量较少。

(5) 萜类和挥发油类:萜类化合物在被子植物中分布广泛,尤其是在芳香植物类群中极为富集。我国野生与栽培的芳香植物有 56 科、136 属、约 300 种,特别是在菊科、芸香科、伞形科、唇形科、姜科及樟科中最多。挥发油主要存在于植物的腺毛、油室、油管、分泌细胞或树脂道中,大多数呈油滴状存在。

（6）皂苷类：根据苷元的不同,可分为甾体皂苷和三萜皂苷类成分。甾体皂苷在植物中已发现近百种,大部分集中分布于单子叶植物纲的薯蓣科、百合科、龙舌兰科及姜科植物;而在双子叶植物纲中,仅在豆科、玄参科、蒺藜科、苦木科及茄科少数属种中有分布。富含三萜皂苷的有伞形科、五加科、桔梗科、忍冬科、石竹科、山茱萸科、葫芦科、玄参科、豆科、唇形科、商陆科和远志科等被子植物类群。

（7）强心苷类：是生物界中存在的一类对心脏具有显著生理活性的甾体苷类,主要分布于夹竹桃科、玄参科、百合科、萝藦科、十字花科、毛茛科、卫矛科、大戟科、豆科、桑科及梧桐科等十几个科的百余种植物中。强心苷类资源性成分结构复杂,性质不稳定,易发生水解而生成次生苷。

（8）生物碱类：被子植物类群中许多科含有生物碱,尤其是双子叶植物,如毛茛科、防己科、罂粟科、茄科、马钱子科、小檗科、豆科等。单子叶植物类群中富含生物碱的有石蒜科、白合科等。生物碱类化学成分主要是以有机酸盐的形式存在于植物体内,其他形式还有无机酸盐、游离型、苷和酯等。生物碱类资源性成分在资源利用时,应避免与大分子有机酸产生沉淀。

（9）有机酸类：根据组成不同,可分为芳香族、脂肪族、萜类等。被子植物中的脂肪族有机酸除了以酯的形式存在外,在植物体中也有呈游离状态的,如当归酸(angelic acid)、草酸、琥珀酸、乌头酸、柠檬酸(limonexic acid)、坡模酸、奎尼酸等。芳香族有机酸(包括多酚酸类),常见的有苯甲酸、水杨酸、咖啡酸、阿魏酸、绿原酸、马兜铃酸 A(aristolochic acid A)、肉桂酸(cinnamic acid)和莨菪酸(tropic acid)等。萜类有机酸包括松香酸、甘草次酸、齐墩果酸等。

（10）鞣质类：迄今发现含鞣质的植物资源约 90 科、600 余种。种子植物中富含鞣质的类群有漆树科、红树科、豆科、壳斗科、使君子科、桃金娘科等,而在十字花科、罂粟科中则稀缺。资源利用时,应避免鞣质被氧化。

（11）甾体类：含有甾体母核结构的化合物类型较为丰富,除了甾体皂苷和强心苷外,还有昆虫变态激素、甾醇类、甾苷类、甾体生物碱、胆汁酸、蟾毒类等。

植物甾醇是植物细胞的重要组分,常与油脂共存于植物的种子和花粉中。常见的有谷甾醇、豆甾醇、菠甾醇类(spinasterols)等。分布于茄科、百合科等植物类群中的甾体生物碱类成分为提取甾体化合物的重要原料,是一类具有重要药用资源价值的天然产物。

昆虫变态激素包括蜕皮酮、羟基蜕皮甾酮等脱皮激素。被子植物中以苋科、桑科、唇形科、鸭跖草科及泽泻科等较为丰富,在鸭跖草科植物露水草 *Cyanotis arachnoidea* C. B. Clarke. 地上部分中的含量为 1.2%,在地下部分中含量高达 2.9%。

2. 植物类中药资源化学研究的现状与发展趋势　针对中药资源生产与利用过程中的关键问题,如何从源头保证中药制剂原料及中间体的质量稳定可控? 如何有效提高药用生物资源的利用效率? 基于中药资源化学研究思路和方法,开展不同生态环境、不同采收时期、不同加工方式等诸因素对中药材品质的影响研究,依然是中药资源化学研究的重要内容。对于如何提升中药资源利用效率和效益,近年来围绕中药资源全产业链中废弃物及副产物的资源价值挖掘和多途径、精细化的循环利用等方面,取得了一系列代表性研究成果,为中药资源产业的提质增效和绿色发展提供了重要支撑。

（1）生态环境因子与药材品质形成的关联机制研究：药材品质与生态环境关系密切,生态环境诸因子作为影响中药材品质的重要因素,历来受到中医药人的重视。生态气候因子通过影响药材的生长、发育及代谢,进而影响药材中功效物质的生成与积累,从而影响其品质。近年来,对大宗常用中药品种西洋参、板蓝根、枸杞子、细辛等进行了生态环境诸因子对其药材品质的影响研究。例如,通过建立可体现枸杞子多元功效物质特征与品质评价的方法技术,用于建立区分药用与食用枸杞子的质量标准,以引导我国不同产区枸杞子产业各展优势,差异化发展,形成有序竞争。

（2）药材采收加工过程中资源性化学成分的动态变化规律研究：中药材的适宜采收期和产地初加

工方式是影响中药材品质的重要环节。近年来,相关研究品种的不断增多及研究方法手段的多样化,逐步阐明了药材采收和产地初加工过程中成分的变化规律及其与药材品质的相关性。

（3）中药资源循环利用成为中药产业提质增效与绿色发展的新动能:依据中药废弃物及副产物的独特理化特性与资源化潜力,集成生物转化、化学转化、物理转化等适宜技术,系统创建 5 类中药资源循环利用模式,释放了产业新动能,推动中药产业向循环经济模式转变。将中药农业生产过程中产生的非药用部位转化为新医药及健康产品原料等,形成多层级综合利用模式,实现了从源头节约资源、减少浪费,环境友好的目的。

1）药材生产过程中传统非药用部位的资源价值发现研究:传统非药用部位的资源化利用研究已较为系统或已实现产业化的品种主要有黄芪茎叶及花序、甘草茎叶、人参茎叶、三七茎叶、西洋参茎叶、刺五加茎叶及果实、黄芩茎叶、丹参茎叶、菊茎叶、地黄茎叶、枸杞叶、酸枣果实、山楂核等。其涉及的资源化利用途径主要包括药用(新资源药材或医药产品)、食用(茶饮及保健食品)、饲用功能性产品及添加剂等方面,形成中药农业生产过程中产生的非药用部位的循环利用产业化模式。

2）中药资源深加工过程中废弃物及副产物的资源化利用研究:针对中药提取物及中药制药等资源性产品制造过程中产生的大量固体废弃物及废水的资源化利用,建立了固体废弃物中资源性化学成分的现代分析集成技术、色谱分离富集技术、膜分离技术、糖化技术等,对银杏、丹参、人参、麦冬、枣等废渣中的黄酮类、丹参酮类、皂苷类、异黄酮类、三萜类、多糖类成分等可利用物质进行高效富集与制备。

中药复方固体废弃物的资源化利用是中药工业绿色发展中的重大瓶颈。通过对丹红注射液生产过程中产生的固体废弃物进行分析,发现丹参药渣中的丹参酮类成分几乎未被有效转移利用,同时,药渣中丹参酚酸 A、原儿茶醛的含量却值得关注和加以利用。生脉注射液生产过程中的五味子药渣富含木脂素类成分,五味子醇甲的提取利用率仅为 20.84%,五味子醇乙几乎未被利用而残留于药渣中;五味子甲素、五味子乙素、五味子丙素和五味子酯甲在药渣中呈现出略高于原药材中的含量。五味子药渣中总蛋白质含量为 14.69%,中性多糖含量为 3.82%,酸性多糖含量为 1.31%,粗纤维素类成分含量为 43.80%。以热毒宁注射液生产过程中产生的栀子药渣、青蒿药渣、金银花药渣,以及醇沉物作为研究对象,对其资源性化学物质、循环利用及其产业化进行研究,以创新资源价值、提升资源利用效率和实现绿色产业发展。

3）基于生物或化学转化方法的资源性物质转化或目标产物收率提高:基于化学或生物(微生物、酶法等)方式,促进中药资源性化学物质的高效生成转化,可达到提质增效、促进资源利用的目的。例如,甘草酸是来自甘草的天然甜味剂,研究发现,单葡萄糖醛酸甘草次酸的甜度约是甘草酸的 5 倍,甜度高且甜味的持久性长。利用猪小肠 β-葡萄糖醛酸苷酶对甘草酸生成单葡萄糖醛酸甘草次酸的工艺条件进行优化,发现在底物与酶的体积比 4∶1、反应温度 55℃、反应时间 10 h 的反应条件下,最终可实现 58% 的单葡萄糖醛酸甘草次酸生成率。

（三）药用被子植物资源化学研究实例

实例 1:桑类药用植物类群资源化学研究与资源化利用

桑属 Morus 为桑科 Moraceae 植物中最具经济价值的植物类群。我国是蚕桑资源生产的发源地,资源丰富,除用于养蚕业、丝绸业之外,尚可作为药用资源。桑 Morus alba L. 为桑科桑属植物,以其干燥叶入药称为桑叶(Mori Folium),其性平,味甘,具有疏散风热、清肺润燥、清肝明目的功效;以其干燥根皮入药称为桑白皮(Mori Cortex),具有泻肺平喘、行水消肿的功效;以其干燥嫩枝入药称为桑枝(Mori Ramulus),具有祛风湿、利关节、行水气的功效;以其干燥果穗入药称为桑椹(Mori Fructus),具有滋阴补血、生津润燥的功效。对于桑的资源化学研究及其产业化开发已有了一定程度的发展,但其资源的多途径高效利用尚存在巨大的开发潜能。

【资源类群概述】

桑科桑属植物在全世界约有 30 种、10 变种。中国的桑属植物资源有 15 种、4 变种,是世界上桑树种质资源最为丰富的国家。分布种有长穗桑 *M. wittiorum* Hand. -Mazz.、长果桑 *M. laevigata* Wall.、鲁桑 *M. multicaulis* Koidz.、白桑 *M. alba* L.、黑桑 *M. nigra* L.、华桑 *M. cathayana* Hemsl.、广东桑 *M. atropururea* Roxb.、细齿桑(吉隆桑)*M. serrata* Roxb.、蒙桑 *M. mongolica* (Bureau) C. K. Schneid.、山桑 *M. bombycis* Koidz.、川桑 *M. notabilis* C. K. Schneid.、唐鬼桑 *M. nigriformis* Koidz.、瑞穗桑 *M. mizuho* Hamasaki、滇桑 *M. yunnanensis* Koidz.、鸡桑 *M. australis* Poir.;变种有白桑的变种大叶白桑 *M. alba* var. *Macrophylla* Loud.、白脉桑 *M. alba* var. *venose* Dellile、垂枝桑 *M. alba* var. *Pendula* Dippel,以及蒙桑的变种鬼桑 *M. monglica* var. *Diabolica* Koidz.。栽培种主要有白桑、黑桑、广东桑、山桑、瑞穗桑、鲁桑等,分布于全国不同地区。

【资源性化学成分及其分布】

1. 生物碱类　桑属植物资源所含的资源性化学成分类型主要包括生物碱类、黄酮类、多糖类、甾酮类、香豆素类、芪类等。其中,以 1-脱氧野尻霉素(1-deoxynojirimycin,1-DNJ)为代表的生物碱类成分具有显著的降血糖作用,可应用于糖尿病的治疗;黄酮类成分、多糖类成分亦具有一定的降血糖活性;此外,生物碱类成分尚具有抗病毒活性。

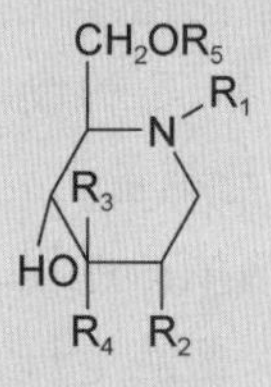

1-脱氧野尻霉素 $R_1 = R_4 = R_5 =$ H, $R_2 = R_3 = $OH
N-甲基-1-脱氧野尻霉素 $R_1 = CH_3$, $R_2 = R_3 = $OH, $R_4 = R_5 = $H

图 2-33　桑属植物中生物碱类成分的化学结构

多羟基生物碱及其苷类化合物集中分布于桑属植物中亲水性较强的部位,常与氨基酸、甜菜碱等其他化合物共存。根据化合物的结构特点,又可分为多羟基哌啶类、多羟基吡咯烷类和多羟基降托品烷类。由于其具有与糖相类似的多羟基结构,C—2 位被还原,故多被看成含氮糖类化合物,其中代表性成分为 1-DNJ,尚存在其系列衍生物(图 2-33)。在桑白皮中,也发现了多羟基生物碱类化合物的存在。1-DNJ 及其系列衍生物均具有显著的降血糖活性。

2. 黄酮类　桑属植物资源中分布的黄酮类成分包括黄酮、异黄酮、黄烷酮、查尔酮、连有异戊烯基的黄酮,以及花青素类化合物等结构类型,如桑色素、6-甲氧基-5,7,4′-三羟基异黄酮、桑根素、4′-甲氧基-7,2′-二羟基-8-异戊烯基黄烷、2,2′,4,4′-四羟基查尔酮、矢车菊素等(图 2-34)。该类成分具有降血糖、抗病毒、抗高血压、抗肿瘤、抗菌等多种生理活性。

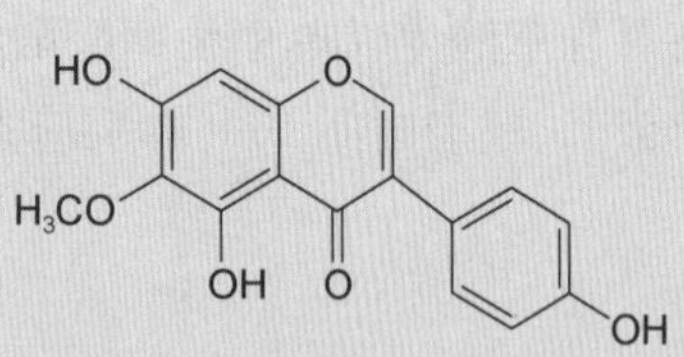

6-甲氧基-5,7,4′-三羟基异黄酮

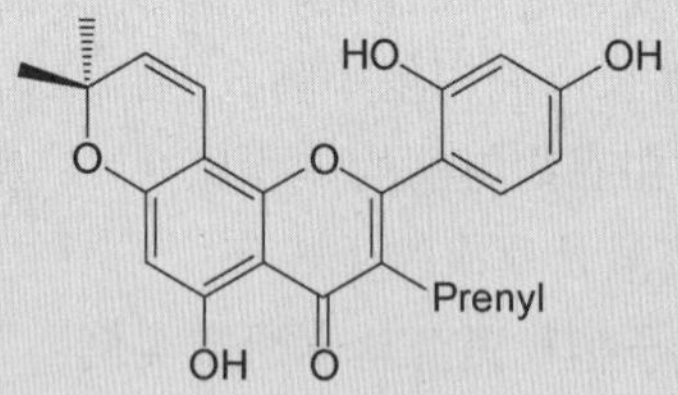

桑根素

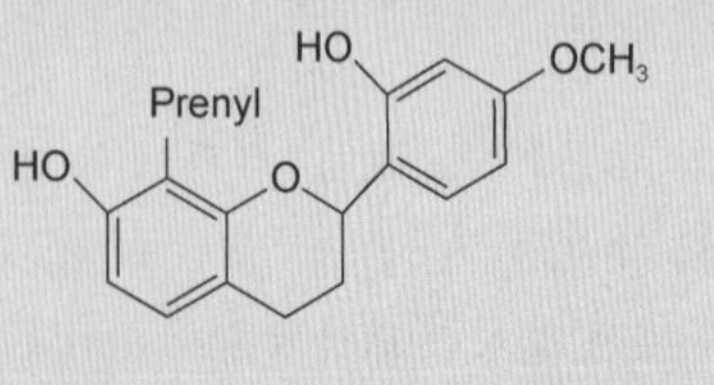

4′-甲氧基-7,2′-二羟基-8-异戊烯基黄烷

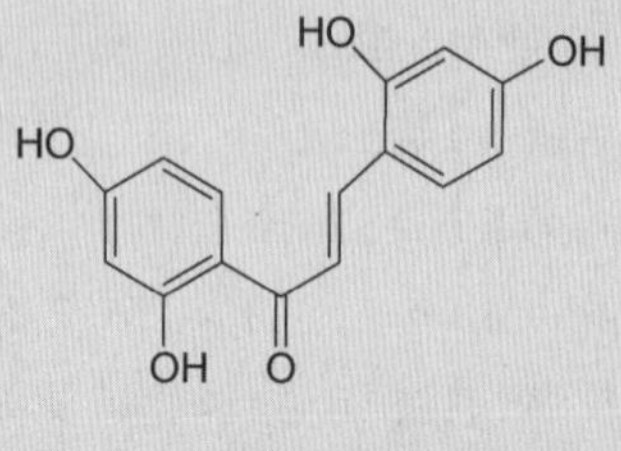

2,2′,4,4′-四羟基查尔酮

图 2-34　桑属植物中黄酮类成分的化学结构

　　第尔斯-阿尔德型加合物是桑属植物的特征性成分,其生源途径是由异戊二烯基衍生物与查尔酮的 α, β 双键发生[4+2]环加成而形成。常见的加成方式包括查尔酮与异戊二烯基黄酮(醇)类化合物的加合物、查尔酮与异戊二烯基二氢黄酮(醇)类化合物的加合物、查尔酮与异戊二烯基查尔酮的加合物、查尔酮与异戊二烯基二苯乙烯的加合物、查尔酮与异戊二烯基苯并呋喃的加合物等,如桑皮酮类化合物(图2-35)、桑呋喃类化合物等。其他第尔斯-阿尔德型加合物由上述第尔斯-阿尔德型加合物丢失某些片段后变化而成,如化合物桑色呋喃 H(mulberrofuran H)、蒙古栎素 B(mongolicin B)等。另一些化合物分子中不含查尔酮片段,而是含异戊烯基的化合物通过[4+2]环加成反应生成的二聚体,如蒙古栎素 E(mongolicin E)和 dimoracin。

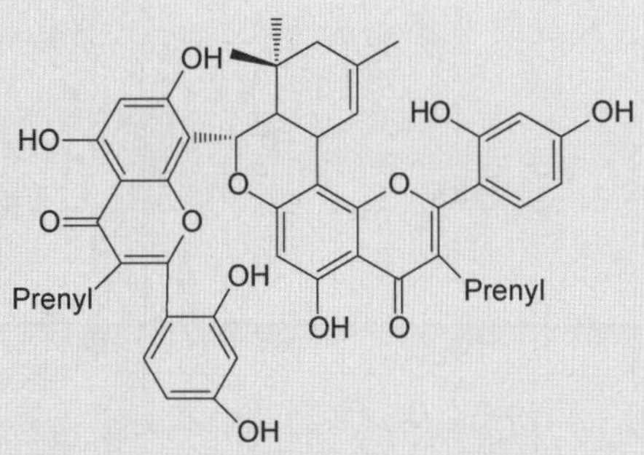

桑皮酮M 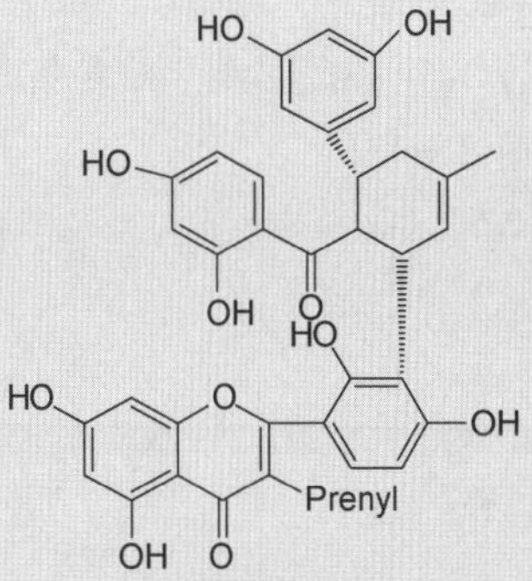　　　　　　　　　　　桑皮酮K

图2-35　桑属植物中特征性成分第尔斯-阿尔德型加合物桑皮酮 M、K 的化学结构

　　桑白皮系统的化学成分研究发现许多结构新颖的第尔斯-阿尔德型加合物,已从中获得百余种新化合物。第尔斯-阿尔德型加合物具有良好的抗氧化活性。

　　3. 多糖类　是桑叶、桑枝、桑椹、桑白皮中的共有资源性化学成分之一,糖生物学研究表明,植物多糖具有降血糖、抗肿瘤、抗氧化等多种功效。通过薄层层析法测定出纯化的桑叶多糖由鼠李糖、阿拉伯糖、半乳糖和葡萄糖醛酸组成,单糖摩尔比为鼠李糖∶阿拉伯糖∶半乳糖∶葡萄糖醛酸=1.00∶1.56∶1.57∶1.08。从桑叶中分离纯化获得的均一多糖桑叶多糖 3b(mulberry leaf polysaccharide - 3b,MP-3b)是由鼠李糖、阿拉伯糖、木糖、葡萄糖、半乳糖、半乳糖醛酸组成的结构复杂的酸性多糖,其相对分子量为 $8.9×10^4$。目前,以桑多糖类物质为主可研发系列辅助降血糖的制剂产品。

　　4. 甾酮类　桑叶中含有丰富的甾酮类成分,包括牛膝甾酮、β-蜕皮甾酮、昆虫变态激素等(图2-36)。蜕皮激素作用于人体有促进蛋白质的合成、排除体内的胆固醇、降血脂、抑制血糖上升等生理活性,民间常用于风湿性关节炎、高血糖等疾病的治疗,在医药上有着巨大的潜在应用价值。在蚕业上,多用于促使桑蚕龄期缩短,上簇整齐,促进吐丝结茧;在养殖业上,对虾、蟹和地鳖虫的养殖也有广泛应用;在化

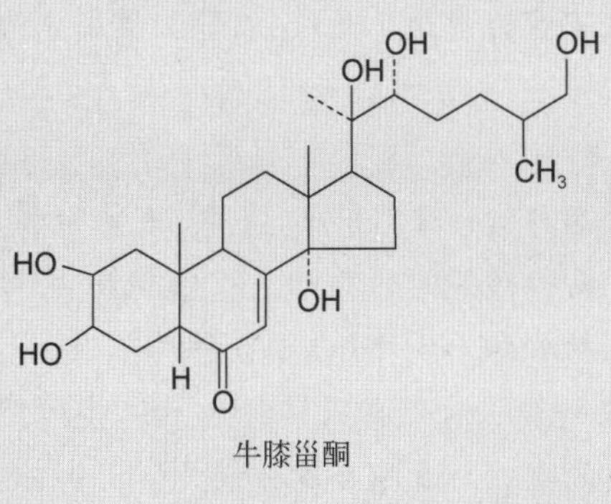

牛膝甾酮 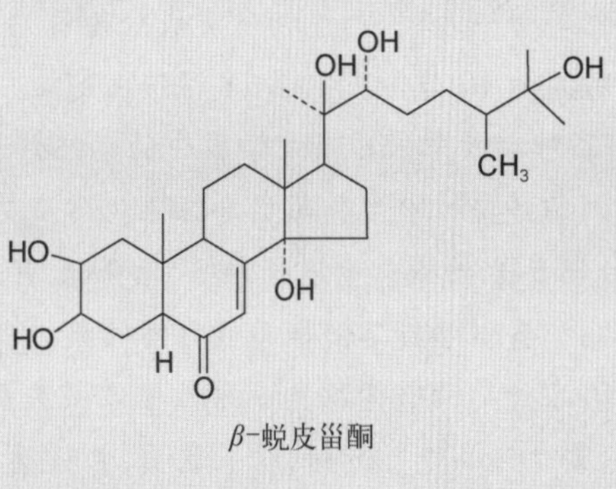　　　　　　　　　　　β-蜕皮甾酮

图2-36　桑叶中甾酮类成分的化学结构

妆品中,蜕皮激素可作为特殊添加剂;蜕皮激素能影响昆虫从孵化的幼虫到成虫的全部发育阶段,因而可控制或杀死害虫,现已将它作为农药进行开发和应用;蜕皮激素在农作物丰产助剂方面,也有较好的开发应用前景。

5. 香豆素类　苯并呋喃衍生物以 2-苯基苯并呋喃为基本骨架,C—5、C—7、C—2′、C—4′、C—6′位常有异戊烯基或牻牛儿基取代,有些化合物的异戊烯基与邻位羟基形成六元、七元杂环,有的则形成第尔斯-阿尔德型加合物,类似于黄酮,普遍存在于桑属近缘植物的叶、根皮中,具有降血脂活性。

6. 芪类　从桑属植物中分离得到的芪类化合物主要包括二苯乙烯类、2-苯基苯并呋喃类和芪类低聚物 3 类。二苯乙烯类化合物之间或与 2-苯基苯并呋喃类化合物之间分别通过环己烯环[如白桑八醇(alboctalol)]、二氢呋喃环(如 macrourin B、andalasin B、austrafuran B),或部分不饱和的二氧六环(如 austrafuran A、C)以形成低聚物。在桑白皮中也可发现芪类化合物的存在,如 2-芳基苯并呋喃衍生物 wittifuran A、B(图 2-37)。

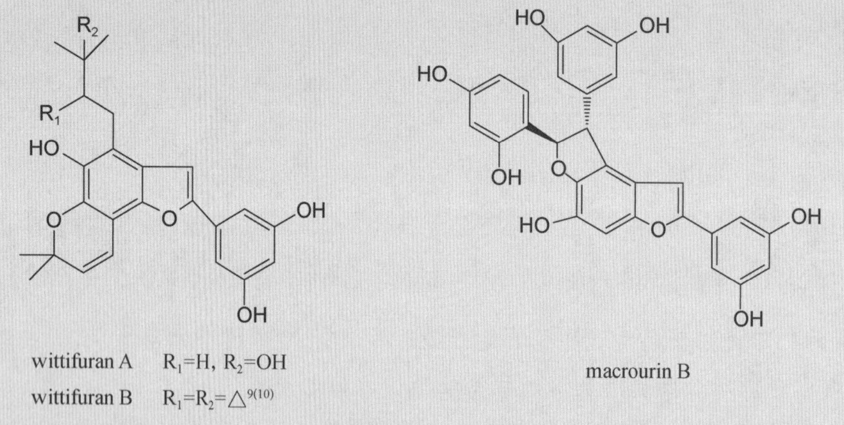

wittifuran A　　R$_1$=H, R$_2$=OH
wittifuran B　　R$_1$=R$_2$=△$^{9(10)}$

macrourin B

图 2-37　桑属植物中芪类成分的化学结构

【资源性化学成分动态评价】

在桑资源(包括桑叶、桑枝、桑椹、桑白皮等)的生产、加工与利用过程中,其各类型资源性化学成分处于持续的动态变化,对不同生长期、不同品种、不同组织器官的桑资源中资源性化学成分进行动态评价,以保障桑资源及其产品的品质。

1. 不同生长期桑叶中资源性化学成分的动态评价

不同生长期桑叶中黄酮类与生物碱类资源性化学成分的动态评价:分析结果表明,各品种、不同生长期桑叶中的生物碱类和黄酮类成分含量差异较大。生物碱类成分的平均含量总体呈下降趋势,10 月份之后大幅下降;黄酮类成分的含量波动较小,10 月份之后亦有下降。综合考虑生物碱类和黄酮类成分的动态变化趋势,如以利用生物碱类成分为目的,适宜采收时间为 7 月份;以黄酮类成分为利用目的,则适宜采收时间为 10 月份下旬至 11 月份上旬。

2. 不同品种桑叶中资源性化学成分的动态评价

(1) 不同品种桑叶中生物碱类资源性化学成分的动态评价:对广东桑、鲁桑、鸡桑和白桑的桑叶样品中 1-DNJ 与总生物碱含量进行分析,结果表明,不同桑种样品间的桑叶总生物碱和 1-DNJ 含量没有显著性差异。多倍体与二倍体品种之间的桑叶其总生物碱和 1-DNJ 含量差异均不显著。

(2) 不同品种桑叶中黄酮类资源性化学成分的动态评价:对采自国家种质镇江桑树圃的 11 种、2 变种的 13 份桑叶样品进行分析,结果表明,长穗桑、华桑的桑叶总黄酮含量分别为(63.92±0.48)mg/g、(61.17±0.48)mg/g,极显著地高于其他桑种;白桑的桑叶总黄酮含量为(35.67±0.40)mg/g,极显著地低于其他桑种。提示长穗桑、华桑等野生种具有较大的潜在利用价值。华桑种质资源桑叶的总黄酮含量总体较高,平均达到 55.38 mg/g。

(3) 不同品种桑叶中多糖类资源性化学成分的动态评价:通过对 3 个不同桑树品种的桑叶中多糖类成分进行分析,结果表明,多糖类成分含量由高到低依次为农桑 14 号、强桑 1 号和丰田 2 号。农桑 14 号粗多糖中含有 4 个组分,强桑 1 号和丰田 2 号均由 5 个多糖组分组成。3 个桑品种中含有 2 个相似的桑叶多糖组分,不同桑品种间桑叶多糖主要组分一致;丰田 2 号与强桑含有相同的多糖组分。

3. 不同产地桑叶中黄酮类资源性化学成分的动态评价 通过对 13 个不同产地、来源于桑 *M. alba* 的桑叶样品进行分析,结果表明,不同产地桑叶中的芦丁含量均达到了要求,但云南省产的其含量最高,为 0.36%,产于中南地区及西南地区的桑叶其芦丁含量较高(0.10%~0.34%),江苏省和福建省的桑叶样品中含量最低,为 0.10%。

【资源价值与开发利用】

桑资源的利用包括桑叶、桑枝、桑椹、桑皮、桑根等资源的综合开发利用。源于桑树资源的桑叶、桑枝、桑椹、桑白皮均为我国传统中药材,多作为配方饮片或制药原料,以及保健食品、化妆品、工业产品等资源性产品的原料。

1. 桑叶的资源价值与开发利用 桑叶始载于《神农本草经》,被列为中品,自古即有"止消渴"的功效。其所含的 1-DNJ 及其衍生物等多羟基生物碱类成分具有明确的降血糖活性,市场上销售的 α-糖苷酶抑制剂阿卡波糖即为 1-DNJ 修饰物产品;同时具有显著的抗多种病毒的活性。桑叶所含的黄酮类成分亦具有降血糖、降血脂、降血压、抗病毒等多种生理活性,并已开发为系列产品,以及桑叶复方制剂产品,如桑菊感冒颗粒、桑麻丸、夏桑菊胶囊、桑麻口服液、桑菊银翘散、桑菊感冒丸、桑姜感冒注射液、桑菊感冒合剂等。桑叶有着较高的营养价值,利用桑叶已开发出桑叶茶、桑叶面条、桑叶保健饮料(如桑叶桑椹菊花复合颗粒饮料等)、桑叶粉、苦瓜桑叶片等多种功能性保健食品。桑叶多酚亦可被开发成抗氧化和保护肝脏等功能性食品。桑叶除了作为桑蚕的饲料外,因其含有丰富的糖、蛋白质、昆虫蜕皮激素、维生素和矿物元素等,尚可作为优质的畜禽饲料。此外,桑叶还可开发为美容化妆品,如华桑防晒乳、桑菊防晒润肤露等。

(1) 桑叶中生物碱类成分的提取制备:桑叶中多羟基生物碱及其苷类化合物为其特征性成分,其中 1-DNJ 是桑叶中降血糖的主要活性成分之一。根据其化合物结构特点,采用适宜的提取纯化技术可获得较高纯度的生物碱类成分。目前,1-DNJ 的提取方法主要有稀酸浸提法、煎煮法和醇浸提法等,近年来引入了超声辅助提取法及微波辅助提取法,以提升其提取效率。

(2) 桑叶中黄酮类成分的提取制备与开发利用:桑叶中总黄酮含量约占桑叶干重的 1.0%~3.0%,主要为黄酮醇类,它们大多以黄酮苷的形式存在,如芦丁、槲皮苷、异槲皮苷和紫云英苷等,其他还有少量黄酮苷元,如槲皮素和山奈酚等。目前,多采用提取效率较高的超声波萃取、微波萃取辅助提取的方法。由上述方法可同时制备桑叶黄酮类、生物碱类成分,由此可开发为药品或功效食品,用于防治糖尿病及其并发症、防治肥胖症和治疗病毒性感冒等疾病。此外,桑叶总黄酮提取物尚具有抗氧化及抑制蛋白糖基化的作用等。

(3) 桑叶中多糖类成分的提取制备与开发利用:桑叶多糖是桑叶中又一类资源性化学成分,具有降血糖、降血脂、调节免疫、抗肿瘤、抗衰老、抗凝血和抑菌等多种生物学活性。采用酶法提取,即采用复合酶-热水浸提相结合的方法,复合酶多为一定比例的果胶酶、纤维素酶及中性蛋白酶,该法具有条件温和、杂质易除、提取率高等优点。桑叶多糖的纯化多采用除蛋白法、二乙氨乙基(dicthylaminoethyl, DEAE)纤维素柱层析、DEAE 凝胶柱层析等方法。

(4) 桑叶蛋白的提取制备与开发利用:桑叶中含有丰富的蛋白质,其中叶肉蛋白约占 11.89%(以干物计），叶绿体蛋白占 12.31%。桑叶被蚕消化吸收后，叶绿体蛋白极少被消化吸收，所以蚕沙中仍含丰富的叶绿体蛋白。同时，在提取叶绿素的过程中，粗蛋白并未被破坏，因此，提取叶绿素后的脱绿蚕沙是提取叶蛋白的良好原料。桑叶蛋白具有良好的持水性、溶解度、乳化性及乳化稳定性、起泡性，蔗糖的加入会增加桑叶蛋白的持水性，但会降低其溶解度和起泡性。桑叶蛋白除作为养蚕饲料外，尚可作为反刍和单胃动物的饲料，具有替代能量饲料和蛋白质饲料的功能。

2. 桑枝的资源价值与开发利用　《本草纲目》记载："桑枝疗遍体风痒干燥，兼疗口干。"桑枝性平，味苦，入肝、脾、肺、肾经，具有祛风湿、利关节、行水气之功效。桑枝中富含黄酮类、生物碱类、多糖类、蛋白质类、氨基酸类、有机酸类及维生素等多种药食用活性物质，其资源化利用途径广泛。桑枝中的黄酮类、生物碱类化合物具有显著的降血糖、降血压、抗氧化、降血脂等多种生理活性。桑枝在临床上可用于治疗糖尿病，尤其是糖尿病关节病变和周围神经病变，可显著降低血糖而缓解症状，其疗效确切。市场上已有桑枝颗粒、桑枝胶囊等用于糖尿病引起的关节疼痛等病症，且利用桑枝研发出了系列产品及桑枝标准提取物。此外，还可利用桑枝中的纤维素制备膳食纤维素，其作为食品添加剂具有改善人体肠道蠕动的功能及排毒的效果。桑枝皮中含有丰富的果胶（抽提液中含量为 222 mg/L），通过碱煮、过滤、酸化、沉淀等程序可以提取果胶。

（1）桑枝中总黄酮的提取制备与开发利用：桑枝用乙醇溶液或氯仿、丙酮、乙酸乙酯、甲醇等溶剂，抑或它们的组合进行回流提取，提取液回收溶剂，获得总黄酮提取液；提取液调 pH 为 7.5~9.5，离心后上清液调 pH 为 4~6，沉淀水洗至中性，干燥后即得桑枝总黄酮，含量达 60%。总黄酮溶液经大孔吸附树脂吸附后，用 10%~95% 乙醇溶液洗脱、浓缩，浓缩液经聚酰胺、硅胶或离子交换树脂等柱层析进一步分离，所得桑枝提取物中的总黄酮含量可达 80%，包括芦丁、槲皮素、桑色素等。桑枝总黄酮提取物可制备成预防高尿酸血症和痛风疾病的保健食品，以及治疗高尿酸血症和痛风疾病的药物。

（2）桑枝转化为禽畜饲料的开发利用：桑枝条经生物技术转化为动物可消化吸收利用的饲料，是其资源化利用的重要途径。利用桑枝与配料（米糠）调整后，经膨化、微生物好氧及厌氧酸酵作用、特殊微生物分解纤维素和木质素等，最终将桑枝纤维素降解至 2%~15%，达到精饲料的标准。其生产程序为：桑枝原料粉碎→与配料混合膨化→中低温好氧微生物酸酵→真菌接种→固态真菌菌丝酸酵→酵母酸酵→动物饲料。

（3）桑枝栽培食药用菌的开发利用：桑枝富含的多种营养成分使其适宜作为食用菌的培养基质，其木质素和半纤维素各占 20% 以上，接近黑木耳对营养的要求，是良好的食用菌栽培基质。桑枝屑做培养基质栽培香菇、黑木耳、蘑菇、姬菇等食用菌，品质好、产量高、质量上乘、经济效益显著。同时，桑枝中富含钾、钙、镁等 16 种矿质元素，硒的含量尤其高，可用于培养富硒蘑菇。还可用来栽培桑枝灵芝，桑枝灵芝与杂木灵芝、原木灵芝相比，其灵芝多糖的含量高达 30% 以上。

（4）桑皮纤维的开发利用：桑枝韧皮中纤维发达，纤维素含量高，约占 50%，含氮量较杂木高。以桑皮为原料可制成高品质的黏胶丝，其强度达 1.5 g/den，伸度 15%~18%（比用甘蔗渣做原料的纤度强），着色性能好，可供织作衣料和汽车轮胎底线。桑纤维还可用直接染料、还原染料、碱性染料、硫化染料等进行染色。研究表明，桑皮纤维的强度高于棉花和桑蚕丝，断裂伸长率亦好于棉、麻，次于蚕丝，质量比电阻好于桑蚕丝、苎麻，与棉花相当，且具有丝般光泽及良好的吸湿透气性和保暖性。因其所具有的良好特性，使其具备了极好的混纺织品开发利用价值，可用于制作桑棉混纺、桑麻混纺、桑纤维与桑蚕丝交织、桑麻纱与涤长丝交织。

3. 桑椹的资源价值与开发利用　桑椹载于《新修本草》，具有补肝益肾、滋阴养血、黑发明目、祛斑延年的功效。桑椹富含花青素等色素类成分、有机酸类、黄酮类、氨基酸类、果糖、维生素等资源性化学成分，具有清肝明目、增强免疫、抗衰老等作用。

桑果富含桑色素类物质,是一种具有开发价值的天然植物色素资源。桑色素属于芳香酮类化合物,呈橙黄色,可用作羊毛或棉织物的染料,在染料工业中具有重要的应用价值。桑色素在醇溶液中与铝离子可络合成绿色荧光化合物,是铝离子的灵敏试剂。

(1) 桑椹红色素的提取制备:采用酸性醇溶液进行提取,所得浸提液真空浓缩、干燥,获得富含桑椹红色素的提取物,其得率为9.5%。

(2) 桑椹籽油的开发利用:桑椹籽油中含油酸82.85%,桑籽油的物化指标为皂化值177.67、过氧化值2.66、酸价9.3、折光指数1.475 4(20℃)。桑椹籽油具有良好的降血脂、抗动脉粥样硬化的作用;桑椹籽油尚具有较高的营养与保健价值,可作为加工食品、医药或动物饲料的原料,其综合开发利用的前景十分广阔。

4. 桑白皮的资源价值与开发利用　《本草纲目》记载:"桑白皮主治消渴尿多。"桑白皮具有止咳平喘、利尿、降血压、安神等功效。桑白皮中黄酮类、生物碱类、多糖类成分可用于抗糖尿病制剂的开发,或作为辅助降血糖制剂。此外,桑白皮中桑皮酮(kuwanon) G、H、M,桑根酮(sanggenon) C、D,桑呋喃(mulberrofuran) C、F、G等黄酮类成分具有显著的降血压活性,其降压机理可能与抑制环磷酸腺苷(cyclic adenosine monophosphate, cAMP)磷酸二酯酶活性有关。桑白皮中的异戊烯基黄酮类化合物、苯并呋喃化合物尚具有较强的抗HSV-1活性。

桑白皮丙酮提取物具有镇咳、祛痰、抗炎、平喘、舒张血管等作用,其平喘作用机理可能与升高支气管NO含量而致支气管松弛有关;其舒张血管作用机制可能与血管释放NO和促进结构型一氧化氮合酶(constitutive nitric oxide synthase, cNOS)、一氧化氮合酶(nitric oxide synthase, NOS)的合成有关。桑白皮甲醇提取物具有抗炎活性,其水溶性成分尚对压迫刺激有镇痛作用。

(1) 桑皮苷的制备与应用:桑皮苷属于二苯乙烯苷类化合物,其在高温、强酸、强碱条件下易发生降解。在pH为5.8时易水解为葡萄糖和苷元,并进一步降解为酚类化合物;在强碱性条件下,则易氧化为醌类化合物;在中性及弱碱性水溶液中较稳定,30天内含量无明显变化。采用超声波法提取桑皮苷,以75%乙醇作为提取溶剂,在提取液pH 7、提取温度25℃的工艺条件下,桑皮苷的提取得率可达1.346%。采用大孔吸附树脂、硅胶柱色谱和凝胶柱色谱方法对其进一步精制纯化,桑皮苷A的纯度大于98.5%。

桑皮苷类物质具有抗炎、镇痛、止咳祛痰、抗肿瘤、抗病毒、保护大脑、抑制酪氨酸酶活性等多种生物活性。据报道,桑皮苷可用于制备治疗咳嗽和哮喘的药物;以该化合物为活性成分,还可制备抑制尿酸重吸收转运子药物制剂。此外,桑皮苷可用于开发预防或治疗高尿酸血症和痛风的药物、保健食品;桑皮苷还具有增加家兔尿量的作用,其利尿作用呈现温和、持久的特点,可作为利尿药物开发应用。

(2) 壳聚糖的制备与应用:壳聚糖(chitosan)是自然界中贮量仅次于纤维素的一种天然多糖,广泛应用于纺织、印染、农业、造纸、食品、环境保护、医药等领域。壳聚糖的生产主要是以动物原料虾、蟹壳为主,但生产成本较高,限制了壳聚糖资源的生产。有报道,从桑白皮中分离壳聚糖的简便方法为经碱醇液高温处理5 h,壳聚糖收率为7.2%。因此,从桑白皮中制备壳聚糖,为其作为新型生物医用材料提供了科学依据。

实例2:莲类药用植物类群资源化学研究与资源化利用

莲属*Nelumbo*为睡莲科Nymphaeaceae中最具药用价值与经济价值的植物类群。莲为多药用部位植物,其中被《中国药典》(2020年版)收录的有莲子、莲子心、莲房、莲须、荷叶和藕节。干燥叶片入药称为荷叶(Nelumbinis Folium),可清暑化湿、升发清阳、凉血止血。干燥成熟种子入药称为莲子(Nelumbinis Semen),可补脾止泻、止带、益肾涩精、养心安神。成熟种子中的干燥幼叶及胚根入药称为莲子心(Nelumbinis Plumula),可清心安神、交通心肾、涩精止血。干燥花托入药称为莲房(Nelumbinis Receptaculum),可散瘀止血。干燥雄蕊入药称为莲须(Nelumbinis Stamen),可清心益肾、涩精止血。干燥根茎节部入药称为藕节(Nelumbinis Rhizomatis Nodus),可散瘀止血。见于古典医籍与民间用药记载的尚有莲衣(种皮)、莲花(花蕾)、荷梗(叶柄或花柄)、藕(根茎)、荷叶蒂(叶基部)。莲为少见的一身皆可药用的植物品种,且随着莲类资源化学研究及其开发的进一步加强,莲类资源的多途径资源化利用展现出广阔的开发前景。

【资源类群概述】

睡莲科莲属有2种,即美洲黄莲 *Nelumbo pentapetala* Fernald.,以美国东北部为中心分布在北美洲;中国莲 *N. nucifera* Gaertn.,以中国为中心分布在亚洲、大洋洲。中国有1种,产于南北各地,野生或栽培在池塘或水田内,是重要的药食两用资源植物。俄罗斯、朝鲜、日本、印度、越南、亚洲南部和大洋洲也见分布。

【资源性化学成分及其分布】

1. 生物碱类 莲类植物资源化学成分的结构类型主要包括生物碱类、黄酮类、多糖类、有机酸类、氨基酸类等。其中,生物碱类与黄酮类成分具有降脂、抗病毒等活性;此外,生物碱类成分尚具有抗心律失常作用。

已从莲中分离出的生物碱类化合物均为异喹啉生物碱,分属7种类型:简单异喹啉类、单苄基异喹啉类、阿朴啡类、去氢阿朴啡类、原阿朴啡类、氧化阿朴啡类、双苄基异喹啉类。主要生物碱类成分有甲基紫堇杷灵碱、前荷叶碱、荷叶碱、鹅掌楸碱、莲心碱等(图2-38)。研究表明,荷叶中的生物碱类成分具有降脂、抗病毒、抑菌、抗惊厥等活性。另有发现,莲类植物中的甲基莲心碱可调节哺乳动物包括人的瞬变受体电位(transient receptor potential, TRP)离子通道TRPM8和TRPV1,提示其可能对冷痛觉过敏、帕金森病、膀胱疼痛综合征、慢性阻塞性肺部疾病,以及皮肤、前列腺、乳腺肿瘤等方面具有潜在的治疗价值。

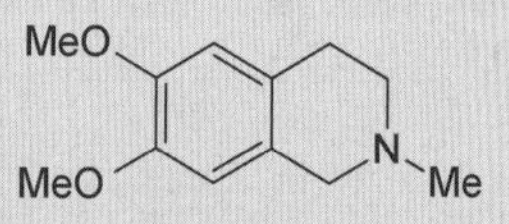

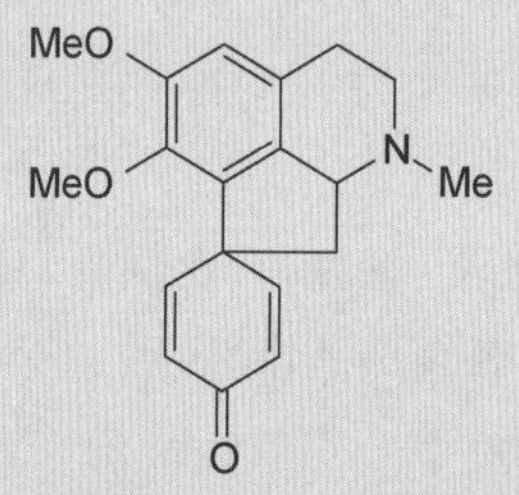

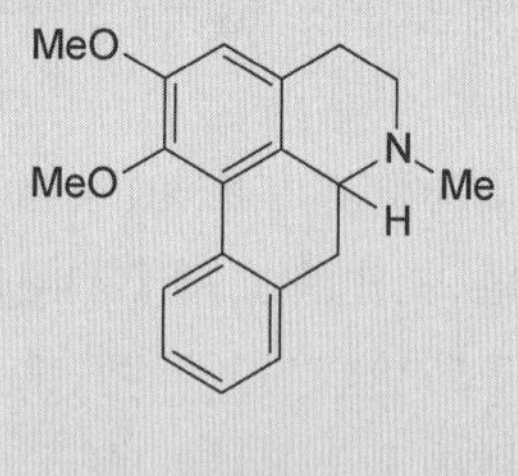

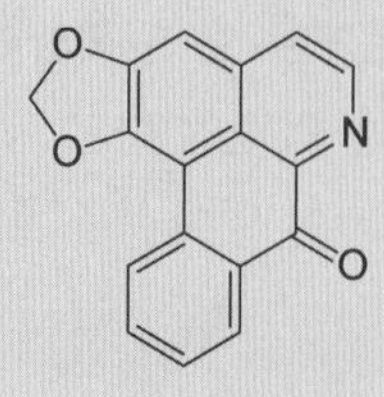

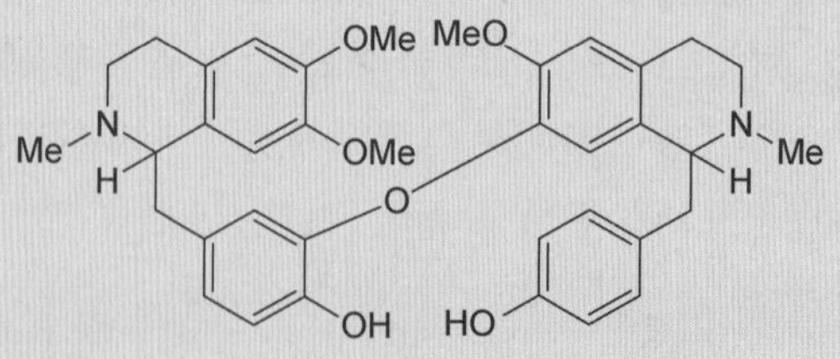

图2-38 莲中生物碱类成分的化学结构

2. 黄酮类 在荷叶、根茎、雄蕊、莲子壳、莲子心等部位中,发现含有可利用的黄酮类化学物质。莲子壳中分离出7种黄酮类化合物,其主要苷元为槲皮素、山柰酚、杨梅黄酮、异鼠李素。莲子心中总黄酮含量约为0.46%~1.66%,对过敏、感染、高血压、肿瘤和艾滋病等疾病具有辅助治疗的作用。荷叶中的黄酮类成分主要是金丝桃苷和异槲皮苷,其次是槲皮素、异槲皮素、紫云英苷等。荷叶中黄酮类组分具有降脂减肥功效,可降低急性高脂血症小鼠的血清胆固醇及三酰甘油水平。

原花青素是国际上公认的、清除人体内自由基最有效的天然抗氧化剂。原花青素是莲房的主要资源性化学物质,莲房是提取原花青素的重要资源。莲原花青素除了在抗氧化方面表现突出外,还可以抑制肝细胞膜脂质过氧化、促进胶原代谢和胶原蛋白的生物合成、诱导多种癌细胞凋亡、增强正常小鼠体内腹腔巨噬细胞吞噬功能,以及增强肌体抗辐射损伤等,起到护肝、营养皮肤、增强免疫、延缓衰老的作用。原花青素还可有效减轻大强度运动训练所致小鼠组织的炎症反应,缓解氧化应激损伤,对大强度运动训练小鼠的骨骼肌与心肌具有明显保护作用。对于中枢神经系统,原花青素可预防极低频电磁场所致星形胶质细胞的氧化损伤,改善东莨菪碱所致小鼠的记忆获得性障碍,对 D-半乳糖所致衰老小鼠的脑组织具有抗氧化作用。

3. 多糖类　莲多糖主要来源于莲子、莲子红皮和莲子心。其中,莲子多糖由 L-鼠李糖、D-木糖、D-葡萄糖、D-甘露糖4种单糖组成。莲多糖可增强机体对自由基的清除能力,阻断脂质过氧化反应的潜力,从而起到抗衰老、抗疲劳的作用。此外,莲多糖还具有促进双歧杆菌增殖的作用,进而可调整肠道菌群,防止便秘,缓解乳糖不耐症。

【资源性化学成分动态评价】

莲类植物资源由于产地不同、采收期不同,以及组织器官不同,其资源性成分的分布量存在差异。因此,开展我国莲类植物的资源性化学成分动态评价,将为莲类植物的高效利用提供支撑。目前,莲类植物的资源性化学成分动态评价主要集中于生物碱类、黄酮类资源性化学成分。

1. 生物碱类资源性化学成分的动态评价

(1) 不同生长期荷叶中生物碱类资源性化学成分的动态评价:荷叶在不同生长期时,其荷叶碱含量存在差异。荷叶从生长到干枯的过程中,荷叶碱的含量也是呈先上升后下降的趋势。营养生长期时,荷叶内部的荷叶碱含量迅速增加,成熟时达到峰值。进入衰亡期后,荷叶碱物质也慢慢流失。

(2) 不同产地荷叶中生物碱类资源性化学成分的动态评价:不同产地荷叶样品中生物碱类成分的含量差别明显,总含量在 $0.11\% \sim 0.15\%$ 之间,与其生态环境中水质、土壤、光照和气候等有密切关系。6个不同区域采集的6月份荷叶样品中,以浙江省产荷叶中生物碱总量最高,其次是贵州省和湖南省产荷叶。3个产地荷叶中所含的生物碱组成相似,以荷叶碱和 N-去甲荷叶碱的含量较高,而2-羟基-1-甲氧基阿朴啡的含量却很低;湖北省所产荷叶生物碱的含量较低;对同一产地的3种荷叶生物碱含量比较发现,荷叶碱的含量均较高,以浙江省产的为最高。2-羟基-1-甲氧基阿朴啡在陕西省和北京市的荷叶中含量优势较为明显。

(3) 不同产地莲子心中生物碱类资源性化学成分的动态评价:研究发现,不同产地莲子心中莲心碱、异莲心碱和甲基莲心碱的含量差异较大;湖北省洪湖市和江苏省南京市产莲子心中异莲心碱、甲基莲心碱几乎检测不出;浙江省杭州市和建德市产的莲心碱量均较高(图2-39)。

2. 不同生长期荷叶中黄酮类资源性化学成分的动态评价　荷叶在不同生长期时,其总黄酮含量存在差异。荷叶不同生长期间,其黄酮的含量不断上升,在8月份达到峰值;进入秋季,随着荷叶逐渐枯萎,黄酮含量迅速下降。

3. 不同产地荷叶中黄酮类资源性化学成分的动态评价　比较不同产地荷叶中黄酮类成分的含量,结果显示,21个产地、46批市售荷叶药材中金丝桃苷和异槲皮苷的含量分别在 $0.35\% \sim 1.47\%$ 和 $0.10\% \sim 0.69\%$ 范围内,表明不同地区市售荷叶药材中两者含量变化较大(图2-40)。

4. 莲不同部位中资源性化学成分的动态评价　比较不同部位中的总黄酮含量,发现浙江省临安区产的莲中莲蓬壳和荷叶的黄酮含量较高,不同部位总黄酮含量分布由高到低的次序为莲蓬壳、荷叶、雄蕊、花瓣、叶梗。

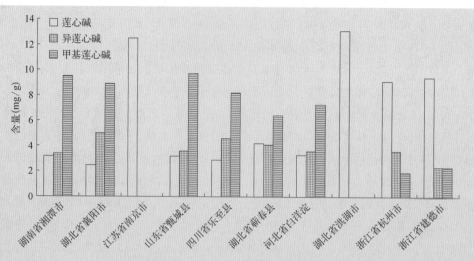

图 2-39   不同产地莲子心中莲心碱、异莲心碱和甲基莲心碱的含量分析

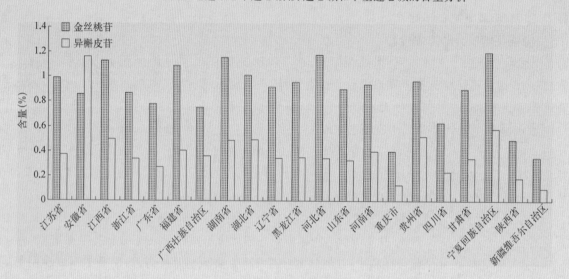

图 2-40   不同产地荷叶中金丝桃苷、异槲皮苷的含量分析

【资源价值与开发利用】

莲类资源的可利用组织器官主要为叶片、根茎、花序、果实及种子等。作为中药材使用的有莲子、莲子心、莲房、莲须、荷叶和藕节等,用作配方饮片或制药原料,以及保健食品等资源性产品的原料。

1. 荷叶的资源价值与开发利用   荷叶药用始载于唐代《食疗本草》,其味苦,性平,归肝、脾、胃经,功效为清暑化湿、升发清阳、凉血止血。中医常用于治疗暑热证、血热妄行的出血证、湿疮湿疹等痈肿疮毒、泄泻痢疾、水肿等病证。研究发现,荷叶中生物碱类和黄酮类成分可降低血清中的总胆固醇和甘油三酯,具有减肥、调节血脂等作用。因此,荷叶常单用或与其他原料配制加工成茶或饮料,用于单纯性肥胖、高脂血症的辅助治疗,对高血压、冠心病也有裨益。

荷叶是一味药食两用的佳品,其富含多种香气成分,常入菜肴,如制作荷叶香酥鸡、荷叶糯米鸡等。荷叶还可作为家禽饲料,其用作猪饲料可减少猪腹泻病;还可晒干制成粉,添加至鸭鹅的饲料中。荷叶植株粉碎后,可用于抑制藻类的生长。此外,荷叶还是一种质优价廉的食品包装材料。以荷叶为原料提取制备的荷叶色素,是一种优良的天然色素染料。

(1)荷叶中生物碱类物质的提取制备与开发利用:荷叶中的生物碱碱性较弱,不溶于水,但与酸生成盐后,可溶于水中,故荷叶碱可用偏酸性的水溶液提取。利用人工神经网络与正交试验相结合的方法,确定荷叶生物碱提取的优化工艺条件为 pH2.5、提取温度 85℃、提取时间 1.75 h、液固比为 35。

(2) 荷叶中黄酮类物质的提取制备与开发利用:以 70%乙醇溶液为溶剂,料液比为 1:40(g/mL),荷叶总黄酮提取率较高。以荷叶总黄酮苷的醇提液为样本,分别在 D-101、D-4020、AB-8、NKA 型 4 种树脂中采用不同浓度乙醇洗脱,AB-8 树脂的纯化效果最佳,纯度为 60%。

优化和设计同步分离、提取、制备荷叶中的总生物碱、总黄酮、总多糖 3 类资源性化学物质的工艺方法,结果如下:从荷叶干粉中提取荷叶黄酮的工艺参数为 pH 13、乙醇浓度为 50%、料液比为 1:30(g/mL)、提取温度为 75℃;继而从荷叶残渣中提取荷叶生物碱,其工艺参数为 pH 2.0、乙醇浓度为 90%、料液比为 1:25(g/mL)、提取温度为 85℃;最后从荷叶残渣中用水提取荷叶多糖,其工艺参数为 pH 7、料液比为 1:30(g/mL)、提取温度为 75℃。经 AB-8 大孔树脂纯化荷叶总黄酮后,得到棕黄色粉末,纯度为 84.43%,得率为 90%。经 D-101 大孔树脂纯化荷叶生物碱类成分后,得到黄绿色粉末,纯度为 82.76%,得率为 90.21%。经脱蛋白和脱色处理荷叶多糖后,得到略带黄色的白色粉末,纯度为 85.74%,得率为 85.81%。

2. 莲子的资源价值与开发利用　莲子药用最早记载于《神农本草经》,谓其"主补中、养神、益气力"。莲子味甘、涩,性平,归脾、肾、心经,功效为补脾止泻、止带、益肾涩精、养心安神。中医常以其用于治疗肾虚遗精,白浊;脾虚食少,久泻久痢;带下;虚烦,心悸,失眠;虚损等症。另有莲子的老熟果实称为石莲子,其味甘涩、微苦,性寒,归脾、胃、心经,功效为清热利湿、开胃进食、除烦,可用于治疗噤口痢、反胃、心烦失眠、遗精、淋浊、带下等症。

莲子中含有丰富的淀粉,平均含量达 41%,属于高直链淀粉含量的特异性淀粉,可加工成淀粉海绵,具有较强的吸水性和网络结构,可用作止血海绵的基材,也可作为可食性填充物。莲子蛋白中必需氨基酸的含量、比例均接近联合国粮食及农业组织/世界卫生组织(Food and Agriculture Organization of the United Nations/World Health Organization, FAO/WHO)推荐模式,氨基酸数量比例比较平衡,尤其是其中富含的赖氨酸与蛋氨酸为优质的植物蛋白,可补充特定人群饮食中的赖氨酸摄取不足,减少膳食中胆固醇及饱和脂肪酸含量,保持营养的均衡。去心莲子经过胃蛋白酶、胰蛋白酶等水解后,可抑制血管紧张素转化酶。莲子中的低聚糖可改善人体胃肠道微生态环境,有效降低胆固醇水平,还具有抗衰老、抗肿瘤等功效。石莲子的水提液、乙醇与乙酸乙酯提取液对金黄色葡萄球菌、大肠杆菌、粪链球菌、黄曲霉、绿脓杆菌等均有抑制作用。

除药用外,莲子自古以来被公认为老少皆宜的滋补佳品,可用来配菜、做羹、炖汤、制蜜饯、做糕点。经典药膳有莲肉糕、莲子粥、冰糖莲子、银耳莲子羹等。

莲子蛋白与大豆蛋白均为优质的植物蛋白。莲子蛋白多肽富含赖氨酸,而赖氨酸在普通食物或膳食中是第一限制性氨基酸,在一些特定人群饮食中可以补充赖氨酸摄取的不足。莲子蛋白多肽的具体提取工艺为:将去心白莲子于温度为 30℃的水中浸泡 2 h,莲子与水按 1:3 质量比一起均匀加入磨浆机内进行湿磨,磨浆细度为 70 目;用 0.05%~0.16% Ca(OH)₂ 溶液浸提莲子粉 3 h,料液质量比 1:10,过滤得滤物,离心滤液,离心速率 3 000 r/min,离心 30 min,得上清液;0.1 mol/L 的 HCl 调上清液至 pH 4.5,静置沉淀 0.5~1.5 h,离心 10~40 min,得莲子蛋白沉淀物;在 30~60℃,在莲子蛋白沉淀物中加水调至蛋白浓度 15%,调 pH 5.0,加入莲子蛋白重量的 2%的酸性蛋白酶、木瓜蛋白酶或胃蛋白酶,酶解 30~200 min,得莲子蛋白上清液;用 0.1 mol/L 的 HCl 调莲子蛋白上清液至 pH 4.5,静置沉淀 1 h,离心 30 min,得莲子蛋白多肽上清液;将蛋白多肽上清液迅速升温至 80℃,保持 10 min,钝化蛋白酶;将蛋白多肽液浓缩至浓度为 30%;65℃喷雾干燥,喷雾进口温度 120~190℃,喷雾出口温 70℃,即得莲子蛋白多肽。

3. 莲子心的资源价值与开发利用　莲子心的药用记载始见于《食性本草》,其味苦,性寒,归心、肾经,功效为清心安神、交通心肾、涩精止血,临床用于治疗心经热盛、血热吐血、遗精滑泄等。现代研究发现,莲子心中主要含有生物碱类成分,包括莲心碱、异莲心碱和甲基莲心碱等脂溶性生物碱,以及荷叶碱、前荷叶碱、莲心季胺碱、去甲基乌药碱等水溶性生物碱。莲子心中所含的生物碱对心血管系统具有显著活性。甲基莲心碱可扩张外周血管,降低血管阻力,从而起到降压作用。莲心碱、甲基莲心碱、异莲心碱有明显的抗心律失常作用,可对抗多种实验性心律失常。莲心总碱可抗心肌缺血,莲心碱可抑制心肌收缩力。此外,莲子心总生物碱还可用于治疗胰岛素抵抗所引发的高血糖、葡萄糖耐量减少、高甘油三酯血、高胰岛素血、高血压,调节机体胰岛素敏感性,防治胰岛素抵抗等。

莲子心挥发油及脂溶性生物碱的提取制备:莲子心中挥发油含有不饱和脂肪酸、维生素 E 及甾醇类资源性化学物质等,具有良好的保健活性,可开发医药保健产品及制作莲心茶等。将莲子心原料加入萃取釜,以萃取釜压力 20~40 MPa,温度 30~60℃,进行超临界 CO_2 萃取,从萃取釜出来的 CO_2 进入分离系统,一级分离温度 30~50℃,压力 10~20 MPa;二级分离温度 20~40℃,压力 4~7 MPa,得到莲子心挥发油,CO_2 流速为 20~40 kg/h,分离出来的 CO_2 再经过滤和制冷系统加压后循环利用。将超临界萃取后的莲子心萃余物加入 6~12 倍的 75%~95% 乙醇进行热回流提取,回收乙醇后得浓缩浸膏;将浓缩浸膏加溶媒倍数 6~10 的水酸化,筛网滤除叶绿素等不溶物,加入与滤液体积比为 1:1 的乙酸乙酯,用氨水调节其 pH 至 9.5~11.5;分离有机溶剂层,减压回收有机溶剂,即得莲子心脂溶性总碱提取物。

采用超临界 CO_2 提取挥发油与脂溶性生物碱,可使提取与浓缩一步完成,莲子心挥发油产品提取率高且无溶剂残留。莲子心生物碱提取工艺采用脱脂棉作为吸附剂去除叶绿素等干扰杂质的效果好,最终生物碱的产量及纯度高。

4. 藕的资源价值与开发利用 藕的药用记载始见于《本草经集注》,其味甘,性寒,归心、肝、脾、胃经,功效为清热生津、凉血、散瘀、止血。藕尚具有优良的食用价值,是良好的食补佳品。藕加工制成的藕粉,既富有营养,又易于消化,有养血止血、调中开胃之功效,为老幼体虚者理想的营养佳品。鲜藕洗净切成丝,用纱布挤汁,煮沸稍凉温饮,是凉血补血、健脾开胃的佳饮;藕汁有润肺、镇静的功能等。

藕丝纤维可生产藕丝纺织复制品、藕丝医用手术缝合线、藕丝医用纱布、藕丝止血材料等。该类纤维易于生物降解,可参与自然界的生物循环,不会对环境造成污染。

藕节也是一味常用中药,其药用记载始见于《药性论》,其味甘、涩,性平,归肝、肺、胃经,功效为收敛止血、化瘀。既能收敛止血,又兼能化瘀,故有止血而不留瘀的特点,主治咯血、吐血、尿血、崩漏等出血证。

5. 莲须的资源价值与开发利用 莲须为莲花之雄蕊,药用记载始见于《本草蒙筌》,其味甘、涩,性平,归心、肾经,功效为固肾涩精,用治梦遗、滑精、遗尿、尿频、带下等症。以莲须为原料开发生产的中药制剂产品主要有金锁固精丸等。

6. 莲房的资源价值与开发利用 莲房的药用记载始见于《食疗本草》,其味苦、涩,性温,归肝经,功效为消瘀、止血、祛湿解毒,用于治疗出血证及出血兼有瘀滞证,痔疮,皮肤湿疮等。莲房中富含的原花青素具有清除人体内自由基的作用,还可抗衰老、防癌、抗突变、防治心血管疾病、增强视力等,在欧美及日本等地区的保健食品、医药及化妆品领域中得到广泛应用。

莲房中原花青素的提取制备:莲房提取物可用于制备祛除黄褐斑、缓解视疲劳的保健品。莲房富含棕色素,可作为天然色素的原料。莲房与葡萄籽类似,含有丰富的原花青素类资源性物质,且含量远高于葡萄籽,具有广阔的市场前景。将莲房净选,以 50% 的乙醇溶液回流提取,料液比为 1:15(g/mL),提取 2 次,提取温度为 65℃,滤过。取滤液回收乙醇,浓缩液上大孔树脂柱,用 4 BV 的蒸馏水以 4 BV/h 流速洗去杂质后,用 6 BV 的 50% 乙醇溶液以 2 BV/h 洗脱,洗脱液回收乙醇后,浓缩,干燥,即得原花青素提取物。

7. 莲生产过程中副产物及废弃物的资源价值与开发利用

(1) 莲子壳的资源价值与开发利用:莲壳富含纤维素与木质素,是一种良好的微生物培养基质。莲子壳质地坚硬,是制备颗粒状活性炭的优质原料,还可制备膳食纤维,作为香水瓶等香料容器与壳体板材。

（2）莲子红衣的资源价值与开发利用：莲子在加工过程中会产生大量的红衣粉。由于其味涩，甚至不能作为牲畜饲料，只能大量堆于田间地头，而对环境造成污染。研究发现，莲子红衣中含有丰富的多酚和黄酮类化合物，并且在清除自由基、抑制酪氨酸酶活性、抗苹果褐变等方面都展示了良好的功能价值。

（3）荷花粉的资源价值与开发利用：荷花粉的营养物质丰富，其中总氨基酸含量在 20% 左右；碳水化合物含量为 39.0%；类脂含量在 2.7%~14.7%，其脂肪酸组成为亚油酸和亚麻酸等；含有多种维生素及 20 余种微量元素；还含有多种活性酶和黄酮类成分，具有抗衰老作用，能改善细胞氧化还原能力，激活酶的活性中心，防止细胞的氧化损伤，控制衰老和退化性疾病的发生。

荷花粉中还含有微量雌激素类物质，对维持细胞的正常结构和功能起着重要作用，并具有养心安神、美容养颜、延缓衰老的作用。

（4）藕节的资源价值与开发利用：藕节炒炭，临床用于治疗吐血、咯血、尿血、衄血、崩漏等症。其主要功效成分为表白桦脂酸。

综上所述，莲是广泛分布于我国中部和东部地区的常见水生植物之一，在中国已有数千年的应用及栽培历史。其肥大根茎（藕）是常见的蔬菜，去心的果实（莲子）是常见的干果类食品，莲的根茎、叶、果实等均可入药用。目前，在莲资源的生产和加工过程中产生的大量副产物及废弃物尚未得到有效利用，不仅造成了资源浪费，也加剧了生态环境压力。

实例 3：五味子类药用植物类群资源化学研究与资源化利用

五味子（Schisandrae Chinensis Fructus）为木兰科五味子属植物五味子 Schisandra chinensis (Turcz.) Baill. 的干燥成熟果实。其味酸、甘，性温，具有收敛固涩、益气生津、补肾宁心之功效。由于其主要分布区及主产地在我国东北地区，因而习称"北五味子"。同属植物华中五味子 Schisandra sphenanthera Rehder & E. H. Wilson 广泛分布于我国亚热带湿润生态区域的秦巴山脉、天目山地等生态区域，习称"南五味子"（Schisandra Sphenanthera Fructus）。

【资源类群概述】

我国五味子资源丰富，木兰科五味子属植物在全世界约有 50 种，我国约有 30 种，南北各地均有分布。北五味子主要分布于东北、华北等地海拔在 100~1 700 m 的半阴坡、半阴湿的山沟、灌木丛中，产区主要在黑龙江省、吉林省和辽宁省的长白山区域，以及小兴安岭东部山地及其边缘丘陵地带。华中五味子主要生长于海拔 600~3 000 m 的湿润山坡边或灌木丛中，广泛分布在我国西北、华中、华东和西南地区，主要产区为陕西省、河南省、湖南省、湖北省、四川省、山西省等地。同属绿叶五味子 S. viridis (A. C. Sm.) R. M. K. Saunders、红花五味子 S. rubriflora (Franch.) Rehder & E. H. Wilson 和铁箍散 S. propinqua var. sinensis (Oliv.) R. M. K. Saunders 在地理分布上与华中五味子相重叠，其干燥果实与华中五味子果实外形相似，常在民间作南五味子代用。目前，我国北五味子药材资源主要为人工种植提供，而南五味子药材则主要来源于野生天然资源。

【资源性化学成分及其分布】

五味子的资源性化学成分类型主要包括木脂素类、三萜类、有机酸类、挥发油类和多糖类等，还含有丰富的氨基酸类、维生素类及环二肽类化合物。

1. 木脂素类　该类化合物为五味子中的主要活性成分，主要有联苯环辛烯类木脂素（dibenzocyclooctadiene）、二芳基丁烷类木脂素（diarylbutanes）及四氢呋喃类木脂素（tetrahydrofurans）。该类木脂素具有保护肝脏、镇静安神等多种生物活性。

（1）联苯环辛烯类木脂素：在植物界中集中分布于五味子属，极少数存在于与其亲缘关系较远的植物中，因此是五味子属植物的特征性成分，具有化学分类学意义。

五味子果实及藤茎中的主要木脂素类成分包括五味子醇甲(又称五味子素,schisandrin)、五味子醇乙(又称戈米辛 A,gomisin A)、五味子甲素(又称去氧五味子素,deoxyschisandrin)、五味子乙素(schisandrin B)、五味子丙素(schisandrin C)、五味子酯甲(schisantherin A)、五味子酚(schisanhenol)、戈米辛 J(gomisin J)等联苯环辛烯类木脂素,其中五味子醇甲、五味子醇乙和五味子丙素的含量较高。化学结构如图2-41所示。

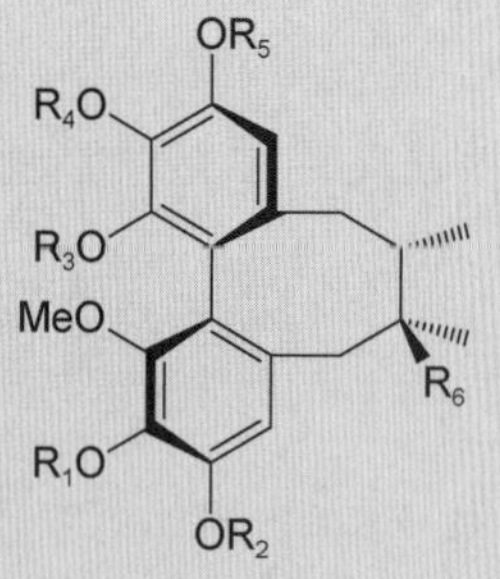

五味子甲素	$R_1 = R_2 = R_3 = R_4 = R_5 = Me$　　$R_6 = H$
五味子乙素	$R_1 + R_2 = CH_2$　$R_3 = R_4 = R_5 = Me$　$R_6 = H$
五味子酚	$R_1 = R_2 = Me$　$R_3 = H$　$R_4 = R_5 = Me$　$R_6 = H$
五味子醇甲	$R_1 = R_2 = R_3 = R_4 = R_5 = Me$　$R_6 = OH$
五味子醇乙	$R_1 = R_2 = R_3 = Me$　$R_4 + R_5 = CH_2$　$R_6 = OH$

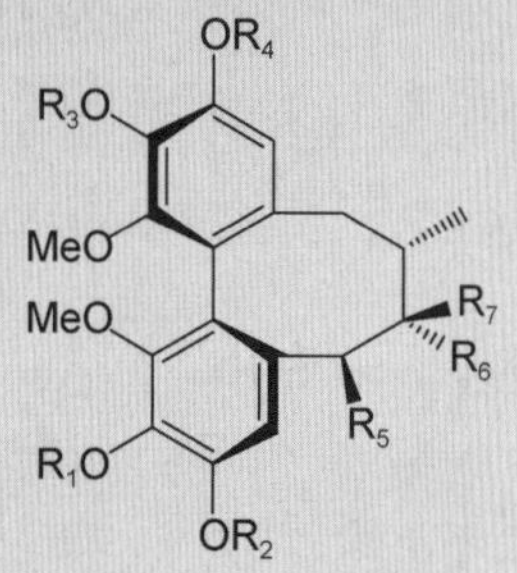

五味子丙素	$R_1 + R_2 = CH_2$　$R_3 + R_4 = CH_2$　$R_5 = R_7 = H$ $R_6 = Me$
戈米辛 J	$R_1 = Me$　$R_2 = H$　$R_3 = Me$　$R_4 = R_5 = R_7 = H$ $R_6 = Me$
五味子酯甲	$R_1 = R_2 = Me$　$R_3 + R_4 = CH_2$　$R_5 = Bz$　$R_6 = OH$　$R_7 = Me$

图2-41　五味子中木脂素类成分的化学结构

华中五味子中的木脂素类成分主要包括五味子甲素、五味子酯甲、五味子酯乙、五味子酯丙和五味子酚等,以五味子甲素、五味子酯甲为主。分析结果表明,北五味子中总木脂素含量高于南五味子,其中五味子醇甲、乙的含量显著高于南五味子。

(2) 二芳基丁烷类木脂素:北五味子中含有前戈米辛(pre-gomisin)、2,3-二甲基-1,4-二芳基丁烷类木脂素等。南五味子中含有安五脂素、华中五脂素(sephenanlignan)等二芳基丁烷类木脂素,具有抗肿瘤活性。化学结构如图2-42所示。

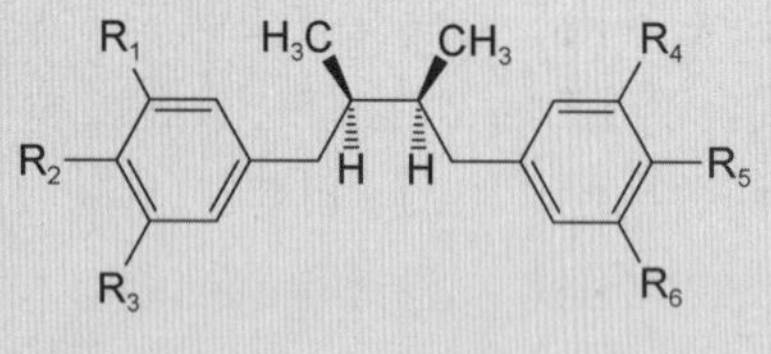

前戈米辛	$R_1 = R_4 = OH$　$R_2 = R_3 = R_5 = R_6 = OMe$
华中五脂素	$R_1 + R_2 = OCH_2O$　$R_3 = H$　$R_4 = R_5 = OMe$　$R_6 = OH$
安五脂素	$R_1 + R_2 = OCH_2O$　$R_3 = R_4 = H$　$R_5 = OH$　$R_6 = OMe$

图2-42　五味子中二芳基丁烷类木脂素类成分的化学结构

(3) 四氢呋喃类木脂素:南五味子中尚含有 D-表加巴辛(D-epigalbacin)(图2-43)等四氢呋喃类木脂素类成分。

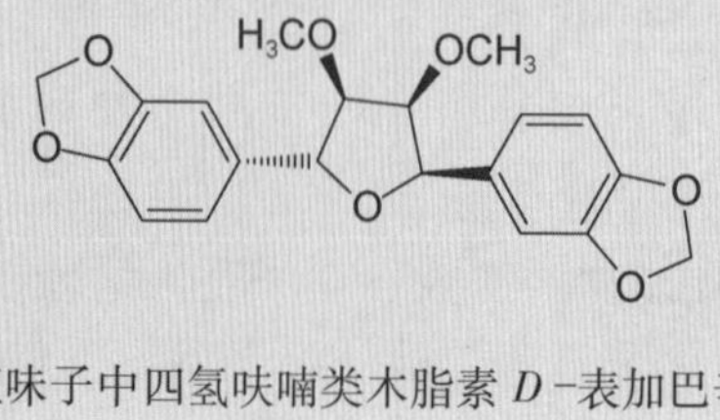

图2-43　五味子中四氢呋喃类木脂素 D-表加巴辛的化学结构

2. **三萜类**　五味子属植物中的另一大类成分为三萜类。从五味子中分离鉴定出 10 余种高度氧化的降三萜类化合物,其结构类型主要为 schiartane、schisanartane、18 - norschiartane、pre - schisanartane、18(13→14) - *abeo* - schiartane 和 wuweiziartane 型,如图 2 - 44 所示。该类化合物多具有抗 HIV 和抗肿瘤等活性。

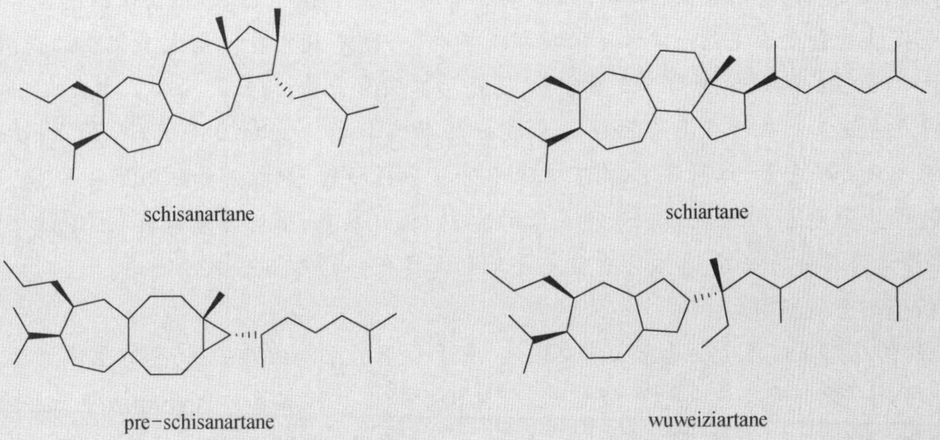

schisanartane

schiartane

pre-schisanartane

wuweiziartane

图 2 - 44　五味子中降三萜类成分的结构类型

3. **挥发油类**　南、北五味子的果实及种子中均含有丰富的以倍半萜类成分为主的挥发性成分。北五味子果实中的主要挥发性成分包括 β - 月桂烯、γ - 杜松烯、δ - 杜松烯、橙花叔醇及 δ - 杜松醇等。

北五味子种子中的挥发性成分以 α - 蒎烯、α - 金合欢烯、α - 荜澄茄油烯含量最高,三者之和占总挥发油的 55.72%。而南五味子种子中的挥发性成分以 α - 檀香烯、δ - 榄香烯、β - 雪松烯和 γ - 杜松萜烯为主,且南五味子中不含 α - 蒎烯、莰烯及 β - 蒎烯等萜类化合物。此外,北五味子中依兰烯的含量远远高于南五味子,可作为区分南、北五味子的标志性成分。五味子挥发油部位具有良好的镇咳作用,其镇咳效力为可待因的 75%,且对中枢神经系统具有调节作用,可增强机体对非特异性刺激的防御能力。

4. **多糖类**　五味子多糖类成分具有保肝、增强免疫力、抗衰老、抗肿瘤、抗疲劳等多方面功效。主要存在于成熟的果肉中,由葡萄糖、半乳糖、阿拉伯糖、鼠李糖、甘露糖等单糖组成,北五味子多糖中葡萄糖的含量较高,而南五味子多糖中以半乳糖含量较高。

5. **有机酸类**　五味子果实中含有苹果酸、柠檬酸、酒石酸、奎尼酸、原儿茶酸等有机酸类成分。此外,尚含有油酸、亚油酸、硬脂酸、棕榈酸、棕榈油酸和肉豆蔻酸等游离脂肪酸,其中苹果酸、柠檬酸等具有祛痰和镇咳等作用。

【资源性化学成分动态评价】

1. **木脂素类资源性化学成分的动态评价**

(1) 不同生长期五味子果实中木脂素类资源性化学成分的动态评价:分析辽宁省凤城市不同生长期五味子果实中五味子醇甲、醇乙、酯甲、甲素、乙素的含量,结果显示,半成熟果实中 5 种木脂素的总量高于幼果和成熟果,含量从高到低依次为半成熟果、幼果、成熟果。

(2) 不同产地南五味子中木脂素类资源性化学成分的动态评价:采用 UPLC - TQ/MS 法,对不同产地南五味子药材中的 7 种木脂素类成分进行分析评价,结果显示,秦岭以南、陕西省东侧的商洛市柞水县、山阳县所产的南五味子中主要含五味子酯甲、五味子甲素;陕西省内宝鸡市眉县,安康市石泉县、宁陕县,汉中市略阳县所产的南五味子主要含有安五酯素,其中宁陕县样品中五味子甲素含量也较高;而位于秦巴山区腹地的陕西省汉中市南郑区所产的南五味子主要含有五味子酚、五味子甲素。不同产地的南五味子所含木脂素的种类和含量差别较大,在实际应用中应结合现代药理实验和临床研究,根据所治疗疾病相关的主要功效成分对不同产地南五味子药材加以区别入药,以达到药物的最佳疗效,为南五味子的科学合理用药提供依据。

(3) 药材干燥加工过程中木脂素类及挥发油类资源性化学成分的动态评价:对南五味子不同加工方法所得样品中挥发油、总木脂素、五味子酯甲的含量进行分析评价,结果表明,经不同加工方法处理过的样品,其挥发油的含量均受到一定程度的破坏或损失,而总木脂素含量则大多比生品高。其中,微波10 min、晒干处理过的样品,无论是挥发油含量,还是总木脂素含量,均较其他加工方法的高。

2. 不同产地五味子中核苷类资源性化学成分的动态评价　分析 9 个产地、70 批南五味子样品中 20 种核苷类成分的含量,结果表明,南五味子中含有多种核碱基、核苷和核苷酸类成分,其中含量最高的为尿苷,平均含量达 79.39 μg/g;含量最低的为 2′-脱氧鸟苷,平均含量仅有 0.28 μg/g。不同产地间含量差异最大的成分为腺苷,各成分含量差异与地域具有一定的相关性。

【资源价值与开发利用】

五味子的传统药用部位主要为干燥成熟果实,属于常用的滋阴敛肺中药,具有生津敛汗、敛肺滋肾、涩精止泻之功效。常用于治疗体虚汗多、咳嗽、肝肾阴虚等症。经典名方大补肺汤即以五味子为君药,治疗烦热汗出、少气不足、口干耳聋等症。传统名方小青龙汤、生脉饮、六味地黄丸、都气丸、人参养荣汤、五子衍宗丸、柏子养心丸、天王补心丹等均配伍五味子以取其效。据统计,约有 98 个常用中成药品种组方配伍有五味子,用于内科、妇科、儿科、男科、皮肤科等疾病的治疗。

1. 五味子药材的资源价值与开发利用　五味子是传统中医临床常用的保肝药味,配伍应用以治疗谷丙转氨酶升高为主要指标的肝病。基于中医药的宝贵经验,以五味子为原料已开发上市联苯双酯胶囊、五仁醇胶囊等治疗肝脏疾患的现代中药。

养心安神是五味子重要的功效价值之一,常用于治疗神经衰弱等症。上市中成药有五味子颗粒、复方五味子酊和复方北五味子片等。此外,五味子还具有敛肺止咳的功效,用于治疗咳嗽、干咳等症,如九仙散等。

五味子尚具有多方面的保健功能价值,常作为功能性产品的重要原料用于大健康产品开发。目前,市场上已开发出五味子口服液、五味子人参酒、灵芝五味子胶囊等十几种功能性保健产品;还作为五味子果酒、果酱、果汁,以及五味子嫩叶茶、食用色素、精油、食品防腐剂等资源性食用产品的原料。此外,在东欧和俄罗斯已用五味子果实加工成果酪、果糕、果汁、饮料、果冻及果酱等五味子系列产品。

2. 五味子生产与深加工过程中副产物及废弃物的资源价值与开发利用

(1) 五味子叶的资源价值与开发利用:分析表明,五味子叶中除了含有与其果实中类似的木脂素类成分外,还含黄酮类、多糖类、挥发油类资源性化学物质。在我国东北产区,五味子叶常以山野菜的形式在市场出售;在欧洲,五味子叶则被制成各种营养食品,用于运动员的营养保健或预防心血管疾病。

五味子叶中含有一定量的黄酮类成分,总黄酮含量高于 6 mg/g。研究报道,五味子叶可制备总黄酮、多糖部位,用于医药保健产品及营养食品的开发。北五味子叶片经水提醇沉法制备的多糖,对大肠杆菌、金黄色葡萄球菌和枯草芽孢杆菌均有一定的抑制活性。

此外,以五味子叶片为主要原料,辅以葡萄叶、银杏叶、山楂叶,经杀青、烘焙后可调配成复合袋泡保健茶;五味子嫩枝叶经水浸提取汁,再辅以枸杞和桂圆的浸提汁或香精可制成茶饮料。以传统的制茶工艺为基础,结合现代速冻技术,将北五味子叶制成茶,色、香、味及营养保健成分俱佳。

(2) 五味子果肉的资源价值与开发利用:由于五味子的木脂素类功效物质主要存在于种子中,医药工业以五味子种子为原料的需求量日益高涨。五味子产地便派生出了采用成熟果实经浸泡搓去果肉,加工成种子供给市场的商品类型。因此,在产地加工过程中产生了大量的五味子果肉、果梗下脚料和废弃物。

研究表明,五味子果实成熟时呈深红色,果肉中含有丰富的多糖类、有机酸类、氨基酸类、蛋白质类、多肽类、维生素和矿质元素等资源性化学成分。从营养学角度分析,五味子果肉具有较高的营养价值,每100 g 干五味子的可食部位中蛋白含量约为 2 g,碳水化合物含量约为 65 g,其中主要为果糖、葡萄糖、阿拉伯糖和半乳糖等糖类成分。所含的有机酸类及酚性成分具有抗氧化活性,可用于制作具有抗氧化功能的保健食品;含有钙、铁、镁等多种矿物元素,还含有维生素 B、C、E 及人体所需的 17 种氨基酸,可作为天然维生素的来源;含有的花色素类成分是天然色素原料,可用于加工食用色素。

五味子干果经热浸泡,去籽,果肉经适当酶解处理后,将浓缩汁液进行调配、喷雾干燥等操作,可制成五味子果汁粉。新鲜果肉经发酵可制成五味子果酒,不仅可改善睡眠,还具有保肝益肝作用;果汁亦可加入麦芽汁和啤酒花,经发酵、过滤、澄清处理等制成果啤酒;以醋酸菌 HAc‐5 为发酵菌种,发酵五味子干酒可制成五味子果醋。五味子果肉经水浸提、糖酸度调整、高温灭菌后,可制成五味子饮料。

五味子提取物可用作断乳仔猪、肉仔鸡和蛋雏鸡等畜禽养殖过程中的饲料添加剂,能显著提高畜禽的免疫功能,并能调节肠道微生态平衡,减少病害的发生。

(3) 五味子果梗的资源价值与开发利用:北五味子传统的药用部位是干燥成熟果实,秋季果实成熟时采收加工会产生一定量的果梗。研究证实,五味子果梗中含有与果实、叶片类似的木脂素类成分,其中果梗中五味子乙素的含量约为果实中含量的 34%。由此提示,五味子果梗具有提取降酶药物原料木脂素类成分的潜在资源价值。

(4) 五味子藤茎的资源价值与开发利用:为提高五味子药材的产量和品质,每年均需剪枝和去除一定量的主枝条各一次,一般剪下枝条的重量相当于原藤的 1/4~1/3,以保证植株的正常生长和结果。研究表明,五味子藤茎含有的木脂素类成分组成与果实相类似,其中五味子甲素和五味子乙素的含量随植株年龄的增加而递增。3 年生藤茎中五味子甲素、乙素的含量及二者之和已与五味子果实接近,4 年生以上的五味子藤茎中的木脂素含量均高于五味子果实,且五味子藤茎中五味子甲素/乙素比值要高于五味子果实。因此,3 年生以上五味子藤茎有望替代五味子果实作为提取五味子木脂素的原料;其醇浸膏具有保肝作用,因此在开发治疗肝炎药物方面具有优势。

对采自吉林通化市佐安村五味子藤茎中的五味子甲素、乙素、醇甲在 12 个月及 1~6 年内的变化规律进行研究,结果表明(图 2‐45),五味子藤茎中的木脂素含量在秋、冬季节较高,藤茎的最佳采收期为秋、冬季;不同生长年限的五味子藤茎中五味子甲素和乙素的含量随年龄的增长而递增,3 年生藤茎中五味子甲素、乙素的含量与五味子果实中的接近,4 年生以上藤茎中的木脂素含量高于果实。因此,3 年生以上的藤茎完全可以替代五味子果实作为提取五味子木脂素的原料。由不同组织部位木脂素含量的测定结果可知,五味子藤茎中的木脂素成分主要存在于韧皮部。

对不同品种及不同生长年限的五味子藤茎中的多糖含量进行测定,结果显示,北五味子藤茎中的多糖平均含量为 3.58%。其中,抚松 2 号 1 年生五味子中多糖含量最高为 4.44%,黄果 1 年生五味子中多糖含量最低仅为 2.46%,除黄果外,其他品种的 1 年生五味子多糖含量均高于 2 年生。采用蒽酮‐硫酸比色法,评价吉林省蛟河地区不同采收期五味子藤茎中单糖、寡糖、多糖的变化规律,结果表明,11 月份多糖含量最高,8 月份最低;9 月份单糖、寡糖含量最高。

对产于辽宁省、吉林省、山东省、河北省、山西省、河南省、陕西省等 10 个产地的五味子藤茎样品(东北产为主,华北产为辅)中,α‐蒎烯、β‐蒎烯、月桂烯与柠檬烯 4 种挥发性成分的含量进行分析,结果显示,五味子藤茎中挥发性成分总含量以东北地区较高,其中辽宁省产的含量普遍偏高。五味子藤茎样品中 4 种挥发性成分的含量差异较大,含量从高到低依次为 β‐蒎烯、月桂烯、α‐蒎烯、柠檬烯。

研究提示,北五味子藤茎的石油醚萃取部分具有明显的体外抗肝癌细胞活性作用;乙酸乙酯萃取部分具有较强的抗氧化活性,有望开发为具有抗氧化作用的系列产品。利用乙醇浸提法从北五味子藤茎中提取获得的三萜类化合物具有较强的抗氧化活性。

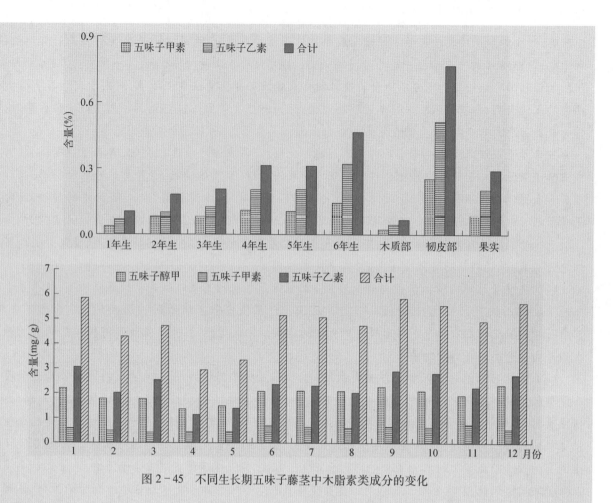

图 2-45　不同生长期五味子藤茎中木脂素类成分的变化

此外,五味子藤茎晒干可代花椒做调味品,习称"山花椒藤",具有辛辣、苦、涩、麻等混合味,烹饪的鱼、鸡、肉易烂,味道鲜美,具有较好的保健、调味功能。长期以来,远东居民利用五味子果实、藤茎和根作为调味品、助长剂和滋补强壮剂,用来治疗感冒、冻伤、喘息、胃肠功能紊乱等多种疾病。

(5)五味子根的资源价值与开发利用:五味子根中总木脂素含量达 1.2%。采用 DPPH、ABTS 法体外活性筛选,证明其具有较好的抗氧化活性。

(6)五味子药渣的资源价值与开发利用:研究表明,五味子药渣中含有大量的多糖类、多肽类、蛋白质类等资源性物质。经水提醇沉法,得到的五味子粗多糖收率为 9.14%,多糖含量达 42.33%,具有开发为功能性产品的潜力。五味子蛋白中含有 17 种氨基酸,可作为功能性保健食品的蛋白原料。此外,五味子药渣中的脂溶性脂肪酸类成分约 70%为不饱和脂肪酸,可用于开发具有软化血管、降低血脂的保健产品。

实例 4:杜仲类药用植物类群资源化学研究与资源化利用

杜仲皮药用始载于《神农本草经》,"久服,轻身耐老",被列为上品。宋代《本草图经》记载杜仲"初生叶嫩时,采食"。杜仲除入药外,其叶、籽、雄花还被广泛应用于食品、化工等领域。

【资源类群概述】

杜仲 Eucommia ulmoides Oliv. 为杜仲科杜仲属植物,系我国特有的单科单属单种第三纪孑遗植物。《中国药典》记载,杜仲的药用部位为干燥树皮和干燥叶。

杜仲适应性强,在我国分布范围较广,多垂直分布在海拔 200~1 500 m 地区。在湖北省、湖南省、江西省、安徽省、河南省、江苏省等 27 个省区市均有人工栽培。

【资源性化学成分及其分布】

已从杜仲皮、叶、籽、雄花、根等部位中分离鉴定出 250 余种化学成分,主要有木脂素类、环烯醚萜类、苯丙素类、黄酮类、多糖类、氨基酸类及杜仲胶等树脂类物质,其中含量较高的资源性物质为木脂素类、环烯醚萜类和黄酮类成分。杜仲皮中主要含有木脂素类;叶和雄花中主要含有黄酮类;种子中主要含有环烯醚萜类化合物。

1. 木脂素类　从杜仲资源中共分离鉴定出木脂素类成分约 45 种,可分为单环氧木脂素、双环氧木脂素、环木脂素、新木脂素、倍半木脂素等类型(图 2-46)。多数为苷类化合物,代表性化学成分有松脂醇二葡萄糖苷(pinoresinol diglucoside)、环橄榄脂素(cycloolivil)、丁香脂素二葡萄糖苷(liriodendrin)、杜仲素 A(eucommin A) 等。《中国药典》(2020 年版)规定杜仲药材和饮片中松脂醇二葡萄糖苷的质量分数不得少于 0.10%。研究表明,松脂醇二葡萄糖苷具有双向调节血压的作用。

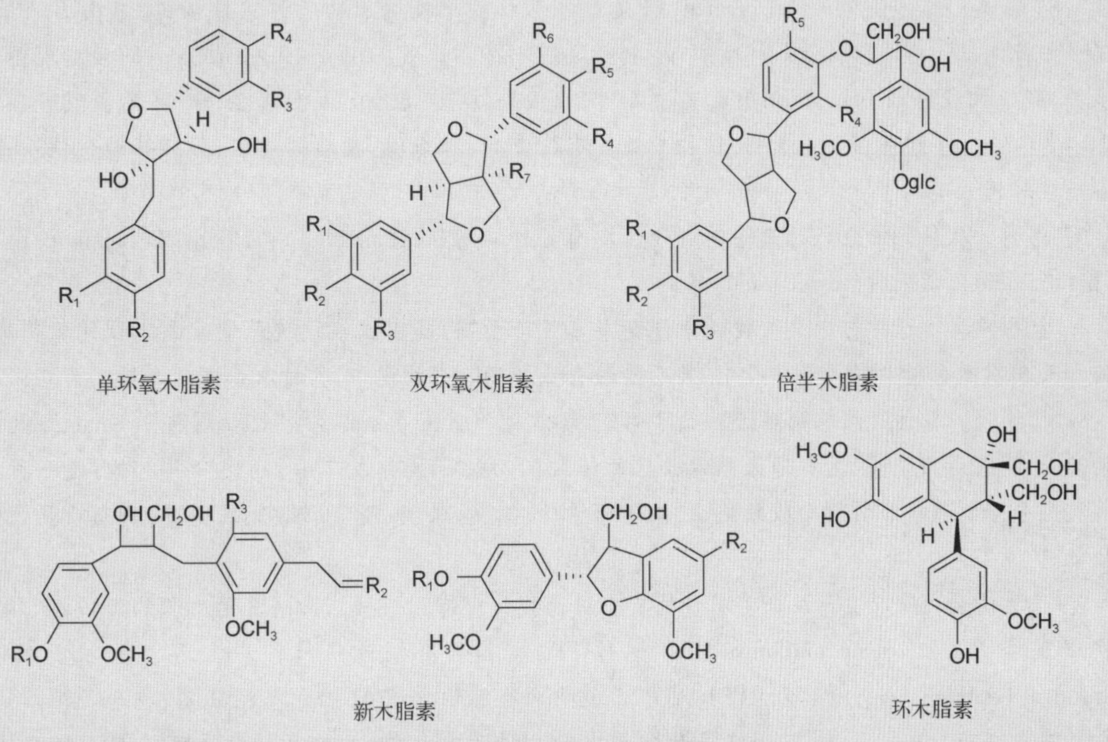

图 2-46　杜仲中木脂素类成分的结构类型

2. 环烯醚萜类　在杜仲皮、叶、雄花、籽中均有分布,以杜仲皮和叶中分布较多。主要有京尼平苷(geniposide)、京尼平苷酸(geniposidic acid)、桃叶珊瑚苷(aucubin)、筋骨草苷(ajugoside)和杜仲醇(eucommiol)等(图 2-47)。其中,京尼平苷酸、京尼平苷具有抗衰老、降低血压和提高机体抗肿瘤能力;桃叶珊瑚苷可显著提高伤口的自愈能力。

3. 黄酮类　主要分布于叶和雄花中,在皮和果实中较少。迄今已分离鉴定出 36 种,包括槲皮素(quercetin)、金丝桃苷(hyperoside)、山奈酚(kaempferol)、芦丁、紫云英苷(astragalin)等。该类黄酮物质活性丰富,具有降压、降脂、降糖、抗炎、抗氧化、抗癌等多种作用。

4. 苯丙素类　广泛存在于杜仲根皮、茎皮、绿叶和落叶中,包括绿原酸(chlorogenic acid)、绿原酸甲酚(methyl chlorogenate)、咖啡酸(caffeic acid)、松柏酸(pinusolidic acid)、松柏苷(coniferin)、丁香苷(syringin)及香草酸(vanillic acid)等。《中国药典》(2020 年版)规定杜仲叶药材中绿原酸的质量分数不得少于 0.080%。

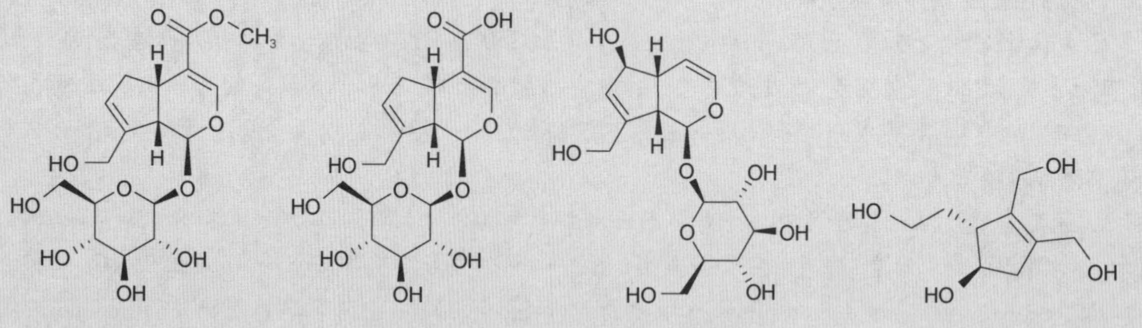

京尼平苷　　　　京尼平苷酸　　　　桃叶珊瑚苷　　　　杜仲醇

图 2-47　杜仲中环烯醚萜类成分的化学结构

5. 多糖类　杜仲多糖 A(eucomman A)是最早从杜仲中提取出的一种酸性多糖,它由 L-阿拉伯糖、D-半乳糖、D-葡萄糖、L-鼠李糖、D-半乳糖醛酸以摩尔比 8:6:4:5:8 组成。随后发现另一酸性多糖,即杜仲多糖 B(eucomman B),其由 L-阿拉伯糖、D-半乳糖、L-鼠李糖、D-半乳糖醛酸按摩尔比 10:5:24:24 组成。研究表明,杜仲多糖具有抗疲劳、降血糖、抗动脉硬化、抗肝纤维化、提高免疫力等药理作用。

6. 萜类　从杜仲中分离的三萜类成分主要有杜仲二醇(eucommidiol)、白桦脂醇(betalin)、白桦脂酸(betulic acid)、熊果酸(ursolic acid)等。

7. 氨基酸类　杜仲籽中氨基酸成分种类丰富且含量高,其中以谷氨酸含量最高。杜仲雄花中,谷氨酸和天冬氨酸含量最高。杜仲叶中,天冬氨酸含量最高。杜仲皮中,各种氨基酸的含量较为均衡。

8. 杜仲胶　杜仲天然橡胶在国际上习称"古塔波胶"(gutta-Percha)或"巴拉塔胶"(balata),其化学结构为反式-聚异戊二烯,为普通天然橡胶巴西橡胶(即顺式-聚异戊二烯)的同分异构体,是一种特殊的天然高分子材料。杜仲树含胶细胞,广泛分布于叶、树皮、果实、茎干、根皮、果壳中,折断后呈白色的胶状物。

9. 抗真菌蛋白及肽类　从新鲜杜仲树皮中分离纯化可得到一种能抑制真菌生长的蛋白,命名为杜仲抗真菌蛋白(eucommia antifungal protein, EAFP)。其后有报道从杜仲中发现 2 种抗真菌多肽(antifungal peptide),分别命名为 AFP1、AFP2。这 2 种多肽均含有 41 个氨基酸残基,包含 5 对二硫键,可抑制来自棉花、小麦、马铃薯、西红柿和烟草中的 8 种致病真菌,其抗真菌效果可被 Ca^{2+} 强烈抑制。EAFP 的发现对植物抗真菌蛋白基因工程的研究具有重要意义。

【资源性化学成分动态评价】

1. 杜仲中木脂素类资源性化学成分的动态评价　分析比较杜仲不同部位中松脂醇二葡萄糖苷、松脂醇单葡萄糖苷、丁香树脂醇双葡萄糖苷、丁香树脂素单葡萄糖苷和杜仲树脂酚双葡萄糖苷的分布规律,结果显示,杜仲皮中木脂素类成分含量高于其他 3 个部位(叶、花、种子),其中松脂醇二葡萄糖苷的含量最高,含量范围在 1 129.79~2 322.08 μg/g。杜仲皮中松脂醇单葡萄糖苷、丁香树脂醇双葡萄糖苷和杜仲树脂酚双葡萄糖苷 3 种成分在含量上均无显著差异。

2. 杜仲中苯丙素类资源性化学成分的动态评价　分析比较杜仲不同部位中绿原酸、咖啡酸、阿魏酸和异绿原酸 A 的分布规律,结果显示,绿原酸在杜仲叶中含量最高,含量范围在 8 934.58~30 364.62 μg/g,在花中含量次之,为 3 265.8~15 848.63 μg/g,而皮(73.66~1 033.07 μg/g)和种子(127.23~1 053.46 μg/g)中含量较低。异绿原酸 A 在杜仲叶和花中含量较为丰富,含量范围分别为 86.26~707.83 μg/g 和 138.23~1 156.23 μg/g。

3. 杜仲中环烯醚萜类资源性化学成分的动态评价 分析比较杜仲皮、叶及雄花中 4 种环烯醚萜类成分(桃叶珊瑚苷、京尼平苷酸、京尼平苷、京尼平)的积累规律,结果显示,杜仲皮、叶、雄花中 4 种成分含量存在差异,桃叶珊瑚苷、京尼平苷酸的含量由高到低依次为雄花、叶、皮,京尼平在杜仲皮中含量最高。杜仲雄花中桃叶珊瑚苷、京尼平苷酸、京尼平苷含量均明显高于皮和叶。

4. 杜仲中黄酮类资源性化学成分的动态评价

(1) 不同采收期黄酮类成分的动态积累:分析比较 4~12 月份四川省泸州地区的杜仲叶中黄酮类成分[槲皮素-3-O-α-L-阿拉伯糖-(1→2)-β-D-葡萄糖苷(quercetin-3-O-α-L-arabinose-(1→2)-β-D-glucoside, DZHT-1)、芦丁、异槲皮苷、紫云英苷]的积累规律,结果显示,DZHT-1 含量在 12 月份最大,为 4.646 mg/g;芦丁含量在 6 月份最大,为 0.731 mg/g;异槲皮苷含量在 12 月份最大,为 1.251 mg/g;紫云英苷在 9 月份最大,为 0.437 mg/g。以 4 种黄酮的总含量计,12 月份含量最大,为 6.755 mg/g,其次为 9 月份(5.674 mg/g)和 11 月份(5.112 mg/g),含量较低的为 4 月份和 5 月份。

(2) 不同部位黄酮类成分的分布规律:分析比较杜仲不同部位中紫云英苷、儿茶素、异槲皮苷、槲皮素和芦丁的分布规律,结果显示,在杜仲叶和花中 5 个黄酮类成分的含量明显高于皮和种子,其中芦丁和异槲皮苷在杜仲叶和花中含量最高,在叶中的含量范围分别为 343.58~1 647.36 μg/g 和 528.21~2 183.07 μg/g;在花中的含量范围分别为 609.16~1 221.56 μg/g 和 547.79~965.31 μg/g。

【资源价值与开发利用】

1. 杜仲资源药用功能产品的开发

(1) 京尼平苷酸的应用与开发:京尼平苷酸具有优良的降低血压和调节血压的功效,在日本被列为保健品添加剂。从杜仲皮或叶中提取京尼平苷,一般选用极性较大的溶剂渗漉或热回流提取,石油醚萃取除去脂溶性杂质,再用正丁醇萃取或活性炭吸附、有机溶剂洗脱,得总苷,通过色谱法和重结晶分离纯化。现代研究表明,京尼平苷具有一定的镇痛作用和抗炎作用,能显著降低小鼠小胶质细胞 BV2 炎症细胞的 NO 释放量、下调各炎症因子,其具有开发成抗炎药物的潜在价值。

(2) 绿原酸的应用与开发:绿原酸具有广泛的抗菌、抗病毒、抗氧化、降压、兴奋中枢神经,以及显著增加胃肠蠕动和促进胃液分泌等药理作用,是保健品、食品、药品、化妆品等的重要原料。绿原酸可以保护胶原蛋白不受活性氧等自由基的破坏,并能有效防止紫外线对人体皮肤的伤害作用,可利用绿原酸及其衍生物的抗氧化特性研制抗衰老护肤用品。绿原酸可治疗急性喉炎及化脓性皮肤病。此外,绿原酸还是一种良好的食品添加剂,可制成具有保健功能的食品或饮料。

(3) 多糖类物质的应用与开发:杜仲叶多糖具有降血糖、降血脂、镇痛、抗氧化、增强免疫、抗炎、抗疲劳、抗癌等活性。从杜仲皮中分离得到一种多糖组分杜仲多糖 1(*Eucommia ulmoides* polysacchride 1, EUP1),其能刺激巨噬细胞表达关键抗炎因子,并且在脂多糖诱导的脓毒细胞小鼠模型中有效抑制主要炎性因子表达,减轻肺损伤,提高动物存活率。此外,杜仲多糖还是一类天然免疫增强剂,对网状内皮系统有活化作用,可增强机体非特异性免疫功能。

2. 杜仲资源功能性食品的开发 现已将杜仲皮、杜仲叶列为可用于保健食品开发的物品名单,杜仲籽油列为新资源食品名单,杜仲雄花列为新食品原料名单,杜仲叶进入"药食同源"生产经营试点工作。由此表明,杜仲资源的开发利用将进入全产业链体系化开发的新阶段。

3. 杜仲资源新型饲料产品的开发 杜仲饲料添加剂能够提高家养动物的肌肉强度,降低肌纤维粗度,提高肌胶原蛋白含量。杜仲粉添加剂饲养鸡,不仅提高了产蛋率,还能生产出低胆固醇、富含高密度脂蛋白的鸡蛋。杜仲粉添加到饲料中能够加快牛羊鸡鸭的生长速度,改善肉质,提高免疫力。在鳝鱼养殖中饲喂杜仲粉,能够提高其肌肉强度和胶原蛋白含量,降低肌纤维粗度,提升口感。在鲤鱼养殖饲料中添加 4%~6% 杜仲叶粉,能够提高其肌肉的蛋白质含量,降低脂肪含量,改善肌肉品质,并且能明显提高鲤鱼的免疫应答水平,促进其生长。

4. 杜仲籽油保健产品的开发 杜仲籽油为首个国家批准的以杜仲种仁为原料的新资源食品,研发的主要产品包括杜仲 α-亚麻酸软胶囊、杜仲籽油系列化妆品等。研究表明,杜仲果实富含 α-亚麻酸和亚油酸,其中 α-亚麻酸含量约为 60%,是目前发现的 α-亚麻酸含量最高的植物。此外,杜仲籽油尚具有降血脂、体外抗氧化、维持大脑神经功能的作用,可用于天然营养保健食品系列、减肥和美容饮品系列的生产。

实例 5:甘草类药用植物类群资源化学研究与资源化利用

甘草 *Glycyrrhiza uralensis* Fisch.、胀果甘草 *G. inflata* Bat.、光果甘草 *G. glabra* L. 为豆科甘草属植物,以其干燥根及根茎入药称甘草(Glycyrrhizae Radix et Rhizoma)。其味甘,性平,具有补脾益气、清热解毒、祛痰止咳、缓急止痛、调和诸药之功效。

【资源类群概述】

甘草属植物约 30 种,分布于全球各大洲,以欧亚大陆为多,又以亚洲中部分布最为集中。我国有11 种,包括甘草、胀果甘草、光果甘草、粗毛甘草 *G. aspera* Pall.、刺果甘草 *G. pallidiflora* Maxim.、云南甘草 *G. yunnanensis* S. H. Cheng & L. K. Dai ex P. C. Li 等,主要分布于黄河流域以北各地,个别种见于云南省西北部。作为药用资源的甘草按产地分为西甘草和东甘草,西甘草主产于内蒙古自治区、甘肃省、新疆维吾尔自治区等地,东甘草主产于吉林省、辽宁省、黑龙江省等地。以内蒙古自治区鄂尔多斯市(原伊克昭盟)、巴彦淖尔市及阿拉善盟与甘肃省、宁夏回族自治区交界的部分地区所产者质量最佳。胀果甘草分布于新疆维吾尔自治区、甘肃省。光果甘草在我国仅分布于新疆地区。

【资源性化学成分及其分布】

甘草属植物所含化学成分类型丰富,主要包括三萜及其皂苷类、黄酮及其糖苷类、异戊烯基酚类等多种化学成分。三萜及其皂苷类成分多分布于根及根茎中,多为齐墩果烷型母核,总含量在 2.8%~11.9% 范围内。其中,含量最高的为甘草酸(**1**),其钾、钙盐为甘草甜素,是甘草的甜味成分,水解后产生 2 分子葡萄糖醛酸和 1 分子 18β-甘草次酸。此外,甘草还含有 22β-乙酰氧基甘草酸(**2**)、甘草皂苷E2(**3**)、甘草皂苷 G2(**4**)、甘草皂苷 A3(**5**)等三萜皂苷类成分。

黄酮及其糖苷类成分主要包括甘草素(**6**)及其糖苷甘草苷(**7**)、芹糖甘草苷(**8**)、异甘草素(**9**)及其糖苷异甘草苷(**10**)、芹糖异甘草苷(**11**)。甘草素、甘草苷和芹糖甘草苷具有较好的止咳活性。

异戊烯基酚类成分(**12~26**)主要为查耳酮、异黄酮、异黄烷等基本母核经异戊烯基修饰而成。3 种药用甘草的异戊烯基酚类成分具有明显的品种特异性。例如,甘草香豆素(**24**)、光甘草定(**25**)、甘草查耳酮 A(**18**)分别是甘草、光果甘草、胀果甘草的特征性成分。化学结构如图 2-48 所示。

1. 三萜及其皂苷类 甘草属植物中除以上主要的三萜皂苷之外,近年来也发现了其他微量三萜皂苷,如图 2-49 所示。例如,从甘草 *G. uralensis* 根中分离发现的乌拉尔甘草皂苷(uralsaponins) M~Y(**27~39**);从云南甘草根中分离发现的云南甘草皂苷元(glyyunnansapogenin) I(**40**),yunganosides E3(**41**)、L(**42**)、M(**43**)、N1(**44**)、O(**45**)、P(**46**)和 N2(**47**)。研究表明,乌拉尔甘草皂苷 M、S、T 有较好的抗甲型 H1N1 流感病毒作用。

2. 黄酮及其糖苷类 主要包括黄酮、黄酮醇、二氢黄酮、二氢黄酮醇、异黄酮、二氢异黄酮、查耳酮、异黄烷等结构母核,多种成分以糖苷的形式存在。除以上主要糖苷外,还包括芒柄花苷、新甘草苷、新异甘草苷、大豆苷、夏佛塔苷、异夏佛塔苷等。研究表明,这类成分具有多种药理活性,如抗心血管疾病、抗肿瘤、抗病原微生物等。

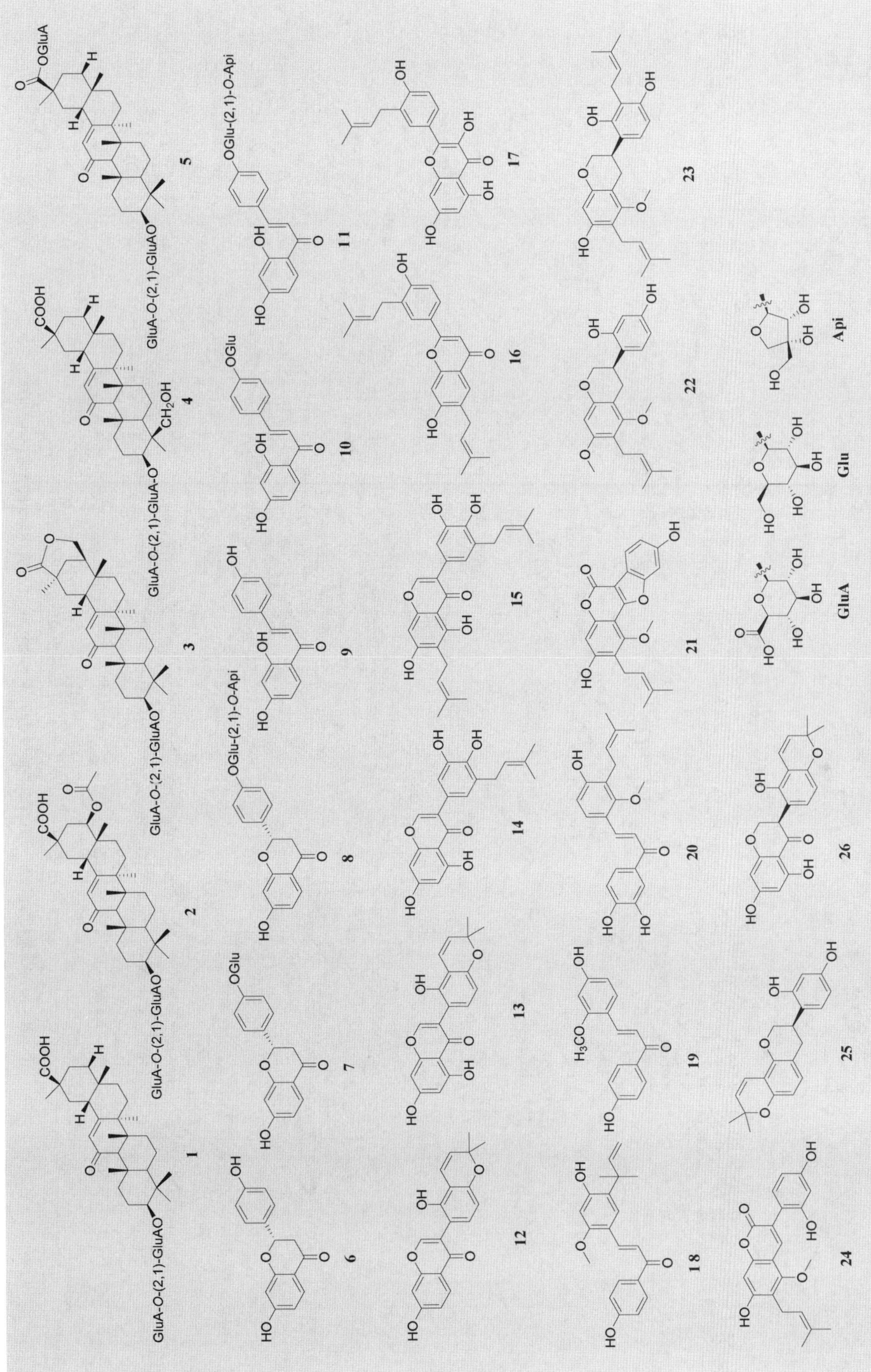

图 2 - 48　甘草中主要代表性成分的化学结构

GluA：葡萄糖醛酸；Glu：葡萄糖；Api：呋喃糖

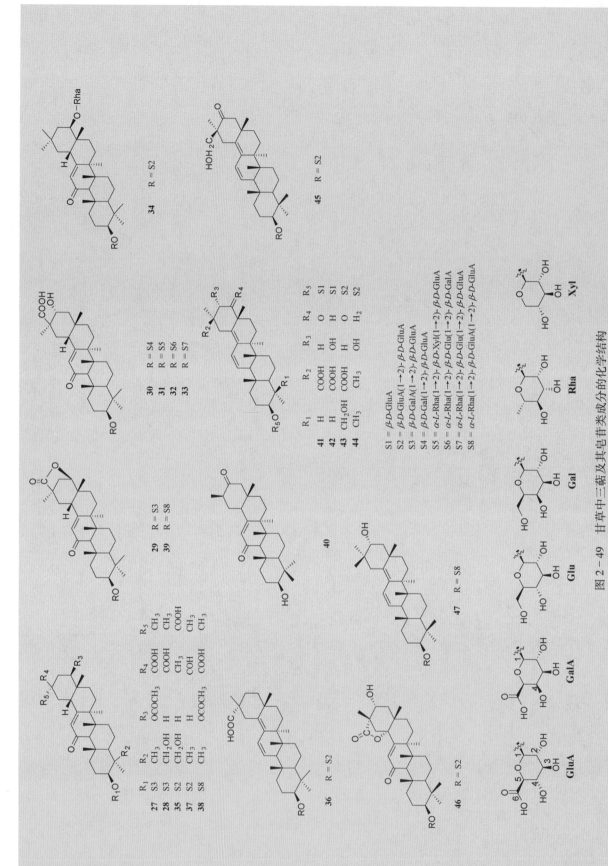

图 2－49　甘草中三萜及其皂苷类成分的化学结构

GluA：葡萄糖醛酸；GalA：半乳糖醛酸；Glu：葡萄糖；Gal：半乳糖；Rha：鼠李糖；Xyl：木糖

3. 异戊烯基酚类　甘草中含有种类众多的异戊烯基酚类化合物,尤其是异戊烯基的取代方式,包括单取代与双取代、链状与环状,以及不同的取代位点(C—6、C—8、C—3 位等)。迄今已分离出 200 多个此类成分,如从甘草根及根茎中分离发现的化合物(48~53),在地上部位分离发现的 glycyuralin G~X(54~71);在云南甘草根中分离发现的化合物(72~74),其化学结构如图 2-50 所示。异戊烯基酚类是甘草的重要活性成分,具有抗氧化、抗炎、抗肿瘤、保肝、抗菌、抗病毒等多种活性。glycyuralin H、L、P 是与糖尿病密切相关的蛋白酪氨酸磷酸酶 1B(protein tyrosine phosphatase 1B, PTP1B)抑制剂。

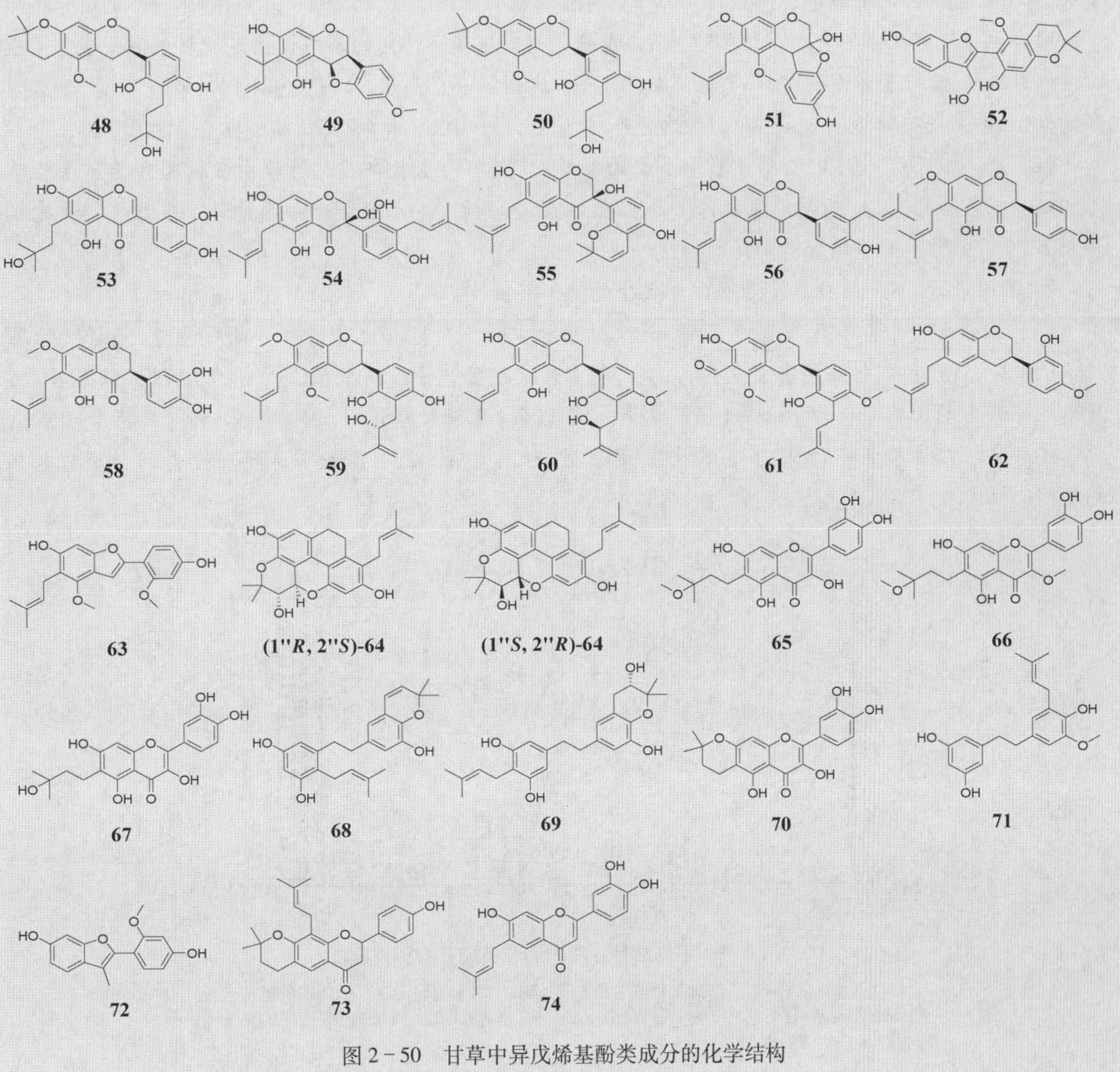

图 2-50　甘草中异戊烯基酚类成分的化学结构

【资源性化学成分动态评价】

1. 不同生长期甘草资源化学成分的动态评价

(1) 三萜类:对 1~4 年生甘草根中的三萜类化学成分甘草酸的含量测定发现,其含量随甘草生长年限增加而呈现递增的趋势。对产于内蒙古自治区的人工栽培甘草 4 年生根在不同生长期的甘草酸含量进行了测定,结果表明,甘草中甘草酸含量的变化规律为秋季含量最高,可达 6%。

(2) 黄酮类:对不同月份甘草地上部位中甘草苷的含量测定发现,荚果中甘草苷含量在结果实初期含量较高,之后显著下降。叶和茎中甘草苷含量在相应月份的变化趋势相同,花期之前显著增加,盛花期达全年最高,分别为 0.30% 和 0.16%,之后持续下降。

甘草主根和横生根茎中甘草苷的含量随生长期的不同,而呈现出协同的动态变化规律。甘草苷的含量变化在整个生长期呈典型的单峰状,春季含量逐渐增加,至花前期(6 月份)达到全年的最高峰,含量分别为 0.55% 和 0.47%。盛花期(7 月份)含量急剧下降,之后略有回升,枯萎期含量又降低。

甘草茎叶中异甘草素的含量变化趋势呈双峰状,在盛花期和果熟期含量较高,其中盛花期含量为全年最高,随后含量迅速降低,果熟期含量有所回升,之后急剧下降。荚果中异甘草素含量在果熟期波动不大,而在枯萎期显著下降。

甘草主根及横生根茎中的异甘草素含量在整个调查期呈现出协同的动态变化规律。全年含量变化呈典型的双峰状,春季含量逐渐增加,至花前期(6 月份)达到第一个高峰,盛花期(7 月份)含量下降,之后明显回升,至荚果成熟期(9 月份)达到全年最高峰,含量分别为 0.06% 和 0.05%,枯萎期含量急剧下降。

(3)糖类:比较不同生长期甘草中多糖的含量发现,不同生长期栽培甘草中多糖的含量随生长年限的延长而逐渐降低,从高到低依次为 1 年生、2 年生、3 年生。1 年生和 2 年生甘草中多糖的含量无显著差异,3 年生甘草其多糖含量的降低幅度较大。

2. 不同产地、不同品种甘草资源化学成分的动态评价

(1)三萜类:对不同产地、不同品种 82 批次甘草中的三萜皂苷类化学成分的含量进行测定,结果显示(图 2-51),所测样品均富含皂苷类成分,其中甘草酸苷含量最高。在所测定的 10 种三萜皂苷中,甘草酸苷所占的比例分别为 76.8%(胀果甘草)、83.29%(光果甘草)、51.10%~56.15%(乌拉尔甘草),化学成分乌拉尔甘草皂苷 D、22β-乙酰氧基-甘草酸、甘草皂苷 G2、甘草酸苷 4 种成分占到甘草总皂苷的 80% 以上。

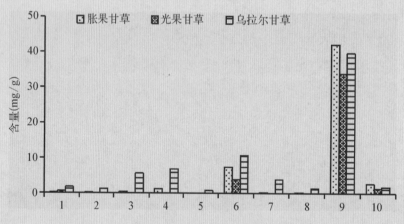

图 2-51 不同品种甘草中皂苷类成分的积累分析

1. 乌拉尔甘草皂苷 C;2. 乌拉尔甘草皂苷 F;3. 乌拉尔甘草皂苷 D;4. 22β-乙酰氧基-甘草酸;5. 24-羟基-甘草皂苷 E2;6. 甘草皂苷 G2;7. 甘草皂苷 E2;8. 22β-乙酰基甘草醛;9. 甘草酸苷;10. 甘草皂苷 J2

(2)黄酮类:比较相同栽培条件下 6 年生甘草、胀果甘草、光果甘草、刺果甘草根中总黄酮的含量差异,结果显示,甘草中总黄酮含量最高,其次为光果甘草、胀果甘草、刺果甘草。栽培刺果甘草中总黄酮的含量甚微,仅为 0.05%。

3. 不同部位甘草资源化学成分的动态评价

(1)三萜类:采用 HPLC 法,对黑龙江省西部栽培甘草不同部位的三萜皂苷类成分甘草酸的含量进行测定,结果显示,甘草地下部分中甘草酸含量较高,甘草酸含量从高到低依次为不定根、主根、横根茎,地上部分中的甘草酸含量甚微。

　　(2) 黄酮类：甘草苷在甘草各部位均有分布，地下部位中含量明显高于地上部位。主根中含量全年均为最高，横生根茎中含量次之。叶作为地上部分甘草苷含量最高的器官，其含量约为主根含量的50%左右。荚果和茎中甘草苷含量较低，仅为主根的20%左右。

　　异甘草素在甘草各部位中均有分布，但均是微量，其中在主根中异甘草素含量最高也仅为0.06%。荚果、茎、叶中异甘草素含量基本持平，相对而言，茎中异甘草素含量偏高，是地上部分含量最高的部位。

　　(3) 氨基酸类：对甘草不同部位的氨基酸类资源性化学成分的分析测定表明，甘草根、茎、叶中含有18种氨基酸(天冬氨酸、苏氨酸、丝氨酸、谷氨酸、甘氨酸、丙氨酸、半胱氨酸、缬氨酸、蛋氨酸、异亮氨酸、亮氨酸、酪氨酸、苯丙氨酸、赖氨酸、组氨酸、精氨酸、脯氨酸、色氨酸)，其中有人体必需氨基酸8种；总氨基酸的含量从高到低依次为叶、根、茎，其中以精氨酸、谷氨酸的含量较高。

　　4. 甘草不同部位的化学成分差异　甘草中的资源性化学成分轮廓在不同器官有明显的差异。研究发现，甘草根中主要含有甘草皂苷类、(异)甘草素及其氧苷和异戊烯基酚类化合物；叶中主要含有黄酮醇氧糖苷、黄酮碳苷类、异戊烯基二氢二苯乙烯类和异戊烯基酚类化合物；茎中含有较多的甲氧基黄酮，其他类成分含量甚微；种子中主要含有双环氧木脂素类、没食子酸酯类、(异)甘草素及其氧苷和其他皂苷类化合物(表2-8)。

表2-8　甘草不同部位中的化合物分布

化合物类型	根	茎	叶	种 子
甘草皂苷类	+++	-	-	-
其他皂苷类	+	-	-	++
(异)甘草素及其氧苷	+++	-	-	+
黄酮醇氧糖苷	-	-	+++	-
黄酮碳苷类	-	-	+	-
异戊烯基二氢二苯乙烯类	-	-	+	-
甲氧基黄酮	-	+	-	-
异戊烯基酚类	++	-	+++	-
双环氧木脂素类	-	-	-	+
没食子酸酯类	-	-	-	+

注：+表示微量，++表示含量较多，+++表示含量丰富，-表示未检测到。

　　5. 甘草、光果甘草、胀果甘草的化学成分差异　甘草、光果甘草、胀果甘草之间的差异成分可作为区分3个品种的特异性标志物。与胀果甘草、光果甘草相比，甘草含有较多的3-芳基香豆素类成分(如甘草香豆素)和黄酮醇类成分(如甘草黄酮醇)；胀果甘草含有更丰富的2'-羟基查耳酮类化合物(如甘草查耳酮A)；光果甘草则含有更丰富的C—8位环化的异戊烯基异黄烷类化合物(如光甘草定)。除利用特征性成分之外，利用内转录间隔区ITS2和叶绿体 $trnV-ndhC$ 的DNA条形码组合鉴定策略也可以鉴别3种药用甘草。另外，品种杂交可以明显改变甘草药材的化学成分。

【资源价值与开发利用】

　　1. 甘草的医药用途　甘草在中药方剂中应用广泛，有"十方九草"之誉。临床上常用于治疗脾胃虚弱、倦怠乏力、心悸气短、咳嗽痰多、脘腹、四肢挛急疼痛、痈肿疮毒等症。中国现存最早的医学方书为《五十二病方》，可追溯至战国时期，其中记载了5种含甘草的处方，用于治疗各种损伤和脓肿。《伤寒论》为东汉张仲景所著的中医经典著作,原文包含处方 113 个,其中 70 个处方含有甘草,占总数的 61.9%。以甘草配伍的经典名方有甘麦大枣汤、麻杏石甘汤、麻黄杏仁薏苡甘草汤、炙甘草汤、麻黄附子甘草汤等。《中国药典》(2020 年版)收载了 1 607 种复方制剂和单一中药制剂,其中含未加工甘草复方有 374 个,含炙甘草复方有 91 个,含甘草提取物的上市产品有 15 个,共计 480 种复方含有甘草及甘草提取物,占总量的 29.87%。例如,现代复方制剂有炙甘草合剂、玄麦甘桔胶囊、麻杏甘石合剂、甘桔止咳糖浆、小儿麻甘冲剂、养阴清肺糖浆等。除中国外,甘草的药用记录也存在于古埃及、欧洲及印度文明中。甘草也被美国、英国、韩国及日本等药典收载,在全世界范围内得到广泛使用。现代药理研究表明,甘草具有止咳、保肝、抗病毒、抗菌、抗炎等作用,临床上广泛用于治疗咳嗽、慢性病毒性肝炎、非酒精性脂肪性肝病、胃溃疡、十二指肠溃疡等疾病,并且可用于降血脂、抗癌、增强细胞免疫调节等药物开发。

由于其独特的甜味和丰富的功能,甘草被广泛应用于食品、制药和化妆品行业。据统计,2010 年至 2019 年间,全球甘草浸膏的平均贸易量约为 5.8 万吨,全球年均贸易额为 3.74 亿美元,其中中国、德国、法国的进出口额位居前列。

在传统医学及民族药的临床实践中,甘草主要用于治疗咳嗽、流感、肝损伤及解毒。其中的主要成分甘草酸已被开发为临床药物,可用于治疗病毒性肝炎。对甘草地下部分的 122 个化学成分进行了多种活性筛选,如核因子 E2 相关因子 2(nuclear factor erythroid 2-related factor 2, Nrf-2)激动作用、脂多糖诱导的 NO 生成抑制活性、核因子 κB(nuclear factor of kappa B, NF-κB)抑制活性、H1N1 病毒抑制活性、多种肿瘤细胞系的细胞毒性、PTP1B 及乙酰胆碱酯酶(acetylcholinesterase, AChE)的抑制活性。值得注意的是,首次发现异戊烯基酚类化合物具有广泛的药理活性,如抗氧化、抗炎、抗病毒、抗肿瘤、抗糖尿病、皮肤美白、保肝、神经保护等。例如,异黄酮 A(isoangustone A)可通过破坏线粒体功能来发挥抗癌作用,甘草查耳酮 A、刺甘草查耳酮和甘草香豆素可发挥保肝、抗氧化等作用。

虽然地上部分占到甘草生物量的 1/3,但甘草的地上部分主要用于饲喂牲畜。相较于甘草的药用部位,其地上部分的药理作用研究较少。值得关注的是,甘草地上部分具有 2 型糖尿病治疗作用。多种单体成分能够显著抑制 PTP1B 和 α-葡萄糖苷酶的活性,如 liroricidin、黄宝石羽扇豆素(topazolin)和甘草香豆素(glycycoumarin)等,它们很可能是甘草治疗糖尿病的活性成分。此外,glyurallin A 不仅可以显著抑制上述 2 种酶的活性,还可以缓解细胞的胰岛素抵抗状态。

2. 甘草的多途径利用与产品开发

(1)食品开发:甘草被广泛应用于食品生产中,如糖果、饼干、饮料、调味品及食品添加剂等。从甘草中提取的甘草酸是高甜度、低热量的天然甜味剂,其甜度为蔗糖的 50 倍以上,为广泛应用的食品添加剂。在《食品安全国家标准　食品添加剂使用标准》(GB 2760—2014)中,甘草酊、甘草提取物、甘草酸铵(甜味剂)、甘草提取物粉、甘草酸、甘草酸一钾和甘草酸三钾被列为安全食品添加剂。

(2)日化产品开发:甘草中黄酮类资源性化学成分具有多种生物活性,可用作抗氧化剂、皮肤调理剂和保湿剂,其能深入皮肤内部并保持高活性,有效抑制黑色素生成过程中酶的活性,同时还具有防止皮肤粗糙和抗炎的作用。来自光果甘草的光甘草定具有显著的美白效果,是目前世界上常用的美白化妆品的主要功能成分之一。光果甘草多糖成分可以保护细胞免受自由基的伤害,在抗氧化和抗衰老方面发挥一定的作用,被认为是卫生保健产品和化妆品的重要研发方向。此外,甘草提取物如甘草酸二钾和甘草次酸具有抗菌消炎、脱敏止痒、止溃疡、防龋齿和清新口气的功能,被广泛用于功能性牙膏和口腔疾病的预防及治疗。

(3)烟草产品开发:将甘草加入烟草中可改善烟味及烟草的保湿特性,以提高烟草的稳定性及保质期,并减少喉咙刺激和干涩感。同时,甘草的添加还可提高吸收的均匀性,通过平衡烟草整体风味来减少其刺鼻性。另外,甘草提取物可以有效减少香烟烟雾中的自由基等有害化合物,显著提高香烟产品的安全性。

（4）环保产品开发：甘草因其耐冷、抗旱、耐盐碱、生长期长、地面覆盖范围高，已成为西北干旱、半干旱荒漠化地区中改良盐碱地、防风固沙的重要植物之一。它通过覆盖土壤表面、分解风力和阻挡沙尘，来发挥生态保护作用。

（5）畜牧业与水产养殖中的应用：甘草提取物作为饲料添加剂具有巨大的应用潜力。研究表明，甘草提取物及其活性成分可以提高母猪、鸡、鸽子和兔子的生产性能，保持动物的肠道健康，也可以提高动物的免疫性能并改善肉质。甘草还被广泛应用于水产养殖中，以促进水生动物的生长和控制水生疾病。在水产养殖实践中合理应用甘草，不仅可以避免化学药物和抗生素引起的耐药性问题，还可以减少对水和鱼类的污染，从而避免药物残留过多的问题。

3. 甘草及其相关产品的国际贸易 由于甘草的用途广泛，全球对甘草的需求不断增加。甘草国内外贸易产品主要分为甘草根、甘草浸膏、甘草酸。此外，贸易产品还包括含甘草的中成药和复方食品添加剂，但与前3种主产品相比，其贸易量并不高，也没有独立的海关编码（Harmonization System Code，HS-Code），在国际贸易中不能单独计算。

结合全球甘草资源分布图和企业调查，我国进口甘草主要来自中西亚国家，如哈萨克斯坦、乌兹别克斯坦、土库曼斯坦等，品种多为胀果甘草和光果甘草。目前，我国甘草的种植面积约为 26 900 公顷，出口的甘草绝大多数是药用资源甘草 $G. \ uralensis$。2019 年，我国出口甘草 1 300 万美元，其中出口至亚洲国家的贸易额占比86%，日本是我国传统药材甘草的最大出口市场。

就甘草酸及相关产品的贸易情况来看，中国进口的90%以上来自西亚和中亚。2019 年，我国进口甘草酸相关产品 5 000 吨，进口额 4 000 万美元，进口贸易伙伴主要为乌兹别克斯坦、日本、哈萨克斯坦等。2013 年至 2019 年间，我国甘草酸及相关产品的年出口额约 6 000 万美元，主要出口到亚洲、美洲和欧洲，主要出口国家包括日本、美国、法国等。

4. 甘草中资源性化学成分的转化效率提升研究

（1）超声强化和微波辅助提取甘草中的甘草酸：采用超声强化提取和微波辅助提取两种方法对甘草中的甘草酸提取工艺进行研究，以甘草酸得率为考察指标，通过正交试验，分别确定最佳提取条件。结果表明，超声强化提取的最佳工艺条件为：温度30℃，超声电功率密度80 W/cm²，超声作用时间 90 min，酸化 pH1.0，优化后平均得率为 12.20%。微波辅助提取的最佳工艺条件为：加入混合提取剂（1/2 体积的 10% 乙醇和 +1/2 体积的 0.5% 氨水），微波功率550 W 加热 3 次，加热时间 20 s，优化后平均得率为 10.77%。相比之下，超声强化提取的得率略高于微波辅助提取，并且粗品纯度高，虽然提取时间稍长，但总体提取效果更加理想。

（2）复合酶法提取甘草渣中的黄酮类物质：为了提高甘草药渣中总黄酮的提取率、降低生产成本，可利用纤维素酶和果胶酶的破壁技术提取甘草渣中的游离总黄酮。最优处理条件为：纤维素酶添加量 50 U/mL，果胶酶 100 U/mL，pH 6.0，温度 55℃，作用 120 min，最终得率达到 2.25%。较直接醇提法，该方法提取甘草渣中黄酮的得率提高了 25% 以上。

5. 甘草生产与深加工产业化过程中产生的废弃物的资源化利用

（1）甘草茎叶的资源化利用：甘草为多年生草本植物，药用多采其 3~4 年生根及根茎。在甘草植物的生长过程中，每年均产生大量的茎叶和种子资源。研究显示，甘草茎叶中含蛋白质 20%~25%，总糖 15%~20%，脂肪 2.85%~4.95%，钙 1.22~1.40 mg/g，铁 0.45~1.22 mg/g，还含有钾、钠、镁等矿物质元素，以及活性次生代谢产物。此外，甘草茎叶尚含有叶绿素、纤维素等可利用物质。目前，甘草茎叶除少量作动物饲草得到应用外，大多未被有效利用而废弃。

1）用于提取多糖类资源性物质及其产业化开发：经提取皂苷类和黄酮类资源性化学成分后的甘草茎叶滤渣，经过水提醇沉可制备甘草总多糖。甘草多糖具有显著的免疫调节活性，可激活巨噬细胞、淋巴细胞,增强体液免疫和细胞免疫,通过改进全身免疫功能而达到抑制肿瘤和艾滋病的作用。以甘草多糖为主要原料制备而成的甘草多糖颗粒剂或粉针剂,具有显著的免疫调节作用,广泛用于兽用药品的开发。甘草多糖的金属离子配合物亦可广泛用于各类食品、药品、保健品的开发。

2)用于提取黄酮类资源性物质及其产业化开发:甘草茎叶富含的黄酮类成分具有多种生物活性,可用作抗氧化剂、皮肤调理剂和保湿剂。能深入皮肤内部并保持高活性,有效抑制黑色素生成过程中多种酶的活性,同时还具有防止皮肤粗糙和抗炎的作用。采用甘草配制的美白润肤乳能抑制黑色素的形成,达到良好的美白效果。

3)用于提取色素类资源性物质及其产业化开发:以甘草叶为主要原料制备的叶绿素铜钠盐带有独特的清香味,可制成甘草绿色饮料;制备的叶绿素锌钠盐气味香甜,可以开发成益智饮品;叶绿素产品还可作为保健食品的着色剂、天然化妆品的填料等。此外,所含叶黄素可开发为护眼口香糖、超视力宝饮料等产品,对老年盲眼、视力衰退有较好的预防与治疗作用;还可以作为饲料添加剂用于家禽肉蛋的着色,或在食品工业中作为着色剂、营养保健剂。

4)用于提取营养类资源性物质及其产业化开发:甘草茎叶中富含蛋白、纤维、脂肪等营养性物质,其蛋白含量与紫花苜蓿和旱生豆科牧草柠条锦鸡儿相近,而脂肪含量高于紫花苜蓿、红豆草、柠条锦鸡儿,且适口性好,是优质饲料。

此外,甘草地上部分富含纤维素,有望作为造纸原料被利用。甘草种子富含蛋白质及脂肪,中东及欧洲一些地区将其烘焙后,作为咖啡代用品。民间采用甘草的种子与皂刺相配,制成煎汤剂有催乳功效,可用于乳汁缺少等症。

(2)甘草药渣的资源化利用:目前,以甘草为原料的深加工产业主要是提取其中的药物原料甘草酸,而在生产过程中产生的大量甘草药渣一般被废弃。研究显示,提取甘草酸后的甘草残渣中含有大量的可利用物质。

1)用于提取黄酮类资源性物质:提取甘草酸后的药渣中含有丰富的黄酮类化学成分,尤以异戊烯基酚类成分为主,可用于制备化妆品或保健饮品。例如,光甘草定是光果甘草的主要成分之一,具有较强的抗氧化和雌激素活性,可激活人体超氧化物歧化酶(superoxide dismutase, SOD),作为化妆品应用时可起到抗皮肤衰老的作用,且安全无毒,可长期使用。从甘草渣中可制备含量较高的光甘草定,具体工艺过程如下。

将甘草渣用 8~10 倍体积热水提取 3~5 次,每次提取 3~5 h,将提取液浓缩成相对密度 1.5~1.8 的糖浆状;将所得糖浆提取液溶解为甲醇溶液,并通过活性炭吸附;对吸附之后的活性炭用浓度 75%~95%、温度 60℃ 以上的热甲醇收集甲醇洗涤液,对使用过的活性炭用 100~120℃ 的水或 5%~10% 的苯酚水溶液洗涤备用;将甲醇洗涤液调节至浓度为 1~3 g/mL 后,通过 AB-8 大孔树脂,以 85%~95% 乙醇洗涤,收集洗涤液。乙醇洗涤之前最好先用水进行洗涤;对乙醇洗涤液进行浓缩,以 3~5 倍体积的有机溶剂重结晶,干燥,即得光甘草定。

2)用于制备角鲨烯:甘草药渣中含有角鲨烯类化学成分。研究显示,角鲨烯具有增强免疫力、抗癌、防癌及保湿养颜等作用,广泛应用于化妆品、医药产品、保健品、食品等行业。目前,提取角鲨烯多以大鲨鱼肝为原料,资源较为稀缺。从甘草药渣中提取角鲨烯,不仅提高了甘草的附加值和综合利用率,对于保护鲨鱼资源也有重大意义。

3)用于制备木质素和纤维:甘草药渣中富含木质素和纤维素等资源性物质,以我国每年消耗 6×10^4 吨甘草计算,可利用木质素达 1.2×10^4 吨,纤维素达 $1.8\times10^4 \sim 2.0\times10^4$ 吨。在甘草废渣中,纤维素与木质素和半纤维素一起构成分子体系,木质素和半纤维素形成牢固结合层,包围着纤维素。因此,选用有机试剂并利用超声波辅助技术,可有效提取甘草废渣中的木质素和纤维素。木质素可用于合成树脂胶黏剂、橡胶补强剂、油田化学品、建材助剂、水处理剂等。纤维素可替代棉纤维、木材纤维及禾本科植物纤维等,用于合成硝化纤维素、羧甲基纤维素等。

4) 用于制备烟草添加剂:甘草渣具有食品的属性,燃烧时产生的有害化学成分(焦油、CO 等)含量远低于烟叶,并带有甘草的特殊香气,可用于制备烟草薄片。

5) 用于制备动物饲料:甘草渣经发酵后可制得甘草渣粗饲料,不仅解决了甘草渣的处理问题,变废为宝,同时还解决了畜牧业饲料资源缺乏的问题。

(3) 甘草酸生产过程中产生的废液的资源化利用:甘草酸生产过程中产生的废液中含有大量的甘草多糖、甘草黄酮等可利用物质。有研究从甘草酸沉废液中回收有效成分,制备得到甘草风味物质并用作卷烟添加剂,实现了酸沉废液的再利用,符合循环经济发展的要求。其制备流程如下。

1) 中和:将甘草酸生产废液的 pH 调整为 7~8。

2) 一级膜除杂:将中和后的物料体系采用孔径为 30~100 nm 的无机陶瓷膜分离设备进行处理,以收集滤液。

3) 电渗析脱盐:一级膜处理后的滤液通过电渗析装置脱盐,使其电导率由 13 000~13 500 μs/cm 降至 2 500~3 000 μs/cm。

4) 二级膜精制浓缩:将脱盐后的物料体系通过纳滤膜分离装置精制浓缩,采用的膜元件是分离孔径为 1~2 nm 的纳滤膜。

5) 喷雾干燥:将精制浓缩物经喷雾干燥得到卷烟添加剂。

此外,在提取甘草酸过程中排放的废液中尚含有多种营养性物质,可用于养殖小球藻。

实例6:黄芪类药用植物类群资源化学研究与资源化利用

豆科黄芪属中多种植物可供药用,其中以蒙古黄芪 Astragalus membranaceus var. mongholicus (Bge.) Hsiao 和膜荚黄芪 A. membranaceus (Fisch.) Bge. 的干燥根入药称黄芪(Astragali Radix),收载于《中国药典》。其味甘,性微温,具有补气升阳、固表止汗、利水消肿、生津养血、行滞通痹、托毒排脓、敛疮生肌之功效。

【资源类群概述】

黄芪属植物共有 11 亚属、2 000 余种,主要分布于北半球、南美洲及非洲。中国有 8 亚属、278 种、2 亚种、35 变种及 2 变型,南北各地区均有分布。黄芪属药用植物达数十种(表 2-9)。

表 2-9　中国黄芪属药用植物及其应用现状

种名	资源分布	部位	应用现状
簇毛黄芪亚属 Subgen. *Pogonphace*			
乌拉特黄芪 A. hoantchy Franch.	内蒙古自治区西部、宁夏回族自治区中部、甘肃省中部至西部、青海省东部、新疆维吾尔自治区	根	内蒙古自治区、宁夏回族自治区、新疆维吾尔自治区等地作黄芪用
弯齿黄芪 A. camptodontus Franch.	四川省西南部、云南省西北部	根	云南省作黄芪用
长小苞黄芪 A. balfourianus Simps.	四川省西部及西南部、云南省西北部	根	云南省部分地区作黄芪用
甘青黄芪 A. tanguticus Batalin	甘肃省西南部、青海省东部及南部、四川省西北部、西藏自治区东部	根	功效似中药黄芪
扁茎黄芪 A. complanatus R. ex Bge.	东北、华北地区,以及河南省、陕西省、宁夏回族自治区、甘肃省、江苏省、四川省	种子	为中药沙苑子,具有补肝益肾、明目、固精之功效

种名	资源分布	部位	应用现状
黄芪亚属 Subgen. *Phaca*			
秦岭黄芪 A. henryi Oliv.	陕西省东南部、湖北省西部	根	湖北省西部作黄芪用
阿克苏黄芪 A. aksuensis Bunge.	新疆维吾尔自治区伊犁哈萨克自治州、天山区	根	新疆维吾尔自治区地方常用,民间用于治疗体虚自汗、久泻等病症
梭果黄芪 A. ernestii H. F. Comber	四川省西部、云南省西北部、西藏自治区东部	根	四川省个别地区作黄芪用
单蕊黄芪 A. monadelphus Bunge ex Maxim.	甘肃省东部及西南部、青海省东部至东南部、四川省西北部	根	功效似中药黄芪
天山黄芪 A. lepsensis Bunge	新疆维吾尔自治区天山北坡至帕米尔高原	根	新疆维吾尔自治区作黄芪用
膜荚黄芪 A. membranaceus (Fisch.) Bge	东北、华北及西北地区	根	为中药黄芪正品之一,藏族用于治疗创伤、狂犬病、小便不通
蒙古黄芪 A. membranaceus (Fisch.) Bge. var. mongholicus (Bge.) Hsiao	黑龙江省、内蒙古自治区、河北省、山西省	根	为中药黄芪正品之一
多花黄芪 A. floridulus Podlech	甘肃省、青海省、四川省、西藏自治区	根	四川省作黄芪用
东俄洛黄芪 A. tongolensis Ulbr.	四川省西部	根	甘肃省、青海省、四川省作黄芪用
金翼黄芪 A. chrysopterus Bunge	四川省、河北省、山西省、陕西省、甘肃省、宁夏回族自治区、青海省	根	河北省、甘肃省南部作黄芪用
云南黄芪 A. yunnanensis Franch.	四川省西部、云南省西北部、西藏自治区	根	西藏自治区部分地区作黄芪用,藏药还用于治疗清肺热、脾病、止肠痛
马衔山黄芪 A. mahoschanicus Hand.-Mazz.	四川省西北部、内蒙古自治区、甘肃省、宁夏回族自治区、青海省、新疆维吾尔自治区	全草	藏药用于治疗利尿、愈合血管;外用治创伤
草木樨状黄芪 A. melilotoides Pall.	长江以北各地区	全草	祛风除湿、活血通络,用于治疗风湿疼痛、四肢麻木
华黄芪亚属 Subgen. *Astragalus*			
长果颈黄芪 A. khasianus Bunge	云南省、西藏自治区西南部	根	功效似中药黄芪
华黄芪 A. chinensis L. f.	辽宁省、吉林省、黑龙江省、内蒙古自治区、河北省、山西省	种子	强壮补肾、清肝明目,作沙苑子用
紫云英 A. sinicus L.	长江流域各地区	全草 种子	清热解毒,种子在四川省作沙苑子用
裂萼黄芪亚属 Subgen. *Cercidothrin*			
糙叶黄芪 A. scaberrimus Bunge	东北、华北及西北地区	根	健脾利水,用于治疗水肿、胀满;也用于抗肿瘤
地八角 A. bhotanensis Baker	贵州省、四川省、西藏自治区、陕西省、甘肃省	根	治疗口鼻出血、牙痛、麻疹、扁桃体炎、浮肿,藏药用于治疗止咳止痛

续　表

种名	资源分布	部位	应用现状
斜茎黄芪 A. adsurgens Pall.	东北、西北、华北及西南地区	根	黄芪代用品;种子在江苏省、宁夏回族自治区部分地区作沙苑子用
湿地黄芪 A. uliginosus L.	东北各地区及内蒙古自治区	根	治疗肝火引起的目赤、视物不清
密花黄芪亚属 Subgen. Hypoglottis			
藏新黄芪 A. tibetanus Benth. ex Bunge	新疆维吾尔自治区北部、西部及西南部	根	云南省、西藏自治区作黄芪用

　　蒙古黄芪主要分布于内蒙古自治区、山西省、黑龙江省、河北省等地,且以山西省北部、内蒙古自治区南部分布较为集中。膜荚黄芪分布于东北、华北、西北等多地。由于生态环境制约及过度采挖,蒙古黄芪、膜荚黄芪的自然资源储量显著减少。现主要以栽培品供应市场,且以蒙古黄芪占有率较高,主产于内蒙古自治区南部、山西省恒山地区(浑源、繁峙、应县和代县等)、宁夏回族自治区六盘山地区、陕西省北部、甘肃省陇南地区等。膜荚黄芪栽培品主产于东北地区、陕西省、河北省、山东省。目前,黑龙江省加格达奇区已经建立野生膜荚黄芪的自然保护区。

【资源性化学成分及其分布】

　　黄芪属植物所含化学成分类型丰富,包括三萜类、黄酮类、多糖类等多种资源性化学成分。

　　1. 三萜类　黄芪药材中三萜皂苷类化学成分具有免疫调节、降血糖和改善胰岛素抵抗、抗肿瘤、抗病毒等活性,对心脑血管系统具有强心、舒张血管、降低血压等作用,是中药黄芪的重要活性组分之一,其含量可达 0.2%。黄芪资源类群中三萜皂苷类成分的苷元主要为环阿尔廷型,另有少量齐墩果烷型、羊毛甾烷型。黄芪属植物为环阿尔廷型三萜类化学成分在豆科的分布中心,该类成分可视为黄芪属植物的特征性成分。其取代糖基多为木糖、葡萄糖、鼠李糖或阿拉伯糖,多接于苷元 C—3、C—6 位羟基上,少数连在C—16、C—25 位;若 C—17 位为开链侧链,糖链也可接在 C—24 位。迄今已从黄芪属植物中发现 200 余个环阿尔廷型三萜皂苷类化学成分(图 2-52),主要有从膜荚黄芪和蒙古黄芪根中发现的黄芪皂苷(astragaloside)I~Ⅷ、乙酰黄芪皂苷(acetylastragaloside)I,异黄芪皂苷(isoastragaloside)I、Ⅱ,agroastragalosideI、Ⅱ,cyclogaleginoside B,cycloaraloside A,环黄芪醇葡萄糖苷(brachyoside) B, astramembranoside A、B,cyclocanthoside E 和 cyclounifolioside B 等环阿尔廷型三萜皂苷类资源性化学成分,其中以黄芪皂苷I的含量最高;从膜荚黄芪和蒙古黄芪茎叶中,发现有 mongholicoside A、B,cycloastragenol $-3-O-\beta-D-$ glucoside,huangqiyenin A、B、D 等环阿尔廷型三萜皂苷类资源性化学成分;从膜荚黄芪茎叶中,还分离得到 2 个 9,10 -断环阿尔廷三萜皂苷类资源性化学成分 huangqiyenin E 和 F,B 环扩增为七元环结构。

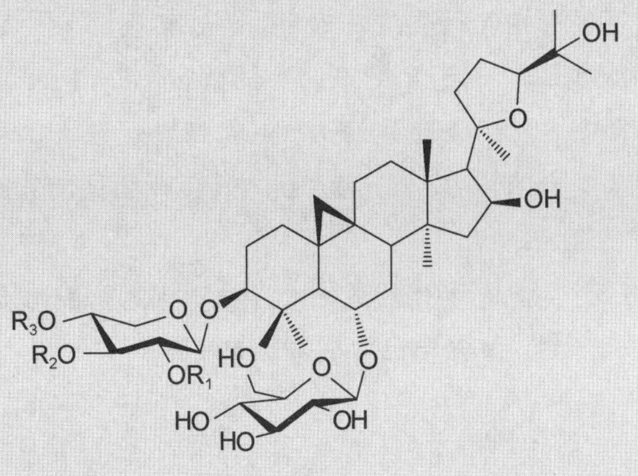

黄芪甲苷　$R_1=R_2=R_3=H$
黄芪皂苷 I　$R_1=R_2=Ac$　$R_3=H$
黄芪皂苷 Ⅱ　$R_1=Ac$　$R_2=R_3=H$
乙酰黄芪皂苷 I　$R_1=R_2=R_3=Ac$
异黄芪皂苷 I　$R_1=R_3=Ac$　$R_2=H$
异黄芪皂苷 Ⅱ　$R_2=Ac$　$R_1=R_3=H$

图 2-52　黄芪中环阿尔廷型三萜皂苷类成分的化学结构

最具代表性的成分为黄芪甲苷（astragaloside Ⅳ），具有护心、强心、神经保护、抗胃溃疡、抗衰老、调节免疫、保护肝脏、抗菌抗炎、降压、镇痛镇静、利尿、促进胰岛素分泌、抗乙肝病毒等多重生物活性。以黄芪甲苷为主要活性成分的黄芪甲苷注射液已应用于临床，用以治疗冠心病、心绞痛。

2. 黄酮类 黄芪植物中含有多种结构类型的黄酮类化学成分，如黄酮醇、异黄烷、异黄酮、黄酮、紫檀烷、黄烷及查尔酮等，其中以黄酮醇、异黄酮、异黄烷的含量居多，含量较高的有异黄酮苷类成分毛蕊异黄酮（calycosin）及其 $7-O-\beta-D-$葡萄糖苷（calycosin $-7-O-\beta-D-$ glycoside）、芒柄花素（formononetin）及其 $7-O-\beta-D-$葡萄糖苷（又称芒柄花苷，formononetin $-7-O-\beta-D-$ glycoside）等（图 2-53），异黄烷类成分 $3(R)-8,2'-$二羟基$-7,4'-$二甲氧基异黄烷[$3(R)-8,2'-$ dihydroxy $-7,4'-$ dimethoxyisoflavan]、$3(R)-7,2',3-$三羟基$-4'-$甲氧基异黄酮[$3(R)-7,2',3-$ trihydroxy $-4'-$ methoxyisoflavan]、$3(R)-2'-$三羟基$-4'-$三甲氧基异黄酮[$3(R)-2'-$ hydroxy $-7,3',4'-$ trimethoxyisoflavan]等，紫檀烷类成分（6aR, 11aR）$-3,9-$二甲氧基$-10-$羟基紫檀烷[（6aR, 11aR）$-3,9-$ dimethoxy $-10-$ hydroxypterocarpan]、（6aR, 11aR）$-3,9,10-$三甲氧基紫檀烷[（6aR,11aR）$-3,9,10-$ trimethoxy $-$ pterocarpan]等，黄酮类成分甘草素（liquiritigenin）等，查尔酮类成分 $4,2',4'-$三羟基查耳酮（$4,2',4'-$ trihydroxychalcone）等。从膜荚黄芪的茎叶中，还发现有黄酮醇苷类成分鼠李柠檬素$-3-O-\beta-D-$葡萄糖苷（rhamnocitrin $-3-O-\beta-D-$ glucoside）和异槲皮苷（isoquercitrin）等。此外，从膜荚黄芪和蒙古黄芪的根中发现了丙二酰黄酮苷，该类成分具有调节免疫、抗病毒、抗心肌缺血、清除自由基等多方面的药理活性，亦是中药黄芪中发挥功效的重要活性成分。

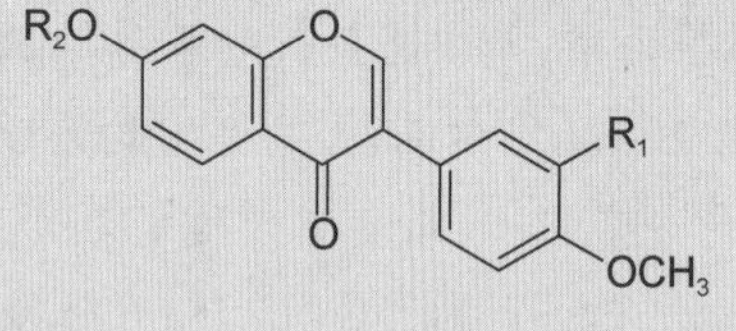

毛蕊异黄酮葡萄糖苷 $R_1 =$ OH $R_2 = \beta-D-$glc
毛蕊异黄酮 $R_1 =$ OH $R_2 =$ H
芒柄花苷 $R_1 =$ H $R_2 = \beta-D-$glc
芒柄花素 $R_1 = R_2 =$ H

图 2-53 黄芪中黄酮类成分的化学结构

3. 多糖类 多糖类资源性化学成分在黄芪药材中的含量可高达 10%。研究表明，黄芪多糖具有免疫调节、抗肿瘤、抗辐射、抗菌、抗病毒、双向调节体内血糖、神经损伤修复、延缓细胞衰老、器官保护等多种生物活性。以黄芪多糖为主要活性组分，现已开发出具有益气补虚功效，适用于倦怠乏力、少气懒言、自汗、气短、食欲不振等气虚证，以及因化疗后白细胞减少、生活质量降低、免疫功能低下的肿瘤患者的黄芪多糖注射液。

黄芪多糖的化学组成主要以葡聚糖和杂多糖为主。分析表明，蒙古黄芪根中含有黄芪多糖Ⅰ、Ⅱ、Ⅲ，其中黄芪多糖Ⅰ由 $D-$葡萄糖、$D-$半乳糖、$L-$阿拉伯糖以 1.75∶1.63∶1 的摩尔比组成，分子量约为 36 300 Da；黄芪多糖Ⅱ、Ⅲ均为葡聚糖，分子量分别为 12 300 Da 和 34 600 Da。蒙古黄芪中酸性多糖 amon-S，分子量为 76 000 Da，由 $L-$阿拉伯糖、$D-$半乳糖、$D-$半乳糖醛酸及 $D-$葡萄糖醛酸以 18∶18∶1∶1 的摩尔比组成，此外还含有少量的 $O-$乙酰基团和肽残基。膜荚黄芪根中多聚糖 amem-P，平均分子量约 60 000 Da，主要结构由 $\alpha-(1\rightarrow 2)$ 连接的 $L-$鼠李糖、$\alpha-1,4$ 连接的 $D-$半乳糖醛酸组成。从膜荚黄芪地上部分非药用部位分离得到 14 个多糖，其中 13 个含有以 $\beta-D-(1\rightarrow 6)-$低聚半乳糖侧链连接的 $\beta-D-(1\rightarrow 3)-$半乳聚糖分枝结构，具有调节肠道免疫活性。

此外，黄芪富含氨基酸和多种微量元素。$\gamma-$氨基丁酸为降压的有效成分之一，硒与氨基酸结合成为有机硒，具有显著的生物活性。其中，还含有香豆素、甜菜碱、胆碱等化学成分。

【资源性化学成分动态评价】

1. 不同生长期黄芪药材资源化学成分的动态评价

（1）三萜类：研究发现，无论是栽培品还是半野生品，黄芪药材中黄芪甲苷的含量均以 2 年生为高,随着年限的增长而下降。也有研究报道,对山西省浑源县不同生长年限和采收期黄芪药材中的黄芪皂苷Ⅰ、Ⅱ和黄芪甲苷进行评价,发现4年生黄芪药材在9月份下旬采收时,其三萜皂苷的总量高于其他生长年限和采收期的黄芪。

以山西省浑源县产蒙古黄芪为研究对象,发现其根中总皂苷在5月份初苗期含量最低,随着植株的生长其含量逐步上升,至9月份达到最高峰,之后逐渐下降。对3年生膜荚黄芪的地上部分中黄芪总苷的动态规律进行研究,发现果盛期黄芪地上部分产量最高,且黄芪总苷含量最高(图2-54)。果盛期割去地上部分,不会影响黄芪根的产量及其黄芪总苷的含量,从而确定果盛期为黄芪地上部分的最佳采收期。

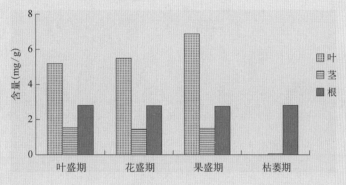

图2-54　不同生长期黄芪药材不同部位中总皂苷的积累变化

(2)多糖类:对膜荚黄芪和蒙古黄芪根中的多糖含量在不同时期的变化进行分析评价,发现各品种黄芪根中的多糖均从8月份开始迅速积累,至霜降气温下降时多糖积累达到峰值。因此表明,8月份至初霜降是黄芪多糖积累的高峰时期。

2. 不同品种、不同产地黄芪药材资源化学成分的动态评价

(1)三萜类:对不同产地膜荚黄芪和蒙古黄芪根中的皂苷类成分黄芪甲苷、黄芪皂苷Ⅰ、黄芪皂苷Ⅱ、乙酰黄芪皂苷Ⅰ的含量进行比较,结果显示(图2-55),黑龙江省牡丹江市产的膜荚黄芪中皂苷类成分的含量最高;黄芪药材中,黄芪皂苷Ⅰ、Ⅱ的含量均高于黄芪甲苷;蒙古黄芪和膜荚黄芪相比,黄芪皂苷Ⅰ、Ⅱ和黄芪甲苷的含量差别均较小。

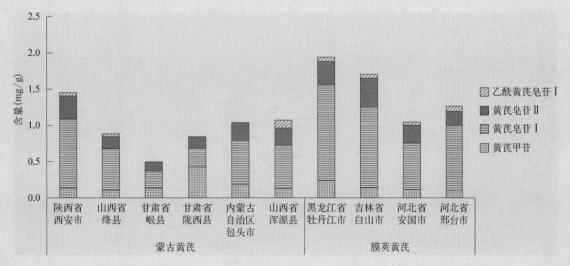

图2-55　不同品种、不同产地黄芪药材中三萜皂苷类成分的含量比较

(2)黄酮类:对不同产地膜荚黄芪和蒙古黄芪根中的黄酮类成分毛蕊异黄酮葡萄糖苷、芒柄花苷、毛蕊异黄酮、芒柄花素的含量进行比较,结果显示(图2-56),膜荚黄芪中总黄酮的平均含量显著高于

蒙古黄芪;蒙古黄芪以山西省浑源县、内蒙古自治区包头市产者的总黄酮含量较高,膜荚黄芪以河北省安国市产者的总黄酮含量为最高。

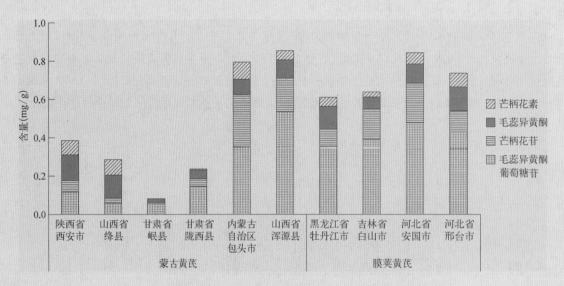

图 2-56　不同品种、不同产地黄芪药材中黄酮类成分的含量比较

以毛蕊异黄酮葡萄糖苷和芒柄花素为指标,对我国 8 个产区 59 批的黄芪药材(野生、半野生和栽培)进行分析,结果显示,不同产地间比较,山西省产药材中毛蕊异黄酮葡萄糖苷的含量最高,而甘肃省产药材的芒柄花素含量最高;若以两者之和计,则以传统产地山西省、内蒙古自治区产的黄芪质量为佳;不同种植方式间比较,半野生品中的毛蕊异黄酮葡萄糖苷含量高于栽培品和野生品,栽培品中的芒柄花素含量高于野生品及半野生品;不同生长年限间比较,无论是栽培品还是半野生品,黄芪药材中毛蕊异黄酮葡萄糖苷的含量均以 2 年生为高,而芒柄花素则在 1 年生栽培药材中含量最高。

3. 黄芪药材不同部位资源化学成分的动态评价

(1) 三萜类:以山西省浑源县产的蒙古黄芪和黑龙江省大兴安岭地区产的膜荚黄芪为研究对象,分别比较其采收期植株不同部位中三萜皂苷类成分的分布规律,结果显示(图 2-57),在黄芪采收期,其地上茎叶接近枯萎,皂苷类成分含量极低;根部以须根中的皂苷类成分含量最高,侧根次之,主根最低。

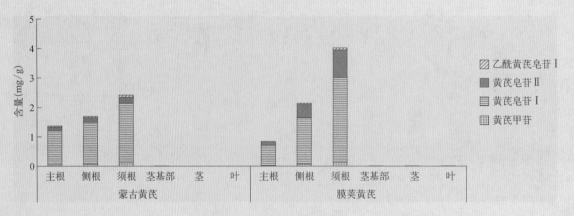

图 2-57　黄芪药材不同部位中三萜皂苷类成分的含量比较

(2) 黄酮类:以山西省浑源县产的蒙古黄芪和黑龙江省大兴安岭地区产的膜荚黄芪为研究对象,分别比较其采收期植株不同部位中黄酮类成分的分布规律,结果显示(图 2-58),在黄芪采收期,二者

地上部分中所含黄酮类成分的种类与根中不同,地上部分以异槲皮苷、异鼠李素-3-O-葡萄糖苷、山奈酚-4′-甲醚-3-β-D-葡萄糖苷等黄酮苷类成分的含量较高,而根中以毛蕊异黄酮葡萄糖苷、芒柄花苷等异黄酮类成分的含量较高;地上茎叶的总黄酮含量显著高于根。

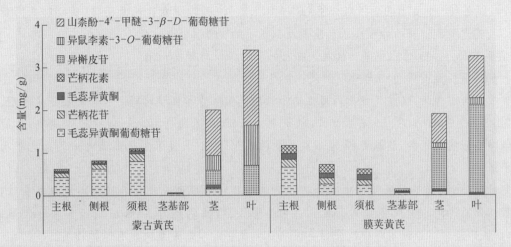

图 2-58　黄芪药材不同部位中黄酮类成分的含量比较

【资源价值与开发利用】

1. 黄芪的医药用途及产品开发　国内市场对黄芪的需求量大,除用于生产黄芪饮片外,多用于中成药和提取物及制剂的生产。含黄芪的中成药数以百计,涉及多种剂型。近年来研制出的黄芪注射液,用于治疗心气虚损、血脉瘀阻的病毒性心肌炎、心功能不全及脾虚湿困的肝炎。黄芪多糖注射液具有益气补虚之功效,用于治疗倦怠乏力、少气懒言、自汗、气短、食欲不振属气虚证者,以及因放化疗而白细胞减少、生活质量降低、免疫功能低下的肿瘤患者等。黄芪总皂苷注射液和黄芪甲苷注射液可用于冠心病、心绞痛的治疗。

以黄芪为主要药味的方剂近百首,如黄芪健中汤、当归补血汤、补阳还五汤、补中益气汤、升阳益胃汤、玉屏风散等中医经典方剂均以黄芪为主要组成药味。现代研究表明,黄芪具有增强机体免疫及应激力、抗衰老、保护心血管系统等作用,以及抗菌、抗病毒、抗肿瘤等多种生理活性。临床上用于治疗心脑血管疾病、肾病、糖尿病、经久不愈的溃疡、肿瘤放化疗,以及手术后机体康复等。

黄芪亦为药食两用之品,除药用外,也可食用,以达到食疗及日常保健之用,常用于配制药酒、药膳、茶饮等。

2. 三萜皂苷类资源性化学成分的转化效率提升研究

(1) 微生物转化黄芪总皂苷制备黄芪甲苷:利用微生物转化黄芪总皂苷制备黄芪甲苷,以克服化学法水解黄芪总皂苷时存在的诸多缺点。其具有无污染、专一性强、转化率高的优点,制备的黄芪甲苷纯度可达 99.9% 以上。其工艺过程为:将伞枝梨头霉 Absidia corymbifera 菌种制成菌悬液或孢子悬浮液,接种于种子培养基中,28℃、220 r/min 培养 24~48 h 后即得种子液,再将种子液接种于发酵培养基中,28℃、220 r/min 培养 24~48 h,投入黄芪总皂苷,相同条件下转化 48~96 h,即得转化液;转化液通过有机溶剂萃取和大孔树脂分离纯化,即得黄芪甲苷纯品。

此外,以黄芪皂苷类为发酵产酶诱导物,诱导曲霉属 Aspergillus 菌发酵产酶,以所产出的转化酶处理黄芪或者黄芪总皂苷,水解含 3 个或 4 个糖基的黄芪皂苷糖基,提高了黄芪甲苷的含量,也可制备黄芪甲苷含量高的总皂苷,由此可使黄芪甲苷含量提高 6 倍以上。

(2) 利用转基因技术提高黄芪甲苷的产率:转外源基因技术提高黄芪毛状根中黄芪甲苷含量的方

法的主要操作过程为：将透明颤菌血红蛋白基因（vgb 基因）经改造后，采用酶切结合聚合酶链反应（polymerase chain reaction, PCR）技术，将 vgb 基因插入质粒 pBI121，获得以 35s - CaMV 强启动子为启动元件的中间表达载体 pBI121 - vgb，并转入大肠杆菌 DH5α。采用三亲杂交法（pRK2013、DH5α 和 LBA9402），获得转 vgb 基因的发根农杆菌 LBA9402 - vgb。用其浸染黄芪无菌苗，获得转基因黄芪毛状根，经测定，其中黄芪甲苷的含量比未转基因毛状根中的含量高 5 倍。

　　3. 黄芪资源产业化过程中副产物及废弃物的资源价值与开发利用

　　（1）黄芪茎叶的资源价值与开发利用：黄芪茎叶是黄芪药材生产过程中的主要副产物，由于利用率低而常常沦为废弃物，造成了黄芪药用生物资源的严重浪费和环境污染。古今文献研究表明，黄芪茎叶于《名医别录》中就有记载，具有生津止渴、舒筋活血、消肿疗疮等功效。现代研究发现，黄芪茎叶中含有与根部类似的皂苷类、多糖类、氨基酸类等资源性化学成分，且果盛期其茎叶中的总皂苷及总黄酮含量高于根部。

　　研究结果显示，膜荚黄芪茎叶中的总黄酮对机体非特异性免疫及特异性体液免疫具有增强作用。从黄芪茎叶分离得到的黄芪多糖具有抗氧自由基形成、增强免疫力、调节核酸和蛋白质代谢平衡、促进 DNA 合成的能力。黄芪茎叶中所含的黄芪皂苷类成分对心血管系统具有保护作用。

　　尚有研究报道，以黄芪茎叶为主要原料建立了同时分离黄芪总皂苷、总黄酮及总多糖的制备工艺，为黄芪茎叶资源的有效利用提供了技术支撑，其工艺流程为：取黄芪地上部分粗粉，以乙醇溶液提取，提取液回收乙醇后经离子交换树脂柱或聚酰胺树脂柱色谱、大孔吸附树脂柱色谱分离，分别获得黄芪总黄酮和总皂苷部位；醇提取后的黄芪茎叶滤渣再次经过水提取，水提液经浓缩和絮凝，即得到黄芪总多糖部位。

　　近年来，黄芪地上部分常作为保健品原料或饲料添加剂应用。如以黄芪茎叶为原料，经采摘、杀青、熏制、烘干、粉碎、混匀、分装等工序可制成黄芪茶；以黄芪嫩茎叶、花序为原料，辅以枸杞、灵芝、茶叶可制成北芪茶，对病后体虚和老龄化人群的健康有所助益。研究表明，黄芪茎叶富含多聚糖、蛋白质、氨基酸等动物营养物质，是优良的饲料添加剂。通过引入纤维素水解酶和益生菌发酵处理，可大大提高其低聚糖及蛋白质的含量，增强畜禽免疫机能，提高畜禽的生产性能。以靶动物全生命周期的健康需求为导向，在中医药配伍思想指导下，以黄芪茎叶为主要原料组合成方，形成系列知识产权和功能性健康产品，有效提升药用生物资源的价值，延伸资源经济产业链。

　　（2）黄芪种子的资源价值与开发利用：调查表明，仅山西省一地的黄芪种子年产量就可达到约 3 万~4 万公斤，其中除少量被采摘用作育种外，大量的黄芪种子资源均未被利用，造成了资源浪费。有研究显示，黄芪种子中的总黄酮含量为 5.168 mg/g、总蛋白质含量为 41.78%，还含有 16 种氨基酸，总量为 36.15%。也可借鉴同属植物扁茎黄芪 A. complanatus R. ex Bge. 之种子作为中药沙苑子入药，具有补肝益肾、明目、固精之功效，对其加以研究开发和高值化利用。

　　（3）黄芪深加工过程中产生的药渣的资源价值与开发利用：研究显示，黄芪单味药材经水提制备配方颗粒、标准提取物或单味中药制剂过程中形成的固体废弃物中，仍含有丰富的脂溶性资源性物质，未得到有效利用。例如，黄芪注射液在制备过程中采用水提取方法制备黄芪皂苷等成分，大量的毛蕊异黄酮葡萄糖苷、芒柄花苷、毛蕊异黄酮、芒柄花素等异黄酮类资源性化学成分未能被有效提取出来，极大地浪费了黄芪资源。有报道以黄芪注射液生产加工后的废渣为原料，采用匀浆萃取-混合酶诱导生物转化技术、负压空化提取技术、液液萃取技术、大孔吸附树脂富集技术、正相硅胶中压柱色谱技术，以及低温析晶和重结晶技术等一系列高效提取、分离和纯化的技术手段，可制备高纯度的芒柄花素和毛蕊异黄酮。黄芪药渣也可作为冬虫夏草无性型-中国拟青霉固态发酵的基质，制备兼具黄芪及虫草菌丝活性成分的发酵产物，并应用于食品和医药保健等领域。其工艺为：将黄芪药渣粉碎、灭菌后接种虫草菌种，在好氧条件下固态发酵,发酵产物经干燥、粉碎后得到富含粗多糖、虫草酸和水溶蛋白等功效成分的黄芪虫草粉。

黄芪药渣可经发酵制备畜禽饲料添加剂,其制备流程为:取黄芪药渣,按比例辅以 EM 原露、麦麸和红糖混合均匀,加入混合物质量 30%~60% 的水搅拌均匀,放置 1.5~2 h 后装入发酵罐,封严压实,在 25~36℃培养 72~96 h 后,烘干即制成黄芪药渣禽畜饲料添加剂。有报道以黄芪药渣为原料(质量比为 55%),辅以玉米粉(质量比为 30%)、麸皮(质量比为 10%)、尿素(质量比为 5%)配制成药渣真菌固体培养基,调 pH 为 5.0,接种蝉花菌 Cordyceps cicadae,25~30℃下发酵 240 h;发酵产物经 55℃干燥、粉碎、包装、辐照杀菌,发酵产品可用于制备具有免疫增强功能的饲料添加剂。此外,黄芪药渣中含有不溶性纤维素类资源性物质,也可经分解、洗涤、纯化后制备膳食纤维,用于开发健康食品。黄芪也是中兽药的常用药物,黄芪多糖具有免疫增强、抗菌、抗病毒等功效,常用于增加畜禽免疫力,提高养殖效率。黄芪也常作为扶本固正类中草药饲料添加剂,被用于畜牧业生产。

黄芪饮片配方调剂及其中成药工业化生产过程中产生的复方药渣中,均含有大量的可利用资源性物质。以需求为导向,通过深入细致的科学研究挖掘其多途径利用价值,开发不同应用场景下的系列黄芪再生利用资源性产品,具有重要的减排增效和绿色发展意义。

实例7: 柑橘类药用植物类群资源化学研究与资源化利用

柑橘类植物包括传统分类意义上的柑橘属 Citrus L.、金橘属 Fortunella Swingle、枳属 Poncirus Raf.、沙地橘属 Eremocitrus Swingle、多蕊橘属 Clymenia Swingle 和指橙属 Microcitrus Swingle。我国柑橘类药用植物的栽培与驯化历史悠久,资源品种繁多。它们多以果实或果皮入药,如陈皮、化橘红、佛手、青皮、橘红、橘核、枳壳、枳实、香橼、枸橘等。此外,还有以种子、花、叶及中果皮筋络入药的橘核、代代花、橘叶或野柑子叶、橘络等药材。广陈皮、化橘红、川佛手、广佛手、江枳壳等为我国著名的道地药材,多具有理气、化痰、止咳的功效。

【资源类群概述】

全世界柑橘属植物约 25 种,原产于亚洲东部、东南部和南部,澳大利亚及太平洋岛屿西南部,现热带及亚热带地区广为栽培。我国约有 16 种,多为栽培种,主要分布于秦岭南坡以南至海南省,分布区北缘地带以宽皮橘类,如朱红橘、皱皮柑、黄皮橘及温州蜜柑等为主。

柑橘(宽皮橘)分布于我国秦岭南坡以南,向东南至台湾地区,南至海南省,西南至西藏自治区东南部的海拔较低地区,半野生很少,广泛栽培。由于自然杂交和芽变、突变等自身变异,其品种品系甚多且亲系来源繁杂,我国产柑、橘的品种品系之多可谓世界之冠。我国偏北部地区栽种的都属橘类,以红橘和朱橘为主。

《中国药典》收载橘 Citrus reticulata Blanco. 及其栽培变种的干燥成熟果皮,作陈皮入药。传统通常依据产地和品种将陈皮分为广陈皮和陈皮,其中以广陈皮品质为最佳,为道地药材,其次为川陈皮、建陈皮和赣陈皮,再次为浙江省的衢皮。广陈皮为茶枝柑 C. reticulata 'Chachi' 的干燥成熟果皮。药用陈皮栽培变种主要有大红袍 C. reticulata 'Dahongpao'、福橘 C. reticulata 'Tangerina' 和温州蜜柑 C. reticulata 'Unshiu'。大红袍主产于浙江省黄岩区、衢州市,四川省、湖南省、湖北省、安徽省等地亦产;福橘主产于福建省,浙江省、安徽省等地亦产;温州蜜柑主产于浙江省、江西省等地。

橘及其栽培变种的干燥外层果皮作橘红入药,具有理气宽中、燥湿化痰之功效,用于治疗咳嗽痰多、食积伤酒、呕恶痞闷。由于药用历史的变迁,形成橘类橘红和柚类化橘红分别入药。柑橘在长江以南广泛栽培,主要以成熟后果皮偏红色的红皮橘类加工而成。产于四川省内江市,重庆市等地的称为川橘红、川芸皮;产于福建省漳州市、闽侯县的称为建橘红;产于江西省樟树市、新干县的称为樟红皮;产于浙江省黄岩区、温州市、衢州市的称为温橘红或衢红;橘红药材以四川省和福建省产量较大。

橘及其栽培变种的干燥成熟种子作橘核入药,亦主要来源于大红袍、福橘等品种,具有理气、散结、止痛之功效。橘及其栽培变种的干燥幼果或未成熟果实的果皮作青皮入药,具有疏肝破气、消积化滞之功效,临床用于治疗胸胁胀痛、疝气疼痛、乳癖、乳痈、食积气滞、脘腹胀痛等症。橘果皮丝络(中果皮维管束)入药称为橘络。此外,也有以橘叶和橘根入药。

柚 C. maxima (Burm.) Merr. 的栽培品种和品系甚多,主产于浙江省、福建省、江西省、湖南省、湖北省、广东省、广西壮族自治区、云南省等地。《中国药典》(2020 年版)收载的化橘红为化州柚 C. grandis 'Tomentosa'或柚 C. grandis (L.) Osbeck 的未成熟或近成熟的干燥外层果皮。化州柚脱落的幼果加工成橘红胎(珠);花、种子和中果皮维管束均在产地供药用,分别称为橘红花、橘红核、橘络,当地自产自销。

香橼 Citrus medica L. 在中国已有 2000 余年的栽培历史。《中国药典》(2020 年版)收载的香橼药材为枸橼 C. medica L. 或香圆 C. wilsonii Tanaka 的干燥成熟果实。香橼有许多栽培变种,特别是在云南省南部。

佛手 C. medica L. var. Sarcodactylis Swingle 为香橼的栽培变种,因果实在成熟前各心皮分离,形成细长弯曲的果瓣,状如手指而得名。佛手在我国广泛栽培,按照产区分为广佛手、川佛手、云佛手、浙佛手、建佛手等。

酸橙 C. aurantium L. 及其栽培变种的未成熟果实作枳壳入药;酸橙及其栽培变种或甜橙 C. sinensis Osbedc 的幼果作枳实入药。据文献考证,宋代以前的枳壳和枳实药材为枳(枸橘)C. trifoliata L. 的果实,明清之后则以酸橙及其栽培变种的果实入药。湖南省为我国酸橙产量最大的省份,主产地位于洞庭湖畔的沅江市,主要栽培黄皮酸橙(商品称"湘枳壳""湘枳实");江西省主产地为新干县、樟树市、新余市等地,主要栽培品为臭橙 C. aurantium 'Xiucheng'、香橙 C. aurantium 'Xiangcheng'等(商品称"江枳壳""江枳实");川产枳壳和枳实以江津、綦江产量最大,主要为酸橙和枳的杂交种;浙江省产枳壳主要为代代花、朱栾,少数为塘橙;福建省地方标准收载枳(枸橘)的果实,作绿衣枳壳和绿衣枳实药用。

【资源性化学成分及其分布】

柑橘属植物资源主要含有黄酮类、香豆素类、吖啶酮生物碱类和挥发油类成分,还含有柠檬苦素类成分。黄酮类和香豆素类成分在该属植物全株中均有分布,挥发油多分布在植物的花和果实中,吖啶酮生物碱类成分为该属植物的特征性成分,多存在于该属植物的根皮、茎皮中,柠檬苦素类成分常作为楝科、芸香科植物的化学分类学标志,在该属植物中也有少数分布。

1. 黄酮类 柑橘属药用植物中最常见的黄酮类成分包括柚皮苷(naringin)、野漆树苷(rhoifolin)、柚皮素(naringenin)、芹菜素(apigenin)、川陈皮素(nobiletin)、橙皮苷(hesperidin)、橘皮素(tangeretin)等(图 2-59)。其中,化橘红中的柚皮苷、野漆树苷等含量较高,柚皮苷可高达 10%,柚皮苷和野漆树苷的含量占化橘红总黄酮的 84%以上,这 2 种黄酮苷类成分是化橘红的质量控制成分及药效物质。广陈皮中川陈皮素、橙皮苷、橘皮素等多甲氧基黄酮类成分(polymethoxyflavone, PMF)的含量较高,PMF 和 2-甲氨基苯甲酸甲酯是广陈皮的质量控制成分及药效物质。广佛手中橙皮苷为含量测定的指标性成分,该类化学成分具有显著的抗氧化、抗炎、止咳、化痰作用,被认为是该属植物来源中药的理气化痰功效物质。

广佛手中,还含有甲基橙皮苷、荠菜醇-3-O-芸香糖苷、异鼠李素-3-O-新橙皮苷、6-去甲氧基橘皮素、析圣草枸橼苷、4',5,6-三羟基-2',5',7-三甲氧基黄酮、香叶木苷、3',5,7-三羟基-4'-甲氧基黄酮、3,5,6-三羟基-4',7-二甲氧基黄酮、3,5,6-三羟基-3',4',7-三甲氧基黄酮、木樨草素、5,7,3'-三羟基-6,4',5'-三甲氧基黄酮、艾黄素等黄酮类成分。

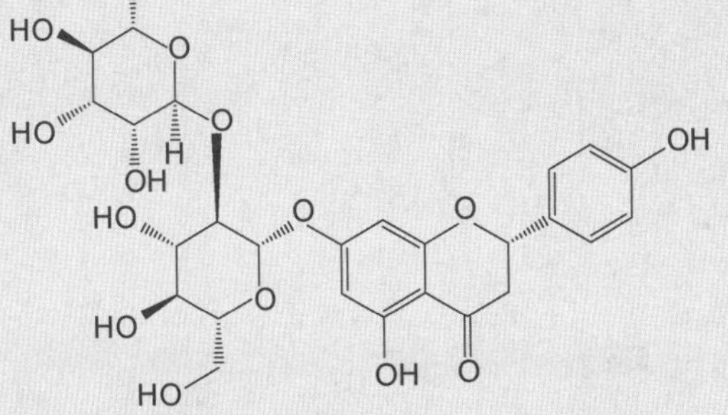

柚皮苷

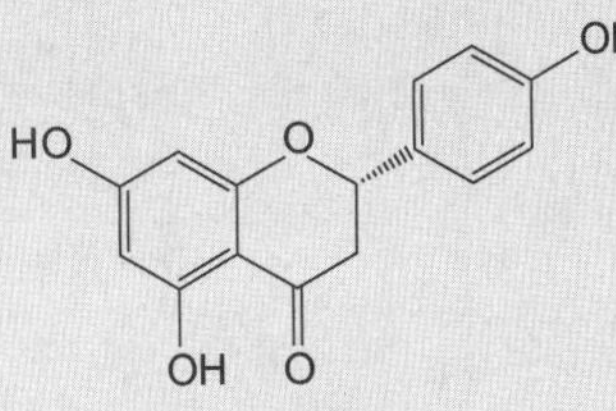

柚皮素

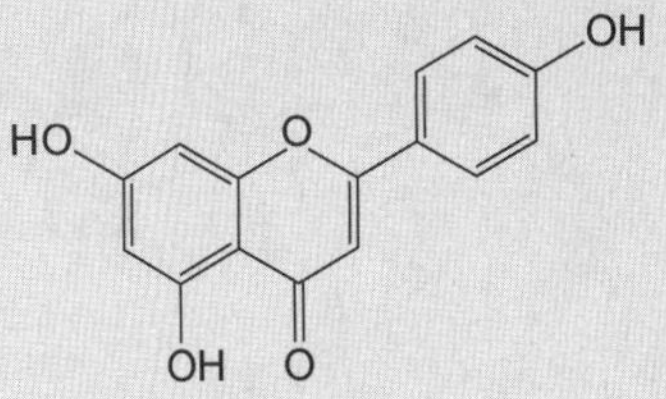

芹菜素

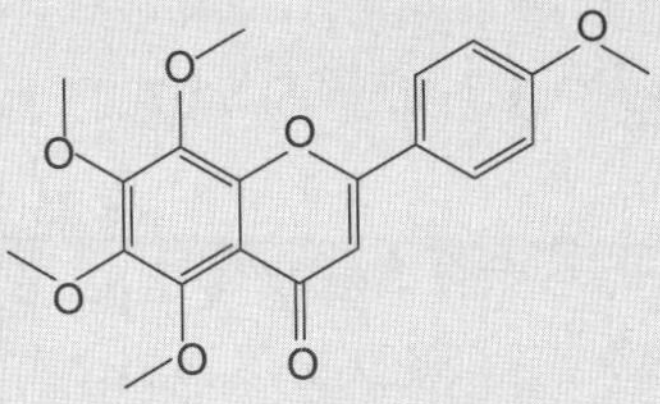

橘皮素

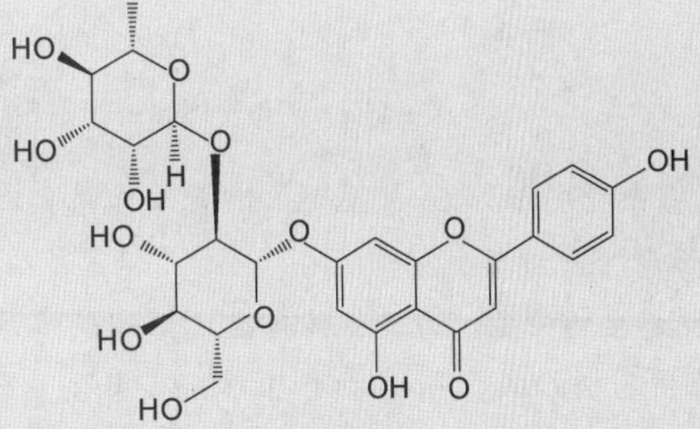

野漆树苷

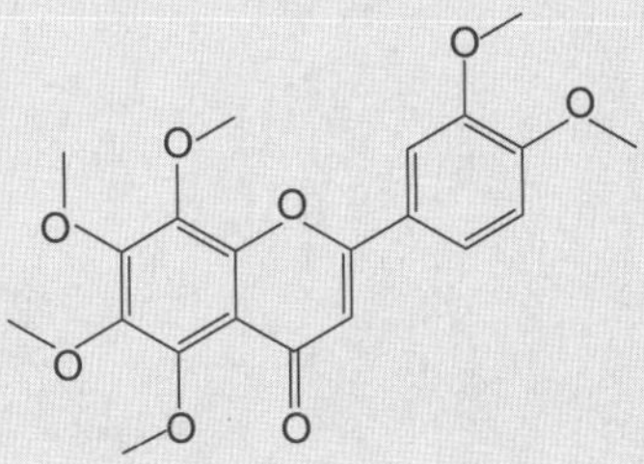

川陈皮素

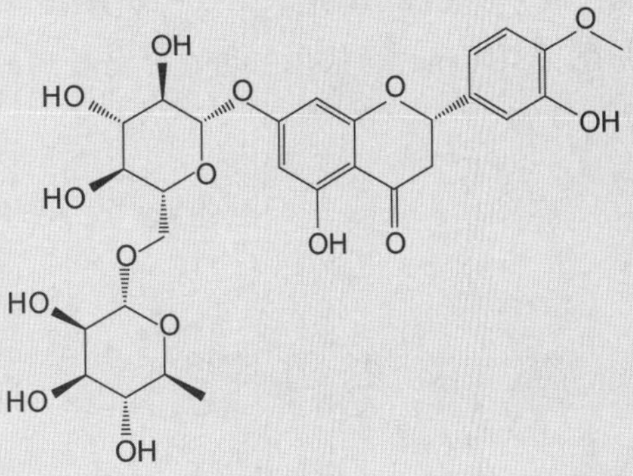

橙皮苷

图 2－59　柑橘属药用植物中黄酮类成分的化学结构

2. 香豆素类　该类成分是柑橘属植物发挥功效的重要物质基础之一，主要为简单香豆素类和呋喃香豆素类，而吡喃香豆素类和二聚体香豆素类较为少见。广陈皮中香豆素类成分主要为伞形花内酯(umbelliferone)、马尔敏(marmin)、蛇床子素(osthole)等。化橘红中香豆素类成分的种类较多，其中简单香豆素类多在C—7位有含氧取代基，三取代简单香豆素类以C—8位异戊烯基取代基及其衍生物为主。广佛手中香豆素类成分有佛手柑内酯(bergapten)、异欧前胡素(isoimperatorin)、柠檬油素(citropten)、滨蒿内酯(scoparone)、氧化前胡素(oxypeucedanin)、佛手柑亭(bergamottin)等。化学结构如图2－60所示。

广佛手中，还含有柠檬油素、7－(2－羟基乙氧基)－6－甲氧基－香豆素、5,6,7－三甲氧基香豆素、5－异戊烯氧基－7－甲氧基香豆素、异莨菪亭、4－羟基香豆素、5,6－二甲氧基－7－羟基香豆素、7－甲氧基香豆素、莨菪亭、5,7－二羟基－4－甲基香豆素、5,7－二乙酸基－8－甲基香豆素、异嗪皮啶、7－羟基香豆素、4－甲基伞形酮、王草素、7－乙酰氧基－4－甲基香豆素、6－羟基－7－甲氧基香豆素、白当归脑、异虎耳草素、5－甲氧基－8－羟基补骨脂素、8－羟基佛手苷内酯、白当归素、3－异丙基－4－甲基－5,7－二乙氧基香

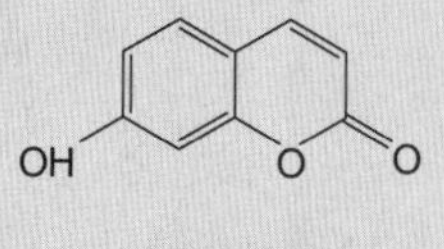

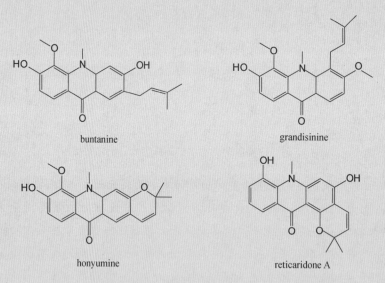

伞形花内酯 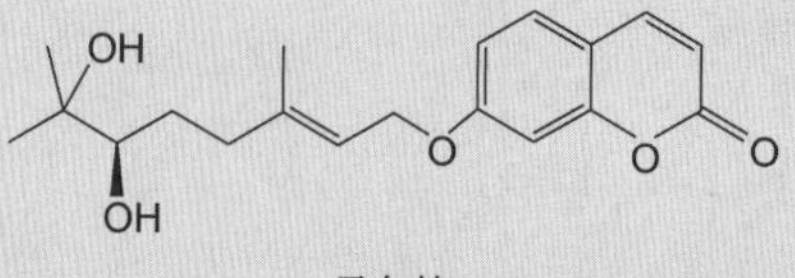　　　　　　　马尔敏 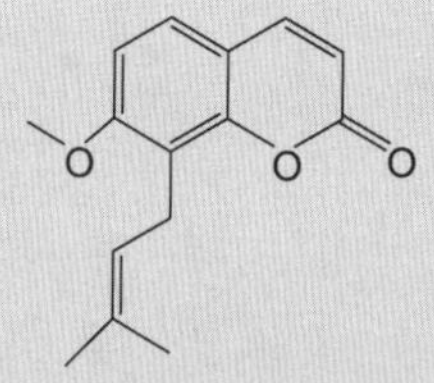　　　　　　　　蛇床子素

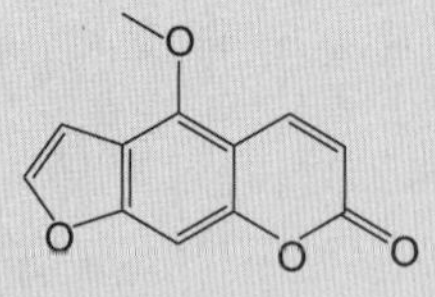

佛手柑内酯 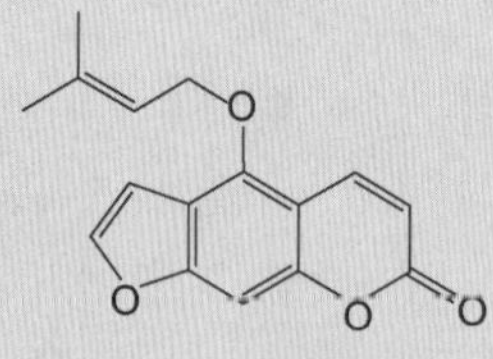　　　　　　异欧前胡素 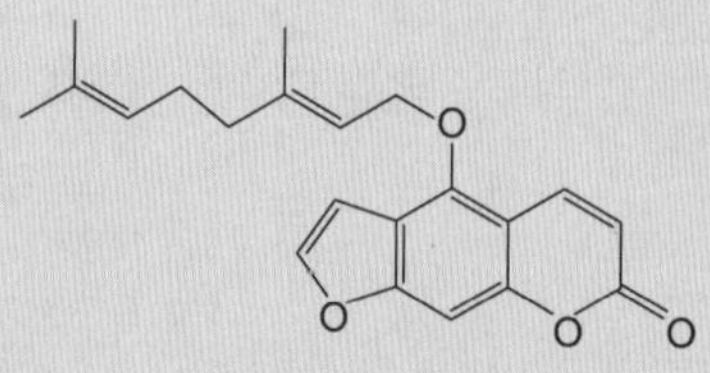　　　　　　　佛手柑亭

图2-60　柑橘属植物中香豆素类成分的化学结构

豆素、5-羟基异橙皮内酯、6-甲氧基-7-(2-甲氧基-丁二烯)-8-羟基香豆素、6,6′,7,7′-四甲基-3,3′-双香豆素等香豆素类成分。

3. 吖啶酮生物碱类　为芸香科柑橘属植物的特征性成分,多存在于该属植物的根皮、茎皮中。从化橘红基原植物柚 *Citrus grandis* (L.) Osbeck 中分离得到的吖啶酮生物碱类成分多为简单吖啶酮生物碱类和 C 环-异戊二烯基吖啶酮生物碱类,其次为吡喃吖啶酮生物碱类,而二聚吖啶酮生物碱类也有少量报道。代表性成分有 C 环-异戊二烯基吖啶酮生物碱类成分 buntanine 和 grandisinine,线型吡喃吖啶酮生物碱类成分 honyumine,尚从广陈皮中分离得到的角型吡喃吖啶酮生物碱类成分 reticaridone A。化学结构如图 2-61 所示。

buntanine　　　　　　　　　　　　grandisinine

honyumine　　　　　　　　　　　reticaridone A

图2-61　柑橘属植物中吖啶酮生物碱类成分的化学结构

4. 柠檬苦素类　是柑橘属植物苦味的主要来源之一。该类成分存在于楝科、芸香科植物中,常作为植物的化学分类学标志。柠檬苦素类成分作为植物防御分子,具有昆虫拒食活性,近年来发现其具有细胞毒活性。柑橘属植物中柠檬苦素的种类和含量普遍较少,柠檬苦素(limonin)、黄柏酮(obacunone)、诺米林(nomilin)等成分可在多种柑橘属药用植物中检出(图 2-62),为化橘红、广陈皮、广佛手等中药的共有成分。广佛手中还有米林酸(nomilinic acid)成分。柑橘属果汁口味的重要物质主要是柚皮苷和柠檬苦素,柑橘脱苦技术对柑橘属植物食品产业、柑橘属植物药用活性成分生产具有重要意义。

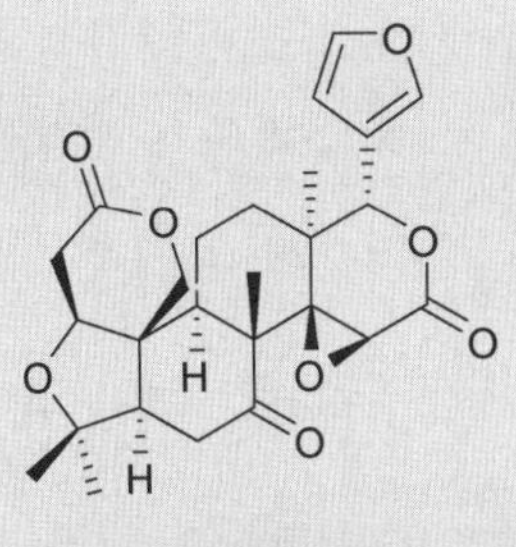

图2-62　柑橘属植物中柠檬苦素类成分的化学结构

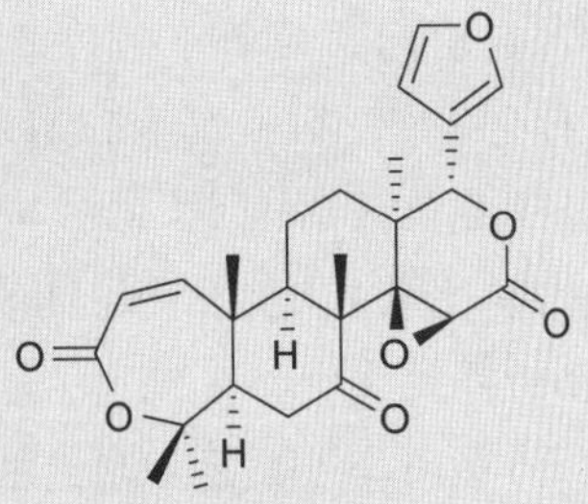

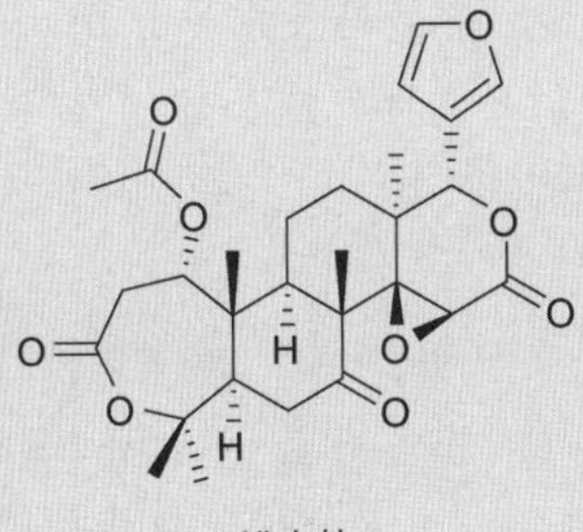

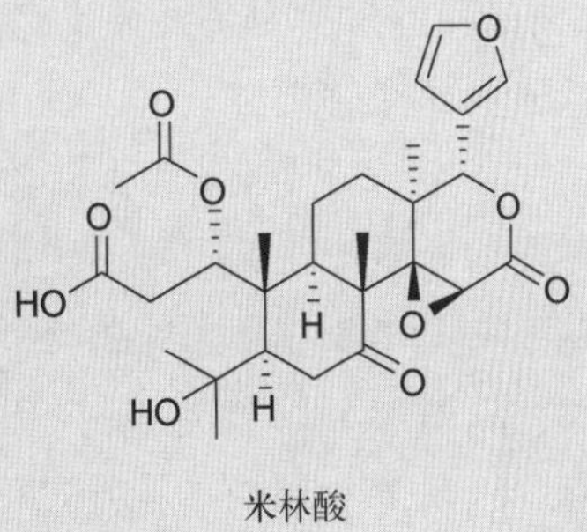

5. 多糖类　从广陈皮中分离鉴定到富含阿拉伯聚糖的多糖,平均分子量为122 kDa,具有降血脂、干预肥胖等抗代谢综合征作用。研究发现,广陈皮多糖的分子量随储存时间的延长而降低,但基本结构特征保持稳定,广陈皮多糖的免疫调节活性随贮藏时间的延长而提高,表明其分子量的变化是免疫调节活性改善的重要成因,也是广陈皮"陈久者良"的科学证据之一。从化橘红中分离鉴定的多糖有化橘红多糖(*Exocarpium citri grandis* polysaccharide, ECP)、化州柚多糖(*Citrus grandis* 'Tomentosa' polysaccharide - acidic polysaccharide, CGTP - AP)等,ECP是均一杂多糖,由 D-木糖、D-葡萄糖、D-半乳糖、L-阿拉伯糖、D-甘露糖等组成,具有抗氧化活性。CGTP - AP是酸性多糖,是由阿拉伯糖、半乳糖和半乳糖醛酸组成的均一杂多糖,具有免疫调节作用。广佛手多糖由 L-鼠李糖、D-木糖、D-甘露糖、D-葡萄糖、D-半乳糖组成,具有较好的抗氧化、免疫调节等生物活性。

6. 挥发油类　柑橘属植物的叶、果皮等部位分布有常被称为"油点"的分泌囊,它们是由一些分泌细胞形成的腔室(囊)。柑橘属植物挥发油中常见成分有柠檬烯(limonene)、γ-萜品烯(γ - terpinene)、β-月桂烯(β - myrcene)、α-蒎烯(α - pinene)、β-石竹烯(β - caryophyllene)、γ-杜松烯(γ - cadinene)、大牻牛儿烯D(germacrene D)等,其中柠檬烯是柑橘属植物挥发油的主要成分。化橘红、广陈皮、广佛手挥发油中柠檬烯的相对含量分别为75%~89%、52%~79%、37%~55%。化橘红挥发油中相对含量较高的挥发性成分还有α-蒎烯和β-月桂烯,相对含量分别为18.21%、19.33%。广佛手、广陈皮挥发油中相对含量较高的是γ-萜品烯,相对含量分别是21.23%、17.36%。这类物质大多具有抗菌、抗氧化等作用。

【资源性化学成分动态评价】

1. 柑橘类药用植物中挥发油类资源性化学成分的动态评价

(1) 不同产地柑橘类药用植物中挥发油类成分的分析评价:柑橘属药材主要有化橘红、陈皮、佛手等,它们均含有具祛痰、止咳、平喘作用的挥发油类成分。

不同产地广陈皮中的挥发油含量亦不同。微红皮时期,广东省新会区麦冲村和广西壮族自治区大安镇的广陈皮精油含量最高,分别为2.44%和2.36%,显著高于广东省惠州市龙门县(1.32%)与广西壮族自治区大新镇(1.29%);大红皮时期,广东省新会区麦冲村产广陈皮的精油含量依旧显著高于其他地区,达3.64%,而其他地区的精油含量差异不明显。

对广东省、广西壮族自治区的7个不同产地化橘红中的挥发油类成分进行分析,共鉴定出43种化合物,7个产地的共有成分有10种,其中以柠檬烯、月桂烯和γ-松油烯的相对含量较高。道地产地广东省化州市与广西壮族自治区陆川县、南宁市的共有成分差异较小,而与广西壮族自治区百色市相差较大,这种差异性可能与其生长环境、土壤状况等的不同有关。

(2)不同品种柚的外果皮中挥发油类成分的分析评价:对沙田柚、玉环柚、琯溪蜜柚、胡柚和脆香甜柚等5种不同品种的中国柚外果皮中挥发油类成分的组成和含量进行研究,结果显示,不同品种柚外果皮中挥发油类成分在种类和含量上均有明显差异。

(3)不同采收期柑橘类果实中挥发油类成分的分析评价:茶枝柑果皮中挥发油含量随果实成熟度的增加,呈先增加后减少的变化趋势。果实发育初期,果皮分泌囊挥发油含量少,随果实成熟度提高,挥发油含量显著上升,10月份之前,挥发油含量均呈显著上升趋势,10月份挥发油含量达到最高,之后果实进入成熟阶段,挥发油含量减少,下降趋势明显但并不显著。

(4)化橘红不同部位中挥发油类成分的分析评价:研究表明,化橘红的花及果实中轻组分挥发油类成分,包括萜类、醇类、酯类、脂肪酸和芳香烃类,均以脂肪酸、萜类为主;重组分挥发油成分,包括甾醇类、香豆素类、脂肪酸类、萜类和烷烃类,均以甾醇类、脂肪酸类为主。从化橘红花挥发油中鉴定了42个轻组分化合物,占总量的82.73%,含量比较高的成分有亚油酸(25.85%)、棕榈酸(18.24%)、橙花叔醇(7.53%)、角鲨烯(5.11%)。从化橘红果实挥发油中鉴定了37个轻组分化合物,占总量的70.93%,含量较高的成分有亚油酸(24.9%)、棕榈酸(19.6%)、苯甲酸(4.91%)、角鲨烯(2.17%)。

2. 柑橘类药用植物中黄酮类资源性化学成分的动态评价

(1)不同采收期陈皮中黄酮类成分的分析评价:不同时间采制的广陈皮中总黄酮含量在0.46%~1.18%之间,随果实成熟度的增加,总体呈下降趋势。12月份采的总黄酮含量比6月份采总黄酮含量显著减少,10月份至12月份之间下降趋势尤其明显,8月份至10月份采的总黄酮含量差异不大,且呈波动状。不同时间采制的广陈皮中黄酮类化合物含量由高到低依次为橙皮苷、川陈皮素、柚皮素。随着果实成熟度的增加,橙皮苷含量显著减少,12月份采的橙皮苷含量比6月份采的含量显著降低;从11月份起,川陈皮素含量显著下降。柚皮素含量随采收时期延后,总体呈下降趋势,12月份采制的陈皮中柚皮素含量比6月份采制品的含量显著降低。

不同果龄化州柚其果皮及叶中总黄酮含量的分析结果表明,随着果龄的增加,化州柚果皮及叶中的柚皮苷、总黄酮含量均随果龄的增长而呈现出明显的下降趋势。15~60天不同果龄的化州柚果实中的柚皮苷、野漆树苷、柚皮素和芹菜素等类黄酮占果实干重的百分含量,均随果龄的增大而逐渐降低,但每果中的类黄酮总量则随着果龄的增加而逐渐增多。

研究表明,佛手随着成熟度的增加,浸出物含量呈上升的趋势,9月份果实完全变黄时,其浸出物含量最高,达50.5%。但随着成熟度的增加,佛手中橙皮苷含量呈下降趋势。

(2)不同产地柑橘类果实中黄酮类成分的分析评价:分析了广东省化州市、湖南省、广西壮族自治区、湖北省、江西省、四川省、福建省、贵州省、浙江省、云南省等地化橘红果实中的柚皮苷含量,结果显示,各产地化橘红中柚皮苷的含量存在差异,以广东省化州市的化橘红柚皮苷含量最高,达到7.13%,其次为广西壮族自治区的光橘红,柚皮苷含量为5.61%。广东省化州市的毛橘红历来被认为是道地药材。

(3)不同品种化橘红中黄酮类成分的分析评价:分析比较不同品种来源化橘红中的黄酮类成分,结果显示,各种化橘红和胡柚皮中总黄酮的含量普遍高于一般柚皮中的含量。化橘红中总黄酮含量以广东省化州市橘红中为最高,胡柚中总黄酮含量以浙江省金华市胡柚皮为最高,普通柚皮中总黄酮含量以海南省柚皮为最高。

(4)柑橘类药用植物非药用部位中黄酮类成分的分析评价:分析比较了化州柚果实、花、叶、枝等不同部位的化学组成,以及野漆树苷、柚皮苷、橙皮内酯水合物和异欧前胡素等4种主要成分的含量,结果显示,大、中、小果实的4种主要成分含量,除了橙皮内酯水合物外,小果实中柚皮苷、野漆树苷、异欧前胡素的含量最高,含量随着果实的成熟而降低。

3. 柑橘类药用植物中香豆素类资源性化学成分的动态评价　分析评价了不同采收期广佛手中5,7-二甲氧基香豆素含量的动态变化,结果显示,广佛手中5,7-二甲氧基香豆素含量在8月份最高,7月份至8月份间逐渐增高,8月份至9月份逐渐降低。

4. 贮藏过程柑橘类药用植物中资源性化学成分的转化　对不同贮藏年份化橘红中的黄酮类、多糖类、挥发油类及香豆素类成分等主要功效成分进行比较,发现随着贮藏时间延长,总黄酮含量呈逐渐增多的趋势,其中柚皮苷基本保持不变;多糖含量呈先上升后下降的趋势;香豆素类化合物的种类与含量变化趋势不明显;挥发油中的挥发性成分呈逐渐减少的趋势。

【资源价值与开发利用】

1. 柑橘类药材资源的开发利用　陈皮、化橘红、佛手是国家药品标准收录的上千种中成药的原料。据药智网统计,以陈皮、化橘红、佛手组成的中药方剂达3 030首,中成药处方达1 090种,大多用于治疗咳嗽痰多、痰浊阻肺、肝胃气滞等症。其中,以陈皮为组方原料的产品最多,主要有通宣理肺片、小儿肺咳颗粒、小儿扶脾颗粒等900余种,加之陈皮普洱茶等系列食品的开发,市场需求量巨大。

(1) 黄酮类成分的应用与开发:柑橘属药用植物富含黄酮类成分,其中柚皮苷、橙皮苷、川陈皮素、橘皮素等是重要的活性物质,具有抗氧化、抑菌、抗炎、抗癌及预防心血管疾病等多种生理活性,在药品、食品、保健品和化妆品行业中都有较大的市场前景。柑橘黄酮片作为静脉活性药物,对急性痔发作及静脉淋巴功能不全相关的症状均有改善作用。奥兰替胃康片为枳实总黄酮苷提取物制成的口服固体制剂,主要含柚皮苷和新橙皮苷等黄酮苷类成分,用于治疗功能性消化不良,作为1类新药已申报上市。柚皮苷是化橘红中提取分离的有效黄酮苷成分,以柚皮苷为主要成分的柚皮苷片已完成Ⅰ期临床试验,用于治疗各种原因引起的有痰和无痰咳嗽。橙皮苷在血脂调控、抗心肌缺血、降血压和抗心律失常等心血管系统保护方面均有较好的效果。目前,含有橙皮苷与甲基橙皮苷的药物已上市,如维C橙皮苷颗粒、复方亚油酸乙酯胶丸、甲橙维C咀嚼片、复方亚油酸钙片等可用于坏血病、冠心病及各类动脉粥样硬化的辅助治疗。川陈皮素和橘皮素具有较强的抗炎、抗氧化、抗肿瘤及调节代谢等多种活性。此外,柑橘黄酮类成分已大量用于功能性食品和护肤品的研发生产。

(2) 挥发油类成分的应用与开发:柑橘属药用植物中的挥发油类成分较为复杂,具有广泛的生物学特性与药用价值。柑橘挥发油具有调节神经中枢系统、抑制胆固醇合成、增强免疫力、抗菌与杀虫等作用,可用于多种疾病的防治。柑橘精油还广泛应用于天然香料、化妆品、香水、食用添加剂和食品加工保鲜等行业。柑橘精油和佛手柑精油作为最常用的芳香护理精油,已有多款相关产品上市,如佛手柑精油香水。因此,柑橘类精油应用广泛,具有巨大的市场价值。

(3) 生物碱类成分的应用与开发:生物碱类成分主要分布在柑橘类药用植物的根茎皮中,以吖啶酮类生物碱为主。吖啶酮类生物碱在抗肿瘤、抗病毒、抗疟疾等方面具有重要作用,我国丰富的柑橘资源为吖啶酮生物碱的研究开发提供了丰富的材料。陈皮水溶性总生物碱可显著增加心输出量和收缩幅度,具有明显的升压作用。生物碱类成分辛弗林在柑橘的果皮及可食部分中均有分布,具有提高新陈代谢、减肥、抗低血压及抗抑郁等功效,广泛应用于临床注射剂生产,用于抢救各种休克、心衰和治疗胃及十二指肠溃疡等病症。辛弗林现已广泛用于医药、食品、饮料等行业,市场对辛弗林的需求量显著增加。

(4) 多糖类成分的应用与开发:柑橘果皮富含多糖,具有抗病毒、抗衰老、降血糖、刺激造血、免疫调节与抗肿瘤的生物学功效。多糖具有显著的抗氧化作用,陈皮多糖的抗氧化活性虽然低于黄酮,但其在陈皮中的含量远高于黄酮。另外,陈皮水溶性多糖对肠道菌群具有调节作用。柑橘果皮中含有丰富的果胶,约占果皮干重的20%,是制取果胶的理想原料,全世界商品果胶的70%都是从柑橘皮中提取获得的;而且,柑橘皮中纤维素和半纤维素约占50%~60%,是提取膳食纤维的良好原料。利用柑橘皮提取多糖、果胶及膳食纤维等物质,可充分利用柑橘类资源。

柑橘皮中的色素不仅是单纯的着色剂,在食品中还可用作营养强化剂。研究表明,类胡萝卜素具有阻止超氧自由基产生、提高机体免疫力、防止癌细胞生长、减缓心血管疾病等作用。

2. 柑橘类药用植物非药用部位的资源化利用研究 柑橘类药用植物的花、叶及果肉虽具有一定的药用价值,但在临床上并不常用,具有广阔的综合开发利用价值。目前,市场上有将柑橘果肉、柑橘花、柑橘叶制成果汁类饮料、柑橘花茶、果肉粉、精油等保健产品,或制成有机肥、饲料等农产品。

(1) 柑橘非药用部位资源的开发利用研究:柑橘类药用植物的叶片、花、果皮、果肉、果核中含有双氢黄酮类化合物柚皮苷和橙皮苷,其在果皮、果肉、果核中含量较高,功效同陈皮相类似,能够理气健脾、燥湿化痰,主要用于治疗脘腹胀满、食少吐泻、咳嗽痰多。柚皮苷味感极苦,浓度20 mg/kg的水溶液仍有苦味,是造成柑橘类相关食品或保健品苦味的主要原因。采用吸附法、添加苦味抑制剂法、固定化酶法、加热脱苦法等工艺,能够降低柑橘类食品的苦味。

在果实中,中果皮的白色海绵状组织发达者多含柚皮苷,较薄者则多含橙皮苷。柑橘中的有机酸主要为苹果酸和柠檬酸,具有促进新陈代谢、美容养颜之功效。叶片中的苹果酸含量一般高于柠檬酸,果实中的含量情况则相反;叶片中的苹果酸含量比果实中高,但柠檬酸含量却相当于果肉中柠檬酸含量的6.67%左右。

1) 柑橘果汁和果肉的开发利用研究:柑橘果汁可单独以柑橘果肉为原料,搭配沙棘、胡萝卜等果蔬,制成果汁或果蔬复合果汁,不仅酸甜可口,营养丰富,且具有顺气、止咳、健胃、化痰、消肿等多种功效。柑橘果肉中含有人体必需的7种氨基酸,富含天冬氨酸、脯氨酸、谷氨酸,具有改善心肌收缩功能、提高肝脏功能、提高免疫力、促进肌肉生长、保护肝脏等功效。通过发酵工程技术,还可将柑橘制成柑橘醋渣风味酱或柑橘醋饮料。此外,通过加入复合发酵菌剂,可将柑橘果肉废弃物进行发酵处理以开发利用。

2) 柑橘花的开发利用研究:柑橘花可作为食用花卉,具有清淡、纤巧、清新之香味,顺气提神、缓解疲劳之功效。分析表明,柑橘花中的香气成分有26种,主要为烃类和醇类物质,以芳樟醇、桧烯、β-月桂烯、芳樟醇为主。柑橘花茶香气浓郁,多酚类、黄酮类和可溶性糖的含量丰富,具有良好的保健价值。柑橘花还可与蜡菊、玫瑰花、芍药花等配伍,制成具有美白、抗皱功效的草本提取液。

(2) 化州柚和柚非药用部位资源的开发利用研究:研究发现,化州柚的花和叶均含有药用部位果皮中具有抗炎、镇痛、解热作用的活性成分柚皮苷,其在花中的含量达17.46%,而叶中柚皮苷含量为1.23%。化州柚的花、叶和幼果亦均含有挥发油,其中花的挥发油含量最高,其次是果皮,而叶片中的挥发油含量最低。综上表明,化橘柚的非药用部位均含有与其药用部位(干燥外层果皮)相同或相似的化学成分和药理活性,具有与化橘红药材相类似的中医临床功效,具有一定的开发利用价值。

柚子花和叶内含丰富的挥发油成分,这些有效成分可被广泛应用于香料、个人护理产品及药物等领域。运用超临界CO_2萃取技术从柚子的花和叶中提取精油,随后采用气相色谱-质谱联用技术对柚子叶精油进行分析,分离出了61个色谱峰,并鉴定出其中39个化合物,主要包括匙叶桉油烯醇、石竹烯氧化物、β-石竹烯、α-石竹烯、异芳萜烯氧化物等;从柚子花精油中分离出42个色谱峰,并成功鉴定出其中27种化合物,主要包括金合欢醇、橙花叔醇、龙脑、芳樟醇、橙花醇等。柚子叶和柚子花精油的共有组分为橙花醇、香叶醇、香叶酸、β-石竹烯等12种化合物,相对含量差异明显。柚子花中总黄酮、总皂苷、总多糖和挥发油的含量分别为25.76%、35.38%、34.55%、2.61%。柚子花中已知的化合物有二十四烷酸羽扇豆醇酯[lup-20(29)-ene-3β-yltetracosanoate]、β-谷甾醇、5-羟基-6,7,3′,4′-四甲氧基黄酮(5-hydroxy-6,7,3′,4′-tetramethoxyflavone)、异烟酸(isolimonexic acid)、马尔敏、柠檬酸等。值得注意的是,化合物马尔敏对小鼠胚胎成纤维细胞 3T3－L1 的增殖具有显著的抑制作用,并且能够改变细胞的形态及细胞核的状态。

化橘红花茶和柚子花茶是由新鲜化州柚花或柚子花与茶叶窨制而成的,兼具化橘红和茶叶的功效作用,包括清热解毒、祛湿止痛、调节血脂、缓解情绪和促进消化等。花茶中的挥发油类成分对胃肠道呈现温和的刺激作用,这种作用有助于促进胃肠道内积气的消散,从而有益于消化过程。以新鲜化橘红花为材料,采用液氮快速冷冻和真空冷冻干燥等方法可获得化橘红花精油,其与茶树精油、柠檬精油、薄荷精油等混合均匀后制得的精油,具有提神醒脑、清爽杀菌、防晕车等功效。此外,还可通过微生物转化方式,提取利用化橘红叶片中的柚皮苷和野漆树苷,该方法具有专一性强、转化率高的优点,提高了化橘红非药用部位的资源利用率。柚子花用途多样,可与葛花、辣子籽、枳椇子等通过煎煮、浓缩、干燥、粉碎等工艺制得一种解酒茶固体饮料,也可通过萃取或酶解的方式提取得到具有镇静和除臭作用的柚子花精油。采用酿酒工艺,可将柚子果肉制成柚子白兰地酒。

(3) 佛手非药用部位资源的开发利用研究:佛手叶和花均为传统非药用部位。研究发现,佛手花、叶、果所散发的芳香成分组成相似,但在含量上稍有差异。花和叶香气的主要成分为柠檬烯,二者中的相对含量均超过60%,而 γ－萜品烯的相对含量比较低,仅为10%;果实香气的主要成分为柠檬烯和 γ－萜品烯,二者的相对含量分别为 49.3%、30%。此外,在佛手花生长的 4 个不同阶段中,其共有的芳香成分有15种,其中柠檬烯在每个阶段的花朵中的含量均为最高。每个阶段的花朵还含有一些与其他阶段不同的、独特的香气物质。在花苞期,含有如 1(10),4－杜松二烯、异胆酸乙酯等成分。初花期则富含反亚油酸甲醋和柠檬醛等成分。盛花期的特点是亚麻酸乙酯和二十二碳六烯酸甘油三酯等成分较丰富。而末花期则具备别罗勒烯等成分。佛手叶和花提取物的生物活性研究发现,佛手叶挥发油具有抑菌作用和抗肿瘤的潜力,能够抑制如肺炎克雷伯菌、摩氏摩根菌、大肠杆菌、溶血性链球菌等病原菌的生长,并且对 Hep3B、HUVEC、Huh7、SP2/0、A549 和 PANC－28 等癌细胞的生长具有抑制作用。

佛手花还可以制成多种食品,如以佛手花为原料,经过烘青、冻干、粉碎、提取、酶解、发酵和陈酿等加工工序,可制成风味独特且具有理气化痰、止咳消胀等功效的佛手花保健茶醋。还可用绿萼梅、佛手花为原料,通过预处理、混合、制坯、腌制等工艺,制成具有疏肝理气、清热利湿等功效的腐乳。佛手花与新鲜芦荟肉、玫瑰花一起,通过沸水冲泡可制成茶饮品。此外,佛手叶、花、果、根通过发酵处理后可制成佛手酵素原液,具有疏肝理气、开胃消食、调节免疫力等保健功能。

综上所述,在柑橘类药用植物非药用部位的开发利用中,叶、花、果肉等部位各自展现出独到的价值。因此,对柑橘类药用植物非药用部位进行开发利用研究,不仅能够有效提升柑橘类资源的综合利用价值,同时还能通过产业化的发展,提高产品附加值,从而达到绿色、可持续发展的目的。

实例8: 鸦胆子类药用植物类群资源化学研究与资源化利用

鸦胆子(Fructus Bruceae)是苦木科 Simaroubaceae 鸦胆子属 Brucea 植物鸦胆子 Brucea javanica (L.) Merr. 的干燥成熟果实。始载于明清时代的《生草药性备药》,在《本草纲目拾遗》《本草正义》《中华本草》《中药志》等中均有记载。鸦胆子味苦,性凉,有小毒,具有清热解毒、截疟、止痢之功效,外用腐蚀赘疣,常用于治疗痢疾、疟疾,外治赘疣、鸡眼等病症。

【资源类群概述】

苦木科鸦胆子属植物在全球共有 6 种,主要分布在东半球亚热带地区。我国有 2 种,为柔毛鸦胆子 B. mollis Wall. ex Kurz 和鸦胆子 B. javanica (L.) Merr.。鸦胆子主要分布在福建省、广西壮族自治区、广东省、海南省等地。柔毛鸦胆子主要分布于广西壮族自治区、广东省及云南省等地。

鸦胆子种植主产区之一的广西壮族自治区百色市右江区,属于亚热带季风气候,全年温暖湿润,降水充沛,具有良好的种植气候条件。该地区的鸦胆子生长速度快,产量高,人工投入成本少,栽培成本低,适合规模化的大面积培育种植。

【资源性化学成分及其分布】

鸦胆子中含有多种活性成分,主要包括有苦木素类、生物碱类、三萜类、甾体类、苯丙素类、黄酮类等。迄今,已从鸦胆子属植物中分离鉴定出 200 余个化合物,其中苦木素类为该属植物资源中的主要活性成分和特征性成分,具有抗肿瘤、抗炎、抗病毒、降血脂的药理作用。我国研制了用于癌症治疗的鸦胆子静脉乳剂,还有口服乳、颗粒剂、胶囊和微囊等剂型,临床主要用于消化系统肿瘤的辅助治疗,如肝癌、食管癌、胃癌、肺癌等。

1. 苦木素类　苦木素(quassinoid)主要存在于鸦胆子属植物的种子和果实之中,在根和茎中有少量分布。鸦胆子属植物中苦木素类成分结构多样,其基本骨架可大致分为 5 类(图 2 - 63):C_{20} 苦木素类(C_{20} quassolidane)、C_{22} 苦木素类(C_{22} quassolidane)、16 -降-苦木素类(16 - nor - quassolidane)、2,3 -开环-18 -降-苦木素类(2,3 - seco - 18 - nor - quassolidane)和重排 1 -降-苦木素类(rearranged 1 - nor - quassolidane)。迄今为止,已从鸦胆子属植物中发现了 124 个苦木素类化合物,其中 C_{20} 苦木素结构占了近 90%。含量较高的苦木素类成分包括鸦胆子苦苷 A(bruceoside A),鸦胆子素(bruceine) D、E,鸦胆子苷 F(yadanzioside F),鸦胆子苦醇(brusatol),鸦胆子酸 C 等,均属于 C_{20} 苦木素类母核(图 2 - 64)。

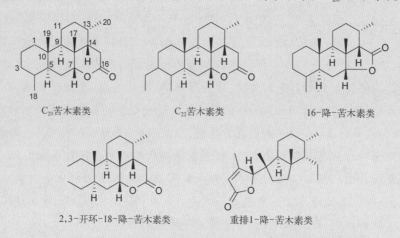

C_{20}苦木素类　　　　　C_{22}苦木素类　　　　　16-降-苦木素类

2,3-开环-18-降-苦木素类　　　　　重排1-降-苦木素类

图 2 - 63　鸦胆子属植物中苦木素类成分的结构类型及基本骨架

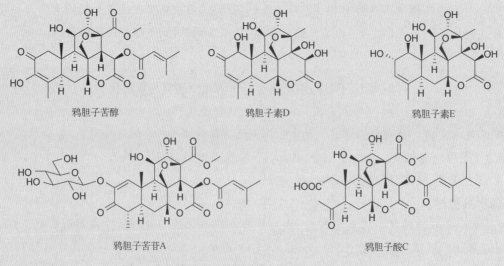

鸦胆子苦醇　　　　　鸦胆子素D　　　　　鸦胆子素E

鸦胆子苦苷A　　　　　鸦胆子酸C

图 2 - 64　鸦胆子属植物中苦木素类成分的化学结构

2. 三萜类　已从鸦胆子属植物中分离鉴定出 53 个三萜类成分,其在植物枝、叶、茎、花序等地上各个部位中均有分布。除化合物 bruceajavaninone A 为甘遂烷(tirucallane)型三萜外,其余均为 apotirucallane 型三萜。鸦胆子中含量较高的三萜类成分为 bruceajavanone A ~ C 和 bruceajavanone A - 7 - acetate(图 2 - 65)。

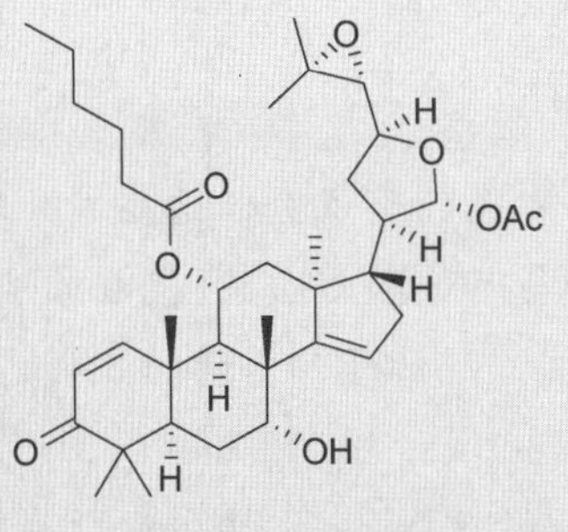

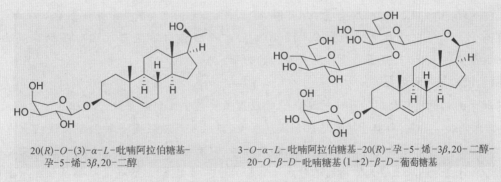

bruceajavanone A 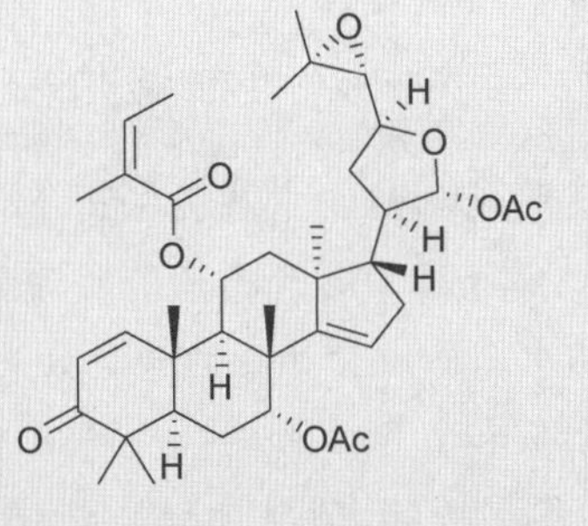　　　　bruceajavaninone B 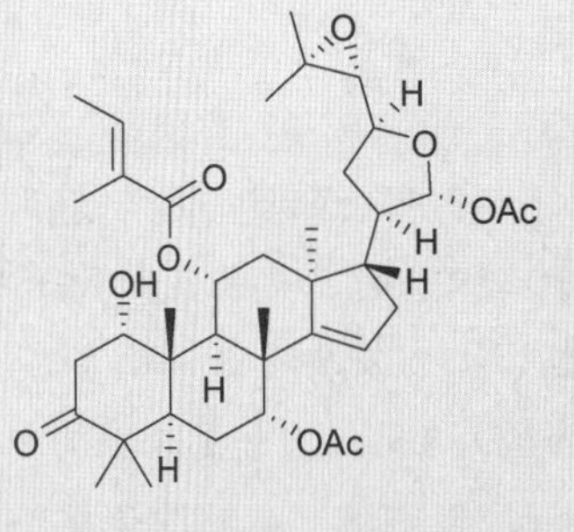　　　　bruceajavaninone C

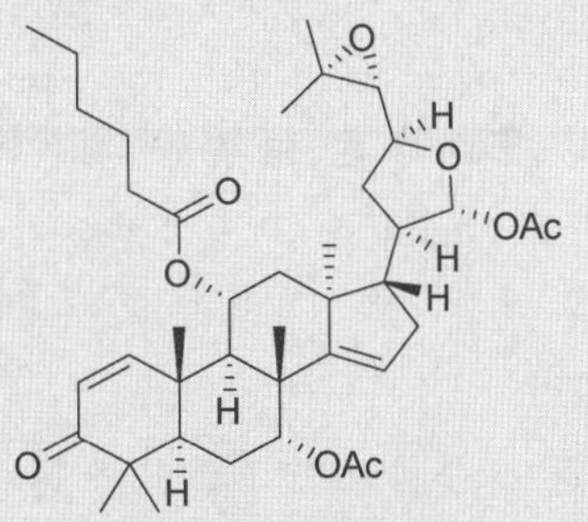

bruceajavanone A-7-acetate 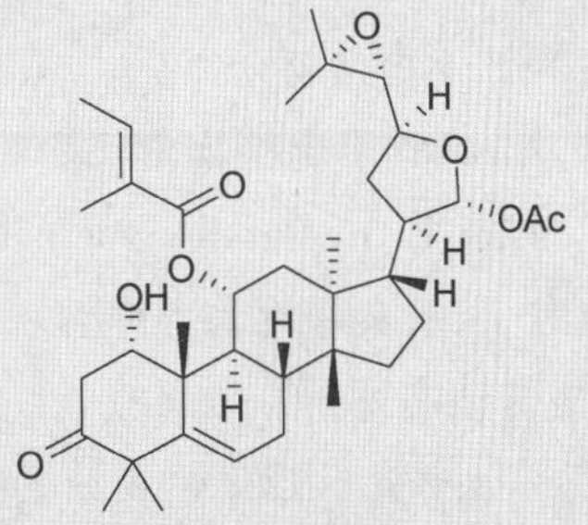　　　　bruceajavaninone A

图 2 - 65　鸦胆子属植物中三萜类成分的化学结构

3. 甾体类　已从鸦胆子中发现了 12 个甾体类成分。其中,含量最高的 2 个甾体成分为 3 - O - α - L -吡喃阿拉伯糖基- 20(R) -孕- 5 -烯- 3β,20 -二醇- 20 - O - β - D -吡喃葡萄糖基(1→2) - β - D -葡萄糖基[3 - O - α - L - arabinopyranosyl - 20(R) - pregn - 5 - ene - 3β,20 - diol - 20 - O - β - D - glucopyranosyl (1→2) - β - D - glucopyranoside]和 20(R) - O - (3) - α - L -吡喃阿拉伯糖基-孕- 5 -烯- 3β,20 -二醇 [20(R) - O - (3) - α - L - arabinopyranosyl - pregn - 5 - en - 3β,20 - diol]。化学结构见图 2 - 66 所示。

20(R) - O - (3) - α - L -吡喃阿拉伯糖基-
孕- 5 -烯- 3β,20 -二醇　　　　3 - O - α - L -吡喃阿拉伯糖基- 20(R) -孕- 5 -烯- 3β,20 -二醇-
20 - O - β - D -吡喃糖基(1→2) - β - D -葡萄糖基

图 2 - 66　鸦胆子属植物中甾体类成分的化学结构

4. 生物碱类　从鸦胆子属植物中共鉴定出 47 个生物碱类成分。这些成分主要发现于鸦胆子和柔毛鸦胆子。该类成分中仅有 4 -乙氧甲酸基- 2 -喹诺酮(4 - ethoxycarbonyl - 2 - quinolone)为喹啉类生物碱,其余成分均为吲哚类生物碱,且大部分来源于鸦胆子属植物的果实或种子。柔毛鸦胆子中含量最高的生物碱为 bruceolline E、F(图 2 - 67),含量分别为 6.461 5‰和 1.076 9‰。

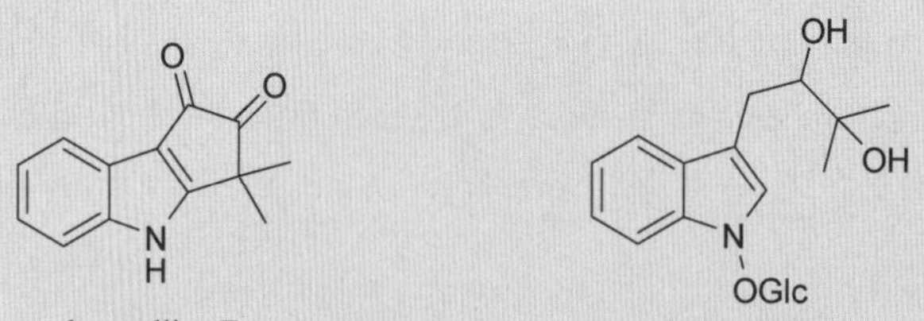

图 2-67 鸦胆子属植物中生物碱类成分的化学结构

5. 鸦胆子油类 迄今为止,从鸦胆子属植物中共鉴定出了 17 个鸦胆子油类成分。这些成分均发现于鸦胆子的成熟果实和种子中。鸦胆子油中富含三油酸甘油酯、饱和与不饱和脂肪酸(包括油酸、亚油酸等),以及少量三萜醇类成分,其中三油酸甘油酯的含量最高,约占整个鸦胆子油重量的 85%,其次是油酸与亚油酸,含量分别为 9.232 5% 和 2.506 5%。

6. 黄酮类 从鸦胆子植物中共鉴定出了 17 个黄酮类成分,主要包括黄酮、黄酮醇和黄酮单糖苷类,其中最主要的化学成分为槲皮素(quercetine)和木犀草素(luteolin)等。该类成分在鸦胆子属植物的枝、叶、茎、花、果实和种子中均有分布。

7. 其他类 此外,鸦胆子属植物中还含有苯甲酸类、苯丙素类、倍半萜类、蒽醌类、磺酸类等成分。主要包括对羟基苯甲酸(4-hydroxybenzoic acid)、没食子酸(gallic acid)及丁香酸(syringic acid)等,这些化合物广泛存在于种子、果实和地上部分。

【资源性化学成分动态评价】

1. 鸦胆子不同部位中资源性化学成分的分布与积累 分析比较了鸦胆子药材不同部位中鸦胆子苦醇的含量,结果显示,鸦胆子苦醇在壳中的含量较低,仅有 0.004%,而在仁中则高达 0.036%。对鸦胆子地上部分、种子、果实、叶、茎等不同部位的苦木素类成分进行分离鉴定,结果显示,苦木素类成分鸦胆子苦苷 A、鸦胆子素 D 和 E、鸦胆子苷 F 主要集中在鸦胆子的种子中,在鸦胆子根部的含量甚微。鸦胆子苦苷 A(种子:15.48‰,果实:0.228‰)和鸦胆子苷 F(种子:2.14‰,果实:0.038 2‰)在种子中的含量分别为果实中的 67.9 倍和 56 倍,鸦胆子素 D 和鸦胆子素 E 的含量均呈现种子(1.75‰,2.19‰)>叶(0.126‰,0.120‰)>茎(0.081 3‰,0.072 0‰)>地上部分(0.020‰,0.010‰)的趋势。

2. 不同产地鸦胆子中资源性化学成分的分布与积累 测定了广东省、广西壮族自治区、云南省和福建省 4 个产地鸦胆子中蛋白质、淀粉及粗脂肪的含量,结果显示,不同产地鸦胆子各成分存在显著差异,淀粉含量均在 45% 以上,粗脂肪含量在 14.88%~22.10% 之间。另外,蛋白质含量以广西壮族自治区产地最高(17.23%),福建省产地最低(12.61%),广西壮族自治区产地鸦胆子的球蛋白含量为 1.12%,占总蛋白的 6.52%,显著高于其他产地的鸦胆子。

【资源价值与开发利用】

1. 鸦胆子油的开发与利用 目前对鸦胆子的应用主要集中在鸦胆子油。鸦胆子油乳是我国自主研发的抗肿瘤药物。目前,鸦胆子油乳已经制成注射液、口服液及软胶囊多种剂型在国内上市销售,应用于多种癌症的临床辅助治疗,如肺癌、肝癌、胰腺癌等,可有效增强化疗效果,减少不良反应的发生。鸦胆子油乳注射液是临床上较为常用的治疗恶性肿瘤的中药注射液,鸦胆子油能够抑制肿瘤细胞增殖,并诱导肿瘤细胞发生变形与凋亡;另一方面,鸦胆子油对巨噬细胞、骨髓造血干细胞等具有保护和促进的作用,可间接提高患者的免疫力,从而发挥其治疗恶性肿瘤的作用。另外,鸦胆子油乳注射液具有一定毒性,易引发患者的肝肾功能损伤,应关注患者不良反应的发生情况,确保临床用药安全。

2. 鸦胆子苦木素类成分的开发与利用 鸦胆子苦木素类资源性化学物质相关的科学研究较多,但实际生产应用较少。基于对国内主要鸦胆子油乳生产企业的调研,鸦胆子油乳生产过程中每年会产生 200~250 吨的鸦胆子药渣,一般以垃圾发电的方式加以处理。有研究表明,苦木素类成分大量残存于鸦胆子油乳生产废弃药渣里。因此,有必要通过加强鸦胆子苦木素类成分的转化应用研究,促进其资源的高效利用。目前对苦木素类化合物的研究主要集中在鸦胆子苦素 D(bruceine D)和鸦胆子苦醇,研究表明,鸦胆子苦苷 A 在体内可转化为抗肿瘤作用显著的鸦胆子苦醇,这表明一些活性较弱的苦木素类化合物也可能具有深入研究和应用的价值。同时,苦木素类成分在抗肿瘤转移及耐药逆转方面也具有良好的应用前景。此外,有研究报道苦木素类成分尚具有抗疟作用。因此,鸦胆子中苦木素类成分具有一定的研究价值。

苦木素的毒性较强,研究发现其对病虫害有一定的杀伤作用,如鸦胆亭(bruceantin),鸦胆子苦素 A、B、C 对墨西哥瓢虫和南部黏虫具有很好的拒食效果。鸦胆子苦素 D 对小菜蛾虫、甜菜夜蛾、斜纹夜蛾均具有较好的拒食活性。鸦胆子苦素 B 和 C 对蚜虫也有很强的拒食活性。鸦胆子枝和叶的粗提取物同样表现出了拒食活性,从中分离得到的 2 种新孕甾烷苷对菜青虫幼虫表现出显著的拒食活性。

实例 9：枣类药用植物类群资源化学研究与资源化利用

枣属 *Ziziphus* 为鼠李科 Rhamnaceae 植物中最具经济价值的一个属。该属植物作为药用的主要有枣 *Ziziphus jujuba* Mill.、酸枣 *Z. jujuba* var. *spinosa* (Bunge) Hu ex H. F. Chou 和滇刺枣 *Z. mauritiana* Lam.。其中,枣之干燥成熟果实入药称大枣(Jujubae Fructus),其味甘、性温,具有补中益气、养血安神之功效;酸枣之干燥成熟种子入药称酸枣仁(Ziziphi spinosae semen),其味甘、酸,性平,具有养心补肝、宁心安神、敛汗、生津之功效;滇刺枣之干燥成熟种子,名为滇枣仁或理枣仁,在云南省及其周边地区常作为地方习用药材,功效与酸枣仁相似。

【资源类群概述】

全球枣属植物约有 170 种,主要分布于亚洲和美洲的热带和亚热带地区,少数种分布在非洲,两半球温带也有分布。我国是世界上枣属植物较丰富的国家,原产于我国的有 12 种、3 变种。除枣全国栽培外,其余多野生,分布于我国西南和华南地区,以云贵地区分布较为集中。

据统计,在我国有近 1 000 个枣栽培品种,且近年来仍有新品种不断培育成功的报道。全世界约 98% 的枣种质资源和枣产量集中在我国。同时,枣也是我国当今第一大干果。枣树是我国特有的果树资源和独具特色的优势果树树种,其对气候、土壤的适应能力强,是我国分布最广的果树之一。

我国酸枣资源丰富,除黑龙江省、西藏自治区等地外,北纬 23°~43° 均有分布。其中,尤以山西省、陕西省、河北省、河南省、山东省、辽宁省等地的低山丘陵区为多,约占资源总量的 90%。常生于向阳干燥山坡、丘陵、岗地或平原。在长期的自然选择过程中,酸枣形成了众多的变异类型。目前发现的酸枣品种多达 60 余种,依果肉风味不同可分为酸味酸枣、酸甜味酸枣和甜味酸枣;依果形不同可分为圆酸枣、椭圆酸枣、扁圆酸枣和柱形酸枣等。

滇刺枣在我国主产于云南省、四川省、广东省、广西壮族自治区等地。台湾地区、福建省及海南省等地有引入栽培变种名"青枣"作为水果应用,生于海拔 1 800 m 以下的山坡、丘陵、河边湿润林或灌丛中。

【资源性化学成分及其分布】

枣属植物中所含有的化学成分类型较为复杂,主要含有三萜及其皂苷类、黄酮类、生物碱类、甾醇类、核苷类、脂肪油类及糖类等化学成分可供资源化利用。

1. 三萜类　枣属植物中的三萜类成分多分布于果肉、种子及叶片中。按是否与糖结合,可将其分为游离型三萜类,以及与糖结合形成的三萜皂苷类成分两大类。

(1) 游离型三萜类：存在于枣属药用植物中的游离型三萜类成分多具有抗肿瘤、抗炎、抗病原微生物、保肝等多重生理活性,多存在于果肉及叶片中。主要以羽扇豆烷型、齐墩果烷型、乌苏烷型及美洲茶烷型等五环三萜类成分为主。常见成分有羽扇豆烷型的白桦脂酸(betulinic acid)、麦珠子酸(alphitolic acid)和白桦脂酮酸(betulonic acid);齐墩果烷型的齐墩果酸(oleanolic acid)、马斯里酸(maslinic acid)和齐墩果酮酸(oleanonic acid);乌苏烷型的熊果酸(ursolic acid)、2α-羟基熊果酸(2α-hydroxyursonic acid)、熊果酮酸(ursonic acid),以及C—19位有羟基的坡模堤酸(pomolic acid)和坡模堤酮酸(pomonic acid)等;美洲茶烷型的美洲茶酸(ceanothic acid)、表美洲茶酸(epiceanothic acid)、大枣新酸(zizyberanal acid)、zizyberanalic acid、zizyberenalic acid 和 ceanothenic acid 等。此外,尚有C—2或C—3位羟基的芳香酸酯化产物。其中,美洲茶烷型成分被认为是由C—2、C—3位邻羟基羽扇豆烷型成分经水解,A环开环后重新闭合为五元环而形成的产物,是自然界较为少见的一类三萜酸类成分,目前发现其主要分布于鼠李科,在枣属植物中较为常见。化学结构如图2-68所示。

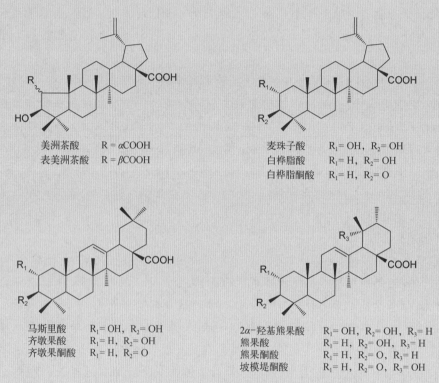

美洲茶酸　　R=αCOOH	麦珠子酸　　R_1=OH, R_2=OH
表美洲茶酸　R=βCOOH	白桦脂酸　　R_1=H, R_2=OH
	白桦脂酮酸　R_1=H, R_2=O

马斯里酸　　R_1=OH, R_2=OH	2α-羟基熊果酸　R_1=OH, R_2=OH, R_3=H
齐墩果酸　　R_1=H, R_2=OH	熊果酸　　　　R_1=H, R_2=OH, R_3=H
齐墩果酮酸　R_1=H, R_2=O	熊果酮酸　　　R_1=H, R_2=O, R_3=H
	坡模堤酮酸　　R_1=H, R_2=O, R_3=OH

图2-68　枣属药用植物中游离型三萜类成分的化学结构

(2)三萜皂苷类:枣属药用植物中的三萜皂苷类成分主要分布于种子及叶片中。其中,存在于酸枣仁中的三萜皂苷类成分具有镇静催眠、调节血脂、保护心肌、降压、抗动脉粥样硬化等药理活性;存在于叶片中的三萜皂苷类成分则具有矫味抑制作用,可开发为甜味抑制剂。其苷元多为达玛烷型四环三萜(图2-69),糖多取代在C—3、C—23位。取代糖主要有L-鼠李糖、D-葡萄糖、L-阿拉伯糖、L-夫糖、D-木糖、L-6-脱氧塔络糖和乙酰鼠李糖等。目前,分离得到的该类成分主要有存在于酸枣仁中的

I型母核　　　　　　　　　II型母核

图2-69　酸枣仁中达玛烷型三萜皂苷类成分的母核结构

酸枣仁皂苷(jujuboside)A、A_1、B、B_1、C、E、G、H，乙酰酸枣仁皂苷B(acetyljujuboside B)及原酸枣仁皂苷(protojujuboside)A、B、B_1等；存在于枣及酸枣叶片中的大枣皂苷(zizyphus saponin)Ⅰ~Ⅲ、枣树皂苷(jujubasaponin)Ⅰ~Ⅵ等。

2. 黄酮类　从枣属植物中发现的黄酮类成分主要分布于种子、果实及叶片中。其中，果实和叶片中含有的黄酮类成分主要为黄酮氧苷，糖多取代在C—3位，如芦丁、山柰酚-3-*O*-芸香糖苷等。从酸枣仁中分离得到的黄酮类成分除山柰酚-3-*O*-芸香糖苷外，多为黄酮碳苷，糖多取代在C—6或C—8位，如棘苷(spinosin)、酸枣黄素(zivulgarin)、6‴-芥子酰斯皮诺素(6‴-sinapoylspinosin)、6‴-阿魏酰斯皮诺素(6‴-feruloylspinosin)、6‴-对香豆酰斯皮诺素(6‴-*p*-coumaroylspinosin)、6‴-对羟基苯甲酰斯皮诺素(6‴-*p*-hydroxybenzoylspinosin)、当药素(swertisin)、异牡荆素(isovitexin)、6,8-二-C-葡萄糖基芹菜素(又称维采宁-2，vicenin Ⅱ)、葛根素(puerarin)、异斯皮诺素(isospinosin)、6‴-阿魏酰异斯皮诺素(6‴-feruloylisospinosin)、异牡荆素-2″-*O*-*β*-*D*-葡萄糖苷(isovitexin-2″-*O*-*β*-*D*-glucopyranoside)等。化学结构如图2-70所示。

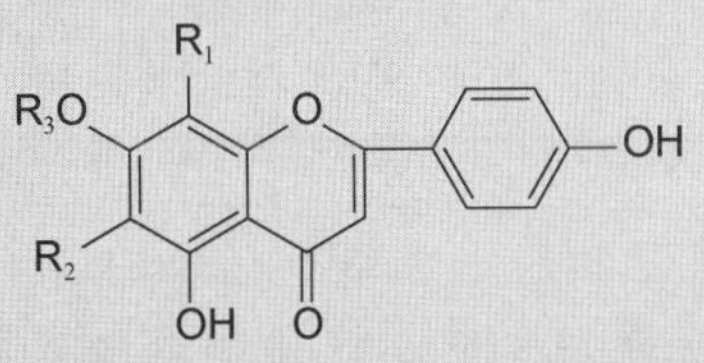

棘苷　R_1=H　R_2=glc $\xrightarrow{2}$ glc　R_3=CH_3
异斯皮诺素　R_1=glc $\xrightarrow{2}$ glc　R_2=H　R_3=CH_3
酸枣黄素　R_1=H　R_2=glc $\xrightarrow{4}$ glc　R_3=CH_3
当药素　R_1=H　R_2=glc　R_3=CH_3
异牡荆素　R_1=H　R_2=glc　R_3=H

图2-70　酸枣仁中黄酮碳苷类成分的化学结构

3. 生物碱类　枣属植物中富含生物碱类成分，主要分布于根皮、干皮及种子部位。目前发现的生物碱类成分主要有环肽类生物碱和异喹啉类生物碱两大类。

枣属植物是自然界发现的环肽类生物碱主要集中的属之一，且数量较多，特征性强。根据其骨架结构，可分为2个类型(图2-71)：具十三元环的间柄型，如无刺枣环肽Ⅰ(daechucyclopride Ⅰ)，无刺枣因(daechuine)S3和S6~S10，jubanine A、B、D等；具十四元环的对柄型，如无刺枣因S1、S2、S4、S5，jubanine C，酸枣仁碱(sanjoinine)A、B、D、F、G_1、G_2，安木非宾碱D(amphibine D)，酸枣仁环肽(sanjoineine)等。该类成分具有弱碱性，分子中边链氨基酸主要有亮氨酸、异亮氨酸、缬氨酸、脯氨酸、苏氨酸、色氨酸、苯丙氨酸、丙氨酸及它们的氮甲基衍生物。异喹啉类生物碱主要包括在果实中存在的光千金藤碱(stepharine)、*N*-去甲基荷叶碱(*N*-nornuciforine)和巴婆碱(asimilobine)，枣树根皮中含有的异欧鼠李碱(frangulanine)、adolietine X及衡州乌药碱(coclaurine)，枣树叶含有的普洛托品(protopine)、小檗碱(berberine)、异波尔定碱(isoboldine)、降异波尔定碱(norisoboldine)、yuzipnine和yuzirine。

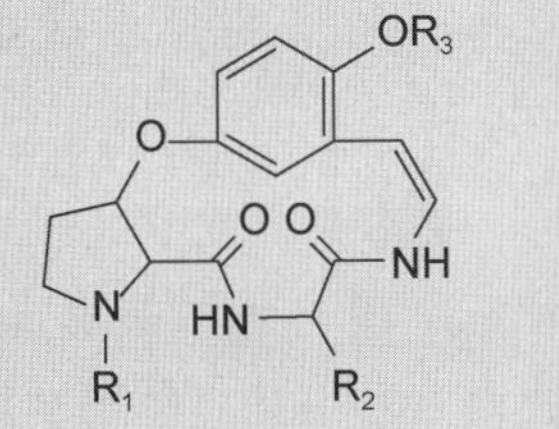

无刺枣环肽Ⅰ　R_1=*N*,*N*-Me_2Phe　R_2=C_3H_6(Me)　R_3=H
无刺枣因S3　R_1=*N*,*N*-Me_2Ile-Ile　R_2=C_3H_6(Me)　R_3=Me
无刺枣因S6　R_1=*N*,*N*-Me_2Phe　R_2=C_3H_6(Me)　R_3=Me
无刺枣因S7　R_1=*N*,*N*-Me_2Leu　R_2=$(CH_3)_2CHCH_2$　R_3=Me
jubanine A　R_1=*N*,*N*-Me_2Phe-Phe　R_2=C_3H_6(Me)　R_3=Me
jubanine B　R_1=*N*,*N*-Me_2Phe-Phe　R_2=Bz　R_3=Me

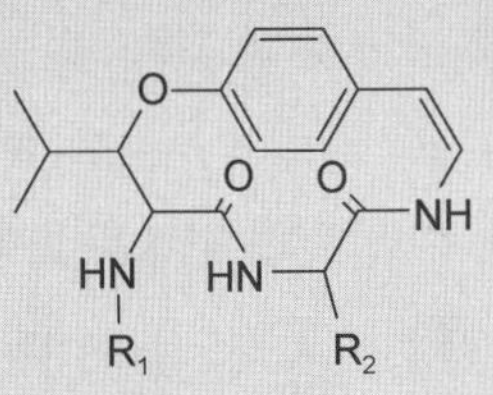

无刺枣因S1　R_1=*N*,*N*-Me_2Phe　R_2=$(CH_3)_2CHCH_2$
无刺枣因S2　R_1=*N*,*N*-Me_2Ile　R_2=$(CH_3)_2CHCH_2$
无刺枣因S4　R_1=*N*,*N*-Me_2Leu　R_2=$(CH_3)_2CHCH_2$
无刺枣因S5　R_1=*N*,*N*-Me_2Val　R_2=$(CH_3)_2CHCH_2$

图2-71　枣属植物中生物碱类成分的化学结构

4. 核苷类 大枣及酸枣果肉中富含环核苷酸类成分 cAMP 及环磷酸乌苷(cyclic guanosine monophosphate, cGMP),其中尤以大枣果肉中含量为高。此外,尚在大枣果肉中发现尿苷(uridine)、乌苷(guanosine)、胞苷(cytidine)、次黄嘌呤(hypoxanthine)、腺嘌呤(adenine)、乌嘌呤(guanine)和尿嘧啶(uracil)等核苷及碱基类化学成分。

5. 糖类 枣属植物中的多糖类成分是一类非常重要的生物活性物质,具有增强免疫、改善胃肠环境等作用。但现有研究多集中于大枣果肉多糖的研究,其他研究相对较少。大枣中含有的多糖类成分大致可分为水溶性中性多糖和酸性多糖,其中酸性多糖又称为大枣果胶。研究显示,大枣中的酸性多糖其单糖组成主要为 L -鼠李糖、L -阿拉伯糖、D -半乳糖、D -甘露糖和 D -半乳糖醛酸;其主链多为 a - D - $(1{\rightarrow}4)$ -聚半乳糖醛酸与 $(1{\rightarrow}2)$ - L -鼠李糖残基或 $(1{\rightarrow}2,4)$ - L -鼠李糖残基交联而形成,多具支链,且多连接于主链鼠李糖基 O—4 位。此外,有报道尚从金丝小枣中分离得到糖蛋白 ZSG4b,其平均分子量为 140 kDa,其中糖含量为 83.5%,蛋白含量为 9.7%;单糖组成为鼠李糖、阿拉伯糖、甘露糖、半乳糖(摩尔比为 13.8:4:3:8),以及相对含量 29% 的半乳糖醛酸;其氨基酸组成主要为天冬氨酸、谷氨酸、丝氨酸、苏氨酸和亮氨酸,且蛋白与糖通过氧键相连。

此外,枣属植物果实中富含果糖、葡萄糖及蔗糖等单(双)糖类成分,其中大枣果肉中 3 种糖类成分的总量可达干果重的 50% 以上。

6. 氨基酸类 大枣果实富含氨基酸类成分,其中以脯氨酸的平均含量最高,达 2.67 mg/g,其次为天冬酰胺(0.70 mg/g);8 种必需氨基酸中,除部分品种未检测到苏氨酸外,其余 7 种氨基酸类成分均广泛存在于各样品中。此外,除组成蛋白质氨基酸外,大枣果实中还含有非蛋白氨基酸,即 γ -氨基丁酸、羟脯氨酸和瓜氨酸。

7. 脂肪油类 枣属药用植物的种子中富含脂肪油,其中酸枣种子中含有大约 32% 的脂肪油,以不饱和脂肪酸居多,主要为油酸、亚油酸、棕榈酸、硬脂酸、亚麻酸、花生酸、花生烯酸、山芋酸。酸枣仁脂肪油中非皂化物含量约为 1.6%,含量最高的为角鲨烯。酸枣仁脂肪油具有调节血脂的作用,已广泛用于具有降血脂及保护心脑血管作用的药物及保健食品的开发。

此外,在枣属药用植物的果实及种子中发现了神经酰胺及脑苷脂类化学成分;枣属药用植物的果实及种子中还含有植物甾醇类成分、维生素及矿物质元素等。在无刺枣 Ziziphus jujuba var. inermia (Bunge) Rehder 果实中尚含有无刺枣苷(zizybeoside)Ⅰ和Ⅱ、无刺枣催吐醇苷(zizyvoside)Ⅰ和Ⅱ、长春花苷(roseoside)等糖苷类成分。

【资源性化学成分动态评价】

枣属植物在我国的分布范围较广,其中尤以大枣的分布最为广泛,广布于我国大部分地区,且栽培品种繁多;枣属植物中所含的资源性化学成分随品种、产地、采收期的不同,其含量均有差异,且不同组织器官中其资源性化学成分的分布量也存在差异。因此,开展我国枣属主要药用资源植物中资源性化学成分的动态评价,将为其高效利用提供支撑。

1. 枣属药用植物药材形成过程中资源性化学成分的动态评价 大枣果实发育过程中,其三萜酸类成分的含量差异较大。在果实整个发育期中,随着果实的逐渐成熟,其 10 种三萜酸类成分的总量呈递增趋势。其中,羽扇豆烷型及美洲茶烷型成分的含量均随果实的逐渐成熟而呈现递增趋势,至成熟时含量达到最高;而齐墩果烷型和乌苏烷型成分则随果实逐渐成熟,其含量渐增,至白熟期含量达到最大值,之后又下降。不同类型资源性化学成分中,硬核期前均为具有 2,3 -二羟基结构的成分其含量为最高;之后随果实逐渐成熟,具有 3 -羧基结构的成分的含量快速增加;在白熟期及成熟期则均以其含量为最高。总三萜含量以白熟期前为最高,随果实的成熟其含量逐渐下降。

以灵武长枣为受试样品进行枣果中核苷类资源性化学成分的积累规律研究,结果显示,多数核苷及碱基类成分均伴随大枣果实生长发育全过程;尿苷、腺嘌呤、腺苷随大枣果实的逐渐成熟,其含量渐次降低,至成熟时含量最低;胞苷含量随果实逐渐成熟而递增;次黄嘌呤在硬核期前其含量呈下降趋势,后逐渐升高,至白熟期含量最高,成熟时含量有所下降;cAMP 和 cGMP 在白熟期前其含量呈缓慢增长趋势,之后含量迅速升高,至成熟时达到最高。

在大枣果实的整个发育期中,随着果实的逐渐成熟,葡萄糖及果糖含量呈递增趋势;蔗糖在硬核期前未检测到,之后随果实逐渐成熟其含量持续上升。3 种糖类成分均为白熟期后含量增长显著,表明大枣果实在白熟期后进入糖类资源性化学成分的快速积累阶段。

在大枣果实的整个发育期中,随着果实的逐渐成熟,氨基酸类资源性化学成分的总量呈先上升后下降的变化趋势,其中以天冬酰胺的含量变化最为显著,其含量从其结实起的 50 日内增加了近 20 倍,达到 31.85 mg/g,而至其成熟时其含量下降至 9.15 mg/g。脯氨酸在结实后的 80 日内均未检出,之后其含量快速增加,表明白熟期后为脯氨酸的主要积累期。

比较临漪梨枣和冬枣不同成熟期时其维生素 C 的含量变化,结果显示,梨枣与冬枣果实中的维生素 C 含量变化在总体上为幼果期含量较低,随果实的增长,含量迅速升高;7 月份中旬升至高峰。7 月份中旬至 8 月份中旬,维生素 C 含量变化不明显。8 月份中旬至果实成熟,维生素 C 含量迅速下降;成熟时,梨枣果实的维生素 C 含量为 226.13 mg/100 g,冬枣为 249.16 mg/100 g。临漪梨枣、冬枣果实的可滴定酸含量的变化随果实发育都经历了由高渐次降低,至成熟前再升高的趋势,从整个枣果生长期来看,梨枣果实的可滴定酸含量高于冬枣。

2. 不同产地、不同品种枣属药用植物资源化学成分的动态评价　大枣、酸枣、滇刺枣 3 种药用植物果实中的总三萜含量由高到低依次为酸枣(0.76%)、大枣(0.57%)、滇刺枣(0.19%)。在大枣不同栽培品种中,含量最高的为山东省沾化区产的冬枣,含量达 1.39%,最低的为新疆维吾尔自治区和田市产的俊枣,含量为 0.25%。研究还发现,酸枣果肉中所含的三萜酸类成分以坡模堤酮酸含量为最高,而其在大枣果肉中含量极微。不同产地大枣样品中总三萜含量差异较大,其中新疆维吾尔自治区产大枣的总三萜含量(0.29%)显著低于全国其他地区的平均水平(0.60%);不同产地的相同栽培品种,其总三萜含量也存在较大差异,如新疆维吾尔自治区产的俊枣、梨枣、灰枣中总三萜含量显著低于其他产地的相同品种。

此外,以大枣果肉中分离得到的 10 种三萜酸类成分为指标,对分布于我国河南省、山东省、河北省、山西省、陕西省、甘肃省、宁夏回族自治区及新疆维吾尔自治区共计 22 个产地的 36 个大枣栽培品种,共计 42 批样品中的三萜酸类成分含量进行考察,结果显示,所有大枣样品均富含三萜酸类成分。各样品中白桦脂酸与乌苏酮酸的含量相对较高。

以酸枣仁中含有的 2 种主要皂苷类成分(酸枣仁皂苷 A 和 B)为指标,对分布于我国 11 个酸枣仁主产地的酸枣仁样品和云南省大理市产的滇枣仁样品进行测定,结果显示,不同产地酸枣仁样品在酸枣仁皂苷 A、B 的含量上差异较大;河北省 5 个样品的 2 种皂苷含量明显高于其他产地;滇枣仁中含有的三萜皂苷类成分其含量显著低于酸枣仁(图 2-72)。

对分布于我国河北省和山东省 7 个产地的酸枣仁样品中 2 种主要黄酮苷(棘苷和 6‴-阿魏酰斯皮诺素)进行测定,结果显示(图 2-73),不同产地酸枣仁样品中棘苷的含量均高于 6‴-阿魏酰斯皮诺素;各样品的黄酮苷含量差异较大,山东省临沂市产酸枣仁样品中 2 种黄酮苷的含量最高,山东省济南市、枣庄市产酸枣仁样品中 2 种黄酮苷的含量较小;河北省 3 地酸枣仁样品中 2 种黄酮苷的含量差异较小。比较分析了酸枣仁与滇枣仁中总黄酮苷含量,结果显示,滇枣仁中黄酮苷含量(1.82 mg/g)高于酸枣仁(1.22 mg/g)。

枣、酸枣、滇刺枣 3 种药用植物果实中的总黄酮平均含量由高到低依次为枣(0.92%)、大枣

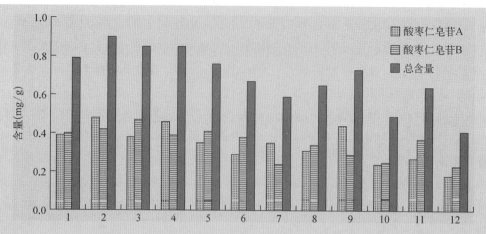

图2-72 不同产地酸枣仁(滇枣仁)中皂苷类成分的含量比较

1. 河北省迁西县;2. 河北省遵化市;3. 河北省安国市;4. 河北省青龙满族自治县;5. 河北省武安市;6. 山西省左权县;7. 陕西省宝鸡市;8. 陕西省铜川市;9. 辽宁省朝阳市;10. 河南省三门峡市;11. 山东省烟台市;12. 云南省大理市(滇枣仁)

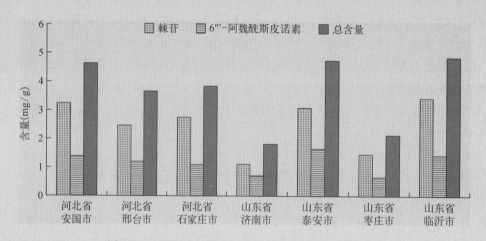

图2-73 不同产地酸枣仁中黄酮苷类成分的含量比较

(0.29%)、滇刺枣(0.13%);大枣不同栽培品种的总黄酮含量存在较大差异,其中含量最高的为安徽省芜湖市产的菱枣品种,其含量达到0.80%,其次为河北省阜平县产的阜平大枣(0.61%),最低的为新疆维吾尔自治区和田市产的骏枣品种,其含量仅为0.06%;不同产地样品之间的总黄酮含量也可见显著差异,其中新疆维吾尔自治区产大枣样品的总黄酮平均含量(0.10%)远低于其他地区的平均水平(0.31%);新疆维吾尔自治区产酸枣样品的总黄酮含量也低于其他地区所产酸枣样品。

对分布于我国北方26个产地的43个大枣栽培品种,共计49批大枣果肉样品中的核苷及碱基类成分进行分析,结果显示,所试大枣样品中普遍含有cAMP、cGMP、尿苷、鸟苷、腺嘌呤、次黄嘌呤、鸟嘌呤、胞苷及尿嘧啶9种核苷及碱基类成分。其中,平均含量较高的化学成分为cAMP和尿苷,分别达到189.24 μg/g样品干重和152.25 μg/g样品干重,平均含量最低的为次黄嘌呤,为5.77 μg/g。不同栽培品种的核苷含量差异较大,其中cAMP含量最高的为山西省太谷区产的壶瓶枣品种,达到0.46 mg/g;9种核苷总量最高的为陕西省彬县产的晋枣品种,达1.2 mg/g。

此外,酸枣仁与滇枣仁中的核苷和碱基类成分的比较分析结果显示,酸枣仁样品中核苷和碱基类成分总量(167.2 μg/g)显著高于滇枣仁样品(56.8 μg/g)。在多数酸枣仁样品中,腺苷、尿苷和腺嘌呤的含量相对较高,其平均含量分别为35.8 μg/g、33.9 μg/g和25.8 μg/g,占核苷及碱基总含量的近60%;而多数滇枣仁样品的核苷及碱基类成分以尿苷(16.2 μg/g)和腺苷(11.6 μg/g)的相对含量较高。

枣属药用植物果实中多糖类资源性物质的分布量由高到低依次为滇刺枣(7.15%)、酸枣(6.55%)、大枣(4.40%),其主要差异来源于中性多糖。大枣不同栽培品种的总多糖含量存在较大差异。

3种药用植物成熟果实果肉中含有的单糖类成分主要为葡萄糖和果糖,双糖类成分主要为蔗糖;其中,3种糖类成分的平均含量由高到低依次为葡萄糖(19.82%)、果糖(14.14%)、蔗糖(12.12%);大枣果肉中3种糖类成分的平均总量(48.09%)高于酸枣(30.40%)及滇刺枣(30.53%)。大枣不同栽培品种3种糖类成分的含量差异显著,其中尤以蔗糖含量差异最大,新疆维吾尔自治区产区所产大枣中蔗糖平均含量(58.68%)显著高于全国平均水平(13.58%),而葡萄糖(12.4%)及果糖(8.9%)的平均含量显著低于全国平均水平(葡萄糖为20.18%,果糖为14.34%);同一产地的相同栽培品种中,果形较大的样品其蔗糖含量显著高于果形较小的样品;壶瓶枣、骏枣为富含蔗糖的栽培品种。

对分布于我国不同产地的酸枣仁样品和滇枣仁样品中的脂肪酸类资源性化学成分进行组成及相对含量的测定,结果显示,不同产地酸枣仁样品中脂肪酸组成及其相对含量较为相似。各样品中,不饱和脂肪酸的相对含量较高,可达50%以上。含量最高的不饱和脂肪酸为油酸,其次为亚油酸;饱和脂肪酸含量最高的为棕榈酸。酸枣仁与滇枣仁样品中总脂肪酸及单不饱和脂肪酸含量未见显著差异,但酸枣仁样品中多不饱和脂肪酸含量显著高于滇枣仁脂肪油,饱和脂肪酸含量显著低于滇枣仁样品。

3. 枣属药用植物不同组织部位资源化学成分的动态评价 大枣及酸枣不同组织器官中三萜酸类成分的组成及含量存在差异。研究发现,三萜酸类成分在果肉及叶中分布较多。酸枣果肉中三萜酸总量高于相同产地的大枣果肉;大枣及酸枣果肉中C—3位氧化形成的3-羰基三萜酸类成分的含量相对较高,而其叶中则难以检测到该类成分。酸枣仁中含有的三萜酸类成分种类相对单一,主要为白桦脂酸和麦珠子酸,但其中白桦脂酸含量较高,达到3.6 mg/g。果核中三萜酸类成分含量较少,仅为0.11 mg/g。

枣属药用植物不同部位中核苷类、核酸类及碱基类成分的分布规律为:3类成分中,以叶片和果肉中含量为高,果核中含量较少;核酸类成分主要存在于果肉中,且以环核苷酸类成分的含量为最高,核苷类和碱基类成分以叶片中含量较高;3类成分在果核中分布量均较少。所有部位样品中核糖核苷类成分的含量均普遍高于脱氧核糖核苷类成分,且后者多存在于叶片部位。酸枣果肉中,以上3类成分的含量低于大枣及滇刺枣果肉。

4. 枣属药用植物药材产地加工过程中资源性化学成分的动态评价 大枣果实在干燥过程中,多数三萜酸类成分在烘制24 h后,其含量均明显增加,但之后随干燥时间的延长,其变化不显著;新鲜样品蒸制后,其多种三萜酸类成分的含量显著增加。

大枣果实在干燥过程中,核苷类成分随干燥时间的延长,其总量呈递增趋势,其中尤以烘制96 h以前的变化最为明显,各类资源性化学成分中以cAMP和cGMP含量增加最为显著;蒸制大枣样品相对未蒸制样品,其cAMP和cGMP含量均不同程度地降低。

新鲜大枣在45℃干制过程中,蔗糖随干燥时间的延长,其含量渐次降低,葡萄糖和果糖随干燥时间的延长,其含量逐渐增加;新鲜大枣蒸制后,其蔗糖含量降低,葡萄糖和果糖含量升高。

【资源价值与开发利用】

1. 枣资源的利用价值与应用 目前,枣属药用植物资源的利用仍以其果实、种子作为药品或食品应用为主。其作为药品应用时,又多以饮片配伍或作为制剂原料为主,少见深加工产品。

(1) 大枣资源:大枣为临床常用中药,常与生姜、甘草同用,主治脾虚食少、乏力便溏、妇人脏躁等症。多用于临床配方及成方制剂,如姜枣祛寒颗粒、当归红枣颗粒、芪枣颗粒、杞枣口服液、姜枣颗粒等。大枣也是药食同源品种,具有较高的营养价值,目前,其资源消耗仍以鲜果或干果应用于食品领域为主。以大枣为原料加工制成的保健食品日益丰富，主要包括红枣饮料、红枣糖果、红枣发酵品等。此外，大枣非药用组织器官也多在医药领域中应用。枣核烧后研末敷，具有解毒、敛疮之功效，可用于治疗臁疮、牙疳；枣树叶可用于治疗小儿发热、疮疖、热痱、烂脚、烫火伤等症；枣树皮煎汤内服可用于治疗泄泻、痢疾、咳嗽、崩漏等症，煎汤外洗或研末撒可治疗外伤出血、烧烫伤等；枣树根则具有调经止血、祛风止痛、补脾止泻之功效。

（2）酸枣资源：酸枣的成熟种子酸枣仁是中医临床常用的安神药物，主要用于神经衰弱、失眠、多梦及以情绪或神志障碍为主要表现的精神系统疾病的治疗，现已开发的成方制剂主要有安神胶囊、安神宝颗粒、复方枣仁胶囊等。酸枣仁也是药食同源品种，常用于能够改善睡眠质量、促进学习记忆能力等功能性保健食品的开发。酸枣果肉的营养物质含量丰富，目前在食品领域多有应用，如酸枣汁饮料、酸枣果酒、酸枣果醋等。此外，酸枣果肉可用于出血、腹泻等症的治疗；酸枣花可用于治疗金疮内漏、目昏不明；酸枣叶可用于治疗臁疮；酸枣刺可用于治疗痈肿、喉痹、尿血、腹痛等症；酸枣树皮可用于治疗烧烫伤、外伤出血；酸枣根可用于治疗失眠、神经衰弱等症。

（3）滇刺枣资源：滇刺枣的成熟种子在云南省及周边地区常作为地方习用药材，其功效与酸枣仁相似，现多充作酸枣仁销售。滇刺枣为紫胶虫的主要寄主，可用于化工原料紫胶的生产。

2. 枣资源的深加工与产品开发　大枣及酸枣果肉中含有的三萜酸类成分具有抗肿瘤、抗炎、抗病原微生物等多重生理活性，有望成为开发新药的先导化合物；大枣多糖具有增强免疫、改善胃肠环境等作用，在医药保健领域具有较好的应用前景；大枣果实中的香味成分可在食品及烟草行业中用作矫味剂。酸枣仁中含有的皂苷类、黄酮类、生物碱类、脂肪油类等资源性物质均具有一定的镇静催眠作用。以上几类成分均有望开发为治疗神经系统疾病的新制剂。

大枣成熟果实中含有大量的葡萄糖、果糖及蔗糖等糖类成分，可利用大枣等外果及其干燥过程中产生的浆果、烂果，经提取、浓缩、大孔吸附树脂柱分离、离子交换树脂柱分离等工艺，生产具有大枣特有风味及保健功效的大枣蔗糖和果葡糖浆。大枣果皮富含红色素物质，其色泽鲜艳，经提取分离后可制备天然红色素。此外，大枣浆果、烂果中尚含有大量三萜酸类成分，可用于功能性健康食品的开发。

3. 枣资源产业化过程中产生的废弃物的资源化利用研究

（1）大枣及酸枣叶的资源化利用研究：大枣及酸枣的嫩叶和芽经清洗、脱水、炒制杀青后可制成大枣叶茶，具有安神利眠、补血、养心、提高睡眠质量等作用。

大枣及酸枣的叶中富含三萜皂苷类成分，该类成分能够抑制葡萄糖、果糖、甜菊苷、甘氨酸、糖精钠、阿斯巴甜、柚苷、二氢查尔酮所产生的甜味，改善食品甜腻的味感，其制备流程为：取大枣或酸枣叶，烘干粉碎后加正丁醇浸提，提取液回收正丁醇后加絮凝剂絮凝沉淀，上清液适当浓缩后加入丙酮沉淀，取沉淀加水溶解后经大孔吸附树脂柱色谱分离，50%乙醇洗脱液经超滤后，活性炭脱色，真空干燥后，即得富含三萜皂苷类成分的枣叶甜味抑制剂，得率约为2%。也有采用酶解法制备冬枣叶中甜味抑制剂的工艺报道，其最佳提取条件为：酶解温度60℃、酶解时间2.5 h、纤维素酶用量3 mg/g、料液比1∶25（g/mL）。在最佳提取条件下，冬枣叶中甜味抑制剂的提取率为4.09%。

此外，大枣及酸枣的叶中富含以芦丁为主要组成成分的黄酮类成分，具有防癌抗癌、抗肿瘤、抗心脑血管疾病、抗骨质疏松、清除自由基和抗氧化等生理活性，在医药、食品领域有着重要的应用。据此，建立了采用纤维素酶酶解法提取冬枣叶中总黄酮的最佳工艺条件，即为料液比1∶50（g/mL）、提取温度55℃、提取时间90 min、酶用量4 mg/g，提取率可达2.45%。

（2）酸枣果肉的资源化利用研究：中药材酸枣仁的产地加工方法为采集酸枣果实，浸泡过夜，搓去果肉，捞出，破碎核壳，淘取酸枣仁，晒干，生用或炒用。在此过程中，会产生大量的酸枣果肉及酸枣核壳资源。研究显示，酸枣果肉主要含有葡萄糖、果糖等糖类，以及小分子有机酸类、五环三萜类等成分。

酸枣果肉经水浸提、糖酸度调整、高温灭菌后，可制成酸枣汁饮料；经加水溶胀、干酵母菌发酵、乳酸菌发酵降酸、陈化处理、调配勾兑后,可制得酸枣果酒;经选果破皮、酒精发酵、醋酸发酵、澄清过滤、勾兑后,可制得酸枣果醋。

此外,酸枣果皮及果肉中存在大量的纤维素,可用于制作酸枣膳食纤维;果肉中含有大量的果糖、葡萄糖等糖类成分,可制成酸枣果葡糖浆用于食品工业;含有的小分子有机酸及酚类成分具有抗氧化活性,可用于制作具有抗氧化功能的保健食品;含有的三萜酸类成分具有抗菌、抗肿瘤等活性,可用于抗肿瘤药物的开发;还含有苹果酸等酸味成分及果糖等甜味成分,口味酸甜,在食品工业常用作天然矫味剂。通过以上多途径综合开发,可实现酸枣果肉资源的高效利用。

(3) 酸枣及大枣核壳的资源化利用研究:制备酸枣仁过程中产生的大量酸枣核壳,以及大枣深加工过程中产生的果核资源,可经干馏制备活性炭。

(4) 产业化过程中产生的大枣药渣的资源化利用研究:目前,中药工业中大枣深加工过程所产生的药渣按利用目的,主要可分为两大类。一类为以获取其多糖、核苷等水溶性成分而产生药渣,该类药渣含有大量脂溶性三萜类成分,经低极性溶剂提取、大孔树脂富集可制备总三萜部位,用于制药或健康食品开发;含有的水不溶性纤维素,可经酶解制备膳食纤维。另一类为以获取其香味成分而产生的药渣,该类药渣含有大量的多糖类成分,具有免疫增强、保护肝脏等药理作用,可用于药物制剂及健康食品开发,也可经发酵制备大枣醋、酒,或制备动物饲料。此外,大枣药渣中残存大量的枣皮红色素类成分,也可用于制备天然色素,用于食品工业。

(5) 酸枣仁药渣的资源化利用研究:酸枣仁药渣中含有大量的蛋白质类成分,可用于制备动物饲料;酸枣仁药渣中的脂肪油类成分以不饱和脂肪酸居多,可用于制备具有软化血管、降低血脂的保健食品。此外,从酸枣仁药渣中制备的脂肪类物质也可作为制造工业原料。

实例10：人参类药用植物类群资源化学研究与资源化利用

人参 *Panax ginseng* C. A. Meyer. 为五加科人参属植物。以其干燥根入药称人参(Ginseng Radix et Rhizoma),其味甘、微苦,性平、微温,具有大补元气、复脉固脱、补脾益肺、生津止渴、安神益智之功效;以其干燥叶入药称人参叶(Ginseng Folium),其味苦、甘,性寒,具有补气、益肺、祛暑、生津之功效。

【资源类群概述】

人参属 *Panax* 植物在全世界共有8种、3变种。除三叶人参 *P. trifolius* L. 仅分布于北美洲外,其他种类在中国皆有。该属植物分布于亚洲东部、中部和北美洲,起源于第三纪古热带山区的东亚、北美分布的植物区系。现代分布中心为中国西南部。

人参为第三纪孑遗植物,是一种古老稀有的物种,在自然界很稀少。中国野生人参(山参)仅产于东北长白山和张广才岭、完达山等地,数量极少。在俄罗斯远东地区,还有一定量的山参分布。目前,人参主要是人工栽培品(园参)。我国人参商品资源主要为人工栽培品(园参),主要产区分布在长白山地(包括张广才岭、老爷岭、木棱窝集岭、完达山、小兴安岭的东南部),南起辽宁省宽甸满族自治县,北至黑龙江省伊春市,即北纬40°~48°、东经117°~137°区域内的森林地带,海拔500~1 000 m,森林覆盖率为76.4%,植被为针叶混交林。其中,吉林省通化市、集安市、抚松县、靖宇县一带是著名的人参地道产区。人参喜冷凉气候,在年平均温度2.4~13.9℃,年降雨量500~2 000 mm的条件下均可栽培。

【资源性化学成分及其分布】

人参中主要资源性化学成分类型包括皂苷类、聚炔类、木脂素类、挥发油类、甾醇类、氨基酸类、多肽类和多糖类等。

1. 人参皂苷类　人参属植物均含有皂苷类资源性化学成分,按其皂苷元的基本骨架可分为五环三萜类(齐墩果酸型皂苷)、四环三萜类(达玛烷型皂苷)两大类。按皂苷元则可分为3类:齐墩果烷

（oleanane）类，该类只有人参皂苷 R_0 一种；原人参二醇（protopanaxadiol）类，该类主要有人参皂苷 Ra_1、Ra_2、Ra_3、Rb_1、Rb_2、Rb_3、Rc、Rd、Rg_3、Rh_2、Rs_1、Rs_2，丙二酰基人参皂苷 Rb_1、Rb_2、Rc、Rd，三七皂苷 R_4，西洋参皂苷 R_1，20（S）-人参皂苷 Rg_3，20（R）-人参皂苷 Rh_2，20（S）-人参皂苷 Rh_2 等；原人参三醇（protopanaxatriol）类，该类主要有人参皂苷 Re、Rf、20-葡萄糖-人参皂苷 Rf、Rf_1、Rg_1、Rg_2，20（R）-人参皂苷 Rg_2、Rh_1，20（R）-人参皂苷 Rh_1，三七人参皂苷 R_1，假人参皂苷 R_{11}、Rp_1、Rt_1，竹节参皂苷 $Ⅳ$、$Ⅳa$，20（R）-原人参三醇等。此外，还有部分皂苷的苷元母核属于二醇或三醇类型，只是在侧链上有变化，一般将其称为其他类皂苷，主要有人参皂苷 Rh_3、Rg_4、Rh_4、F_4、La，珠子参皂苷 F_4，25-羟基-人参皂苷 Rg_2，伪人参皂苷 RT_5、Rg_7，珠子参皂苷 F_2，珠子参皂苷 Ib、Rh_5、Rh_6、Rh_7、Rh_8、Rh_9 等。

人参属植物竹节参 *P. japonichs* var. *japonicus*（T. Nee）C. A. Mey.、狭叶竹节人参 *P. japonicus*（T. Nee）C. A. Mey. var. *angustifolius*（Burk）Cheng et chu、假人参 *P. pseudo ginseng* Wall.、姜状三七 *P. zingiberensis* C. Y. Wu & K. M. Feng、羽叶三七 *P. japonicus* C. A. Mey. var. *bipinnatifidus*（Seem.）C. Y. Wu & K. M. Feng、珠子参 *P. japonicus* C. A. Mey. var. *major*（Burkill）C. Y. Wu & K. M. Feng、屏边三七 *P. stipuleanthus* H. T. Tsai & K. M. Feng 等所含皂苷以五环三萜类的齐墩果烷型皂苷为主，总皂苷含量为 10%～20%；而人参、西洋参 *P. quinquelifolium* L.、三七 *P. notoginseng*（Burkill）F. H. Chen ex C. H. Chow 所含皂苷则以四环三萜类达玛烷型皂苷为主。已从鲜人参、人参（生晒参、白参类）、红参、人参叶、花（花蕾）、果实中分离出 40 多种人参皂苷。西洋参根中所含皂苷的种类大多与人参相近，其奥克梯隆醇（ocotillol）型拟人参皂苷 F_{11}、拟人参皂苷 RT_5 等为西洋参的特征性皂苷成分，可区别于人参和三七。人参皂苷主要的母核结构包括以下几种类型：原人参二醇型皂苷、原人参三醇型皂苷、齐墩果烷型人参皂苷，如图 2-74 所示。

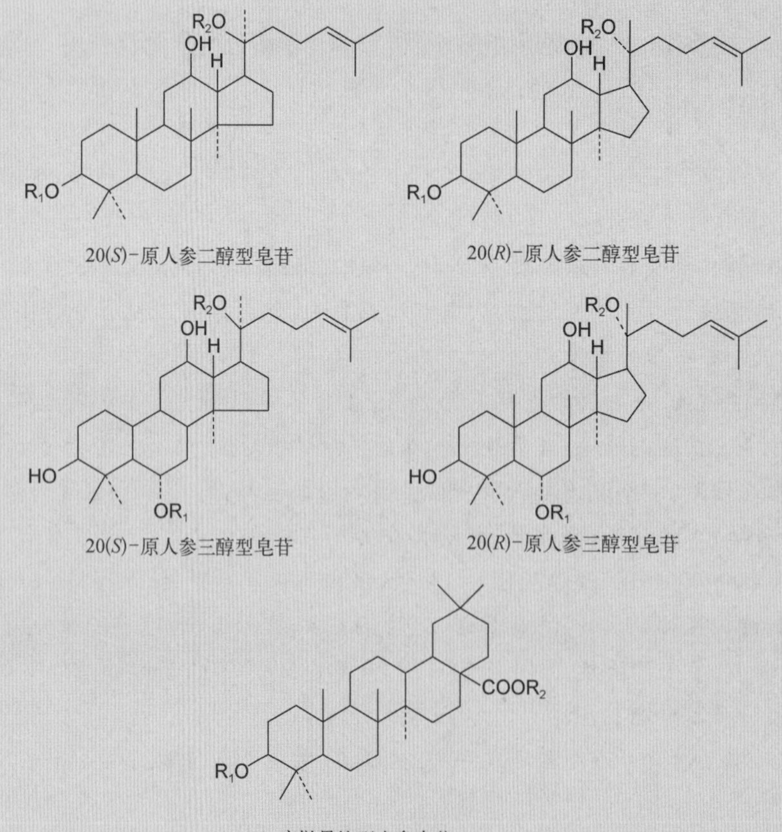

20(*S*)-原人参二醇型皂苷　　　　20(*R*)-原人参二醇型皂苷

20(*S*)-原人参三醇型皂苷　　　　20(*R*)-原人参三醇型皂苷

齐墩果烷型人参皂苷

图 2-74　3 种类型人参皂苷的母核结构

2. 糖类　人参根中糖类成分的含量约占人参根干重的60%~80%,是人参根的主要资源性化学成分之一。多糖中的主要成分则以淀粉(约占总多糖的80%)为主。淀粉对参根加工质量的影响极大,淀粉含量高的鲜参,其加工后的干品质量好。糖类成分在加工成各类商品后其含量有所降低,红参类下降最多。该类成分主要包括人参多糖、三糖、双糖和单糖。人参多糖具有抗癌活性,并对慢性肝炎、高血糖等症具有一定疗效。红参中特有的麦芽醇(maltol),具有显著的抗过氧化、抗衰老作用。

3. 聚炔类　该类成分均具有明显的细胞毒活性。代表性化学成分有人参炔醇(panaxynol)、人参环氧炔醇(panaxydol)、17-碳-1-烯-4,6-二炔-3,9-二醇、人参炔三醇(panaxytriol)等。

4. 多肽类　人参中已发现的多肽类成分有20余种,具有降血脂和肝糖原作用。代表性化学成分人参多肽-Ⅵ氨基酸序列为 Glu - Thr - Val - Glu - Ile - Ile - Asp - Ser - Glu - Gly - Gly - Asp - Ala。

5. 氨基酸类　人参中含有普通氨基酸16种,特殊氨基酸有具有止血活性的三七素、具有抑制神经传导递质活性的γ-氨基丁酸、具有胰岛素样作用的吡咯谷氨酸等;红参中尚含有具有增强细胞免疫功能、改善末梢循环等作用的精氨酸双糖苷(argininyl-fructosyl-glucose, AFG)和精氨酸果糖苷(argininyl-fructoses, AF),均是较有前途的抗衰老化学成分。

此外,人参中尚含有高密辛(gomisin) A、N等木脂素类成分,其具有明显的抗肝毒活性。人参植物中含有的挥发油以倍半萜类成分为主,具有特有香气和多种生物活性,多数成分具有消炎和抗癌等作用。

【资源性化学成分动态评价】

1. 不同生长年限、不同生长期人参中资源性化学成分的动态评价　对吉林省长白县的1~6年生人参中的人参总皂苷含量进行分析,结果显示,总皂苷含量随人参生长年限的延长而呈现递增的趋势。对产于吉林省集安市的人工栽培人参3、4、5、6年生根在不同生长期的人参总皂苷含量进行分析,结果显示,总皂苷含量随人参生长年限的延长而增加,但4~6年期间的增长速度不明显;同一年中的不同发育期,人参根呈现出开花期的总皂苷含量比展叶期有所下降,但在结果期至枯萎期均保持平稳增长的趋势(图2-75)。

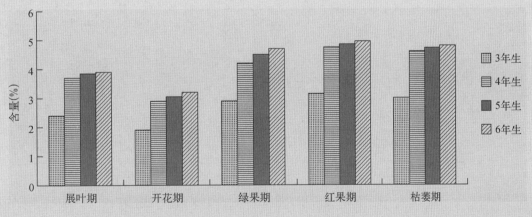

图2-75　不同生长年限、不同生长期人参根中总皂苷含量的动态积累

分析比较1~5年生人参不同部位中人参皂苷的含量,结果显示,人参根中7种人参皂苷的含量在总体上呈随生长年限的延长而增加的变化趋势(图2-76~图2-78)。1年生人参根中人参皂苷Re含量高于其他人参皂苷,并随生长年限的延长而缓慢增加。人参皂苷Rg_1、Rb_1、Rd的含量在1~4年随生长年限增加而增加,而后逐渐降低。人参叶中皂苷类成分含量的积累与生长年限的关系不明显。人参

须根中人参皂苷 Re 含量最高,总皂苷含量随生长年限的延长而增加,1~2 年增加缓慢,3~5 年变化显著。

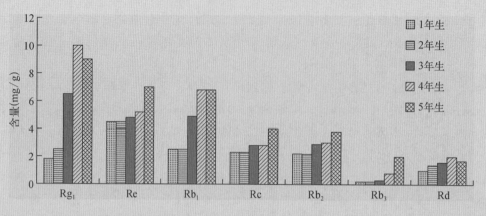

图 2-76   不同生长年限人参根中皂苷类成分的动态积累

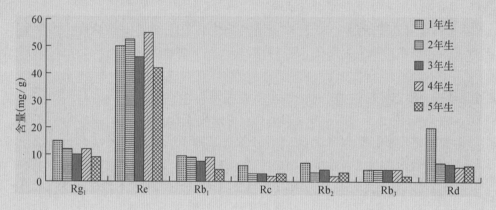

图 2-77   不同生长年限人参叶中皂苷类成分的动态积累

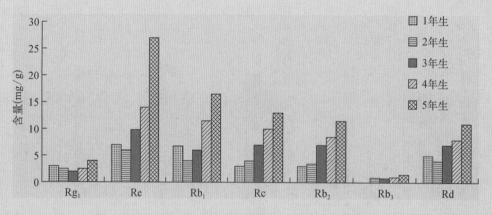

图 2-78   不同生长年限人参须根中皂苷类成分的动态积累

　　评价不同生长年限、不同采收期人参根中的总糖含量,结果显示,人参根中总糖含量随着参龄的增长而有所增加,但增加的幅度不大,其中 6 年生人参根的总糖含量最高。不同生长年限的人参根中总糖含量的最高值均出现在出苗展叶期(图 2-79)。

　　2. 不同产地人参中资源性化学成分的动态评价　　分析评价了不同产地人参中人参皂苷 Rg₁、Re、Rf、Rg₂、Rb₁、Rc、Rb₂、Rb₃ 和 Rd 的含量,结果显示,不同产地人参中人参皂苷含量差异显著,吉林

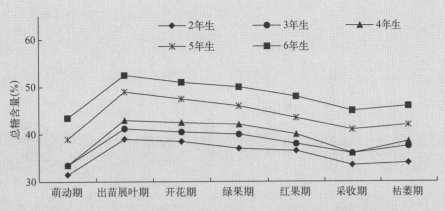

图 2-79　不同生长年限、不同采收期人参根中总糖含量的动态积累

省通化市产的人参中人参皂苷总含量为最高;人参中主要资源性化学成分人参皂苷 Rg_1、Re、Rb_1 的含量随产地不同而呈现出一定的差异,其中吉林省靖宇县与吉林省抚松县、吉林省靖宇县与吉林省通化市,吉林省通化市与辽宁省桓仁满族自治县产的人参中人参皂苷含量的相关性均较好($r>0.97$)(图 2-80)。由此可见,人参中人参皂苷含量及不同人参皂苷的比例受产地生态因素的影响较为显著。

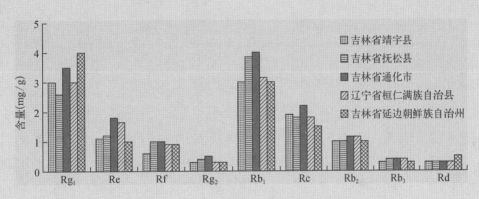

图 2-80　不同产地人参中 9 种人参皂苷类成分的含量变化

　　分析评价了吉林省集安市和露水河镇不同产地人参根中粗多糖、总糖、糖醛酸、淀粉的含量,结果显示,在不同产地、同一年生的人参根中,按照粗多糖、总糖、糖醛酸、淀粉含量出现最高值的时期比较,粗多糖含量在集安地区均高于露水河地区(出苗展叶期);总糖含量为集安地区均高于露水河地区(出苗展叶期);糖醛酸含量为集安地区均高于露水河地区(出苗展叶期);淀粉含量为集安地区(枯萎期)均高于露水河地区(枯萎期)。

　　3. 人参不同部位中皂苷类资源性化学成分的动态评价　采用 HPLC 法分析比较吉林省靖宇县产 5 年生人参不同部位中人参皂苷的含量,结果显示,在人参不同部位中人参皂苷类成分的含量由高到低依次为须根、叶、根茎、根、茎(图 2-81)。人参叶和须根中人参皂苷 Re 含量是人参皂苷 Rg_1 含量的 5 倍,但人参皂苷 Re 含量低于根中人参皂苷 Rg_1 含量,其中人参皂苷 Rg_1、Re、Rb_1 是人参根中的主要成分。

　　除人参不同部位中人参总皂苷含量有差异外,各部位的皂苷类型也存在较大差异,其中地下部分的人参根、根茎中二醇型皂苷的含量较高,而地上部分的茎、叶、花、果实和种子中的三醇型皂苷含量较高(图 2-82)。

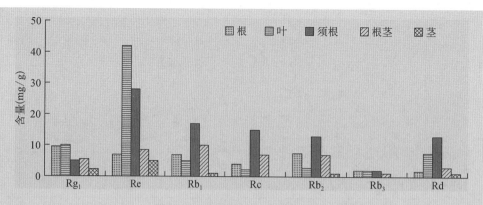

图 2-81　5 年生人参不同部位中皂苷类成分的分布规律

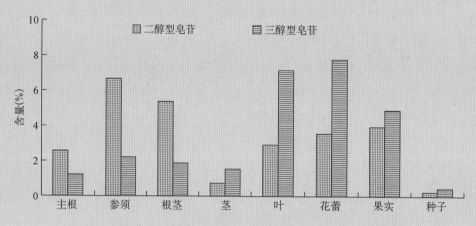

图 2-82　人参不同部位中二醇、三醇型皂苷类成分的分布规律

4. **不同品种人参中人参皂苷类资源性化学成分的动态评价**　栽培人参按参根特点,可分为大马牙、二马牙、长脖、圆膀圆芦、竹节芦等农家品种;按商品特点,可分成普通参、边条参、石柱参;按选育品种,可分为吉参 1 号、吉林黄果参、宝泉山人参等。对 7 年生不同类型的人参中皂苷类成分进行分析,结果显示,抚松大马牙、二马牙、长脖参中人参皂苷类成分的含量分别为 4.33%、4.74%、5.36%;集安大马牙、二马牙、长脖、圆芦、竹节芦中人参皂苷类成分的含量分别为 5.39%、4.24%、4.34%、4.79%、4.04%;左家黄果参中人参皂苷类成分的含量为 5.74%。以抚松长脖参、集安大马牙、左家黄果参中人参皂苷类成分的含量为高,品质较佳。

5. **人参产品加工过程中资源性化学成分的转化规律**　人参不同的加工过程其化学成分变化具有一定的规律性,形成了各自特有的资源性化学成分,表现为药性与功效存在一定的差异。

鲜人参含有较为丰富的丙二酸单酰基人参皂苷类成分,因其性质不稳定,在干燥和受热过程中易水解脱去丙二酸而形成相应的苷。

鲜人参通过蒸制加工成红参的过程中,可发生一系列化学转化。原级苷被水解为次级苷,如人参皂苷 Rd 被水解为人参皂苷 Rh_1;三醇型人参皂苷部分转化为人参皂苷 Rg_1。加工导致部分天然 S 构型的人参皂苷转变成 R 型,如人参皂苷 Re 转变为 20(R)-人参皂苷 Rh_1。红参中含有甘油糖脂,而在生晒参中几近于无。红参中甾醇苷脂肪酸酯的含量明显高于生晒参,这是由于鲜参中的酯酶经蒸制被灭活,使甘油糖脂和甾醇苷脂肪酸酯得以保留。

鲜人参中含有的麦芽糖与其共存的氨基酸类成分在蒸制和干燥过程中产生梅拉德反应,首先进行阿马道里重排反应,然后形成 4-O-β-葡萄糖基-1-去氧-2,3-二酮基糖。由于该化学成分极不稳定,分子内 2-酮基与 C—6 位的羟基脱水缩合、环化生成 2-羟基-甲基-吡喃酮-3-4-α-葡萄糖苷,进一步水解脱去葡萄糖,再经分子重排生成麦芽酚。

【资源价值与开发利用】

人参药用始载于《神农本草经》,被列为上品,是名贵的传统滋补中药,具有补五脏、安精神、定魂魄、止惊悸、除邪气、明目等功效,是补益养生之良药。其功效重在大补正元之气,以壮生命之本,进而固脱、益损、止渴、安神。在中医临床常用于治疗体虚欲脱、脾虚食少、肺虚喘咳、津伤口渴、内热消渴等病症。以人参为主要药味的方剂众多,著名的传统人参单方和复方包括独参汤、参芦散、参附汤、生脉散、龟龄集、人参败毒散、人参再造丸等。

研究表明,人参在心血管系统、免疫系统、消化系统等多方面具有显著的药理作用。人参及其制剂产品可加强机体的新陈代谢功能,对治疗心血管疾病、胃和肝脏疾病、糖尿病、不同类型的神经衰弱症、调节脂肪代谢、提高生物机体免疫力等均有良好疗效。以人参为主要原料开发的现代制剂有人参注射液、人参多糖注射液、参一胶囊、人参口服液、生脉饮等。

人参传统药用部位为其地下根,现全株均可入药。人参叶能清肺、止渴;人参花具有兴奋功效;人参果实能发痘。近代研究分析表明,人参地上器官(除种子外)的皂苷含量,均与根中的含量相近或高于根中的含量。目前,市场上已出现用人参茎叶、果实或花蕾等粗加工品制成的多种产品,包括保健滋补品和多种化妆品、日用品等,如人参露、人参雪花膏、健肤膏及人参茸膏等,人参与大枣、当归、甘草、枸杞配制的人参枣汁是高级滋补品。人参含有人参皂苷,可用于制成茶、参花晶等高级补品。

人参根、茎、叶、花、果实具有抗疲劳、抗衰老、辅助降低血糖和血脂等功效,可加工成形式多样的保健食品和功能性产品。加工红参时产生的人参露可制成人参可乐饮料。利用人参叶、参花、果肉,还可制成人参叶茶、人参花茶、果肉饮品等。人参不同组织器官的提取物可用作人参酒、人参糖果、人参饼干、人参面条、人参烟等的添加剂,形成独具风味的系列产品群。

人参皂苷和挥发油类成分易被人体皮肤缓慢吸收,扩张皮肤毛细血管,促进皮肤血液循环,增加皮肤营养,调节皮肤的水油平衡,防止皮肤脱水、硬化、起皱,增强皮肤弹性,且无不良刺激。人参皂苷等活性物质具有抑制黑色素形成和沉积,使皮肤美白的作用。因此,以人参及其组分或成分为补充剂或添加剂形成的具有一定保健功能的产品系列十分丰富多样,如添加人参露制成的人参牙膏,添加人参制成的人参雪花膏、人参香皂、人参洗发露等护理产品。

1. 人参的资源化利用与产业化开发

(1) 人参皂苷类资源性化学成分的开发利用:人参皂苷类化学成分是人参的主要药效物质之一,人参茎叶的皂苷提取物是《中国药典》收载的品种。人参皂苷具有增强人、动物的细胞免疫功能和抗病毒作用,同时在神经系统、心血管系统、内分泌系统、免疫系统等具有广泛的生物活性,已广泛应用于临床实践。其中,研究最多且与肿瘤细胞凋亡最为相关的是人参皂苷 Rg_3、Rh_2。众多研究表明,人参皂苷 Rg_3、Rh_2 具有较高的抗肿瘤活性,对正常细胞无毒副作用,与其他化疗药物(如顺铂)联合应用有协同作用。人参皂苷通过调控肿瘤细胞增殖周期,诱导细胞分化和凋亡来发挥抗肿瘤作用。将肿瘤细胞诱导分化成正常细胞有利于控制肿瘤发展,诱导肿瘤细胞凋亡使细胞解体后形成凋亡小体,不引起周围组织炎症反应。人参皂苷 Rh_2 也可以通过调节和增强机体免疫功能,发挥其抗肿瘤作用。目前,我国在人参皂苷的提取分离方法、制剂工艺、抗肿瘤作用机制,以及临床应用等方面做了大量研究,而且已有人参皂苷的新产品推向市场,如今幸胶囊(人参皂苷 Rh_2 单体产品)。从人参中提纯出的人参皂苷 Rg_3 作为抗癌新药参一胶囊的活性成分,已获批国家 1 类新药。

(2) 人参多糖类资源性化学成分的开发利用:人参多糖为人参的主要活性成分之一。研究表明,人参多糖不仅可显著增强腹腔巨噬细胞的吞噬功能,激活网状内皮系统功能,而且还具有直接或间接的抗肿瘤活性,临床常用于多种恶性肿瘤的综合治疗,也可用于减轻化疗和放疗引起的不良反应。目前,已有人参多糖的制剂(人参多糖注射液)作为抗肿瘤药物在临床使用,可在放疗中改善癌患者的机体免疫,减轻放疗反应和改善患者一般状况。此外,人参多糖除了具有免疫调节活性和抗肿瘤活性外,还具有细胞保护活性、降血糖活性、抗补体活性等作用。随着临床研究的逐步深入,其在抗肿瘤以外领域的应用也将越来越多。

(3)人参脂溶性资源性化学成分的开发利用:据报道,人参根的醚溶成分有较强的抗炎作用,主要化学组成成分有二十九烷,三棕榈酸甘油酯,人参萜醇,三亚油酸甘油酯,棕榈酸,α、γ-二棕榈酸甘油酯,β-谷甾醇等。此外,人参根的醚溶成分具有较强的抗癌作用。人参环氧炔醇、人参炔醇和人参炔三醇均具有抑制淋巴白细胞作用,并能抑制兔血小板聚集、释放反应和血栓的形成。

2. 人参茎叶的资源化利用与产业化开发

(1)在医药领域的应用与产品开发:研究表明,人参茎叶总皂苷对机体的神经系统、心血管系统、血液系统、内分泌系统、免疫系统等多种病症,均显示出与人参根总皂苷相似的疗效。人参茎叶总皂苷的提取工艺已日趋完善,目前的应用剂型有水煎剂、粉剂、浸膏剂、糖衣片剂、复方片剂、注射剂。

近年来,对人参茎叶中所含的人参多糖类成分也开展了研究,结果显示,人参多糖具有增强免疫功能、抑制肿瘤生长、抗溃疡,以及保护脑神经细胞等生理活性,其提取技术已达到工业化阶段。

目前,以人参茎叶为原料开发的制剂产品主要有双参素胶囊(用于心血管疾病)、人参茎叶总皂苷注射液(用于冠心病、更年期综合征、心肌缺血及高脂血症等)、活力源(用于冠心病、慢性肝炎、糖尿病及更年期综合征等)、参芪降糖软胶囊(主治消渴症,用于2型糖尿病)、人参茎叶总皂苷胶囊(用于冠心病,更年期综合征,隐性糖尿病及肿瘤的辅助用药)、清痰益康(用于消咳喘)等。

(2)通过生物转化获得抗肿瘤活性成分:人参皂苷是人参的有效成分,且均为三萜类化学成分,按其苷元结构可以分为三大类:原人参二醇类、原人参三醇类和齐墩果烷类。现代研究发现,人参属植物的抗癌活性与其含有的低极性、稀有或微量的人参皂苷类成分密切相关。国内外学者研究证明,可以通过水解、酶解等方式得到抗癌活性更强的次级皂苷或苷元。甘蔗镰孢菌 *Fusarium sacchari* 菌对人参茎叶皂苷具有极强的转化作用,可转化得到5个单体化学成分,分别为20(S)-原人参二醇[20(S)-protopanaxdiol,人参皂苷 PPD]、20(S)-原人参三醇[20(S)-protopanaxtriol,人参皂苷 PPT]、20(S)-原人参二醇-20-O-β-D-吡喃葡萄糖苷(人参皂苷化合物 K)、人参皂苷 F_1 和 Rg_1,均为达玛烷型皂苷。文献报道人参皂苷 PPD、PPT、化合物 K 和 Rg_1 均具有显著的抗肿瘤作用,均为天然存在极少的达玛烷型次生皂苷。通过利用甘蔗镰孢菌转化人参茎叶皂苷为稀有抗肿瘤皂苷,可为人参茎叶皂苷的综合利用和抗肿瘤新药的研究提供依据。人参皂苷类成分的生物转化途径如图 2-83 和图 2-84 所示。

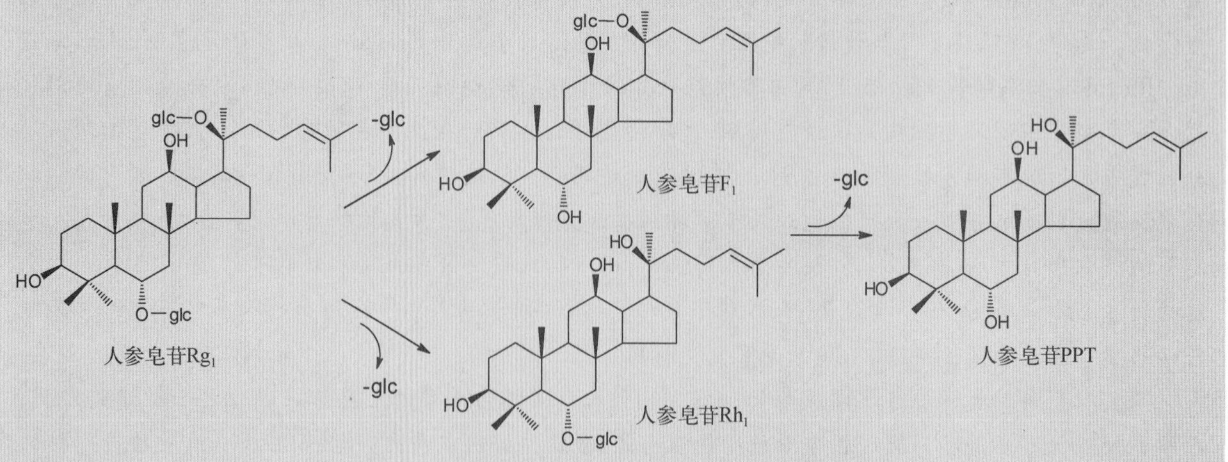

图 2-83 原人参三醇类化学成分的生物转化途径

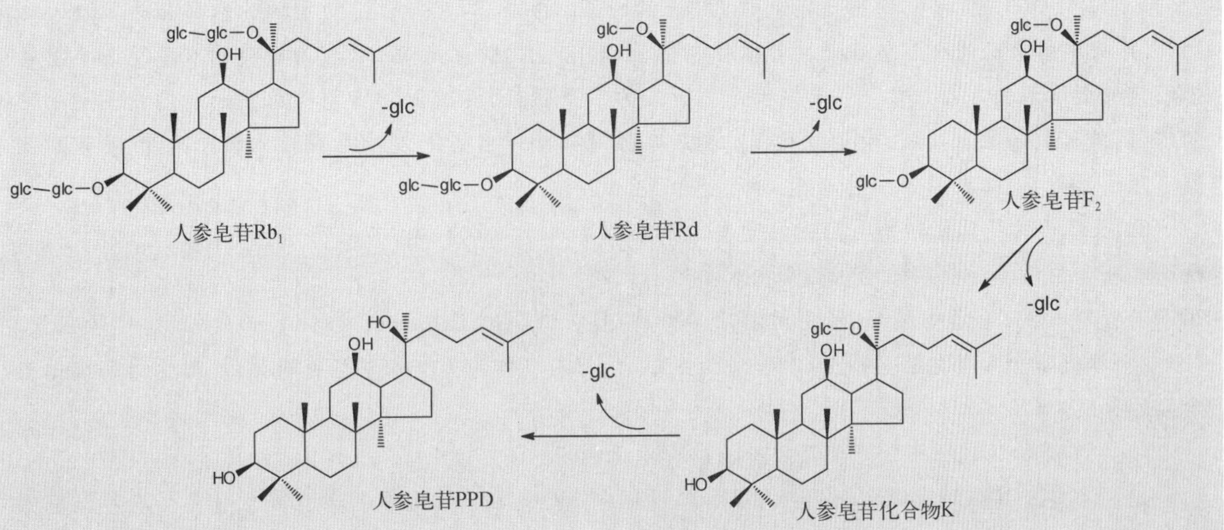

图 2-84　原人参二醇类化学成分的生物转化途径

（3）在兽药领域的应用与产品开发：人参茎叶含有的资源性化学成分也可开发为兽药产品，以人参茎叶皂苷类成分为原料研制的具有增强畜禽机体免疫力、抗疾病能力的兽药新产品已上市，为人参茎叶资源的有效利用提供了新途径。

（4）在保健食品领域的应用与产品开发：人参茎叶所含有的化学成分多样，除含有人参皂苷类成分外，还富含糖类、蛋白质和氨基酸类，以及大量人体必需微量元素，可以作为新资源保健食品进行开发。人参袋泡茶是以人参叶为主要原料，经科学方法制备而成的保健茶；人参啤酒是以人参茎叶为原料，经现代科学方法提取其有效成分（氨基酸、微量元素及人参皂苷等）配制而成的新型保健饮料。

3. 人参花的资源化利用与产业化开发　人参花是采撷人参含苞待放的蓓蕾，自然烘晒而成。中医认为，人参花味甘，性温，入肺、脾、肾经，具有健脾补虚、开胃消食之功效，适用于治疗神经衰弱、消化不良等症。药理研究表明，人参花蕾可有效调节人体阴阳平衡，改善细胞代谢水平，增强机体功能，恢复人体内各组织器官、系统功能，进而达到消除疲劳、延缓衰老的效果。

人参花富含皂苷类、多糖类、氨基酸和蛋白质类，以及多种微量元素等资源性化学成分。其在提神、降压、降糖、降血脂、抗癌、调理胃肠功能、缓解更年期综合征等诸多方面有突出的保健效果。人参花总皂苷的提取工艺与人参茎叶相同，目前多见与人参茎叶合用，现有剂型为冲剂、片剂及注射剂。

人参花现也被应用于各种饮料的制作。人参花代茶冲泡饮用，苦中带甜、清爽可口，具有解渴、解毒之功效，且善于生津又不耗气。以人参花为主要原料酿制的啤酒，具有滋补功效，清凉可口，不但具有普通啤酒的特点，且有浓郁的酒花与人参花香味，风格独特，味道纯正。

4. 人参果的资源化利用与产业化开发　人参果具有减轻衰老症状、增强记忆力等生物活性，是一种具有调节机体代谢功能的抗衰老药物，已列入药用。人参果肉（汁）中含有大量的人参皂苷类成分，可采用大孔树脂富集，80%乙醇正向洗脱，回收乙醇，制得人参果皂苷溶液，可直接用于配制制剂。

人参果实富含多糖类、氨基酸类、有机酸类等多种资源性化学成分，除药用外，还具有较高的保健作用。人参果实成熟采收后，搓洗种子时所得的外果皮、果肉、果汁及洗液（统称为"人参果浆"），经干燥或浓缩后可用于制造药物、饮料及化妆品。

5. 人参芦头的资源化利用与产业化开发　研究显示,人参芦头的生物量约为人参根部的12%~15%,芦头中所含有的人参皂苷种类与根部相似,但其含量约为主根的2倍,为重要的人参皂苷类资源性物质的提取原料。以红参芦头为主要原料开发的参芦颗粒,具有保护2型糖尿病患者内皮细胞功能的作用,并可改善临床症状,对治疗及预防糖尿病性冠心病等血管并发症有积极意义。此外,参芦口服液可用于冠心病、心绞痛等症的治疗。

6. 人参须的资源化利用与产业化开发　人参须常用于中医临床,其具有益气生津之功效,多与其他药物联合用于多种疾病的治疗。如由人参须与红花、丹参、三七、牛黄等药组方制成的心可宁胶囊可用于治疗冠心病,缓解心绞痛,特别适用于治疗由心搏力弱、心肌缺血引起的胸闷、气短、憋气等症状。此外,人参须富含人参皂苷类成分,其含量为主根的3倍,可作为提取人参皂苷的原料,用于药品及保健食品的开发。

7. 人参深加工过程中副产物及废弃物的资源化利用

(1) 液态废弃物的资源化利用:人参加工过程中产生的副产品大多用于生产化妆品。刷参水有保护皮肤,促进皮肤细胞新陈代谢,增进皮肤细腻、油润光亮等功效。现刷参水常用来制造人参防皱霜等化妆品。还有以蒸参水和刷参水代替人参制剂,配制人参系列化妆品,如人参护肤奶液、人参润霜、人参紧肤露和人参沐浴液等。

蒸参水中含有大量人参皂苷类成分,可用于提取制备蒸参水总皂苷,也可将蒸参水经浓缩直接制成人参膏供药用。人参露具有人参特有的芳香气味,现多用于制成人参糖浆等补益品或人参牙膏、人参雪花膏等日化产品,也可制成人参露酒、人参啤酒、人参汽水等饮品。人参油可用于制作药物,也可经稀释后喷洒到干燥过程中的红参表面,使红参色泽鲜艳、气味浓郁,从而提高红参等级。

(2) 固态废弃物的资源化利用

1) 人参药渣中多糖类成分的资源化利用:提取人参精后所产生的人参药渣,可用于制备具有增加机体免疫功能作用的水溶性人参多糖,其制备方法为:人参废渣加水适量,沸水煮提6 h,合并滤液,放冷,加入工业乙醇,使其含醇量达到85%,搅匀后,静置,沉淀经真空干燥后,即得灰白色粉末状的人参多糖粗品。粗多糖中含多糖、蛋白质及灰分等。粗多糖经Sevag法脱蛋白、淀粉酶水解等工艺处理,得精制人参多糖或称人参果胶。目前,以人参多糖为原料的制剂产品主要有人参多糖注射液,主要用于减轻肿瘤放、化疗引起的副作用。

2) 人参药渣生产参菇多糖:人参药渣富含营养性成分,可与长柄侧耳、平菇等食用菌共培养,其不仅对菌丝生长有明显的促进作用,且所产生的混合多糖(参菇多糖)具有一定保健功效,可用于保健食品或药品的开发。此外,人参药渣也可作为蘑菇的培养基,可使蘑菇吸收人参药渣中残余的营养成分,增加蘑菇的营养价值,从而提高经济效益。

3) 人参药渣生产饲料添加剂:提取人参精及人参多糖后剩余的人参残渣来源充足、成本低廉,可作为饲料添加剂应用于畜牧生产,可充分解决中药制药厂部分"三废"的再利用问题,具有较好的经济效益和社会效益。

实例11:丹参类药用植物类群资源化学研究与资源化利用

丹参(Salviae Miltiorrhiza Radix et Rhizoma)为唇形科鼠尾草属多年生草本植物丹参 *Salviae miltiorrhiza* Bge. 的干燥根及根茎,始载于《神农本草经》,被列为上品,"主心腹邪气,肠鸣幽幽如走水,寒热积聚;破症除瘕,止烦渴,益气"。丹参为临床常用大宗药材之一,具有活血化瘀、通经止痛、清心除烦、凉血消痈之功效,常用于治疗瘀血所致的各种疼痛、癥瘕积聚、疮痈痈肿及心悸失眠等症。

【资源类群概述】

唇形科 Labiatae 鼠尾草属 Salvia 植物在全世界约有900~11 000种,占唇形科植物总数的30%,广泛分布于热带、亚热带和温带地区。我国鼠尾草属植物约有84种,分布于全国各地,尤以西南地区最多见。我国产鼠尾草属植物主要分布在4个亚属,分别是鼠尾草亚属 Subg. Allagospadonopsis Briq.、美洲鼠尾草亚属 Subg. Jungia(Moench)Briq.、弧隔鼠尾草亚属 Subg. Salvia Benth. 和荔枝草亚属 Subg. Sclarea(Moench)Benth.。

鼠尾草属植物具有广泛的生物活性,在民间传统用药及现代医药中均有广泛应用。现代药理研究证实,该属植物具有扩张冠脉、增加冠脉流量、改善微循环、保护心肌等活性,主要用于治疗心血管疾病和中风,对泌尿系统疾病、妇科疾病、肝炎等也有良好的治疗效果。

丹参为历版《中国药典》收载中药丹参的唯一基原品种,但在民间应用和地方入药中,其同属植物资源代作丹参的品种近40多种,其中以根入药作丹参用的主要来源于弧隔鼠尾亚属的宽球苏组和荔枝草亚属的丹参组;以全草入药的主要来源于鼠尾草亚属植物。

【资源性化学成分及其分布】

对鼠尾草属植物中资源性化学成分的研究较为深入,迄今已从中发现790余种次生代谢产物,其中80%以上为萜类成分。黄酮类、三萜类和倍半萜类成分主要存在于植物叶和花中,二萜类和酚酸类成分主要存在于植物根及根茎。脂溶性的丹参二萜醌类和水溶性的丹参酚酸类成分为该属植物资源的2类主要活性成分和特征性成分。迄今,从丹参中共发现各类化学成分200余种,其中二萜醌类化合物80余种、酚酸类化合物40余种。

1. 水溶性酚酸类　丹参酚酸类成分是鼠尾草属植物的主要水溶性活性成分,为酚性芳香酸类化合物,化学骨架大多含有苯丙烷结构,该类成分在鼠尾草属植物中分布较为广泛。最常见的酚酸类化合物主要有丹参酚酸 B(salvianolic acid B)、迷迭香酸和咖啡酸(caffeic acid)。此外,丹参素(danshensu)、丹参酚酸 A(salvianolic acid A)、紫草酸(lithospermic acid)、原儿茶醛(protoeateehualdehyde)等成分也普遍存在于鼠尾草属植物的茎叶、根及根茎中,特别是宽球苏组和丹参组,这2组中的药用植物大多具有活血通经、通络的功效,在民间和地方用药中多作丹参药用。该类成分具有显著的抗氧化、抗血栓、抗动脉粥样硬化、降血脂及神经保护作用。丹参植株茎叶中的迷迭香酸含量明显高于根及根茎。化学结构如图2-85所示。

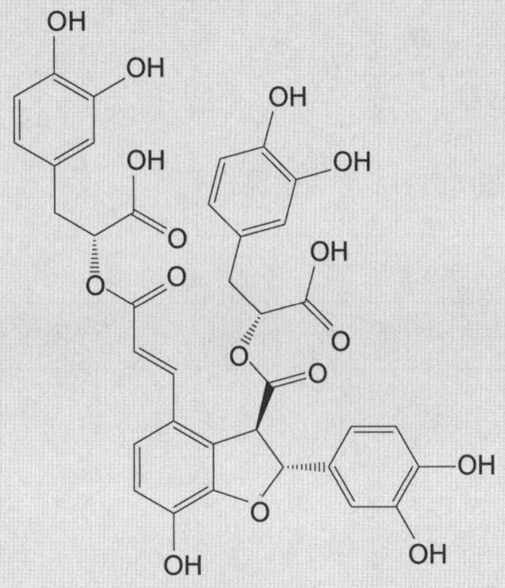

丹参酚酸B 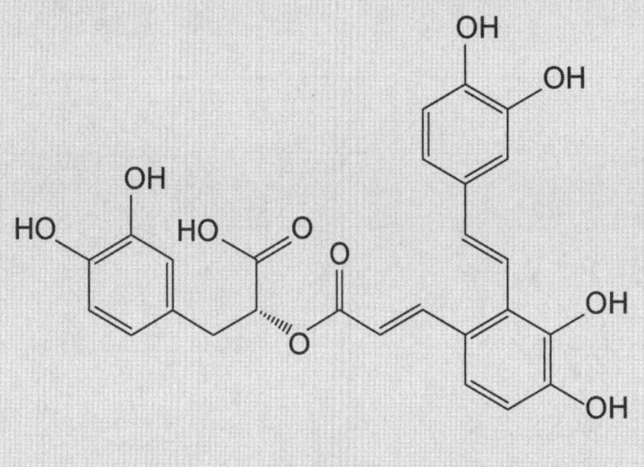　　　　　　　　　　丹参酚酸A

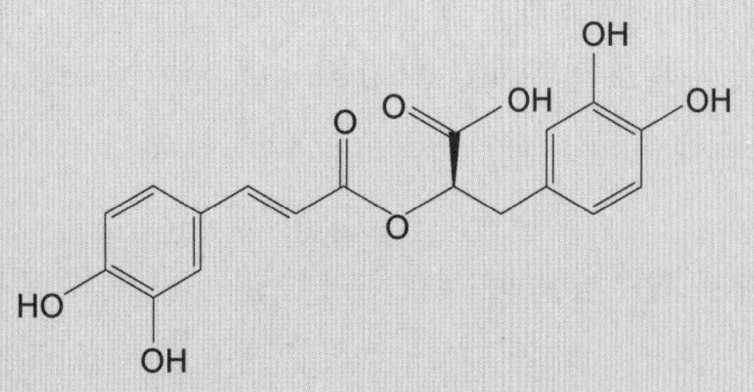

迷迭香酸

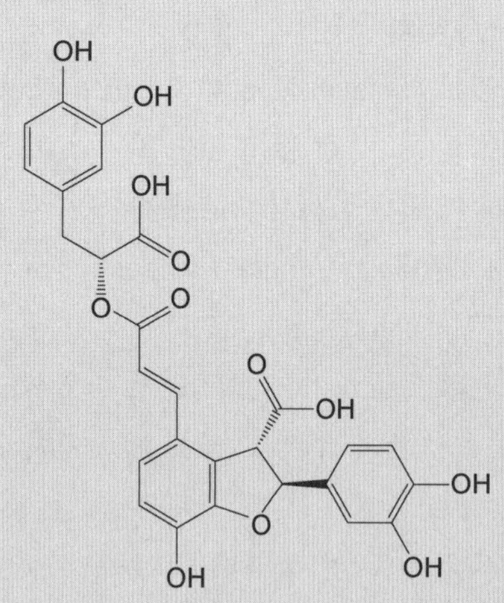

紫草酸

图 2-85 鼠尾草属植物中丹参酚酸类成分的化学结构

2. 脂溶性二萜醌类 丹参类植物资源中的脂溶性成分为二萜醌类化合物,其化学结构骨架大多具有三元、四元碳环或对醌,统称为丹参酮(tanshinone)类化合物。早在 1974 年就报道了鼠尾草属 89 种植物的根中含有罗列酮(royleanone)类或丹参酮类等具有菲环的醌类化合物 85 种,因此,菲醌类化合物可视为鼠尾草属植物的特征性化学成分。化学结构如图 2-86 所示。

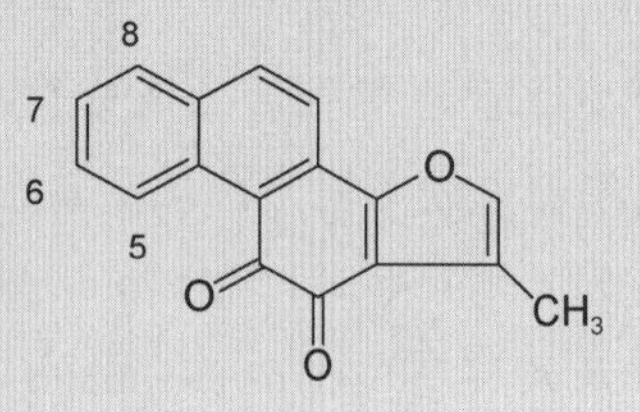

丹参酮类化合物

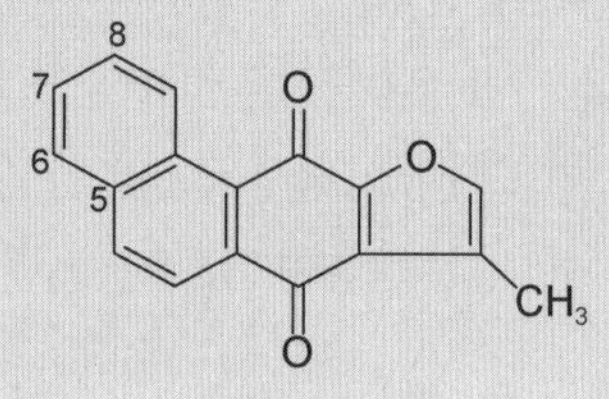

罗列酮类化合物

图 2-86 鼠尾草属植物中二萜醌类成分的结构类型

（1）丹参酮类:邻醌型丹参酮类成分在鼠尾草属植物资源中分布较为广泛(表 2-10)。迄今为止,国内外学者已从丹参及其同属植物中分离得到数十种丹参酮类成分,包括丹参酮(tanshinone)Ⅰ、ⅡA、ⅡB,隐丹参酮(cryptotanshinone),新隐丹参酮(neocryptotanshinone),二氢丹参酮Ⅰ(dihydrotanshinone Ⅰ),次甲丹参酮(methoytanshinone),紫丹参素(przewaquinone)甲、乙、丙、丁、戊,丹参新酮等(图 2-87)。该类成分具有抗肿瘤、抗菌消炎、抗糖尿病、保肝和免疫调节等活性。

表 2-10 鼠尾草属植物资源中部分丹参酮类成分的分布情况

品种	代表性成分含量				
	总丹参酮	丹参酮ⅡA	隐丹参酮	丹参酮Ⅰ	次甲丹参醌
栗色鼠尾草	+++	+	+	+	+
毛地黄鼠尾草	++	−	−	+	−
雪山鼠尾草	−−	−	−−	+	−−
黄花鼠尾草	−−	−−	−−	−−	−−

续　表

品种	代表性成分含量				
	总丹参酮	丹参酮ⅡA	隐丹参酮	丹参酮Ⅰ	次甲丹参醌
橙色鼠尾草	+++	++	++	+	+
荞麦地鼠尾草	−	+++	−−	+	+
甘西鼠尾草	+++	+	+++	+	−
白花甘西鼠尾草	−	+	−	+	+
褐毛甘西鼠尾草	+++	++	+	−	−
少毛甘西鼠尾草	−	++	−−	++	++
南丹参	++	++	+	−	−
拟丹参	−	+	+	−	+
三叶鼠尾草	+++	++	+	−	−
滇丹参	++	+	+	+	−
丹参	++	+	+	+	+
白花丹参	−−	++	−−	+	+
单叶丹参	−−	+	−−	+	+
浙皖丹参	−−	−	−−	−	−

注：+++表示含量高于1.0%，++表示含量高于0.5%，+表示含量为0.1%~0.5%，−表示含量低于0.1%，−−表示未检测到。

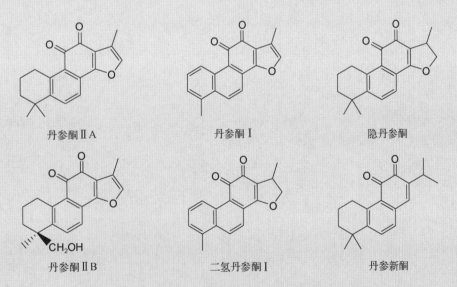

图2-87　鼠尾草属植物中丹参酮类成分的化学结构

（2）罗列酮类：对醌型罗列酮类成分在鼠尾草属植物中的含量相对较低，其代表性成分主要有异丹参酮（isotanshinone）Ⅰ、ⅡA、ⅡB，异隐丹参酮（isoecryptotanshinone），二氢异丹参酮Ⅰ（dihydroisotanshinone Ⅰ），丹参新醌（danshenxinkun）甲、乙、丙、丁等（图2-88）。

丹参新醌甲

丹参新醌乙

丹参新醌丙

异丹参酮Ⅰ

异丹参酮ⅡA

异隐丹参酮

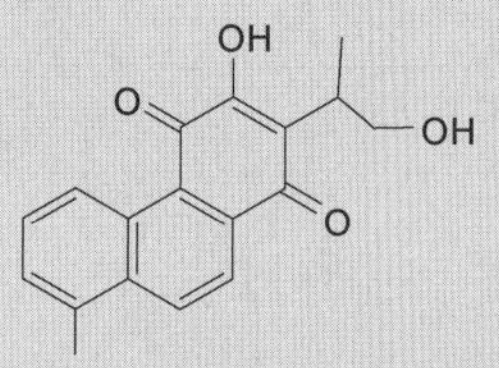

图 2－88　鼠尾草属植物中罗列酮类成分的化学结构

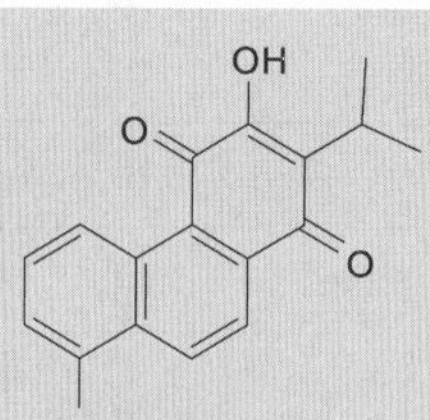

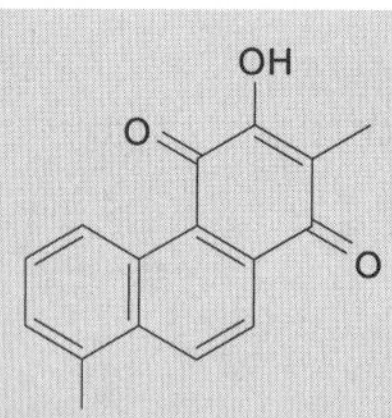

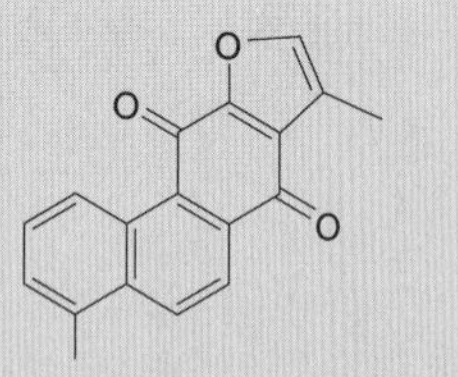

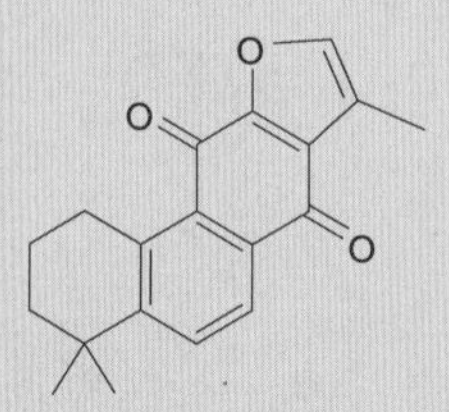

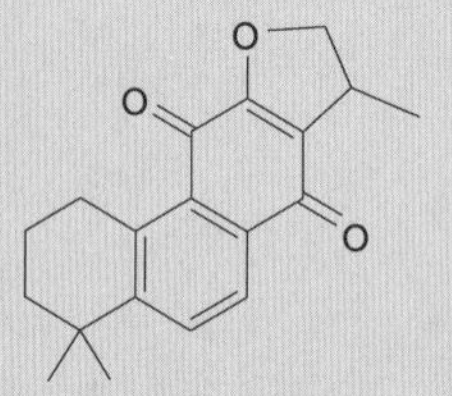

3. 多糖类　目前，对鼠尾草属植物中资源化学成分的研究大多集中在丹参酮类和丹参酚酸类成分上，多糖研究相对较少，且药理活性研究大多处于粗多糖阶段。丹参中的多糖类成分具有保肝、免疫调节、抗氧化、抗癌等活性。

4. 生物碱类　首次从丹参中分离得到 5 个生物碱类成分，包括 neosalvianen(**1**)、salvianen(**2**)、salvianan(**3**)、salviadione(**4**)、5－(甲氧基甲基)－1*H*－吡咯－2－甲醛[5－(mthoxymethyl)－1*H*－pyrrole－2－carbaldehyde](**5**)。从云南鼠尾草 *S. yunnanensis* 中发现了 9 个新的生物碱类成分 salviamine A～F(**6～11**)、isosalviamine C～E(**12～14**)。化学结构如图 2－89 所示。

1

2

3

4

5

6

7. R = H
8. R = CH_3
9. R = $CH_2CH_2COOCH_3$

10. R = CH_3
11. R = H

12. R = CH_3
13. R = ${}^{1}_{1}ACH_3$

14

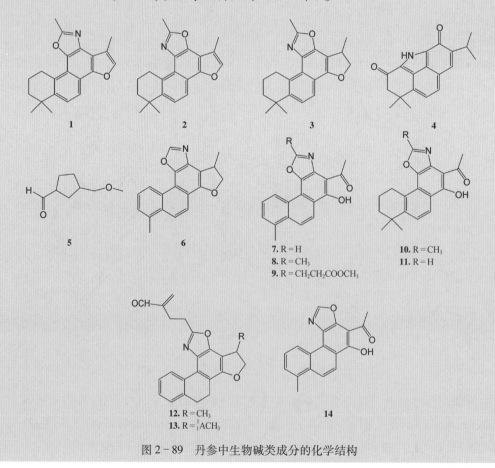

图 2－89　丹参中生物碱类成分的化学结构

5. 挥发油类　　丹参植株中的挥发油类成分主要有 α-石竹烯、石竹烯、棕榈酸、铁锈醇、邻苯二甲酸二异丁酯、大根香叶烯 D、油酸等。研究发现，丹参植株花、茎、叶中的挥发油类成分主要是 β-石竹烯、大根香叶烯 D、波旁烯等，而丹参根中不含该 3 种成分。据报道，β-石竹烯、δ-榄香烯、β-榄香烯、α-蛇麻烯等均具有抗肿瘤活性。

6. 氨基酸类　　丹参根中总氨基酸的含量约为 9.597%，主要有苯丙氨酸、酪氨酸、天冬氨酸、丝氨酸、亮氨酸、脯氨酸、谷氨酸、苏氨酸、缬氨酸等。

【资源性化学成分动态评价】

1. 酚酸类资源性化学成分的动态评价

(1) 不同生长期丹参根中酚酸类成分的动态积累：分析了 6~10 月份丹参根中 5 种水溶性酚酸类成分的积累规律，结果显示，咖啡酸、丹参酚酸 C、丹参酚酸 B、迷迭香酸的含量均呈现逐渐上升达到最高后又逐渐下降的趋势，其中咖啡酸、丹参酚酸 C 的含量在 8 月份达到最大值，分别为 0.22% 和 0.10%，而丹参酚酸 B、迷迭香酸的含量在 9 月份达到最大值，分别为 10.81%、0.38%；丹参酚酸 A 的含量在 6~10 月份呈逐渐增加趋势，在 10 月份为 0.07%；5 种水溶性酚酸类成分的总量在 9 月份达到积累的峰值。

(2) 不同产地丹参根中酚酸类成分的分析评价：对河北省安国市、山东省济南市、山西省临汾市、陕西省商洛市、河南省信阳市、湖北省隋县、四川省成都市、湖北省黄冈市、江西省景德镇市产丹参中的原儿茶醛、咖啡酸、迷迭香酸甲酯、丹参酚酸 A、迷迭香酸、丹参酚酸 C、丹参酚酸 B 等 7 种水溶性酚酸类成分进行分析评价，结果显示，山西省临汾市、四川省成都市产丹参中的 7 种酚酸类成分总量相对较高，原儿茶醛、迷迭香酸、丹参酚酸 B 含量最高；迷迭香酸甲酯和丹参酚酸 C 含量较低；丹参酚酸 A 在各产区样品中的含量差异较大，在山西省临汾市地区含量最高；咖啡酸在各产区均有分布，在四川省、陕西省两地含量最高。

(3) 丹参植株不同部位中酚酸类成分的分布规律：比较分析了丹参、白花丹参不同部位中丹参素钠、原儿茶醛和丹参酚酸 B 的含量，发现丹参素钠、原儿茶醛和丹参酚酸 B 在丹参和白花丹参根中的含量普遍较高，白花丹参中丹参素钠、原儿茶醛和丹参酚酸 B 的含量呈现根>叶>花>茎的趋势，其中原儿茶醛在白花丹参茎与花中未被检测到。白花丹参根、茎、叶、花中的丹参素钠、原儿茶醛和丹参酚酸 B 含量高于丹参的相应部位。

(4) 丹参植株非药用部位中酚酸类成分的动态积累与分布规律：分析了丹参植株不同部位中丹参酚酸类、丹参酮类、黄酮类和三萜类成分，发现丹参植株地上部分(茎、叶和花)的主要资源性化学成分为丹参酚酸类、黄酮类和三萜类，未检测到脂溶性的丹参酮类成分。总酚酸含量在丹参植株不同部位中的分布为根>叶>花>茎，总黄酮含量的分布特征为叶>花>茎，三萜类含量的分布特征为花>茎>叶。

在丹参植株整个生长期内，茎中丹参酚酸类成分的含量呈逐渐递增趋势，到 9 月份中下旬地上部分逐渐枯萎时，作为输导器官的茎其活性成分含量达到最高，黄酮类和三萜类成分则分别在 7 月份初和 6 月份中旬达到最大值。丹参植株叶中的丹参酚酸类、黄酮类和三萜类成分含量呈先增后减的趋势，至 7 月份下旬至 8 月份初，叶中丹参酚酸类成分的含量达到最高，黄酮类及三萜类成分的含量则在 5~6 月份达到最高。

对不同生长期丹参花序中资源性化学成分的动态积累进行分析，发现在 4 月份底的初花期时，花序中丹参酚酸类和黄酮类的含量达到最大值，而三萜类成分的含量则在 5 月份底至 6 月份初的盛花期时达到最高。综上表明，丹参植株地上部分的资源性化学成分种类丰富且含量可观，可作为获取丹参酚酸类、黄酮类及三萜类等成分的新原料。但对适宜采收期的确定还要根据实际需求加以评价，若以丹参酚酸类成分作为目标产物，应选择丹参植株地上部分生长旺盛时的 7~8 月份作为最佳采收期。

2. 丹参酮类资源性化学成分的动态评价

(1) 不同生长期丹参根中丹参酮类成分的动态积累：对不同生长期丹参植株根中的 4 种丹参酮类

成分(丹参酮Ⅰ、丹参酮ⅡA、隐丹参酮、二氢丹参酮Ⅰ)进行分析评价,结果显示,丹参酮Ⅰ的含量在4月份展叶后呈上升趋势,12月份积累量最大;丹参酮ⅡA含量在整个生长季节中变化不大;隐丹参酮含量在4月份展叶后至6月份呈下降趋势,6月份以后逐渐上升;二氢丹参酮Ⅰ在8月份前积累量平稳,8月份后开始上升,12月份积累量达到最大。

(2) 不同产地丹参根中丹参酮类成分的分析评价:对全国7个不同气候带主产地的丹参根中脂溶性成分(丹参酮ⅡA、丹参酮Ⅰ、隐丹参酮、二氢丹参酮Ⅰ)进行分析,结果显示,不同产地丹参药材之间丹参酮类成分的含量差异显著,不同产地野生及栽培丹参药材中丹参酮类成分的含量差异较大。豫西栽培丹参中的各丹参酮类成分含量均高于其他地区,野生丹参中的含量普遍高于栽培丹参。

(3) 丹参根不同部位中丹参酮类成分的分布规律:分析丹参药材中木质部、皮层、芦头、上端根、下端根和须根中丹参酮ⅡA的含量变化,结果显示,丹参酮ⅡA在芦头中的含量较低,在须根中含量较高,丹参酮ⅡA在丹参根中的纵向分布规律大体上呈现为上端含量高、下端含量低的趋势。河南省南阳市野生品中丹参酮的含量变化趋势与其他样品不同,表现出从上端到下端逐渐升高的趋势,其下端根中丹参酮ⅡA含量高于须根中含量。还发现,丹参酮ⅡA主要分布在皮层中,而在木质部中含量甚微。

3. 不同采收期丹参植株不同部位中糖类资源性化学成分的动态评价　测定了不同采收期丹参植株不同部位中的糖类成分含量,结果发现,丹参根中富含水苏糖,且在冬季地上部分枯萎时含量最高(29.97%);丹参茎中的果糖和葡萄糖分别在枯萎期及出苗期含量最高,蔗糖和水苏糖则在7月份地上部分生长旺盛期含量最高;丹参叶中的果糖和葡萄糖在春季5月份含量最高,分别为3.73%、4.62%,而蔗糖和水苏糖则在7月份地上部分生长旺盛、光合作用最强时含量最高;丹参花中的单糖类成分在5月份中旬盛花期时含量最高,其中果糖为6.91%、葡萄糖为5.20%,双糖和低聚糖含量达到最高时为6月份中下旬末花期。多糖在丹参植株不同部位中的含量差异较大,以根中含量最为丰富,茎、叶、花和种子中含量较低。

4. 丹参植株不同部位中挥发油类资源性化学成分的动态评价　丹参植株不同部位中挥发油类成分的组成差异较大,茎、叶、花中的挥发油类成分主要集中在130~165℃的低沸点区域,而根中的挥发油类成分主要集中在200℃以上的高沸点区域。丹参根中挥发油的主要成分为铁锈醇(44.39%)和7-异丙基-1,1,4a-三甲基-1,2,3,4,4a,9,10,10a-八氢菲内酯(23.41%);丹参茎、叶与花中的挥发油主要成分基本相同,含量较高的有大根香叶烯D(茎:15.47%,叶:36.68%,花:23.42%)、石竹烯(茎:15.37%,叶:15.32%,花:22.77%)、α-石竹烯(茎:5.97%,叶:6.06%,花:10.37%)3种成分,其中石竹烯与大根香叶烯D在丹参植株各部位挥发油类成分中的相对含量均较高。

5. 丹参药材产地加工过程中资源性化学成分的转化　在传统产地加工过程中,"发汗"至变为紫红色,是丹参药材性状优良的评判标准之一。研究表明,丹参经"发汗"加工后,其所含的酚酸类和菲醌类成分的含量均有增加。"发汗"过程有利于丹参根中酪氨酸、苯丙氨酸等氨基酸类成分,在保持活性的相关酶的作用下转化形成丹参酚酸类成分,而使其含量增加。丹参药材的颜色变化与其中所含菲醌类成分的组成及其含量密切相关。代表性化合物丹参酮ⅡA的含量增加,可能与所含共轭系统较小和颜色较浅的隐丹参酮等成分在相关活性酶如脱氢酶的作用下,转化为共轭系统较大和颜色较深的丹参酮ⅡA有关。

丹参酚酸类成分具有热不稳定性,不同干燥方式对该类成分的影响较大。晒干丹参中丹参酚酸B的质量分数为4.41%,50℃烘干丹参中丹参酚酸B的质量分数为3.12%,100℃烘干丹参中未检出丹参酚酸B。反映出该类成分的消长变化规律是随着温度的升高,以丹参酚酸B为代表的缩合酚酸类成分的含量不断下降,以丹参素、原儿茶醛为代表的小分子成分含量不断上升,并有新的小分子生成,这些酚酸之间存在相互转化、此消彼长的关系。丹参酚酸B的酯水解和苯并呋喃开环是丹参酚酸B降解的主要途径(图2-90)。

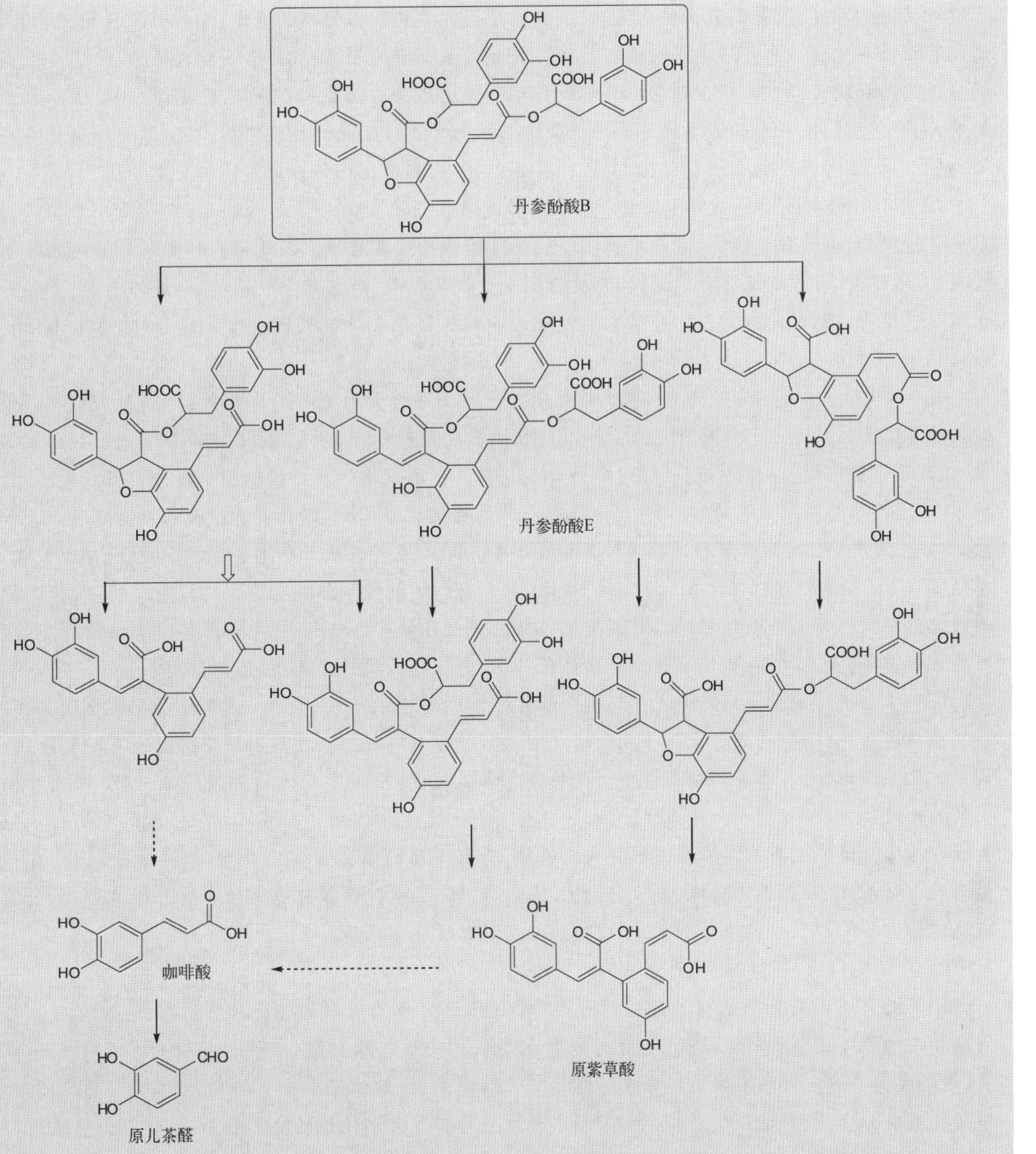

图 2-90　丹参药材产地加工过程中丹参酚酸 B 的主要降解途径

【资源价值与开发利用】

1. 丹参药材的资源开发与利用　丹参为中医临床大宗常用药材,是国家药品标准收录的 300 多种中成药的原料,年需求量在 5.2×10^4 吨左右。目前,全国有 600 余家药厂生产丹参制剂,大多用于治疗胸痹、冠心病、心绞痛等病症。丹参还可用于中兽药产品开发,配伍应用以防治动物温热病、改善跌打损伤、促进产后泌乳、提高生产性能。

(1) 丹参酚酸类成分的应用与开发:丹参酚酸类成分是天然的强抗氧化剂,具有显著的抗氧化、抗血栓、抗肿瘤、抗血小板聚集、防止动脉硬化及抑制 HIV 整合酶等活性。其中,丹参酚酸 B 可显著降低鳞状细胞癌发病率,并抑制血管生成,提示丹参酚酸 B 有望成为理想的口腔癌预防药物;丹参酚酸 B 还可有效缓解运动疲劳,并调节机体免疫功能,目前用于各类功能保健品的开发;丹参酚酸 B 用于化妆品,尚能有效改善皮肤状态。迷迭香酸具有抗炎、抗血栓、抗血小板凝集、抗菌和抗病毒等活性,已开发成为解热镇痛药和抗炎药在市场上销售。丹参中丹参酚酸类成分在治疗心肌梗死及抗癌、抗艾滋病等方面的潜力巨大。此外,丹参酚酸类成分的强抗氧化活性使其成为天然的抗氧化剂,且对各类细菌具有较强的抑制效果,因此可替代合成抗氧化剂,减少其毒副作用,具有良好的应用前景和开发价值。

(2)丹参酮类成分的应用与开发:丹参酮类成分在丹参中的含量相对较高,常作为丹参类药材的质量评价指标,具有抗菌消炎、抗肿瘤、抗氧化、保肝等多种生理活性。以总丹参酮为原料制成的丹参酮胶囊、丹参酮片、丹参酮油膏等制剂,均有良好的抗菌抗炎效果,对痤疮、耳疖、痈疮、外伤感染、骨髓炎等化脓性感染有良好的治疗效果。丹参酮类成分还具有抗氧化及抑制黑色素合成的活性,应用于化妆品等可抗皱、美白。

丹参酮ⅡA 是丹参酮类中最具代表性的成分之一,也是丹参治疗冠心病的主要活性成分,丹参酮ⅡA 磺酸钠注射液已被广泛用于临床,对冠心病、心绞痛、心肌梗死等具有显著疗效;隐丹参酮具有较强的抗菌活性,在丹参药材中的含量相对较高,常被作为丹参抗菌消炎类制剂的质量控制指标成分。研究发现,丹参酮ⅡA 还具有降低高胆固醇的作用,可用于治疗动脉粥样硬化;隐丹参酮具有清除人体内高浓度血氨和脑氨的功能,可用于治疗和预防肝性脑病和亚临床肝性脑病,现已开发出丹参酮ⅡA 胶囊和隐丹参酮胶囊,并申报国家 1 类新药。从红根草 S. prionitis Hance 中分离到的红根草邻醌有显著的抗癌功效,对其进行化学修饰、优化,可得到全新结构的二萜醌类化合物——沙尔威辛(salvicine),其具有较强的抗肿瘤活性,且毒性低,不易产生耐药性,还有抑制肿瘤转移作用,是理想的抗肿瘤药物,已申请国家 1 类新药。

(3)多糖类成分的应用与开发:丹参多糖类成分具有抑制尿蛋白分泌、缓解肝肾疾病症状等作用,可制成口服或肌注制剂,减少由于长期服用双嘧达莫等类固醇或血小板抑制剂而造成的不良反应;通过调节氧化应激水平,可改善糖尿病模型大鼠的胰岛素抵抗;具有较强的体内外抗肿瘤活性,可改善肿瘤小鼠的免疫反应;可抗氧化和降血脂,对心肌损伤具有一定保护作用。在丹参提取丹参酮类及丹参酚酸类成分后的残渣和制备丹参酚酸注射液的废液中,含有丰富的水苏糖类成分,该糖为四聚寡糖,具有促进双歧杆菌增殖、改善脾胃功能、调节免疫力、降血糖、降血脂、瘦身美容等保健和治疗作用,可用于制备成速溶粉末、颗粒剂、口服液等制剂,是重要的天然资源性化学物质。

2. 丹参类植物非药用部位的资源化利用研究

(1)丹参茎叶新资源药材的开发利用:丹参地上部分作为丹参的传统非药用部位,含有与丹参相同或相似的化学成分和药理活性,具有与丹参相类似的中医临床功效。研究发现,丹参茎叶富含酚酸类、黄酮类等成分。丹参酚酸类成分在花和叶中含量较高,分别为根中含量的 95.69% 和 138.118%,茎中酚酸类成分含量为根的 30.94%。酚酸类成分主要存在于丹参植株的地上部分,以叶中含量最高。此外,丹参植株叶中的蛋白质含量为 17.90%,粗脂肪为 4.48%,总糖为 30.30%。目前,丹参茎叶作为药材已被收录于《陕西省药材标准》(2015 年版),从而确立了丹参茎叶药材的合法性。

(2)丹参茎叶总酚酸的医药原料研究与开发利用:清代《医方守约》中就有药用记载:"丹参叶捣烂,合酒糟敷乳,肿初起立消。"现代研究表明,丹参茎叶富含丹参酚酸类及黄酮类资源性化学物质。以丹参茎叶作为原料,经优化提取工艺为 60% 乙醇 10 倍量回流提取,提取物经 NKA-2 树脂上样洗脱富集,纯化后获得丹参茎叶酚酸和黄酮有效部位,其纯度可达到 51.49%(其中酚酸类 46.77%、黄酮类 4.72%)。

研究制定丹参茎叶总酚酸的质量标准:丹参茎叶酚酸和黄酮有效部位按干燥品计算,含丹参酚酸 B、迷迭香酸总量不得低于 34.3%,芦丁含量不得低于 1.1%。研究发现,丹参茎叶总酚酸有效部位具有显著的改善微循环障碍作用,值得进一步开发利用。此外,以丹参茎叶总酚酸为原料经化学转化后,可将丹参酚酸 B 转化为丹参酚酸 A,从而提高丹参酚酸 A 含量,可增强其转化产物的抗氧化活性、保护血管内皮功能及抗心肌缺血作用。

（3）丹参系列保健茶的开发利用：目前，市场上已有以丹参叶为原料制成的保健茶产品。丹参叶茶的制备流程为：丹参叶采收→清洗→杀青→回软→揉捻→烤制。该茶具有调节血脂、改善微循环、安神助眠、活血化瘀、消炎止痛、抗氧化、抗衰老、提高免疫等功能。配伍芍药花、黄芪、枸杞子，可制成美白肌肤、延缓衰老的保健品或药品。

《本草纲目》记载，丹参花质轻，气香，具有解表散邪、辟秽解毒、疏肝和胃、下气化痰等功效。丹参花作为蜜源生产的丹参蜂蜜，具有浓郁的花香气味和营养保健价值。以早间时段采摘的丹参花序为原料，经阴晾、杀青、揉捻、烘干、筛分等生产工序制成的丹参花茶，具有调节血压、降低血脂和血糖、保护心脑血管、消除疲劳、增强免疫力、促进食欲和改善睡眠质量等功效。

（4）丹参糖类成分的资源化利用：丹参植株地上部分的总多糖类成分可作为天然抗氧化剂、功能性食品添加剂和药品原料，以开发利用。此外，还可开发为饲料添加剂、食用菌培养基等高附加值产品。丹参地上部分的水提醇沉物富含水苏糖等功能性糖类成分，是一种能显著促进双歧杆菌增殖、调节菌群平衡、改善人体消化道内环境的低聚糖，可用于开发营养保健品、免疫增强剂、抗肿瘤辅助剂等。

（5）通过生物转化提高资源利用价值：将丹参茎叶提取物经光合细菌生物转化后，可提高其中的丹参酚酸类成分含量，尤其是丹参酚酸 B 和迷迭香酸的含量，可用于制备天然抗氧化剂、治疗或改善心血管疾病的药品或保健品。引入微生物发酵工艺，可将丹参茎叶中纤维素、半纤维素等转化为低聚糖或寡糖等，有利于功能性饲料的价值提升和系列产品开发。

综上所述，对丹参植株地上部分中的化学成分、资源价值和利用途径的研究成果显示，丹参植株地上部分是具有良好开发潜力的药用资源。在不影响丹参植株生长的前提下，对其茎叶和花序加以利用，以综合利用丹参植物资源、延长产业链、提高产品附加值。

实例 12：黄芩类药用植物类群资源化学研究与资源化利用

中药黄芩（Radix Scutellariae）为唇形科植物黄芩 *Scutellaria baicalensis* Georgi 的干燥根。始载于《神农本草经》，具有清热燥湿、泻火解毒、止血、安胎等功效。以黄芩及其组分为原料开发创制的中药复方、单味制剂种类丰富、用途广泛，特别是在抗菌、抗病毒、抗肿瘤等方面展示出巨大的临床价值和市场前景。

【资源类群概述】

黄芩属 *Scutellaria* 植物在全世界有 360 余种，分布于欧洲、北美洲、东亚和南美洲地区，我国约有 100 种，南北均产。我国可药用的黄芩属植物主要有 7 种，除分布较广的黄芩 *S. baicalensis* Georgi 外，尚有滇黄芩 *S. amoena* C. H. Wright、连翘叶黄芩 *S. hypericifolia* Levl.、甘肃黄芩 *S. rehderiana* Diels、黏毛黄芩 *S. viscidula* Bunge、丽江黄芩 *S. likiangensis* Diels、展毛黄芩 *S. orthotricha* C. Y. Wu & H. W. Li。此外，乌苏里黄芩 *S. pekinensis* var. *ussuriensis*（Regel）Hand.-Mazz.、念珠根茎黄芩 *S. moniliorrhiza* Kom. 和狭叶黄芩 *S. regeliana* Nakai 在长白山地区作民间药用。

黄芩主要分布于东北地区和黄河流域，包括辽宁省、吉林省、黑龙江省、河北省东部和北部、山西省、内蒙古自治区东部、山东半岛、河南省、陕西省、甘肃省、宁夏回族自治区，以及四川省、贵州省、云南省等地。同属其他物种分布于东北、华北及西南地区。黄芩药材以山西省太行山区、河北省承德市等地产量大、质量优，为黄芩道地产区。

【资源性化学成分及其价值】

黄芩的化学成分主要有黄酮类、二萜类、苯乙醇类等，其中黄酮类成分是其主要资源性化学成分。

1. 黄酮类　黄芩根部的黄酮类成分主要有黄酮及其醇类、二氢黄酮及其醇类、黄烷酮类、查尔酮类，以及双黄酮等。黄酮类成分主要在 C—5、C—7 位上有羟基取代，除了常见的 C—5 和 C—7 取代基外,许多黄酮类成分在C—6和C—8位还含有羟基或甲氧基。代表性成分主要为黄芩素(baicalein)、汉黄芩素(wogonin)(表2-11)、千层纸素A(oroxylin A)。黄酮苷类成分苷化主要在C—5、C—7、C—6、C—8位,黄酮苷主要分为O-葡萄糖苷、O-葡萄糖醛酸苷两大类。大多数O-葡萄糖苷主要在7—OH和2′—OH处取代。黄芩苷(baicalin)和汉黄芩苷(wogonoside)是含量最丰富的O-葡萄糖醛酸苷,葡萄糖醛酸基与7—OH连接。二氢黄酮类多在C—5和C—7位有羟基取代,并且C—7位的羟基通常连接糖成苷。二氢黄酮醇类化合物的C—3位羟基常与吡喃葡萄糖连接成苷,如二氢黄芩素(dihydrobaicalin)、红花素(carthamine)、异红花素(isocarthamidin)等。

黄烷酮类成分在C—5、C—7位均连有羟基,如黄烷酮4′,5,7-三羟基-6-甲氧基、2′,6′,5,7-四羟基黄烷酮等,但尚未见糖苷的报道。查尔酮类成分有2,6,2′,4-四羟基-6′-甲氧基查耳酮和滇黄芩苷甲(amoenin A)。双黄酮类成分有8,8″-二黄芩素。

黄芩茎叶中黄酮类成分主要有野黄芩苷(scutellarin)、白杨素-7-O-β-葡萄糖醛酸苷(chrysin-7-O-β-D-glucoronide)、黄芩苷、红花素、5,6,7-三羟基-4-甲氧基黄酮(5,6,7-trihydroxy-4′-methoxy flavanone)、异红花素等。黄芩花含有丰富的野黄芩苷、黄芩苷、汉黄芩苷、芹菜素(apigenin)、汉黄芩素、黄芩素和白杨素-7-O-β-D-葡萄糖醛酸苷等成分。黄芩籽种壳中含有野黄芩苷与白杨素(chrysin)等。

表2-11 黄芩中主要黄酮及其苷类成分的结构信息

中文名	英文名	分子式	相对分子质量	分子结构
黄芩素	baicalein (5,6,7-trihydroxyflavone)	$C_{15}H_{10}O_5$	270.24	
汉黄芩素	wogonin (5,7-dihydroxy-8-methoxyflavone)	$C_{16}H_{12}O_5$	248.26	
黄芩苷	baicalin (5,6-dihydroxyflavone 7-O-β-D glucuronide)	$C_{21}H_{18}O_{11}$	446.36	
汉黄芩苷	wogonoside (5-hydroxy-8-methoxyflavone 7-O-β-D glucuronide)	$C_{22}H_{10}O_{11}$	460.40	

2. **二萜类** 黄芩中二萜类成分主要为新克罗烷(neo-clerodance)型二萜。从黄芩地上部分分离得到scutebaicalin, hastifolins A~G, scuterepenins A1、A2、B、C1、C2、D1、D2、E、F1、F2、G1、G2, scuterepeninsisdes A1、A2、A3、A4,以及scuterepenin H。

3. **苯乙醇苷类** 苯乙醇苷类化合物的苷元通常与葡萄糖基结合,葡萄糖基进一步被鼠李糖残基取代,或被咖啡酰、阿魏基酰化。黄芩中苯乙醇苷类成分主要有 2 -(3 -羟基-4 -甲氧基苯基)-乙基-1 - $O-\alpha-L$ -鼠李糖-(1→3)-β-D-(4 -阿魏酰)-葡萄糖苷,红景天苷(salidroside),darendoside A、B 等。

4. 挥发油类　黄芩根中的挥发油类主要成分为烯类和酮类成分,烯类成分有 β -广藿香烯(β - patchoulene)、α -愈创木烯(α - guaiene)、α -葎草烯、香叶烯 D、γ -榄香等,酮类成分有薄荷酮、番薄荷酮、苯乙酮等。此外还有酯类成分,主要有癸基、己基-邻苯二甲酸二酯、邻苯二甲酸二异己酯等。茎叶挥发油的主要成分有香叶烯 D(19.44%)、石竹烯(18.9%)、γ -榄香烯(6.23%)等。

5. 酚酸类　黄芩茎叶中含有对羟基苯甲酸、香豆酸、咖啡酸、阿魏酸、绿原酸及对迷迭香酸等有机酸类资源性化学物质。

【资源性化学成分动态评价】

1. 黄酮类资源性化学成分的动态评价

(1) 不同物种基原的黄芩中黄酮类成分的分析评价:对黄芩、黏毛黄芩、滇黄芩、甘肃黄芩等 4 个物种的 16 份黄芩样品中的黄芩苷、汉黄芩苷、黄芩素、汉黄芩素和千层纸素 A 进行分析评价,结果显示,北京市、山东省、甘肃省产正品黄芩中黄芩苷含量较高,在非正品黄芩中滇黄芩的黄芩苷含量较高,滇黄芩中汉黄芩苷、汉黄芩素的含量明显偏低;各样品的黄芩素、汉黄芩素含量差异很大。从整体上看,5 种成分的含量以滇黄芩与正品黄芩的差别较为明显,而黏毛黄芩、甘肃黄芩与正品黄芩的差别较小。

(2) 不同产地黄芩中黄酮类成分的分析评价:测定了 8 个产地所产黄芩根中黄酮类成分的含量,结果显示,黄芩苷含量以山西省产者最高(17.45%),且显著高于陕西省、甘肃省、吉林省,河北省产者最低(11.64%);黄芩素含量以陕西省产者最高(1.53%),且显著高于宁夏回族自治区,山东省产者最低(0.84%);汉黄芩素含量以陕西省产者最高(0.66%);汉黄芩苷和千层纸素含量分别以河南省(4.14%)和河北省(0.25%)最高,以河北省(3.09%)和甘肃省(0.17%)最低,但各省之间无显著性差异。

(3) 不同生长期黄芩中黄酮类成分的动态评价:黄芩药材质量与其生长年限和采收季节有着明显的相关性。对陕西省产不同生长年限(1~3 年生)黄芩根中的 9 种黄酮类成分进行含量测定,发现黄芩苷、汉黄芩苷、野黄芩素与野黄芩苷的含量以 3 年生植株最高,2 年生植株次之;芹菜素、白杨素、千层纸素 A 的含量以 2 年生最高,3 年生次之;黄芩素和汉黄芩素的含量以 1 年生最高,3 年生植株最低,随着生长年限的增加,含量呈下降趋势。

(4) 生态环境因子对黄芩中黄酮类成分积累的影响:研究表明,生长于不同海拔条件下黄芩根中的黄酮类成分积累会随着海拔升高。黄芩苷和汉黄芩苷的含量积累与海拔呈正相关;黄芩素、汉黄芩素和千层纸素 A 的含量与海拔的相关性不显著。单施氮肥、磷肥均能提高总黄酮及黄芩苷的含量,且磷肥效果优于氮肥。研究还发现,干旱胁迫能显著促进黄芩根中黄芩苷等黄酮类成分的合成和积累。

(5) 黄芩不同部位中黄酮类成分的分布特点:对黄芩植株根、茎、叶不同器官中黄芩苷和野黄芩苷的含量进行测定,结果表明,黄芩根中黄芩苷含量较高,为 10.872%;黄芩苷在茎和叶中的含量分别为 0.133%、0.075%;野黄芩苷在根、茎、叶中的含量分别为 0.144%、2.257% 和 3.316%。

(6) 不同产地黄芩茎叶中黄酮类成分的分析评价:测定黄芩植株茎叶中 11 种黄酮类(野黄芩苷、黄芩苷、木犀草苷、汉黄芩苷、芹菜素-7 - O - β - D -葡萄糖醛酸苷、木犀草素、芹菜素、黄芩素、汉黄芩素、白杨黄素、千层纸素 A)成分的含量,结果发现,河北省、陕西省产黄芩植株茎叶中野黄芩苷和总黄酮的含量较高,野黄芩苷的含量达到 3.61%~4.80%,总黄酮含量可达 40% 以上。

2. 黄芩药材干燥过程中资源性化学成分的转化　黄芩根在自然晒干过程中,黄芩苷及黄酮总量均呈现升高后降低的倒"V"字变化趋势,长时间日晒可导致黄酮类成分的含量显著降低。特别值得注意的是,在干燥过程中应避免被雨水淋湿或是水浸发生,而激活黄芩苷酶水解生成黄芩素苷元,使药材呈现黄色。黄芩素具有邻三酚羟基,易进一步氧化成醌类衍生物而显现为绿色(图2-91)。黄芩变绿色后,有效成分受到破坏,黄芩苷含量显著降低。

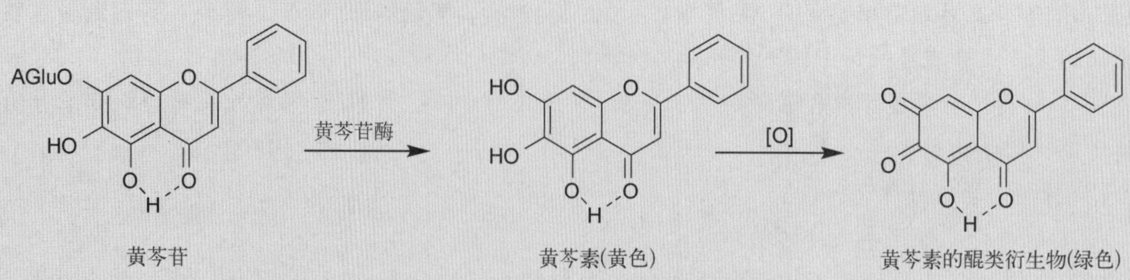

图2-91 黄芩苷酶水解致黄芩药材变色

【资源价值与开发利用】

1. 黄芩药材资源的开发利用

(1) 在医药领域中的应用:黄芩始载于《神农本草经》,被列为中品,已有2 000余年的药用历史。其具有清热燥湿、泻火解毒等功效。除中医临床配方外,还是中药制药、中兽药生产及饲料添加剂等的常用原料。

(2) 在化妆保健产品中的应用:黄芩泻肺火而解肌热,可用于治疗颜面及肌肤疮癣疹,如痤疮、酒渣鼻、银屑病、黑斑和皮炎等,通过泻火、清热和燥湿等功效而达到除湿热、清血毒和滋润皮肤的作用。含有黄芩苷的提取物还可用作化妆品和牙膏添加剂,以发挥防紫外线、抗过敏、抑制黑色素及消炎抑菌等作用。

(3) 在纺织印染行业中的应用:黄芩可作为一种天然植物染料对羊毛织物、真丝织物等进行染色。将黄芩用于真丝绸染色,还可赋予织物某些特殊的保健功能。经黄芩染色的织物,具有抗菌功效和保健功能。因此,黄芩是一种值得开发的绿色植物染料。

(4) 在农林生产中的应用:将黄芩根提取物稀释30倍,可防治草地真菌侵染,能作为杀菌剂以开发利用。可与桔梗、红花等轮作,以促进植株生长发育和提高药材产量。也可与落叶松、杨树等用于农田防护林间作。

2. 黄芩非药用部位的开发利用

(1) 黄芩茎叶茶的开发利用:自古以来,以黄芩嫩茎叶制成的黄芩叶茶久负盛名,具有清热泻火、燥湿、降血压等功效。黄芩茶及其制品的开发,不仅促进了黄芩植物资源的综合利用,提高了药农收入,还传承和发展了我国的药茶文化。

(2) 黄芩茎叶饲料添加剂及中兽药的开发利用:黄芩茎叶可用作饲料添加剂,其无抗药性、毒副作用小,具有提高家畜免疫力、抗病毒等作用,能够避免抗生素药物长期使用而造成的药物残留及耐药性等问题。利用黄芩苷等研发的清瘟解毒口服液、麻黄鱼腥草散、龙胆泻肝散等兽药,已经开始用于预防和治疗动物疾病。

实例13:苁蓉类药用植物类群资源化学研究与资源化利用

肉苁蓉为列当科肉苁蓉属植物荒漠肉苁蓉 *Cistanche deserticola* Y. C. Ma 和管花肉苁蓉 *C. tubulosa* (Schenk)Wight 干燥带鳞叶的肉质茎。其具有补肾阳、益精血、润肠通便之功效,可用于治疗肾阳不足、精血亏虚、阳痿不孕、腰膝酸软、筋骨无力、肠燥便秘等病症。《神农本草经》记载肉苁蓉"治五劳七伤,补中,除茎中寒热痛,养五脏,强阴,益精气,多子,妇人癥瘕,久服轻身",并将其列为上品。

【资源类群概述】

肉苁蓉属 *Cistanche* 植物隶属于列当科 Orobanchaceae,全世界约有 22 种,主要生长在欧、亚洲温暖的沙漠、荒漠等干燥地区。我国肉苁蓉属植物有 4 种和 1 变种,分别为荒漠肉苁蓉、管花肉苁蓉、盐生肉苁蓉 *C. salsa* (C. A. Mey.) Beck、沙苁蓉 *C. sinensis* Beck 和白花盐苁蓉 *C. salsa* var. *albifora* P. F. Tu et Z. C. Lou。我国肉苁蓉属植物主要分布于内蒙古自治区、新疆维吾尔自治区、甘肃省、宁夏回族自治区、青海省等地。

肉苁蓉属植物为典型的根寄生植物。荒漠肉苁蓉自然寄生于梭梭 *Haloxylon ammodendron* (C. A. Mey.) Bunge 的根部,主要分布于内蒙古自治区西部(阿拉善盟、巴彦淖尔市)、甘肃省(民勤、金昌、昌马、酒泉、金塔)和新疆维吾尔自治区北部等荒漠地区,主产于内蒙古自治区阿拉善盟和新疆维吾尔自治区北疆;管花肉苁蓉寄生于柽柳属 *Tamarix* 植物的根部,自然分布于新疆维吾尔自治区南疆的塔克拉玛干沙漠及其周边地区,主产于新疆维吾尔自治区和田地区和巴州的且末县。

荒漠肉苁蓉是中药肉苁蓉的传统基原植物,也是法定基原植物之一。由于长期乱采滥挖,在 20 世纪八九十年代,其野生资源已濒临枯竭,荒漠肉苁蓉被列入《野生动植物种国际贸易公约》附录Ⅱ,荒漠肉苁蓉和管花肉苁蓉都被列入《国家重点保护野生植物名录》(2021 年版)二级保护。为了解决肉苁蓉资源问题,国内学者现已基本阐明了荒漠肉苁蓉在梭梭上的寄生机制,创建了其高产、稳产的栽培技术体系。此外,通过系统比较管花肉苁蓉与荒漠肉苁蓉的化学成分、药效作用和安全性,现将管花肉苁蓉收载入《中国药典》为肉苁蓉的基原植物之一,拓展了肉苁蓉类药材资源类群。

【资源性化学成分及其分布】

肉苁蓉的化学成分类型较为丰富,目前已从中分离鉴定 150 余个化合物,包括苯乙醇苷类(phenylethanoid glycoside, PhG)、苯甲醇苷类(benzyl glycoside)、环烯醚萜(iridoid)及其苷类(iridoid glycoside)、单萜(monoterpene)及其苷类(monoterpene glycoside)、木脂素(lignan)及其苷类(lignan glycoside)、寡糖及其酯类、多糖类、糖醇类和生物碱类等多种次生代谢产物类型。苯乙醇苷类为肉苁蓉的主要活性成分,其中松果菊苷(echinacoside)和毛蕊花糖苷(acteoside)是肉苁蓉的主要特征性成分。表 2-12 为不同基原肉苁蓉的化学成分类型分布。

表 2-12　肉苁蓉属植物的化学成分类型分布

品种	化学类型/种					
	苯乙醇苷类	苯甲醇苷类	环烯醚萜及苷类	单萜及苷类	木脂素及苷类	其他类
荒漠肉苁蓉	41	4	12	1	14	48
管花肉苁蓉	33	-	21	5	3	13
沙苁蓉	10	3	3	3	-	12
盐生肉苁蓉	12	-	6	-	1	1

注: -表示不存在。

1. **苯乙醇苷类**　是肉苁蓉属植物的主要化学成分,包括肉苁蓉苷(cistanoside)A~I、毛蕊花糖苷、松果菊苷等。该类化合物以苯乙醇二糖为结构骨架,与苷元直接相连的内侧糖均为葡萄糖,内侧葡萄糖 C—2 位常在乙酰基转移酶的催化下连有乙酰基,C—3 位连有鼠李糖,C—4 或 C—6 位常与咖啡酰基、阿魏酰基或香豆酰基等苯丙酰基类成酯,少数在 C—6 位连接葡萄糖、鼠李糖或木糖而成为三糖苷。

肉苁蓉总苷具有补肾壮阳、肝保护、心肌保护、神经保护、保护脑缺血及脑缺血再灌注损伤、提高学习记忆能力、免疫调节、抗氧化等功效。主要活性成分包括松果菊苷、肉苁蓉苷 A、管花苷 A(tubuloside A)、毛蕊花糖苷、异毛蕊花糖苷(isoacteoside)和 2′-乙酰基毛蕊花糖苷(2′-acetylacteoside)等，主要化学结构如图 2-92 所示，其在不同基原肉苁蓉中的分布见表 2-13。

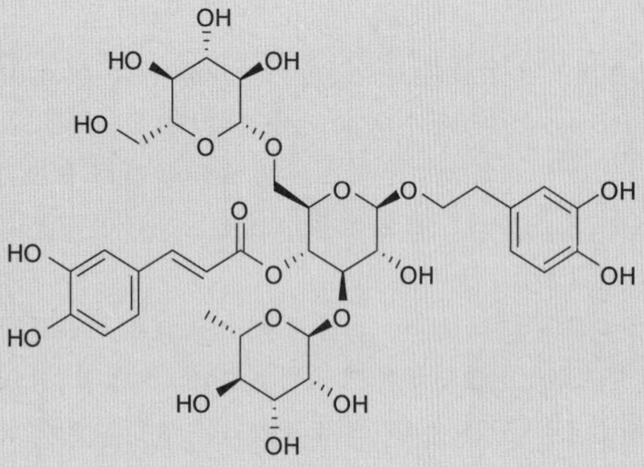

松果菊苷

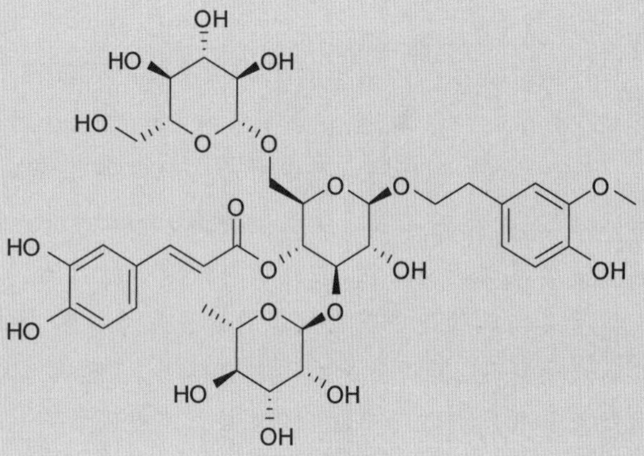

肉苁蓉苷A

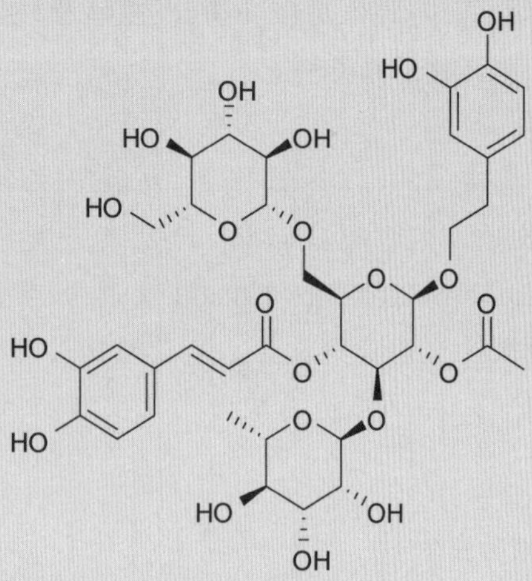

管花苷A

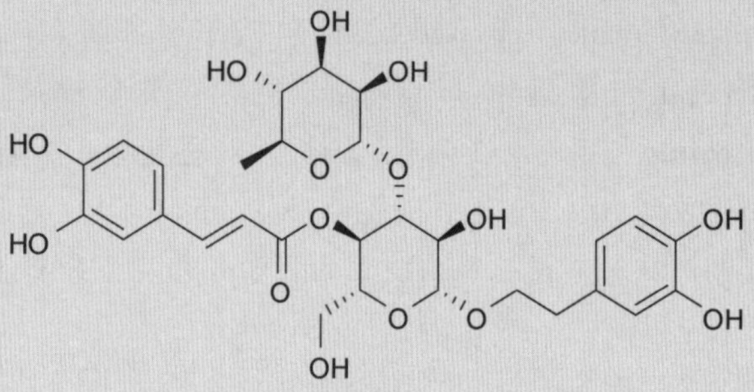

毛蕊花糖苷

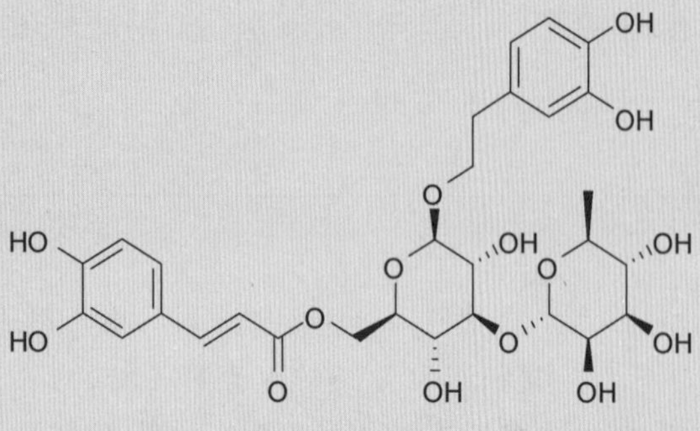

异毛蕊花糖苷

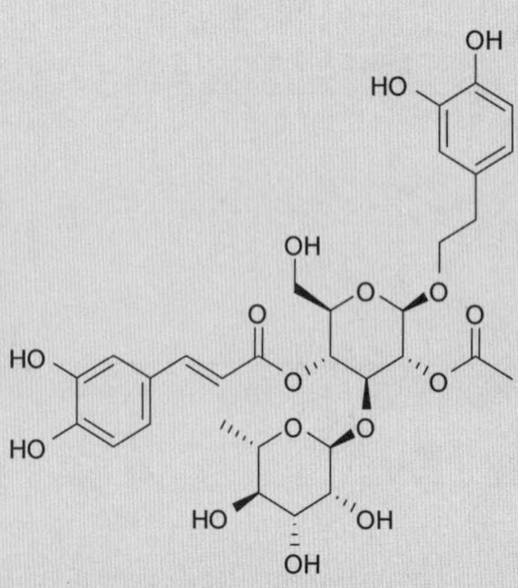

2′-乙酰基毛蕊花糖苷

图 2-92　肉苁蓉属植物中苯乙醇苷类成分的化学结构

表 2-13　肉苁蓉属植物中苯乙醇苷类主要化学成分的分布

化合物	品种			
	荒漠肉苁蓉	管花肉苁蓉	沙苁蓉	盐生肉苁蓉
松果菊苷	√	√	√	√
肉苁蓉苷A	√	√	√	-
管花苷A	√	√	-	-
毛蕊花糖苷	√	√	√	√
异毛蕊花糖苷	√	√	√	√
2'-乙酰基毛蕊花糖苷	√	√	√	√

注：√表示存在，-表示不存在。

2. 苯甲醇苷类　苯甲醇苷类化合物的苷元为苯甲醇基，与苷元直接相连的内侧葡萄糖的 C—3 位常连有鼠李糖，C—6 和 C—4 位常与香豆酰基或咖啡酰基成酯。已从肉苁蓉中发现 6 个该类化合物，从盐生肉苁蓉中得到盐生肉苁蓉苷（salsaside）A、B、C1/C2，从荒漠肉苁蓉中得到盐生肉苁蓉苷 B、3,4-二甲氧基苯甲醇基-β-D-葡萄糖苷（3,4-dimethoxybenzyl-β-D-glucoside）、4-羟基苯甲醇基-β-D-葡萄糖苷（4-hydroxybenzyl-β-D-glucoside）和苯甲醇基葡萄糖苷（benzylglucopyranoside）。化学结构如图 2-93 所示。

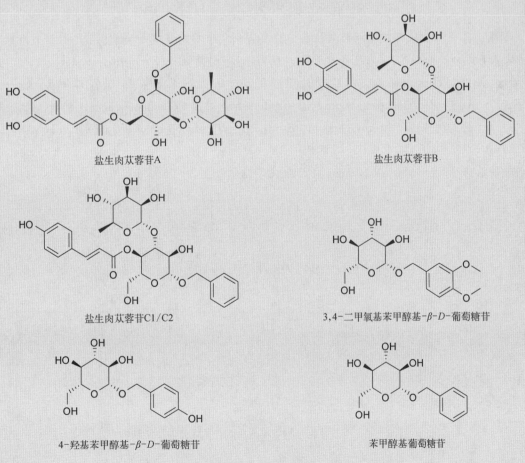

盐生肉苁蓉苷A

盐生肉苁蓉苷B

盐生肉苁蓉苷C1/C2

3,4-二甲氧基苯甲醇基-β-D-葡萄糖苷

4-羟基苯甲醇基-β-D-葡萄糖苷

苯甲醇基葡萄糖苷

图 2-93　肉苁蓉属植物中苯甲醇苷类成分的化学结构

3. 环烯醚萜及其苷类　是肉苁蓉属植物的主要资源性化学成分之一,主要包括苁蓉素(cistanin)、肉苁蓉氯素(cistachlorin)、kankanol、argyol、8-表马钱子苷酸(8-epiloganic acid)、京尼平苷酸(geniposidic acid)、益母草苷(leonuride)等26个化合物(图2-94)。环烯醚萜苷的C—1位常连有葡萄糖,C—4位常连有甲基或羧基,C—5和C—9位的氢为β构型,C—8或C—10位常连有羟基,C—1或C—3位的羟基可能与C—10位羟基发生脱水反应而形成三元环氧环。

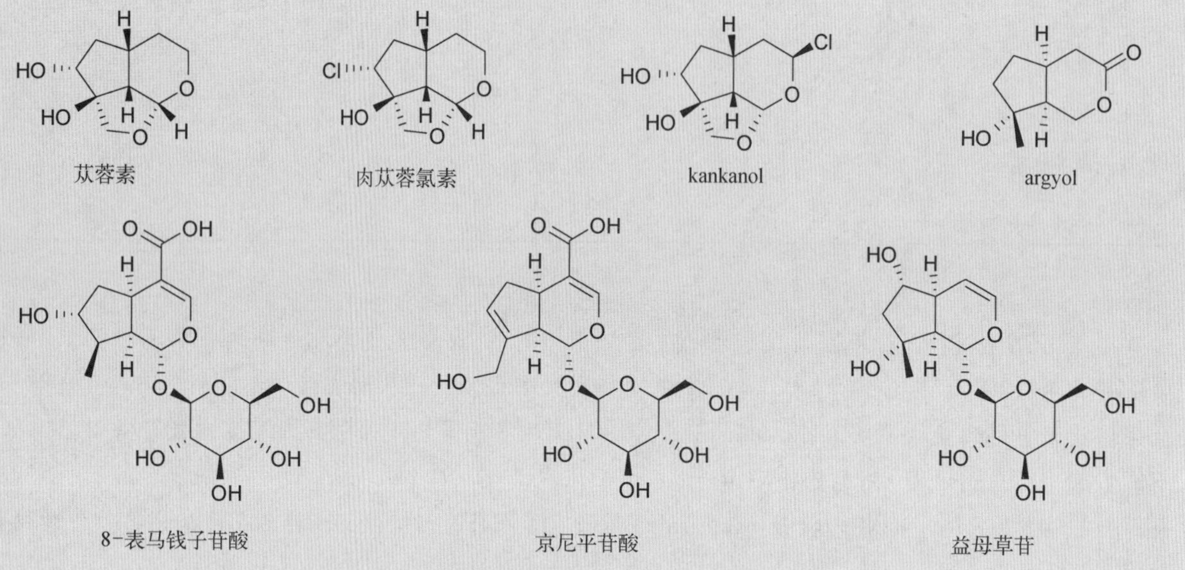

苁蓉素　　　　　　肉苁蓉氯素　　　　　　kankanol　　　　　　argyol

8-表马钱子苷酸　　　　　　　　京尼平苷酸　　　　　　　　益母草苷

图2-94　肉苁蓉属植物中环烯醚萜及其苷类成分的化学结构

4. 单萜及其苷类　从肉苁蓉属药用植物中分离得到7个单萜及其苷类成分,其中2个为单萜类,5个为单萜苷类成分。分别为8-羟基香叶醇-1-O-β-D-葡萄糖苷(8-hydroxygeraniol-1-O-β-D-glucopyranoside)(**1**)、kankanoside E(**2**)、(2E,6Z)-8-β-D-吡喃葡萄糖苷-2,6-二甲基-2,6-辛二烯酸[(2E,6Z)-8-β-D-glucopyranosyloxy-2,6-dimethyl-2,6-octadienoic acid](**3**)、8-羟基香叶醇-8-O-β-D-葡萄糖苷(8-hydroxygeraniol-8-O-β-D-glucopyranoside)(**4**)、betulalbuside A(**5**)、(2E, 6R)-8-羟基-2,6-二甲基-2-辛烯酸[(2E, 6R)-8-hydroxy-2,6-dimethyl-2-octenoic acid](**6**)和8-羟基香叶醇(8-hydroxygeraniol)(**7**)。化学结构如图2-95所示。

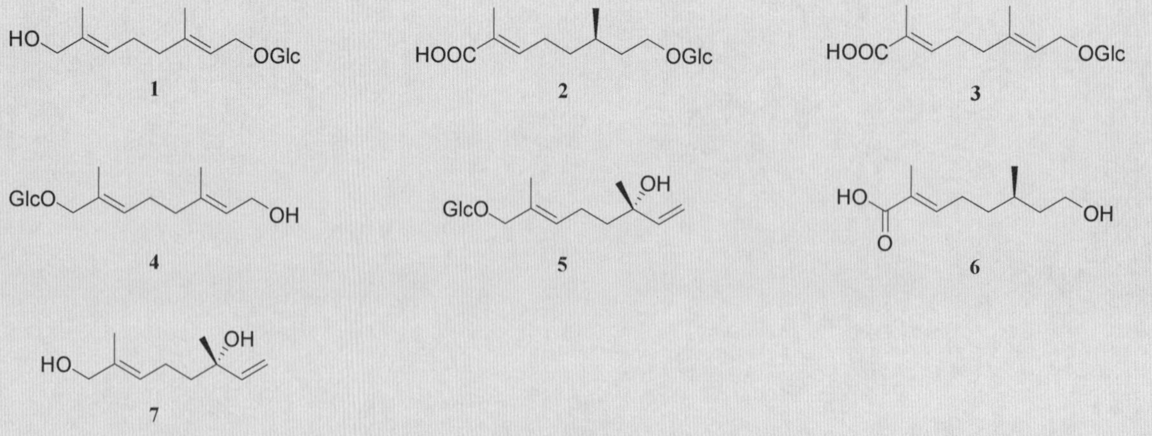

图2-95　肉苁蓉属植物中单萜及其苷类成分的化学结构

5. 木脂素及其苷类　从肉苁蓉中发现2个双四氢呋喃木脂素,分别为松脂素[(+)-pinoresinol]和丁香脂素[(+)-syringaresinol],以及 14 个木脂素苷类化合物,包括 6 个双四氢呋喃木脂素苷、1 个芳香四氢萘类木脂素苷和 7 个新木脂素苷。其中,典型化合物松脂素、丁香脂素、鹅掌楸苷(liriodendrin)、松脂素-O-β-D-葡萄糖苷和丁香脂素-O-β-D-葡萄糖苷等均为双四氢呋喃型木脂素(图 2-96)。肉苁蓉在 5 月份开花过后,木脂素及其苷类成分的含量显著升高。

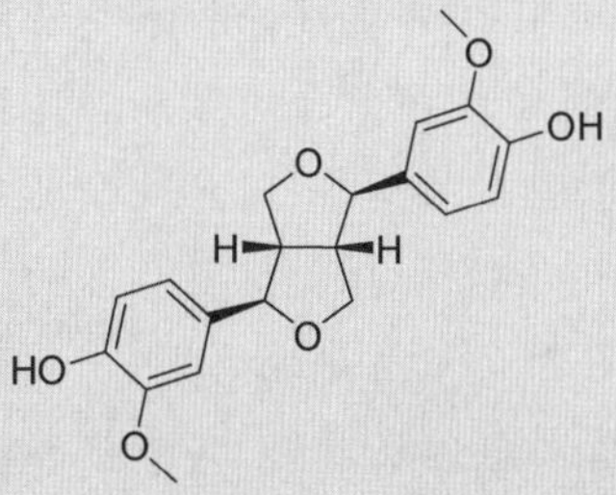

松脂素 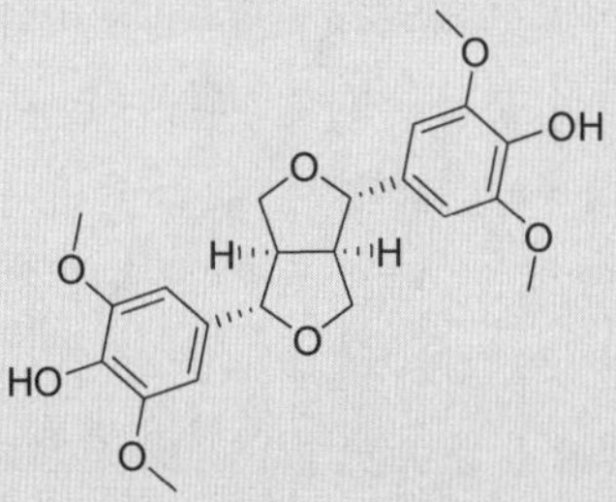　　　　　　丁香脂素 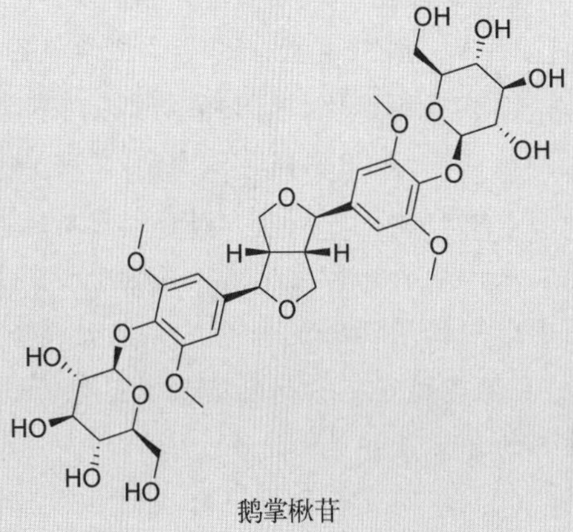　　　　　　鹅掌楸苷

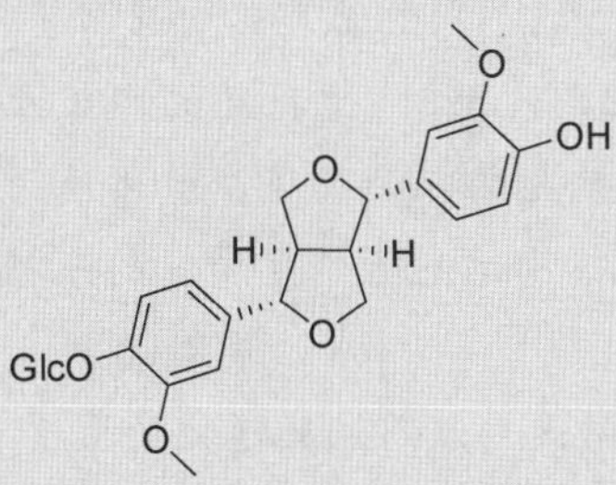

松脂素-O-β-D-葡萄糖苷 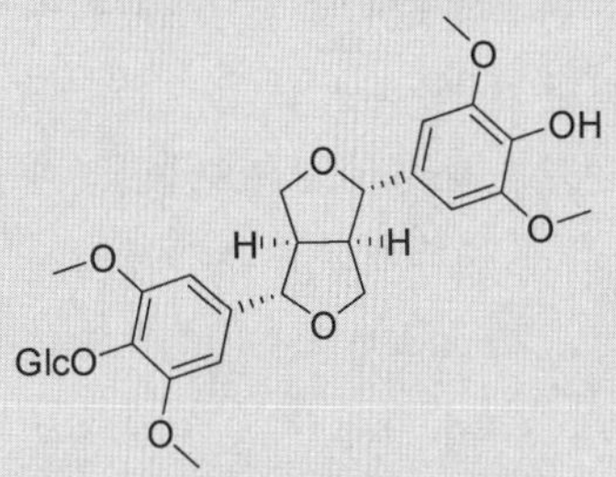　　　　　　丁香脂素-O-β-D-葡萄糖苷

图 2-96　肉苁蓉属植物中木脂素及其苷类成分的化学结构

6. 寡糖及其酯类　肉苁蓉中含有如 D-葡萄糖、D-果糖、半乳糖醇、D-甘露醇和蔗糖等寡糖,其与咖啡酰基、香豆素酰基或苯乙酰基可酯化形成寡糖酯。目前,从肉苁蓉中鉴定的寡糖酯类化合物包括肉苁蓉苷 F、Ⅰ,cistantubulose A1、A2,以及 kankanose(图 2-97)。

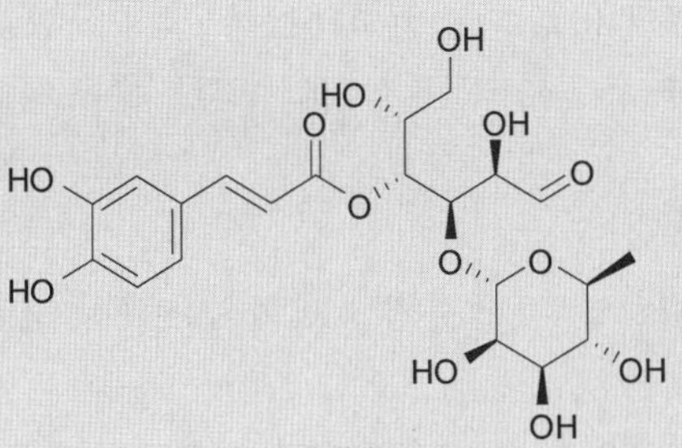

肉苁蓉苷F 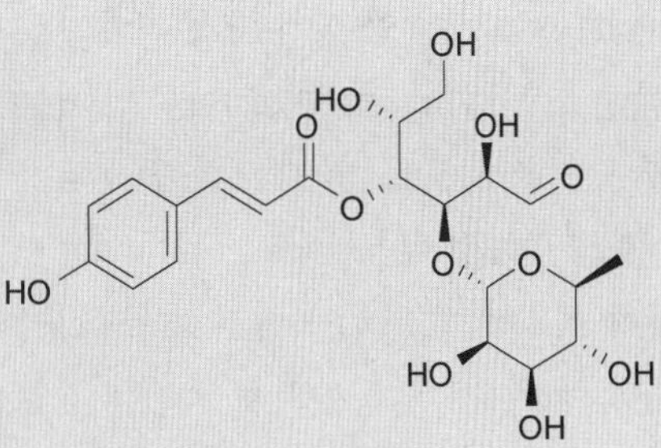　　　　　　肉苁蓉苷Ⅰ

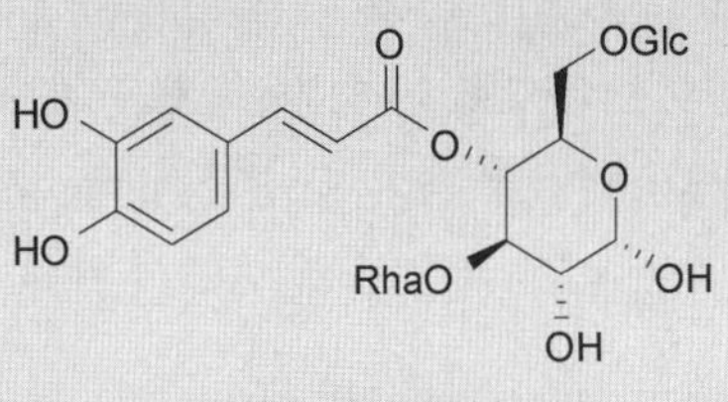

cistantubulose A1 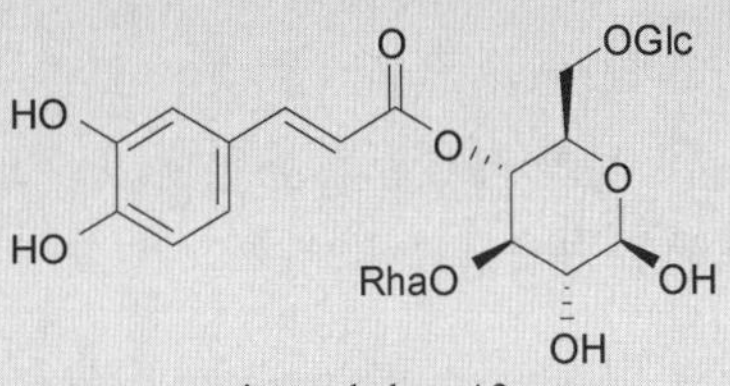　　　　cistantubulose A2 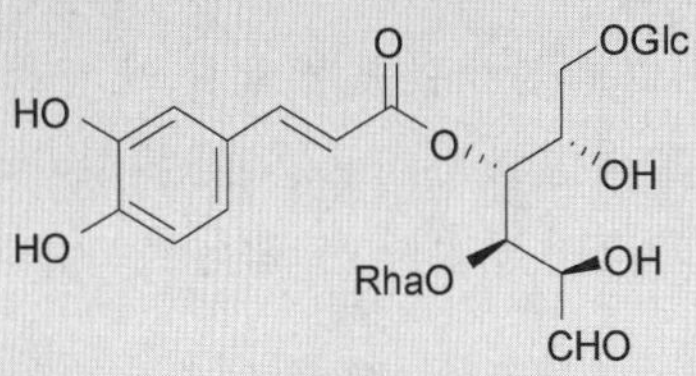　　　　kankanose

图 2-97　肉苁蓉属植物中寡糖及其酯类成分的化学结构

7. 多糖类 从荒漠肉苁蓉中分离得到 14 个多糖类成分,包括 5 个均多糖成分和 9 个杂多糖成分,分子量自几千到几十万不等。均多糖的单糖组成均为葡萄糖,杂多糖的单糖组成丰富,包括半乳糖、鼠李糖、阿拉伯糖、甘露糖、葡萄糖、半乳糖醛酸和鼠李糖等。该类化合物多具有抗氧化性损伤和抗衰老等作用。目前,对该属其他植物的多糖类成分研究较少。

【资源性化学成分动态评价】

1. 苯乙醇苷类成分的资源化学评价

(1) 不同产地、不同部位管花肉苁蓉中苯乙醇苷类成分的分析评价:苯乙醇苷类成分松果菊苷和毛蕊花糖苷为《中国药典》(2020 年版) 中肉苁蓉含量测定的指标成分。对新疆维吾尔自治区和田地区不同产地的管花肉苁蓉不同部位中松果菊苷和毛蕊花糖苷的含量进行考察,结果显示,不同产地管花肉苁蓉中松果菊苷和毛蕊花糖苷的含量差异较大,且野生品种整体比栽培品种含量高。管花肉苁蓉的不同部位中松果菊苷的含量差异很大,根部的含量最高,顶部的含量最低,两者最大差异达 22.4 倍。此外,毛蕊花糖苷在管花肉苁蓉不同部位中的含量差异大,从高到低依次为根部、中部、顶部,其中根部和顶部的含量差异最大达 16.7 倍。

(2) 不同生长期管花肉苁蓉中苯乙醇苷类成分的分析评价:对不同生长期管花肉苁蓉松果菊苷和毛蕊花糖苷的含量进行考察,结果显示,随着管花肉苁蓉的寄生生长,不同生长期其松果菊苷、毛蕊花糖苷的含量差异显著,两者含量的变化均为 11 月份>10 月份>12 月份。此外,无花序的肉苁蓉药材中松果菊苷和毛蕊花糖苷的质量分数,均明显高于花序长出地面但未开花的样品及花序长出地面且已开花的样品,并且开花后期的样品其质量分数远低于《中国药典》标准。由此也验证了传统的采收时期为春季苗未出土或刚出土时采挖,或秋季冻土之前采挖的科学道理。

2. 不同产地管花肉苁蓉有效成分的资源化学评价 半乳糖醇是肉苁蓉润肠通便的主要有效成分。对新疆维吾尔自治区不同产地管花肉苁蓉中松果菊苷、毛蕊花糖苷和半乳糖醇 3 种主要活性成分的含量进行考察,结果显示,不同栽培地点或同一栽培地点的不同批次样品中所含有效成分的含量差异较大,可能与产地、采收因素、炮制因素等影响有关。在 10 个地区中,以和田地区民丰县栽培的管花肉苁蓉质量为佳。

3. 不同加工条件下肉苁蓉的资源化学评价 鲜管花肉苁蓉饮片加工过程的主要影响因素包括切片厚度、加热温度和杀酶时间等。采用 HPLC 法对以上加工工艺进行考察,结果显示,优化工艺(鲜管花肉苁蓉切成 4 mm 厚片,70℃下杀酶 6 min)与鲜管花肉苁蓉直接切片晒干及按传统的方法晒干的工艺相比,其处理加工后样品中有效成分的含量有显著的提高。按优化后工艺加工的饮片,其中松果菊苷的含量是鲜管花肉苁蓉直接切片晒干工艺的 7.3 倍,是传统晒干方法的 12.8 倍;其中毛蕊花糖苷的含量是直接切片晒干工艺的 6.5 倍,是传统晒干方法的 14.9 倍。

【资源价值与开发利用】

肉苁蓉是中药临床常用的一种传统补益中药,具有"沙漠人参"的美誉。随着经济的快速增长和人们对健康的需求增加,市场上对肉苁蓉的需求持续增长。在传统汤剂的基础上,开发了一系列广泛用于各类疾病治疗的药物。检索表明,含有肉苁蓉的获批药品有 23 个,如便通胶囊、天麻醒脑胶囊、石斛夜光丸、琥珀还睛丸等。此外,还开发了一系列保健食品,通过国家食品药品监督管理总局批准的有 47 个,以酒剂和胶囊剂为主,还有片剂、茶剂、颗粒剂和口服液。主要保健功能涉及缓解疲劳、增强免疫等。我国学者将肉苁蓉总苷提取物开发成 2 类新药苁蓉总苷胶囊,并已实施生产。该药具有补肾益髓、健脑益智之功效,可用于治疗髓海不足证的轻中度血管性痴呆。

实例 14:枸杞类药用植物类群资源化学研究与资源化利用

宁夏枸杞 *Lycium barbarum* L. 在我国西北地区的种植历史可追溯至 600 余年前,尤以宁夏回族自治区内河套平原地区的栽培历史悠久,其成熟干燥果实入药称枸杞子(Lycii Fructus),已有2 000余年的药食两用历史,其味甘,性平,具有滋肝补肾、益精明目之功效。本草记载及现代研究表明,宁夏枸杞的果、叶、花、根均具有较高的药用和营养价值。其中,枸杞 L. chinense Miller 和宁夏枸杞的干燥根皮入药称地骨皮(Lycii Cortex),具有凉血除蒸、清肺降火之功效。枸杞叶含有绿原酸、芦丁等生物活性物质,可作为功能性茶饮或膳食补充剂应用。同属植物黑果枸杞 L. ruthenicum Murr. 作为民族药使用,也常作为保健食品应用。近年来,宁夏枸杞在宁夏回族自治区、内蒙古自治区、甘肃省、青海省、新疆维吾尔自治区等地广为栽培,其所产的成熟果实除制干作为药材及饮片应用外,更多是以干果、鲜果果浆等食品形式呈现于市场,成为近年来大健康市场的重要品种。

【资源类群概述】

茄科 Solanaceae 枸杞属 Lycium 植物在全世界约有80种,主要分布在南美洲,少数种类分布于欧亚大陆温带。我国产7种、2变种,分别为枸杞、宁夏枸杞、黑果枸杞、截萼枸杞 L. truncatum Y. C. Wang、新疆枸杞 L. dasystemum Pojark.、柱筒枸杞 L. cylindricum Kuang et A. M. Lu、云南枸杞 L. yunnanense Kuang & A. M. Lu,以及北方枸杞 L. chinense var. potaninii (Pojark.) A. M. Lu、黄果枸杞 L. barbarum var. auranticarpum K. F. Ching。中国枸杞属植物的自然分布,除海南省外,其他各地均有分布,以北方地区分布较为集中。枸杞属多种植物可供药用,其中较为常用的主要有宁夏枸杞和枸杞。此外,宁夏枸杞及枸杞的嫩茎叶常作为地方习用药材或鲜蔬、茶饮应用。黑果枸杞也常作为功能食品应用。

宁夏枸杞,又名甘枸杞,原产于我国西北和华北地区,自然分布区域西至新疆维吾尔自治区和田市,东至辽宁省营口市,南至四川省小金县,北抵内蒙古自治区二连浩特市,地处北纬31°～44°,东经80°～122°区域。宁夏枸杞在我国有悠久的栽培历史,现广泛栽培于我国西北宁夏回族自治区、内蒙古自治区西部的河套平原、甘肃省、青海省、新疆维吾尔自治区等地,且以宁夏回族自治区中宁县及其周边地区所产者为道地药材。近年来,新疆维吾尔自治区、青海省、甘肃省等地区的宁夏枸杞栽培面积逐年增大。

宁夏枸杞在长期的栽培选育过程中,从原主栽品种大麻叶枸杞中选育出宁杞、蒙杞和柴杞等栽培品系,其中宁杞1号、5号和7号为目前推广种植较为广泛的栽培品种。此外,近年来选育出以嫩茎叶为主要利用部位的叶用枸杞新品种,其叶常作为鲜蔬或茶饮应用。

【资源性化学成分及其分布】

枸杞属植物中所含的化学成分主要包括糖类、生物碱类、色素类、氨基酸类、脂肪酸类等。其中,最具利用价值的为枸杞多糖、枸杞色素和枸杞籽油。

1. 多糖类　是枸杞子的主要活性成分,主要体现在免疫调节、抗氧化、降血糖、神经保护、抗肿瘤等方面,其含量在5.42%～8.23%。由于组成枸杞多糖的单糖种类和数目等的不同,其结构较为复杂。目前,国内外对枸杞多糖的结构研究主要集中在其分子量测定、单糖组成及比例、糖环形式(吡喃环或呋喃环)、单糖残基类型及糖苷键连接位点、糖苷取代的异头异构形式(α-或β-)等初级结构的表征上。文献报道的枸杞多糖在结构上具有较高的多样性,但大多包含同聚半乳糖醛酸(homogalacturonan, HG)、鼠李糖半乳糖醛酸聚糖(rhamnogalacturonan, RG)I和II、阿拉伯半乳聚糖(arabinogalactan, AG)、木糖半乳糖醛酸聚糖(xylogalacturonan, XG)等一种或几种结构模块。

研究显示,枸杞中含有的多糖类资源性化学成分多与氨基酸、肽等结合形成糖肽结构,分子量差异较大,跨度可达4.92～2 250 kDa。枸杞多糖的复杂化学结构提供了大量的活性基团,使其具有灵活柔韧的空间构象可能性,因而也负载着丰富的生物信息,是枸杞多糖发挥多元功效的重要结构基础。

研究表明,枸杞多糖的免疫调节活性与其相对分子质量成正比,中等相对分子质量(4×10^4～3.5×10^5)的枸杞多糖其抗肿瘤活性较强。枸杞多糖的单糖组成中,半乳糖醛酸的含量与其保护化学性肝损伤活性呈正相关,且表现出较强的神经保护和抗氧化活性。单糖组成以阿拉伯糖、半乳糖和葡萄糖为主的枸杞中性多糖表现出较好的抗肿瘤和降血糖作用。具有 $1,4-\alpha-D-$半乳糖醛酸和 $1,5-\alpha-$阿拉伯糖苷键的枸杞多糖,特别是含 $1,4-\alpha-D-$半乳糖醛酸主链的枸杞多糖,在免疫调节作用中发挥着重要作用,且表现出较好的抗氧化应激作用。与枸杞多糖中的半乳聚糖骨架相比,阿拉伯聚糖侧链具有更强的巨噬细胞激活活性,而重复的半乳聚糖主链具有更强的激活补体系统活性。枸杞多糖的结构示意图如图 2-98 所示。

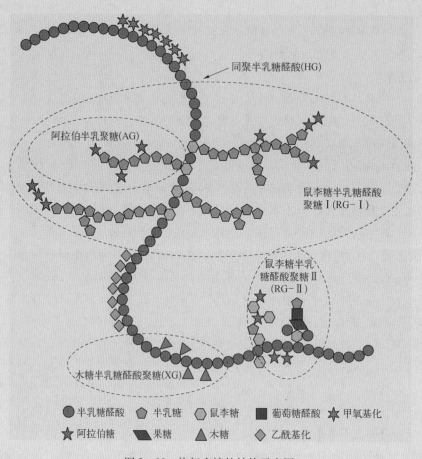

图 2-98 枸杞多糖的结构示意图

2. 天然色素类 枸杞色素主要由类胡萝卜素及其他有色物质组成。其中,枸杞子中总类胡萝卜素的含量可达 9.73~29.15 mg/g。研究显示,枸杞子中含有的类胡萝卜素类资源性化学成分具有抗氧化、增强免疫力、保护视力等多重生物活性,现已广泛用于保健食品开发,同时也是一种重要的天然色素,具有广阔的市场利用前景。枸杞子中的类胡萝卜素类资源性化学成分主要包括游离类胡萝卜素和类胡萝卜素脂肪酸酯。游离类胡萝卜素主要包括 $\beta-$胡萝卜素($\beta-$carotene)、$\beta-$隐黄素($\beta-$cryptoflavin)和玉米黄素(zeaxanthin)(图 2-99);类胡萝卜素脂肪酸酯主要包括玉米黄素双棕榈酸酯(又称酸浆果红素,

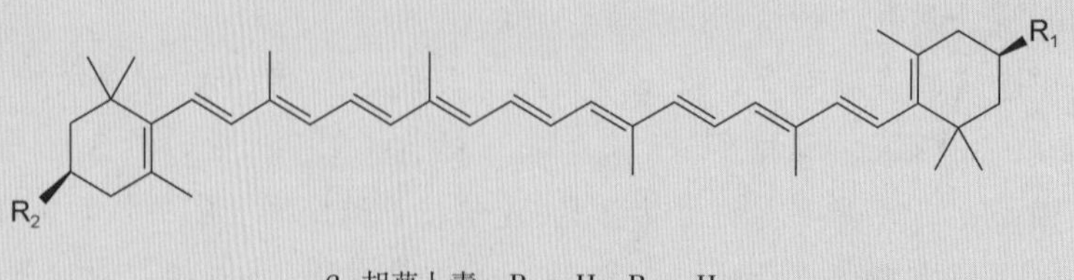

$\beta-$胡萝卜素 $R_1 = H$ $R_2 = H$
玉米黄素 $R_1 = OH$ $R_2 = OH$

图 2-99 枸杞子中天然色素类成分的化学结构

彩图 2-98

physalien)、玉米黄素单棕榈酸酯和 β-隐黄素棕榈酸酯等。其中,以玉米黄素双棕榈酸酯的含量为最高,可达 2.74~14.68 mg/g,约占枸杞色素中类胡萝卜素总量的近 1/2。此外,有研究显示,枸杞果实中 98.6% 的类胡萝卜素均以酯化形式存在,其中玉米黄素双棕榈酸酯占其色素总量的 77.5%,是枸杞子中的主要色素类资源性化学物质。

3. 脂肪酸类 枸杞种子(枸杞籽)约占整粒枸杞子的 3%,但其出油率能达到 17%~20%,且油中含有大量的亚油酸、油酸、亚麻酸等不饱和脂肪酸(表 2-14)。此外,尚含有维生素 E(7.52 mg/100 g)、磷脂(0.23%)及多种矿物质元素。枸杞籽油除具有食用价值外,还有医疗保健作用,可以用于高血压、高血脂、动脉粥样硬化等心脑血管疾病的辅助治疗,常用于保健食品的开发。

表 2-14 枸杞籽油中脂肪酸类成分及其含量

序号	组分	含量/%	序号	组分	含量/%
1	棕榈酸	7.3	4	亚油酸	67.8
2	硬脂酸	3.2	5	亚麻酸	3.4
3	油酸	16.8	6	花生四烯酸	1.5

4. 生物碱类 茄科植物中含有较丰富的生物碱,而枸杞植物全株中主要含有甜菜碱(betaine)(图 2-100)、葫芦巴碱(trigonelline)等,其中甜菜碱在叶中的含量可达 40 mg/g。国外学者在研究枸杞时还发现了颠茄碱和天仙子胺 2 种生物碱。枸杞子对脂质代谢或抗脂肪肝的作用,与其所含的甜菜碱具有甲基供体作用密切相关。

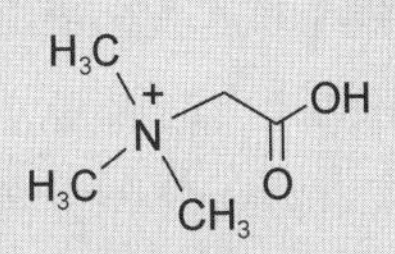

图 2-100 甜菜碱的化学结构

5. 酰胺类 从宁夏枸杞、华枸杞、云南枸杞及黑果枸杞等枸杞属植物中分离得到 135 个酰胺类成分,根据酚酰胺配体的类型可分为肉桂酰胺类、新木脂酰胺类、木脂素酰胺类和其他酰胺类,主要分布于根皮及果实。其中,尤以肉桂酰胺类成分的种类及含量较高,如枸杞根皮中含有的地骨皮甲素(kukoamine A)(图 2-101)、地骨皮乙素(kukoamine B)等,以及从枸杞子中分离得到的二咖啡酰亚精胺衍生物等,其表现出较好的神经保护活性。

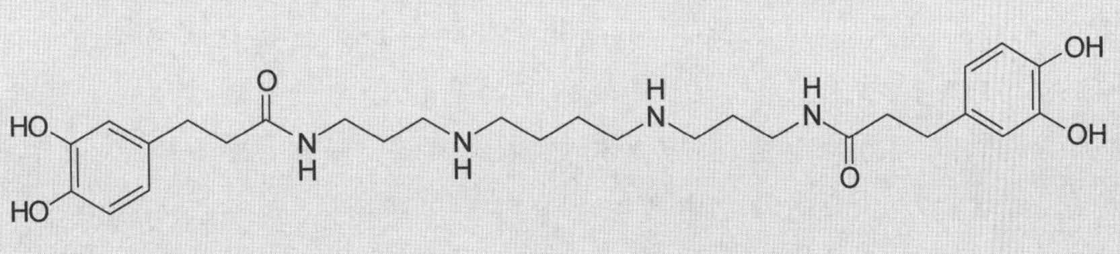

图 2-101 地骨皮甲素的化学结构

6. 蒽醌类 枸杞植物根皮(地骨皮)中含有约 5.73% 的总蒽醌类资源性化学成分,具有抗炎、抑菌、杀病毒等生物活性。其化学组成主要有大黄素甲醚、大黄素、2-甲基-1,3,6-三羟基-9,10-蒽醌、2-甲基-1,3,6-三羟基-9,10-蒽醌-3-O-(6-O-乙酰基)-α-鼠李糖基-(1→2)β-葡萄糖苷等。其中,2-甲基-1,3,6-三羟基-9,10-蒽醌对人醛糖还原酶的抑制率达到 84%,高于阳性对照药槲皮素(抑制率为 67.8%)。

7. 其他类 枸杞子中含有维生素 C 的前体物质 2-O-β-D-葡萄糖基-L-抗坏血酸,亦称枸杞酸,其含量可达 1% 以上,且具有抗氧化、保肝等生物活性。枸杞子中含有多达 18 种氨基酸,其中 8 种为人体必需氨基酸,以天冬氨酸、谷氨酸、丙氨酸和脯氨酸的含量较高,且多呈游离状态。枸杞子尚含有 γ-氨基丁酸等非蛋白氨基酸类成分。此外,宁夏枸杞果实及根皮中含有莨菪亭、6-甲氧基-7-羟基香豆素、东莨菪苷等香豆素类化学成分,叶中含有芦丁、槲皮素-3-O-芸香糖-7-O-葡萄糖苷等黄酮类及绿原酸等酚酸类成分,根皮中含有芹菜素、蒙花苷(linarin)等黄酮类物质,并首次从花中分离得到薯蓣皂苷元等。

【资源性化学成分动态评价】

1. 枸杞属植物药材形成过程中资源性化学成分的动态评价

(1) 不同采收期枸杞属植物中资源性化学成分的动态评价:不同采摘期的枸杞子样品中各资源性化学成分的含量存在差异,多糖、总糖含量和百粒重差异达到极显著水平,氨基酸和甜菜碱的含量差异达到显著水平。头茬果中各成分的含量高于盛果期果实,夏果中各成分的含量高于秋果,表明枸杞头茬果品质较盛果期好,夏果品质比秋果好,但秋果中各项指标均能达到枸杞营养成分的要求。

枸杞子成熟过程中类胡萝卜素的变化主要为玉米黄素双棕榈酸酯的积累。采用 HPLC 法测定青果期到红熟期间玉米黄素双棕榈酸酯的含量,含量从 0.148 mg/100 g 增加到 303 mg/100 g,占红熟期类胡萝卜素总量的 70% 以上。其他类胡萝卜素酯的含量较少,成熟过程中相对变化较小。

对栽培于青海省西宁市的宁夏枸杞于 5~10 月份采摘的叶片,比较其中总黄酮及槲皮素、山柰酚、异鼠李素的含量,结果显示,5 月份采集的宁夏枸杞叶中总黄酮含量最高,8 月份次之,入秋后其总黄酮含量明显降低,至 10 月份宁夏枸杞叶中黄酮类成分的含量最低。分别采集果用枸杞(宁杞 7 号)及叶用枸杞(宁杞菜 1 号)的叶芽、幼叶、嫩叶和成熟叶,比较其中芦丁等 5 种黄酮类成分、绿原酸等 10 种酚酸(醛)类成分的含量变化规律,结果显示,黄酮类成分以果用宁夏枸杞叶中芦丁的含量较高,而叶用宁夏枸杞叶中的槲皮素-3-O-芸香糖-7-O-葡萄糖苷的含量较高,所有样品均随着成熟度增加而呈现其黄酮类成分含量渐次降低的趋势;酚酸类成分均以绿原酸和隐绿原酸含量相对较高,叶用枸杞以其嫩叶中含量最高,果用枸杞叶随着叶片成熟含量渐次降低。

不同成熟度的宁夏枸杞叶随成熟度增加,甜菜碱含量呈现降低趋势,而葫芦巴碱含量呈现先增加后降低的趋势。叶用宁夏枸杞叶的叶芽(88 mg/g)、幼叶(58 mg/g)和嫩叶(33 mg/g)中的甜菜碱含量显著高于果用宁夏枸杞叶,而不同成熟度的果用宁夏枸杞叶的葫芦巴碱含量均高于叶用宁夏枸杞叶。

(2) 不同品种枸杞属植物中资源性化学成分的动态评价:以种植于甘肃省景电灌区的枸杞试验田中 10 个不同枸杞栽培品种的果实(枸杞子)为研究对象,对其含有的甜菜碱、类胡萝卜素、糖类、氨基酸类、维生素 C 等含量进行比较研究,结果显示,不同栽培品种其各类资源性化学成分的含量差异较大。

对枸杞属不同品种枸杞植物果实(枸杞子)样品中的多糖含量进行测定,结果显示,不同品种枸杞子中多糖的含量从高到低依次为云南枸杞、宁夏枸杞、柱筒枸杞、枸杞、新疆枸杞、截萼枸杞、北方枸杞、黄果枸杞、黑果枸杞、红枝枸杞。云南枸杞中多糖含量高于宁夏枸杞,说明云南枸杞这个种的特殊性,其形态本身也与其他品种有较大差异,其余种的多糖含量均低于宁夏枸杞。

(3) 不同产地枸杞属植物中资源性化学成分的动态评价:对不同产地枸杞子样品中的多糖含量进行测定,结果显示,不同产地枸杞子中中性多糖、酸性多糖和总多聚糖的含量均存在显著差异。中性多糖的含量以宁夏回族自治区和甘肃省白银市产枸杞子中最高,均为 3.21%;其次为内蒙古自治区(2.83%)和甘肃省酒泉市(2.91%);青海省(2.60%)和新疆维吾尔自治区(2.57%)较低。不同产地枸杞子中的酸性多糖含量呈现为内蒙古自治区(1.17%)>甘肃省白银市(1.08%)>宁夏回族自治区(1.04%)>新疆维吾尔自治区(0.90%)>甘肃省酒泉市(0.88%)>青海省(0.82%)。综合评价枸杞子中总多聚糖含量,结果显示,宁夏回族自治区、甘肃省白银市和内蒙古自治区产的枸杞子中总多聚糖含量较高,三者之间无显著差异;甘肃省酒泉市和新疆维吾尔自治区次之;青海省较低。

对不同产区枸杞子单(寡)糖含量进行比较,结果显示,枸杞子中主要的单糖为果糖和葡萄糖,寡糖为蔗糖和麦芽糖,其中果糖含量为 29.4%~45.5%,葡萄糖含量为 19.3%~31.4%,蔗糖含量为 1.37%~

1.43%,麦芽糖含量为 0.31%~0.72%,总单(寡)糖含量为 50.5%~79.0%。甘肃省酒泉市产枸杞子中果糖、葡萄糖、蔗糖和麦芽糖的含量均最高,分别为 44.8%、30.8%、1.42%和 0.57%;总单(寡)糖含量的分析结果显示,各产地之间存在显著差异,以甘肃省酒泉市产含量最高,青海省次之。

不同产地枸杞子中总类胡萝卜素含量的分析结果显示,以甘肃省白银市(22.71 mg/g)和内蒙古自治区(20.99 mg/g)产的枸杞子中总类胡萝卜素含量较高,二者之间无显著差异;宁夏回族自治区和青海省次之,分别为 19.51 mg/g 和 18.44 mg/g。采用 HPLC - DAD 法测定枸杞子中 6 种类胡萝卜素类成分的含量,其中只检测到了玉米黄素、β-隐黄素、β-胡萝卜素和玉米黄素双棕榈酸酯,而新黄质和叶黄素在所有样本中均未检测到。内蒙古自治区产枸杞子中玉米黄素、β-隐黄素和 β-胡萝卜素含量较高,分别为 0.140 7 mg/g、0.001 7 mg/g 和 0.097 6 mg/g;宁夏回族自治区和甘肃省白银市次之。玉米黄素双棕榈酸酯的含量以甘肃省白银市(9.61 mg/g)、内蒙古自治区(8.38 mg/g)和青海省(8.73 mg/g)产枸杞子中较高。

比较了 6 个产区 94 批次枸杞子中总酚和总黄酮的含量,结果显示,枸杞子中总酚含量为 6.34~9.16 mg/g,总黄酮含量为 2.43~8.13 mg/g。不同产地枸杞子中总酚和总黄酮的含量均存在显著差异。总酚含量由高到低依次为宁夏回族自治区、甘肃省白银市、甘肃省酒泉市、新疆维吾尔自治区、青海省、内蒙古自治区,其中宁夏回族自治区和甘肃省白银市产枸杞子中总酚含量无显著差异,分别为 8.14 mg/g 和 7.72 mg/g。不同产地枸杞子中总黄酮含量以甘肃省白银市产含量最高,达 6.57 mg/g;宁夏回族自治区次之,为 5.29 mg/g;青海省和新疆维吾尔自治区产枸杞子中含量较低,分别为 3.80 mg/g 和 3.25 mg/g。

宁夏枸杞的成熟叶片中共测得 10 种游离酚酸类和黄酮类成分,平均总含量为 8.5 mg/g,其中绿原酸(2.6 mg/g)和芦丁(4.9 mg/g)成分含量较高,内蒙古自治区地区的样本中绿原酸的含量均显著高于其他 3 个产地,且来自内蒙古自治区巴彦淖尔市杭锦后旗沙海镇的样品其总游离酚酸和黄酮类成分的平均含量最高(14.6 mg/g)。

(4) 枸杞属植物不同部位资源性化学成分的动态评价:对宁夏回族自治区产枸杞子中不同部位的氨基酸进行测定分析,结果显示,其中尚含人体必需的 8 种氨基酸,其游离氨基酸占氨基酸总量的 50%以上,有利于人体吸收。分析比较了枸杞果实、叶、果柄、果皮和种子中 18 种氨基酸的含量,发现枸杞各部位中总氨基酸含量在 9.34%~12.9%之间,以枸杞果皮中氨基酸含量最低,枸杞果柄中氨基酸含量最高,枸杞叶中 11 种氨基酸含量都高于枸杞子中的含量,其中含量在 1%以上的氨基酸为天冬氨酸、谷氨酸和精氨酸,以色氨酸含量相对较低。

宁夏枸杞叶和花中的甜菜碱含量分析结果显示,宁夏枸杞叶中的甜菜碱含量(4.783%)显著高于花(1.878%),且不同产地宁夏枸杞叶和花中的甜菜碱含量并无明显差异。与传统药用部位枸杞子相比,宁夏枸杞叶和花中的甜菜碱含量均远高于枸杞子中报道的甜菜碱最高含量(1.02%)。

2. 枸杞子药材产地加工过程中资源性化学成分的动态评价

(1) 黄酮类:干燥过程会促使枸杞子中的黄酮类资源性化学物质的积累,不同的干燥方式对枸杞子总黄酮含量有明显的影响,其影响作用从大到小依次是 40℃烘干、晒干、真空冻干、鲜果。干燥工艺会造成枸杞子中黄酮类化合物含量的变化。Na_2CO_3、Na_2SO_3 处理和空白对照下的枸杞子在干燥过程中其总黄酮含量呈现持续上升的趋势,同一烘干时间下,Na_2SO_3 处理与 Na_2CO_3 处理的枸杞子中山柰酚、芦丁和槲皮素的含量均呈现先增加后下降的趋势;同一处理下的苯丙氨酸解氨酶(phenylalanineammonialyase, PAL)活性和总黄酮含量变化呈现显著、极强的正相关,表明 PAL 活性的增加能够促进总黄酮含量的增加;山柰酚、芦丁和槲皮素的含量变化呈现正相关,说明三者在干燥过程中均会有同时增加和减少的协同性。除蜡剂不会影响晒干过程中黄酮类化合物和 PAL 活性的变化趋势,但是会影响同一干燥时间下的 PAL 活性,以及总黄酮、山柰酚、芦丁和槲皮素值的大小,其达到最高值的时间也会受除蜡剂的影响。

(2) 色素类:枸杞子在干燥过程中,玉米黄素和 β-胡萝卜素含量增加,而酯化类胡萝卜素如玉米黄素双棕榈酸酯的含量下降,从而对枸杞子药材的感官色泽产生影响。在干制起始阶段,玉米黄素和β-胡萝卜素的含量大幅增加,是鲜果含量的2~22倍;干制中期,二者均有不同程度的降低;干制后期,2种色素含量有小幅增加,并达到平衡状态。玉米黄素双棕榈酸酯的含量在干制起始阶段全面降低,降幅达到40%以上;干制中期有小幅增加,并最终达到稳定状态。提示枸杞子在干燥过程中由于干制温度的影响及体内水分的耗散,表现为某些合成抗逆物质的酶活性升高及果实衰老进程的加快,导致玉米黄素和β-胡萝卜素大量合成而不能及时酯化,使得含量大幅增加;而玉米黄素双棕榈酸酯发生分解,合成较慢,因此含量降低。

此外,不同干制方式对枸杞子中类胡萝卜素的影响也有较大区别,严重影响其商品的感官品质。有研究对冷冻干燥、热风烘干和自然晒干3种不同干燥方式对枸杞子药材中主要类胡萝卜素的含量影响进行了比较,发现经干燥后的玉米黄素和β-胡萝卜素含量都大幅增加,其中经热风烘干的增长得最多,玉米黄素为干燥前的6.1倍,β-胡萝卜素为干燥前的4.5倍;而玉米黄素双棕榈酸酯和总类胡萝卜素的含量均有不同程度的降低,其中经热风烘干的降低得最多,分别为干燥前的62.3%和64.7%,经冷冻干燥的降低得最少,分别为干燥前的80.1%和80.3%。对比3种干燥方法,其中冷冻干燥对保存类胡萝卜素的效果最佳,保持了固有的色泽。

此外,有研究对9种不同现代干燥方式获得的枸杞子样品中的总多糖类、总酚类、总黄酮类、甜菜碱、果糖、葡萄糖、核苷及氨基酸类、类胡萝卜素类等成分进行综合分析评价,结果显示,真空冷冻干燥法最大限度地保留了枸杞子中所含有的多类型功效成分,为该药材的最佳干燥方式,其次为微波干燥和(40+60)℃热风干燥方法,研究结果为优化、建立适宜的枸杞子干燥加工方法提供了科学依据。

【资源价值与开发利用】

1. 枸杞属植物的资源利用现状 枸杞子入药记载首见于汉代《神农本草经》,被列为上品。认为其甘补平和、质润多液,入肾可益精充髓助阳,走肝能补血明目,归肺以润肺止咳,凡肝肾不足和肺肾阴虚所致诸症,均可应用,为滋阴助阳、益精补血之良药。枸杞子为经典方剂杞菊地黄丸、左归丸、左归饮的主要组方药物。现代研究证明,枸杞子具有调节免疫、保肝、抗衰老及抗疲劳等多重生物活性。

地骨皮常用于阴虚潮热、骨蒸盗汗、肺热咳嗽、咯血、衄血等症的治疗,为地骨皮散、泻白散、枸杞散等经典名方的主要组成药物。现代研究显示,地骨皮具有降血压、降血糖、调血脂、解热等作用,为现代成方制剂十味降糖颗粒、地骨降糖胶囊、养血退热丸等的主要组成药物。以地骨皮为主要原料制成的地骨皮露具有凉营血、解肌热之功效,常用于体虚骨蒸、虚热口渴等证的治疗。

除作药用外,枸杞子及地骨皮亦广泛用于保健食品的开发。以枸杞子及枸杞多糖为主要原料开发的保健食品数量众多,多具有增强免疫力、缓解体力疲劳、保护肝功能、调节血脂等功能,常见的产品有枸杞汁、枸杞胶囊、枸杞颗粒、枸杞全粉、枸杞果酒等。地骨皮多用于辅助降血糖保健食品的开发。以枸杞种子为原料提取制备的枸杞籽油及其软胶囊制剂具有辅助降血脂作用,也常用于保健食品的开发。

此外,枸杞属植物除果实、根皮作药用及食用外,其叶、花等组织器官也多作药用或食用。目前,以宁夏枸杞及枸杞的嫩茎叶已开发成时令鲜蔬和功能茶饮。

2. 枸杞子药材深加工与产品开发 枸杞子既是传统常用中药,又是应用广泛的保健食品,广泛用于医药保健产品的开发。常见产品有枸杞保健胶囊、枸杞果酒、果醋,以及枸杞水晶糖、保鲜枸杞、枸杞精、枸杞露、枸杞膏等系列保健食品。此外,以枸杞子中含有的多糖类、类胡萝卜素类、生物碱类等资源性化学物质为目标的提取加工等深加工产品的开发也日益受到重视。

(1)枸杞多糖的制备与产品开发:枸杞多糖为枸杞子中最主要的资源性化学物质。其具有调节免疫、降血糖、降血脂、抗肿瘤、抗疲劳等多种生物活性,为目前枸杞子深加工过程中资源化利用程度较高的化学成分。采用循环超声提取技术可用于枸杞多糖的制备,其具体制备流程为:将枸杞加水浸泡,打浆,去籽,枸杞果浆置于循环超声提取机中进行超声提取,固液分离,滤液浓缩,加一定量的乙醇沉淀多糖,多糖采用树脂进行纯化,即可制成枸杞多糖成品。

(2) 枸杞色素的制备与产品开发:枸杞子中含有的类胡萝卜素类资源性化学成分具有抗氧化、增强免疫力、保护视力等多重生物活性。提取制备方法为:取宁夏枸杞干燥果实,用5倍量(V/W)的石油醚-丙酮(1∶1)超声提取3次;过滤,将滤液合并,于40℃下水浴减压回收溶剂,得到石油醚-丙酮(1∶1)提取部位;取石油醚-丙酮(1∶1)提取部位,用石油醚和90%甲醇超声溶解,分层后分开;再用石油醚(每1000 mL含50 mL乙酸乙酯)萃取90%甲醇部位1次;合并石油醚部位,用90%甲醇萃取1次;将石油醚部位用水洗涤2次;将石油醚部位用无水硫酸钠干燥;减压于35℃回收溶剂,即得色素部位。其中,玉米黄素双棕榈酸酯的含量可达30%,可用于制备预防白内障产生、延缓和治疗老年黄斑变性的药物及保健食品,也可作为天然色素应用。

(3) 枸杞子总生物碱的制备与产品开发:枸杞子中含有的以甜菜碱为代表的生物碱类资源性化学成分,在体内可起到甲基供应体的作用,可影响脂质代谢而具有抗脂肪肝的作用,具有较高的资源利用前景。有专利报道以枸杞子为原料制备枸杞子生物碱的方法为:将枸杞果实打浆,用酸水提取,过滤,将提取液通过阳离子交换树脂柱,弃去洗出液后,再用氢氧化铵溶液碱化树脂柱,晾干后,用氯仿回流提取,提取液浓缩,即得枸杞子总生物碱。该方法具有溶剂用量少、产品质量高、稳定性好的优点,避免了现有技术有机溶剂用量大、工艺复杂等缺点,可以高效地从枸杞子中提取分离出高纯度的枸杞子总生物碱。

3. 枸杞属植物产业化过程中产生的废弃物的资源化利用研究

(1) 枸杞叶的资源化利用研究:枸杞叶于《本草纲目》中名为"天精草",具有补虚益精、清热解毒、止渴、祛风湿、明目之功效,用于治疗虚劳发热、烦渴、目赤肿痛、翳障夜盲、崩漏、带下病、热毒疮肿。枸杞叶中营养成分和活性物质的种类丰富,现代研究显示其具有调节糖脂代谢、抗氧化等多重活性,是重要的食品配料及添加剂来源,在食品、医药等领域具有巨大的开发潜力和广阔的市场前景。以枸杞嫩叶为原料,可制成具有降血压、降血糖、降血脂及耐缺氧功能的枸杞叶保健茶,也可作为时鲜蔬菜食用。

枸杞叶中富含甜菜碱等资源性化学成分,且含有多种有益微量元素,可开发为保健食品,也可作为提取天然甜菜碱的新原料。枸杞叶含有紫罗兰酮、大马酮等前体致香物质,可以考虑开发成天然食品香精、香料。此外,枸杞叶可促进小球菌、乳酸菌等益生菌的生长,在乳制品中添加枸杞叶甲醇提取物可以提高酸奶酪的抗氧化活性,因此,枸杞叶在乳制品发酵工业中也具有一定的应用前景。

(2) 枸杞果柄的资源化利用研究:枸杞果柄中含有多种生物活性成分,尤其是其所含的甜菜碱和锌、钒等元素含量高于枸杞果实,可作为一种良好的保健食品或提取天然甜菜碱的新原料。枸杞柄粉碎成1000~2000目的超细粉,可作为食品膳食纤维添加剂,也可以制成袋装茶饮用。枸杞果柄中所含的叶绿素类资源性化学成分有助于肝脏的解毒,同时还可改善肝功能,对人胃腺癌细胞、宫颈癌细胞均有明显的抑制作用;一定剂量的枸杞果柄水煎剂有明显降低四氧嘧啶糖尿病小鼠血糖的作用;枸杞果柄中的黄酮类资源性化学成分对DPPH自由基有较好的清除作用,因此,枸杞果柄有望开发为新型药物。

(3) 枸杞子深加工过程中产生的固体废弃物的资源化利用:枸杞子在以水提取制备枸杞多糖,以及榨取枸杞鲜汁用于食品的加工过程中,会产生大量枸杞子皮渣资源,除少量经水漂选后用以制备枸杞籽(枸杞种子),或作动物饲料外,多被废弃。研究显示,提取多糖或榨汁产生的枸杞子皮渣中富含红色素类成分,主要由类胡萝卜素及其他有色物质组成,其含量可达2.44 mg/g。该类色素色泽红艳,且具有抗氧化、抗衰老、增强免疫、抗肿瘤、视觉保护等多重生物活性,可用于食品、化妆品和医药产品开发,其市场前景广阔。从枸杞子皮渣中提取类胡萝卜素等色素类物质的制备流程为:取枸杞子皮渣,去籽后干燥、粉碎,以石油醚复合溶剂(石油醚：氯仿＝1∶1)为萃取剂,采用超声波热回流提取技术,超声波提取功率160 W,料液比1∶8(g/mL),提取温度55℃,提取时间40 min,提取次数2次,提取液经真空浓缩回收溶剂,即得棕红色的枸杞色素浸膏。

(4) 枸杞籽的资源化利用：枸杞果实在制备枸杞多糖、榨取枸杞鲜汁,以及发酵生产果酒、果醋的过程中会产生大量的枸杞果渣,经水漂选后可得枸杞籽资源。研究显示,新鲜枸杞浆果的含籽率约为3%,加工1吨鲜果可得枸杞籽30 kg。枸杞籽富含脂肪油,其出油率可达15%~20%,脂肪油中亚油酸、油酸、亚麻酸等不饱和脂肪酸含量较高。此外,尚含有维生素E(7.52 mg/100 g)、β-胡萝卜素(2.6 mg/g)、磷脂(0.23%)及多种矿物质元素。其具有防止动脉粥样硬化、增强视力等生物活性,对预防及辅助治疗肥胖症、糖尿病、高血压等有一定功效,同时对婴儿大脑和幼儿心脏的发育及组织细胞的生长发育有益。

此外,从枸杞籽及其提取枸杞籽油后的残渣中提取α-葡萄糖苷酶活性抑制剂,其提取方法为：枸杞籽及其提取枸杞籽油后的残渣经甲醇超声提取3次,合并提取液,减压干燥得到甲醇总提取物,将甲醇总提取物加水溶解后,分别用等体积的正己烷、乙酸乙酯萃取3次,减压回收溶剂,得正己烷提取物、乙酸乙酯提取物;剩余的水层经大孔树脂柱处理,甲醇洗脱,得甲醇洗脱物、水洗脱物;采取α-葡萄糖苷酶活性体系追踪,发现正己烷提取物、乙酸乙酯提取物、甲醇洗脱物均表现出一定的α-葡萄糖苷酶抑制活性,将上述3种提取物经硅胶柱色谱、ODS柱色谱及高效液相制备色谱,分离得到具有α-葡萄糖苷酶抑制活性的化学组分,可用于糖尿病治疗药物及保健食品的开发。

实例15：栝楼类药用植物类群资源化学研究与资源化利用

瓜蒌(Trichosanthis Fructus)、瓜蒌皮(Trichosanthis Pericarpium)、瓜蒌子(Trichosanthis Semen)和天花粉(Trichosanthis Radix)分别为葫芦科栝楼属多年生攀缘草质藤本植物栝楼 Trichosanthes kirilowii Maxim. 和双边栝楼 T. rosthornii Harms 的干燥成熟果实、果皮、种子和干燥根。瓜蒌清热涤痰、宽胸散结、润燥滑肠,可用于治疗肺热咳嗽、痰浊黄稠、胸痹心痛、结胸痞满、乳痈、肺痈、肠痈、大便秘结。瓜蒌皮清热化痰、利气宽胸,可用于治疗痰热咳嗽、胸闷胁痛。瓜蒌子润肺化痰、滑肠通便,可用于治疗燥咳痰黏、肠燥便秘。天花粉清热泻火、生津止渴、消肿排脓,可用于治疗热病烦渴、肺热燥咳、内热消渴、疮疡肿毒。瓜蒌、瓜蒌皮、瓜蒌子是中医临床常用的清热化痰药味,皮长于利气宽胸,子重于润燥滑肠。《金匮要略》中所记载的治疗胸痹的著名方剂栝楼薤白白酒汤、栝楼薤白半夏汤等均以瓜蒌为主药之一。

栝楼是目前药用的主要来源植物,在我国南北部分地区有栽培生产。栽培模式分为架式栽培与露地栽培,架式栽培主要作为籽用和全果用生产,果实当年收获,根3年后起挖,主要品种为"皖蒌"系列栝楼品种;露地栽培分为根用与全果用,根用一般选择雄株,当年种植当年采挖,全果用的主要品种为河北省的"海市栝楼"。栝楼种植主要集中在安徽省、浙江省、江西省等地。

【资源类群概述】

栝楼属(Trichosanthes)是葫芦科中一个较大的属,在全世界有80余种,分布范围从澳大利亚的北部,经东南亚至中国台湾地区及华南、西南地区。该属植物是中国本地起源种,中国分布有41种、8变种。在长期的演化过程中,该属植物的花序、小苞片、果实及种子形态常有差异而形成不同的近缘类群,分类学者将其分为2亚属、5组、4亚组。该属植物的药用价值较高,有30多种的果实在民间作为瓜蒌使用,用于肺热咳嗽、胸痹心痛、大便秘结等症的治疗。

栝楼是《中国药典》收录的瓜蒌药材基原植物之一,分布于我国华北地区及陕西省、甘肃省、河南省、山东省、江苏省、安徽省、浙江省、江西省等地。另一个基原植物为双边栝楼,又称中华栝楼,野生自然分布,无人工种植。

【资源性化学成分及其分布】

　　葫芦科药用植物中的资源性化学成分主要有三萜皂苷类、有机酸类、色素类等小分子成分;果实中富含蛋白质类、多糖类等生物大分子。特征性成分为四环三萜类葫芦烷型皂苷。

　　1. 三萜类　栝楼属植物中以五环三萜和四环三萜类成分为主。五环三萜类成分主要为齐墩果烷型,四环三萜类成分主要为羊毛甾烷型。从栝楼种子中先后分离得到 10α-葫芦二烯醇、栝楼仁二醇、异栝楼仁二醇、7-氧代二氢栝楼仁二醇、6-羟基二氢栝楼仁二醇、环栝楼二醇、3,29-二苯甲酰基栝楼仁三醇等。栝楼果瓤中除有葫芦素 B、D 和 7β-羟基-3-表-异葫芦素 B 外,还分离得到一个新的化合物葫芦素 Y。从双边栝楼种子中,分离得到栝楼仁二醇、7-氧代二氢栝楼仁二醇和 10α-葫芦二烯醇。化学结构如图 2-102 所示。

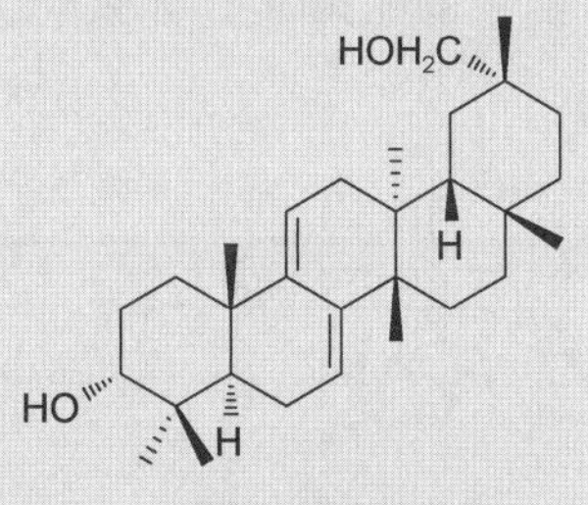

栝楼仁二醇

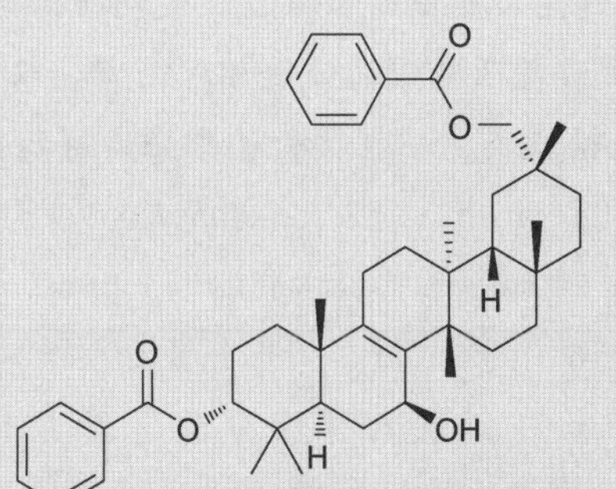

3,29-二苯甲酰基栝楼仁三醇

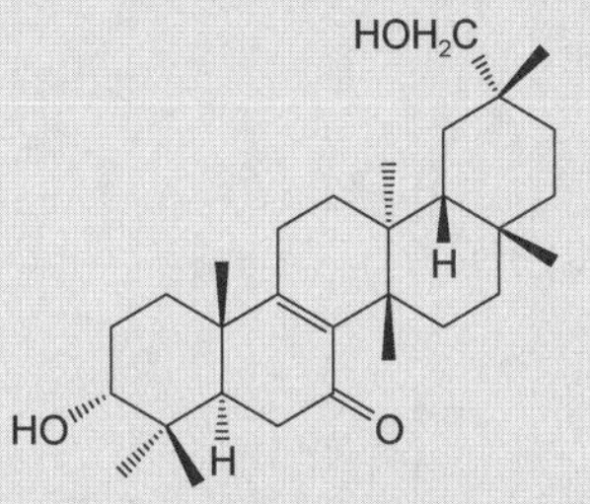

7-氧代二氢栝楼仁二醇

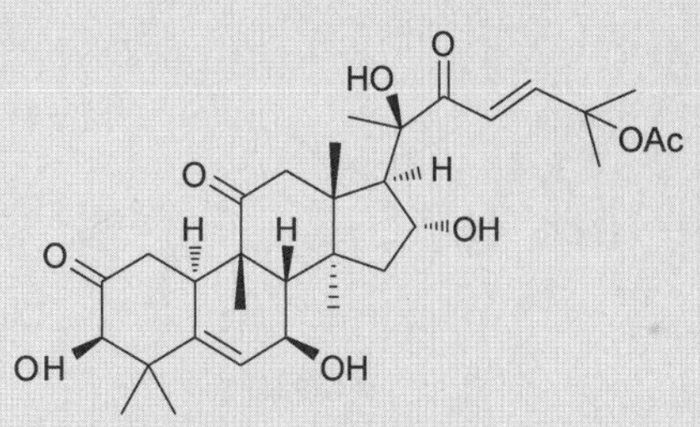

7β-羟基-3-表-异葫芦素 B

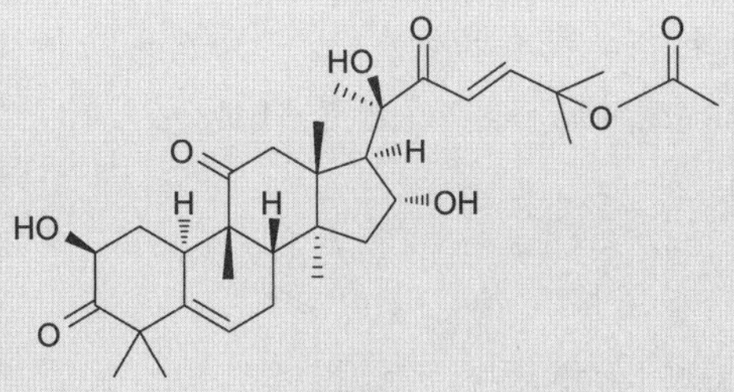

葫芦素 B

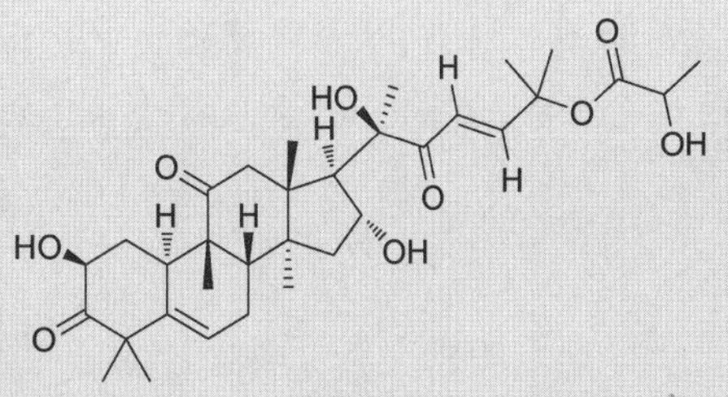

葫芦素 Y

图 2-102　栝楼属植物中五环三萜和四环三萜类成分的化学结构

　　2. 黄酮类　栝楼果实中含有柯伊利素-7-O-β-D-葡萄糖苷、香叶木素-7-O-β-D-葡萄糖苷、金圣草黄素、$4'$-羟基黄芩素、香叶木素、芹菜素和木犀草素等。栝楼果瓤中含有香叶木素、芹菜素等。双边栝楼果实中也含有金圣草黄素和金圣草黄素-7-O-葡萄糖苷。从同属植物王瓜叶中分离出山奈苷和山奈酚-3-葡萄糖-7-鼠李糖苷等。

　　3. 甾体类　栝楼全果、果皮、种子中均含有甾醇类物质,种子中尤为丰富。从栝楼果皮的脂溶性成分中分离得到豆甾-3β,6α-二醇、多孔甾-3β,6α-二醇;从种子的炮制品瓜蒌霜中分离得到了 5α,8α-表二氧化麦角甾-6,22E-二烯-3β-醇、β-谷甾醇等。双边栝楼种子中含有豆甾-7-烯-3β-醇、豆甾-

7,22-二烯-3β-醇和豆甾-7,22-二烯-3-O-β-D-葡萄糖苷等;果实中含有7,22-二烯豆甾醇、7,22-二烯豆甾醇-3-葡萄糖苷及菠菜甾醇-7-O-葡萄糖苷。

4. 蛋白质类及氨基酸类 栝楼块根(天花粉)的主要活性成分为天花粉蛋白(trichosanthin),是一种单链核糖体失活蛋白。栝楼果皮含有7种必需氨基酸,其中苯丙氨酸、亮氨酸、缬氨酸的含量较为丰富;含有10种非必需氨基酸,其中精氨酸、谷氨酸、丙氨酸的含量较高。在双边栝楼果实的各部位中均发现含有一定量的精氨酸、瓜氨酸和丝氨酸,此外还有腺嘌呤、腺苷等核苷类成分。尚在近缘植物蛇瓜的种子中发现了核糖体失活蛋白 trichoanguina 和 trichosanthin-S,还分离得到Ⅱ类 α-甘露糖苷酶。

5. 油脂和有机酸类 栝楼种子油是一种优质的食用植物油源,其所含的不饱和脂肪酸主要为油酸、亚油酸;饱和脂肪酸主要为棕榈酸、硬脂酸。栝楼果瓤中主要为琥珀酸、棕榈酸、富马酸及正三十四烷酸等。栝楼果皮中的长链脂肪酸包括棕榈酸、棕榈油酸、月桂酸、亚油酸和亚麻酸等,其中棕榈酸含量最高,亚油酸及亚麻酸的含量相对较少。双边栝楼果实中含有对羟基苯甲酸、异香草酸等成分。

6. 苯丙素类 从栝楼种子中分离得到6-(3-羟基-4-甲氧基苯乙烯基)-4-甲氧基-2H-吡喃-2-酮[6-(3-hydroxy-4-methoxystyryl)-4-methoxy-2H-pyran-2-one],以及5个木脂素类化合物,即(-)-开环异落叶松树脂酚[(-)-secoisolariciresinol]、hanultarin、1,4-O-阿魏酰开环异落叶松脂素(1,4-O-diferuloylsecoisolariciresinol)、(-)-松脂酚[(-)-pinoresinol]和4-酮松脂酚(4-ketopinoresinol);从栝楼根中分离得到了1-C-(p-羟苯基)-甘油[1-C-(p-hydroxyphenyl)-glycerol]。化学结构如图2-103所示。

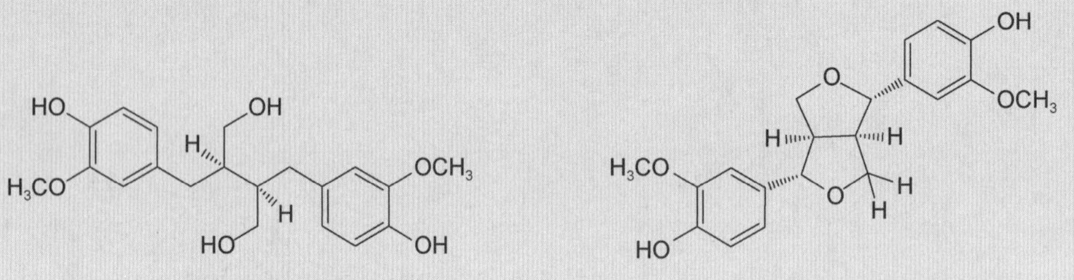

(-)-开环异落叶松树脂酚   (-)-松脂酚

图2-103 栝楼种子中苯丙素类成分的化学结构

7. 生物碱类 目前,从栝楼属植物中分离得到的生物碱类化合物仅有2个,分别为从栝楼根中分离得到的伴蚕豆苷(convicine)和从双边栝楼果皮中分离得到的栝楼酯碱(图2-104)。

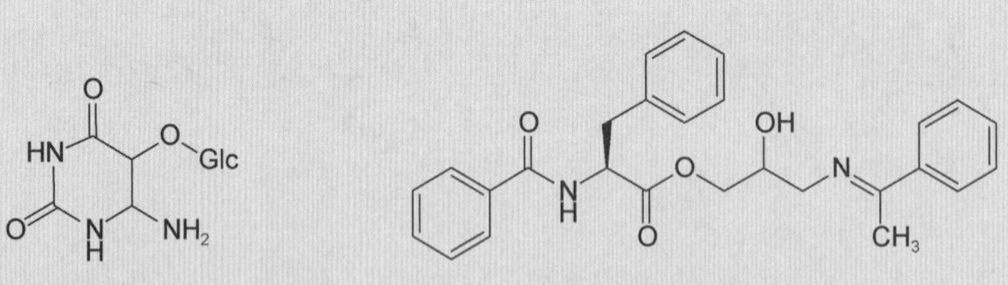

伴蚕豆苷   栝楼酯碱

图2-104 栝楼种子中生物碱类成分的化学结构

【资源性化学成分动态评价】

1. 栝楼植物不同部位中资源化学成分的分析评价 瓜蒌皮含有丰富的糖类、氨基酸类等初生代谢产物。瓜蒌皮中单寡糖类成分主要为葡萄糖、果糖,不同品种的果皮中其葡萄糖含量为9.60%~29.54%,果糖含量为10.63%~25.86%。瓜蒌皮中的中性多糖、酸性多糖成分的含量分别为5.35%~10.95%、2.22%~3.05%。其总核苷类成分含量为0.116 1~0.942 8 mg/g,果皮中尿苷含量较其他核苷高。果皮含有以瓜氨酸、精氨酸为主的氨基酸类成分,总含量为 3.789 ~ 13.62 mg/g。瓜蒌皮含有以芦丁(183.2 μg/g)、木犀草苷(49.19 μg/g)、异槲皮苷(33.01 μg/g)为代表的黄酮类成分。瓜蒌皮中的三萜类成分以葫芦素 B 的含量最高,达 7.753 μg/g。

瓜蒌子中葡萄糖、果糖、水苏糖的含量分别为 0.33%、0.34% 和 0.40%。种仁中多糖含量比果皮低,果皮及种仁均呈现中性多糖含量多于酸性多糖的规律。种仁中总氨基酸类成分的含量为 0.444 9 ~ 7.063 mg/g,以 L-谷氨酸、L-精氨酸及鸟氨酸为主。瓜蒌子中含有以 3,29-二苯甲酰基栝楼仁三醇为主的特征性五环三萜类成分,含量达 1 285 μg/g。

栝楼根含有一定量的寡聚糖类成分,其中葡萄糖含量为 2.49% ~ 4.31%、果糖含量为 2.48% ~ 4.08%、水苏糖含量为 3.54% ~ 4.58%。根部中氨基酸类成分含量较高的有 L-瓜氨酸、L-精氨酸、γ-氨基丁酸、L-赖氨酸、L-谷氨酰胺。

2. 不同产地、不同品系瓜蒌皮中资源性化学成分的分析评价　对 8 个产地、9 个品系、22 个批次瓜蒌皮中糖类、核苷类、氨基酸类、黄酮类、三萜类等 39 种化学成分的含量进行分析,利用 PCA 对瓜蒌皮产地及品系差异进行综合评价,结果显示,瓜蒌皮中果糖、葡萄糖的平均含量分别为 14.78%、8.14%;检测出 10 种核苷类成分、18 种游离氨基酸类成分,核苷类成分的平均总量为 0.57 mg/g,游离氨基酸类成分的平均总量为 37.71 mg/g;检测出 6 种黄酮类成分、3 种三萜类成分,平均总量分别为 0.58 mg/g、0.01 mg/g。PCA 结果表明,基于 39 种化学成分的分析结果,不同产地、不同品系瓜蒌皮的品质存在明显差异。河北省石家庄市产"皖蒌 7 号"瓜蒌皮的综合得分最高,河北省产区与其他产区的瓜蒌皮差异明显。从整体进行分析评价,各类型化学成分的含量差异较大,传统药用瓜蒌产区所产的瓜蒌皮中的资源性成分总量及药效成分含量相比其他产区较高。

【资源价值与开发利用】

目前,栝楼植物资源主要利用的仍是传统药用部位,即根(天花粉)、种子(瓜蒌子)、果皮(瓜蒌皮)、果实(瓜蒌)。除药用外,栝楼在保健食品、日用化工等领域也有应用。在利用栝楼传统药用部位的同时,产生了一系列副产物,如传统非药用部位(茎、叶、瓢)。在相应制剂(如瓜蒌皮注射液)的生产加工过程中,亦会产生大量固体、液体废弃物,值得进一步挖掘其资源价值。

1. 瓜蒌药材的药用价值与开发利用

(1) 瓜蒌:具有涤痰导滞、宽胸利气的功效,可用治胸阳不振、痰阻气滞所致的胸痛彻背、咳唾短气之胸痹证,常与薤白、半夏、白酒配伍,以通阳散结、行气祛痰,如瓜蒌薤白白酒汤、瓜蒌薤白半夏汤。此外,全瓜蒌甘寒清润,既能清热化痰,又能宣利肺气,可用治痰热阻肺所致咳嗽痰黄、黏稠难咯之证,常与黄芩、枳实、胆南星等清肺化痰药同用,如清气化痰丸。瓜蒌具有散结消肿之功效,配清热解毒、消肿排脓的芦根、桃仁、鱼腥草等同用,可治疗肺痈胸痛、咳痰腥臭或咳吐脓血。若与蒲公英、浙贝母、乳香等清热解毒、活血散结之品同用,可治疗乳痈肿痛之证。瓜蒌仁质润多脂,具有润肠通便的作用,用治肠燥便秘时,可与火麻仁、郁李仁等润下药同用。

研究表明,瓜蒌具有扩张微血管、增加耐缺氧能力、增加冠脉血流量、保护缺血心肌、抗凝血及降低血清胆固醇等多种生物活性。从栝楼果肉分离得到分子量为 50 kDa 的丝氨酸蛋白酶 A、B,它们能被氟磷酸二异丙酯抑制,但不受半胱氨酸蛋白酶抑制剂和金属螯合物试剂的抑制。以栝楼果实不同部位开发的健康产品类型多样,功效各异。

(2) 瓜蒌子:入药最早见于《本草经集注》,主治痰热咳嗽、燥结便秘、痈肿、乳少。瓜蒌子可扩张心脏冠脉,增加冠脉流量,对急性心肌缺血有明显的保护作用,对高血压、高血脂、高胆固醇有辅助功效,能提高机体免疫功能,并有瘦身美白之功效,有致泻作用。其可作为中药饮片,或者是治疗咳喘的中成药的原料。

从栝楼种子中分离得到的分子量为 27 kDa 的蛋白质,即栝楼素(trichokirin),是一种碱性糖蛋白单链毒素,可使核糖体失去活性;采用 RNA 免疫沉淀(RNA immunoprecipitation, RIP)技术分离得到 2 种蛋白质,即分子量为 8 kDa 左右的 STCK 和 11 kDa 大小的 TCKS;核糖体失活蛋白质 α-kirilowin 和 β-kirilowin,其分子量分别为 27.5 kDa 和 28.8 kDa;一种分子量为 57 kDa 的糖蛋白凝集素,其由分子量分别为 37 kDa 和 25 kDa 的 2 个亚单位组成。栝楼籽油与芝麻油、玉米油相比,具有更好的羟自由基去除效果,可作为理想的保健性食用油。以瓜蒌子或瓜蒌皮作为主要药效成分制备胃漂浮缓释胶囊,可有效延长制剂在胃中的滞留时间,延长内容物中药效分子的释放时间,从而提高药效分子的生物利用度。

(3)瓜蒌皮:具有清肺化痰、利气宽胸散结之功效,常用于治疗肺热咳嗽、胸胁痞痛、咽喉肿痛、乳痈等,能够扩张冠脉、抗急性心肌缺血、耐缺氧、抗心律失常,具有良好的祛痰作用,在中成药中多见应用。以瓜蒌皮为原料的瓜蒌皮注射液,具有行气除满、开胸除痹的功效,可用于治疗痰浊阻络之冠心病和稳定型心绞痛。瓜蒌皮中葡萄糖及果糖的含量分别达 20%左右;果瓤中葡萄糖、果糖及多糖的含量分别达 20%以上;果实不同部位中多糖的含量从高到低依次为果瓤、果皮、种仁,果瓤中多糖类成分的含量是果皮中的 3 倍以上。

瓜蒌皮配伍半夏、牵牛子、荷叶、山楂、决明子、枸杞子等制备瓜蒌皮减肥茶,可排毒养颜、减肥降脂;以瓜蒌皮为原料制得栝楼果脯,有润肺止咳、利咽降火等多种保健功能;栝楼皮、杜果皮和枇杷花通过发酵等工艺,可制得保健酱油。

(4)天花粉:主要有 3 个方面的用途,制成中药饮片煎煮等入药;与其他中药一起配伍制成中成药,如消渴丸等;以其为原料制成天花粉蛋白,用作天花粉蛋白注射液的原料药;以天花粉配伍桔梗、半夏、瓜蒌等,可用于治疗乳腺炎、乳癌。

2. 栝楼果瓤及果皮的资源化利用

(1)栝楼黄色素的利用:采用双酶法破坏胶质和纤维素的细胞壁,使栝楼瓤细胞内的黄色素能够释放,降低提取液的黏度,制得栝楼黄色素。瓜蒌瓤美白霜不仅能保持皮肤水分的平衡,还能补充重要的亲水性保湿成分、油性成分,并能作为活性成分和药剂的载体,使之为皮肤所吸收,达到调理和营养皮肤的目的。以瓜蒌瓤、干葛粉、菊花粉末、金银花粉末混合搅拌均匀,烘干后慢火炒热,制备去燥热瓜蒌茶,具有去暑解毒、治肺燥热渴、大肠秘结等功效。

(2)糖类成分的利用:栝楼果瓤、果皮中富含糖类资源性化学成分,经分离纯化技术制备得到的多糖、单寡糖部位或单体可作为制药原料,应用于医药、轻工业、保健等各类型资源性产品的开发。研究表明,瓜蒌多糖可显著提高免疫抑制小鼠的脏器指数、巨噬细胞吞噬能力和淋巴细胞增殖能力;瓜蒌多糖具有良好的免疫增强、抗氧化和心脏毒性保护等活性,具有较高的研究与开发价值。栝楼果皮、栝楼果瓤中的多糖类成分还可作为微生物的营养来源,在代谢过程中分泌果胶酶、纤维素酶等多种胞外酶,促使果实组织细胞破裂,从而有利于资源性化学成分的溶出,提高利用率;另外,多糖类成分可针对性地对其水解或酶解,以制备不同分子量段的功能性多糖。

栝楼果瓤中主含果葡糖浆,是一种重要的资源性化学物质。其理化性质接近于天然果汁,具有水果清香,味觉甜度比蔗糖浓,且有清凉感。果葡糖浆在 40℃ 以下时具有冷甜特性,甜度随温度的降低而升高,可用于开发清凉饮料和冷饮食品。果葡糖浆的发酵性能好,用在酵母发酵的食品加工方面其效果优于蔗糖。

(3)栝楼淀粉的利用:从栝楼果瓤中获得的 C 型淀粉,相较于玉米、土豆淀粉,栝楼淀粉的膨润度更高,更易发生溶胀现象,进而被凝胶化。该淀粉具有较高的尿素吸附能力,且可通过超分子作用有效承载二硫化钼、烷基化二硫化钼等多种无机分子。承载二硫化钼的栝楼果瓤淀粉凝胶可以通过涂膜机均匀涂覆到聚醚砜膜表面,制备的新型透析膜其血液相容性良好,对尿素、肌酐有 70%以上的清除率,可以清除 90%以上的溶菌酶等中分子蛋白。

（4）栝楼果瓤及果皮的转化利用：废弃的栝楼果瓤富含糖类、蛋白质、氨基酸等成分，可在相关酶的辅助下接种相关菌种，经发酵制备成具有风味的栝楼果醋、栝楼果酒，或直接发酵蒸馏得到工业乙醇，由此取得显著的社会-经济-生态效益。

废弃的栝楼果瓤及果皮可经高温热裂解后生成生物炭，或利用微生物厌氧发酵技术，将富含淀粉等的多糖类成分转化为乙醇、沼气等生物质能源及肥料资源，从而部分替代煤炭、石油及化学肥料。果瓤中富含糖类、核苷、氨基酸、蛋白等营养成分，可开发成动物饲料或饲料添加剂，在消除环境污染的同时给畜牧养殖业提供新型保健饲料。

3. 栝楼块根的资源化利用　栝楼最早的药用部位为根部。《神农本草经》中将其列为中品，记载有"栝楼根，味苦寒，主消渴，身热，烦满，大热，补虚安中，续绝伤，一名地楼"。我国天花粉的年需求量约3 500~4 000吨，主要用于饮片调剂、中成药原料，以及制备天花粉蛋白，作为天花粉蛋白注射液的原料药。然而，3万多公顷的栝楼种植生产远远超出市场对天花粉药材的需求，巨量的栝楼块根未得到有效利用，既造成了资源的巨大浪费，也存在着不合理利用的潜在社会风险。

（1）天花粉蛋白的利用：目前，研究较为深入的转化应用是栝楼植物根中的天花粉蛋白。该蛋白是一种核糖体失活蛋白，能够抑制细胞内蛋白质的合成，促使细胞内促凝物质外溢，从而导致细胞死亡。此外，在根中还发现有葫芦素B、D，异葫芦素B、D，23,24-二氢葫芦素D，3-表-异葫芦素B，二氢葫芦素B，二氢异葫芦素B、E等三萜类成分，该类葫芦烷型四环三萜对乳腺癌、胰腺癌、前列腺癌、肺癌、结肠癌等抑瘤效果显著，可通过诱导细胞凋亡、诱导细胞自噬、阻滞细胞周期、抑制肿瘤转移、破坏细胞骨架，以及调节细胞内的信号转导子与转录激活子3、丝裂原激活的蛋白激酶等信号通路，来发挥抑瘤作用。

天花粉蛋白通过激活细胞外调节蛋白激酶（extracellular regulated protein kinases，ERK）信号通路，可抑制胃癌细胞SGC7901的生长，诱导细胞凋亡。天花粉蛋白能有效抑制结肠癌细胞的生长，且证实Tyr70、Arg163为天花粉蛋白活性结构中的重要氨基酸。天花粉蛋白能够抑制小鼠B细胞淋巴瘤A20细胞在同种移植模型体内的生长，能够延长荷瘤小鼠的生存时间。研究还发现，栝楼属块根提取物对人宫颈癌细胞HeLa的细胞毒活性及其细胞增长均有抑制作用，且效果优于天花粉蛋白。

（2）栝楼淀粉的利用：栝楼根中淀粉的含量达30%以上，经压热法生成抗性淀粉，结合羧甲基壳聚糖而制得的栝楼块根抗性淀粉-羧甲基壳聚糖复合物具有降血糖活性，对ob/ob肥胖小鼠有显著的干预作用，且并非通过抑制摄食量而实现。栝楼根淀粉经乙酰酯化后，具有良好的促糖尿病溃疡创面愈合能力。

此外，以天花粉、菱苦土、介孔磷酸铁锂、红线虫干粉、丝瓜络、川楝皮、西红花、土壤调节剂等配伍制成专用于西府海棠的肥料，可提高海棠的抗病性和免疫力。亦有报道将天花粉作为杀虫剂的原料，生产的杀虫剂绿色环保、无毒副作用、杀虫效果较好。以天花粉为原料，探讨提取溶剂、时间、温度等因素，优化得到提取瓜氨酸的最佳方法。以栝楼根为原料提取三萜类化学成分，可用于制备治疗糖尿病的功能性食品及药物。

（3）基于生物转化的栝楼资源高值化利用：以雄栝楼的天花粉或天花粉下脚料发酵制得的天花粉饮料，具有增强抵抗力、保护胃肠功能、防治心脑血管疾病、美容护肤、减肥瘦身及延缓衰老的功效，且可节约资源，增加天花粉的深加工方法，使种植农户的经济收入提高11.3%。以栝楼根为原料提取三萜类、多糖类、蛋白质类等资源性化学成分后的副产物及下脚料，经发酵转化后可生产高活性的纤维素酶，或进一步生物转化以生产低聚糖、乳酸、生物乙醇等。通过生物转化，可将大量生产过剩的富含淀粉类多糖物质的栝楼块根，作为生物乙醇等生物质能源的原料，或可通过初级转化得到市场需要的低聚糖类、营养基质等资源性化学物质。也可以其淀粉类生物大分子物质为原料，经均质、糊化、乳化、消泡等工艺，制备可生物降解的地膜、一次性消费盛器等。

此外，天花粉药材加工过程中根头、侧根等木质化程度高的固体废弃物，可经热解炭化以生产生物炭。生物炭作为碳基复合肥的载体，可吸附土壤中的有益微生物及多元微肥，有利于改善土壤碳源、增加呼吸值、改善和修复连作障碍等。废弃的大量栝楼根皮、根头、根梢等边角料,仍含有一定量的糖类、蛋白质类、氨基酸类、核苷及碱基类、维生素类及丰富的矿质元素等营养物质,可因地制宜地开发成动物饲料或饲料添加剂。

4. 栝楼茎叶的资源化利用 栝楼栽培生产过程中均会产生大量的茎叶,绝大部分被废弃。栝楼雌雄异株,若以果实为目标产品,在实际生产中,当栝楼花蕾出现、容易区分性别时,会将多余雄株拔除;另外,在生长期常会梳枝、打顶,只留存2~3个壮蔓,以确保果实的生长。若以栝楼种子有性繁育后代,其雄株比例一般均超过90%,则会造成大量雄株茎叶未被利用。

栝楼茎叶的药用记载最早见于《名医别录》,曰"茎叶,治中热伤暑"。《本草纲目》谓之"酸,寒,无毒"。《本草正义》曰:"瓜蒌茎叶治中热伤暑,以其清芬凉爽,故善涤暑。又其味微酸,自能振刷精力,以御酷暑之炎热。"

栝楼茎叶中含有丰富的异槲皮苷、芦丁、木犀草苷、木犀草素等黄酮类成分,且其中的多糖类物质含量高于4%,具有开发为抗菌、抗氧剂、保护心血管等产品的潜在价值。茎叶多糖除了具有较好的抗氧化活性、调节免疫、抗肿瘤、抗辐射等生物效应外,在抗衰老、调节血糖、抗凝血等方面亦展现出良好活性。由于糖类化学物质与机体的相容性好、毒副作用小,在医药中间体及保健食品的开发利用中具有广阔的应用前景。

(1)食用价值与产品开发:以栝楼叶、栝楼果瓤配伍绿茶、柚子皮、茉莉等发酵制成栝楼茶醋饮料,其具有降血脂的功效。栝楼嫩叶以百香果提取液熏蒸制成栝楼叶茶,其具有水果清香、成茶滋味醇而不苦涩的特点。栝楼叶配伍瓜蒌仁、山楂等制成的饮品具有开胃、消食的功能,栝楼汁味甜、润嗓、口感极佳。栝楼叶与桂花经发酵等工艺制成发酵型桂花瓜蒌茶,其具有排便通肠、美容养颜等功效。栝楼须及栝楼幼嫩茎经密封腌制后,可得到栝楼腌渍菜。

(2)基于生物及物理转化的开发利用:栝楼茎叶富含纤维素类资源性化学物质,可经酶解转化为聚合度不同、可吸收利用的糖类物质,利用微生物发酵技术或固定化技术可将来源于植物半纤维素的木糖转化为木糖醇,可显著提高茎叶的经济效益。通过生物质热解技术,可将茎叶的废弃物降解形成生物质炭、生物质焦油、生物质醋液和生物质燃气等;茎叶亦可通过纤维的解离、板坯成型和无胶轻质纤维板的胶合等工艺处理,以制备纤维板。

综上,栝楼植物不同部位的资源化利用策略与途径如图2-105所示。

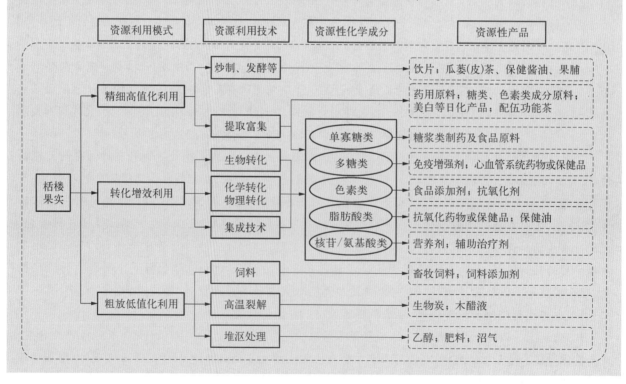

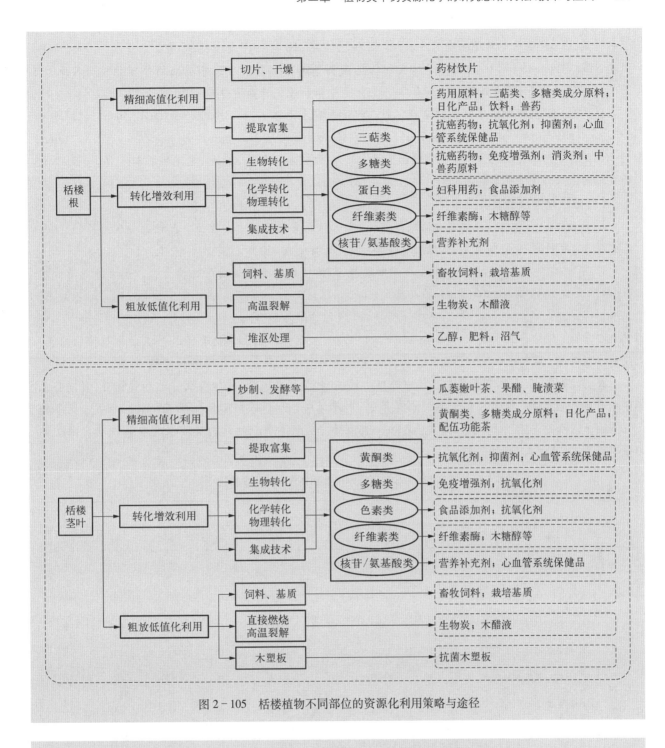

图 2-105　栝楼植物不同部位的资源化利用策略与途径

实例16：忍冬类药用植物类群资源化学研究与资源化利用

忍冬科忍冬属植物忍冬 *Lonicera japonica* Thunb. 的干燥花蕾或带初开的花,为常用大宗药材金银花(Lonicerae Japonicae Flos)。其具有清热解毒、疏散风热等功效,可用于治疗痈肿疔疮、喉痹、丹毒、热毒血痢、风热感冒、温病发热等病症。金银花除药用外,还被用于制作食品、保健品、日化产品等。忍冬的干燥茎枝入药称忍冬藤,具有清热解毒、疏风通络之功效,主治温病发热、热毒血痢、痈肿疮疡、风湿热痹、关节红肿热痛等病症。

【资源类群概述】

忍冬科忍冬属 *Lonicera* 植物在全世界约有 200 种,分布于北美洲、欧洲、亚洲和非洲北部的温带和亚热带地区。我国忍冬属植物资源丰富,有98种、4亚种、18变种、1变型;主要有2个亚属,分别是忍冬亚属 *Subg. Chamaecerasus* (Linn.) Rehd. 和轮花亚属 *Subg. Lonicera*。忍冬属植物分布于我国各地,以西南地区种类最多,其中四川省分布有58种(含变种和亚种),云南省分布有46种。

忍冬为金银花药材的唯一植物来源。同属植物灰毡毛忍冬 *L. macranthoides* Hand.-Mazz.、菰腺忍冬 *L. hypoglauca* Miq.、华南忍冬 *L. confusa* (Sweet) DC. 或黄褐毛忍冬 *L. fulvotomentosa* Hsu et S. C. Cheng 的干燥花蕾或带初开的花为山银花的植物来源。此外,细毡毛忍冬 *L. similis*、毛花柱忍冬 *L. dasystyla* 等物种在不同地区作民间药用或饲用等。

【资源性化学成分及其分布】

忍冬属植物的资源性化学成分比较复杂,迄今已从忍冬属植物中发现200余种次生代谢产物,主要有机酸类、黄酮类、三萜皂苷类、环烯醚萜苷类、挥发油类等成分。

1. 有机酸类　是金银花药材的主要功效物质,以咖啡酸和奎宁酸的衍生物为主。最常见的有绿原酸、新绿原酸(neochlorogenic acid)、咖啡酸(caffeic acid)、3,5-O-二咖啡酰奎宁酸(又称异绿原酸A,isochlorogenic acid A)、3,4-O-二咖啡酰奎宁酸(又称异绿原酸B,isochlorogenic acid B)、4,5-O-二咖啡酰奎宁酸(又称异绿原酸C,isochlorogenic acid C)。此类资源性化学物质普遍存在于该属植物的花、茎枝和叶片中,其中绿原酸为忍冬属植物中含量最高的酚酸类成分,其次为异绿原酸A。

2. 黄酮类　目前已从忍冬属植物中分离出近30种黄酮类成分,包括黄酮苷元和黄酮苷,黄酮苷元包括黄酮和黄酮醇,常见的黄酮类成分有芦丁、木犀草苷(luteoloside)、金丝桃苷(hyperodise)、忍冬苷(loncerin)、木犀草素(luteolin)、槲皮素(quercetin)等。黄酮类成分的结构及其在忍冬属植物资源中的分布见表2-15、表2-16。

表2-15　忍冬属植物中黄酮类成分的化学结构

序号	化合物名称	取代基							
		R_1	R_2	R_3	R_4	R_5	R_6	R_7	R_8
1	木犀草素	H	OH	H	OH	H	OH	OH	H
2	木犀草素-7-O-β-D-葡萄糖苷	H	OH	H	O-glc	H	OH	OH	H
3	木犀草素-3'-L-鼠李糖苷	H	OH	H	OH	H	O-rha	OH	H
4	3'-甲氧基木犀草素	H	OH	H	OH	H	OCH₃	OH	H
5	5,3'-二甲氧基木犀草素	H	OCH₃	H	OH	H	OCH₃	OH	H
6	木犀草素-5-O-β-D-葡萄糖苷	H	O-glc	H	OH	H	OH	OH	H
7	槲皮素	OH	OH	H	OH	H	OH	OH	H
8	芦丁	O-glc-rha	OH	H	OH	H	OH	OH	H
9	金丝桃苷	O-gal	OH	H	OH	H	OH	OH	H
10	槲皮素-3-O-β-D-葡萄糖苷	O-glc	OH	H	OH	H	OH	OH	H
11	槲皮素-7-O-β-D-葡萄糖苷	OH	OH	H	O-glc	H	OH	OH	H
12	山奈酚-3-O-β-D-葡萄糖苷	O-glc	OH	H	OH	H	OH	OH	H

续　表

序号	化合物名称	取代基							
		R_1	R_2	R_3	R_4	R_5	R_6	R_7	R_8
13	山柰酚-3-O-β-D-芸香糖苷	O-glc-rha	OH	H	OH	H	H	OH	H
14	芹菜素	H	OH	H	OH	H	H	OH	H
15	芹菜素-7-O-α-L-吡喃鼠李糖苷	H	OH	H	O-rha	H	H	OH	H
16	金圣草素-7-O-β-D-吡喃葡萄糖苷	H	OH	H	O-glc	H	OCH$_3$	OH	H
17	5-羟基-3',4',7-三甲氧基黄酮	H	OH	H	OCH$_3$	H	OCH$_3$	OCH$_3$	H
18	异鼠李素-3-O-β-D-葡萄糖苷	O-glc	OH	H	OH	H	OCH$_3$	OH	H
19	异鼠李素-3-O-β-D-芦丁苷	O-glc-rha	OH	H	OH	H	OCH$_3$	OH	H
20	伞房花耳草素	H	H	H	OCH$_3$	H	OCH$_3$	OCH$_3$	OCH$_3$
21	5-羟基-7,4'-二甲氧基黄酮	H	H	H	OCH$_3$	H	H	OCH$_3$	H
22	5,7,3',4',5'-五甲氧基黄酮	H	OCH$_3$	H	OCH$_3$	H	OCH$_3$	OCH$_3$	OCH$_3$
23	5-羟基-6,7,8,4'-四甲氧基黄酮	H	OH	OCH$_3$	OCH$_3$	OCH$_3$		OCH$_3$	
24	黄槲寄生苷-B	H	H	H	OCH$_3$	H	O-glc	OCH$_3$	H
25	野漆树苷	H	OH	H	O-rha-glc	H	H	OH	H
26	忍冬苷	H	OH	H	O-rha-glc	H	OH	OH	H
27	5,4'-二羟基-3',5'-二甲氧基-7-β-D-葡萄糖黄酮	H	OH	H	O-glc	H	OCH$_3$		OCH$_3$

注：glc 为葡萄糖;gal 为半乳糖;rha 为鼠李糖。
　　忍冬属植物中黄酮类成分的结构通式为

表 2-16　忍冬属植物中黄酮类成分的分布概况

植物名和药用部位	代表性成分含量								
	芦丁	木犀草苷	木犀草素	槲皮素	忍冬苷	木犀草素-7-O-芸香糖苷	槲皮素-3-O-葡萄糖苷	木犀草素-7-O-β-D-葡萄糖苷	莨菪素
忍冬花蕾	+	+	+	+	+	+	+	+	-
忍冬叶	+	+	+	+	+	+	+	+	+
忍冬茎	+	+	+	+	+	+	+	+	+
灰毡毛忍冬花蕾	++	++	+	+	+	-	+	+	+
菰腺忍冬花蕾	+	+	+	-	+	+	+	+	+

续　表

植物名和药用部位	代表性成分含量								
	芦丁	木犀草苷	木犀草素	槲皮素	忍冬苷	木犀草素-7-O-芸香糖苷	槲皮素-3-O-葡萄糖苷	木犀草素-7-O-β-D-葡萄糖苷	苜蓿素
华南忍冬花蕾	+	+	+	+	+	-	+	+	+
黄褐毛忍冬花蕾	+	+	+	+	+	+	-	+	-
细毡毛忍冬花蕾	+	+	+	+	-	+	-	-	+
红花忍冬花蕾	-	-	+	-	-	-	-	+	-
毛药忍冬花蕾	-	-	+	+	-	-	+	+	-
小叶忍冬藤	-	-	-	-	-	-	-	-	-
柳叶忍冬花蕾	-	-	-	-	-	-	-	-	-
蓝果忍冬果实	-	-	+	+	-	-	+	-	-
金银忍冬叶	+	-	-	+	-	-	-	+	-
金银忍冬果实	+	-	-	+	-	-	-	-	-
长花忍冬花蕾	-	-	-	-	-	-	++	-	-
西南忍冬花蕾	-	-	-	-	-	-	+	-	-

注：+表示含有，++表示含量较高，-表示未检测到。

3. 三萜皂苷类　已从忍冬属药用植物中分离鉴定出 20 余种三萜皂苷类成分，包括齐墩果烷型、羽扇豆烷型和乌苏烷型。常见的三萜皂苷类成分有灰毡毛忍冬皂苷（macranthoidin）甲、乙，川续断皂苷乙（dipsacoside B），木通皂苷 D（又称川续断皂苷 Ⅵ，asperosaponin Ⅵ），灰毡毛忍冬次皂苷乙（macranthoside B）等。分布概况见表 2-17。

表 2-17　忍冬属植物中三萜皂苷类成分的分布概况

植物名和药用部位	代表性成分含量							
	灰毡毛忍冬皂苷乙	灰毡毛忍冬皂苷甲	川续断皂苷乙	木通皂苷D	灰毡毛忍冬次皂苷乙	灰毡毛忍冬次皂苷甲	常春藤皂苷元	齐墩果酸
忍冬花蕾	-	+	+	+	-	-	+	+
灰毡毛忍冬花蕾	+++	++	++	+	+	+	+	+
菰腺忍冬花蕾	+	+	+	+	+	+	+	+
华南忍冬花蕾	+	+	+	+	+	+	+	+
黄褐毛忍冬花蕾	+	+	+++	+	-	+	+	+
红花忍冬花蕾	-	-	-	-	-	-	-	-
金银忍冬果实	-	-	-	-	-	-	-	-
水忍冬藤茎	+	-	-	-	-	-	-	-
长花忍冬花蕾	++	-	-	-	-	-	-	-
西南忍冬花蕾	+++	-	+	-	-	-	-	+

注：+表示含有，++表示含量较高，+++表示含量极高，-表示未检测到。

4. 环烯醚萜苷类　从忍冬属药用植物中分离获得的环烯醚萜苷类成分达 90 余种,可分为环烯醚萜苷、裂环环烯醚萜苷、含杂原子环烯醚萜苷及聚合环烯醚萜苷。常见的环烯醚萜苷类成分有断马钱子酸(secologanic acid)、马钱子苷(loganin)、莫诺苷(morroniside)、马钱子苷酸(loganic acid)、表断马钱子苷半缩醛内酯(epi-vogeloside)、断氧化马钱子苷(secoxyloganin)等。化学结构见图 2-106。

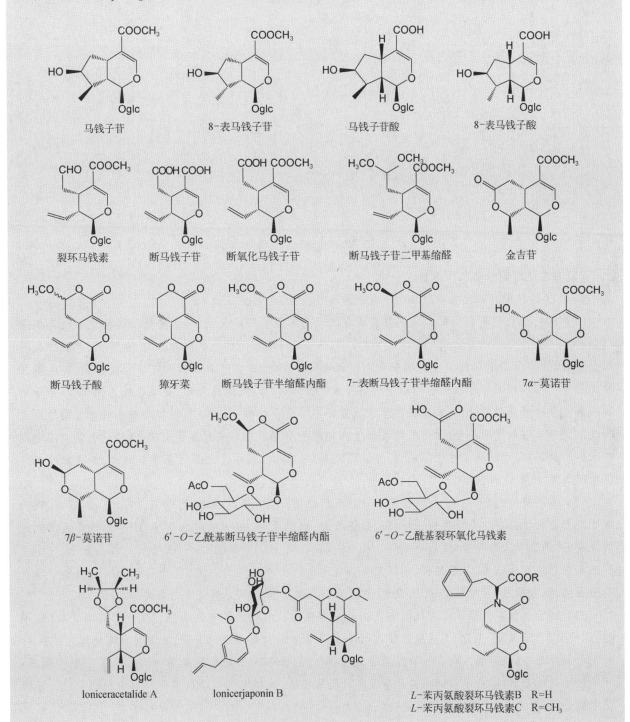

马钱子苷　　　8-表马钱子苷　　　马钱子苷酸　　　8-表马钱子酸

裂环马钱素　　断马钱子苷　　断氧化马钱子苷　　断马钱子苷二甲基缩醛　　金吉苷

断马钱子酸　　獐牙菜　　断马钱子苷半缩醛内酯　　7-表断马钱子苷半缩醛内酯　　7α-莫诺苷

7β-莫诺苷　　6′-O-乙酰基断马钱子苷半缩醛内酯　　6′-O-乙酰基裂环氧化马钱素

loniceracetalide A　　lonicerjaponin B　　L-苯丙氨酸裂环马钱素B　R=H
L-苯丙氨酸裂环马钱素C　R=CH₃

图 2-106　忍冬属植物中常见环烯醚萜苷类成分的化学结构

5. 挥发油类　忍冬属药用植物的花中含有挥发油类成分,其存在与花香密切相关,主要由醛类、醇类、酮类、酯类、酸类、烷烃类等多种成分组成。代表性成分有芳樟醇(linalool)、α-松油醇(α-

terpineol)、棕榈酸(palmitic acid)、亚油酸(linoleic acid)、亚麻酸(linolelaidic acid)、香叶醇(geraniol)等（图2-107）。

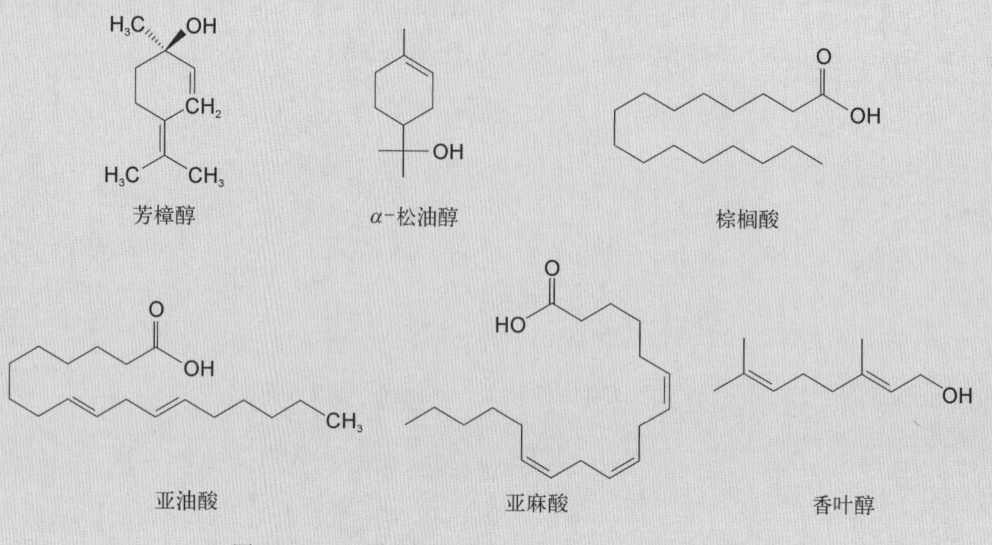

芳樟醇　　　　　　α-松油醇　　　　　　棕榈酸

亚油酸　　　　　　　亚麻酸　　　　　　香叶醇

图 2-107　忍冬属植物中挥发油类成分的化学结构

【资源性化学成分动态评价】

1. **忍冬药材中有机酸类资源性化学成分的动态评价**

（1）不同生长期忍冬药材中有机酸类成分的动态积累：研究表明，忍冬属药用植物中酚酸类成分的积累与植株发育时期密切相关。测定了灰毡毛忍冬不同发育期的花蕾中绿原酸、咖啡酸、异绿原酸 A 的含量，结果显示，3 种酚酸类成分的含量均以幼蕾期为最高，并且随着花蕾的发育阶段提高，其含量呈降低趋势。对不同发育时期忍冬花和叶片中的绿原酸，新绿原酸，隐绿原酸，异绿原酸 A、B 和 C 等 6 种酚酸类成分的含量进行分析，发现花中除绿原酸和异绿原酸 C 外，另外 4 种酚酸类成分的含量均随发育阶段提高而呈逐渐降低趋势，异绿原酸 C 含量在花的整个发育期内未见显著变化，绿原酸含量以二白期花蕾中为最高；忍冬植株幼叶中绿原酸、异绿原酸 A、新绿原酸的含量均显著高于成熟叶，但成熟叶中异绿原酸 B、C 的含量高于幼叶。

（2）不同产地忍冬药材中有机酸类成分的分析评价：测定了山东省、河南省、河北省、江苏省、陕西省 5 个产区金银花药材中绿原酸，咖啡酸，新绿原酸，隐绿原酸，异绿原酸 A、B 和 C 等 7 种酚酸类成分的含量，并进行层次聚类分析(hierarchical cluster analysis, HCA)和 OPLS-DA 分析。结果显示，河南省与河北省产区聚为一类，山东省、江苏省及陕西省 3 个产区各自聚为一类，陕西省产金银花以咖啡酸含量为最高，隐绿原酸、异绿原酸 C、绿原酸、异绿原酸 A 的含量以江苏省产者为最高。

（3）忍冬植株不同部位中有机酸类成分的分布规律：比较了忍冬植株花、茎、叶中新绿原酸，绿原酸，咖啡酸，隐绿原酸，洋蓟素，异绿原酸 A、B 和 C 等 8 种酚酸类成分的含量，发现其分布规律为：茎、叶和花中绿原酸，隐绿原酸，洋蓟素，异绿原酸 A、B 和 C 的含量均以花中为最高，叶次之，茎中含量最低；叶中新绿原酸含量较高，茎中咖啡酸含量最高。尚有报道，灰毡毛忍冬植株不同部位中的绿原酸含量以花中为最高，其次为叶，而枝条中含量最低。

2. **忍冬药材中黄酮类资源性化学成分的动态评价**

（1）不同生长期忍冬药材中黄酮类成分的动态积累：测定了忍冬花中木犀草苷、金丝桃苷、异槲皮苷、忍冬苷、芦丁、木犀草素、槲皮素等 20 种黄酮类成分的含量，结果显示，随着花的发育阶段提高，总黄酮和木犀草苷的含量均呈先升高后降低的趋势，以二白期或大白期含量最高。

（2）不同产地忍冬药材中黄酮类成分的分析评价：测定了不同产地金银花中芦丁、金丝桃苷、木犀草苷、木犀草素等4种黄酮类成分的含量，结果显示，河南省新密市、湖南省隆回县、河南省南阳市产金银花中的含量相对较高。除湖南省隆回县所产金银花中木犀草苷含量较低外，其他产地金银花的木犀草苷含量均高于《中国药典》(2020年版)标准，其中以河南省新密市、山东省临沂市、河南省南阳市3个产地的含量较高。

（3）忍冬植株不同部位中黄酮类成分的分布规律：忍冬植株的花蕾、叶片及茎枝中均含有黄酮类成分，对忍冬植株不同部位中总黄酮含量的测定结果显示，叶的总黄酮含量最高(4.92%)，其次为花蕾(4.57%)，茎中含量最低(1.44%)。

3. 忍冬药材中挥发油类资源性化学成分的动态评价

（1）不同发育期忍冬药材中挥发油类成分的动态积累：测定了不同发育阶段忍冬植株花蕾中挥发油的含量，发现其含量由高到低依次为银花期、大白期、金花期、二白期、三青期、幼蕾期。因此，在银花期采收时，挥发油含量最高，花的香气最为浓郁。

（2）不同产地忍冬药材中挥发油类成分的分布评价：分析山东省、河南省、河北省3个产区金银花中挥发油的含量，结果显示，3个产区金银花挥发油均以醇类、醛类、酸类成分占比较高，在共有成分中以芳樟醇、肉豆蔻酸和α-亚麻酸甲酯的含量较高。山东省产金银花挥发油中检出有丹皮酚、木精醇和十八烷3种成分，而在河南省、河北省产金银花中几乎未检出；山东省、河北省产金银花挥发油中硬脂酸甲酯、丁香酚和2-十七酮3种成分的含量明显高于河南省产金银花，而河南省产金银花挥发油的植醇、苯甲酸苄酯等成分的含量明显高于山东省、河北省产金银花。

（3）忍冬植株不同部位中挥发油类成分的分布规律：忍冬植株花、茎叶及果实中挥发油的主要成分种类及含量有一定相似性，均主要包含烷烃类、烯烃类、酯类、酸类、醇类、醛类、酮类等成分。花和叶的挥发油均以棕榈酸含量最高，其次是亚油酸、芳樟醇、亚麻酸甲酯、月桂酸等，烷烃的种类和含量均相对较少。忍冬茎挥发油中含量最高的成分是酯类，占鉴定成分的43.7%，其次为烷烃类，占鉴定成分的26.5%。果实挥发油以酸类、萜类、醇类成分为主，含量较高的有棕榈酸、反式-2-己烯-1-醇、亚油酸、芳樟醇等，与忍冬藤、金银花有着较高的相似性。

4. 忍冬药材中环烯醚萜苷类资源性化学成分的动态评价 对忍冬植株不同发育程度花蕾中的环烯醚萜苷类成分进行分析，结果显示，以断马钱子酸含量最高，其次为断氧化马钱子苷。随花蕾发育阶段的提高，断马钱子酸含量整体呈下降趋势，而表断马钱子苷半缩醛内酯、莫诺苷的含量呈先升高后降低的趋势，其中二白期的表断马钱子苷半缩醛内酯含量最高，三青期的莫诺苷含量最高；马钱苷酸含量整体呈上升趋势，二白期至银花期是其积累的重要时期；在花的整个发育期内，断氧化马钱子苷的含量呈近"M"型变化趋势，即呈先上升后下降，再上升，再下降的趋势，以金花期含量最高，达13.16 mg/g。

同时，对忍冬植株的成熟叶与幼嫩叶中断马钱子酸、断氧化马钱子苷、马钱苷酸、表断马钱子苷半缩醛内酯、莫诺苷等5种成分的分析结果显示，叶中的环烯醚萜苷类成分以断马钱子酸含量最高，其次为断氧化马钱子苷；无论是幼叶中还是老叶中，均未检出莫诺苷；幼叶与老叶中的表断马钱子苷半缩醛内酯的含量存在差异，幼叶中的含量较高，而老叶中的含量较低。

5. 忍冬药材中皂苷类资源性化学成分的动态评价 金银花与山银花中均含有皂苷成分，金银花中皂苷类成分不仅种类少，且含量低，而山银花中皂苷类成分的种类多、含量高。无论是金银花还是山银花，灰毡毛忍冬皂苷乙、川续断皂苷乙均是其中含量较高的2种皂苷类成分。结果表明，幼蕾期和三青期花蕾中2种皂苷成分的含量显著高于花的其他发育期。

【资源价值与开发利用】

1. 医药原料及产品的开发利用

（1）金银花药材的开发利用：金银花的药用历史悠久，可清热解毒、疏散风热，为传统大宗中药材。

以金银花为原料生产的中成药种类丰富,全国百余家药厂生产金银花系列产品,年需求量达2000万公斤以上,全国种植面积约200万亩。

(2)忍冬类植物资源非药用部位的开发利用

1)忍冬类植物茎叶新资源药材的开发利用:明代李时珍谓:"忍冬,茎叶及花,功用皆同。"现代研究结果显示,忍冬茎、叶与花三者含有相似的生物活性成分。忍冬植株茎叶产量大,其有机酸类、黄酮类成分的含量较高,抗菌、抗氧化等活性较强。其中,木犀草苷含量以叶中为最高,其次是花蕾,茎中最低;有机酸类成分含量以花蕾中为最高,叶与茎中的含量约为花蕾的1/2;茎中的马钱苷含量最高,其次是叶,花蕾中最低。

2)忍冬类植物茎叶医药原料研究与开发利用:忍冬植株茎叶(忍冬藤)具有清热解毒、抗菌消炎的功效,叶可制成颗粒剂用于预防和治疗感冒、扁桃体炎等病症,还可制成具有抗菌消炎作用的茶叶。忍冬藤煎剂外洗可治疗外部疮疡,外敷可治疗乳腺炎等。抑菌实验结果显示,忍冬叶的乙醇提取物抗菌谱较广,对金黄色葡萄球菌和大肠杆菌的最低抑菌浓度分别为0.38%和0.50%;抗氧化实验结果表明,忍冬叶乙醇提取物具有一定的抗自由基氧化活性,其乙酸乙酯萃取物在1 mg/mL低浓度下就能显示出较好的效果。

2. 保健食品的开发利用　忍冬植株茎叶中均含有绿原酸等活性成分,可作为金银花的替代品用于食品饮料、保健品生产,或用作化工原料。用金银花、茎叶蒸馏获取提取液,以制作保健清凉饮料,或可用来预防小儿痱子。忍冬植株的茎可制作忍冬酒,具有解毒通络、祛风除湿、补血强筋等功效。

3. 其他资源价值　研究表明,忍冬叶具有较强的降血脂活性,同时也是一种良好的抗脂肪肝药物,叶中黄酮类、咖啡酰奎宁酸类成分具有非常好的抗禽流感病毒活性,可用于开发中兽药等。忍冬茎叶含有丰富的粗蛋白、粗脂肪、粗纤维等,牲畜的适口性较好,可用作绿色饲料添加剂,能提高动物免疫力,增加产量与效益。茎、叶中含有的绿原酸、木犀草苷等抗菌消炎成分,对畜禽疾病有预防治疗作用,且无残留、无耐药性、副作用小。

综上所述,忍冬类植物茎叶具有良好的开发潜力,因其产量数倍于花,且抗菌、抗氧化活性不亚于花,而具有广阔的开发利用价值。

实例17:菊类药用植物类群资源化学研究与资源化利用

菊花为菊科植物菊 *Chrysanthemum morifolium* Ramat. 的干燥头状花序,始载于《神农本草经》,具有疏散风热、平肝明目、解毒消肿的功效。临床上常用于风热感冒、头痛眩晕、目赤肿痛、眼目昏花、疮痈肿毒等病症的治疗。历代本草对菊茎叶及根等非药用部位的应用也有记载,葛洪《肘后备急方》记载治疗肿垂死方:"菊叶一握,捣绞汁一升,入口即活,此神验。冬用其根。"李时珍《本草纲目》记载:"(菊)叶可啜、花可饵、根实可药……自本至末,罔不有功。"

【资源类群概述】

菊科菊属 *Chrysanthemum* 植物共有30余种,主要分布在东亚。我国产17种,分布于全国各地,野生或栽培。我国生态的多样性造就了菊属植物既有分布广、蕴藏量大的种类,如野菊 *C. indicum* L. 和甘菊 *C. lavandulifolium* (Fish. ex Trautv.) Makino;又有间断性分布的种类,如毛华菊 *C. vestitum* (Hemsl.) Stapf 仅分布于安徽省大别山、河南省伏牛山和湖北省神农架,紫花野菊 *C. zawadskii* Herbich 间断分布于北方各地及安徽省南部黄山、浙江省西北部的西天目山等地,也有分布于较高海拔的种类,如蒙菊 *C. mongolicum* Y. Ling、甘菊等。本属植物菊的干燥头状花序为常用中药材。除菊作药用外,野菊之干燥头状花序入药称野菊花,具有清热解毒、泻火平肝等功效,常用于疗疮痈肿、目赤肿痛、头痛眩晕等症的治疗。

我国菊花药材的商品来源主要为栽培,按产地和加工方法的不同,可分为亳菊、滁菊、贡菊、杭菊。

亳菊产于安徽省亳州市、涡阳县及河南省商丘市;滁菊产于安徽省滁州市;贡菊产于安徽省歙县、浙江省德清县;杭菊分为茶菊、黄菊,茶菊产于浙江省嘉兴市、桐乡市、吴兴区,黄菊产于浙江省海宁市。

【资源性化学成分及其分布】

黄酮类、酚酸类和挥发油类成分在菊属植物资源类群中分布种类多,且含量高。此外,还含有倍半萜内酯类、三萜类、多糖类、核苷类、氨基酸类等资源性化学成分。

1. **黄酮类**　是菊花中的主要活性成分之一,具有防治心血管疾病、抗肿瘤、抗疟、抗氧化、抗菌消炎、降糖、降脂、降压等作用。已从菊花中分离出70余种黄酮类成分,主要可分为黄酮、黄酮醇和二氢黄酮三大类。菊花中黄酮类成分含量最多,具有代表性的黄酮类化合物包括木犀草素、木犀草素-7-O-β-D-葡萄糖苷(luteolin-7-O-β-D-glucoside)、芹菜素、芹菜素-7-O-β-D-葡萄糖苷(apigenin-7-O-β-D-glucoside)、金合欢素(acacetin)、金合欢素-7-O-β-D-葡萄糖苷(acacetin-7-O-β-D-glucoside)、槲皮素、异槲皮苷(isoquercetin)、山柰酚、橙皮素(hesperetin)、柚皮素(naringenin)、芦丁、圣草酚(eriodictyol)等。此外,菊茎、叶中也含有蒙花苷(linarin)、金合欢素、异泽兰黄素(eupatilin)等黄酮类成分,其具有抗炎、抗氧化、调节胃肠功能等药理活性。化学结构如图2-108所示。

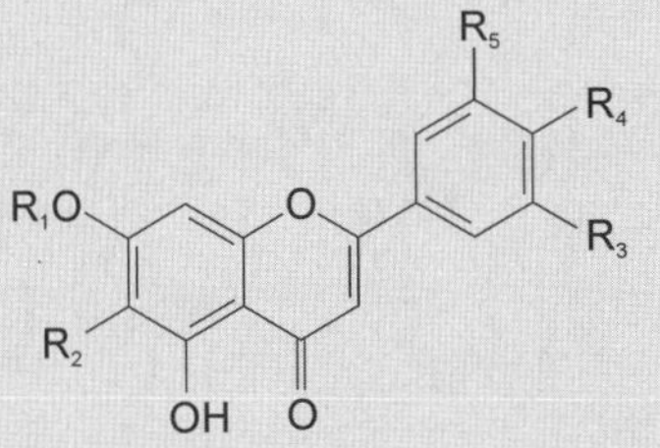

木犀草素 R₁=R₂=R₃=H, R₄=R₅=OH
木犀草素-7-O-β-D-葡萄糖苷 R₁=glc, R₂=R₃=H, R₄=R₅=OH
芹菜素 R₁=R₂=R₃=R₅=H, R₄=OH
芹菜素-7-O-β-D-葡萄糖苷 R₁=glc, R₂=R₃=R₅=H, R₄=OH
金合欢素 R₁=R₂=R₃=R₅=H, R₄=OCH₃
金合欢素-7-O-β-D-葡萄糖苷 R₁=glc, R₂=R₃=R₅=H, R₄=OCH₃
香叶木素 R₁=R₂=R₃=H, R₄=CH₃, R₅=OH
香叶木素-7-O-β-D-葡萄糖苷 R₁=glc, R₂=R₃=H, R₄=CH₃, R₅=OH
异泽兰黄素 R₁=R₃=H, R₂=R₄=R₅=OCH₃
蒙花苷 R₁=rham-α-L-(1→6)-β-D-glc, R₂=R₃=R₅=H,R₄=OCH₃

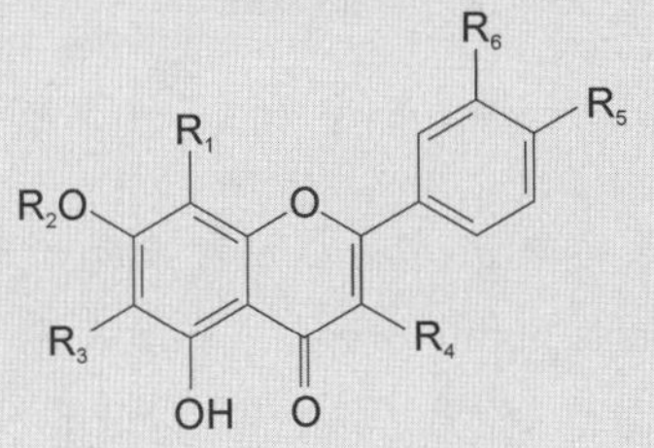

槲皮素 R₁=R₂=R₃=R₄=R₅=R₆=OH
异槲皮苷 R₁=R₂=R₃=H,R₄=O-glc, R₅=R₆=OH
槲皮素-7-O-β-D-半乳糖苷 R₁=R₃=H, R₂=gala, R₄=R₅=R₆=OH
山柰酚 R₁=R₂=R₃=R₆=H, R₄=R₅=OH
芦丁 R₁=R₂=R₃=H,R₄=O-glc-rham, R₅=R₆=OH
异鼠李素 R₁=R₂=R₃=H, R₄=R₅=OH, R₆=OCH₃

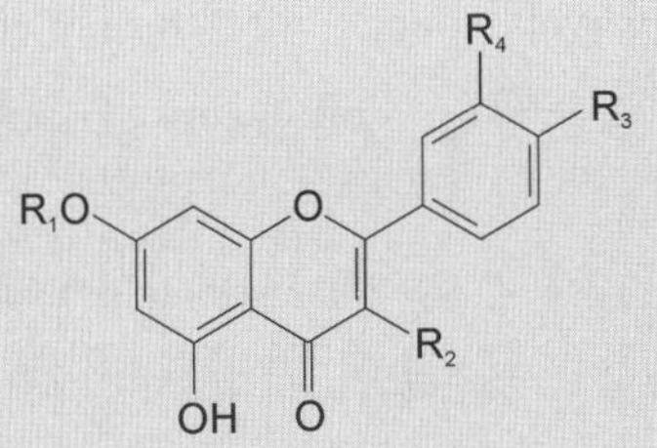

橙皮素 R₁=R₂=H,R₃=OCH₃, R₄=OH
橙皮苷 R₁=rham-α-L-(1→6)-β-D-glc, R₂=H, R₃=OCH₃, R₄=OH
橙皮素-7-O-β-D-葡萄糖苷 R₁=glc, R₂=H, R₃=OCH₃, R₄=OH
柚皮素 R₁=R₂=R₄=H, R₃=OH
圣草酚 R₁=R₂=H,R₃=R₄=OH
圣草酚-7-O-β-D-葡萄糖苷 R₁=glc, R₂=H, R₃=R₄=OH

图2-108　菊花中黄酮类成分的化学结构

2. **酚酸类**　菊花中酚酸类化合物可分为单咖啡酰基奎宁酸类与双咖啡酰基奎宁酸类。《中国药典》(2020年版)将绿原酸、异绿原酸A 2种酚酸类成分,以及木犀草苷作为菊花质量评价的指标性成分。菊花中最具有代表性的酚酸类成分主要有绿原酸,隐绿原酸(cryptochlorogenic acid),新绿原酸,异绿原酸A、B、C,1,3-O-二咖啡酰奎宁酸(1,3-di-O-caffeoylquinic acid),咖啡酸,阿魏酸,3,4,5-O-三咖啡酰奎宁酸(3,4,5-tri-O-caffeoylquinic acid),灰毡毛忍冬素F(macranthoin F)等(图2-109)。此外,菊的茎叶中也含有绿原酸,异绿原酸A、C,3,4,5-O-三咖啡酰奎宁酸等酚酸类成分,且茎叶中绿原酸的含量远高于花序中。

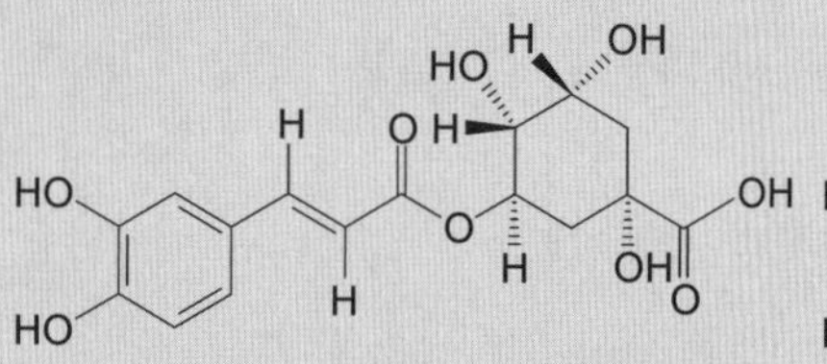

绿原酸

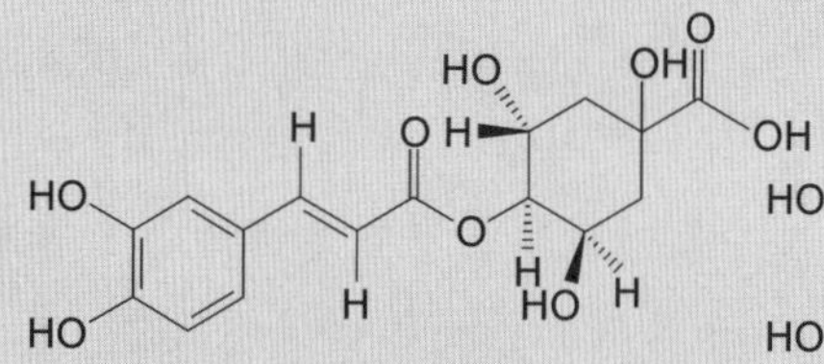

隐绿原酸

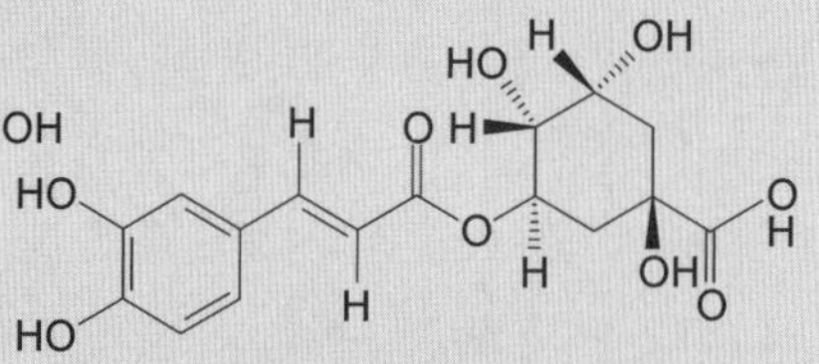

新绿原酸

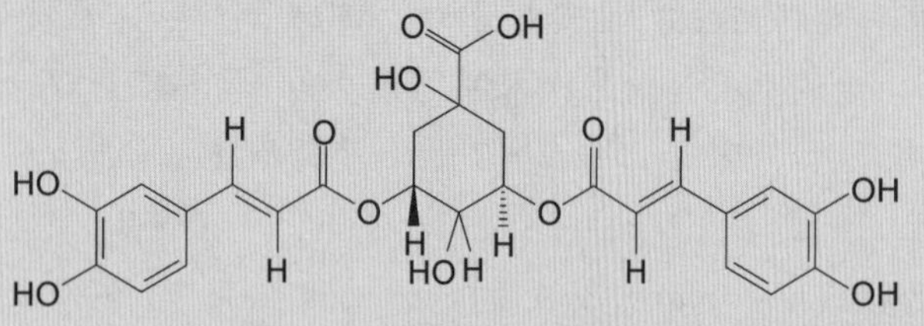

异绿原酸A

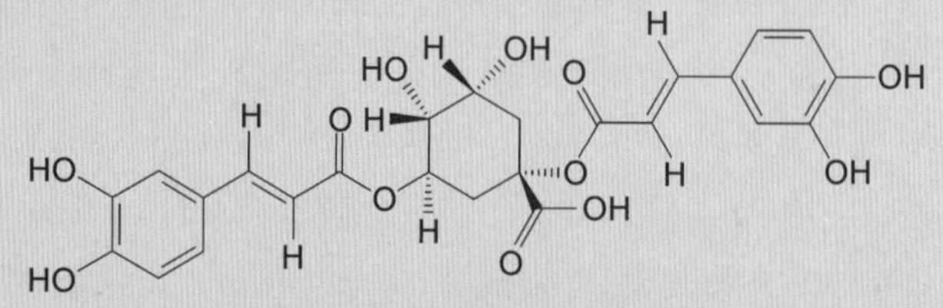

1,3-*O*-二咖啡酰奎宁酸

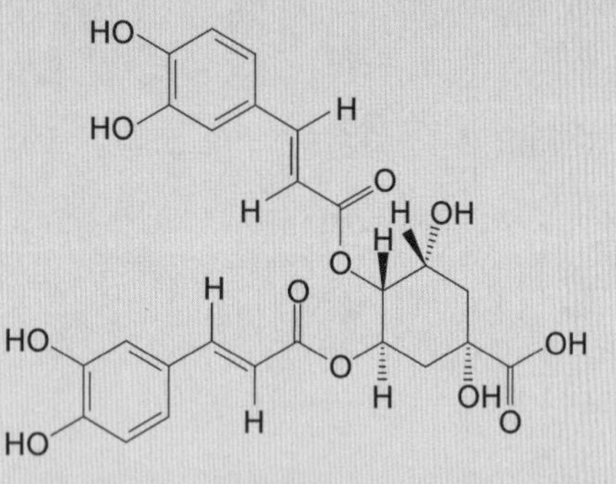

异绿原酸B

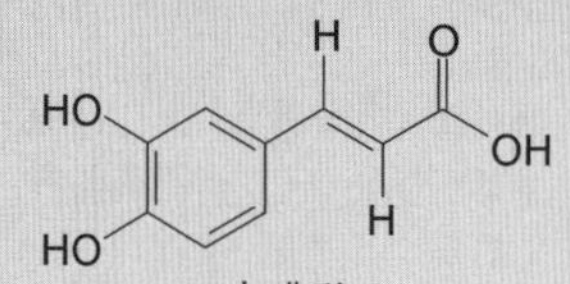

咖啡酸

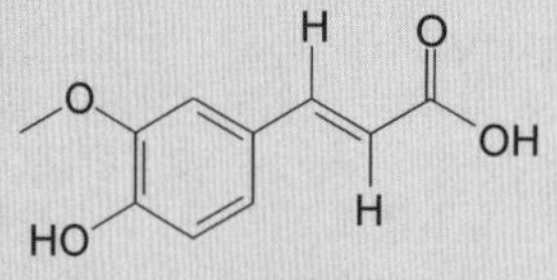

阿魏酸

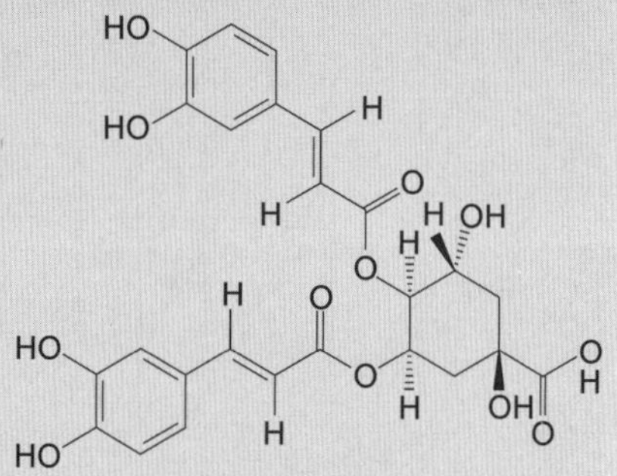

异绿原酸C

图2-109　菊花中酚酸类成分的化学结构

3. 挥发油类　已从菊花中分离鉴定出138种单萜和207种倍半萜类成分。常见的萜类成分包括樟脑(camphor)、α-蒎烯、β-蒎烯、α-崖柏烯(α-thujone)、桉叶素(cineole)、flifolone、α-金合欢烯(α-farnesene)、β-金合欢烯(β-farnesene)、α-姜黄烯(α-curcumene)、β-姜黄烯(β-curcumene)、β-水芹烯(β-phellandrene)、β-倍半水芹烯(β-sesquiphellandrene)、石竹烯(caryophyllene)、桧烯(sabinene)、冰片(borneol)、α-松油醇(α-terpineol)、α-杜松醇(α-cadinol)、α-红没药醇(α-bisabolol)、马鞭草烯酮(verbenone)等(图2-110)。

菊花挥发油类成分的含氧衍生物主要由乙酸龙脑酯(bornyl acetate)、苯乙醛(phenylacetaldehyde)、百里香酚(thymol)、棕榈酸(palmitic acid)、亚油酸(linoleic acid)、亚油酸乙酯(ethyl linoleate)、氧化石竹烯(caryophyllene oxide)、正二十一烷(heneicosane)等构成。有报道,菊茎、叶中的部分挥发油类成分与菊花中的相同,如α-崖柏烯、樟脑、桉树脑、冰片、α-松油醇、氧化石竹烯等。

4. 多糖类　已从菊花中分离鉴定出10余种多糖类成分,其主要由甘露糖、葡萄糖、半乳糖、阿拉伯糖、木糖、鼠李糖、半乳糖酸等单糖聚合而成。

5. 三萜类和甾体类　从菊花中分离鉴定出68种三萜类化合物,包括20种蒲公英烷(taraxastane)型三萜、9种齐墩果烷(oleanane)型三萜、1种蒲公英赛烷(taraxerane)型三萜、6种乌苏烷(ursane)型三萜、8种羽扇豆烷(lupane)型三萜、11种环木菠萝烷(cycloartane)型三萜、3种大戟烷(tirucallane)型三萜和10种达玛烷(dammarane)型三萜类成分。

菊花中的齐墩果烷型三萜主要由α-香树素(α-amyrin)、β-香树素(β-amyrin)、马尼拉二醇

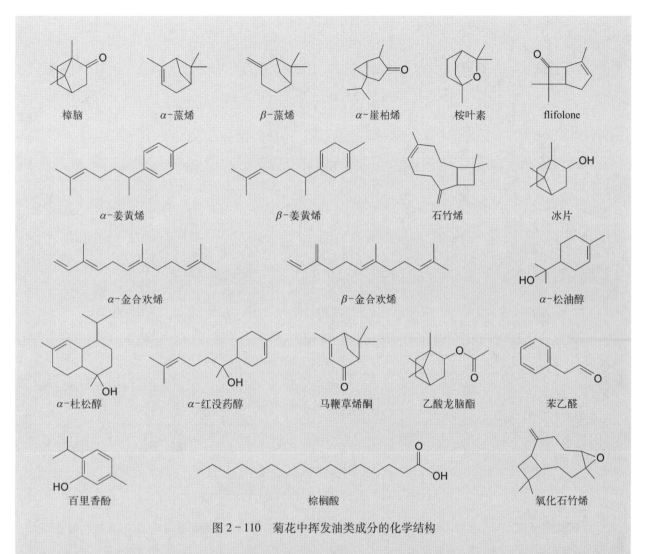

樟脑　　　　α-蒎烯　　　　β-蒎烯　　　　α-崖柏烯　　　　桉叶素　　　　flifolone

α-姜黄烯　　　　β-姜黄烯　　　　石竹烯　　　　冰片

α-金合欢烯　　　　β-金合欢烯　　　　α-松油醇

α-杜松醇　　　　α-红没药醇　　　　马鞭草烯酮　　　　乙酸龙脑酯　　　　苯乙醛

百里香酚　　　　棕榈酸　　　　氧化石竹烯

图 2-110　菊花中挥发油类成分的化学结构

(maniladiol)、高根二醇(erythrodiol)、龙吉苷元(longispinogenin)、齐墩果烯二醇(coflodiol)、向日葵三醇 A_1(heliantriol A_1)、φ-蒲公英甾醇、蒲公英赛醇等构成;羽扇豆烷型三萜主要由羽扇豆醇(lupeol)、3-表羽扇豆醇(3-epilupeol)、金盏菊二醇(calenduladiol)、向日葵三醇 B_2(heliantriol B_2)等组成;环木菠萝烷型三萜主要有环阿屯醇(cycloartenol)、24-亚甲基环木菠萝烷醇(24-methylenecycloartanol)、24(R)-环菠萝烷-3β,24,25-三醇[24(R)-cycloartane-3β,24,25-triol]、24(S)-环菠萝烷-3β,24,25-三醇[24(S)-cycloartane-3β,24,25-triol]、24(S)-25-甲氧基环菠萝烷-3β,24-二醇[24(S)-25-methoxycycloartane-3β,24-diol]等;达玛烷型三萜主要有达玛烷二烯醇(dammaradienol)、达玛烷二烯醇Ⅱ(dammaradienol Ⅱ)、3-表南美楝属醇(3-epicabraleadiol)、helianol 等(图 2-111)。菊花中甾体类成分包括 24(R)-海藻甾醇[24(R)-saringosterol]、24(S)-海藻甾醇[24(S)-saringosterol]和 β-谷甾醇等。该类成分具有抗癌、抗肿瘤、抗炎等功效。

【资源性化学成分动态评价】

1. 菊药材形成过程中资源性化学成分的动态评价

(1) 不同采收期菊中资源性化学成分的动态评价:菊花中黄酮类成分的含量随着采收期的推迟而呈现下降趋势。与 10 月份下旬采收的菊花相比,11 月份中旬采收的菊花中木犀草素-7-O-β-葡萄糖苷、芹菜素-7-O-β-葡萄糖苷、香叶木素-7-O-β-葡萄糖苷、金合欢素-7-O-β-葡萄糖苷和芹菜素的含量分别减少了 45%、49%、57%、71%、100%。对不同生长期菊非药用部位(根、茎、叶)中黄酮

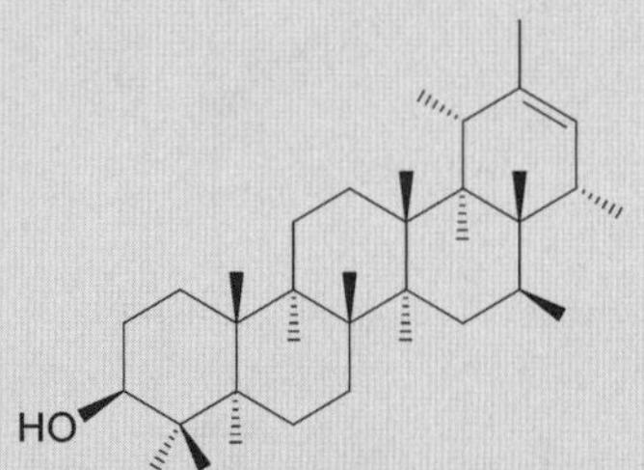

ψ-蒲公英甾醇

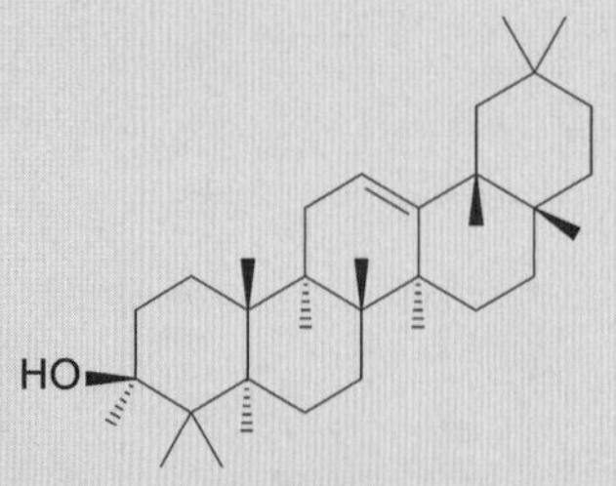

β-香树素

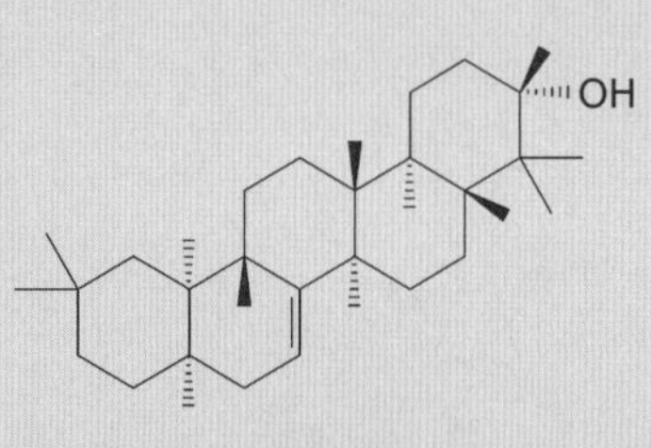

蒲公英赛醇

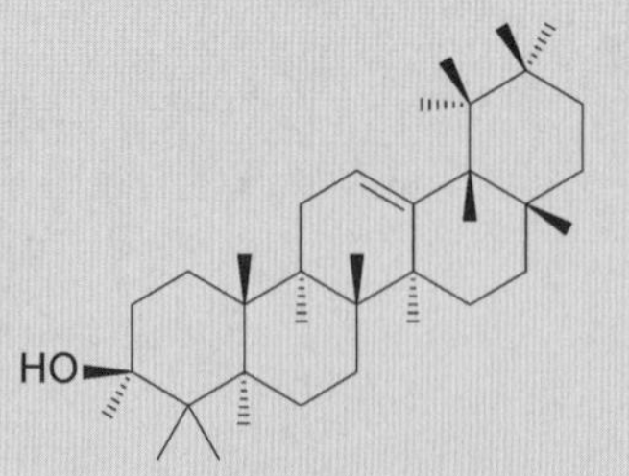

α-香树素

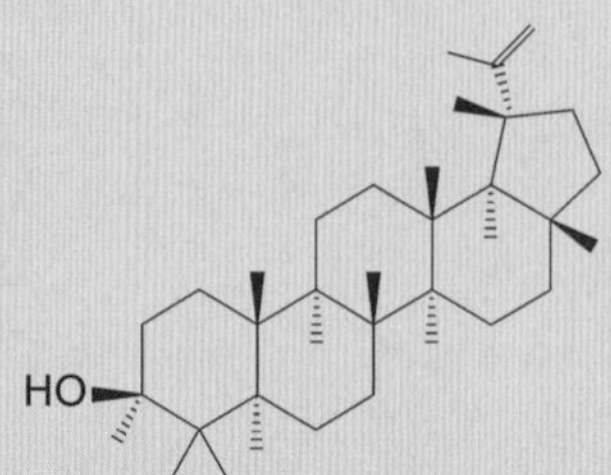

羽扇豆醇

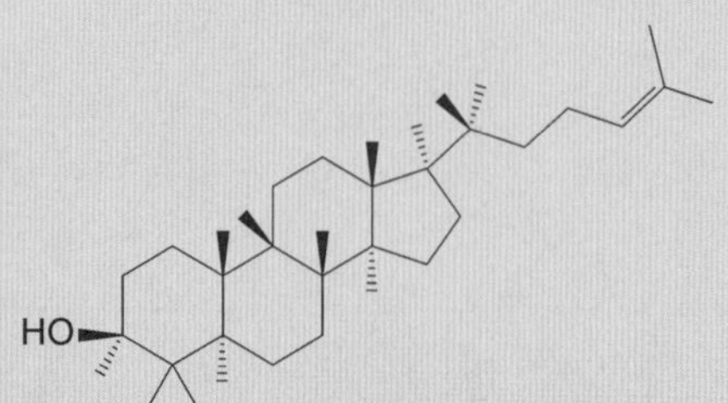

环阿屯醇

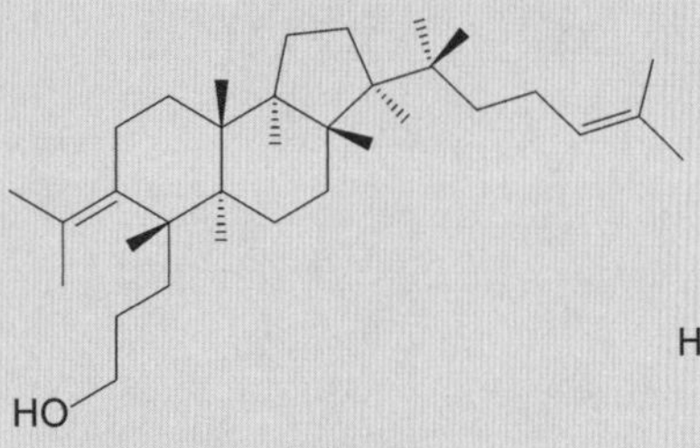

helianol

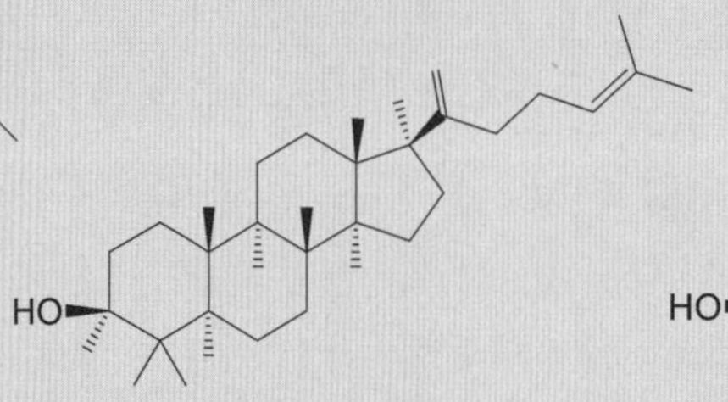

达玛烷二烯醇

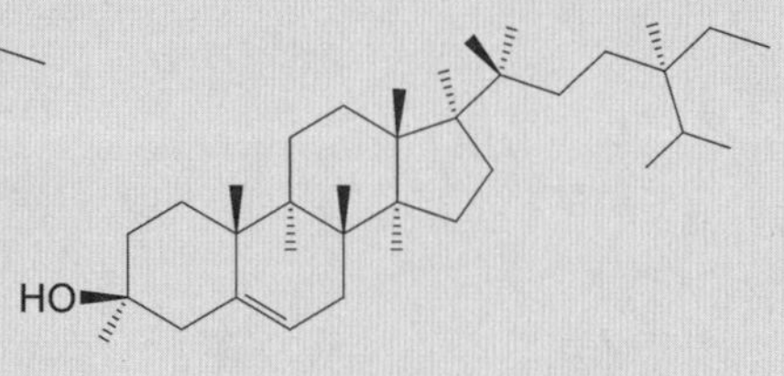

β-谷甾醇

图 2-111 菊花中三萜类和甾体类成分的化学结构

类成分的研究结果显示，菊根、茎、叶中木犀草苷、香叶木素-7-O-β-D-葡萄糖苷及总黄酮的含量均随生长期的延长而增加，于11月份上旬至中旬间达到峰值。

研究显示，菊花在花期随着采收时间的延迟，其咖啡酰奎宁酸类成分的含量呈现下降趋势，与10月份底采收的菊花相比，11月份中旬采收的菊花中绿原酸、异绿原酸A和C、1,5-O-二咖啡酰奎宁酸的含量分别减少了42%、55%、59%、38%。对不同生长期菊非药用部位(根、茎、叶)中咖啡酰奎宁酸类成分的研究结果表明，菊根、茎、叶中绿原酸、隐绿原酸、1,5-O-二咖啡酰奎宁酸、异绿原酸A和B这5种咖啡酰奎宁酸类成分的总量随生长期的延长而升高，于11月份上旬达到峰值，而后再降低。

(2) 不同产地、不同品种菊花中资源性化学成分的动态评价：分析了安徽省黄山市贡菊5个不同栽培品种菊花中总黄酮的含量，发现不同产地间有较大差异，总黄酮含量最高的为产于山斗村的黄山贡菊(6.9%)。对浙江省嘉兴市桐乡市种质圃中19个不同栽培类型的药用菊花，以及南京市江宁区种质圃中11个不同栽培类型的药用菊花中的黄酮类成分进行了比较分析，结果显示，浙江省嘉兴市桐乡市和南京市江宁区两地菊花不同栽培品种均为特种亳菊，总黄酮含量最高，分别达到9.81%和7.59%。

不同品种和产地的药用菊花，其绿原酸含量的差异较大，从高到低依次为贡菊(0.719%)、怀菊(大黄菊)(0.655%)、中华贡菊(0.590%)、怀菊(小白菊)(0.554%)、杭菊(微波干燥大洋菊)(0.511%)、杭菊(小洋菊)(0.457%)、济菊(0.434%)、滁菊(0.397%)、杭菊(大洋菊)(0.309%)、杭菊(异种大洋菊)(0.306%)、杭菊(小黄菊)(0.243%)、怀菊(大白菊)(0.224%)、亳菊(0.161%)。其中，产自安徽省黄山市的贡菊其绿原酸含量最高,产自安徽省亳州市的亳菊其绿原酸含量最低。

(3) 菊不同部位中黄酮类资源性化学成分的动态评价:对红心菊、长瓣菊、大白菊、小白菊的花序、茎和叶中黄酮类成分的测定结果表明,3 种黄酮在所有的菊花、茎、叶中均存在,木犀草素在花中的含量明显高于茎与叶,含量顺序为花>叶>茎;金合欢素-7-O-β-葡萄糖苷含量除在红心菊叶中大于花外,在其他 3 种栽培类型菊中均是花大于叶与茎,茎中的含量最低,红心菊的花、茎、叶中的含量远高于其他菊;金合欢素-7-O-(6″-O-鼠李糖)-β-D-葡萄糖苷含量在小白菊叶中远大于其花及茎中的含量,4 种栽培类型的含量相差较大。此外,总黄酮含量的测定结果显示,菊叶中总黄酮的含量范围在 5.58%~15.67%,高于菊花。

对不同品种菊花、叶、茎中在各个采收期时其绿原酸含量的比较研究结果显示,菊叶中绿原酸的含量高于菊花,而菊茎中绿原酸的含量最低。菊茎中绿原酸的含量范围为 0.16~2.75 mg/g,菊叶中绿原酸的含量范围为 2.88~15.93 mg/g。比较菊非药用部位(根、茎、叶)中绿原酸、隐绿原酸、1,5-O-二咖啡酰奎宁酸、异绿原酸 A 和 B 这 5 种咖啡酰奎宁酸类成分的分布规律,结果显示,以上 5 种成分总量由高到低依次为叶、根、茎,叶中含量可达 2.44%~4.94%,根中为 1.89%~2.64%,茎中为 1.20%~1.48%。

2. 菊药材产地加工过程中资源性化学成分的动态评价

(1) 黄酮类:不同的加工方法(晒干、烘干、蒸汽漂烫后晒干、蒸汽漂烫后烘干)对菊花中黄酮类成分的影响研究结果显示,菊花药材不经漂烫直接干燥,随着干燥温度升高,其黄酮类成分的含量会渐次降低;经蒸汽漂烫后再干燥,其黄酮类成分的含量显著高于不经漂烫直接干燥者。结果提示,在菊花药材干燥过程中存在黄酮苷类成分降解酶,在干燥加工过程中应低温干燥或经杀青后再干燥。

有研究报道,菊花中槲皮素、木犀草素和总黄酮的含量以蒸制干燥法所得样品中最高,其次为低温烘干法,硫熏干燥法最低。

(2) 咖啡酰奎宁酸类:不同的加工方法对菊花中咖啡酰奎宁酸类成分的影响研究结果显示,蒸汽漂烫后,80℃和100℃烘干的菊花中绿原酸和二咖啡酰奎宁酸类成分的含量无显著性差异,而蒸汽漂烫后60℃烘干的菊花中绿原酸和1,5-O-二咖啡酰奎宁酸的含量分别下降了21.9%和14.1%。

【资源价值与开发利用】

菊花作为传统大宗常用的药食两用资源,在医药、食品、保健品及轻化工等领域均得到了广泛利用。我国每年产干菊花药材约 35 000 吨,而采摘花序后产生的 4~6 倍花序生物量的茎、叶及根等非药用部位被废弃,造成了巨大的资源浪费和环境污染。研究表明,菊非药用部位同样含有丰富的资源性化学成分和药理作用。因此,拓展菊花的资源化利用途径和挖掘菊非药用部位的资源价值,将有效提升菊资源利用效率,延伸菊资源经济产业链,为推动碳达峰、碳中和目标的实现提供可借鉴思路。

1. 菊花资源的开发与利用　　菊花为常用解表药,轻清凉散,善解上焦头目风热,常与桑叶、薄荷等配伍,共奏疏风解表之功效。以菊花配伍的经典名方有桑菊饮、菊花散、夜光丸、菊花甘草汤、菊睛丸等;现代成方制剂有芎菊上清丸、杞菊地黄丸、桑菊感冒合剂、银菊清咽颗粒、山菊降压片、清热银花糖浆等。现代药理研究表明,菊花具有抗高血压、保护冠状动脉、抑菌、抗肿瘤、免疫调节等作用。菊茎、叶与菊花序含有相似的化学成分,亦可用于提取挥发油、总黄酮、多糖等活性物质,用作医药中间体。

以菊花为原料加工制成的保健品和食品日益丰富,主要有菊花饮料、菊花蜜、菊花酒等。菊花在日常生活中也是用处颇多,可制成菊花药枕、菊花香皂、菊花牙膏等生活用品,又因其含有丰富的黄酮类资源性化学成分而具有抗氧化作用,可添加于美容产品中使用。

2. 菊花药材深加工与产品开发 菊花含有丰富的挥发油类资源性化学物质,具有抗菌消炎、抗病毒等多种生物活性,可用于医药和保健产品的开发。此外,其味清香,也是重要的香精香料原料。

(1) 菊花精粉的开发利用:菊花可制成菊花精粉,用于食品饮料、美容保健等产品中。菊花精粉的加工工艺流程为:筛选优质菊花,采用微波-气流组合干燥机进行干燥,先微波杀青30 s,再送入穿流式箱式干燥机干燥3.5~4.0 h;将干燥后的菊花粉碎成约20目的粗粉,按料液比为1:30(g/mL)的比例加入水,混匀后采用超声波处理20 min,随后以动态逆流方法提取10 min;提取液之滤液再进行精滤,去除淀粉、果胶、黏液质、蛋白质等可溶性大分子杂质后,采用反渗透膜进行浓缩处理,浓缩至固含量在15%~30%范围内;无菌喷雾干燥,干燥后成品的含水率应控制在10%以内。

(2) 菊花增香剂的开发利用:以菊花为主要原料提取挥发油用于卷烟增香剂,可改善和修饰卷烟香气。其加工工艺流程为:将菊花粉碎,过筛制成菊花粉;将上述菊花粉置入同时蒸馏萃取装置,浓缩瓶内加入二氯甲烷,在60℃下进行水浴回流提取;将提取物浓缩成浸膏,加95%乙醇溶解制成菊花挥发油溶液,均匀喷洒在制好的烟丝上,其中菊花挥发油重量为烟丝重量的0.04%~5%,将喷洒菊花挥发油的烟丝于恒温恒湿箱中平衡即可。

(3) 菊花色素的开发利用:菊花色彩鲜艳,适宜于提取制备天然色素。菊花色素无毒副作用,具有清肝明目等保健功效,其着色能力强且自然,可耐受一般的食品饮料加工条件,性质稳定。菊花色素还对亚硝酸盐具有较好的清除作用,可应用于食品、医药保健品、化妆品等产品中。有研究在菊花色素传统制备工艺过程的浸提步骤前,增加采用冻融-超声联合细胞破碎法破碎细胞的步骤,可使菊花瓣的细胞壁充分破裂,色素直接溶出,达到缩短浸提时间、提高色素提取率的目的。其具体工艺过程:取菊花,加去离子水,冷冻至冻结后,再水浴加热并不断搅拌使其融解,反复冻结融解2~3次,取出冻结花瓣后加入石英砂,充分研磨后加入有机溶剂,超声提取;将浸提液减压浓缩,再用吸附树脂吸附精制,即得菊花色素。

3. 菊花中资源性化学成分的转化效率提升研究

(1) 酶法提取菊花多糖:采用酶解法提取菊花多糖,其最佳工艺条件为果胶酶用量2%、酶解时间1.5 h、酶解温度50℃、提取时间2.5 h、提取温度100℃、醇沉浓度80%。在该条件下,滁菊多糖的得率可达10.73%。

(2) 湿法超微粉碎提取菊花总黄酮:采用湿式超微粉碎法提取菊花总黄酮,其最佳工艺条件为胶体磨磨隙20 μm、乙醇浓度75%、提取温度70℃,总黄酮得率可达3.45%。湿式超微粉碎使粉碎与提取同步完成,可极大地提高提取效率。

(3) 亚临界流体低温工艺萃取菊花净油:将菊花原料置放于萃取罐内,至萃取罐内真空度大于0.07 MPa后,加入主溶剂亚临界二甲醚流体进行回流萃取,主溶剂的加入量为菊花原料重量的2~10倍,萃取条件为温度-10~30℃、压力0.1~0.9 MPa;将萃取液引入分离罐,使二甲醚溶剂减压气化,与菊花粗提物分离;采用油水分离器除去水分后得到菊花提取物,再加入其重量5~20倍的乙醇搅拌溶解均匀,于-5~-20℃冷冻5~15 h,抽滤浓缩,即得菊花净油产品。

4. 菊非药用部位的资源化利用与产业化

(1) 菊茎叶的资源化利用研究:《本草纲目》卷十五《菊》云:"……其苗可蔬、叶可啜、花可饵、根实可药、囊之可枕、酿之可饮……"。由此可见,菊全身是宝,但一直以来,在采摘菊花的同时,大量的茎叶被丢弃。文献记载,菊叶具有治疗疮、痈疽、头风、目眩的功效,菊茎具有清热解毒、降血压的功效。此外,日常生活中,菊茎叶煎煮取汁可用于清洗皮肤,对皮肤感染和因肝经风热引起的头屑过多最有效;亦可晒干后做成药枕,长期枕之有利于身体健康。将菊叶与荷叶、桑叶、银杏叶合用,可制成四叶降脂汤。

研究表明,菊茎叶含有与菊花相似的黄酮类及挥发油类资源性化学物质,且其叶中黄酮类成分的含量高于花。据此,菊茎叶的总黄酮提取物可作为天然抗氧化剂应用于食品、药品和化妆品中。含有的挥发油类资源性化学物质,对金黄色葡萄球菌、白色葡萄球菌、变形链球菌、乙型链球菌、肺炎菌均有一定的抑制作用,且挥发油中含有的 β-榄香烯具有抗氧化、抗肿瘤等作用。

此外,菊茎叶可经提取,加入蔗糖、蜂蜜、薄荷后调配,50 nm 的陶瓷膜微滤,灌装后 100℃沸水高温灭菌,即得清凉保健饮料。该饮料颜色淡黄、清透明亮,有菊花香味,具有消暑、消炎等功效。

(2)菊根的资源化利用:菊根中含有丰富的多糖类资源性化学物质。研究表明,该类生物大分子成分可有效改善肠道微生态平衡,减轻肠道炎症反应,对肠病小鼠具有显著的预防和保护作用。以菊茎叶及菊根粉为主要原料开发的牛、羊炎症性肠病防治功能性饲料补充剂,具有良好的经济动物保健用途。

实例18:红花类药用植物类群资源化学研究与资源化利用

红花(Carthami Flos)为菊科红花属植物红花 *Carthamus tinctorius* L. 的干燥管状花,又名红蓝花、草红花等。红花作药用始载于《开宝本草》,其味辛,性温,归心、肝经,是传统的活血化瘀、祛瘀止痛之良药。常用于治疗痛经闭经、血脉闭塞、跌打损伤、冠心病、高血压和心绞痛等。红花起源于地中海地区,中国新疆维吾尔自治区、河南省、甘肃省、四川省、云南省等地是红花药材的主要产区。

【资源类群概述】

红花属植物在全球约有 20 种,主要分布于中亚、西南亚及地中海地区。我国有 2 种,即红花 *Carthamus tinctorius* L.、毛红花 *C. lanatus* L.,其中作为药用资源的主要为红花。以其干燥花冠入药称红花,具有活血通经、散瘀止痛之功效。成熟瘦果入药称白平子(Carthami Fructus),具有活血解毒、补益强体之功效。

红花喜温暖干燥气候,耐寒、耐旱、耐盐碱、耐瘠薄。全世界红花的年种植面积约 110 万公顷,籽粒产量约 89 万吨,其主要生产国为印度,占世界总面积和产量的一半以上,其次为墨西哥。红花在我国已有 2 100 多年的引种栽培和用药历史,产区主要集中在新疆维吾尔自治区,约占全国产量的 80%,其次为四川省、云南省、河南省、宁夏回族自治区等地。

【资源性化学成分及其分布】

红花植物所含化学成分类型丰富,已分离得到 200 余种,其中以存在于花中的具有醌式查耳酮结构的红花色素类黄酮类物质为其特征性成分类型,具有活血化瘀等多元功效。

1. 黄酮类 红花植物中含有黄酮类、黄酮醇类、二氢黄酮类及查尔酮类等成分。其中,具有醌式查耳酮结构的红花色素类成分多具有扩张血管、改善心肌供血、抑制血小板聚集、抑制血栓形成、抗氧化等多种药理作用。该类成分常见的有红花黄色素 A(safflor yellow A)、羟基红花黄色素 A、红花醌苷、红花醌苷(saffloquinoside)A~E 等;少量以双分子聚合物形式存在,2 分子醌式查耳酮的 C—2 和 C—2′位之间由 1 个次甲基相连,随着共轭链的延长,化合物渐成红色,故也称为红花红色素,常见的化合物有红花苷、前红花苷(precarthamin)、脱水红花黄色素 B(anhydrosafflor yellow B)、红花黄色素 B 等(图 2-112)。醌式查耳酮结构 A 环的 C—3 和 C—5 位的羰基容易发生烯醇互变,由羰基变为羟基取代。

红花中的黄酮醇类化合物主要为山柰酚和槲皮素的衍生物,通常糖取代位于 C—3、C—6、C—7 位,单糖取代以葡萄糖、鼠李糖、葡萄糖醛酸为主;双糖取代以槐糖和芸香糖较常见,如山柰酚-3-O-β-D-葡萄糖苷、山柰酚-3-O-β-槐糖苷、槲皮素-3-O-β-D-葡萄糖苷、槲皮素-7-O-β-D-葡萄糖苷等。

红花黄色素A

羟基红花黄色素A

红花苷

红花黄色素B

图2-112 红花中黄酮类成分的化学结构

N-阿魏酰-5-羟色胺　　　R=OCH₃

N-(p-香豆酰)-5-羟色胺　　R=H

图2-113 红花中生物碱类成分的化学结构

2. 生物碱类　红花植物中含有的生物碱类成分主要以吲哚类生物碱5-羟色胺类衍生物为主。该类化合物分子中包含吲哚环和对羟基桂皮酰胺基团。此类成分一般以单分子结构存在,如N-阿魏酰-5-羟色胺、N-(p-香豆酰)-5-羟色胺、N-阿魏酰色胺、N-(p-香豆酰)-羟色胺等(图2-113),少量以双聚体形式存在。多存在于红花油及红花籽粕中,是天然的抗氧化物质。

3. 聚炔类　红花植物中含有的聚炔类成分以十三碳和十碳化合物为主。十三碳聚炔含2~4个炔基,少有羟基取代,常见的化合物有1,11-十三碳二烯-3,5,7,9-四炔、1,3,11-十三碳三烯-5,7,9-三炔、反-3-十三烯-5,7,9,11-四炔-1,2-双醇、反,反-3,11-十三碳二烯-5,7,9-三炔-1,2-双醇等(图2-114);十碳聚炔一般在C—4、C—6位含有2个炔基,C—1位羟基与葡萄糖成苷,常见的化合物有2Z-十烯-4,6-二炔-1-O-β-D-葡萄糖苷、carthamoside A₁、carthamoside A₂、8Z-十烯-4,6-二炔-1-O-β-D-葡萄糖苷、8E-十烯-4,6-二炔-1-O-β-D-葡萄糖苷。此外,还分离得到了十四碳

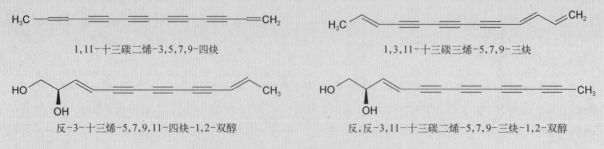

1,11-十三碳二烯-3,5,7,9-四炔

1,3,11-十三碳三烯-5,7,9-三炔

反-3-十三烯-5,7,9,11-四炔-1,2-双醇

反,反-3,11-十三碳二烯-5,7,9-三炔-1,2-双醇

图2-114 红花中聚炔类成分的化学结构

的聚炔类化合物。聚炔类化合物的苷元大多是油状物形态且较不稳定,置于空气中易发生聚变,形成糖苷之后一般以粉末状态存在,稳定性增加。

4. 亚精胺类　迄今,已从红花植物中分离得到含有 3 个香豆酰基的亚精胺衍生物。该类成分主要有 safflospermidine A、safflospermidine B(图 2-115)、N^1,N^5,N^{10}-(Z)-三-对-香豆酰基亚精胺和 N^1,N^5,N^{10}-(E)-三-对-香豆酰基亚精胺、N^1,N^5-(Z)-N^{10}-(E)-三-对-香豆酰基亚精胺。

safflospermidine A　　　　　　　　safflospermidine B

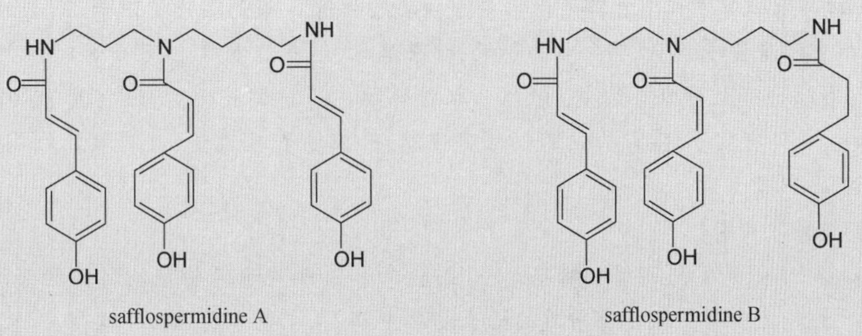

图 2-115　红花中亚精胺类成分的化学结构

5. 脂肪酸类　红花瘦果中含有丰富的脂肪酸类成分,主要包括油酸、亚油酸、α-亚麻酸等不饱和脂肪酸类成分,其中亚油酸含量高达 75%~83%,为重要的不饱和油料资源。其中,还含有月桂酸、肉豆蔻酸、棕榈酸、硬脂酸、花生酸等资源性化学物质。

此外,尚从红花植物中分离得到倍半萜类、木脂素类、有机酸类、甾醇类、烷基二醇类等化学成分。红花中多糖类成分的基本组成为葡萄糖、木糖、阿拉伯糖和半乳糖,该类成分具有调节免疫功能的作用。

【资源性化学成分动态评价】

1. 红花药材形成过程中资源性化学成分的动态评价

(1) 不同采收期红花药材的资源化学评价:以河南省新乡市红花规范化种植基地栽植的红花为研究对象,在 1 天内的不同时间采摘红花,比较其红花黄色素含量,结果显示,每天晨 6~8 时所采红花药材中红花黄色素的含量较高,之后其含量迅速下降,并维持在相对较低水平。据此提出,红花药材的适宜采收期以夏季花由黄变红时为宜;清晨采收的品质为优。

(2) 不同产地红花药材的资源化学评价:以同年采自新疆维吾尔自治区昌吉回族自治州吉木萨尔县、河南省新乡市、四川省简阳市、云南省巍山彝族回族自治县 4 个产地盛花期的红花药材为研究对象,分析比较其红花黄色素、多糖及腺苷的含量,结果显示,不同产地样品的红花黄色素含量为 24.90%~40.34%,多糖含量为 5.62%~10.22%,腺苷含量为 38.7~392.7 μg/g。其中,云南省巍山彝族回族自治县产红花的黄色素含量最高,河南省新乡市产红花的多糖含量最高,新疆维吾尔自治区吉木萨尔县产红花的腺苷含量最高,其次为四川省简阳市产红花,其腺苷含量达 225.7 μg/g,河南省新乡市和云南省巍山彝族回族自治县产红花的腺苷含量均较低,分别为 43.3 μg/g 和 38.7 μg/g。

以来自新疆维吾尔自治区塔城地区、伊犁哈萨克自治州、昌吉回族自治州、和田地区、喀什市这 5 个地区、共 32 个产地的红花药材为评价对象,比较其羟基红花黄色素 A 及山奈素的含量,结果显示,不同产地红花样品中羟基红花黄色素 A 的含量具有较大差异,昌吉地区红花样品中羟基红花黄色素 A 的含量最高,和田地区红花样品中羟基红花黄色素 A 的含量最低;北疆地区红花样品中羟基红花黄色素 A 的含量高于南疆地区产品。山奈素的测定结果显示,昌吉地区红花样品中山奈素的含量最高,和田地区红花样品中山奈素的含量最低,北疆产地红花样品中山奈素的含量高于南疆产地样品。由此表明,我国新疆维吾尔自治区昌吉地区可作为种植红花的最佳生产区域。

此外,有研究对新疆维吾尔自治区、河南省、云南省、四川省这4个红花主产区所产红花籽油中各脂肪酸的组成和含量进行了比较研究,结果显示,不同产地红花籽的油脂含量及其组成存在差异,出油率为新疆维吾尔自治区>河南省>云南省>四川省,油脂中主要成分亚油酸的含量亦为新疆维吾尔自治区>河南省>云南省>四川省,故认为新疆维吾尔自治区红花籽的质量在4个产地中为最优。

2. 红花药材产地加工过程中资源性化学成分的动态评价　研究比较了阴干、晒干、45℃烘干、60℃烘干对红花药材中红花黄色素、腺苷含量的影响,结果显示,红花在60℃以下干燥对以上2个成分的含量无显著影响,为红花的快速加工提供了依据。取新鲜红花药材铺放于托盘中,置于烘箱、微波炉或红外干燥箱中干燥,与现有阴干样品相比,不仅外观色泽好,不易发生霉变,且其羟基红花黄色素A及山柰素的含量可提高20%左右。

【资源价值与开发利用】

1. 红花药材的资源开发与利用　红花是一种药、油和工业用资源价值均极高的经济作物,具有巨大的开发潜力。红花之干燥管状花为常用的活血祛瘀中药,在中医方药配伍中应用广泛,常用于治疗经闭、难产、死胎恶露不行、瘀血作痛、跌打损伤、瘟出不快、妇女血气瘀滞腹痛等症。以红花配伍的经典名方有红花散、桃红四物汤、当归红花饮等。现代成方制剂有红花跌打丸、红花七厘散、红花如意丸等。以红花为主要原料制备的红花注射液、丹红注射液,具有活血化瘀功效,临床主要用于治疗闭塞性脑血管疾病、冠心病、脉管炎。

随着研究的深入,以红花为主要原料的保健产品开发也日益受到重视,红花茶、红花保健油、降红花护心制剂、红花饮料、红花营养液、红花氨基酸口服液等产品先后问世。

2. 红花果实的资源化利用　红花果实含油量达34%~55%,主要含有油酸、亚油酸、α-亚麻酸等不饱和脂肪酸类成分,其中亚油酸含量高达75%~83%。油中尚富含维生素E(146 mg/100 mL)、谷维素、磷脂类成分,可用以制备红花籽保健用油,应用于食品及医疗保健领域。

红花的干燥成熟果实入药称白平子,具有活血解毒、强身健体之功效。红花果实也为重要的油脂原料,是世界公认的具有食用、保健、美容作用的功能性食用油原料,并常用于保健食品、化妆品的开发。以高亚油酸含量的红花籽油为原料,还可生产出高含量的油酸乙酯,后者是防止机体代谢紊乱所致的皮肤病变、生殖机能障碍和器官病变的医药工业原料,具有重要的医疗价值。

此外,红花籽油在医药工业中尚可用作抗氧化剂和维生素A、D的稳定剂。红花籽油也是高级的干性油,具有优良的保色性,现已被大量用于制造油漆、蜡纸、印刷油墨及润滑油。

3. 红花药材生产过程中副产物及废弃物的资源化利用

(1) 红花茎叶的资源化利用:红花嫩叶可制备对冠心病、脑血栓、便秘、慢性口腔炎等具有保健作用的功能性茶叶。其制备工艺为:摘取红花生长25~35天的嫩叶,经发酵后即得。红花的幼苗,在印度、缅甸、盂加拉国等地有当作蔬菜食用的习惯;红花种子发芽,是常用的芽菜品种;红花的干叶粉碎成细粉,加入牛奶中可作为凝固剂使用。

红花秸秆是世界性优良饲草和饲料添加剂。在红花开花前收割新鲜秸秆,其可消化的总营养物质高达59.8%。研究显示,红花茎叶作为青储饲料饲喂奶牛,其牛奶中的脂肪含量高于其他标准饲料。

(2) 红花籽粕的资源化利用:榨油后的红花带壳籽粕中蛋白质的含量可达19%,去壳籽粕中蛋白质的含量可达38%,可作为优良蛋白资源应用于食品、医药、饲料等方面。有研究报道,以双酶法(纤维素酶和植物蛋白水解酶)降解榨油后的红花籽粕,可实现蛋白质和低聚糖营养物质含量的双提高,实现其高值化利用。其酶解工艺过程为:取红花籽粕粉碎过40目筛后置于酶反应器中,加入磷酸盐缓冲液至底物浓度为 1%,加入配置好的酶制剂,其中纤维素酶用量为 100 U/g 底物、蛋白酶用量为 20 U/g 底物,在温度 40℃、pH 7.4、转速 60 r/min 的搅拌条件下反应 1 h 后,升温至 90℃,保温 10 min 后终止反应,在 2 000 r/min 下离心 10 min,即得红花籽粕蛋白水解液,蛋白综合提取率可达 72.2%。

红花籽粕中含有的 5-羟色胺衍生物类成分具有抗氧化、清除自由基、调节免疫、抑制肿瘤、保护人体中的自然杀伤(natural killer, NK)细胞免受程序性死亡、抑制黑色素生成等生物活性。因此,可以红花籽粕为原料,提取 5-羟色胺衍生物用于药品或保健食品的开发。

(3) 红花药渣的资源化利用:中药工业在生产红花注射液、口服液,以及利用红花制备红花黄色素时,主要采用水提醇沉工艺,产生了大量红花固废物。分析表明,药渣中尚含有挥发油、红花红色素等非水溶性物质。红花红色素对超氧自由基有较好的清除作用,对 β-胡萝卜素-亚油酸氧化体系有较强的抑制作用,是天然的抗氧化剂和色素,在食品、化妆品中有广泛应用。

利用超临界 CO_2 优良的溶解性能,对生产红花注射液过程中产生的红花药渣进行分级提取,生产红花挥发油及红花红色素。其生产工艺为:取红花药渣粉碎,装入萃取器内,注入 CO_2,升温至超临界状态,进行一级萃取,在萃取温度 35℃、压力 9 MPa、CO_2 流量 3.74 kg/h 的条件下收集萃取液,加入 15~20 倍量的无水乙醇,在超声或搅拌条件下使其完全溶解,在 -5~-3℃ 恒温 1 h 后低温过滤,除去固形蜡质组分,滤液经旋转蒸发除去乙醇后即得红花挥发油净油,得率可达 2.74%。经一级萃取的红花药渣升高压力至 30 MPa 进行二级萃取,萃取时间为 7 h,收集萃取物即得红花红色素,相对收率可达 69.88%。

实例 19: 青蒿类药用植物类群资源化学研究与资源化利用

青蒿(Artemisiae Annuae Herba)为菊科蒿属植物黄花蒿 *Artemisia annua* L. 的干燥地上部分。其具有清虚热、除骨蒸、解暑热、解疟、退黄之功效,可用于治疗温邪伤阴、夜热早凉、阴虚发热、骨蒸劳热、暑邪发热、疟疾寒热、湿热黄疸等症。是中医临床常用的抗疟和退虚热药,也是提取抗疟原料药青蒿素(artemisinin)的资源植物。青蒿入药始载于《五十二病方》中的"牝痔方",在《神农本草经》中有"主疥瘙、痂痒、恶创,杀虫,留热在骨节间,明目"的记载。青蒿素被 WHO 推荐为脑型疟疾和恶性疟疾的首选药物;青蒿素的多个衍生物也已用于临床治疗疟疾,如青蒿琥酯(artesunate)、蒿甲醚(artemether)、双氢青蒿素(dihydroartemisinin)等。以中药青蒿为原料或主要原料研制上市的产品有热毒宁注射液、青蒿鳖甲片、少阳感冒颗粒、复方青蒿喷雾剂等。

【资源类群概述】

有学者认为本草记载中的青蒿基原植物包括黄花蒿和青蒿 *A. carvifolia* Buch. -Ham. ex Roxb.。青蒿为广布种,全国多地有分布,具有清热、凉血、退蒸、解暑、祛风、止痒之功效。其含挥发油、艾蒿碱及苦味素等成分,但不含青蒿素,无抗疟作用。由于中药青蒿和植物青蒿同中文名,在文献中有混乱使用的情况,需注意区分。

【资源性化学成分及其分布】

青蒿主要含有萜类、黄酮类、香豆素类、酚酸类、挥发油等类型的资源性化学成分,其中萜类和黄酮类化学成分的含量较高。以青蒿素为代表的倍半萜类成分为青蒿的特征性成分。

1. 倍半萜类　青蒿中倍半萜类成分以杜松烷型倍半萜为主,此外还有少量桉叶烷型和吉玛烷型倍半萜等。代表性倍半萜类化合物为青蒿素、青蒿甲素(又称青蒿素 A, artemisinin A)、青蒿乙素(又称青蒿素 B, artemisinin B)、青蒿酸(artemisinic acid)等。倍半萜类化合物除具有抗疟疾作用外,还具有抗肿瘤、抑菌、抗病毒、解热、抗炎、免疫调节等药理作用。青蒿素的衍生化研究发现了著名的具有抗疟活性的衍生化合物,即双氢青蒿素、蒿甲醚、蒿乙醚(arteether)、青蒿琥酯等。化学结构见图 2-116。

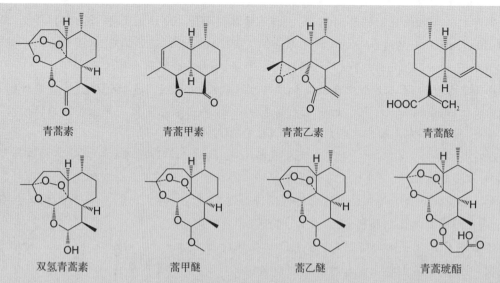

青蒿素　　　　青蒿甲素　　　　青蒿乙素　　　　青蒿酸

双氢青蒿素　　　　蒿甲醚　　　　蒿乙醚　　　　青蒿琥酯

图 2-116　青蒿中倍半萜类成分的化学结构

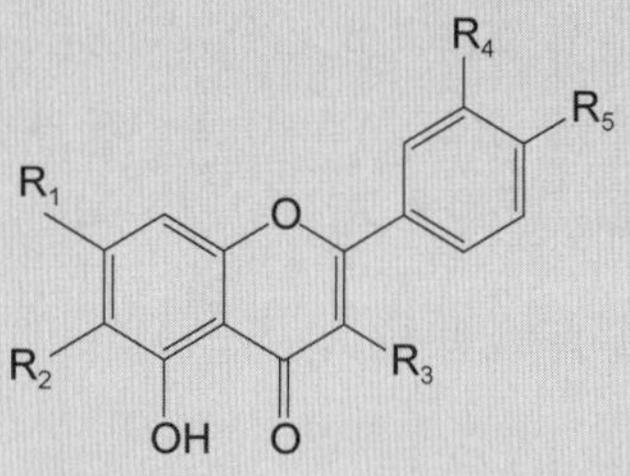

2. 黄酮类　青蒿中黄酮类成分以黄酮、黄酮醇及其糖苷为主,化合物的甲基化程度较高。代表性成分有猫眼草黄素(chrysosplenetin)、猫眼草酚 D(chrysosplenol D)、蔓荆子黄素(casticin)、异鼠李素(isorhamnetin)等(图 2-117)。黄酮类成分有较好的抗氧化、抗肿瘤、抗炎、免疫调节等药理作用;部分黄酮类成分可以增强青蒿素的抗疟性。

3. 酚酸类　青蒿中酚酸类成分以奎宁酸及其衍生物为主,如 5-O-咖啡酰基奎宁酸(5-O-caffeoylquinic acid)、4,5-O-双咖啡酰基奎宁酸(4,5-di-O-caffeoylquinic acid)等(图 2-118)。

4. 香豆素类　青蒿中香豆素类成分的含量较低,代表性化合物有东莨菪内酯(scopoletin)、东莨菪苷(scopolin)、黄花蒿苷 A(artemisiannuside A)等,具有解热、抗菌消炎、祛痰止咳的药理作用。

猫眼草黄素　$R_1 = R_2 = R_3 = R_4 =$ OCH_3, $R_5 = OH$
猫眼草酚 D　$R_1 = R_2 = R_3 = OCH_3$, $R_4 = R_5 = OH$
蔓荆子黄素　$R_1 = R_2 = R_3 = R_5 =$ OCH_3, $R_4 = OH$
异鼠李素　$R_1 = R_3 = R_5 = OH$, $R_4 = OCH_3$, $R_2 = H$

图 2-117　青蒿中黄酮类成分的化学结构

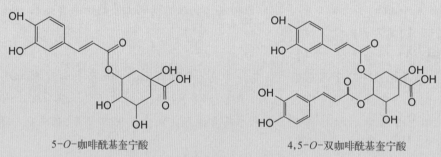

5-O-咖啡酰基奎宁酸　　　　4,5-O-双咖啡酰基奎宁酸

图 2-118　青蒿中酚酸类成分的化学结构

5. 挥发油类　青蒿挥发油类成分的组成及含量因产地和采收季节的不同而差异显著,主要成分有蒿酮(artemisia ketone)、樟脑、1,8-桉叶油素(1,8-cineole)等。青蒿挥发油具有抗氧化、抗菌、抗真菌等活性。

【资源性化学成分动态评价】

1. 黄花蒿药材中倍半萜类资源性化学成分的动态评价

(1) 不同生长期黄花蒿中青蒿素的动态积累:分析了 4~10 月份重庆市酉阳土家族苗族自治县产

黄花蒿中青蒿素的积累规律,结果显示,幼苗期(4月份的齐根全苗)青蒿素的含量最低,为0.098%;成苗期(5、6月份植株的叶片及嫩小枝条)青蒿素的含量快速提升到0.398%;生长盛期(7、8月份植株的嫩叶片)青蒿素的含量持续上升,达到0.651%;花蕾期(9月份的叶片、花蕾、花三者混合物)和果期(10月份以果实为主,花和叶片中含量很少)青蒿素的含量缓慢上升,分别为0.673%和0.748%。虽然青蒿素的含量在花蕾期和果期较高,但此时植株主要营养体叶片中的含量明显下降;相比而言,从生长盛期的黄花蒿中能获取较高含量的青蒿素。

　　分析了6~11月份广西壮族自治区产黄花蒿叶和花中青蒿素的积累规律,结果显示,黄花蒿叶中青蒿素的含量在7月份中旬达到最高,到9月份底开花初期降至最低,随后又逐渐升高;花中青蒿素的含量在9月份底为最高。

　　(2) 不同生长期黄花蒿中青蒿酸的动态积累:青蒿酸是青蒿素生物合成的前体物质。分析了5月份(生长期)和8月份(成熟期)采集的武陵山区黄花蒿样本中青蒿酸的含量,结果显示,8月份样本中青蒿酸的含量为2.51 mg/g,较5月份样本高(1.55 mg/g)。

　　(3) 不同产地黄花蒿中青蒿素、青蒿素B、青蒿酸的含量分析:对我国各地黄花蒿中青蒿素含量的空间分布特征进行分析,结果显示,青蒿素含量的纬向变异明显,北部高纬度地区青蒿素的含量较低,南部低纬度地区青蒿素的含量较高;最适宜青蒿素积累的气候条件为温度13.9~22℃、日照时数853~1 507 h、降雨量814~1 518 mm。在我国亚热带湿润气候区最适宜黄花蒿的生长,而且青蒿素含量的平均值大于0.5%。广西壮族自治区西北部、四川省、贵州省、云南省东部、重庆市南部和湖南省西部的气候条件最适宜黄花蒿的人工种植;湖北省、安徽省和江苏省的南部地区也有适宜黄花蒿人工种植的气候条件。

　　对来自全国12个产地的23批黄花蒿样本中青蒿素、青蒿素B、青蒿酸的含量进行测定分析,结果显示,青蒿素[(8.24±2.92)mg/g]的高含量样本主要分布于我国长江以南地区;青蒿素B[(0.69±0.18)mg/g]和青蒿酸[(3.02±1.00)mg/g]的高含量样本主要分布在我国东部和北部地区。

　　(4) 青蒿化学型及其产地分布:对来自全国19个产地250份黄花蒿样本中青蒿素、青蒿素B、青蒿酸和东茛菪内酯的含量进行测定分析,结果显示,青蒿素与青蒿素B的含量呈显著负相关;青蒿酸与青蒿素B的含量呈显著正相关;东茛菪内酯与青蒿素的含量呈显著正相关。根据样本中上述4种成分的含量,19个产地的样本可以分为3个化学型:青蒿素主导型(贵州省、重庆市、湖南省、广西壮族自治区、湖北省、江西省和广东省产的黄花蒿)样本中以具有截疟作用的青蒿素为主,青蒿素和东茛菪内酯的总量占4种成分总量的80%以上,青蒿酸和青蒿素B的总量占4种成分总量的20%以下;青蒿素B主导型(辽宁省、黑龙江省、吉林省、江苏省、河北省和山东省产的黄花蒿)样本中以具有解热作用的青蒿素B和青蒿酸为主,青蒿酸和青蒿素B的总量高于50%,青蒿素和东茛菪内酯的总量低于50%;中间型(新疆维吾尔自治区、内蒙古自治区、河南省、陕西省、青海省和甘肃省产的黄花蒿)样本中青蒿素和东茛菪内酯的总量在50%~80%之间,青蒿酸和青蒿素B的总量在20%~50%之间。青蒿素主导型主要分布在我国西南部地区;青蒿素B主导型主要分布在华北和华东地区;而西部和西北部地区主要为中间型(图2-119、图2-120)。

　　(5) 黄花蒿不同部位中青蒿素的分布:分析比较了四川省产黄花蒿不同部位中青蒿素的分布,结果显示,青蒿素在花中的含量最高,为4.34~5.82 mg/g;在子中的含量为2.82~3.17 mg/g;在叶中的含量为1.03~2.31 mg/g;在根中的含量为0.06~0.10 mg/g;在茎中的含量为0.02~0.05 mg/g。对现蕾期黄花蒿同一单株不同部位中青蒿素的含量进行测定分析,结果显示,叶片与花蕾中青蒿素的含量接近,分别为0.573%和0.520%;嫩枝和成熟枝条中青蒿素的含量分别为0.290%和0.183%。对湖北省咸宁市黄花蒿样本的测定结果显示,植株及枝条上叶片中青蒿素的含量均呈下部<中部<上部的趋势,其中

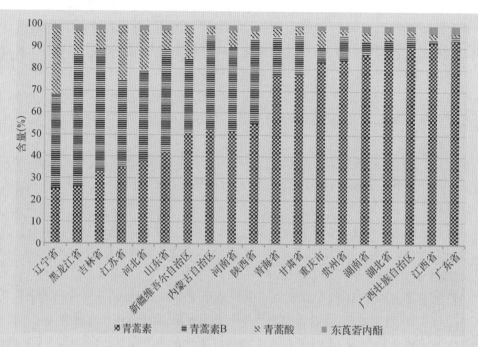

图 2-119　不同产地黄花蒿中青蒿素、青蒿素 B、青蒿酸和东莨菪内酯的含量

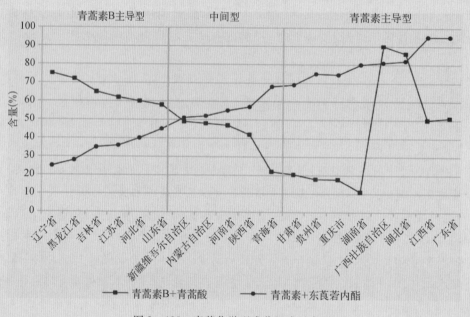

图 2-120　青蒿化学型成分组成示意图

枝条上部、中部、下部中青蒿素的含量分别为 0.729%、0.506% 和 0.352%,枝条最下端枯叶中青蒿素的含量仅为 0.042%。

2. 黄花蒿药材中黄酮类、酚酸类和香豆素类资源性化学成分的动态评价

(1) 不同生长期黄花蒿中黄酮类和酚酸类成分的动态积累:对不同生长期黄花蒿中总黄酮和总酚酸的含量进行测定分析,结果显示,营养期(6 月份下旬至 7 月份下旬)样本中总黄酮和总酚酸的含量最高,平均值分别为 13.98% 和 3.99%;初花期(8 月份中旬至 9 月份上旬)样本中两者含量下降,平均值分别为 7.60% 和 3.04%;盛花期(9 月份中旬至 9 月份下旬)样本中两者含量均降至最低值,平均值分别为 3.84% 和 1.50%;结实期(10 月份中旬)样本中两者含量上升,平均值分别为 6.91% 和 2.62%。不同生长期黄花蒿中总黄酮和总酚酸的含量呈现相同的变化规律,即营养期>初花期>结实期>盛花期。

（2）不同产地黄花蒿中黄酮类和香豆素类成分的含量分析：对来自全国 12 个产地的 23 批黄花蒿样本中,5 个黄酮类成分（芦丁、木犀草苷、异鼠李素、猫眼草酚 D、蔓荆子黄素）和 2 个香豆素类成分（东莨菪内酯和东莨菪苷）的含量进行测定分析,结果显示,异鼠李素的高含量[（0.28±0.25）mg/g]样本主要分布在长江以南地区；东莨菪苷[（0.46±0.22）mg/g]、东莨菪内酯[（1.05±0.17）mg/g]、猫眼草酚 D[（0.64±0.14）mg/g]和蔓荆子黄素[（1.07±0.23）mg/g]的高含量样本主要分布在我国东部和北部地区。

3. 黄花蒿药材中挥发油类资源性化学成分的动态评价

（1）不同生长期黄花蒿中挥发油类成分的动态积累：采用水蒸气蒸馏法提取黄花蒿样本（5~10 月份采自四川省泸州市）中的挥发油,结果显示,自 5~9 月份,黄花蒿中挥发油的含量在逐渐上升（0.22~0.40 mL）,10 月份挥发油的含量略有下降（0.38~0.36 mL）。

（2）黄花蒿不同部位中挥发油类成分的分布：对四川省产黄花蒿不同部位中的挥发油含量进行测定分析,结果显示,黄花蒿花中挥发油的含量最高,为 2.01%~2.33%；叶中含量为 0.65%~0.92%；子中含量为 0.40%~0.49%；根中含量为 0.22%~0.40%；茎中含量为 0.11%~0.19%。

（3）不同产地黄花蒿中挥发油类成分的含量分析：产地是影响黄花蒿挥发油组成的重要因素。根据文献数据,按挥发油的组成将黄花蒿分为 4 个化学型：蒿酮+蒿醇型、蒿酮型、樟脑型和非特异型。采用水蒸气蒸馏法提取野生黄花蒿精油,以气相色谱-质谱联用方法分析精油的化学组成,结果显示,重庆市永川区、湖南省湘潭市、山东省招远市产黄花蒿精油的含量分别为 0.69%、0.51%、0.80%；其中蒿酮（11.32%、0.10%、57.48%）、樟脑（10.05%、8.20%、2.43%）、石竹烯（14.83%、6.26%、3.55%）和大根香叶烯 D（13.44%、6.14%、2.07%）在 3 个产地间的相对含量差异明显。采用顶空-气相色谱-三重四极杆串联质谱仪对江苏省盱眙县和河南省中牟县的黄花蒿挥发油类成分进行分析研究,结果显示,江苏省盱眙县样本为蒿酮型（蒿酮的相对含量为 51.28%）；河南省中牟县样本为樟脑型（樟脑的相对含量为 30.7%）。

【资源价值与开发利用】

1. 青蒿药材的资源化利用　青蒿主要被用于提取青蒿素,生产抗疟药。为克服青蒿素脂溶性较强、直接口服吸收利用度低、疟疾复燃率较高等弱点,以青蒿素为前体合成了具有抗疟活性的衍生物,其中,青蒿琥酯、双氢青蒿素、蒿甲醚等已应用于临床。此外,青蒿可用于治疗上呼吸道感染等症（表 2-18）。

表 2-18　以青蒿为原料的系列产品及其应用

剂型	产品名称	利用物质	功能主治
栓剂	青蒿素栓	青蒿素	抗疟
	青蒿素哌喹片	青蒿素	抗疟
	复方磷酸萘酚喹片	青蒿素	抗疟
	青蒿琥酯片	青蒿琥酯	适用于脑型疟疾及各种危重疟疾的抢救
片剂	复方蒿甲醚片	蒿甲醚	抗疟
	双氢青蒿素磷酸哌喹片	双氢青蒿素	抗疟
	复方双氢青蒿素片	双氢青蒿素	抗疟
	双氢青蒿素片	双氢青蒿素	抗疟
	青蒿鳖甲片	青蒿	养阴清热
颗粒剂	少阳感冒颗粒	青蒿	扶正解表、清热和中

剂型	产品名称	利用物质	功能主治
注射剂	注射用青蒿琥酯	青蒿琥酯	抗疟
	热毒宁注射液	青蒿	适用于上呼吸道感染（外感风热证）所致的高热、微恶风寒、头身痛、咳嗽、痰黄等的治疗
喷雾剂	复方青蒿喷雾剂	青蒿	清热解毒、化瘀止血、消肿止痛
软胶囊剂	青蒿油软胶囊	挥发油	祛痰、止咳

（1）倍半萜类成分的应用与开发：倍半萜类化合物是青蒿抗疟的主要功效成分，也是青蒿药材品质评价的重要指标性成分。青蒿素及其衍生物除具有突出的抗疟活性外，还具有抗肿瘤、抗炎和免疫调节等作用；双氢青蒿素片剂已获得治疗红斑狼疮的临床批件，正在进行临床试验。

在规模化养殖场中，鸡球虫病有很高的发病率，近年来抗生素的限用和禁用为防治球虫病带来了巨大的挑战。药效实验显示，青蒿粉和青蒿素具有显著的抗球虫作用，有望开发成防治鸡球虫病的药物。

美国化妆品、盥洗用品和香水协会（Cosmetic, Toiletry and Fragrance Association, CTFA）将青蒿素认证为化妆品原料；中国香料香精化妆品工业协会的《国际化妆品原料标准中文名称目录》（2010年版）也收载了青蒿素。青蒿素对大肠杆菌、枯草芽孢杆菌、表皮葡萄球菌、金黄色葡萄球菌、绿脓杆菌、皮肤癣菌、口腔微生物等有一定的抑制作用，可用于抑菌、抗炎化妆品的开发。

（2）黄酮类成分的应用与开发：中药青蒿中的黄酮类化合物以多甲氧基黄酮类化合物为主，具有多种生物活性，如猫眼草酚D可改善脂多糖诱导的急性肺损伤；蔓荆子黄素具有抗血管生成、保护血管内皮细胞、抗炎、抗肿瘤等活性；异鼠李素具有抗缺血性神经损伤、抗肿瘤等活性。综上，中药青蒿中黄酮类化合物是潜在的活血化瘀和抗肿瘤药物。

（3）挥发油类成分的应用与开发：青蒿挥发油对于多种革兰氏阳性菌、革兰氏阴性菌、真菌具有抑制作用，可用于祛痘等化妆品的开发；目前已有含青蒿挥发油的祛痘膏霜和贴剂制品上市。青蒿挥发油常被用作酒（如苦艾酒）中的调味剂；在食品工业中可作为食源性致病菌的抑制剂；还可用于家禽饲料和天然杀虫剂等的开发。

（4）青蒿提取物的应用与开发：青蒿具有抗炎、抑菌、免疫调节等作用，可用于洗护产品的开发。国家药品监督管理局发布的《已使用化妆品原料目录》（2021年版）中收录了黄花蒿提取物；含黄花蒿提取物的某系列化妆品能显著修复受损皮肤的屏障功能，改善敏感皮肤状况。

欧盟CosIng（Cosmetic Ingredients）数据库收载了12种与青蒿相关的化妆品原料，包括青蒿茎叶提取物、愈伤组织提取物、种子提取物、发酵液、挥发油等，具有抑菌、抗氧化、去屑、保湿等功效。青蒿作为添加剂，已开发出洗发水、精华液、护手霜、眼霜、面膜、乳液、爽肤水、牙膏等护肤产品。另外，我国南方民间取黄花蒿枝叶制酒饼或作制酱的香料。

2. 青蒿素工业提取废弃物的资源化利用　青蒿素工业提取中常采用有机溶剂（如丙酮、汽油等）从黄花蒿中提取青蒿素，析晶分离青蒿素后的母液多被弃去，但这些母液中常含有丰富的叶绿素、青蒿醇、豆甾醇、香豆素类、黄酮类等资源性化学成分，可加以利用。如废料丙酮层溶液中含有多种甲氧基黄酮类成分，如猫眼草黄素、蒿黄素（artemetin）、槲皮万寿菊素（quercetagetin - 3, 7, 3′, 4′- tetramethyl ether）等。有研究表明，甲氧基黄酮类成分具有抗癌、抗炎、抗动脉粥样硬化、抗氧化、抗诱变等活性；丙酮提取物及猫眼草黄素具有较强的抗肿瘤及化疗增敏的双重作用。其有望在开发成有效的抗肿瘤药和化疗增敏剂的同时，实现工业废弃物的循环利用。以汽油提取青蒿素后残留的母液中多含有挥发油类成分,以其为原料经水蒸气蒸馏法制备精油,精油中樟脑和龙脑的含量分别为36%和7%,可加工制成具有抗菌、消炎、镇痛等作用的外用药物;亦可制成环境驱虫除臭剂、驱避剂等,从而降低青蒿素的生产成本,以综合利用资源。另外,母液也可用于生产浴皂、香波等日用品。

3. 青蒿药渣的资源化利用 提取青蒿素后的青蒿废渣尚含有大量的挥发油类资源性化学成分,其挥发油组成与原植物相似;以水蒸气蒸馏法制备所得的青蒿药渣挥发油具有特异香味,对大肠杆菌及金黄色葡萄球菌均具有抑菌活性,具有医药、化工等方面的开发利用价值。此外,青蒿废渣的丙酮提取物可不同程度地抑制小麦纹枯病菌、柑橘绿霉病菌、玉米小斑病菌的生长,有望开发为生物农药。

4. 青蒿非药用部位的资源利用

(1) 黄花蒿根的资源化利用:黄花蒿分布范围广,种植面积大,目前多用黄花蒿的叶或地上部分来提取青蒿素,对其根的利用较少,造成了较大程度的资源浪费。研究结果显示,黄花蒿根中含有多种资源性化学成分,其中挥发油的含量为0.30%、总黄酮为0.29%、总香豆素为0.28%、东莨菪内酯为0.37 mg/g、山奈素为0.16 mg/g。黄花蒿根的醇提物等对移植性小鼠S180肉瘤有明显的抑制作用,可能与其下调血管内皮生长因子(vascular endothelial growth factor, VEGF)的表达、抑制肿瘤血管新生有关。综上表明,黄花蒿根蕴含着多途径的资源化利用价值。

(2) 黄花蒿种子的资源化利用:黄花蒿籽油中含有的棕榈酸、硬脂酸、山嵛酸等饱和脂肪酸类资源性化学物质,可作为工业上生产润滑剂、软化剂、防水剂、脱模剂、擦亮剂的原料。高纯度的棕榈酸在医药工业上可用作制药赋形剂、乳化剂等,可合成无味合霉素、无味氯霉素等;山嵛酸在医药上可用作杀真菌剂;硬脂酸有一定的降低胆固醇效果;月桂酸在工业上可用于制肥皂。

实例20:麦冬类药用植物类群资源化学研究与资源化利用

麦冬是百合科沿阶草属麦冬 *Ophiopogon japonicus*(L. f.)Ker-Gawl. 的干燥块根,具有养阴生津、润肺清心的功效,常用于肺燥干咳、阴虚痨嗽、喉痹咽痛、津伤口渴、内热消渴、心烦失眠、肠燥便秘等症的治疗。

山麦冬是百合科山麦冬属植物湖北麦冬 *Liriope spicata*(Thunb.)Lour. var. *prolifera* Y. T. Ma 或短葶山麦冬 *L. muscari*(Decne.)Baily 的干燥块根,功效主治与麦冬相似。

【资源类群概述】

百合科 Liliaceae 沿阶草属 *Ophiopogon* 植物在全世界约有50种和一些变种,分布于亚洲东部和南部的亚热带和热带地区。沿阶草属药用植物资源品种主要有麦冬、沿阶草 *O. bodinieri* H. Lév.、矮小沿阶草 *O. bodinier* H. Lév. var. pygmaeus Wang et Dai、间型沿阶草 *O. intermediusn* D. Don、四川沿阶草 *O. szechuanensis* F. T. Wang & Tang、连药沿阶草 *O. bockianus* Diels、短药沿阶草 *O. angutifoliatus* F. T. Wang & Tang、狭叶沿阶草 *O. stenephyllus*(Merr.)Rodrig.、西南沿阶草 *O. mairei* H. Lév. 等18种(含变种);山麦冬属药用植物资源品种主要有山麦冬、湖北麦冬 *L. spicata* var. prolifera、阔叶山麦冬 *L. platyphylla* F. T. Wang & Tang、短葶山麦冬 *L. muscari*、禾叶山麦冬 *L. graminifolia*(L.)Baker、矮小山麦冬 *L. minor*(Maxim.)Makino、甘肃山麦冬 *L. kansuensis*(Batalin)C. H. Wright 等7种。

【资源性化学成分及其分布】

麦冬类药材中的主要资源性化学成分包括甾体皂苷类、高异黄酮类、多糖类、氨基酸类及挥发油类等,其中甾体皂苷类、高异黄酮类和多糖类为其主要活性成分。

1. 甾体皂苷类 作为麦冬的主要有效成分之一,按照其苷元结构的不同,可分为螺甾烷醇型皂苷和呋甾烷醇型皂苷2种类型。麦冬中甾体皂苷类成分多为螺甾烷醇型皂苷,呋甾烷醇型皂苷占少数。螺甾烷醇型皂苷的苷元是含有A、B、C、D、E、F共6个环的甾体,根据F环的结构可进一步分类为薯蓣皂苷元型(diosgenin)和鲁斯可型(ruscogenin)(图2-121),其糖基主要为二糖苷、三糖苷,单糖苷、四糖苷较少,且多为单糖链皂苷。麦冬类植物中甾体皂苷中的糖基部分大多取代在C—1或C—3位的羟基上。

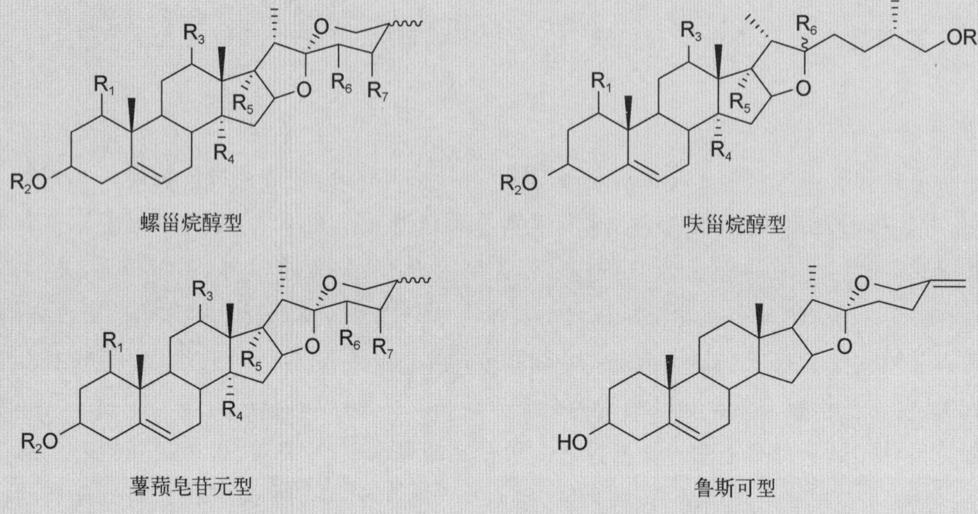

螺甾烷醇型

呋甾烷醇型

薯蓣皂苷元型

鲁斯可型

图2-121 麦冬中甾体皂苷类成分的结构类型

麦冬类药材中蕴含了大量丰富的甾体皂苷,至今已超过150种。麦冬中甾体皂苷类成分主要有麦冬皂苷(ophiopogonin)A、B、C、D、D′等(图2-122),其苷元均为薯蓣皂苷元。其他尚含有薯蓣皂苷元-3-O-[2′-O-乙酰基-α-L-吡喃鼠李糖基(1→2)][β-D-吡喃木糖基(1→3)]-β-D-吡喃葡萄糖苷、25(S)-鲁斯可皂苷元-1-O-[α-L-吡喃鼠李糖基(1→2)][β-D-吡喃木糖基(1→3)]-β-D-呋喃糖苷、鲁斯可苷元-1-O-α-L-吡喃鼠李糖苷(1→2)-β-D-吡喃夫糖苷等。川、浙麦冬中总甾体皂苷的含量差异较为明显,普遍认为川麦冬的总皂苷含量大于浙麦冬。此外,通过比较川麦冬和杭麦冬,发现川麦冬的麦冬皂苷D含量是杭麦冬中的5倍。甾体皂苷类化合物在麦冬中的资源分布详见表2-19。麦冬皂苷类成分在抗肿瘤、抗心肌损伤、消化系统、抗炎等方面具有良好的活性。麦冬总皂苷能提高受损心肌细胞的活力和搏动频率,改善细胞能量代谢的继发作用。麦冬总皂苷可使心肌收缩力增强、冠脉流量增加,而大剂量则会抑制心肌、减少冠脉流量。

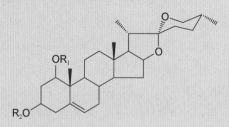

麦冬皂苷 A: R_1=[Ac(1→3)rha(1→2)]fuc	R_2=H
麦冬皂苷 B: R_1=rha(1→2)fuc	R_2=H
麦冬皂苷 C: R_1=[Ac(1→2)rha(1→2)]xyl(1→3)fuc	R_2=H
麦冬皂苷 D: R_1=xyl(1→3)rha(1→2)fuc	R_2=H
麦冬皂苷 D′: R_1=H	R_2=rha(1→2)xyl(1→3)glc

图2-122 麦冬皂苷 A、B、C、D、D′的化学结构

表2-19　不同品种麦冬中部分甾体皂苷类成分的资源分布

品种	代表性成分含量				
	鲁斯可皂苷元	麦冬皂苷B	麦冬皂苷C	麦冬皂苷D	麦冬皂苷D′
川麦冬	+	+	+	+	+
杭麦冬	+	+	+	+	+
湖北麦冬	+	+	+	+	+
短葶山麦冬	+	−	+	+	+

注:+表示含有,-表示未检测到。

2. 高异黄酮类　麦冬药材中黄酮类成分均为高异黄酮类(homoisoflavonoid)。高异黄酮的母核由一个CH_2基团连接B环和C环,比普通异黄酮母核多1个碳原子。高异黄酮类化合物具有抗非小细胞肺癌、心肌保护、抗氧化、抗衰老、抗血栓等多种药理作用。高异黄酮类化合物可根据C—2和C—3位之间是否形成双键,继续分为高异黄酮类和二氢高异黄酮类(图2-123)。

高异黄酮类　　　　　　　　　　　　　　二氢高异黄酮类

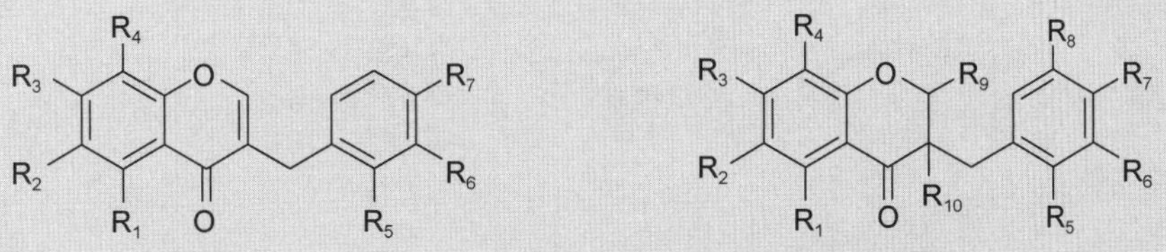

图2-123　麦冬中高异黄酮类成分的结构类型

麦冬中常见的高异黄酮类化合物有甲基麦冬黄烷酮(methylophiopogonanone)A、B,甲基麦冬高异黄酮A、B,麦冬黄酮(ophiopogone)A、B,异麦冬黄酮A,去甲基异麦冬黄酮B,6-甲酰基-异麦冬酮A、B,6-醛基-7-甲氧基-异麦冬黄烷酮A、B,6-醛基-异麦冬黄酮A、B等。另外,川麦冬须根中存在麦冬黄烷酮D′。研究发现,浙麦冬中甲基麦冬黄烷酮A、B的含量高于川麦冬,约为后者的3和7倍。麦冬中总黄酮、麦冬甲基黄烷酮A和B的含量显著高于山麦冬。此外,高异黄酮仅在沿阶草属植物中检出,而在山麦冬属植物中几乎未检测到,表明高异黄酮类化合物可用于区分沿阶草属植物和山麦冬属植物。高异黄酮类化合物在麦冬中的资源分布详见表2-20。

表2-20　不同品种麦冬中部分高异黄酮类成分的资源分布

品种	代表性成分含量			
	甲基麦冬 高异黄酮A	甲基麦冬 高异黄酮B	甲基麦冬 黄烷酮A	甲基麦冬 黄烷酮B
川麦冬	+	+	+	+
杭麦冬	+	+	+	+
湖北麦冬	−	−	−	−
短葶山麦冬	−	−	−	−

注:+表示含有,-表示未检测到。

3. 多糖类　麦冬多糖由单糖和低聚糖类化合物组成,其中单糖主要有果糖和葡萄糖2种。此外,还有少量的阿拉伯糖、甘露糖、半乳糖和木糖。研究发现,杭麦冬、川麦冬、福建麦冬和湖北麦冬的多糖中果糖与葡萄糖的摩尔比分别约为15∶1、14∶1、11∶1和13∶1,结果基本一致。常见的麦冬多糖有麦冬低聚糖(ophiophogonoligosaccharide)A、B、C,而麦冬多聚糖(ophiophogonpolysaccharide)主要由果聚糖组成。其中,麦冬多糖MDG-1是分子量为5000 Da的β-D-果聚糖(图2-124),以1→2连接的呋喃型果糖为主。麦冬多糖具有免疫调节、抗炎、抗氧化、心血管保护等作用,此外还能调节肠道菌群及对糖尿病、肥胖表现出治疗作用。其中,短葶山麦冬多糖有降血糖、抗血管平滑肌细胞增殖等作用,且对癌细胞有一定抑制作用。

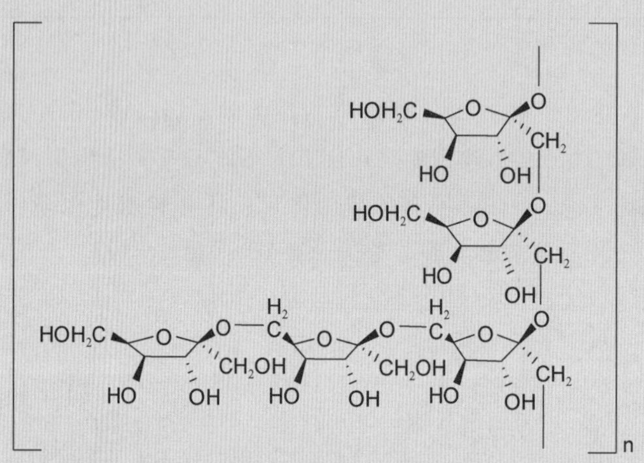

图2-124　麦冬多糖MDG-1的重复单元结构

4. 挥发油类　麦冬中挥发油主要为单萜和倍半萜类化学成分,主要包括β-榄香烯、长叶烯、α-蛇麻烯、石竹烯等。杭麦冬须根中含量较高的挥发油类成分有β-榄香烯、长叶烯、α-蛇麻烯、罗汉柏烯等。

5. 有机酸类　麦冬中含有大量的有机酸,包括水杨酸、对羟基苯甲酸、香草酸、对-羟基苯甲醛、对香豆酸、齐墩果酸、壬二酸、二十三烷酸、天师酸、L-焦谷氨酸、亚油酸、棕榈酸、十八碳烯-6-酸等。

6. 氨基酸类　麦冬中含有17种氨基酸,其中7种为人体必需氨基酸,主要包括天冬氨酸、苏氨酸、丝氨酸、谷氨酸、甘氨酸、丙氨酸、胱氨酸、缬氨酸、甲硫氨酸、异亮氨酸、亮氨酸、酪氨酸、苯丙氨酸、赖氨酸、组氨酸、精氨酸、脯氨酸等。山麦冬总氨基酸对垂体后叶素致大鼠心电图急性缺血有明显预防作用,能有效保护心肌组织氧化物歧化酶活性。

【资源性化学成分动态评价】

1. 麦冬药材形成过程中资源性化学成分的动态评价

(1) 不同采收期麦冬的资源化学评价

1) 皂苷类:在麦冬生长过程中,其皂苷类成分的含量表现出显著差异。川麦冬总皂苷的含量在12月份至次年1月份的块根形成初期略有下降,在2月至3月份底则是麦冬总皂苷的主要积累期。进入4月份后,麦冬总皂苷的含量趋于稳定,然后在5月份初开始下降,随后至11月份期间,麦冬总皂苷的含量显示出一定的波动。川麦冬在3月份底到4月份底期间,总皂苷含量的变化不大,且维持在相对较高水平,证明了川麦冬采收期在3月份底到4月份底的合理性。此外,植物的生长年限对麦冬皂苷D的含量会产生一定影响,生长年限越长,则含量略有增加。

对不同采收期短葶山麦冬药材中的主要活性成分短葶山麦冬皂苷C进行分析,结果显示,12月份到次年3月份期间,短葶山麦冬皂苷C的含量较高,但生物产量很低。进入4月份后,虽然其含量有所下降,但块根膨大增加,生物产量急速增加。到 5 月份,含量也开始上升。因此,认为 5 月份是短葶山麦冬的最佳采收期。

对不同采收期的陕西省安康市山麦冬块根、须根,以及湖北麦冬块根中的麦冬皂苷 D 和山麦冬皂苷 B 进行分析,结果显示,随着植物生长时间的延长,山麦冬块根和须根中麦冬皂苷成分的积累表现出一定的规律性。麦冬皂苷 D 的含量在种子成熟后逐渐增加,块根、须根中的麦冬皂苷 D 均在 2 月份时含量达到最高,而山麦冬皂苷 B 在块根、须根中则是 1 月份时其含量达到最高。由此,山麦冬在开花及结果过程中,其地下部分的物质积累及转化能力较低,块根中麦冬皂苷 D 和山麦冬皂苷 B 的含量极低或未检出,须根中这 2 种成分的含量也很低。在营养生长阶段,地下部分物质的积累能力明显增强,从当年 11 月份开始,块根中麦冬皂苷 D 的含量逐渐增多,到第二年 2 月份达到最高。其须根中皂苷的含量均高于块根中的含量。同时,对湖北麦冬块根中麦冬皂苷 D 和山麦冬皂苷 B 的含量进行分析,发现其麦冬皂苷 D 的含量低于陕西省安康市产样品,而山麦冬皂苷 B 的含量高于陕西省安康市产样品。

以薯蓣皂苷元计,对麦冬茎叶在不同采收期的皂苷含量进行分析,结果显示,麦冬茎叶中总皂苷的含量先是随生育期的增长而增加,在 4 月份时含量达到最高,之后含量基本变化不大,这与传统麦冬块根的采收时间基本相同。

2) 黄酮类:对不同生长期川麦冬中总黄酮的含量进行分析,结果显示,其总黄酮含量在 12 月份至次年 1 月份的块根形成初期略有降低,2 月份至 3 月份底是主要积累期,进入 4 月份后含量趋于稳定,5 月份初含量下降,此后麦冬总黄酮的含量有所起伏。此外,应用该方法对不同采收期的山麦冬块根及须根进行总黄酮含量测定,结果显示,第一年 4 月份山麦冬块根中的总黄酮含量达到最高(18.739 mg/g),从 5 月份山麦冬开花开始其总黄酮含量降到最低(9.109 mg/g),随着山麦冬的生殖生长到营养生长的过程,块根中总黄酮的含量由低逐渐增高,到第二年 1 月份时其含量达到 18.721 mg/g。须根中总黄酮含量和块根中总黄酮含量的变化几乎一致,5 月份时总黄酮含量最低(8.460 mg/g),到第二年 1 月份果实成熟时,须根中的总黄酮含量可达到 19.078 mg/g,到第二年 2 月份时总黄酮含量有所降低。由此可看出,山麦冬在开花阶段时根部的总黄酮含量最低,随后含量逐渐积累,当种子成熟后其根部的含量积累达到最高,且须根和块根中的总黄酮含量变化几乎相同,即每年 4 月份初采收较为合适。

在不同生长期,麦冬果实的总黄酮含量表现出随果实成熟度不同而波动起伏的趋势,黄酮含量高峰期可达 4.412 mg/mL。总趋势是随采收时间的推移,总黄酮含量逐渐增加。然而,黄酮含量的最高峰并不是在果实生长的末期。

3) 多糖类:对川麦冬块根在不同生长期的多糖动态积累规律进行研究,结果显示,在 12 月份至次年 4 月份的块根生长期过程中,川麦冬的多糖含量逐渐增加,进入 4 月份后趋于稳定,维持在 17%左右,这与传统采收期相符合。另有研究发现,短葶山麦冬的多糖含量随着生长时间而逐渐增加,特别是在 4 月份底之后,多糖含量上升迅速,到了 5 月份中旬,短葶山麦冬的多糖含量达到最高值,为 24.77%。然而,从 6 月份初之后开始,多糖含量明显下降。这一结果表明,5 月份中旬是短葶山麦冬的产量和其中多糖含量积累的最佳时期。因此,可以确定 5 月份为短葶山麦冬药材的最佳采收期。

(2) 不同产地、不同品种麦冬的资源化学评价

1) 皂苷类:在沿阶草属植物中得到的 22 种皂苷类化学成分中,川麦冬含有 8 种,而杭麦冬仅含 5 种。这两者之间的关键差异在于,川麦冬主要以麦冬皂苷 D 和麦冬皂苷 D' 为其主要成分,而杭麦冬仅含有微量的麦冬皂苷 D 和麦冬皂苷 D'。此外,山麦冬在成分上与前两者截然不同,它不含麦冬皂苷 D 和麦冬皂苷 D',而是以麦冬皂苷 A 和 B 为其特征性成分。进一步研究发现,山麦冬属的 23 种皂苷中,湖北麦冬含有 14 种不同的甾体皂苷,其中山麦冬皂苷 C 的含量相对较高。而短葶山麦冬则含有 10 种甾体皂苷,其中短葶山麦冬皂苷 B、C 的含量较高。这些结果表明,湖北麦冬以山麦冬皂苷为其特征性

成分,而短葶山麦冬则以短葶山麦冬皂苷为其独特的标志性成分。

对浙江省和四川省产地的麦冬进行麦冬皂苷D含量分析,结果显示,相同品种在不同产地之间存在着明显的含量差异。浙江省产麦冬中的麦冬皂苷D含量较低,而四川省产地的麦冬含量相对较高。此外,不同批次样品中的麦冬皂苷D含量也存在较大的变化。值得一提的是,在山麦冬属的湖北麦冬和短葶山麦冬中未检测到麦冬皂苷D的特征峰。

2) 黄酮类:川麦冬中含有8种二氢高异黄酮类成分,包括甲基麦冬二氢黄酮A、甲基麦冬二氢黄酮B、麦冬二氢黄酮A、6-醛基异麦冬二氢黄酮A、6-醛基-7-甲氧基异麦冬二氢黄酮A、6-醛基异麦冬二氢黄酮B、6-醛基-7-甲氧基异麦冬二氢黄酮B和麦冬二氢黄酮B等成分。杭麦冬则含有6种高异黄酮,其中包括2种新的化学成分,被命名为6-醛基异麦冬黄酮B和6-醛基异麦冬黄酮A。而在山麦冬属植物中尚未检测到高异黄酮类成分。对来自不同产地的麦冬甲醇提取液和酸水解液进行了黄酮含量的比较分析,结果显示,浙江省产麦冬中的麦冬黄酮含量高于四川省产的麦冬。

3) 多糖类:对麦冬中的总多糖含量进行分析,结果显示,不同产地麦冬中的总多糖含量从高到低依次为川麦冬须根、浙麦冬块根、川麦冬块根。川麦冬须根中的多糖含量高于浙麦冬块根,但其颜色较深且呈现沉淀沙样糊状,这可能是由于多糖与其他基团结合,而导致其分子量较大。浙麦冬块根中的总多糖含量较高,并且沉淀均匀、颜色较浅。

(3) 麦冬不同部位的资源化学评价:麦冬须根与块根部分在皂苷成分上十分相似,但须根中总皂苷的含量远高于块根。总皂苷含量从高到低的排列顺序是川麦冬须根>浙麦冬块根>川麦冬块根,其中川麦冬须根的总皂苷含量是块根的3~4倍。

1) 黄酮类:对产自浙江省杭州市、湖北省和四川省的麦冬植物,包括其果实、叶片、须根、块根中所含的总黄酮含量进行了比较研究(以橙皮苷为计量标准),结果显示,黄酮含量从高到低依次为叶片、须根、果实、块根。这意味着麦冬叶片中的黄酮含量远高于块根,因此考虑使用麦冬叶片代替块根来提取麦冬黄酮是可行的。

2) 多糖类:麦冬的不同部位包括其果实、叶片、须根和块根中所含的多糖含量存在较大的差异。研究表明,多糖含量从高到低依次为果实、块根、须根、叶片。这表明麦冬果实富含多糖,含量稍高于块根,在提取多糖的药用原料方面具有潜力。

3) 挥发油类:麦冬的不同部位中挥发油的主要组成成分有所不同。麦冬块根、根茎中的挥发油主要包含醇、烷、烯类化学成分,而麦冬花与麦冬叶中挥发油主要成分为脂肪酸和芳香族类化学成分。具体而言,麦冬花的挥发油主要包括脂肪酸酯类(69.01%)、倍半萜类(2.97%)、芳香类成分(18.97%),其中3-甲基-4-戊酮酸是含量最高的成分,占挥发油的60.36%。此外,麦冬花中还含有一些其他成分,如棕榈酸、棕榈酸酯、正二十一烷、正二十烷等。而麦冬叶的挥发油主要由芳香类(66.64%)、长链烃类(8.04%)和脂肪酸酯类(25.32%)组成,其中甲苯含量最高,占挥发油的32.12%。麦冬叶中还含有一些其他成分,如肉豆蔻酸、植酮、叶绿醇、L-抗坏血酸-2,6-二棕榈酸酯等成分。

4) 总酚类:麦冬须根总酚类成分中对羟基桂皮酰酪胺的含量为0.36%,根据这一数据计算,麦冬须根中总酚类成分的含量为0.016‰。

2. 麦冬药材产地加工过程中资源性化学成分的动态评价

(1) 甾体皂苷类:麦冬的产地加工方法包括将洗净的麦冬摊放在阳光下晒干,然后用手搓揉,晾晒,反复5~6次,直至去掉须根为止,伴随这个过程会产生大量的须根资源。

在不同干燥条件下,麦冬中所含总皂苷的含量基本稳定。不论是采用晒干、50℃烘干、70℃烘干、100℃烘干,还是烘炕烘干,其总皂苷含量都在1.39%~1.47%之间。通过不同加工方法对川麦冬总皂苷含量的影响研究,发现去心麦冬中其总皂苷含量变化不大(1.42%),因为麦冬的心部主要是木质部,其所含总皂苷的含量较低(0.46%),约为整个麦冬药材的1/3,相反,须根中总皂苷的含量最高(1.57%)。

(2)黄酮类:不同干燥条件对川麦冬块根中的总黄酮含量影响不大,总黄酮的含量基本稳定在0.4%左右。此外,大多数的加工方法对川麦冬总黄酮含量的影响也不明显,但去心麦冬的总黄酮含量有一定程度的上升,这可能与黄酮主要在麦冬块根皮层中积累有关。研究还发现,对采自四川省三台县《中药材生产质量管理规范》(Good Agricultural Practice, GAP)基地的麦冬块根分别进行产地不同加工后,水洗后剪片并60℃烘干的样品中总黄酮含量最高。

(3)多糖类:不同加工方法对麦冬的总多糖含量有一定影响。其中,经过水洗后再进行2 min微波处理,并在60℃烘干的样品,其总多糖含量最高。其次是水洗后剪片,然后经过110℃杀酶处理,最后在60℃烘干的样品,其总多糖含量略低于前者,但二者差异不大。

【资源价值与开发利用】

1. 麦冬资源的开发利用

(1)麦冬药材资源的开发利用:以麦冬为主药形成的代表性经典方剂和现代中药制剂有生脉散、参麦注射液、麦门冬汤、麦门冬饮子、降糖饮等,可用于治疗心血管系统、呼吸系统疾病及糖尿病等疾病。芪蛭通络胶囊中选用了麦冬为臣药,既具有增强身体的补益作用,又能改善心肌缺血症状,因此对于心肌梗死、冠心病等具有很好的作用。益肺清化膏、益肺清化颗粒等治疗肺部疾病的药物均以麦冬为主要组成药物。

麦冬作为药食两用中药,已开发出系列功能性食品,如利用果脯蜜饯的糖制加工工艺研制的麦冬保健果脯。在奶中添加麦冬、五味子等,研制出适合儿童运动后饮用的功能性奶制品。以麦冬块根、芦根、水等为原料制成保健茶,既解渴又保健。麦冬芦根保健茶为浅棕黄色的澄清液体,具有麦冬、芦根的清香,味甘甜,清凉爽口,具有去热解暑等功效。此外,麦冬与黄芩、干姜、竹叶等可制成具有保健功能的饮料。麦冬须根可以加工成麦冬大曲、麦冬酒、麦冬啤酒等。

此外,麦冬中脯氨酸、谷氨酸、精氨酸等含量较高,在食品开发领域可结合其本身多糖含量较高、药用效果明显等特点,作为营养补充剂、保鲜剂、天然食品添加剂、调味剂加以综合利用。

(2)短葶山麦冬资源的开发利用:以山麦冬资源开发出了抗心肌梗死、抗衰老、抗辐射、提高免疫力的饮片、制剂与保健食物,如由短葶山麦冬皂苷C、人参皂苷Rb_1和(或)Rg_1、五味子醇甲配伍组合,开发出用于治疗心脑血管疾病的中药有效成分组合复方制剂。以短葶山麦冬须根为主料,经二次水煮浸提后的滤液与天然甜味物质、酸味剂和适量食用防腐剂配合而制成的短葶山麦冬饮料,具有口感优良、甘甜爽口、清凉解渴、平肝清肺和养阴生津的功效。

(3)湖北麦冬资源的开发利用:以湖北麦冬为原料,可将其制成干麦冬片、果脯,也可制成麦冬茶、麦冬酒等营养品,以满足中国南方地区及韩国、日本等地消费者泡麦冬茶养生保健的习惯。研究表明,湖北麦冬的除烦安神、养阴作用优于川麦冬和杭麦冬。

2. 麦冬非药用部位的资源化利用

(1)麦冬叶的资源化利用:麦冬叶中的黄酮类成分具有良好的自由基清除能力,效果会随着黄酮含量的增加而增强。此外,黄酮提取物的抗氧化能力与其浓度呈正相关。研究结果表明,麦冬叶黄酮的抗氧化效果较好,强度优于维生素C和柠檬酸,适用作高温烘烤含油脂食品的抗氧化添加剂。

(2)麦冬果实的资源化利用:麦冬果实富含Ca、Fe、Mg、Mn、Zn、Na、K等微量元素。麦冬中的Ca含量高达8.222 mg/g,可被开发为天然补钙功能性食品。此外,麦冬中K含量远高于Na含量,对高血压和糖尿病患者是有益的。麦冬果实还富含总黄酮,在高峰期时含量可达4.412 mg/mL。

麦冬果实中还含有皂苷、多酚和蓝色素等成分。研究发现,麦冬果实蓝色素对多种自由基,包括羟自由基、超氧自由基、DPPH自由基及ABTS自由基均有较好的抑制作用。对羟自由基和超氧自由基清除率为 50% 时的色素浓度分别为 4.04 mg/mL 和 0.19 mg/mL;对 DPPH 自由基,麦冬果实蓝色素表现出的最高抑制率为 118.88%。由此表明,麦冬果实蓝色素在天然抗氧化剂产品的开发方面具有潜在优势。

(3) 麦冬须根的资源化利用:麦冬须根是麦冬药材产地加工过程中的下脚料和副产物。研究表明,须根中含有甾体皂苷、高异黄酮、多糖、酚类等资源性化学物质。须根中所含的皂苷类、多糖类和黄酮类成分的含量均显著高于其药用部位块根。麦冬须根的总酚性成分中含有 0.36% 的对羟基桂皮酰酪胺,值得关注和加以利用。

麦冬须根提取物可延缓果蝇寿命、增强小鼠肝脏 SOD 活性、抑制脑中脑单胺氧化酶 B 活性、降低羟脯氨酸含量、提高红细胞电泳速率,以及调节免疫功能,对带瘤小鼠的免疫功能具有保护作用。此外,还具有抗辐射作用和抑制发热作用。

(4) 麦冬籽油的资源化利用:麦冬籽油的主要脂肪酸类资源性化学物质组成有油酸、亚油酸及软脂酸类,尚含有一定量的维生素 E 等有益健康的营养元素。制取麦冬籽油后的油粕中含有丰富的蛋白质和天然色素类物质,是重要的饲料添加剂原料。

(5) 麦冬药渣的资源化利用:麦冬系大宗常用药材,无论是单味药材加工配方颗粒或标准提取物时形成的单味麦冬药渣,还是经配伍成方用于医院调剂或中成药生产而形成的复方药渣,均含有尚未加以利用的不同类型资源性化学物质,需要系统挖掘和评价其多途径资源化利用潜力,分门别类地加以处置和转化利用。通过医药原料化、饲料化、肥料化等开发策略,努力提升其资源利用效率和资源经济价值,以实现物尽其用的目的。例如,将经过预处理的麦冬药渣与麸皮、氮源、水按一定比例混合均匀,经蒸汽灭菌处理,在灭菌后的物料上接种霉菌和酵母菌以进行混菌固态发酵。发酵培养物经干燥后,可获得营养丰富且具有保健功能的生物饲料产品。

第三章
动物类中药资源化学的
研究思路、方法、技术与应用

　　动物类中药是指源于动物全体、器官、组织、生理或病理产物、提取物或加工品的中药材,自古被称为"血肉有情之品",多有"行走通窜之功",是传统中药的重要组成部分,在中医临床用于内科杂病的调治、危急重病的救治及解毒外治等方面。我国对动物药的应用有着悠久的历史,早在 3 000 多年前就开始了对蜜蜂、鹿茸、麝香、蕲蛇等的应用,2 000 多年前我国已经开始了珍珠、牡蛎等的养殖。商代的甲骨文记载了蛇、龟、鱼、麝、鹿、虎、犀牛等 40 多种动物,既可食用又可治疗疾病。春秋战国时期的《山海经》中也记载有药用动物麝、鹿、犀、熊、牛等 60 余种,而且还记载了药物的产地、功用和性质,堪称是最早记载药物功用的古籍。《黄帝内经》中应用的动物药有乌贼骨、鲍鱼汁、鸡矢、雀卵、马膏、猪脂 6 种。《神农本草经》是我国第一部本草专著,共收载药物 365 种,其中动物药有鹿茸、麝香、牛黄、犀角、阿胶、蛇虫、乌贼骨、龟板、鳖甲等 67 种。汉代张仲景所著的《伤寒杂病论》中应用动物药有 38 种,并创制了大黄䗪虫丸、文蛤散等以动物药为主的方剂,还在炮制、制剂、用法等方面提供了宝贵的经验。20 世纪 60 年代初,由《中国药用动物志》协作组牵头,展开对中国动物药资源的调查、考证和整理等工作,动物药现代研究进入了新阶段。

　　由于动物药具有药源广、活性强、疗效高、见效快、潜力大等特点,因而引起了国内外学者的日益关注和重视,WHO 在广泛征求全球有关专家的意见后,认为 21 世纪将是动物药研究发展的世纪。药用动物的研究和应用将随着现代科学技术的进步而不断发展,为人类的健康事业做出巨大贡献。动物药在中医临床、方剂组成、中药制药行业中不可或缺,可替代品种较少,疗效独特,地位非常重要,然而动物药成分复杂,多数动物药的功效物质基础尚不明确,动物药的生物效应机制、质量标准与质量控制等水平仍较低,动物药的资源化学基础与应用研究有待深入开展。

第一节　动物类中药资源化学的研究思路与内容

　　动物类中药资源性化学成分类型以蛋白质类、肽类、氨基酸类、糖类等初生代谢产物为主,此外还含有脂肪酸类、核苷类、宏微量元素等。因此,动物类中药资源化学的研究思路不同于植物类中药,需要构建动物类中药特有的资源化学研究方法体系。

一、动物类中药资源化学的研究思路

　　动物类中药作为中药资源的重要组成部分,在中医临床应用及中药资源产业的发展过程中起着不可替代的作用。但由于动物药的独特性及其相对薄弱的研究基础,动物药研究具有一定的难度与挑战性。然而,随着多学科交叉和技术融合,其为动物药研究提供了重要的研究方法和技术手段。因此,动物药研究越来越受到广大科研工作者的重视。其研究思路主要是围绕动物药的生产加工、质量精准控制、传统功效客观评价、物质基础阐释、体内过程揭示,以及动物药资源保护与资源可持续利用等方面开

展系统研究,以阐明动物药临床功效的科学内涵及珍稀、濒危动物药资源的替代补偿(如羚羊角、穿山甲、熊胆等资源保护),为动物药资源的合理利用与可持续发展提供重要支撑。基于多学科交叉、多方法体系的动物药研究思路如图 3 - 1 所示。

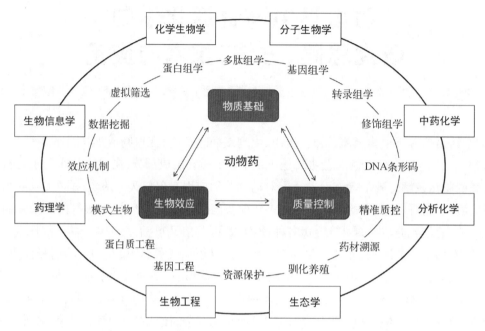

图 3 - 1　基于多学科交叉、多方法体系的动物药研究思路

二、动物类中药资源化学的研究内容

1. **动物类中药的资源化学研究**　动物药的物质组成以初生代谢产物为主(如蛋白质类、肽类、糖类等),这类成分常为动物药的关键功效物质,如蚓激酶、胰岛素、蝎毒肽、水蛭素、蛇毒肽、肝素等。根据该类型资源性化学成分,基于现代先进仪器分析手段、多学科方法交叉,建立符合动物药物质构成特点的研究方法,如采用超滤、多维色谱、串联质谱、核磁共振、X 射线等分离、分析、鉴定方法,确定动物药的物质组成;采用分离工程、蛋白质工程、基因工程、发酵工程等生物工程技术,并结合固相化学合成等方法,实现对动物药资源性化学物质的制备、生产及产业化。

2. **动物类中药的体内过程研究**　自古以来,动物药即有确切功效的记载,而根据本草记述,动物药通常以粉末或煎煮口服使用。基于现代分析化学、仪器分析的技术手段,动物药的物质基础逐渐得以阐明,而基于整体动物效应评价手段亦可明确动物药的生物效应。但是,连接动物药物质与功效之间的桥梁,即动物药体内过程,仍不清晰,不同于小分子化合物的体内 I 相代谢与 II 相代谢,动物药的体内过程像是一个"黑箱",亟待建立适宜的方法体系加以阐明。现代研究提出了一些关于蛋白质类、肽类成分的体内过程研究思路,并建立了方法,如同位素标记与示踪、荧光标记成像、肽类成分跨膜转运、肠道微生物干预等,但仍无法阐明动物药在机体的复杂环境中发挥生物效应的机制。因此,功效物质的揭示与体内过程的阐明是动物药研究中亟待开展与解决的研究方向之一。

3. **动物类中药的溯源与精准质控**　以质量要素的传递与溯源的基本研究模式,促进中药大品种及中药方剂的质量标准提升。动物药的质量控制仍存在不足,需要完善并提升动物药质量评价方法体系。动物药在养殖、采收加工、炮制、提取、纯化、制剂成型的过程中,产业链长、行业跨度大、物质组成复杂,因而动物药的原料、中间体及产品的质量控制与溯源系统的构建是保证动物药行业健康发展的关键。

基于中药质量标志物(quality marker, Q-Marker)思路,可通过如DNA片段、专属蛋白质、特征肽段等标志物的发现与应用,对中药动物药原料、中间体、产品,乃至产业化过程进行溯源与精准质控。以胶类动物药阿胶为例,可在包括下述研究的基础上构建溯源与精准质控体系:① 通过DNA鉴定,对原料进行基原鉴定;② 基于物种专属性特征肽、胶原蛋白的检测,实现中间体与阿胶药材的质量控制;③ 基于专属性特征肽定性或定量分析,实现以阿胶为原料的方剂或产品的质量控制。

4. 濒危珍稀动物类中药的类效资源研究与替代开发　濒危珍稀动物药类效资源的寻找评价研究及替代产品开发是动物药的发展方向之一。由于多种因素的影响,犀角、羚羊角等珍稀角类动物药资源的应用受到限制或明令禁止,珍稀角类药用动物种群锐减,亟须寻找类效资源以缓解资源可持续利用与资源保护之间的矛盾。目前,水牛角及其浓缩粉已作为犀角的代用资源,而山羊角在解热、抗惊厥功效方面被作为羚羊角的类效资源使用,如根据传统民间儿科验方羚羊清肺散开发的现代中药金振口服液,具有清热解毒、祛痰止咳的功效,工业生产均以山羊角替代羚羊角制备金振口服液,其解热、抗炎功效与羚羊角制备的金振口服液相当。现阶段,人工麝香、人工牛黄、人工虎骨等动物药资源基本实现了人工替代与产业化,而羚羊角类效资源的研究与替代产品的开发亟待开展。

5. 构建动物类中药大数据库与知识挖掘　基于全基因组测序技术、蛋白质组多肽组技术、5G云数据技术等,对动物类中药的基原动物、动物药材、饮片、加工中间体、中成药等的生产工艺、物质基础研究、质量评价等进行全面分析与数据共享。目前,动物药,尤其是濒危珍稀动物药的全基因数据、蛋白质数据均不完善,严重制约着动物药的物质基础和质量评价研究。例如,在珍稀濒危角类动物药的基础研究过程中,因犀牛、赛加羚羊基因库与蛋白质库的不完善,只能采用近缘物种(牛科Bovine)的蛋白质数据库进行匹配鉴定。因大量的串联质谱法(tandem mass spectrometry, MS/MS)图谱与牛科蛋白数据库不能匹配,而无法获得关键物质基础信息,更无法获得犀角或羚羊角的专属性物质基础。根据现有基因信息加以注释分析,获取基因功能信息及蛋白质信息,如已有关于赛加羚羊的全基因组测序的报道,但是未完成注释工作,可在此基础上进一步完善基因注释,以完善动物药物质基础研究。

第二节　动物类中药资源化学的研究方法与技术

近年来,随着药物化学、分析化学、生物学、药理学、材料学、生态学等多学科的发展,以及技术手段与仪器设备的不断提升,医药工作者围绕动物药相关领域的科学问题开展学科交叉、协同攻关,建立了一系列动物药现代研究的方法学,并突破了一些关键技术,我国动物药研究取得了长足进步。本章节梳理了近年来在中药学、药物化学、生命科学、化学生物学、材料学等研究领域形成的技术手段,以及已经或即将应用于动物药基础研究的方法体系,为动物药基础与应用研究及动物药产业发展提供借鉴。

一、动物类中药物质基础的研究方法与技术

动物类中药的物质组成以蛋白质类、肽类、氨基酸类、糖类等初生代谢产物为主,此外还含有脂肪酸类、核苷类、宏微量元素等。动物类中药的物质基础研究不同于植物类中药的次生代谢产物研究,需采用适宜于动物药物质组成特点的方法手段。

1. 分离纯化与鉴定技术体系　植物类中药的次生代谢产物结构简单,稳定性好,容易分离纯化;而动物类中药中初生代谢产物的分离、纯化、鉴定所采用的方法需适用于如蛋白质类、多糖类、多肽类、氨基酸类等成分的分离纯化。基于蛋白质类、肽类、多糖类等生物大分子物质的理化性质,通常采用多维色谱联用的手段,基于活性导向进行分离、纯化。例如,采用Sephadex G-25凝胶柱层析、DEAE-Sepharose离子交换层析与C_{18}反相柱层析联用的方法,从水牛角提取物中分离、纯化、获得3个活性肽

类成分；采用 Sephadex G－50 凝胶柱层析、CM Sepharose 阳离子交换层析及 C_{18} 反相柱层析联用的方法，从东亚钳蝎中分离、纯化、获得活性多肽 Martentoxin Ⅰ、BmK AngM1 等；采用 DEAE 纤维素离子交换层析方法，从蛤蚧提取物中分离、纯化、获得 3 个均质多糖，其中均质多糖的化学结构为 $[\rightarrow 4\mathrm{Glc}1\rightarrow 4\mathrm{Glc}1\rightarrow 4\mathrm{Glc}1\rightarrow 2\mathrm{Glc}1\rightarrow 4\mathrm{Glc}1\rightarrow 4\mathrm{Glc}1\rightarrow 4\mathrm{Glc}1]_n$。基于活性导向分离的多维色谱联用技术是分离、纯化动物药功效物质的经典方法，也是动物药物质基础研究的关键策略，但存在耗时费力、纯化制备量少等缺点。

经典分离纯化方法适用于动物药中高丰度功效物质的研究，但不适用于低丰度成分的分析鉴定。对于动物药中低丰度、结构复杂的蛋白质肽类成分的分析，可采用制备特异性材料，对目标成分进行亲和富集的策略。如制备核壳型金包聚多巴胺包四氯化三铁（Fe_3O_4@ PDA@ Au）磁性纳米材料，在最外层包裹 Au 纳米层，通过形成稳定的 Au—S 键，对水牛角中含—SH 或—S—S—的蛋白质、肽类成分进行富集；制备的金包聚乙烯亚胺包四氯化三铁（Fe_3O_4@ PEI@ Au）纳米材料可富集眼镜蛇蛇毒中含—S—S—的毒素类成分，与传统蛇毒蛋白的分析鉴定方法相比，纳米材料富集的方法显著提升了含—S—S—蛇毒的鉴定通量，大大缩短了分析时间。有学者采用多克隆抗体亲和层析方法，将蝎毒肽 Makatoxin－3（MkTx－3）的多克隆抗体耦合至 Sepharose 4B 层析柱上，根据 MkTx－3 抗体的专属性，富集纯化 MkTx－3 毒素，并测定其氨基酸序列，显著提升了富集的专属性。

2. 多组学技术体系

（1）转录组：近年来，转录组（transcriptomics）技术手段被应用于动物药物质基础研究，方法主要包括将活体药用动物、动物器官或分泌物采用适当方法提取 mRNA 后，以 mRNA 为模板逆转录合成 cDNA，通过 PCR 扩增制备 cDNA 文库并进行 RNA－seq 测序，组装、翻译以获得蛋白质或肽类功效物质的序列信息，通过表达或固相合成制备功效物质，进一步验证其生物活性。研究人员采用转录组方法，从芋螺毒腺中发现了不同家族的芋螺毒素，甚至发现了新型胰岛素类似物；从不同蛙皮分泌物中发现了一系列抗菌肽；从蝎毒腺中发现了大量 Na^+ 通道、K^+ 通道毒素，酶及宿主防御肽等毒素类成分。

（2）蛋白质组与多肽组：蛋白质组（proteomics）、多肽组（peptidomics）技术已广泛应用于动物药物质基础研究。目前，蛋白质和肽类成分分析主要采用的是自下而上（bottom-up）质谱鉴定方法，通过特异性蛋白酶（以胰蛋白酶为主）酶切，以高分辨质谱分析获得 MS/MS 图谱，将二级质谱数据与蛋白质数据库比对匹配，以此鉴定蛋白质类、肽类成分。有研究采用蛋白质组学技术比较分析不同发育时期的鹿茸尖部蛋白质组成，在明确鹿茸物质基础的同时，也为鹿茸快速生长和骨化的分子调控机制研究提供了有力的支持。有学者采用 RP－HPLC 法对蛇毒蛋白组分分级，以十二烷基硫酸钠聚丙烯酰胺凝胶电泳对其进行分离，对每个蛋白条带采用切胶鉴定的方法，以此获得了蛇毒蛋白类物质信息。有学者采用定性/定量蛋白质组方法，对犀角、羚羊角、水牛角、牦牛角等角类动物药中的蛋白质类成分进行比较与归类，为珍稀濒危动物药替代资源的寻找与评价提供方法和思路。

动物药通常以直接粉碎或煎煮后入药，多数以口服为主，口服后动物药或其提取物中主要的蛋白质、肽类成分在胃肠液、肠道微生物等的共同作用下，发生特异性或非特异性降解，一些多肽、小肽或寡肽类成分释放出来，基于多肽组学研究这些肽类成分的组成与释放规律，对动物药功效物质的阐明具有指导作用。动物药提取物或体内降解产物是一个复杂的多肽混合体系，依赖经典的多肽分离纯化技术手段无法快速、全面地获知混合多肽部位中的物质组成，而基于高分辨纳米液相色谱-串联质谱分析法（nanoscale liquid chromatography－tandem mass spectrometry，Nano-LC-MS/MS）的多肽组学技术，可实现动物药中多肽类成分的快速定性分析。有研究采用多肽组学方法对动物药活性部位的多肽组成进行分析鉴定，并对肽类成分的前体蛋白及释放规律进行整理。有学者采用仿生提取方法对羚羊角、山羊角进行处理，多肽组学分析结果表明，羚羊角与山羊角释放的肽类成分来源蛋白、多肽序列与氨基酸组成均相似,主要源于Ⅱ型角蛋白(keratin,KRT),涉及KRT14、KRT5、KRT34与KRT84的4个结构域。

(3)修饰组学:蛋白质的翻译后修饰(post-translational modification,PTM)在生命活动过程、信号通路传导等方面发挥着重要作用。现代研究表明,动物药在生产加工、煎煮熬制、生物体内消化液作用等过程中,亦会发生化学修饰。围绕动物药蛋白质、肽类成分在炮制加工、提取熬制及体内消化液作用等过程中发生的化学修饰、修饰类别、修饰位点、修饰数量等开展定性与定量研究,对动物药物质基础的阐释具有重要意义。进一步关联动物药传统功效特点与修饰组的相关性与规律研究,对动物药蛋白质、肽类物质与功效的相关性规律进行探讨,提出可行的研究思路与解决方法,以系统阐明其功效物质基础。

有研究发现鹿皮熬制加工前后,胶原蛋白类成分发生了羟基化(hydroxylation)修饰、脱酰胺(deamidation)修饰变化,熬制后的鹿皮胶较鹿皮的羟基化、脱酰胺修饰均显著增加。胶类动物药的加工熬制过程是胶原蛋白溶解的过程,羟基化、脱酰胺修饰的共同特点都是形成—OH基团,如天冬酰胺脱酰胺后形成天冬氨酸,—NH₂转变为—OH,而脯氨酸发生羟基化后变为羟脯氨酸,即在脯氨酸五元环的C—3或C—4位上引入—OH。—OH的形成在一定程度上增加了胶原蛋白、肽类与水形成氢键的趋势,有利于胶原蛋白、胶原肽的溶出。

研究还发现,鹿皮胶中除了脯氨酸羟基化修饰外,赖氨酸也发生了羟基化修饰,经羟基化修饰后,赖氨酸转变为羟赖氨酸。在此基础上,一些特定位点的羟赖氨酸会进一步发生糖基化(glycosylation)修饰,即半乳糖通过β-糖苷键与羟赖氨酸的O连接形成半乳糖基化修饰(Gal-Hyl),葡萄糖通过α-(1→2)糖苷键与半乳糖连接完成二糖基化(Glc-Gal-Hyl)。修饰组学分析结果表明,鹿皮胶中Gal-Hyl单糖基化修饰的肽段占6.30%,含Glc-Gal-Hyl二糖基化修饰的肽段占6.32%。

(4)多组学整合关联:有学者提出基于"转录组学-蛋白质组学-多肽组学",整合关联研究动物药蛋白质、肽类成分的思路。首先,基于转录组学构建动物药蛋白质、肽类数据库,而后通过高分辨质谱分析和蛋白质数据库匹配鉴定,获得动物药的蛋白质、肽类成分信息,进而采用分离纯化、化学合成等手段获得动物药蛋白质类成分,以关联、验证动物药蛋白质、肽类成分的活性,从而系统阐释动物药蛋白质、肽类成分的功效物质基础。

此外,基于"蛋白质/肽组学-修饰组学"研究思路,系统鉴定、表征动物药蛋白质、肽类物质组成,明确蛋白质、肽类成分发生修饰的位点与数量,将肽段序列的规律性与修饰位点、数量的规律性进行整合,以阐释动物药功效物质基础与功效作用特点的科学内涵,为中药动物药的物质基础、生物效应及质量控制等关键问题提出思路与方法。

3. 生物信息学与计算机辅助技术体系

(1)基于生物信息学的数据挖掘与整理:生物信息学(bioinformatics)是生命科学、计算机科学、数学、化学等学科交叉结合而形成的新兴学科,对生命科学的研究具有重要意义。通过在生物学中引入数学模型,将生物学理论研究应用于指导、设计和验证实验生物学,可显著缩短实验周期。当今时代信息爆炸,构建大数据及完善动物药数据库对于信息挖掘、数据发现、信息整合等意义重大,如构建并不断完善全基因库、cDNA库、蛋白质、肽数据库、MS/MS信息库等,从而保证动物药物质基础研究的高通量、系统性与准确性。高通量多组学研究形成了大量数据信息,特别是转录组学的巨大信息,需要借助生物信息学进行分析,以充分挖掘数据信息。例如,基于转录组构建芋螺毒素数据库,平均而言,每个芋螺物种在基因序列水平上观察到多于100个芋螺毒素序列,在肽水平上观察发现超过1 000个芋螺毒素,这些需要借助生物信息学的方法手段对序列进行整理、归类,通过生物信息学识别芋螺毒素及其超家族分类。

(2)基于计算机辅助虚拟筛选技术的动物药活性物质发现:虚拟筛选技术是一个计算机辅助药物设计和高通量筛选的重要方法,是在已知药物靶点的生物结构基础上发现新配体的过程,从而极大程度地缩小人工方法进行药物筛选的研究范围。虚拟筛选过程通常如下:选择配体(目标数据库或待筛选的化合物),选择靶点(受体、离子通道、酶等),在分子对接软件(Autodock、Discovery Studio™ 等)中进行虚拟筛选,通过分析小分子配体与靶点对接的得分大小及结合效率以检测出最佳配体复合物的稳定性,再针对稳定性进行分子动力学模拟或体外实验的药物理论检测,从而筛选出有效化合物。

随着现代高效色谱分离、膜分离等技术的不断发展,越来越多的研究模式转向"快速分离-高效鉴别-虚拟筛选"的研究思路,即通过制备型色谱分离手段(柱层析、分级沉淀、膜分离等)获得动物药活性部位,采用基于液质联用的化学物质组分析鉴定方法,确定化学组成信息,通过计算机模拟动物药活性部位中化学物质的组成与靶蛋白相互作用的情况,以此筛选、确定活性化学物质,通过表达、化学合成等手段制备活性物质、进行活性验证,最终阐明动物药功效物质。

(3)生物信息学与计算机结合的蛋白质、肽类结构预测:借助 X 射线、冷冻电镜等实验可确定完整的蛋白质结构,但是这些方法通常耗时、费力。现阶段可通过生物信息学结合计算机辅助解析(机器学习、人工智能等),来预测蛋白质、肽类成分的结构。传统的蛋白质、肽类结构预测方法主要包括基于模板方法(template-based method, TBM)和无模板方法(template-free method, TFM)。TBM 通过数据检索得到目标蛋白的一组同源性序列,并根据序列获得一个或多个折叠结构模板,对于目标序列与模板序列一致的片段则直接使用模板的对应折叠结构;对于目标序列与模板序列不一致的区域,采用碎片组装、优化算法或是数据库方法等进行单独预测。TFM 通过蛋白质数据库中的同源性序列比对结果,找到一些片段的结构并将其放入片段库中,然后找到评分较高的片段结构、拼成初始结构,采用片段组装的方法,以片段结构为单元,通过计算机辅助等方式演化蛋白质全局结构。

—S—S—是由蛋白质 2 个半胱氨酸之间配对形成的一种共价键,可存在于同一条蛋白质多肽链内,亦可存在于不同多肽链之间。利用生物信息学结合计算机科学、数学、生物学等技术方法进行—S—S—预测,过程如下:基于现有的蛋白质空间结构数据库,如蛋白质结构数据库(protein data bank, PDB),构建高精度蛋白质—S—S—数据集,在此基础上对该数据集进行详细的统计与计算分析,研究—S—S—的形成与分布规律,预测目标蛋白、多肽的空间结构。—S—S—的形成是蛋白质、肽类折叠过程中的重要步骤,—S—S—的准确预测对于活性肽类的发现、蛋白质工程、药物设计等都有着积极而重要的意义。

4. 分子生物学与生物工程技术体系　人工麝香的研制与产业化是动物药研究领域的标志性成果之一,通过对麝香中主要成分即麝香酮、芳活素、激素类等成分的合成与配制,从化学成分类同性、生物活性一致性、理化性质近似性、低毒性等方面成功研制人工麝香。人工麝香的研制是我国珍稀动物药材代用品研究的重大突破,为珍稀动物药类效资源、替代产品的研究开辟了新途径。

基于生物工程技术手段制备动物药来源活性蛋白质、肽类物质,是除化学合成外的另一种主要的产业化途径。例如,1991 年,中国科学院生物物理研究所构建了酵母工程菌,其分泌表达的水蛭素抗凝血酶的活力单位为 10~20 ATU/mL;1997 年,有科研团队构建了重组水蛭素工程菌,而后进一步优化了发酵工艺,所得发酵液的抗凝活力可达 850 ATU/mL。有学者采用重组表达的方式制备了一系列 KRT,重组 KRT 具有解热、镇痛、抗惊厥等功效。此外,芋螺毒素、蜘蛛多肽、蜈蚣多肽等亦可通过重组表达的方式制备。

近年来,类器官(organoid)培养技术日益成熟,已应用于生命科学、医学等领域。类器官来源于自组织和自我更新的干细胞,是利用干细胞的自组织特性进行体外 3D 培养后形成的细胞团。在研究来源器官发育、生物学和病理生理学方面,类器官比传统细胞培养更符合生理机制与进程。现阶段,已有多种策略可在体外培养得到具有功能的胰岛类器官,并探讨胰岛类器官实际应用于糖尿病的研究与治疗的可能性。在动物药研究方面,有学者建立了蛇毒腺类器官,并应用于体外生成蛇毒毒液。此外,有研究开发了一种皮肤重建的方法,基于人源性角质提取物与纳米纤维结合,采用 3D 打印技术制备一种新型皮肤替代物;亦有报道通过 3D 打印的方式,将犀角 KRT 制备成犀角。这些研究启示我们,化学、生命科学、医学的多学科交叉给动物药的功效物质基础研究提供了新的思路与途径,且可能成为获取动物药功效物质、寻找珍稀濒危动物资源类效品或替代资源的更为高效的方法与手段。

二、动物类中药传统功效与现代生物学的评价方法与技术

1. 动物类中药现代生物学的评价方法与模型研究　　动物药的传统服用方法以口服为主,富含蛋白质、肽类的动物药或提取物经过体内复杂消化过程后,其发挥生物效应的物质可能并非蛋白质、肽类原型,因此,仅通过细胞模型或离体器官模型不能很好地反映动物药的体内效应过程,需要开发基于模式生物评价的整体动物模型,以评价动物药的生物效应。细胞模型或啮齿类动物模型是中药活性成分和毒性筛选的传统方法,但存在不能反映机体完整情况、开销大,且费时费力的缺点。斑马鱼作为一种模式生物,胚胎和幼鱼体积小,可大规模饲养于细胞板,斑马鱼胚胎及幼鱼身体透明,能直接吸收培养介质中的物质,适用于复杂中药活性成分的大规模筛选及毒性评价。重要的是,斑马鱼是一种完整动物模型,疼痛、肿瘤转移、血管张力和肠道运动等均可在斑马鱼模型中观察到疾病相关表型,并且可以保留中药代谢过程,能够对有效成分及其代谢组分同时进行测评,在中药代谢研究中可以得到更为完整的研究结果。此外,有学者采用秀丽隐杆线虫模型评价龟鹿二仙胶的抗衰老活性,结果表明,龟鹿二仙胶可显著提高线虫的行动能力,改善氧化损伤状态,延长线虫平均寿命。以果蝇为模式动物研究甲鱼肽对果蝇寿命的影响,结果表明,甲鱼肽可以提高雌、雄果蝇体内的抗氧化酶活力,缓解脂质过氧化作用,从而延长果蝇寿命,具有潜在的抗衰老作用。

2. 动物类中药传统功效与生物学机制研究　　活性强是动物药的特点之一,如蜈蚣、全蝎具有息风镇痉、通络止痛、攻毒散结之功效;水蛭具有破血通经、逐瘀消癥之功效;土鳖虫具有破血逐瘀、续筋接骨之功效;斑蝥具有破血逐瘀、散结消癥、攻毒蚀疮之功效等。动物药的生物效应机制有必要阐明,可为动物药功效发挥与中医临床应用提供理论依据。研究发现,蝎毒的活性物质主要是作用于 Na^+、K^+、Cl^-、Ca^{2+} 离子通道的毒素多肽,其中短链毒素由 $29\sim39$ 个氨基酸残基组成,含有 3 或 4 对—S—S—,主要作用于 K^+、Cl^- 离子通道,其中分离得到的东亚钳蝎粗毒可以通过直接增强 Nav1.7 的活性而产生致痛作用。

水蛭素是从水蛭及其唾液腺中获得的活性最显著的多肽类成分,是由 65 或 66 个氨基酸残基组成的小分子多肽。水蛭素对凝血酶有极强的抑制作用,是迄今为止所发现的最强的凝血酶天然特异抑制剂,能与凝血酶直接结合,其抗凝作用不依赖抗凝血酶Ⅲ或肝素辅助因子Ⅱ,属于直接凝血酶抑制剂。水蛭素通过作用于凝血酶的非活性底物识别位点和酶活性中心这 2 个位点,与凝血酶 1∶1 结合形成不可逆的复合物,从而使凝血酶失去作用。水蛭素的抗凝作用不但专一,而且其抗凝活性明显强于肝素。此外,水蛭素具有极强的抗血栓形成作用,在临床治疗和预防各种血栓形成方面有着广阔的应用前景。

蟾毒内酯为源于动物药蟾酥的一类小分子化合物,其中沙蟾毒素(arenobufagin)的抗肿瘤活性最强,可能与活化磷脂酰肌醇 3-激酶/蛋白激酶 B/哺乳动物雷帕霉素靶蛋白(phosphatidylinositol 3-kinase/protein kinase B/mammalian target of rapamycin,PI3K/Akt/mTOR)信号通路、参与凋亡和自噬调控的抗癌机制有关;华蟾毒精(cinobufagin)通过靶向微管切割蛋白 KATNB1、抑制微管聚合,从而抑制肿瘤细胞的有丝分裂。

动物药成分复杂,起效方式与作用特点均不同于传统植物药。近年来,基于化学、生物学发展形成的药物生物效应机制的研究方法,也为动物药效应机制研究提供了借鉴与方法,如运用多组学技术从分子水平阐述药物干预前后的基因、蛋白质、神经肽、内源代谢物等变化,寻找作用通路与靶点,并验证。此外,基于天然产物中心的靶点识别策略包括通过共价结合亲和磁珠、生物素修饰、生物正交反应、光亲和探针等筛选靶点;基于非标记定量(label free quantitative,LFQ)的天然产物靶点识别方法包括药物亲和反应的靶点稳定性技术(drug affinity responsive target stability,DARTS)、细胞热转移实验(cellular thermal shift assay,CETSA)、靶点响应可及性变化谱技术(target responsive accessibility profiling,TRAP)、

色谱共洗脱靶点识别技术(target identification by chromatographic co-elution,TICC)等新的技术与策略,均可借鉴作为动物药活性物质作用机制研究的技术与方法。

三、动物类中药品质评价与质量控制的方法与技术

随着科技进步,仪器方法日益完善,动物药质量控制研究方面取得了长足进步,专属性好、准确性高、灵敏度高等的一系列方法广泛应用于动物药饮片、中间体、成药的质量控制,对动物药质量标准及质量评价技术手段的不断提升具有重要作用。

1. DNA 条形码的应用 作为一种新兴的生物鉴定方法,DNA 条形码技术是应用基因组中一段标准的 DNA 短序列进行物种鉴定的分子诊断技术。有学者提出细胞色素氧化酶Ⅰ(cytochrome oxidase Ⅰ,CO Ⅰ)基因序列可作为 DNA 条形码序列对动物进行鉴定,亦有学者提出可以内转录间隔区 2 (internal transcribed spacer 2,ITS2)序列作为 COI 序列的补充序列对动物进行鉴定。在大量样本研究的基础上,以 COI 序列为主体、ITS2 序列为补充的动物药材 DNA 条形码鉴定体系,已纳入《中国药典》(2020 年版)。此外,由于一些动物物种的 COI 序列差异较小,甚至不变,采用 12S rRNA 基因的种内和种间遗传变异,可准确区分绵羊角、山羊角、水牛角、马鹿角、羚羊角。

2. 特征肽的发现与动物药品质评价 作为 DNA 条形码鉴别的重要补充方法,特征肽作为动物药的专属性检测指标越来越广泛地应用于动物药质量控制,《中国药典》(2020 年版)中的阿胶、鹿角胶、龟甲胶均以特征肽进行鉴别。特征肽应具有专属性与易检测性,即仅在目标样品中可被检测出来,且响应性好。特征肽的发现与应用对动物药质量控制与标准的提升意义重大。

(1)基于化学物质组与多元统计分析的特征肽发现与应用:通过超高效液相色谱-四极杆飞行时间质谱对动物药酶解物总离子流进行分析,将所有质谱离子信息采用多元数学统计 PCA,结合 PLS-DA 进行比较,筛选离散值即为潜在的特征肽,进一步依据质谱碎片信息鉴定部分特征肽的信息,最终可鉴别阿胶、牛皮胶、猪皮胶、龟甲胶与鹿角胶。此方法基于多元统计分析方法,从大量数据中提取出关键离子信息以发现特征肽,因此对样本量要求较高,即样本量越大,特征肽的准确度越高。

(2)基于生物信息学比较分析的特征肽发现与应用:通过蛋白质全谱分析动物药样品中的主要蛋白类型,基于蛋白质数据库获取各物种相应类型的蛋白质序列信息,通过比对不同物种同源蛋白序列中的差异氨基酸位点,并以含差异位点的胰蛋白酶酶切肽段为潜在的目标特征肽,通过 LC-MS/MS 验证这些潜在特征肽,最终筛选确定特征肽,可用于阿胶、马皮胶、牛皮胶、猪皮胶的鉴别与区分。生物信息学比较分析是基于已知物种的蛋白质序列以发现特征肽的方法,可行性与准确度较高,但因缺乏特征肽的 PTM 信息,而缺失部分潜在特征肽。

(3)基于多肽组与数学集合比较分析的特征肽发现与应用:采用多肽组与数学集合结合的分析方法寻找特征肽,过程如下:基于非靶向质谱方法分析待测动物药样品、伪品的全部多肽序列信息,取不同批次待测动物药样品肽段序列信息的交集,设为集合Ⅰ(即这部分肽段在每个批次待测样品中均可被测出),取其他各伪品中肽段序列信息的并集,设为集合Ⅱ(即只要是存在的伪品肽段均包含在内)。集合Ⅰ相对于集合Ⅱ的补集,即仅在集合Ⅰ中存在,不在集合Ⅱ中存在的肽段信息,即为潜在的特征肽,进一步通过靶向质谱来验证、确定特征肽。

(4)基于定量多肽组分析的特征肽发现与应用:不同物种来源的样品,由于种属差异而导致个别氨基酸位点的差异是发现种属间特征肽的关键。然而,对于相同物种的不同药用部位,如鹿角胶与鹿皮胶,其蛋白质序列一致,不存在差异氨基酸位点。为解决不同部位的区分问题,采用 LFQ 多肽组学结合糖基化位点分析方法,筛选含量差异特征肽,结合 PCA、火山图(volcano plot)和热图(heatmap),以对比寻找具有潜在差异的糖基化肽段,通过质谱的多反应监测模式筛选并确证了 4 条含有糖基化修饰位点

的特征肽,在鹿角中其含量显著高于鹿皮,从而实现了鹿角与鹿皮的区分。此外,采用相同策略发现的 3 个特征肽,可实现近缘物种水牛角、牦牛角及黄牛角的区分。

3. 专属性成分的发现与应用

(1) 用于掺伪鉴定与评价研究:基于特征肽的有无,可实现动物药的种属鉴别,如鹿胶样品中仅检测出鹿源特征肽的即为正品,若检测出其他物种特征肽则表明存在掺伪情况。而掺伪样品中伪品物种特征肽的相对含量与伪品掺入量呈线性相关,可用于计算掺伪比例。对于响应灵敏度高的特征肽,可实现 1% 的掺伪检测限。据此,可实现掺有牛皮的鹿皮胶、掺有牛皮的阿胶、掺有马皮的阿胶等样品中掺伪比例的检测,并可根据不同物种特征肽的相对峰面积来确定掺伪比例。此外,根据鹿皮、鹿角特征肽含量的相对差异,可计算鹿角胶中掺有鹿皮样品的比例范围。

(2) 特征肽的绝对定量研究:《中国药典》(2020 年版)中阿胶的含量测定项下,以超高效液相色谱-串联质谱对 2 条驴源多肽进行绝对定量测定,从而规定阿胶含量限度。由于待检测酶解样品中存在大量胶原肽,因而在质谱离子化过程中,胶原肽中大量甘氨酸残基的促质子化作用使得部分特征肽的质谱响应显著增强。这一响应增强(response boosting)效应可显著提高特征肽的检测灵敏度,部分特征肽的检测限可达 0.5 ng/mL,这对动物药真伪鉴别及微量伪品掺假的检出具有重要意义。基于同位素特征肽质谱行为校正的校正响应增强效应,可建立良好的动物药特征肽含量测定方法,准确度符合绝对定量要求,如准确检测了阿胶、牛皮胶及猪皮胶中特征肽的含量分别为(1 763±146)μg/g、(1 805±245)μg/g、(145±37)μg/g。

第三节　动物类中药资源化学的研究与应用实例

实例 1:水蛭类药用动物资源化学研究与资源化利用

水蛭(Hirudo)为水蛭科动物蚂蟥 *Whitmania Pigra* Whitman、水蛭 *Hirudo nipponica* Whitman 或柳叶蚂蟥 *Whitmania acranulata* Whitman 的干燥全体。夏、秋二季捕捉,用沸水烫死,晒干或低温干燥。水蛭始载于《神农本草经》,被列为下品,记载有"水蛭,味咸,平。主逐恶血;瘀血月闭,破血瘕积聚,无子;利水道。生池泽"。《新修本草》记载水蛭:"此物,有草蛭、水蛭。大者长尺,名马蛭,一名马蜞,并能咂牛、马、人血;今俗多取水中小者用之,大效,不必要须食人血满腹者;其草蛭,在深山草上,人行即敷着胫股,不觉,遂于肉中产育,亦大为害,山人自有疗法也。"《本草纲目》谓其"咸走血,苦胜血。水蛭之咸苦,以除蓄血,乃肝经血分药,故能通肝经聚血"。《本草新编》:"善祛积瘀坚瘕。仲景夫子用之为抵当汤丸,治伤寒之瘀血发黄也。治折伤,利水道,通月信,堕妊娠,亦必用之药。蓄血不化,舍此安能乎。"

【资源类群概述】

我国江苏省、山东省、江西省、湖南省及东北地区是药用水蛭的主产区,水蛭年产量在 300~600 吨。水蛭在 9~10 月份捕捞,可用丝瓜络或草束,浸上动物血,晾干后放入水中诱捕,2~3 h 后提出,抖下水蛭,拣大去小,反复多次将池中大部分成蛭捕尽。或选择晴天把池水位降到 20~30 cm 后,在水面放塑料泡沫板,第二天塑料泡沫板阴暗面会吸附水蛭,拣大去小,小水蛭留在原池继续养殖或转池养殖至越冬。捕获后将水蛭洗净,用石灰或白酒将其闷死,或用沸水烫死,晒干或低温干燥。水蛭收获后,初加工方法中较普遍采用的是吊干法。

【资源性化学成分】

水蛭中的主要化学成分为蛋白质及多肽类成分。依其功效取向,可分为直接作用于凝血系统的活性成分,如水蛭素、类肝素、吻蛭素、组织胺等;另一类为非凝血酶类的蛋白酶抑制剂类,如抗栓素(decorsin)、裂纤酶(hementin)等。此外,水蛭中含有核苷类、喋啶类、甾体类、糖脂类等成分。

1. 蛋白质及多肽类

（1）水蛭素类：水蛭素（hirudin）是水蛭唾液腺中的一类重要活性成分，具有良好的抗凝血酶活性，被欧洲和美国批准作为治疗血小板减少症引起的血栓并发症的药物。水蛭素是由 65 或 66 个氨基酸残基组成的单链多肽，分子量约为 7 000 Da，水蛭素 N 端有 3 对分子内—S—S—，分别为 Cys_6 - Cys_{14}、Cys_{16} - Cys_{28} 与 Cys_{22} - Cys_{39}，—S—S—的结构决定了水蛭素稳定的空间结构和凝血活性（图 3-2）。

水蛭素的活性中心位于结构紧密的 N 端，能够识别凝血酶碱性氨基酸的富集位点，并与之结合。水蛭素 C 端含有多个酸性氨基酸，有利于其和凝血酶结合；C 端含有一个被磺酸化的 Tyr_{63}，以及一个被糖基化的 Tyr_{45}。酸性氨基酸残基能阻止凝血酶与纤维蛋白原结合，从而产生抗凝血的作用。水蛭素 N 端 1~3 位的氨基酸可与凝血酶活性位点结合，是其重要的结构序列。水蛭素还含有 Pro - Lys_{47} - Pro 的结构单元，在保持分子结构稳定性的同时，可引导其以正确的空间方向与凝血酶结合。C 端所含有的 Asp_{56} - Phe - Xaa - Yaa - Ile - Pro 结构单元可阻断凝血酶上的纤维蛋白原识别位点。目前已发现的水蛭素类结构均含有上述特征性结构域或结构单元，这是其抗凝血酶活性的关键。

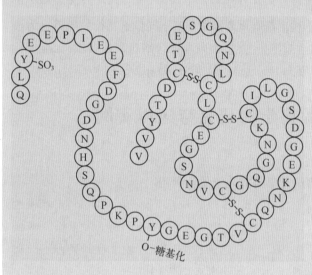

图 3-2　水蛭素的结构示意图

山蛭素（haemadin）与水蛭素结构类似，且来源于同一家族，是由 57 个氨基酸残基组成的单链多肽，含有在 N 端由 3 对分子内—S—S—构成的结构域，分别为 Cys_{10} - Cys_{19}、Cys_{21} - Cys_{32} 与 Cys_{26} - Cys_{37}，与水蛭素略有不同。尽管其 C 末端明显比水蛭素短，但其酸性 C 末端亦有利于结合凝血酶。不同于水蛭素 C—3 位的 Tyr_3，山蛭素的 C—3 位是 Phe_3，因而表现出更强的抗凝血酶活性。

水蛭药材含有较为丰富的水蛭素类资源性化学成分，结构中均含有 3 对—S—S—，而 N 端 3 个可与凝血酶活性位点结合的氨基酸序列稍有不同，如 VVY、VSY、LHY、ITY 等；C 端的 6 个氨基酸活性位点也有不同，但仍以 DFEEIP 序列为主，这些水蛭素类成分在菲牛蛭 *Hirudinaria manillensis*（Lesson）、医蛭 *Hirudo medicinalis* 等中发现。

Theromin 为另一种高活性凝血酶抑制剂，其氨基酸序列完全不同于现有已知的凝血酶抑制剂，是由 67 个氨基酸残基组成的单链多肽，却含有 16 个半胱氨酸，属于富半胱氨酸肽类。

（2）水蛭素样因子类：水蛭素样因子（hirudin-like factor, HLF）是近年来发现的一类与水蛭素具有相似结构域的肽类，基于基因序列与蛋白质序列的系统发育分析表明，HLF 与水蛭素类成分为姐妹群关系。HLF 类成分的 N 端含有 3 对—S—S—，但缺少 Pro - Lys - Pro 与 Asp - Phe - Xaa - Yaa - Ile - Pro 结构单元。与水蛭素类成分相比，HLF 的抗凝活性要低许多，甚至未表现出抗凝血酶活性。

2. 环二肽类　宽体金线蛭中分离鉴定出一系列环二肽类化合物，包括环（L-脯氨酸-L-丙氨酸）二肽、环（L-脯氨酸-L-缬氨酸）二肽、环（L-脯氨酸-L-亮氨酸）二肽、环（L-脯氨酸-L-脯氨酸）二肽、环（L-脯氨酸-L-苯丙氨酸）二肽、环（L-脯氨酸-L-酪氨酸）二肽等（图 3-3）。

3. 蝶啶类生物碱　研究报道，宽体金线蛭中含有蝶啶类生物碱，包括 hirudinoidine A、B、C，水蛭胺（hirudonucleodisulfide）A、B 等（图 3-4）。其中，水蛭胺 A、B 具有抗缺氧活性，两者的半数效应浓度（median effect concentration, EC_{50}）分别为（27.01±2.23）μg/mL、（19.54±1.53）μg/mL，表明蝶啶类生物碱为水蛭中一类重要的功效物质。

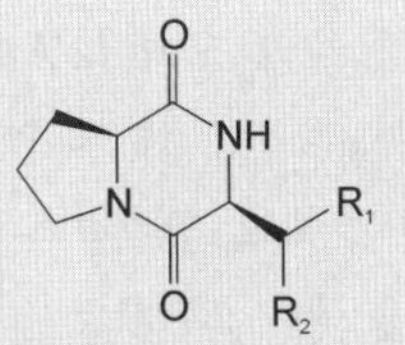

环(L-脯氨酸-L-丙氨酸)二肽　R₁ = R₂ = H
环(L-脯氨酸-L-缬氨酸)二肽　R₁ = R₂ = CH₃

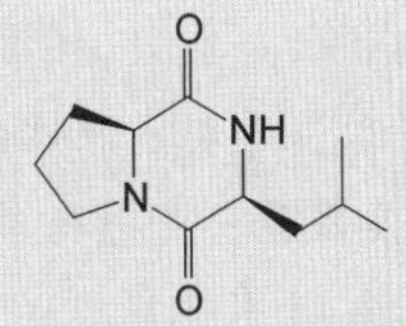

环(L-脯氨酸-L-亮氨酸)二肽

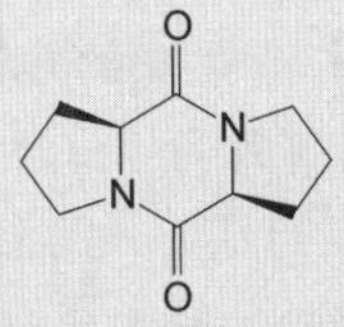

环(L-脯氨酸-L-脯氨酸)二肽

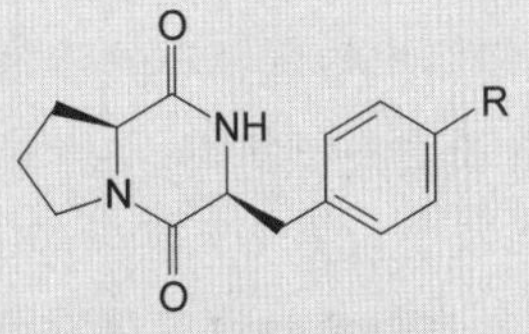

环(L-脯氨酸-L-苯丙氨酸)二肽　R = H
环(L-脯氨酸-L-酪氨酸)二肽　R = OH

图 3-3　宽体金线蛭中环二肽类成分的化学结构

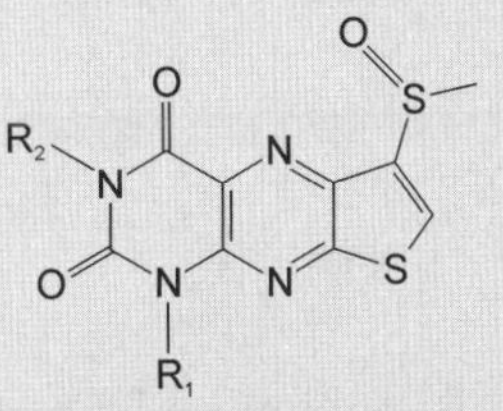

hirudinoidine A　R₁ = R₂ = Me
hirudinoidine B　R₁ = Me, R₂ = H
hirudinoidine C　R₁ = R₂ = H

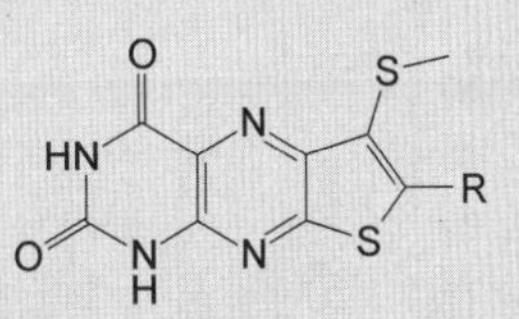

水蛭胺 A　R = COOH
水蛭胺 B　R = -CH(OH)CH₂OH

图 3-4　宽体金线蛭中蝶啶类生物碱成分的化学结构

【资源性化学成分动态评价】

1. 水蛭中资源性化学成分的分析评价

(1) 抗凝血酶成分的含量测定:《中国药典》(2020 年版)收录水蛭的含量测定项以抗凝血酶活性标示水蛭含量,对多批次宽体金线蛭的抗凝血酶活力进行检测,结果显示,水蛭药材的抗凝血酶活力范围为 3.0~4.0 U/g,平均值为 3.2 U/g。

(2) 游离氨基酸与水解氨基酸的含量测定:对 18 批次水蛭药材中游离氨基酸与水解氨基酸的含量进行测定,结果显示,游离氨基酸的含量均值为(9.9±2.1) mg/g,水解氨基酸的含量均值为(101.2±23.3) mg/g;游离氨基酸中丙氨酸含量最高,水解氨基酸中谷氨酸含量最高。主要游离氨基酸的含量由高到低依次为丙氨酸、谷氨酸、亮氨酸、缬氨酸、甘氨酸;主要水解氨基酸的含量由高到低依次为谷氨酸、天冬氨酸、赖氨酸、亮氨酸、丙氨酸。

2. 炮制前后水蛭中资源性化学成分的分析评价

(1) 宽体金线蛭生品和炮制品差异蛋白类成分的分析评价:宽体金线蛭是《中国药典》(2020 年版)收录水蛭的基原之一。通过对滑石粉烫制宽体金线蛭及生品的差异蛋白筛选,利用基因本体(Gene Ontology, GO)、京都基因与基因组百科全书(Kyoto Encyclopedia of Genes and Genomes, KEGG)富集注释,结果显示,宽体金线蛭在炮制前后有 112 种差异蛋白,主要集中在细胞过程、代谢过程中,在细胞层面、分子功能结合等方面;根据已知抗血栓肽的序列信息比对,发现其中 6 种抗血栓肽覆盖率高的差异蛋白显著上调,这些炮制前后的差异蛋白质类成分与宽体金线蛭的抗凝血活性密切相关。

(2) 宽体金线蛭生品和炮制品氨基酸类成分的分析评价:滑石粉炮制后的宽体金线蛭中,天冬氨酸、苏氨酸、谷氨酸、缬氨酸、亮氨酸、赖氨酸等含量显著下降,氨基酸总量由74%减少至45%。

3. 不同产地水蛭中氨基酸类资源性化学成分的分析评价　对河北省、江苏省、四川省、山西省等地区的水蛭药材中的氨基酸类成分含量进行考察,结果显示,不同产地的水蛭药材中各种氨基酸的含量也存在一定差异,这与水蛭的产地、生长环境有关。水蛭药材中天冬氨酸含量较高,其次为谷氨酸、赖氨酸、亮氨酸等;河北省、安徽省、辽宁省、江苏省、山西省的水蛭中所含的氨基酸总量较高,且必需氨基酸的总量也较高。

4. 水蛭不同组织中抗凝血酶资源性化学成分的分析评价　对成年水蛭吸食后1、3、5、7、11天后唾液腺、嗉囊、肠、肌肉组织中的抗凝血酶活性进行测定,结果显示(图3-5),唾液腺在吸食后不同阶段的抗凝血酶活性均显著高于其他组织;水蛭肌肉组织中的抗凝血酶活性最高峰出现在吸食后的第5天,唾液腺、嗉囊、肠组织在吸食后第1天其抗凝血酶活性最高;水蛭整体的抗凝血酶总量在吸食后第5天达到最高。因此,吸食行为和食物均可诱导水蛭分泌抗凝血酶活性物质,投喂水蛭5天后再进行采收加工,可获得较高品质的药材。

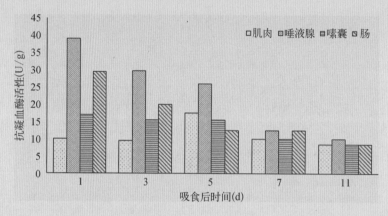

图3-5　吸食对水蛭不同部位中抗凝血酶活性的影响

【资源价值与开发利用】

1. 水蛭的医药用途与开发利用　水蛭临床常用于治疗中风、胸痹、胸痹心痛等心脑血管疾病。口服水蛭药材粉末,可改善对颅内动脉重度狭窄或闭塞致脑梗死患者的脑血管侧支循环的代偿,改善脑卒中的预后情况。含水蛭的中成药有脑心通胶囊、血栓心脉宁胶囊、通心络胶囊、龙生蛭胶囊、芪蛭通络胶囊、芪蛭降糖胶囊等。

2. 水蛭素的资源价值与开发利用　水蛭素具有凝血作用显著且临床并发症少的特点。通过基因工程技术,重组水蛭素已用于临床治疗。由于水蛭素能够抑制凝块结合凝血酶和液相凝血酶,因此在治疗各种血栓栓塞并发症患者方面具有巨大的潜力。

抗凝药来吡鲁定(lepirudin)是天然水蛭抗凝剂水蛭素的重组衍生物,是欧洲和美国批准用于治疗肝素诱导的血小板减少症的首个直接凝血酶抑制剂,可应用于需要抗凝治疗的患者,包括急性冠状动脉综合征、冠状动脉介入治疗、心肺旁路术和肝素诱导的血小板减少症等患者。

有研究表明,在214例急性心肌梗死病例中,给予水蛭素的患者其18 h和36 h血管造影的通畅程度显著高于使用肝素的患者,且未见明显的出血并发症。在静脉血栓生成的临床研究方面,水蛭素可用于预防高危患者在骨科手术过程中的静脉血栓生成。重组水蛭素可用于治疗肝素诱导的血小板减少症及预防血栓形成。

实例2:蜚蠊类药用动物资源化学研究与资源化利用

蜚蠊类动物药主要包括蜚蠊科动物美洲大蠊 *Periplaneta americana* Linnaeus、东方蜚蠊 *Blatta orientalis* Linnaeus、澳洲蜚蠊 *Periplaneta australasiae* Fabricius 的全体。蜚蠊入药始载于《神农本草经》本

经。《名医别录》记载:"生晋阳川泽,及人家屋间,立秋采。形似蚕蛾,腹下赤。"《本草拾遗》记载:"状如蝗,蜀人食之。"《本草纲目》记载:"今人家壁间、灶下极多,甚者聚至千百。"目前,我国室内常见的蜚蠊有5种,根据古代记述的"腹背俱赤,两翅能飞"这一特点分析,多指美洲大蠊,但古代所用的蜚蠊类亦非1种,现代入药的为蜚蠊科昆虫的多种蜚蠊。

【资源类群概述】

美洲大蠊 *Periplaneta americana* Linnaeus 头顶及复眼间黑褐色,下颚须淡褐,端部2节褐色。前胸背板梯形,呈黄色,中部有1块赤褐至黑褐色大斑,其后缘中部向后延伸似小尾,前翅赤褐色,后翅色稍淡,腹部赤褐色。雄虫各节后侧角为直角钝圆,雌虫后端数节向后略突出呈锐状。美洲大蠊若虫约经10次蜕皮后化为成虫,后期虫龄出现翅芽。若虫期长约1年,雄虫晚熟于雌虫,并需较多的龄期。雌虫于最后一次蜕皮后的半月开始产卵鞘,成虫寿命为1~2年,完成1个世代约需2.5年。无雄虫时,雌虫能进行无性繁殖,其中一部分孵出雌若虫,高温有利于无性生殖。全国各地均有分布。

澳洲蜚蠊 *Periplaneta australasiae* Fabricius 头顶黑色,复眼及触角间黑色,中部有1块前宽后窄的淡褐色长斑;面部褐色,下颚须红褐色。前胸背板梯形,呈淡赤褐色,中部有2块大黑斑,边缘有条黄色带纹。翅赤褐色,前翅前缘有1条黄色带纹;后较小,扇状,一般折叠起来,亦为叶状,透明膜质,赤褐色。国内分布于四川省、重庆市、云南省、贵州省、广东省、广西壮族自治区、海南省、福建省等地。国外分布于加拿大、美国、日本、俄罗斯、澳洲、非洲等地。

东方蜚蠊 *Blatta orientalis* Linnaeus 在适宜条件下完成1个世代需6个月,不良条件下可延长至2年。全国大部分地区均有分布。

【资源性化学成分】

蜚蠊类动物药所含的化学成分类型主要有蛋白质类、肽类、氨基酸类、脂肪酸类、香豆素类、甾类等。美洲大蠊含粗蛋白1.2%,粗脂肪18.4%。美洲大蠊含有18种氨基酸,属于完全蛋白质,经酸水解后的总氨基酸含量为48.7%,其中8种必需氨基酸的总量为19.3%。

1. 蛋白质类　美洲大蠊含有丰富的蛋白质类成分,其中蛋白质与多糖共价结合形成的糖蛋白类资源性化学成分与其生命活动密切相关,也是重要的功效物质。通过提取纯化制备获得的美洲大蠊糖蛋白,其氨基酸组成包括天冬氨酸、酪氨酸、丙氨酸、谷氨酸、丝氨酸、组氨酸、苏氨酸、精氨酸、甘氨酸、缬氨酸,单糖组成包括甘露糖、氨基葡萄糖、鼠李糖、葡萄糖、半乳糖、阿拉伯糖、岩藻糖。糖蛋白类成分是天然的免疫调节剂和抗氧化剂,可用于治疗免疫低下、免疫紊乱及与脂质过氧化相关的慢性疾病。

2. 肽类　神经肽是一类广泛存在于昆虫神经、血液、器官中,以神经激素或递质的形式调控昆虫生长发育、蜕皮变态、滞育、代谢、生殖等一系列生理过程的小分子肽。根据这些神经肽功能与结构特点的不同,可归类为不同的神经肽家族,如咽侧体抑制肽(allatostatin)、焦激肽(pyrokini)、FMRF相关肽(FMRFamide-related peptide, FaRP)、激肽(kinin)、脏腑周激肽(periviscerokinin)等,目前从美洲大蠊中分离鉴定出的神经肽已有60余种。

在美洲大蠊的神经肽中,部分具有显著的抗菌活性,可对抗革兰氏阳性菌、革兰氏阴性菌和真菌,这些抗菌肽的相对分子质量在1 757~5 878,以亮氨酸、赖氨酸、丝氨酸、精氨酸、甘氨酸为主;其中大部分为碱性氨基酸(赖氨酸、组氨酸、精氨酸),少部分为酸性氨基酸(天冬氨酸、谷氨酸)。这些抗菌肽具有一般抗菌肽的特征,即序列长度在12~45个氨基酸,具有正电荷、双亲性、螺旋或环结构性质。

3. 香豆素类　美洲大蠊含有的香豆素类资源性化学成分主要有异香豆素类化合物1-苯甲酰基-β-D-葡萄糖(1-benzoyl-β-D-glucose,又称 periplanetin A)、2-苯甲酰基-β-D-葡萄糖(2-benzoyl-β-D-glucose,又称 periplanetin B)、3-苯甲酰基-β-D-葡萄糖(3-benzoyl-β-D-glucose,又称 periplanetin C)、4-苯甲酰基-β-D-葡萄糖(4-benzoyl-β-D-glucose,又称 periplanetin D)、

3(*R*)-乙基-6,8-二羟基-7-甲基-3,4-二氢异香豆素[3(*R*)-ethyl-6,8-dihydroxy-7-methyl-3,4-dihydroisocoumarin]、(*R*)-6-蜜蜂曲霉素[(*R*)-6-hydroxymellein];二氢异香豆素糖苷类化合物pericanaside,periplanoside A、B、C,3(*R*)-甲基-7-羟甲基-8-羟基-3,4-二氢异香豆素-6-*O*-*β*-*D*-吡喃葡萄糖苷[3(*R*)-methyl-7-hydroxymethyl-8-hydroxy-3,4-dihydroisocoumarin-6-*O*-*β*-*D*-glucopyranoside]。化学结构如图3-6所示。

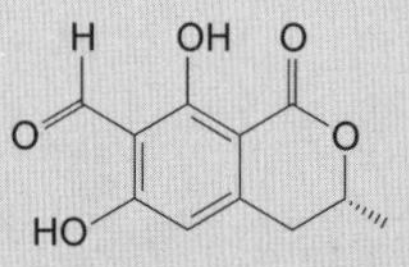

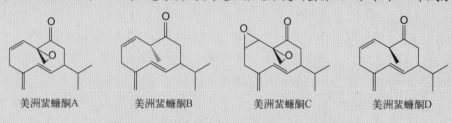

1-苯甲酰基-*β*-*D*-葡萄糖

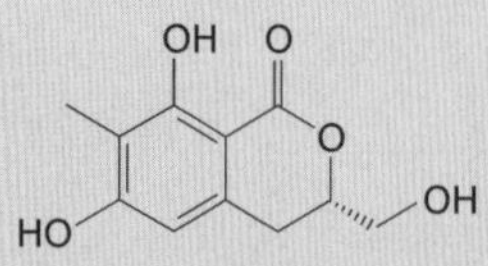

4-苯甲酰基-*β*-*D*-葡萄糖

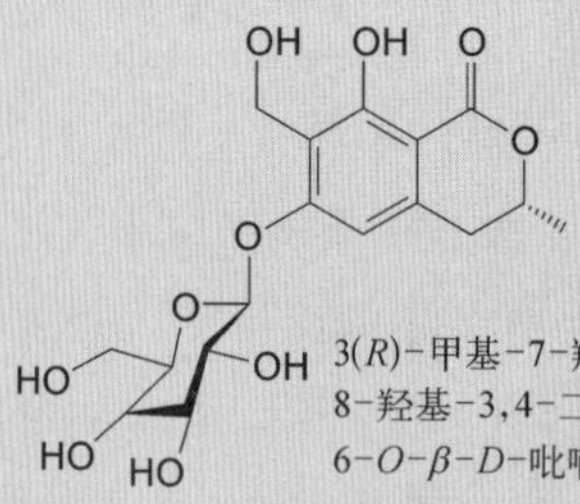

3(*R*)-甲基-7-羟甲基-
8-羟基-3,4-二氢异香豆素-
6-*O*-*β*-*D*-吡喃葡萄糖

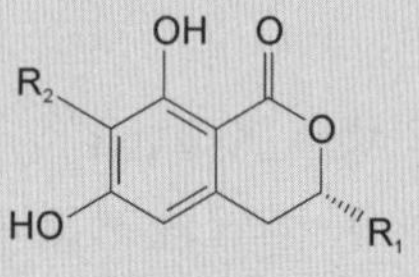

2-苯甲酰基-*β*-*D*-葡萄糖
3-苯甲酰基-*β*-*D*-葡萄糖
3(*R*)-乙基-6,8-二羟基-7-甲基-3,4-二氢异香豆素
(*R*)-6-蜜蜂曲霉素

R₁ = CH₃, R₂ = CH₃
R₁ = CH₂CH₃, R₂ = H
R₁ = CH₂CH₃, R₂ = CH₃
R₁ = CH₃, R₂ = H

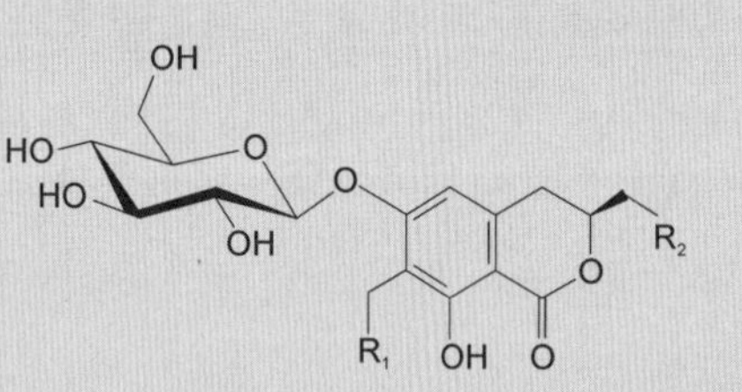

periplanoside A	R₁ = H, R₂ = H
periplanoside B	R₁ = OH, R₂ = CH₃
periplanoside C	R₁ = OCH₃, R₂ = H
pericanaside	R₁ = OH, R₂ = H

图3-6 美洲大蠊中香豆素类成分的化学结构

4. 环二肽类 美洲大蠊含有的环二肽类成分主要包括环-(*L*-苯丙氨酸-*L*-脯氨酸)二肽、环-(*L*-脯氨酸-*L*-异亮氨酸)二肽、环-(*L*-脯氨酸-*D*-亮氨酸)二肽、环-(*L*-异亮氨酸-*L*-丙氨酸)二肽、环-(*L*-缬氨酸-*L*-脯氨酸)二肽、环-(*L*-脯氨酸-*L*-酪氨酸)二肽、环-(*L*-色氨酸-*L*-缬氨酸)二肽、环-(*L*-缬氨酸-*L*-脯氨酸)二肽、环-(*L*-异亮氨酸-*L*-脯氨酸)二肽、环-(*L*-苯丙氨酸-*L*-缬氨酸)二肽、环-(*L*-亮氨酸-*L*-脯氨酸)二肽、环-(*L*-甘氨酸-*L*-酪氨酸)二肽。

5. 有机酸类、脂类、脂肪酸类 采用系统化学分离方法,从美洲大蠊醇提取物中分离得到原儿茶酸、12-羟基十八烷酸、13-二十碳烯酸、10-十九碳烯酸;分离得到的酯类化合物包括11-十八碳烯酸乙酯、2,3-二羟基丙三醇-1-十六碳酸酯、1,3-十七烷酸甘油二酯、6-甲基十八碳酸乙酯、邻苯二甲酸双十二烷基酯、7-十九碳烯酸乙酯、十六烷基-7,10-二烯-1-醇、5,8-十四碳二烯酸、5,8,11-十四碳三烯酸、3,6-十二碳二烯酸、2′,3′-二羟丙基十八烷基-9-烯酸酯。对美洲大蠊中脂肪酸类成分的研究结果表明,其中脂肪酸量占36.8%,不饱和脂肪酸为十八碳烯酸(13.9%)、十八碳二烯酸(8.2%),饱和脂肪酸为十六烷酸(10.1%)。

6. 信息素类 是同种个体间传递信息的化学物质,可使接收信号的个体产生生理或行为反应。20世纪80年代,美洲大蠊排泄物中检测到信息素类成分,先后报道了美洲蜚蠊酮A、B、C、D 4个成分(图3-7)。

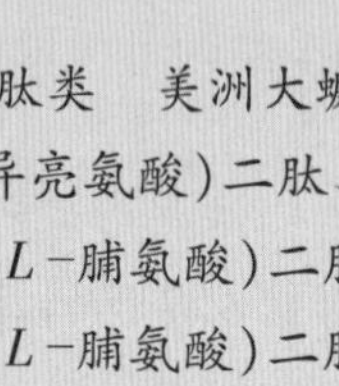

美洲蜚蠊酮A

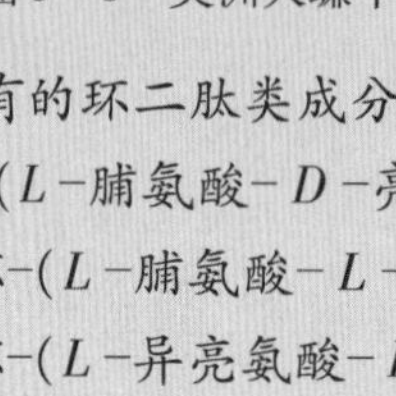

美洲蜚蠊酮B

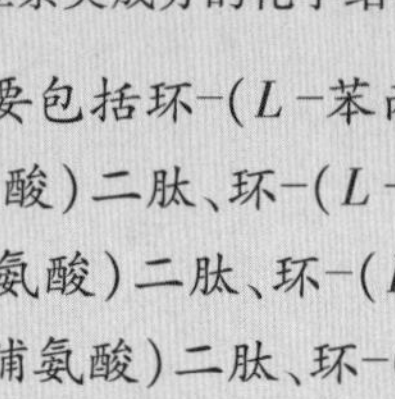

美洲蜚蠊酮C

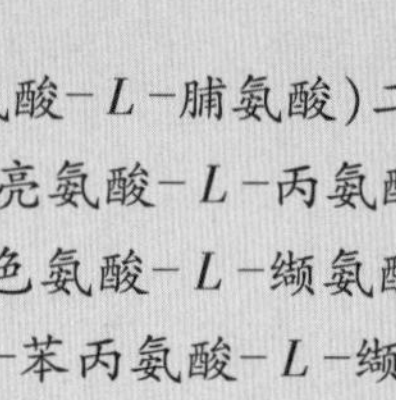

美洲蜚蠊酮D

图3-7 美洲大蠊中信息素类成分的化学结构

7. 生物碱类　美洲大蠊中发现存在硫代吗啉、2-吡咯烷酮、2-哌啶酮、5-O-2-吡咯烷酸乙酯、3,4-二氢-2-喹啉酮、3,4-二氢-8-羟基-2-喹啉酮等生物碱。从美洲大蠊体内发现的 periplanol E 是一种通过吗啉形成的二聚苯乙醇衍生物,具有抑制血管生成的活性。这些类型的资源性化学成分可抗炎、抑制血小板聚集与血栓形成、改善心血管功能。

8. N-乙酰多巴胺寡聚体　美洲大蠊体内还发现存在 N-乙酰多巴胺寡聚体类资源性化学成分(图 3-8),共发现了 7 个 N-乙酰多巴胺三聚体、2 个二聚体、6 个 N-乙酰多巴胺衍生物,这些成分具有抗炎、血管舒张的作用。

(+)-1α 7R,8S,7′S,8′R
(-)-1β 7S,8R,7′R,8′S　peridopamine A
(+)-2α 7R,8S,7′R,8′S
(-)-2β 7S,8R,7′R,8′R　peridopamine B

(+)-3α 7R,8S,7′R,8′S
(-)-3β 7S,8R,7′S,8′R　peridopamine C
(+)-4α 7S,8R,7′R,8′S
(-)-4β 7R,8S,7′R,8′R　peridopamine D

(+)-5α 7R,8S,7′R,8′S
(-)-5β 7S,8R,7′S,8′R　peridopamine E

(+)-6α 7R,8S,7′S,8′R
(-)-6β 7S,8R,7′R,8′S　peridopamine F
(+)-7α 7S,8R,7′S,8′R
(-)-7β 7R,8S,7′R,8′S　peridopamine G

(+)-8α 7S,8R
(-)-8β 7R,8S　peridopamine H

(+)-9α 7S,8R
(-)-9β 7R,8S　peridopamine I

N,N′-(6-(2-acetamidoethyl)-3′-(3,4-dihydroxyphenyl)-
2,2′,3,3′-tetrahydro-[2,6′-bibenzo[b][1,4]dioxine]-
2′,3-diyl)diacetamide

N,N′-(7-(2-acetamidoethyl)-3′-(3,4-dihydroxyphenyl)-
2,2′,3,3′-tetrahydro-[2,6′-bibenzo[b][1,4]dioxine]-
2′,3-diyl)diacetamide

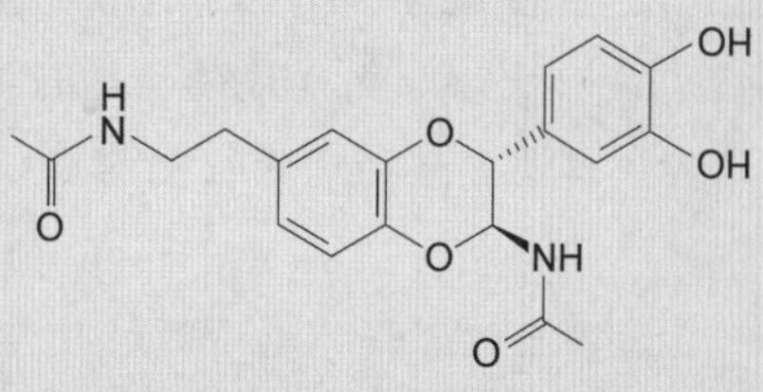

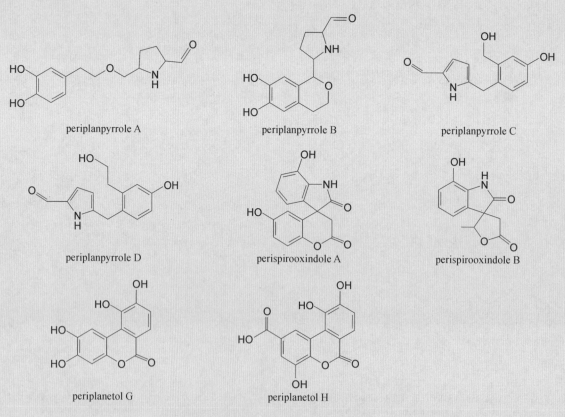

trans-2-(3′,4′-dihydroxy-phenyl)-3-acetylamino-6-
(N-acetyl-2″-aminoethyl)-1,4-benzodioxane

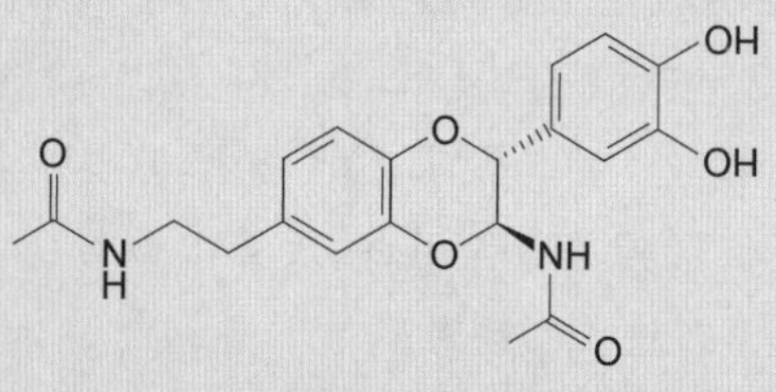

trans-2-(3′,4′-dihydroxy-phenyl)-3-acetylamino-7-
(N-acetyl-2″-aminoethyl)-1,4-benzodioxane

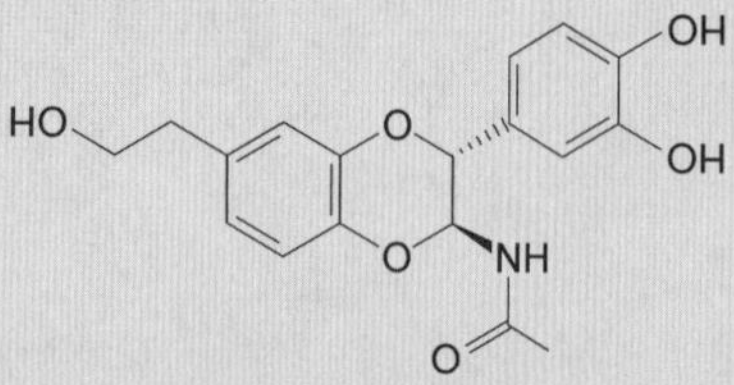

trans-2-(3′,4′-dihydroxyphenyl)-
3-acetylamino-6-hydroxyethyl-1,4-benzdioxane

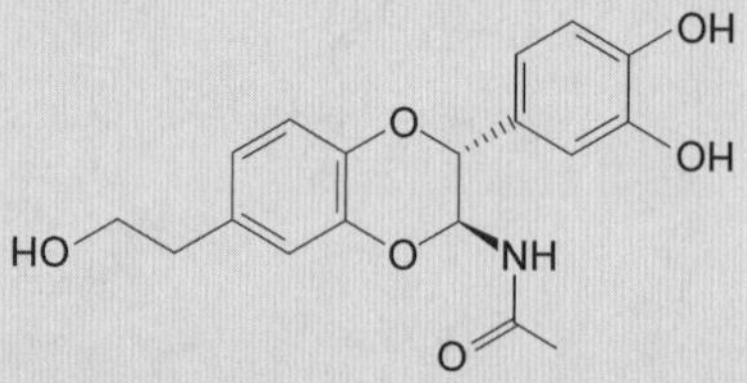

trans-2-(3′,4′-dihydroxyphenyl)-3-acetylamino-7-
hydroxyethyl-1,4-benzdioxane

图 3-8　美洲大蠊中 N-乙酰多巴胺寡聚体类成分的化学结构

9. 其他类

（1）含氮酚类：美洲大蠊体内发现的含氮酚类化合物具有抑制三阴性乳腺癌的作用，其化学结构
如图 3-9，主要包括吡咯-2-甲醛衍生物 periplanpyrrole A~D、螺吲哚衍生物 perispirooxindole A 和 B、酚
类化合物 periplanetol G 和 H。

periplanpyrrole A

periplanpyrrole B

periplanpyrrole C

periplanpyrrole D

perispirooxindole A

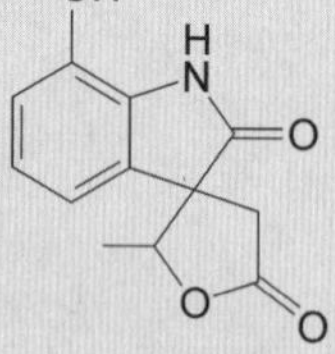

perispirooxindole B

periplanetol G

periplanetol H

图 3-9　美洲大蠊中含氮酚类成分的化学结构

（2）黄酮类：从美洲大蠊70%甲醇浸膏中分离得到2种异黄酮类成分，即12-（16-羟基,17,18-二甲基）异戊醇基,13-氧代（19,20-二甲基）-[7,8]骈环氧已烯-11,12基,3-（4′-甲氧基）-苯基-5-羟基异黄酮、5,7-二羟基-4′-羟基苯基异黄酮,前者对革兰氏阳性菌枯草芽孢杆菌有抑菌活性,后者具有雌激素类似的功能。

（3）甾类：昆虫体内分布较为广泛的甾体类资源性化学成分是蜕皮激素,美洲大蠊体内主要合成的是 α-蜕皮激素,此外还发现1个甾醇样化合物。

（4）大环内酰胺：美洲大蠊中发现了1个自然界罕见的、具有十元环内酰胺的大环内酰胺化合物（图3-10）。

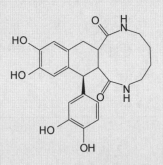

图3-10 美洲大蠊中大环内酰胺成分的化学结构

【资源性化学成分动态评价】

1. 不同品种蜚蠊中资源性化学成分的动态评价

（1）糖类：采用苯酚-硫酸法测定美洲大蠊与澳洲蜚蠊中的总糖含量,结果显示,澳洲蜚蠊中的总糖含量（139.6 mg/g）稍高于美洲大蠊（127.6 mg/g）。

（2）脂类：美洲大蠊与澳洲蜚蠊中脂类成分的分析结果表明,澳洲蜚蠊中脂肪酸及其酯的相对含量最高,占66.0%,其中不饱和脂肪酸占59.5%,亚油酸和油酸分别高达29.9%和26.3%,烃类占23.8%,以长链烷烃为主（20.5%）,其次为烯炔（3.3%）。美洲大蠊中脂肪酸及其酯的相对含量占74.4%,其中油酸占44.1%,烃类占16.0%,长链烷烃为9.6%,烯炔为6.4%,胆固醇为2.8%。澳洲大蠊与美洲大蠊的脂类物质组成存在不同程度的差异,共有成分为21个。

2. 不同产地美洲蜚蠊中资源性化学成分的动态评价

（1）核苷类：对云南省不同产地（楚雄彝族自治州、大理白族自治州、曲靖市、昆明市）的美洲大蠊中尿嘧啶、次黄嘌呤、肌苷含量的测定结果表明,尿嘧啶的含量从高到低依次为大理白族自治州、楚雄彝族自治州、昆明市、曲靖市,次黄嘌呤的含量从高到低依次为大理白族自治州、曲靖市、昆明市、楚雄彝族自治州,而肌苷的含量从高到低依次为曲靖市、大理白族自治州、昆明市、楚雄彝族自治州。

（2）氨基酸类：对云南省不同产地（楚雄彝族自治州、大理白族自治州、曲靖市、昆明市）的美洲大蠊中总氨基酸含量的测定结果表明,含量从高到低的顺序为昆明市、楚雄彝族自治州、大理白族自治州、曲靖市。

【资源价值与开发利用】

1. 蜚蠊在医药领域中的应用 现代供药用的蜚蠊为人工养殖的美洲大蠊,其性平,味咸,归心、肝、脾、肾经,具有健脾消疳、活血通脉、利水消肿生肌等功效,可用于胁痛、癥瘕、疳疾、心悸、气喘、水肿、水火烫伤,以及各种创伤溃疡等病症的治疗。现已开发出康复新液、心脉隆注射液、肝龙胶囊、消癥益肝片等多种现代中药制剂,见表3-1。

表3-1 美洲大蠊相关制剂的临床应用情况

制剂品种	作用疾病
康复新液	消化系统疾病：如消化性溃疡、溃疡性结肠炎、胃溃疡、糜烂性胃炎、上消化道出血、放射性食管炎、霉菌性食道炎等 皮肤损伤：如皮肤溃疡、疖肿、肛瘘及肛周脓肿术后患者的创面损伤、压疮、褥疮等 口腔疾病：如口腔溃疡、疱疹性口腔炎、复发性阿弗他溃疡、放射性口腔黏膜损伤、慢性牙龈炎、急性智齿冠周炎等 其他疾病：如手足口病、疱疹性咽峡炎等

续 表

制剂品种	作用疾病
心脉隆注射液	慢性心力衰竭、急性心肌梗死、慢性肺源性心脏病并右心衰竭等
肝龙胶囊	慢性乙型肝炎
消癥益肝片	慢性乙型肝炎肝纤维化、原发性肝癌

(1) 促进创面愈合：采用美洲大蠊醇提取物生产的第一代康复新液最初在战伤、烧伤、外伤中用于促进细胞肉芽的生长，具有良好疗效。康复新液可促进伤口的愈合，其愈合原理为加速细胞外基质 (extracellular matrix, ECM) 的合成和分泌，开放巨噬细胞通道后激活细胞功能，加速中粒细胞自发、趋化运动的功能，使伤口中粒细胞数量增加、趋化功能加强、吞噬能力提高。康复新液在临床应用上简单方便，疗效显著，起初在皮肤科用来治疗外伤、压疮，后来发展到内科用于治疗消化性溃疡、胃炎、食管炎等。康复新液有抗炎、加快病损组织修复、提高免疫力等用途。

康复新液治疗烧伤创面的效果良好，康复新液治疗35例浅Ⅱ度、深Ⅱ度烫伤患者，与碘伏组相比，能够减轻换药时的疼痛，缩短愈合时间，减轻色素沉着。有文献报道康复新液治疗溃疡性结肠炎的临床效果显著，联合美沙拉嗪治疗老年溃疡性结肠炎的效果较好，能有效抑制炎性反应，改善血液高凝状态，促进肠道血液循环。

(2) 心肌保护及强心功能：心脉隆注射液作为国家2类新药是从美洲大蠊中提取制成的复合多肽类制剂，对动脉粥样硬化、急性心肌梗死、慢性心力衰竭及缺血性心肌病有显著的辅助疗效。一些实验证实，心脉隆注射液能促进心肌细胞 Ca^{2+} 内流，持久增加心肌的正性肌力；能扩张冠状动脉，增加血流量，抑制氧自由基介导的心肌损伤；此外，还有扩张肺、肾脏血管，降低体动脉压的作用。有报道将68例心衰患者随机分为对照组和治疗组，对照组给予血管紧张素转换酶抑制剂、利尿剂、地高辛和β受体阻滞剂等药物治疗，治疗组给予心脉隆注射液治疗。通过测定2组患者在治疗前后的血脂、血糖、左心射血分数、血清脑钠肽 (brain natriuretic peptide, BNP)、炎症因子超敏 C-反应蛋白、血浆白细胞介素-18和抗炎因子白介素-10等指标，以探索心脉隆注射液的治疗效果，结果显示，心脉隆注射液通过降低血清 BNP 水平、抑制炎症因子水平、激活抗炎因子水平等途径起到强心作用。

(3) 治疗肝炎、抗肝纤维化：肝龙胶囊以美洲大蠊提取物为主要成分，作为国家2类新药，肝龙胶囊具有疏肝理脾、活血解毒的功效，用于治疗慢性乙型肝炎。将62例慢性乙型肝炎患者随机分为治疗组和对照组，分别口服肝龙胶囊和肝复颗粒治疗。结果初步表明，肝龙胶囊在无毒副作用的前提下，通过修复肝细胞达到了治疗慢性乙型肝炎的效果。

肝纤维化是各种慢性致病因素引起的肝脏 ECM 过度沉积的损伤修复反应，研究结果表明，美洲大蠊提取物对免疫性肝损伤小鼠模型存在治疗作用，所有给药组的丙二醛 (malondialdehyde, MDA) 水平均下降，SOD、谷胱甘肽 (glutathione, GSH) 水平均升高，提示其抗纤维化活性可能与抗脂质过氧化反应和清除肝内自由基生成有关。另有报道称，美洲大蠊提取物可以保护酒精所致的大鼠肝损伤，并且与大鼠组织中的 MDA 降低程度、SOD 和 GSH 的升高水平均具有一定的量效关系，推测其作用机制可能与减轻过氧化反应有关。

美洲大蠊提取物可能通过降低转化生长因子β及基质金属蛋白酶抑制剂1的表达水平，阻碍 ECM 的合成而发挥作用；也可能通过抑制 IκB 激酶的活性，减弱 NF-κB 的活化及向细胞核移位，阻止造血干细胞及下游致炎因子的激活，来实现其抗纤维化功效。美洲大蠊提取物能抑制造血干细胞的增殖，促进造血干细胞凋亡，并阻滞细胞于 DNA 合成前期 G_0/G_1 期；同时，用免疫荧光法发现其亦能降低 α-平滑肌肌动蛋白(α-smooth muscle actin, α-SMA)及Ⅰ、Ⅲ型胶原的表达水平,由此推断其抗肝纤维化机制与丝裂原活化蛋白激酶/细胞外信号调节激酶1/2[mitogen-activated protein kinases/ extracellular signal-regulated kinase 1 and 2, MAPK/(ERK1/2)]信号通路有关。

(4) 抗肿瘤:有研究表明,康复新液可抑制胃癌细胞BGC-823的增殖作用,且作用呈时间浓度依赖关系。流式细胞术显示,经康复新液处理后的胃癌细胞BGC-823出现明显的凋亡峰。随着作用时间的延长,其凋亡率逐渐升高,细胞周期阻滞在有丝分裂准备期和有丝分裂期(G2/M期),DNA合成期(S期)细胞数大量减少,在整个过程中细胞凋亡和坏死同时存在。

(5) 其他应用:在口腔科,美洲大蠊提取物对应治疗口腔口疮、复发性口疮、放化疗后口炎、口腔溃疡、牙槽骨骨髓炎、拔除术后的干槽症、智齿冠周炎、牙根周炎术后恢复等。在皮肤科,则可对应各种皮肤表面损伤、皮肤开裂、新生儿尿布皮炎、上下肢伤口感染、压疮、褥疮、各种挫损伤后外创面的治疗。

2. 在日化产品中的应用　美洲大蠊醇提取物中富含活性肽类资源性化学成分,对各类表皮或黏膜损伤起到抗感染及免疫调节作用,应用于牙膏可以有效减轻口腔溃疡、黏膜损伤、牙龈炎症出血、牙龈炎症肿痛、牙龈萎缩、智齿炎症等口腔问题。美洲大蠊醇提取物可稳定加入碳酸钙、磷酸氢钙、二氧化硅牙膏配方中,不会同牙膏组分发生化学反应。抑菌实验结果表明,美洲大蠊醇提取物对金黄色葡萄球菌、白色念珠菌、大肠杆菌、变异链球菌均有抑制作用。在复发性阿弗他口腔溃疡的临床试验中,使用美洲大蠊牙膏与空白牙膏相比,溃疡期明显缩短,疼痛指数明显降低,表明美洲大蠊牙膏对加快口腔溃疡愈合,减轻溃疡疼痛有明显效果。在抑制菌斑、减轻牙龈炎的临床试验中,美洲大蠊牙膏与对照组相比,菌斑明显减少,牙龈指数、龈沟出血指数明显下降,说明美洲大蠊牙膏在抑制菌斑、减轻牙龈炎方面有明显效果。美洲大蠊牙膏属于一种生物牙膏,可保护口腔硬、软组织,为保护牙齿、健康牙龈、养护口腔提供一个绿色的选择。

3. 在饲料开发中的应用　美洲大蠊富含蛋白质,其氨基酸种类齐全,且必需氨基酸和脂肪的含量高,脂肪酸中以不饱和脂肪酸为主,含有动物体内必需微量元素。其不仅对免疫力低下的小鼠具有非特异性免疫调节作用,可提高细胞特异性免疫和体液特异性免疫,还能够提高腹泻小白鼠的肠道功能,修复病理变化的肠黏膜及绒毛。研究表明,美洲大蠊粉能够增加鸡小肠绒毛长度,降低肠道内大肠杆菌的数量,改善肉鸡的肠道功能,增强肉鸡的抗病力,提高生产性能。使用美洲大蠊粉替代雄羽肉鸡日粮中的部分鱼粉可提高雄羽肉鸡的生长性能、免疫器官指数及血清蛋白水平。饲料中添加200~300 g/kg美洲大蠊粉,可提高虹鳟幼鱼的生长性能、抗氧化能力和免疫力。研究还发现,美洲大蠊水提物对吉富罗非鱼的增重率、饲料转化率、特定生长率、肥满度及存活率无明显影响,但能够改善其代谢功能和抗氧化能力。近年来,美洲大蠊已成为人工养殖银带鱼、红龙、甲鱼等名贵水产品的一种理想的天然饵料,美洲大蠊替代部分鱼粉具有一定可行性,对养殖动物产生了积极效应。

美洲大蠊的营养价值高、矿物元素含量丰富,含有18种氨基酸,必需氨基酸/总氨基酸(essential amino acid/total amino acid, EAA/TAA)比值达到了FAO/WHO的理想模式。美洲大蠊可作为畜、禽、水生动物饲料的蛋白替代原料,实现废物循环利用,还可处理餐厨垃圾,节能减排且环保。美洲大蠊作为新型饲料蛋白资源具有广阔的应用前景。

实例3:珍珠类药用动物资源化学研究与资源化利用

珍珠(Margarita)为贝科动物马氏珍珠贝 *Pteria martensii*(Dunker)、蚌科动物三角帆蚌 *Hyriopsis cumingii*(Lea)或褶纹冠蚌 *Cristaria plicata*(Leach)等双壳类动物的外套膜受刺激后,分泌物质将刺激物层层包裹而形成的圆珠形物体。其味甘、咸,性寒,归心、肝经,具有安神定惊、明目消翳、解毒生肌、润肤祛斑的功效。珍珠自古以来就有海水、淡水2类,品质以产于广西壮族自治区合浦县的海水珍珠为优。在《本草纲目》中收载于介部,"今南珠色红,西洋珠色白,北海珠色微青,各随方色也"。《药性论》记载:

"治眼中翳障白膜，亦能坠痰。"《开宝本草》记载："主手足皮肤逆胪，镇心，绵裹塞耳主聋，敷面令人润泽好颜色，粉点目中主肤翳障膜。"

【资源类群概述】

珍珠贝科 Pteriidae 动物在我国有 17 种，分布于热带和亚热带海洋中，利用足丝栖息于浅海岩石或珊瑚礁上。主要有珠母贝 *Pinctada margarifera* Linnaeus，其栖息于潮间带低潮线附近，分布于广东省、海南省、广西壮族自治区及西沙群岛等沿海地区；马氏珍珠贝 *Pinctada martensii*（Dunker）分布于广东省、广西壮族自治区的沿海地区，尤以北部湾较为常见，广西壮族自治区合浦县产量最高；大珠母贝 *Pinctada maxima*（Jameson）分布于海南省及西沙群岛，为热带亚热带种；长耳珠母贝 *Pinctada chemnitzi*（Philippi），其生境与分布同马氏珠母贝。

我国常见的蚌科 Unionidae 动物有 10 余种，主要有三角帆蚌 *Hyriopsis cumingii*，其生活于淡水泥底稍带沙质的河湖中，分布于河北省、江苏省、安徽省、浙江省等地；褶纹冠蚌 *Cristaria plicata* 和背角无齿蚌 *Anodonta woodiana* 生活于江河、湖泊的泥底，分布于全国各地。

马氏珍珠贝又名合浦珠母贝，栖息于风浪较为平静的海湾中，泥沙、岩礁或石砺较多的海底，是生产著名"南珠"的母贝，分类上属于软体动物门 Mollusca 瓣鳃纲 Lamellibranchia 珍珠贝科 Pteriidae。马氏珍珠贝在我国主要分布于广西壮族自治区、广东省、海南省等地的沿海地区，在广西壮族自治区主要分布于北海市合浦县附近的海区及防城珍珠港，尤以北部湾较为常见，广西壮族自治区合浦县产量最高。以营盘镇的白龙至西村长约 30 km 的海区中盛产的珠母贝最为著名。北海市营盘镇的海区风浪较小，海水咸淡适中，水质上好，水温适宜，特别适合其繁衍。

大珠母贝又名白蝶贝，属于热带、亚热带贝类，主要分布于印度洋和南太平洋沿海。多栖息于水深 20 m 左右的海区，在 60 m 深处也能采到，在我国主要分布于海南省及西沙群岛，是育珍珠的最大贝类，能产大型优质珍珠，贝壳可雕刻精美的工艺品，贝壳的珍珠层可作药用。大珠母贝的外形圆而略方或近长方形，贝壳坚硬，左壳比右壳稍大而凹，壳面平滑呈黄褐色，壳内为银白色的珍珠层，边缘呈金黄色。大珠母贝生长到一定大小时，生长就较为缓慢，几乎只是大量地分泌珍珠质，增加其贝壳厚度。成贝一般为 25 cm 左右，大的可达 32 cm 或以上，体重可达 4~5 kg。

三角帆蚌又名三角蚌、水壳、劈蚌、江贝、冀蚌、铁蚌，主要分布于我国河北省、山东省、安徽省、江苏省、浙江省、江西省、湖北省、湖南省等地，喜生活在水清、流急、底质为泥沙的湖泊和河流中。三角帆蚌全身被两瓣不等边三角形的硬壳包盖。贝壳大而扁平，壳较厚而坚硬。后背缘向上突起，呈三角帆状的翼，约占蚌壳总面积的 1/4。壳面呈黄褐色，顶部生长轮线粗糙，壳内面的珍珠层光泽晶莹。三角帆蚌为我国特有的主要淡水育珠蚌之一，生成的珍珠质量较好，用它培育珍珠已有 1 000 年的历史。三角帆蚌为杂食性，主要滤食单细胞藻类，也滤食轮虫、枝角类、桡足类的幼体，以及小型原生动物和有机碎屑。

褶纹冠蚌又名河蚌、水壳、尖顶蚌、大江贝、棉鞋蚌、水蚌。在我国黑龙江省、吉林省、河北省、山东省、安徽省、江苏省、浙江省、江西省、湖北省、湖南省等地均有分布。喜栖息在沙泥质、松软底的水域中，湖泊、河沟、水库均有分布。贝壳大型，壳比三角帆蚌薄，坚固膨大，外形略呈不等边三角形，后背缘向上伸展成如鸡冠状的大型冠；从壳顶向后有十余条粗大纵肋。壳面呈黄绿色或褐黄色，布有同心圆生长线。壳内面的珍珠层颜色一般为白色、肉色和淡黄色。其珍珠质量略次于三角帆蚌所产的珍珠。

珍珠入药始载于《雷公炮炙论》，具有安神定惊、明目消翳、解毒生肌、润肤祛斑的功效。临床应用十分广泛，常以珍珠粉或珍珠散应用，或与地黄、黄连、牛黄等中药配伍，具有清热泻火、解毒生肌等功效。常用方剂有六神丸，以清热解毒、消炎止痛、退肿散结之功效而著名；珍菊降压片，为中西药复方降压制剂，用于治疗轻中度高血压；珍珠明目液，具有去翳明目、消肿止痛等功效。

　　珍珠层是珍珠中重要的结构单元,具有完美有序的有机层与无机层状多级微结构。珍珠层由珍珠质层与棱柱层交互叠置而成,且棱柱层垂直于珍珠质层。珍珠质层并非单纯的有机质,而是由有机质胶结的文石微晶组成的片状晶层与有机质层交替平行叠置而构成,文石微晶大多为六边形、不规则多边形和近圆形。棱柱层由文石柱状晶体及有机质构成。有机质的参与使珍珠层形成了独特而优良的多层次精细微结构。此外,珍珠的光泽度与其表面结构关系密切,珍珠表面层状结构越均匀和致密,表面缺陷越少,则珍珠光泽就越好。光泽较好的珍珠其文石晶体较小,而光泽较差的珍珠则文石晶体较大。

【资源性化学成分】

　　珍珠类动物的贝壳及珍珠中的主要成分为碳酸钙,此外还含有氨基酸、无机元素等成分;而软体中则含有丰富的多糖类、蛋白质及肽类、核苷类、脂肪酸类等成分。目前作为资源性化学物质得到研究及应用较多的主要为多肽类、氨基酸类、碳酸钙、多糖类、核苷类、不饱和脂肪酸类等成分。

　　1. 蛋白质、肽类及氨基酸类　珍珠提取液的主要成分为蛋白质、肽类,珍珠提取液具有镇静、美白、抗氧化等作用。研究发现,珍珠提取液及其不同分子量部位均具有较好的镇静、抗氧化作用,能显著减少小鼠自发活动次数,可显著增强阴虚模型小鼠的抗疲劳、耐缺氧能力,缓解阴虚动物脏器功能衰竭,提高小鼠血清 SOD 含量;珍珠母总蛋白经分离制备所获的分子量小于 1 kDa 的寡肽部位能明显减少失眠小鼠的自发活动次数,提高小鼠促肾上腺皮质激素水平,表明珍珠母中寡肽类成分为镇静安眠的中药功效物质;以中性蛋白酶酶解珍珠粉制备的珍珠提取物可显著抑制黑色素瘤细胞的增生和黑色素的产生,抑制细胞内酪氨酸酶活性;珍珠提取物具有促进成纤维母细胞中 I 型前胶原蛋白合成的作用。

　　一般淡水珍珠含有约 10 种以上氨基酸类成分,包含人体必需氨基酸,如丝氨酸、缬氨酸、蛋氨酸、异亮氨酸、亮氨酸、酪氨酸、苯丙氨酸等。海水珍珠中的氨基酸种类与含量高于淡水珍珠,如合浦珍珠中含有 16 种氨基酸,其中丙氨酸和甘氨酸含量较高,天冬氨酸、亮氨酸和精氨酸次之。珍珠中还含有牛磺酸等非蛋白氨基酸。牛磺酸作为一种非蛋白氨基酸,具有特殊的生理功能,如消炎、镇痛等,对大脑发育、神经传导亦有良好的作用。此外,珍珠母中含有 17 种常见氨基酸,含有牛磺酸、鸟氨酸、丝氨酸磷酸酯 3 种非蛋白氨基酸。

　　珍珠类动物中含有丰富的蛋白质类物质,经过水解后,可获得分子量一般在 3 kDa 以下的多肽类物质,具有抗氧化、降血压等功能。除了含有蛋白氨基酸外,软体中还含有丰富的特殊氨基酸,即牛磺酸,其具有缓解疲劳、促进脑部发育等重要的生理功能。

　　2. 无机元素类　珍珠含有丰富的无机元素类成分,主要含有 Ca、Na、Al、Cu、Fe、Mg、Mn、Ba、Zn、Si、Ti、Li、Sr 等,以碳酸钙、碳酸镁、氧化硅、磷酸钙、氧化铝等形式存在于珍珠中。海水珍珠比淡水珍珠富含更多 Mg、Na、K、Sr、Fe 和 Zn,而淡水珍珠中富含 Mn 和 Ba。

　　3. 卟啉及金属卟啉类　珍珠中含有卟啉及金属卟啉类成分,金属卟啉为金属离子与卟啉结合而生成的络合物。卟啉及金属卟啉类物质具有良好的抗氧化、抗衰老及抗肿瘤作用。

　　4. 碳酸钙　珍珠及珍珠母是典型的天然生物矿化材料,一般含有 90%~95% 的文石型碳酸钙晶体和 5%~10% 的有机基质。珍珠母含有的丰富碳酸钙可经过活化或改性后,用于补钙制剂及生物材料的开发。

　　5. 多糖类　珍珠类动物中的多糖类成分主要分布于软体中,具有调节免疫、降血糖、保肝、抗肿瘤等生理活性。有研究报道,从三角帆蚌软体组织水提物中获得的三角帆蚌多糖主要由葡萄糖组成,以 $1 \rightarrow 4$ 糖苷键为主,存在 $1 \rightarrow 4,6$ 和 $1 \rightarrow 3,4$ 分支,具有显著的免疫抗肿瘤活性及保肝作用。此外,还从海洋双壳贝类四角蛤蜊软体中分离获得了多糖类物质,其化学结构为以 $[(\alpha-1,4)6-\alpha1,2-(\alpha1,4)6]_n$ 链接的葡聚糖,具有调节免疫与降血糖作用。

　　6. 核苷类　珠蚌软体中富含核苷类成分,从珠蚌软体中可检测到尿嘧啶、次黄嘌呤、黄嘌呤、尿苷及胸腺嘧啶等核苷及碱基类成分。此外,还从海洋双壳贝类四角蛤蜊软体中检测到腺嘌呤、胞苷、次黄嘌呤、黄嘌呤、尿苷、胸腺嘧啶、脱氧尿苷、鸟苷、脱氧鸟苷、肌苷、脱氧肌苷、胸苷等核苷及碱基类成分。

7. 脂肪酸类 珠蚌软体中含有丰富的脂肪酸类成分,从珠蚌软体中分离鉴定出 14 种脂肪酸,其中饱和脂肪酸 8 种,主要为十六烷酸(软脂酸)、十七烷酸、十八烷酸(硬脂酸)等,占脂肪酸总量的 29.24%;不饱和脂肪酸 6 种,主要有 9 -十六碳烯酸、顺 -9 -十八烯酸(油酸)、顺 -9,12 -十八碳二烯酸(亚油酸)、全顺式 -5,8,11,14 -二十碳四烯酸(花生四烯酸)等,占脂肪酸总量的 42.59%,明显高于饱和脂肪酸。其中,不饱和脂肪酸对于调节血脂有重要作用。

【资源性化学成分动态评价】

1. 不同产地及不同等级珍珠的资源化学评价

(1)氨基酸类:对不同产地及不同等级的淡水养殖褶纹冠蚌、三角帆蚌的珍珠及珍珠层中的氨基酸进行比较分析,结果显示,珍珠的来源不同,其氨基酸组成的种类及含量不同,浙江省产珍珠中氨基酸的含量高于江苏省产珍珠,三角帆蚌中的氨基酸含量高于褶纹冠蚌。

(2)微量元素:对不同产地及不同等级的淡水养殖褶纹冠蚌、三角帆蚌的珍珠及珍珠层中的微量元素进行了比较分析,结果表明,不同产地珍珠中微量元素的含量差异不显著,三角帆蚌中 Ba、Cu、Ni 和 Zn 元素的含量高于褶纹冠蚌。

2. 不同育龄珍珠的资源化学评价 对不同育龄的珍珠中所含各元素含量进行比较研究,结果显示,不同育龄的三角帆蚌珍珠中各元素的含量不同,9 龄三角帆蚌珍珠中 Ba、Ca、Fe、Li、Mg、Mn 和 Sr 元素的含量均高于 3 龄三角帆蚌珍珠。

3. 不同来源珍珠贝壳的资源化学评价 对不同来源珍珠贝壳(马氏珍珠贝、三角帆蚌、褶纹冠蚌)中的无机元素进行比较分析,结果显示,海水珍珠贝壳与淡水珍珠贝壳中的碳酸钙含量差异不明显,无机元素的组成存在一定差异。

4. 不同采收期贝类软体的资源化学评价

(1)多糖类:贝类在生长过程中,体内的初生、次生代谢产物会随着季节变化而变化。多糖类成分采收期研究发现,此类生物在夏季时其体内多糖含量较高,这与贝类生物在夏季活动频繁、摄食增加、糖原储存增加有关。根据采收期样品中总糖类成分含量测定的结果,可以看出花蛤、文蛤及青蛤 3 种贝类软体在 8 月份其总糖含量最高,分别为 3.41%、5.30% 和 2.98%。

(2)核苷类:贝类软体中核苷类成分的积累规律研究结果显示,多数核苷及碱基类成分的含量均随着季节变化,且同样在夏季,核苷类成分的含量较其他季节高。贝类软体中含量较高的成分为次黄嘌呤、黄嘌呤、鸟苷、肌苷和胸苷。

(3)不饱和脂肪酸类:DHA 与 EPA 是重要的 2 种不饱和脂肪酸。DHA 与 EPA 成分的积累规律研究结果显示,杂色蛤、文蛤、青蛤和四角蛤蜊 4 种贝类软体在 6、7 月份其 DHA 与 EPA 的含量最高,说明贝类软体中主要的生物活性成分在夏季含量较高,夏季为贝类生物主要营养元素的积累期。

【资源价值与开发利用】

1. 药材深加工与产品开发

(1)珍珠的资源化利用:珍珠明目液具有去翳明目、消肿止痛等功效,临床可用于解毒、敛疮、生肌,治疗口腔溃疡,还可用于补钙,辅助治疗骨质疏松症等。含珍珠的常用方剂有六神丸,以清热解毒、消炎止痛、退肿散结之功效而著名;珍菊降压片,为中西药复方降压制剂,用于治疗轻中度高血压。珍珠母味咸、性寒,质重沉降,有平肝潜阳、清心定惊之功效,治疗肝阳上亢之头痛眩晕时,常与钩藤、菊花同用;治疗证属阴虚阳亢者,加配生地、白芍,以育阴潜阳;治疗心火亢盛之心神不安、烦躁失眠时,则可配黄连、磁石、朱砂等,以清心、镇静、安神。

通过制备纳米级珍珠粉口服液,提高生物利用度,利于人体吸收,将珍珠粉碎成 100～300 目的细粉,以蒸馏水配成珍珠粉混悬液,在其中加入珍珠粉质量2~4倍的乳酸或柠檬酸,室温酸解;酸解后,向珍珠粉悬浮液中加入稳定剂(如羧甲基纤维素钠、明胶、卡拉胶等),即制得纳米珍珠粉口服液。

(2)蚌肉的资源化利用:《本草纲目》记载有"蚌肉止渴除热,解酒毒,去眼赤,明目除湿"。珠蚌类动物的软体部分含有丰富的营养物质,蛋白质、多糖含量较高,必需氨基酸占总蛋白质氨基酸的含量高,富含Ca、P、Fe、Mn及多种维生素,脂肪含量低,以软体为原料开发的产品具有调节免疫、降血糖、抗肿瘤、保肝等功效。目前,以三角帆蚌软体部分为原料,按照中医理论记载的临床功效和使用方法,已经开发了含珠蚌均质多糖的用于调节免疫、抗疲劳的功能性保健产品。

此外,将珍珠水解液、蚌肉水解液与枸杞子、茯苓、甘草配伍,以制备口服液,具有较好的美容效果。首先,通过酸解及酶解技术将珍珠粉水解成珍珠原液,而后与蚌肉水解液、枸杞子、茯苓、甘草提取液混合浓缩,加入矫味剂,即得珍珠口服液。将珍珠水解液与灵芝提取物配伍,可开发形成南珠保湿乳液、南珠美白霜及南珠防晒霜。

(3)珠蚌多糖的制备:珠蚌软体洗净泥沙,沥干,绞碎。加入3倍量的水煎煮提取30 min,滤过,滤渣重复提取2次。合并滤液,常压浓缩至一定体积。浓缩液经高速管式离心机14 000 r/min离心,上清液加入95%乙醇进行醇沉,使醇浓度达到80%,放置12 h后,60℃减压干燥,即得珠蚌多糖。三角帆蚌动物资源的系统利用与产业化途径见图3-11。

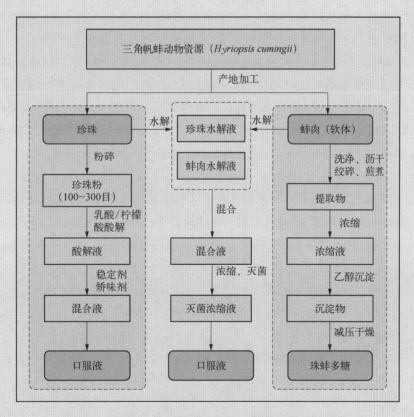

图3-11 三角帆蚌动物资源的系统利用与产业化途径

2. 产业化过程中产生的废弃物的资源化利用及产品开发 珠蚌类及贝类生物在生产加工过程中会形成大量的废弃资源,如壳肉分离的汤汁、废弃贝壳、经加工提取后的肉渣等,应加以充分利用。

(1)软体的资源化利用:取珠后的贝肉、蚌肉等下脚料未被很好地利用,大部分被直接丢弃于周边水域,造成了资源浪费及环境污染。利用生物酶解技术,将废弃贝肉、蚌肉等下脚料资源转化为具有降血糖、降血脂、抗氧化、抗衰老等功效的产品;还可通过酶解技术,制备具有降压活性的酶解物;将加工过程中的废弃液加工处理,可制备饲料添加剂。

1) 利用马氏珍珠贝软体制备富集核苷类成分:以马氏珍珠贝取珠后的废弃软体为原料,加入 3 倍量水回流提取 2 次,每次 45 min,提取液合并滤过,80% 醇沉过夜,70℃减压浓缩至 0.2 mg 固含量/mL。上样 1 倍 BV,上样流速 2 倍 BV/h,不调节 pH,2 倍 BV 水除杂,用 3 倍 BV 的 15% 乙醇以 3 倍 BV/h 洗脱。结果显示,纯化前核苷纯度为 1.83%,经树脂纯化后的核苷纯度为 58%,转移率为 89.5%,核苷类成分具有显著的保肝作用。

2) 利用马氏珍珠贝软体制备富集牛磺酸:以马氏珍珠贝取珠后的废弃软体为原料,加入 3 倍量的水回流提取 2 次,每次 40 min,提取液合并滤过,70℃减压浓缩至 1 g 生药量/mL。将浓缩液用 50% 盐酸调 pH 至 3,静置 2 h,8 000 r/min 离心 10 min。取上清液使用 20%NaOH 调 pH 至 10,静置 2 h,离心,收集上清液。取预处理好的 201×7 阴离子树脂,湿法装柱,提取液不调 pH,上样 0.6 倍 BV,以 3 倍 BV/h 的流速上样,3 倍 BV 水进行除杂,使用 3 倍 BV 的 0.5% 盐酸以 2 倍 BV/h 洗脱。将洗脱液减压浓缩至 0.5 g 生药量/mL,采用常压干燥法干燥,即得牛磺酸精制部位。结果显示,精制前牛磺酸纯度为 6.80%,精制后牛磺酸纯度为 75%,转移率为 95.6%。

3) 利用马氏珍珠贝软体制备降糖肽:将马氏珍珠贝加工废弃软体投入酶解罐中升温灭菌,加 3.5 倍体积水和 1 000 U/g 复合蛋白酶在 45℃酶解 3 h,酶解结束后 100℃灭酶 10 min。沉淀酶解液,取上清液进行浓缩,得到马氏珍珠贝软体酶解浓缩液。继续加水调节相对密度至 1.05,加入固含 40% 的微晶纤维素进行喷雾干燥,得到马氏珍珠贝软体酶解液粉,按比例加入山梨糖醇、硬脂酸镁,制颗粒,压片,得到马氏珍珠贝软体酶解肽片。采用自发性糖尿病 db/db 小鼠评价马氏珍珠贝软体酶解液的降糖功效,结果表明,马氏珍珠贝软体酶解肽能降低 db/db 小鼠的血糖,改善葡萄糖耐量和胰岛素耐量,增加肝组织中胰岛素受体底物 1(insulin receptor substrate 1, IRS－1)、p－PI3K/PI3K、p－Akt/Akt 的水平;降低血清中总胆固醇(total cholesterol, TC)、总甘油三酯(total triglyceride, TG)、低密度脂蛋白胆固醇(low density lipoprotein cholesterin, LDL－C)、丙氨酸转氨酶(alanine aminotransferase, ALT)、天冬氨酸转氨酶(aspartate aminotransferase, AST)的含量,升高高密度脂蛋白胆固醇(high density lipoprotein cholesterol, HDL－C)的含量,提示马氏珍珠贝软体酶解肽能改善 2 型糖尿病小鼠血脂代谢,激活 PI3K－Akt 通路,发挥降糖作用。马氏珍珠贝动物资源的系统利用与产业化途径见图 3－12。

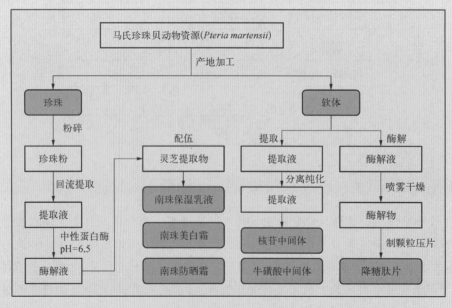

图 3－12 马氏珍珠贝动物资源的系统利用与产业化途径

4）利用贝类软体制备饲料：取贝类软体投入酶解罐中升温至 100℃，灭菌 15~20 min；酶解罐中加入 700 U 木瓜蛋白酶，调 pH 至 7.2~7.5，56~60℃ 酶解 5~7 h 后，加热至 80~85℃ 灭酶 15~20 min。再加入 700 U 风味酶（flavourzyme）内肽酶和端肽酶，调 pH 至 6.4~6.6，在 50~55℃ 继续酶解 4~5 h 后，80~85℃ 灭酶 15~20 min，得酶解液。酶解液喷雾干燥，制成粉状酶解粉，可用于诱食性饲料。

5）利用贝类软体制备抗氧化多肽：取贝类软体肉渣，洗净搅碎匀浆，加入匀浆液重量 0.05%~0.5% 的胰蛋白酶，在 pH 7.5~8.5、温度 37℃ 的条件下酶解 30~90 min，然后在 90~100℃ 水浴灭酶 10 min，离心，上清液减压浓缩，喷雾干燥，即得贝类抗氧化多肽。

6）四角蛤蜊醇沉上清提取物的制备：四角蛤蜊软体洗净泥沙，沥干，绞碎。加入 2 倍量的水煎煮提取 40 min，滤过，滤渣重复提取 2 次。合并滤液，常压浓缩至一定体积。浓缩液经高速管式离心机 14 000 r/min 离心，上清液加入 95% 乙醇醇沉，使醇浓度达到 80%，放置 12 h 后，取上清液浓缩，喷雾干燥，即得四角蛤蜊醇沉上清提取物，具有保肝作用。

（2）贝壳的资源化利用：贝壳中含有丰富的碳酸钙，可作为钙补充剂，亦可用于生物材料进行开发。将贝壳经过煅制技术及反应后，可制备钙补充剂，以贝壳为原料还可制备具有吸附功能的羟基磷灰石粉体。

1）柠檬酸钙咀嚼片的制备：将四角蛤蜊贝壳经 1 000℃ 煅烧 2 h 后，粉碎得活化壳粉，与柠檬酸混合，加入水搅拌 10 min，静置 2 h，沉淀经抽滤烘干后得柠檬酸钙，加入甘露醇、微晶纤维素、矫味剂等辅料，湿法制颗粒，压片后即得柠檬酸钙咀嚼片。

2）复合氨基酸螯合钙的制备：以四角蛤蜊废弃肉渣与外壳为原料，制备复合氨基酸螯合钙，将四角蛤蜊肉渣酶解成复合氨基酸液，贝壳煅制成活化壳粉，将复合氨基酸酶解液与活化贝壳粉二者进行螯合反应，按照复合氨基酸液与活化贝壳粉质量比为 2∶1、pH 为 6.0、螯合温度为 60℃、螯合时间为 1.5 h 的条件反应后，得到氨基酸螯合钙溶液，浓缩，加入 95% 乙醇醇沉，使醇浓度达到 80%，放置 4 h 后，抽滤，沉淀干燥后即得复合氨基酸螯合钙。四角蛤蜊动物资源的系统利用与产业化途径见图 3-13。

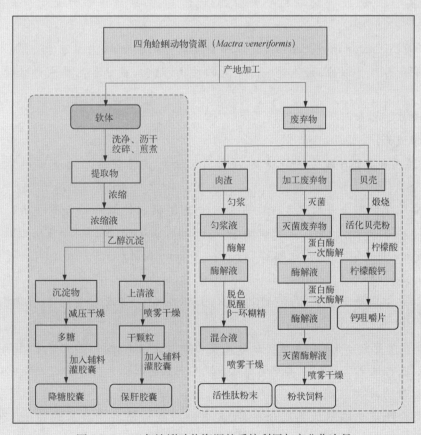

图 3-13　四角蛤蜊动物资源的系统利用与产业化途径

实例4：牛黄类药用动物资源化学研究与资源化利用

牛黄(Bovis Calculus)为牛科动物牛 Bos taurus domesticus Gmelin 的干燥胆结石。其味甘,性凉,归心、肝经,具有清心、豁痰、开窍、凉肝、息风、解毒的功效。除天然牛黄外,依据牛黄的主要化学组成、形成原因等,目前已形成人工牛黄、培植牛黄及体外培育牛黄等代用资源以供应医药市场。

【资源类群概述】

牛黄药用始载于《神农本草经》,被列为上品。李时珍在《本草纲目》曰:"牛之黄,牛之病也。其病在心及肝胆之间,凝结成黄。"除黄牛外,水牛 Bubalus bubalis、牦牛 Bos grunniens 及野牛 Bos gaurus 等的胆结石也可作为牛黄入药。

天然牛黄因来自个别病牛体,靠宰杀黄牛获取牛黄的概率极低,产量稀少,供不应求。为了满足医药工业生产和临床医疗的用药需求,我国采用人工技术和干预手段寻求牛黄的代用品、提高天然牛黄的产量,以缓解资源短缺的局面。

自1972年以来,国家药品监督管理局陆续批准了3种代用品,分别为人工牛黄(人工合成牛黄、合成牛黄)、体外培育牛黄和培植牛黄(人工天然牛黄)。

人工牛黄(Bovis Calculus Artifactus)由牛胆粉、胆酸、猪去氧胆酸、牛磺酸、胆红素、胆固醇、微量元素等加工制成,性味归经与牛黄一致,其功效为清热解毒、化痰定惊。人工牛黄多作配方用,由于其技术简单,可工业化生产,已成为商品主流品种,产品已大量应用于临床。

培植牛黄(Cultural Calculus Bovis)又称人工培植牛黄、体内培植牛黄,是利用活牛体,以外科手术的方法在牛的胆囊内插入致黄因子,使之生成牛黄。其形态取决于牛黄床的构形,并因培育期的长短不一,而形成不同厚度的牛黄层。由于培植牛黄是在与天然牛黄相同的特定生态因素条件下形成的,经实验证明,优质的培植牛黄在成分、质量、药理作用等方面均与天然牛黄无明显差异。

体外培育牛黄(Calculus Bovis Sativus)是以牛科动物牛的新鲜胆汁作为母液,加入去氧胆酸、胆酸、复合胆红素钙等制成。经检测,体外培育牛黄的性状、结构、成分和主要成分含量均与天然牛黄相似。

4种牛黄的形成过程如图3-14所示。

【资源性化学成分】

天然牛黄中主要含有胆汁酸类、胆色素类、蛋白质及肽类、氨基酸类、无机元素类等,还含有醇和脂类成分。

1. 胆汁酸类　牛黄中含有的胆汁酸类成分可分为游离胆汁酸和结合胆汁酸。游离胆汁酸主要为胆酸(cholic acid, 6%~11%)、去氧胆酸(deoxycholic acid, 3.3%~4.3%),以及少量的鹅去氧胆酸(chenodeoxycholic acid)、熊去氧胆酸(ursodeoxycholic acid)和石胆酸(lithocholic acid)等;结合胆汁酸主要为牛磺胆酸(taurocholic acid)、甘氨胆酸(glycocholic acid)、牛磺去氧胆酸(taurodeoxycholic acid)、甘氨去氧胆酸(glycodeoxycholic acid),以及少量的牛磺鹅去氧胆酸、甘氨鹅去氧胆酸等。

2. 胆色素类　牛黄中含有的胆色素类成分主要为胆红素(bilirubin)和胆绿素(biliverdin)。其中,胆红素的含量较高,可达72%~76%(其中的胆红素及其钙盐占胆红素总含量的25%~70%),主要包括游离胆红素、胆红素钙、胆红素酯等。

3. 氨基酸类　牛黄中氨基酸类成分丰富,其中牛磺酸占总游离氨基酸的15.86%,甘氨酸占34.61%,谷氨酸占7.98%,而苏氨酸、缬氨酸、亮氨酸、异亮氨酸、赖氨酸、苯丙氨酸及甲硫氨酸占总

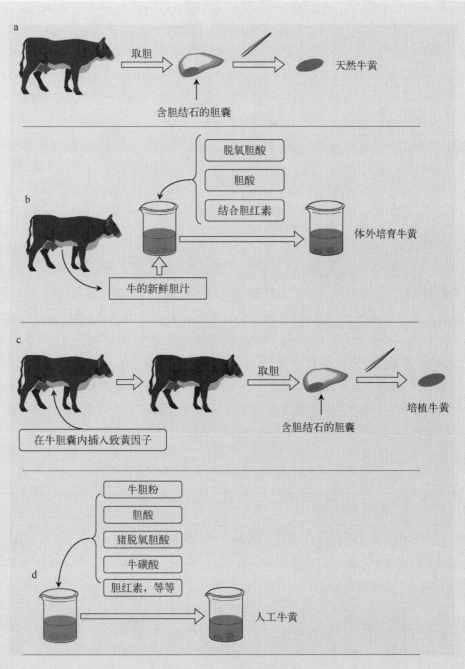

图3-14　4种牛黄的形成过程

a. 天然牛黄；b. 体外培育牛黄；c. 培植牛黄；d. 人工牛黄

彩图3-14

量的20.25%；此外，尚有蛋氨酸、天冬氨酸、精氨酸、组氨酸、酪氨酸、胱氨酸、丙氨酸、脯氨酸及丝氨酸等。

4. 其他类　牛黄中尚含有黏蛋白（mucin）、酸性肽类成分［即平滑肌收缩物质平滑肌细胞（smooth muscle cell，SMC）S_2、F］、胆固醇（cholesterol）、脂肪酸、卵磷脂、维生素D、胡萝卜素等成分。

人工牛黄是参照天然牛黄中所含胆红素、胆酸、2-去氧胆酸（图3-15）、无机盐等有效成分组合而成的，各成分的配比为胆红素0.7%、胆固醇2%、牛羊胆酸12.5%、猪胆酸15%、无机盐5%（其中硫酸镁1.5%、硫酸亚铁0.5%、磷酸三钙3%），其余为淀粉。

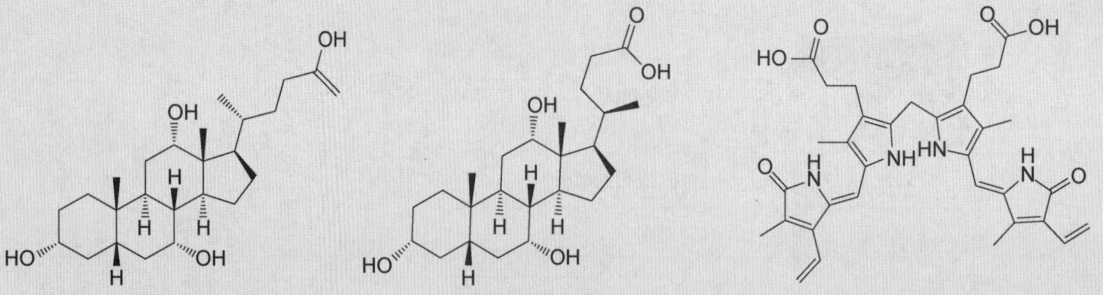

胆酸　　　　　　　　2-去氧胆酸　　　　　　　　胆红素

图 3-15　牛黄中胆汁酸类成分的化学结构

【资源性化学成分动态评价】

1. 牛黄及其代用品中胆汁酸类资源性化学成分的分析评价　对天然牛黄、体外培育牛黄、人工牛黄及培植牛黄中胆汁酸类成分的含量进行比较,结果显示,天然牛黄中可检测到胆酸、去氧胆酸、鹅去氧胆酸、甘氨胆酸、甘氨去氧胆酸、牛磺胆酸、牛磺去氧胆酸 7 种胆汁酸类成分;体外培育牛黄和培植牛黄中除甘氨去氧胆酸外,其余 6 种胆汁酸类成分均检出;人工牛黄中除上述 7 种胆汁酸类成分外,尚检出猪去氧胆酸,且其含量可达 5.9%。4 种牛黄中,体外培育牛黄和培植牛黄中胆汁酸类成分的组成比例较为接近,且二者的胆酸和去氧胆酸含量均显著高于其他 2 种牛黄,甘氨胆酸和牛磺胆酸的含量则显著低于其他 2 种牛黄。4 种牛黄中以体外培育牛黄批次间测定数据的变异系数相对较小,表明其质量较为稳定、均一。胆汁酸类成分在 4 种牛黄中的分布比较见表 3-2。

表 3-2　胆汁酸类成分在 4 种牛黄中的分布比较

品种	天然牛黄/%	体外培育牛黄/%	人工牛黄/%	培植牛黄/%
胆酸	3.20±1.70	11.30±1.90	7.60±2.80	9.20±1.00
去氧胆酸	1.10±0.40	5.50±1.00	2.10±1.00	5.20±0.60
猪去氧胆酸	nd	nd	5.90±2.30	nd
鹅去氧胆酸	0.40±0.10	0.70±0.10	1.40±0.90	0.25±0.10
甘氨胆酸	3.70±2.00	0.80±0.10	2.20±1.00	0.18±0.05
甘氨去氧胆酸	1.10±0.50	nd	0.60±0.20	nd
牛磺胆酸	3.80±1.10	1.20±0.10	4.70±3.20	0.11±0.04
牛磺去氧胆酸	1.10±0.40	0.60±0.10	1.20±0.70	0.04±0.01

注: nd 表示未检出或低于定量限。

2. 牛黄及其代用品中胆红素类资源性化学成分的分析评价　有研究显示,4 种牛黄中胆红素的含量有较大差异。从所含胆红素的类型来看,在天然牛黄、培植牛黄和体外培育牛黄中绝大多数为非游离胆红素;仅在人工牛黄中可以检出游离胆红素,且其总胆红素组成主要以游离胆红素为主。从胆红素含量来看,天然牛黄与培植牛黄及体外培育牛黄中的胆红素含量范围比较一致,且各批样品之间的胆红素含量均有较大的差异,而体外培育牛黄与人工牛黄的胆红素批间差异较小(表 3-3)。

表3-3　胆红素及牛磺酸在4种牛黄中的分布比较

品种	天然牛黄/%	体外培育牛黄/%	人工牛黄/%	培植牛黄/%
游离胆红素	nd	nd	0.04~0.72	nd
总胆红素	17.40~47.60	22.30~29.20	0.08~0.75	21.90~41.70
牛磺酸	0.35~2.74	5.07~6.89	2.96~7.85	1.87~9.13

注：nd 表示未检出或低于定量限。

3. 牛黄及其代用品中氨基酸类资源性化学成分的分析评价　有研究比较了天然牛黄与培植牛黄中氨基酸类成分的组成及含量,结果显示,培植牛黄中总氨基酸的含量接近天然牛黄,且牛磺酸占总氨基酸含量的均值为 57.49%,远高于天然牛黄中牛磺酸的含量。牛磺酸具有形成部分牛磺酸结合型胆汁酸、调节渗透压、增强免疫力和抗心律失常等方面的重要药理作用,因此,培植牛黄作为天然牛黄代用品,从成分含量的角度来看,有巨大潜力。

【资源价值与开发利用】

牛黄可用于热病神昏、中风痰迷、惊痫抽搐、癫痫发狂、咽喉肿痛、口舌生疮、痈肿疔疮等症的治疗。现代药理研究表明,牛黄具有良好的抗惊厥、镇静、解热、降压、抗衰老、抗菌及抗炎作用,常用于治疗颅内感染所致昏迷及肝性脑病、肺性脑病等,尤其在流行性急性脑炎中应用最广。牛黄具有良好的降压作用,对原发性高血压病的疗效确切。由于牛黄还有解痉、镇咳、祛痰、抗炎作用,也可用于急性肺炎、支气管炎、流感、伤风感冒等伴感染性发热及局部炎症疾病的治疗。此外,牛黄尚可用于治疗疮疖等皮肤、黏膜感染等症。

天然牛黄药用资源紧缺且价格昂贵,很难满足临床上的用药需要,因此,1972 年国家药品监督管理局陆续批准了 3 种牛黄的代用品,分别为培植牛黄、人工牛黄及体外培育牛黄。培植牛黄是将异物植入牛的胆囊,刺激胆囊后形成的结石,虽然其药理作用强、疗效确切,但生产工艺复杂,不能批量生产,且受多种因素影响。人工牛黄是由牛胆汁人工提制而成,其主要成分与天然牛黄差异较大,且含量几经变革。体外培育牛黄在性状、成分、含量及临床疗效等方面均与天然牛黄相似。

1. 人工牛黄资源的开发与利用　人工牛黄中含有独特的猪去氧胆酸和少量游离胆红素,但其胆红素与牛磺酸含量远低于天然牛黄,其功效主要是抗炎,而对中枢系统无作用。因此,人工牛黄入药只能部分替代天然牛黄的功效,通常只作为抗炎药使用,而不能作为治疗危急重症的中成药及复方制剂在临床使用。《中国药典》自 2005 年版起收载人工牛黄质量标准,人工牛黄已成为我国重要的中成药原料之一,目前国内有多家人工牛黄原料药生产企业,供全国 400 余家制药厂,且已开发生产多个品种的制剂产品,保障了牛黄上清丸、牛黄解毒丸等中成药的生产应用,同时逐步供销海外。此外,人工牛黄在日用化学品中也有应用,常用于防治皮肤感染等。

2. 体外培育牛黄和培植牛黄资源的开发与利用　体外培育牛黄、培植牛黄与天然牛黄具有同等的药用价值。国家药品监督管理局明确规定,对于国家药品标准处方中含牛黄的临床急重病症用药品种和国家药品监督管理局批准的含牛黄新药,只可以将处方中的牛黄以培植牛黄、体外培育牛黄来进行替代,并等量投料使用,而不得以人工牛黄替代。体外培育牛黄及培植牛黄的上市销售,为传统名贵中药牛黄的综合开发和利用提供了可靠的资源保证和市场空间。体外培育牛黄和培植牛黄是天然牛黄的理想代用品,其性状、成分、临床疗效等方面与天然牛黄几乎相同。体外培育牛黄对人体的消化系统、中枢神经系统、免疫系统、内分泌系统等多个系统的疾病均具有作用,新的研究还发现其可以调控胆汁酸,有助于在临床上精准调控牛黄的用药剂量,以治疗肝胆疾病。体外培育牛黄还具有抗肿瘤、抗衰老的作用,可以为治疗癌症、延长人的寿命领域提供重要的研究内容和参考价值,其临床应用价值巨大。

实例5：骨角类药用动物资源化学研究与资源化利用

鹿茸（Cervi Cornu Pantotrichum）为梅花鹿 *Cervus nippon* Temminck 或马鹿 *Cervus elaphus* Linnaeus 的雄鹿未骨化、密生茸毛的幼角，其味甘、咸，性温，归肝、肾经，具有壮肾阳、益精血、强筋骨、调冲任、托疮毒的功效。

鹿角（Cervi Cornu）为梅花鹿或马鹿的雄鹿已骨化的角，或锯茸后翌年春季脱落的角基，分别习称梅花鹿角、马鹿角、鹿角脱盘，其味咸，性温，归肾、肝经，具有温肾阳、强筋骨、行血消肿的功效。

鹿角经水煎煮、浓缩制成的固体胶为鹿角胶（Cervi Cornus Colia），其味甘、咸，性温，归肾、肝经，具有温补肝肾、益精养血的功效。去胶质的角块称鹿角霜（Cervi Cornu Degelatinatum），其味咸、涩，性温，归肝、肾经，具有温肾助阳、收敛止血的功效。

【资源类群概述】

我国境内分布的鹿科动物分属于10属、17种，主要有梅花鹿、马鹿、白臀鹿 *Cervus macneilli*、白唇鹿 *Cervus albirostris*、水鹿 *Cervus unicolor*、海南坡鹿 *Cervus hainanus*、驯鹿 *Rangifer tarandus*、麋鹿 *Elaphurus davidianus*、狍 *Capreolus capreolus* 等。作为一种珍贵的药用动物，其茸、角、鞭、筋、骨、尾、胎、血均可入药。凡是茸角有药用价值的鹿，统称为茸鹿。我国驯养的茸鹿以梅花鹿和马鹿为主，《中国药典》（2020年版）及《中华人民共和国卫生部药品标准》中收载的几种鹿源系列中药的原动物来源也均为此2种。

梅花鹿在我国分为5个亚种，包括东北亚种（东北梅花鹿 *Cervus nippon hortulorum*），分布于东北；北方亚种（华北梅花鹿 *Cervus nippon namdarinui*），原分布于河北省、山东省等地，现已灭绝；南方亚种（江南梅花鹿 *Cervus nippon kopschi*），分布于江苏省、安徽省南部到广东省北部；山西亚种（山西梅花鹿 *Cervus nippon grassianus*），原分布于山西省，现在几乎灭绝；台湾亚种（台湾梅花鹿 *Cervus nippon taiwanus*），仅见于台湾地区。现在我国各地饲养及动物园圈养的多半是东北亚种，较少有野生。

马鹿在我国主要分为4个亚种，包括东北马鹿 *Cervus elaphus xanthopygus*、甘肃马鹿 *Cervus elaphus kansuensis*、藏南马鹿 *Cervus elaphus wallichi*、天山马鹿 *Cervus elaphus songaricus* 等，主要分布于东北地区、内蒙古自治区、西北地区和西藏自治区等地。现各地饲养的马鹿主要有东北马鹿、甘肃马鹿、天山马鹿等，还有一定数量的野生分布。

【资源性化学成分】

鹿茸的化学成分组成复杂，主要含有蛋白质类、多肽类及氨基酸类，复合脂类、胆固醇及脂肪酸类、激素类等。此外，尚含有核苷类、前列腺素类、多胺类、维生素类、糖类、无机元素等成分。

1. 氨基酸类　鹿茸含有极为丰富的游离及水解氨基酸。主要包括蛋氨酸、天冬氨酸、异亮氨酸、苏氨酸、亮氨酸、丝氨酸、酪氨酸、谷氨酸、苯丙氨酸、脯氨酸、赖氨酸、甘氨酸、组氨酸、丙氨酸、色氨酸、精氨酸、缬氨酸、胱氨酸等蛋白氨基酸，以及牛磺酸、鸟氨酸等非蛋白氨基酸。其中，甘氨酸、谷氨酸和脯氨酸的含量较高，赖氨酸、精氨酸、亮氨酸、苯丙氨酸和天冬氨酸次之，而胱氨酸、蛋氨酸的含量较低。

2. 蛋白质及多肽类　鹿茸中的活性蛋白包括胰岛素样生长因子、成纤维生长因子、促生长释放因子、神经生长因子、神经营养因子、表皮生长因子、转化生长因子、骨形态发生蛋白生长分化因子等，以及抗炎因子、抗肿瘤因子。此外，还从鹿茸中分离得到多种鹿茸多肽，具有促进组织创伤愈合及神经损伤修复和再生、免疫促进、抗炎、抗氧化、抗骨质疏松、促进性功能等活性。

3. 脂质类　鹿茸中分离得到了大量的脂质类成分，包括复合脂类、胆固醇及脂肪酸类等。复合脂类包括甘油磷脂，如磷脂酰胆碱（卵磷脂）、溶血磷脂酰胆碱（溶血卵磷脂）、磷脂酰乙醇胺（脑磷脂）、溶血磷脂酰乙醇胺（溶血脑磷脂）、磷脂酰肌醇、磷脂酰丝氨酸、磷脂酸、磷脂酰甘油、双磷脂酰甘油等；神经鞘磷脂；神经节苷脂，如单唾液神经节苷酯 GM3（monosialoganglioside GM3）、单唾液酸神经节苷脂 GM4（monosialoganglioside GM4）、双唾液酸神经节苷脂 GD3（disialoganglioside GD3）、*N*-乙酰神经节苷脂 GM3［ganglioside GM3（*N*-acetyl）］、*N*-羟基乙酰神经节苷脂 GM3［ganglioside GM3（*N*-glycolyl）］、

N-乙酰神经节苷脂 GD3[ganglioside GD3(N-glycolyl)]。

胆固醇等甾体类化合物有胆固醇、胆固醇肉豆蔻酸酯、胆固醇棕榈酸酯、胆固醇油酸酯、胆固醇软脂酸酯、胆固醇硬脂酸酯、胆甾烯酮、胆甾烷-5-烯-3β-醇-7-酮、胆甾烷-5-烯-3β,7α-二醇、胆甾烷-5-烯-3β,7β-二醇、5α-胆甾-7-烯-3-酮、胆甾-3,5-二烯、5α-雄甾烷-1,3-二酮等。

脂肪酸部分由 N-十四酸(肉豆蔻酸)、N-十六酸(棕榈酸)、十六-顺-9-烯酸(棕榈烯酸)、N-十八酸(硬脂酸)、顺-9-十八烯酸(油酸)、顺-9,12-十八碳二烯酸(亚油酸)、顺-9,顺-12,顺-15-十八碳三烯酸(亚麻酸)、11,14-二十碳二烯酸(花生二烯酸)、全顺式-5,8,11,14-二十碳四烯酸(花生四烯酸)、十八碳酸乙酯、十七碳酸乙酯等组成。研究表明,鹿茸中棕榈酸的含量最高,其中饱和脂肪酸和不饱和脂肪酸的比例接近 1:1。

4. 其他类　鹿茸中尚含有尿嘧啶、次黄嘌呤、肌酐、脲和尿苷等核苷类成分;维生素 A、B$_1$、B$_2$、D、E、K 等维生素类成分;腐胺、精胺、精脒等多胺类成分;前列腺素(prostaglandin, PG)A、E、F,其中主要为 PGF$_{1\alpha}$ 和 PGF$_{2\alpha}$;雌二醇、雌三醇、雌酮、皮质酮、睾酮、孕酮、4-壬基酚、双酚 A 等激素及类雌激素成分;硫酸软骨素类、硫酸角质素类、硫酸皮肤素类、透明质酸类等糖胺聚糖成分。

【资源化学动态评价】

1. 不同品种鹿茸中资源性化学成分的分析与评价　对梅花鹿茸、马鹿茸、花马杂交鹿茸、麋鹿茸及驯鹿茸等 5 种鹿茸中的粗蛋白、粗脂肪、水浸出物、醇浸出物、醚浸出物、无机元素和氨基酸含量进行测定,并结合 PCA 法探讨不同品种鹿茸间的差异及特征成分,结果显示,粗蛋白、Ca、P、Na、Fe、Ba、Sr、谷氨酸及甘氨酸是鹿茸的特征性成分,与鹿茸的品质特征密切相关。根据无机元素含量的 PCA 得分图,可将梅花鹿茸、麋鹿茸与其他 3 种鹿茸区分,而常规成分和氨基酸的 PCA 得分图不能明显表征出 5 种鹿茸的差异。PCA 揭示了不同鹿茸在营养成分上的相似性和差异性,为评价鹿茸的品质特征研究提供了理论依据。

对马鹿茸、梅花鹿茸、麋鹿茸等 3 种不同品种鹿茸中的水分、粗蛋白、粗脂肪、膳食纤维、水溶性和脂溶性维生素、氨基酸,以及无机宏量、微量元素等进行测定,结果显示,麋鹿茸与马鹿茸、梅花鹿茸的化学成分基本一致,且其含量相近,麋鹿茸中膳食纤维和必需无机元素的含量高于其他 2 种鹿茸。另外,对麋鹿、梅花鹿和驼鹿 3 种鹿茸中的雌二醇含量进行测定,结果显示,麋鹿茸中雌二醇的含量显著高于另外 2 种鹿茸。

2. 不同生长期鹿茸中资源性化学成分的分析与评价　梅花鹿茸在其生长周期的不同阶段,其含有的化学成分不同。随着生长周期的延长,鹿茸的产量增加,但蛋白质、总氨基酸、糖胺聚糖、糖醛酸和唾液酸的含量降低,灰分和胶原蛋白的含量增加,鹿茸生长周期的延长会对鹿茸的质量产生影响。

根据鹿茸在不同生长发育阶段的外部形态的不同,鹿茸可分为二杠、三杈、四杈、五杈等。对采自 8 个鹿场的 8 对、共 16 个梅花鹿二杠茸、三杈茸样本进行氨基酸、总磷脂、无机元素的测定,结果显示,所分析的 8 对样品中,三杈茸中氨基酸的总量均高于二杠茸,其中 6 对三杈茸中必需氨基酸的总量高于二杠茸;二杠茸中总磷脂和牛磺酸的含量均略高于三杈茸,但差异不显著;三杈茸中 Ca、Fe、Cu 的含量均高于二杠茸,而 Mg、Zn 含量则均低于二杠茸。

3. 鹿茸不同部位中资源性化学成分的分析与评价　按鹿茸药材的不同部位,从顶部到基部依次可分为蜡片、粉片、纱片、血片、骨片等不同的商品规格。对采自不同鹿场的 10 支东北梅花鹿三杈茸的不同部位进行水解及游离氨基酸、多糖、无机元素的测定,结果显示,10 支鹿茸的不同部位(蜡片、粉片、血片和骨片)中所含的水解及游离氨基酸的种类均相同,但总量差异明显,从基部到顶部递增。多糖的含量也从基部到顶部递增。无机元素的测定结果显示,各鹿茸不同部位中所含的无机元素种类相同,但总矿物质含量从顶部到基部逐渐降低。

对 10 批不同产地、不同商品规格的鹿茸中所含次黄嘌呤的含量进行测定,结果显示,以粉片中含量为最高,白纱片和红纱片次之,这与传统评价"蜡片、粉片质优,纱片、骨片依次渐次"的质量经验结论相符。其中,新疆维吾尔自治区产鹿茸片的一级含量高于二级,其含量与吉林省、辽宁省产的纱片相近。

对鹿茸中腐胺、精胺、精脒含量的测定结果显示,鹿茸顶部所含的 3 种多胺含量均较高,中部次之,基部最少。

此外,还对二杠茸、三权茸、鹿茸片、鹿茸血、鹿角、鹿角盘等梅花鹿茸不同产品中的氨基酸含量进行了比较,结果显示,以鹿茸血中含量最高,鹿茸片次之,三权茸中高于二杠茸,鹿花盘中高于鹿角。

4. 不同加工方法对鹿茸资源性化学成分的影响　热水煮炸为鹿茸的传统加工方式,冷冻干燥是现代的创新工艺,冷冻干燥克服了传统热水煮炸周期长、流程复杂的缺点,但也存在无法杀死细菌和微生物等问题。传统热水煮炸工艺能使鹿茸保持干燥,防止霉变,有利于鹿茸的保存。研究表明,煮炸茸、排血茸所含的蛋白质、氨基酸、脂肪酸等的含量较冻干茸、带血茸均有不同程度的下降。对其粗蛋白、氨基酸含量的检测结果呈现出带血茸高于排血茸,冻干茸高于煮炸茸的现象。排血茸、煮炸茸中 K、Ca、Na、Mg、P、Cu、Zn、Mn、Fe、Ni、Co、Cr、Pb、Cd、As、Hg 等无机元素的总量高于冻干茸、带血茸。

【资源价值与开发利用】

1. 在医药领域中的应用　作为一种珍贵的药用动物,鹿浑身是宝,其茸、角、鞭、筋、骨、尾、胎、血均为我国传统中药,不仅在我国用于临床入药,而且在新西兰、俄罗斯、日本、朝鲜、韩国等国家的民间医学中也被广泛应用。在临床上广泛应用于内科、外科、妇科、儿科等方面。在内科,可用于久病体虚、慢性心脏疾病、再生障碍性贫血、神经功能紊乱、神经官能症、男性性功能障碍及不育等症的治疗;在妇科,可用于治疗更年期、内分泌失调、妇女不孕症等;在儿科,可用于治疗小儿发育不良、筋骨痿软、行迟、语迟、囟门不合等。

(1) 鹿血晶:历代医书中就有关于鹿血功能主治的记载,《千金翼方·食治》《医林纂要》中均有记载,鹿血味甘、咸,性热,归肝、肾经,具有养血益精、行血祛瘀、消肿疗伤、补血养颜、益肾壮阳、止血、镇静止痛的功效。现代研究对鹿血开发利用,将梅花鹿或马鹿的新鲜血液通过炮制加工、冷冻干燥,制备成结晶片制剂,开发成为鹿血晶,可缓解放、化疗导致的血小板减少、调节免疫、改善肾阳虚等,其应用广泛。

(2) 鹿皮胶:以梅花鹿或马鹿的皮为原料,少量明矾为辅料,经过多道工序制作而成,对治疗贫血、肾气不足、气血不畅等效果明显。鹿皮胶含有丰富的胶原蛋白类成分,现代研究表明,其可显著促进血虚小鼠的白细胞、骨髓细胞增殖,可增强免疫低下动物的巨噬细胞吞噬功能,具有补血、调节免疫、抗疲劳、壮阳等功效,可广泛应用于医药、食品健康领域。例如,将鹿皮胶与黄芪、党参、白术、枸杞子、熟地黄等配伍,熬制并加入糖浆或蜂蜜,以制作鹿皮膏;以鹿皮胶为原料,配以党参、黄芪、山楂、枸杞、甘草、陈皮、大枣和生姜等辅料,制备富含多种营养物质的软糖;将鹿皮胶与大枣汁混合,辅以蔗糖、柠檬酸等,可制成功能饮料。

(3) 鹿肉:是一种高蛋白、低脂肪,富含功能性成分,符合现代饮食需求的肉类。目前,已形成鹿肉快消品系列产品,如腌制鹿肉品、速冻鹿肉丸、鹿肉酱、发酵鹿肉香肠、鹿肉干等。将新鲜鹿肉腌制成特定口味,进行真空包装;或将新鲜鹿肉直接切片或冷冻刨卷后,进行真空或制冷包装;开发成鹿肉粒休闲食品,不仅可作为桌上菜肴,更可作为一种即食性零食,适用于大部分人群;通过复配发酵,增加鹿肉营养,丰富其口感与风味,形成鹿肉干产品。

2. 在其他领域中的应用　除了作药用外,鹿源系列的生物资源在其他领域尚有利用价值。可利用鹿茸、鹿鞭、鹿血等制成酒类保健品,利用鹿胎制成鹿胎素化妆品,鹿肉可加工成食品,鹿皮用于制革,鹿角用作雕刻材料制作工艺品等。此外,鹿还具有很强的旅游观赏价值,也可利用鹿资源开展有规则的狩猎活动,通过狩猎复壮种群,使种群健康发展。

实例6：蟾蜍类药用动物资源化学研究与资源化利用

蟾蜍为蟾蜍科动物中华大蟾蜍 *Bufo bufo gangarizans* Cantor 或黑眶蟾蜍 *Bufo melanosticus* Schneider 的全体。蟾蜍入药首见于《名医别录》,"蟾蜍生江湖池泽。五月五日取,阴干"。

蟾酥(Venenum Bufonis)为中华大蟾蜍或黑眶蟾蜍的耳后腺及皮肤腺的干燥分泌物。其味甘、辛、性温,有毒,具有清热解毒、消肿止痛、开窍醒神之功效。蟾皮(Corium Bufonis)为中华大蟾蜍或黑眶蟾蜍除去内脏后的干燥体,其味苦,性凉,有毒,具有清热解毒、利水消肿之功效,主治痈疽、肿毒、瘰疬、湿疹肿瘤、疳积、腹胀、咳嗽等。干蟾为中华大蟾蜍或黑眶蟾蜍的干燥全体,其味辛,性凉,有毒,归心、肝、脾、肺经,具有解毒散结、消积利水、杀虫消疳之功效,主治痈疽恶疮、发背、瘰疬、水肿、破伤风、慢性咳嗽、小儿疳积、疔毒、牙痛、咽喉肿痛等。《本草纲目》记载:"治一切五疳八痢,肿毒,破伤风病,脱肛。"此外,蟾蜍的胆囊、头、舌、肝均可药用。

【资源类群概述】

中华大蟾蜍,头宽大,吻钝圆,吻棱显著,鼻孔近吻端,眼间距大于鼻间距,鼓膜明显,无锄骨齿,上下颌亦无齿。指趾略扁,指侧微有缘膜而无蹼,指长顺序为3、1、4、2;指关节下瘤多成对。后肢胫跗关节前达肩部,左右跟部不相遇,趾侧有缘膜,蹼尚发达,内跖突形长而大,外跖突小而圆,皮肤极粗糙,头顶部平滑,两侧有大而长的耳后腺,其余部分布满大小不等的圆形瘰疣,腹面有小疣。

黑眶蟾蜍,头短宽,上下颌均无齿。头部沿吻棱在眼眶上缘、鼓膜前缘和上下颌缘有十分明显的黑色骨质棱或黑色线,这是区别于其他蟾蜍的主要标志。鼓膜大,椭圆形。皮肤粗糙,除头顶无疣粒外,全身布满大小不等的圆形疣粒。

蟾蜍属动物有260余种,我国有12个种及亚种的蟾蜍属动物,资源丰富,在全国大部分地区有分布,包括中华大蟾蜍、华西大蟾蜍 *Bufo Bufo andrewsi*、岷山大蟾蜍 *Bufo minshanicus*、头盔蟾蜍 *Bufo galeatus*、隐耳蟾蜍 *Bufo melanochloris*、黑眶蟾蜍、花背蟾蜍 *Bufo radde*、西藏蟾蜍 *Bufo tibetanus*、史氏蟾蜍 *Bufo stejnegeri*、缅甸蟾蜍 *Bufo burmanus*。其中,中华大蟾蜍及黑眶蟾蜍为蟾酥的基原动物。

【资源性化学成分】

蟾酥、蟾皮、蟾胆等部位皆可入药。蟾蜍类资源性化学成分主要包括蟾蜍毒素类、蟾毒配基类、蟾毒色胺类等,此外,尚含有甾醇类、儿茶酚胺类及多肽类等。

1. 蟾蜍毒素类　为蟾毒配基的脂肪酸酯、氨基酸酯和硫酸酯等。主要存在于蟾酥鲜品中,在蟾酥的干燥加工过程中,其C—3位的酯键易水解,从而得到相应的蟾毒配基。

2. 蟾毒配基类　蟾蜍属动物分泌物中的蟾毒配基包括脂蟾毒配基(resibufogenin)、蟾毒灵(bufalin)、华蟾毒精(cinobufagin)、蟾毒它里定(bufotalinin)、去乙酰基华蟾毒精(desacety-cinobufagin)、南美蟾毒精(marinobufagin)、华蟾毒它灵(cinobufotalin)、沙蟾毒精(rrenobufagin)、蟾毒它灵(bufotalin)、嚏根草配基(hellebrigenin)、日蟾毒它灵(gamabufotalin)、远华蟾毒精(telocinobufagin)等。化学结构如图3-16所示。

3. 蟾毒色胺类　为具有一定生物活性的吲哚类生物碱,已分离出5-羟色胺、蟾蜍色胺、蟾蜍季胺等10余种吲哚类衍生物。

4. 蟾蜍胆甾烷类　有 C_{28}、C_{27} 及 C_{24} 类胆甾烷,已报道从中华大蟾蜍和 *Bufo vulgaris formosus* 的胆囊中分离得到了蟾蜍胆酸(bufolic acid)A、B、C、D、E 等 C_{28} 胆甾烷类;蟾蜍胆酸(bufonic acid)Ⅰ、Ⅱ,蜥蜴胆酸(varanic acid),螺旋甾烷醇A(bufospirostenin A)等 C_{27} 胆甾烷类;以及胆酸(cholic acid)、别胆酸(allocholic acid)等 C_{24} 胆甾烷类成分。

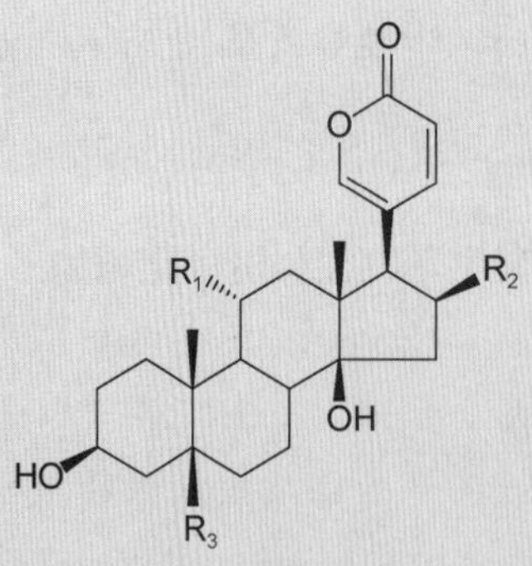

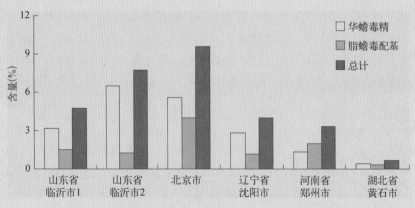

$R_1=H;R_2=H;R_3=H$　蟾毒灵
$R_1=H;R_2=OAc;R_3=H$　蟾毒它灵
$R_1=OH;R_2=H;R_3=H$　日蟾毒它灵
$R_1=H;R_2=H;R_3=OH$　远华蟾毒精

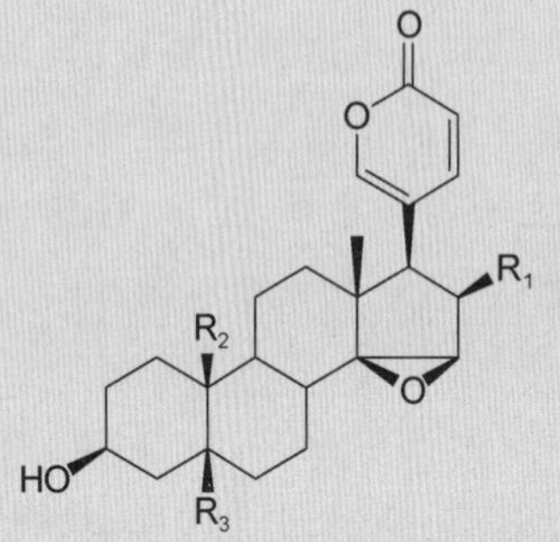

$R_1=H;R_2=CH_3;R_3=H$　脂蟾毒配基
$R_1=OAc;R_2=CH_3;R_3=H$　华蟾毒精
$R_1=H;R_2=CHO;R_3=OH$　蟾蜍它里宁
$R_1=OAc;R_2=CH_3;R_3=OH$　华蟾毒它灵

图3-16　蟾蜍属动物分泌物中蟾毒配基类成分的化学结构

【资源化学动态评价】

1. 不同品种蟾酥中资源性化学成分的分析与评价　不同品种蟾酥中蟾蜍二烯内酯类和生物碱类成分的种类差别较大。中华大蟾蜍中含有多种蟾毒配基,含量较高的有脂蟾毒配基、华蟾毒精、蟾毒灵、日蟾毒它灵、沙蟾毒精、嚏根草配基、蟾毒它灵、远华蟾毒精、华蟾毒它灵等成分。

岷山大蟾蜍中不含嚏根草配基、远华蟾毒精和华蟾毒它灵,但华蟾毒精的含量较高。

华西大蟾蜍中所含蟾毒配基的结构类型较少,其中沙蟾毒精的含量较高,未见有脂蟾毒配基和华蟾毒精。

黑眶蟾蜍中所含蟾蜍二烯内酯的结构类型较少,19-羟基蟾毒灵为其特有成分,占配基总峰的30%～50%,不含华蟾毒精。

花背蟾蜍中所含化学成分的结构类型较少,所含配基的极性较大,南美蟾毒精的含量较高,不含脂蟾毒配基和华蟾毒精。

2. 不同产地蟾酥中资源性化学成分的分析与评价　对不同产地蟾酥中的脂蟾毒配基和华蟾毒精进行分析评价,结果显示,不同产地蟾酥中脂蟾毒配基和华蟾毒精的含量有较大差异,其总量以北京市产蟾酥的含量较高(图3-17)。

图3-17　不同产地蟾酥中脂蟾毒配基和华蟾毒精的含量比较

3. 蟾蜍不同组织中甾烯类资源性化学成分的分析与评价 对成年蟾蜍不同组织中甾烯类成分的分布进行评价，结果显示，蟾蜍各组织中甾烯类成分的含量由高到低的顺序为耳后腺≫背部皮肤>腹部皮肤≫肝脏>肺>胆囊>输卵管>肠>脂肪体>胰腺>脾脏>心脏。除去耳后腺与皮肤，肝脏富含了大量的甾烯类成分，提示甾烯类成分的生物合成与肝脏存在重要关系。采用解吸电喷雾电离质谱成像技术，对耳后腺仍未开始发育的小蟾蜍中所含的华蟾酥毒基、去乙酰华蟾毒精、沙蟾毒精、酯蟾毒配基、蟾毒灵的分布进行研究，结果显示，此类成分主要聚集在肝脏、胆囊位置，而肝脏可能是合成蟾毒配基的主要器官。

4. 不同体质量、性别对蟾酥质量的影响分析与评价 对不同体质量、不同性别的中华大蟾蜍所产蟾酥的质量进行评价，结果显示，随着中华大蟾蜍体质量的升高，蟾酥中蟾毒灵、华蟾酥毒基和脂蟾毒配基的含量逐步下降；在性别因素上，雄性中华大蟾蜍所产蟾酥中蟾毒灵、华蟾酥毒基和脂蟾毒配基的总量普遍高于雌性中华大蟾蜍。体质量和性别因素对蟾酥质量的影响在不同时间、不同地域上均具有上述特点。

【资源利用途径】

蟾酥作药用始载于《药性论》，在《本草衍义》中始有"蟾酥"一词，可用于痈疽疗疮、咽喉肿痛、中暑神昏、痧胀腹痛吐泻等症的治疗。蟾酥具有显著的抗炎镇痛作用，是众多咽喉用药的主要组成药物之一，在传统医药及现代应用中广泛用于咽喉疾病的治疗，如六神丸、六应丸、喉症丸、六灵解毒丸等。现代研究显示，蟾酥具有显著的强心作用，是麝香保心丸、救心丸等具有益气、活血、强心作用药物的重要组成药味。

蟾酥外用止痛作用明显，古代多用于治疗牙痛及外科术前麻醉，《外科大成》记载琼酥膏用于痈疽、疮疡施刀前则不痛。目前，已上市的蟾酥外用制剂有蟾酥镇痛凝胶膏、蟾酥锭、蟾酥镇痛膏等，该类制剂具有活血散结、消肿止痛的作用，同时也可用于缓解肿瘤疼痛。

蟾酥也具有抗肿瘤的作用，可诱导肿瘤细胞分化和凋亡，对人源性宫颈癌、胃癌、肝癌，以及白血病细胞增殖具有显著的抑制效果。临床上以蟾酥和蟾皮为原料制备的蟾酥注射液和华蟾素注射液已用于肿瘤疾病的治疗，具有抗肿瘤、增强机体免疫力等作用，可用于治疗原发性肝癌、肺癌、食管癌和胃癌等。蟾酥注射液因其具有清热解毒的功效，也常用于治疗急性、慢性化脓性感染。华蟾素注射液因其可解毒、消肿、止痛，常用于治疗中、晚期肿瘤，慢性乙型肝炎等症。

实例7：洞角类药用动物资源化学研究与资源化利用

角类动物药是哺乳动物躯体上长出的角状物，是可用于预防或治疗人类疾病的中药。临床上使用的角类动物药有洞角、骨角和表皮角3类。牛和羊除少数种类（如赛加羚羊）的雌性个体外，通常两性个体在1岁后都长有1对角。角是额骨的突起衍生出来形成的对称骨枝，外包1层角质套而成。角质套可以脱下，角内部是空心的，所以又叫洞角（图3-18），牛科动物也因此被称作洞角动物。通常角质套是药用部分，属于表皮的衍生物，与蹄、爪、趾甲等一样，主要成分为角蛋白，无神经、血管分布，所以切割时无痛感，不出血。洞角左右成对，不脱落，不分叉，在长到一定形状和大小后，便停止生长。

羚羊角（Saigae Tataricae Cornu）为牛科动物赛加羚羊 Saiga tatarica Linnaeus 的角，羚羊角始载于《神农本草经》，被列为上品，"主明目，益气起阴，去恶血注下，辟虫毒恶鬼不祥，安心气，常不厌寐"。《名医别录》记载："羚羊角能疗伤寒时气寒热，热在肌肤，温风注毒伏在骨间，除邪气惊梦，狂越僻谬及食噎不通。"《本草纲目》记载："平肝舒筋，定风安魂，散血下气，辟恶解毒，治子痫痉疾。"

水牛角（Bubali Cornu）为牛科动物水牛 Bubalus bubalis Linnaeus 的角，别名为牛角尖、沙牛角。水牛角始载于《名医别录》，被列为中品，"疗时气寒热头痛"。《陆川本草》记载："辛咸，寒。凉血解毒，止

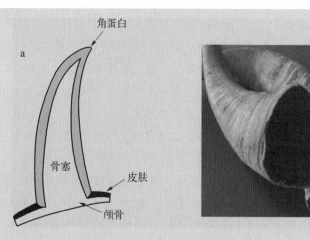

图 3-18　洞角的组成结构
a. 洞角解剖结构图；b. 水牛角角桩部分

衄。治热病昏迷，麻痘斑疹，吐血，衄血，血热，溺赤。"《日华子本草》记载："煎，治热毒风并壮热。"《本草纲目》记载："苦，寒，无毒。水牛者燔之……。治淋、破血。"《大明本草》记载："煎汁，治热毒风及壮热。"《四川中药志》记载："治风热头痛，喉头红肿，小儿惊风及吐血。"《全国中草药汇编》记载："清热镇惊，凉血止血。主治热病惊厥，高热，神昏，谵语，吐血，衄血，斑疹，血小板减少性紫癜，精神分裂症，小儿夏季热。"

山羊角（Naemorhedi Cornu）为牛科动物山羊 Capra hirus Linnaeus 的角。其具有明目、止惊悸的作用，与现代临床上对山羊角的用法一致；《名医别录》首次记载山羊角可以治疗妇科疾病，如产后余痛，现代临床也常用山羊角治疗痛经等妇科疾病。此外，《神农本草经》《新修本草》等本草名著都记载长期服用山羊角可以"轻身"。《晶珠本草》记载"山羊角性凉，能清热，燥焦，治培根、项瘿，止疼痛"，此为藏医对山羊角的入药见解，藏医亦用山羊角治疗发热，这与中医用法一致。

牦牛角（Bovis Grunniens Cornu）为牛科动物牦牛 Bos grunniens Linnaeus 的角，为传统名贵藏药材。《晶珠本草》记载："仲骨祛寒，增热量生胃火，治胃寒，骨髓可愈创伤。"

【资源类群概述】

1. 赛加羚羊资源类群　赛加羚羊是中亚的一种大型迁徙性食草动物，分布在哈萨克斯坦、蒙古国、俄罗斯、土库曼斯坦和乌兹别克斯坦。赛加羚羊通常栖息在开阔的干草原和半干旱沙漠中。赛加羚羊有一个超大而灵活的鼻子，其内部结构就像一个过滤器。夏天，它能过滤掉羚羊群扬起的灰尘；冬天，它能在冰冷的空气进入肺部之前将其加热。春季，大群雌性赛加羚羊聚集在一起，迁徙到繁殖地。夏季，雌性赛加羚羊群分成小群，从秋季开始再次聚集，迁往越冬地。迁徙时间的长短取决于天气和饲料条件。赛加羚羊每年的迁徙距离可达 1 000 km。它们的迁徙路线通常是南北走向，但也有游牧模式。20世纪 90 年代，赛加羚羊种群数量经历了灾难性的下降（约 95%），整个分布区中的数量从 150 多万只减少到了 5 万只。目前，赛加羚羊有 5 个亚群。最大的种群居住在哈萨克斯坦中部，第二大的种群分布在哈萨克斯坦和俄罗斯的乌拉尔地区，其他种群分布在俄罗斯的卡尔梅克，以及哈萨克斯坦南部和乌兹别克斯坦西北部的乌斯秋尔特高原地区。蒙古国的赛加羚羊种群分布在蒙古国西部。目前，所有亚群的总数量约为 20 万只。偷猎仍然是一个主要威胁，另一个威胁是可能因疾病而造成的大量死亡（从 2010年开始每年发生），此外，采掘业的发展和相关基础设施的建设造成了赛加羚羊栖息地的破碎和退化。在历史上，所有的赛加羚羊种群都经历过种群数量下降。由于最近从 20 世纪末开始的多次种群数量下降，赛加羚羊在《世界自然保护联盟濒危物种红色名录》中被列为极度濒危物种，并被列入《濒危野生动植物种国际贸易公约》附录Ⅱ和《保护野生动物迁徙物种公约》附件Ⅱ。

2. 水牛资源类群　水牛 Bubalus bubalis 为哺乳纲牛科 Bovidae 水牛属动物,是一种草食性反刍家畜。其外貌特征为:头向前伸,额部突起;眼大稍突出;口方大;鼻孔大,鼻镜宽呈黑色(白水牛为肉色);角基近方形,向左右平伸,呈新月形或弧形;全身被毛为深灰色或浅灰色,随着年龄增长,毛色逐渐由浅灰色变成深灰色或暗灰色。大型水牛的体重平均值大于 600 kg,体高在 135 cm 以上;小型水牛的体重平均值小于 500 kg,体高平均在 126 cm 以下。水牛主供役用,挽力强,行步稳重,特别适宜于水田耕作。中国水牛属于沼泽型水牛,大多数分布于我国东南和西南地区,以在淮河以南的水稻产区最多。

目前,我国共有约 26 个水牛品种,其中地方品种 24 个,引进品种 2 个。中国水牛按其体形外貌、被毛特征、生物学特性与染色体数目,归属于沼泽型水牛。因其数量多、分布广,各地生态条件不尽一致。新中国成立以来,各地先后调查报道了不少地方良种水牛,如沿海地区的上海水牛、江苏省海子水牛;平原湖区的湖南省滨湖水牛、湖北省江汉水牛、江西省鄱阳湖水牛、安徽省东流水牛;高原平坝区的四川省德昌水牛、云南省德宏水牛;丘陵山地的四川省涪陵水牛、浙江省温州水牛、福建省福安水牛、广西壮族自治区西林水牛、河南省信阳水牛等。

3. 山羊资源类群　山羊,《尔雅》谓之“羬羊”,羊角作为药用首载于《神农本草经》,记作“羖羊角”,《本草图经》亦记作“牯羊角”。《神农本草经》中记载“羖羊角,生河西川谷”,其中河西为先秦地名,今指陕西省境,由上述研究发现山羊角在古代的主要产地为陕西省及其周边地区。

山羊角在古代不同时期存在同名异物现象,关于山羊角基原动物的描述在本草名著中多有记载。《证类本草》描述山羊角为一侧有节,间距较大,此应为家养山羊;《日用本草》记载山羊似羚羊,色青,表明此为中华斑羚(别名青羊);《本草纲目》记载山羊角一种为角盘环,一种角较细,据此判断前者为盘羊,后者为山羊。关于其形态方面,《本草纲目》称“山羊大如牛,角堪为鞍桥。其角有挂痕者为羚羊,无者为山羊”。《本草图经》称山羊角可治青盲惊悸,羚羊主治明目魇寐。这表明历代本草认为山羊角与羚羊角在形态上大体相似,且功效也有相似之处。

近现代关于山羊角的基原仍未统一,《甘肃省中药材标准》中记载山羊角为牛科动物山羊的角;《甘肃中草药资源志》记载山羊角为牛科斑羚属动物中华斑羚的角,该羊主要产自甘肃省陇南、临夏等地;《中药大辞典》记载山羊角为牛科斑羚属动物中华斑羚和山羊属动物北山羊的角,其中北山羊和中华斑羚为国家二级重点保护野生动物。

4. 牦牛资源类群　牦牛(Bos grunniens Linnaeus,藏语称 yak)是高寒地区的特有牛种,草食性反刍家畜,主要分布于四川省、青海省、西藏自治区、新疆维吾尔自治区等地。野生牦牛的肩高可达 2 m,驯养的牦牛一般只有 1 m 高,牦牛适应高寒生态条件,耐粗、耐劳,善走陡坡险路、雪山沼泽,能游渡江河激流,有“高原之舟”之称。牦牛因生存所需的特定环境,以及本身具有体侧、胸部、肩部、四肢上部和尾部密生长毛等独有的特征,从而可与其他牛种进行区分。关于牦牛的记述最早见于《山海经》,其中记载旄牛“其状如牛,而四节生毛”,出自“翠山、潘侯之山、敦薨之山”,经地理考证分别为青海省西宁小积石山、新疆维吾尔自治区、甘肃省河西走廊北端马鬃山。由此可见,旄牛与今之牦牛在形态与分布区域方面均相符。据史料记载,以驯养牦牛为特色的古羌人曾活动于甘肃省、青海省、西藏自治区、新疆维吾尔自治区、四川省、川陕鄂边界沿线的大巴山区和荆楚山区、关内陕西省域的华阴地区和古邠州地区。《本草纲目》首次在本草中设“牦牛”条目,记“出甘肃临洮及西南徼外……状如水牛……髀、膝、尾、背、胡下皆有黑毛,长尺许。其尾最长,大如斗”。明代叶盛《水东日记·毛牛饕羊》记载有“毛牛与黄牛合,则生犏牛”,指出犏牛为牦牛与黄牛的杂交种,对颜师古云“牦牛即犏牛也”进行了更正。《晶珠本草》记载的野牦牛是青藏高原的特有种,在 150 多年前,其数量之多,遍及青藏,推测藏族祖先之前可能将不同体态的野牦牛称为野牛。其在考证原著记载的基础上,发现野牛与野牦牛的功效主治相同、同等药用,故将野牛的药用部位并入野牦牛中论述。同时,《新修晶珠本草》指出野牦牛是家养牦牛的祖先,经过长期驯化而成现今的家养牦牛。

【资源性化学成分】

水牛角是皮肤的衍化组织,蛋白质、肽类为其重要的功效物质。由于相似的组织结构特点,角类动物药的物质构成亦相似,其中以KRT等结构蛋白为主的蛋白质类成分占90%以上。

1. 蛋白质类 洞角类动物药属于皮肤衍化组织,其含有的丰富角质类成分中,KRT约占80%以上,以硬KRT为主。对主要洞角类动物药中蛋白质组成的分析结果表明,其中含有结构蛋白,如Ⅰ型KRT、Ⅱ型KRT、KRT相关蛋白(keratin associated protein)、桥粒蛋白(desmoplakin, desmoglein)、连接蛋白(junction plakoglobin)等;细胞质蛋白,如40S核糖体蛋白(40S ribosomal protein)、60S核糖体蛋白(60S ribosomal protein)、延伸因子(elongation factor)等;酶类,如谷氨酰胺γ-谷氨酰转移酶(protein-glutamine γ-glutamyltransferase)、蛋白二硫键异构酶(protein disulfide-isomerase)、肽基脯氨酸顺反异构酶(peptidyl-prolyl cis-trans isomerase)等。

目前,洞角类动物药中KRT类资源性化学成分主要有Ⅰ型KRT、Ⅱ型KRT、KRT相关蛋白等,从羚羊角、水牛角、山羊角、牦牛角中分别鉴定到111、250、168及164个蛋白质类成分,其中共有KRT类成分40个。

2. 肽类 KRT类资源性化学成分经过煎煮或在胃肠道消化液的作用下会释放出肽类成分,这些也是洞角类动物药中重要的物质基础。从水牛角水煎液解热活性部位(分子量小于3 kDa)中鉴定出824个肽段,这些肽段主要来源于KRT14、KRT34和KRT86,从肽段的裂解、释放规律来看,在煎煮提取过程中,KRT的N末端和C末端更易于释放肽段。

蛋白质类资源性化学成分经胃肠道消化液降解后也会释放出肽类成分,如羚羊角与山羊角在仿生提取模式下,经人工胃液与人工肠液处理后,可释放出大量肽段,其中58%的肽段来源于KRT,根据热图分析及序列比对分析,在胃肠道消化液的作用下,KRT中的4个区域易于释放肽段。

在洞角类动物药蛋白质、肽类成分的鉴定过程中,由于犀牛的蛋白质数据库不完善,赛加羚羊、山羊及水牛同属于牛科,因此只能通过搜索牛科动物或劳亚兽总目Laurasiatheria的蛋白质数据库来完成蛋白质与多肽的鉴别,这样会因数据库不完善而导致鉴定数量不足,后续可通过构建不同动物的专属蛋白质数据库来加以完善。

3. 含巯基肽类 洞角类动物药的煎煮液、仿生提取液中,以变性蛋白类、多肽类、寡肽类等物质为主。这些成分多源于KRT的N末端和C末端序列,且由于煎煮或酶解过程中KRT的二硫键结构发生断裂,从而转变成游离巯基,因此,这些成分多含有巯基结构。洞角类动物药提取液中的含巯基肽类物质为重要的特征性物质,可能与洞角类动物药的传统功效密切相关。基于商品化巯基亲和树脂Thiopropyl Sepharose 6B对水牛角中含巯基肽类成分进行富集,富集倍数近30倍。

4. 氨基酸类 对洞角类动物药中氨基酸类资源性化学成分的分析测定结果表明,羚羊角、水牛角、牦牛角、山羊角中含有18种氨基酸(天冬氨酸、苏氨酸、丝氨酸、谷氨酸、甘氨酸、丙氨酸、半胱氨酸、缬氨酸、蛋氨酸、异亮氨酸、亮氨酸、酪氨酸、苯丙氨酸、赖氨酸、组氨酸、精氨酸、脯氨酸、色氨酸),其中含有人体必需氨基酸8种。总氨基酸中以谷氨酸、精氨酸、胱氨酸、亮氨酸的含量较高。此外,羚羊角、水牛角、牦牛角、山羊角中均检测到牛磺酸,牛磺酸是一种非蛋白氨基酸,虽不是机体蛋白质的构成成分,但其具有生理功能,如消炎、镇痛,且对婴儿大脑发育、神经传导及钙的吸收有良好的作用。

5. 核苷与碱基类 对洞角类动物药中核苷与碱基类资源性化学成分的分析测定结果表明,羚羊角、水牛角、牦牛角、山羊角中含有14种核苷与碱基类成分(胸腺嘧啶、胸苷、脱氧尿苷、腺嘌呤、次黄嘌呤、尿苷、腺苷、脱氧肌苷、黄嘌呤、肌苷、鸟嘌呤、脱氧鸟苷、胞苷、鸟苷酸),其中以黄嘌呤、鸟嘌呤的含量较高。

6. 其他类　洞角类动物药尚含有多种无机元素、牛磺酸、胆固醇、氨基己糖等资源性化学成分。

【资源性化学成分动态评价】

1. 不同品种洞角的资源化学评价

(1) 蛋白质类：采用同位素标记相对于绝对定量的蛋白组学技术,对羚羊角、水牛角、牦牛角、山羊角中主要 KRT 类资源性化学成分进行相对含量测定,以归一化后的 KRT 相对含量为指标,结果显示,羚羊角中Ⅰ型细胞骨架 KRT17、Ⅰ型细胞骨架 KRT9、Ⅱ型角质层 KRTHb3、Ⅱ型细胞骨架 KRT5、KRT 相关蛋白 3-2 及 KRT33A 的相对含量较高;水牛角中 KRT5、KRT75、KRT84、Ⅰ型细胞骨架 KRT9、Ⅱ型细胞骨架 KRT5 及 KRT33A 的相对含量较高;牦牛角中 KRT10、KRT2、KRT84、Ⅰ型细胞骨架 KRT17、Ⅱ型细胞骨架 KRT1(片段)及Ⅱ型细胞骨架 KRT5 的相对含量较高;山羊角中 KRT10、KRT36、KRT84、Ⅰ型细胞骨架 KRT17、Ⅱ型角质层 KRT 样蛋白、KRT 相关蛋白 3-2 及 KRT33A 的相对含量较高。

(2) 肽类：采用 LFQ 多肽组学的方法,对主要洞角羚羊角、水牛角、牦牛角、黄牛角、山羊角中的特征性肽类成分进行相对含量测定,不同特征肽可作为区分羚羊角、水牛角、牦牛角、黄牛角、山羊角的特异性标志物。结果如表 3-4 所示,羚羊角特征肽 S1、S2 仅在羚羊角中被检测到;水牛角中可检测到 B1、B2 和 B4 特征肽;牦牛角中可检测到 B1、B3 和 B4 特征肽;黄牛角中可检测到 B1、B2 和 B3 特征肽;G1、G2 特征肽仅在山羊角中可检测到。

表 3-4　洞角类动物药的特征肽检测

特征肽	序列	羚羊角	水牛角	牦牛角	山羊角	黄牛角
Pep-S1	LKQEVNCAYVR	+	-	-	-	-
Pep-S2	GGVTCGGLTYSSTAGR	+	-	-	-	-
Pep-B1	GPSLAGSASSVR	-	+	+	-	+
Pep-B2	AIGCGFGSSGGSSSTIK	+	+	-	-	+
Pep-B3	TCGFSTVGSGFGSR	-	-	+	+	+
Pep-B4	SDLEAEVESLK	+	+	+	-	-
Pep-G1	GPSLAGVSGSASSIR	-	-	-	+	-
Pep-G2	GGVACGGLTYSSTAGR	-	-	-	+	-

注：+表示可检测到,-表示未检测到;Pep 为肽。

(3) 核苷与碱基类：对不同洞角类动物药中核苷与碱基类资源性化学成分进行分析测定,结果显示,羚羊角与山羊角中总核苷类成分的含量较高,而水牛角与牦牛角中总核苷类成分的含量较低。

(4) 巯基类：比较水牛角、牦牛角及山羊角中游离巯基类资源性化学成分的含量差异,结果显示,山羊角中游离巯基的含量水平最高,其次是牦牛角,再次为水牛角。

2. 不同产地洞角的资源化学评价

(1) 氨基酸类：山羊角中氨基酸类资源性化学成分的分析比较结果显示,江苏省宿迁市、南通市、镇江市、盐城市产地的山羊角中总氨基酸含量较高;江苏省南京市、山东省菏泽市、河北省唐山市和武安市的山羊角次之;而四川省、内蒙古自治区、山西省、云南省等地的山羊角中含量较低。青海省不同地区牦牛角中 17 种氨基酸的含量分析结果显示,玉树州牦牛角中氨基酸的总量最高,其次为海北州、海南州、黄南州。

（2）核苷与碱基类：山羊角中核苷类资源性化学成分的分析比较结果显示，不同产地山羊角中核苷类总成分的含量差异较大，其中云南省、江苏省的山羊角样品中核苷总量普遍较高，山东省、山西省、河北省及内蒙古自治区的山羊角样品中核苷总量较低。

（3）巯基类：不同产地山羊角中游离巯基与总巯基含量的测定结果显示，山东省菏泽市山羊角中的游离巯基与总巯基含量最高，云南省昆明市山羊角的游离巯基与总巯基含量较低，西南地区产山羊角样品的游离巯基与总巯基含量普遍低于华东地区及华北地区。

【资源价值与开发利用】

1. 在医药领域中的应用　洞角类动物药的应用历史悠久，自《神农本草经》至今已有逾2 000年的药用历史。《中国药典》(2020年版)中收载羚羊角的成方制剂共23个，主要有羚羊角胶囊、复方羚角降压片、羚羊感冒片、耳聋丸、贝羚胶囊、麝香抗栓胶囊、羚羊清肺颗粒、清肺消炎丸、小儿金丹片、羚羊清肺丸、瓜霜退热灵胶囊、琥珀还睛丸、平肝舒络丸、紫雪散、开光复明丸、庆余辟瘟丹、复明片、小儿肺热平胶囊、妙灵丸、牛黄降压胶囊、牛黄降压丸、牛黄清心丸、牛黄降压片。临床上，羚羊角的方药或中成药可治疗或辅助治疗外感风热、眩晕中风、惊痫抽搐、高热等疾病。由于羚羊角资源严重匮乏，20世纪70年代起，人们比较研究了羚羊角与其他角类在解热、抗惊厥、镇痛、镇静等方面的功效特点，于1987年6月份提出山羊角同羚羊角具有相似功效，可以作为药材替代羚羊角入药用。目前，中医临床方剂中多以山羊角替代羚羊角，已取得了非常好的临床效果，如羚羊清肺丸，主要功效为清肺利咽、清瘟止嗽，可用于治疗肺胃热虚、感受时邪、身热头晕、四肢酸懒、咳嗽痰盛、咽喉肿痛、鼻衄咯血、口干舌燥等症。

水牛角的药用历史悠久，始载于《名医别录》，被列为中品，"疗时气寒热头痛"。现代研究表明，水牛角具有解热、镇静、抗惊厥、强心等作用。《中国药典》(2020年版)收载水牛角、水牛角浓缩粉，以及含有两者的成方制剂共16个，常用方剂有安宫牛黄丸、清开灵颗粒、紫雪散、牛黄降压丸、小儿金丹片等。临床上，水牛角的方药或中成药可治疗或辅助治疗发热、炎症、出血、惊厥、紫癜、银屑病等。此外，自20世纪90年代起，因犀角资源紧缺而开始禁用犀角。为解决药用资源的问题，中医临床方剂中多以水牛角或水牛角浓缩粉替代犀角使用，取得了非常好的临床效果，如来源于《千金备急药方》的犀角地黄汤，主要功效为凉血散瘀、清热解毒，是治疗温病血分证的代表方剂。现在均以水牛角或水牛角浓缩粉替代犀角应用于犀角地黄汤，其治疗过敏性紫癜、难治性皮肤病等症的效果明显。

2. 在生物材料领域中的应用　洞角类动物药含有丰富的KRT类资源性化学成分。洞角类动物药中的KRT具有纤维结构，属于硬蛋白，富含硫元素，同时含有大量的二硫键和氢键，分子间还广泛存在疏水作用力，良好且独特的生物学特性使其在材料开发和应用中备受关注。其在新型缓释材料开发、特异性水中有害物吸附剂、水凝胶和多孔吸附性新材料、新型医药材料，以及食品新材料和新能源材料开发等领域具有广阔的应用前景。

KRT类资源性化学成分具有生物相容性、生物降解性、止血性、无免疫原性、抗菌性、抗氧化性、多功能性和天然丰富性等优点。KRT可以纳米颗粒、纳米凝胶、胶束、纳米棒等形式应用于药物递送，其含有的巯基或二硫键结构是一种优良的聚合物基质，可实现药物的控释与靶向。在伤口愈合方面，KRT因其优异的止血、抗炎、促细胞生长等特性，可广泛应用于临床创面敷料的开发，以促进创面修复。在组织工程方面，KRT生物材料具有良好的生物相容性、细胞相容性、生物可降解性、无毒性和非免疫原性，以水凝胶、薄膜、海绵、3D打印、纳米管等形式在血管移植、骨再生、神经修复等组织工程中广泛应用。有研究报道，使用水牛角作材料修补颅骨缺损，手术后患者无明显发热、头皮下积液等情况，且术后半年水牛角材料无松动、翘起、头皮破溃感染等情况发生。水牛角作为颅骨缺损修复材料，具有生物相容性好、易塑形、价格便宜等特点。

　　基于 KRT 类资源性化学成分开发生物材料,为中药资源的循环利用提供了新途径。屠宰场、家禽养殖等畜牧业的废弃材料或加工后的低值副产品等含有丰富的 KRT 类成分,年产量可达千万吨,这些资源性化学成分并未得到有效的开发利用。通过提取、加工及生物工程技术方法,可实现 KRT 类成分变废为宝,广泛应用于生物工程材料、日化产品、饲料、土壤修复剂等领域。

　　3. 资源性化学成分的制备及效应机制研究　　水牛角及其提取物中含有丰富的蛋白质、肽类成分,而其中含有二硫键、巯基基团的成分为重要功效物质。为大量制备获取富含二硫键、巯基基团的资源性化学成分,可采用商品化的巯基亲和树脂 Thiopropyl Sepharose 6B、以十二烷基硫酸钠-二硫苏糖醇联合提取方法制备含二硫键、巯基肽类(—SH peptide fraction, SHPF)资源性化学成分,且制备获得的 SHPF 以分子量小于 2 kDa 的亲水肽段为主,富集倍数在 20~30 倍。以水牛角 SHPF 为例,结果显示,水牛角 SHPF 对脂多糖造成的家兔与大鼠发热均有显著的解热作用,且剂量为临床常用剂量的 1/10 时即有显著解热作用,而水牛角 SHPF 对 2,4-二硝基苯酚造成的大鼠发热无显著解热作用。水牛角 SHPF 对炎性发热模型的解热作用,与其调节血浆中炎症因子、黏附因子、含硫物质等相关。结果提示水牛角 SHPF 对炎性发热有效,而对非炎性发热效果不显著。水牛角 SHPF 成分发挥抗炎作用的可能途径为:通过调控 NF-κB/NF-κB 抑制蛋白(inhibitor of NF-κB, IκB)通路,减少 IκB 磷酸化及 NF-κB 的易位入核,进而抑制白细胞介素 1β(interleukin-1β, IL-1β)、肿瘤坏死因子 α(tumor necrosis factor-α, TNF-α)、血管细胞黏附分子 1(vascular cell adhesion molecule 1, VCAM-1)、环氧化酶 2(cyclooxygenase-2, COX-2)、PGE_2 等炎症因子水平;SHPF 还可激活 Nrf-2/血红素加氧酶 1(heme oxygenase 1, HO-1)抗氧化应激通路,促进 Nrf-2 入核,进一步提高 HO-1、SOD1 水平;此外,SHPF 可降低高迁移率族蛋白 B1(high mobility group protein 1, HMGB1)表达,减少 HMGB1 胞外释放,从而调控炎症与氧化应激。

第四章
矿物类中药资源化学的
研究思路、方法、技术与应用

　　矿物类中药资源（Chinese materia medica resources of minerals），又称药用矿物资源（medicinal mineral resources），是指在特定地质背景下，由地质作用所形成的、蕴藏在地壳中、具有药用价值的矿物或以矿物构成的岩石、土壤和化石，以及含有由矿物风化蚀变释放关键药用组分的特定"水"（如孔雀石中包裹的含 $CuSO_4$ 的水）。矿物药（mineral Chinese medicine）是指在中医药理论指导下，源于药用矿物资源或以其为主要原料加工获得的人工制品或化学制品，以及由其他植物或动物组织经加工提炼形成的、以无机物为主要组成的药用原料等用于防治疾病的物质。矿物药尚包括可用于医疗目的、自然形成的、含矿物质的水资源（如矿泉、温泉、海水等），以及人类在生产活动中产生的副产物（如铁落、升药底、伏龙肝等）。以药用矿物资源为主要原料的人工制品或化学制品是指对其经过浓缩、精制、煅制、炼制等加工处理而成的药用物质，如食盐、芒硝、咸秋石、红粉等。矿物药有按阳离子、阴离子、矿物成因、药用功效、给药方式等分类的多种方式，如根据矿物药的来源情况，可分为矿物类、岩石类、化石类、水资源类、人工制品或化学制品（含副产物）类。《中国药典》（2020 年版）中矿物药采用阴离子分类的方法。

　　药用矿物资源作为我国传统中医药学中不可缺少的重要组成部分，最早记载可追溯到商周时期的《山海经》，具有几千年的应用历史。这些通过长期实践得到源于自然的药用矿物资源，在中医药理论指导下，通过内服或外用，具有祛腐生肌、消肿解毒、收敛止血、平肝息风、安神补益、化痰止咳、收湿止痒、解毒杀虫、散瘀止痛、续筋接骨等多种功效，在临床可用于治疗和预防多种疾患，为人类的健康做出了重要贡献。

第一节　矿物类中药资源化学的研究思路与内容

　　矿物类中药资源化学研究是一个涉及多学科、多层次、范畴广泛的重要科学问题。学科领域主要包括地质学（矿物学、岩石学、地球化学等）、中医药学（中医药基础理论、方剂学、中药药理学等）、生态学、环境化学、环境地质学、医药地质学、生物无机化学等多学科交叉领域。开展研究的思路与主要内容包括药用矿物资源的现状及资源可持续利用研究、药用矿物资源品种理论研究、药用矿物资源药性与毒性研究、药用矿物资源质量控制技术研究、药用矿物资源临床应用及新产品开发研究、药用矿物资源物质基础与作用机制研究等。

一、矿物类中药资源化学的研究思路

　　药用矿物资源是我国传统中医药继承、发展与创新的重要组成部分。药用矿物资源研究是一个相当复杂的问题，由于产地不同，形成药用矿物资源的地质环境和地质条件虽然在宏观上是一致的，但却有着微妙的差异。微量元素的含量不同、类质同象等，对药用矿物资源的品质有不同程度的影响。探索开展人工合成矿物研究、矿物药新资源（或替代品）研究，对药用矿物资源的可持续利用具有重要的现

实和战略意义。因此,从药用矿物资源研究的视角出发,对传统道地药用矿物资源进行深入研究具有重要的意义。

1. 药用矿物资源研究　主要包括矿物药资源的种类、产地、蕴藏量等,从地质资源角度,研究其区域分布特点、地质成因规律、地质条件控制规律、地表地质条件的基本特征规律、地球化学的基本特征规律,以及药用矿物资源开发、应用、发展、枯竭的规律等。利用现代测试方法,分析其物质成分、矿物组成、微量元素赋存状态与分布特点,进而探究其与药用功能的相关性。针对生态环境、古生物化石保护的相关政策,如何制定合理的药用矿物资源开发、利用政策,以保证药用矿物资源的获得及可持续利用,也是亟待解决的重要问题。

2. 药用矿物资源历史变迁研究　药用矿物资源在我国的应用历史源远流长,由于历史变迁,自然环境、医药学家用药特点、药用矿物资源获得情况等不断发生变化,药用矿物资源的应用和历史经验传承与发展也随之变化。由于古代自然环境、生态平衡状况、社会因素、生活水平等情况和现代诸因素有很多不同,因此,药用矿物资源的应用情况与现在固然有所不同。药用矿物资源的名称、来源随着历史演变也有所变化,即同物异名、同名异物现象。厘清药用矿物资源的演化过程并对其正本清源,可更准确地了解历史用药的情况,能更好地继承前人经验,并在此基础上加以传承与创新。

我国是一个多民族国家,各民族有各自的医药发展演化历史,又有相互吸收、相互补充、共同发展的历史,形成了以中医药为代表的理论体系。在民族中,较为完善又独具特色的有藏药、蒙药、维吾尔药、朝鲜药和西南地区各少数民族药等。例如,藏药和蒙药各具千秋,但由于二者历史同源,故又基本相似。据内蒙古自治区乌苏日乐特研究巴彦淖尔盟的药用矿物资源结果,该盟所使用的矿物药达 76 种,其中属汉蒙共用药有 42 种,属蒙药有 12 种。这种差异在其他各民族的药用习惯中均有存在,且也都有各自的历史渊源和演化过程。系统研究各民族药用矿物资源的变迁演化过程,特别是研究各民族药物体系中独立使用的药用矿物资源及其历史演化过程,将大大丰富矿物药学的内容。深入开展被各民族历史已经验证的有效矿物药,不仅可促进各民族药用矿物资源应用的发展,而且将极大地丰富和发展矿物药学的体系。

3. 药用矿物资源可持续利用研究　药用矿物资源的形成往往经历了漫长的地质历史,很难在短暂的自然条件下形成新的矿物药资源,属于不可再生资源。药用矿物资源在不断消耗,尤其是应用较广泛的,其消耗更多,有的甚至是破坏性开采,不能保证其可持续的有效利用。如《本草纲目》对滑石的记述:"山东蓬莱县桂府村所出者亦佳,故医方有桂府滑石。"而时过近 400 年的今日,桂府滑石已逐渐消失。应生态环境、古生物化石保护等相关条例,对现有的药用矿物资源,根据具体情况提出制定长期的保护、开采、使用规划与管理措施等建议,尤其是对某些药用矿物资源储量少、质量优、功效好、用途广者,更应规范管理,制定可持续性利用的方针和有利于子孙后代的政策,真正做到从全局出发,从长远利益管好、用好药用矿物资源。

二、矿物类中药资源化学的研究内容

(一) 药用矿物资源品种理论研究

药用矿物资源品种理论研究是矿物药理论内涵研究的重要组成部分。主要包括药用矿物资源品种的概念、形成历史、分类,天然矿物基原及矿物药品种学名规范化,古代本草矿物药品种及其可传承与可利用性挖掘,历史变迁及矿物药在中医药与民族医药体系中的历史意义,矿物药品种发展研究等。例如,《中国药典》(2020 年版)对矿物药的煅制品作为单列品种的仅有煅石膏,而枯矾是白矾的煅制品,白矾的功效主要是"外用解毒杀虫,燥湿止痒;内服止血止泻,祛除风痰",枯矾的功效主要是"收湿敛疮,止血化腐",两者功效有较大差异,且在《中国药典》成方制剂和单味药制剂部分中,白矾的炮制品均用枯矾名称,中药饮片生产企业也使用枯矾名称,《中国药典》将枯矾作为单列品种更合适。寒水石来源有二,极易混淆,包括北寒水石(主含硫酸钙)、南寒水石(主含碳酸钙),两者的主要成分截然不同,由于地区用药习惯不同而通常选择来源之一,市场实际流通中也分为北寒水石、南寒水石,通过药效学研究将北寒水石、南寒水石作为单列品种会更有利于矿物药品种管理与临床规范应用。此外,海浮石、鹅管石的品种基原既包括矿物来源,又包括动物来源,存在明显的品种问题,导致市场流通和临床应用混乱,亦需通过矿物药品种理论研究以明确品种基原。《中国药典》收载的矿物药品种总体较少,针对《中国药典》成方制剂与单味药制剂中已涉及的矿物药品种,而其在药材与饮片部分尚未收载者,应加强该类品种的基础研究,选择成熟的品种列入《中国药典》标准,以更好地控制成方制剂的质量。

（二）药用矿物资源价值评价研究

药用矿物资源在我国古代本草的记载及悠久的应用历史,体现了先人们对药用矿物资源药性、毒性不断认识的实践过程。我国传统中医药学家融为一体,药随医走,药学家也是医学家。从治病实践中认识药物,从用药中深化治病的理论,记录药材的性味、归经、毒性,并附以方剂阐明其配伍特点。古代中医药学发展史,更是一份历史长河中反复实践、不断深化、不断完善的宝贵医学遗产。但由于历史的演化、自然环境的变迁,尤其是人为因素引起的变迁,使得用药条件发生了显著的变化,再加之同物异名、同名异物等情况的存在,以及药材的性味、归经、毒性的记述并非完全统一等原因,通过本草考证及现代科学技术方法,对药用矿物资源进行的药性、药效、毒理研究对于确保药用矿物资源临床用药的安全性、有效性具有重要的意义。

矿物药的药性、毒性研究涉及药用矿物在炮制过程中物理、化学性质的转化、成分与结构的变化,以及由此而引起的药性、毒性的变化问题。这些问题在我国古代即有较深的认识,例如,朱砂、雄黄、雌黄等忌用火烧煅,宜采用“研细水飞”而后用的方法。这是因为朱砂若用火煅制,其中 Hg 被游离出来而有剧毒,雄黄、雌黄用火煅烧后冒白烟有蒜臭味,是砷化物被蒸发且有大毒。现代研究可利用先进的测试手段,分析矿物药在炮制过程中的成分变化、结构转化、微量元素含量及其可溶性,以及一些元素的氧化价态、电子离失状态的变化等;结合生物化学、生物物理学方法,揭示药用矿物炮制过程中的药性变化,阐释其炮制机制与科学内涵,从而更加深入地认识矿物药的药性、功效特点。

（三）药用矿物资源品质评价研究

1. 传统药用矿物品种基原与现代矿物学的统一性与规范性研究　我国各民族在用药方式、用药习惯及用药特色上均有一定的差异,同名异物、同物异名的情况也常有出现,且同一种药用矿物资源尚涉及不同地质成因,较为复杂,从而致使矿物药的基原较难明确和统一。古代记载药用矿物品种基原与现代矿物学分类及地质成因的一致性,是矿物药现代研究的前提和基础。例如,禹余粮来源于褐铁矿,有沉积胶态型、淋滤浸染型、蚀变残留型,外观特征有明显差异。自然铜来源于黄铁矿,但黄铁矿有沉积型、火山岩型、热液型等多种成因类型,其分布区域广泛,且结构状态、共生矿物、伴生元素多种多样。运用现代矿物学、地质学的研究方法和手段,厘清药用矿物资源的基原及名称,对相应的药用矿物资源加以系统化和科学化整理,建立现代矿物药基原的完整体系,是矿物药研究现代化的重要内容。

2. 药用矿物资源标准体系的建立　相较于药用植物、药用动物资源,目前药用矿物资源的标准体系更为匮乏。其标准体系的建立和不断完善,对矿物药的质量控制及现代研究具有重要的意义。

（1）药用矿物资源、矿物药含义的标准表述:药用矿物资源的使用已有几千年历史,但迄今尚无较为完善的药用矿物资源、矿物药含义的标准表述,致使矿物药包含的内容不能统一,品种不能明确。如目前普通高等教育“十四五”规划教材《中药鉴定学》(第十一版)对矿物药的定义为:“矿物类中药是指以原矿物(朱砂、炉甘石、自然铜等)、矿物原料的加工品(轻粉、芒硝等),以及动物或动物骨骼的化石(龙骨、龙齿等)入药的一类中药。”该定义的局限性在于未能将部分生物化石(如琥珀)、有机岩(如石炭)、矿泉等包括在内。新中国成立以来出版的相关矿物药专著中,有的学者将百草霜(杂草或庄稼秸秆经燃烧后附于锅底或烟囱内的烟灰)、陈墨(由油烟、明胶和芳香药料制成的半成品墨锭)、青黛(由石灰、菘蓝和马蓝叶制成)、珍珠、石决明、牡蛎等归属于矿物药,《中华本草》将石碱(从蒿、蓼等草灰中提取之碱汁和面粉经加工而成的固体)归属于钠类矿物药,这些归属是否恰当,均需要通过药用矿物资源及矿物药的具体含义来界定。

(2) 统一的药用矿物资源认定标准与质量评价准则的建立:目前,对我国药用矿物资源的认定和评价尚无统一标准。由于药用矿物资源的不同产地、不同地质成因,其结构状态、共生矿物、伴生元素多种多样,建立统一药用矿物资源认定标准与质量评价准则,通过科学筛选以明确药用矿物资源,建立"药用矿物资源库"档案,对保证药用矿物资源临床用药的安全、有效、质量稳定可控具有重要的意义。

(3) 道地药用矿物资源标准样品库管理体系的建立:根据临床实际使用药用矿物资源及其临床功效等情况,通过科学的质量评价准则,建立道地药用矿物资源标准样品库管理体系,规范市场流通的药用矿物资源,解决药用矿物资源基原不清、来源混乱的问题。

(4) 药用矿物资源分布区域特征信息库的建立:协同国家自然资源部、地质调查局,通过药用矿物资源普查,对目前药用矿物资源的储量、质量、分布特点及规律进行综合研究,建立药用矿物资源分布区域特征信息库,制定药用矿物资源的合理开发和可持续性利用方案,为药用矿物资源的长期研究与开发奠定基础。

3. 符合药用矿物资源特点的质量控制标准研究 不同于药用植物、药用动物资源,药用矿物资源主要由无机元素(含重金属及有害元素)组成。目前,药用矿物资源缺乏科学的质量控制标准,使得药用矿物资源的作用和价值得不到充分的发挥和应有的体现。总体来看,当提及矿物药的临床应用时,首先更多想到的是安全性问题,有的医疗机构为了医疗安全,甚至在临床不提供朱砂、雄黄等矿物药中药饮片,这种"因噎废食"的现象关键在于对药用矿物本身缺乏系统、深入的认知。例如,Hg 和 As 元素及其不同价态的毒性矿物为世界公认的毒害物质,世界上许多国家和地区将中药朱砂(HgS)视为水银(Hg);将雄黄(As_2S_2)视为 As 或 As_2O_3 等毒性物质而禁止使用。鉴于此,结合矿物药的给药方式、炮制方法等,开展药用矿物资源的安全性评价研究并建立科学的质量控制标准尤为重要。

(1) 药用矿物资源的安全性质量控制标准研究:不同产地、不同矿物成因的药用矿物资源,其共存元素、共生和伴生矿物等不尽相同,其安全性也有一定差异,因此在安全性评价中,应重视矿物药的产地、共生和伴生矿等对矿物药安全性的影响。在检测重金属、As 等有害元素的总含量之外,还应注意有害元素赋存状态。元素价态及存在形式的不同,对人体的作用亦有差别。如 As,As^{3+} 毒性最大,而 As^{5+} 毒性降低为 As^{3+} 的 1.7%,甲基砷类毒性更弱,砷甜菜碱类和砷胆碱类则无毒。药用矿物资源安全性评价的主要内容包括以下几方面。

1) 主要成分中不包括有害元素的药用矿物资源安全性评价:这类药用矿物资源主成分不包括 Pb、Cd、As、Hg、Cu 等有害元素,本身无毒,如石膏、芒硝、磁石等。其中的有害元素是在形成过程中受环境影响而产生的,其含量一般较低,且所含元素的种类、含量与产地的地质环境等因素有关,可规定其中 Pb、Cd、As、Hg、Cu 的含量上限。此外,也应对部分药用矿物资源,如云母中的 F 元素,进行限量检测。

2) 主要成分中包括有害元素的药用矿物资源安全性评价:这类药用矿物资源主成分包括 Pb、As、Cd、Hg、Cu 等有害元素,如朱砂、雄黄、轻粉、信石等。其中,重金属及 As 的作用具有两重性:一方面表现为有效性;另一方面为毒性,过量对人体造成危害。如 As_2O_3,既可用于治疗白血病,也能引起急性中毒。对此类药用矿物资源中有效的 As 或重金属元素化合物,应控制其合理的含量范围,同时严格控制除该化合物(有效状态的 As、重金属元素)以外的重金属或 As 的含量上限。对于主成分为难溶性汞盐、砷盐等药用矿物资源,如朱砂、雄黄,应加强对可溶性汞盐、砷盐,以及游离的 Hg、As_2O_3 等的检查。

3）含放射性元素的药用矿物资源安全性评价：龙骨、龙齿中的放射性元素 U、Th、Ra 等较为丰富，应加强对龙齿等化石类药用矿物资源中放射性元素的检测。

（2）结合药用矿物资源物理性质、化学组成特征的质量标准研究：在以上安全性质量控制的同时，结合药用矿物资源的物理性质、化学组成特征，利用偏光显微镜技术、X 射线衍射技术、热分析技术、物理常数测定方法及化学分析方法等，研究适宜于药用矿物资源物理性质、化学组成特征的质量控制标准。如根据药用矿物资源临床应用及药效的具体可能机制，研究其硬度、磁性、吸附性、离子交换能力、某些无机元素或元素群的存在形式及相对含量与比例等特征值。

（四）药用矿物资源开发与利用研究

1. 药用矿物资源可能的物质基础与作用机制分析

（1）与药用矿物资源的矿物学特征有关：药用矿物资源的物理性质、矿物的晶体结构等，是影响疗效发挥的重要因素之一。例如，赤石脂的收敛固涩功效与多水高岭石是层状硅酸盐矿物，其层间水与有机分子有很大的交换和吸附能力有关；自然铜的接骨作用与其晶体结构密切相关；禹余粮的涩肠、止血作用与其是 Fe 的氢氧化物，以及形成富含水的凝胶体有关；磁石的镇静安神作用与磁铁矿的磁性能可调整人体磁场有关。云母族矿物的基本结构，是由呈八面体配位的阳离子层夹在 2 个相同 $(Si_2Al)O_4$ 四面体单层间所组成。$(Si_2Al)O_4$ 四面体以顶角相连成六方网层，四面体活性氧朝向一边，附加阴离子（OH）位于六方网层中央，并与活性氧位于同一平面上。2 层六方层活性氧相对，并沿（100）方向位移 $a/3$（约 1.7×10^{-10} m），使 2 层的活性氧和（OH）呈最紧密的堆积，阳离子（Al^{3+}、Mg^{2+}、Fe^{3+}、Fe^{2+}）等充填在所形成的八面体空隙中，构成八面体配位的阳离子层，这种 2 层六方网层中夹 1 层八面体的结构层称为云母结构层。结构层内出现剩余电荷，而要求结构层之间需有较大阳离子存在，以平衡电荷。由于存在静态电位差，故能促进阳离子交换，产生吸附作用，这可能是云母化痰利水的机制之一。另一方面，由于云母分子晶体结构层间的活性氧，能促进组织的氧交换。在中医独特理论体系中，气机的升降是人类生命活动的原动力，肝部气滞得活性氧之助，而气下、肝平，因而使云母具有坠痰下气、平肝镇惊之功效。

（2）与药用矿物资源所含的无机元素有关：药用矿物资源的成分及其赋存状态，是其药性、毒性和临床效用的物质基础。一段时期以来，对药用矿物资源的认识主要集中在其化学成分上，如认为朱砂就是 HgS，进而以合成的 HgS 在应用时替代朱砂。事实证明，药用矿物资源的主要成分不等同于全部的成分，主要成分也不足以说明其综合疗效。除主要成分之外，特别是药用矿物资源中含有的丰富微量元素与人体疾病和健康密切相关。

药用矿物资源富含多种矿物质和人体必需的微量元素。现代医学证实，微量元素能调节机体内各种生物酶的化学活性、促进元素在人体内的运输并参与激素的合成，对人体内能量的转换、生殖、骨骼与肌肉的生长发育、大脑的思维和记忆、视力的敏锐程度、遗传密码的传递、疾病的发生和发展都起着重要的作用。矿物药中元素的价态和结合方式等与其药效、毒性有密切关系，如 Fe^{3+} 在人体不易被吸收，而 Fe^{2+} 则易被吸收；Cr^{3+} 是人体必需的微量元素，而 Cr^{6+} 却对人体有害。目前，对矿物药成分、含量及元素赋存状态方面的基础研究尚需深入。

此外，在生物无机化学领域，与疾病，特别是神经疾病相关的金属蛋白与金属酶日益受到关注，研究表明，神经性疾病与金属离子（Mg^{2+}、Li^+、Cu^{2+}、Fe^{2+}、Zn^{2+}、Mn^{2+}）和金属蛋白（酶）紧密相关。这可能与在大脑中这些微量元素有较高的含量相关。如在大脑灰质中，Cu^{2+}、Fe^{2+}、Zn^{2+} 的含量几乎与 Mg^{2+} 的含量具有相同的数量级（$0.1 \sim 1.5$ mmol/L）。这些金属离子在各种金属蛋白和金属酶中都承担着重要的生物功能。有研究表明，以 Zn、Fe、K、Li、Co、As、Pb、Sr、Sb、Ca、Al、V、Ti、Cd 为代表的金属元素群可能是青礞石干预戊四氮（pentetrazol，PTZ）点燃癫痫模型大鼠的效应物质基础，人脑髓鞘碱性蛋白（myelin basic protein，MBP）、四分子交联体 2（tetraspanin 2，Tspan2）和锌指同源盒蛋白 3（zinc finger homeobox protein

3，Zfhx3）可能是青礞石治疗癫痫的作用靶点，且青礞石对 PTZ 点燃癫痫模型大鼠中肠道菌群物种组成的丰富度具有明显的调节作用，可有效干预肠道微生态的重建。青礞石中的 Fe、Al、Mg、Be、Ti、V、Mn、Cu、Zn、Sn、Co 等元素可能直接或间接参与了慢性阻塞性肺疾病急性加重期（acute exacerbation of chronic obstructive pulmonary disease，AECOPD）大鼠的干预作用，该金属元素群可能是青礞石作用于 AECOPD 大鼠的物质基础，同时降低了其体内的 Cu/Zn 值。

2. 药用矿物资源物质基础与作用机制的研究思路与方法探讨

（1）从药用矿物资源的结构形态（原子结构、结晶格架等）角度开展研究

1）矿物药的结构形态可不同程度地促进药物生物化学效应、生物物理效应的发挥：某些矿物药特别的结构特征赋予了其特有的临床功效，它们深刻地反映了物质结构对生物化学和生物物理效应的微妙影响。在古代虽不能研究矿物的结构特征，但先人们根据经验已有实际应用的描述，如古医籍记载有"云母壅尸，亡人不朽"，有人认为只是片面的经验认识。通过现代矿物学的研究成果探讨其科学依据，从现代矿物学的研究可知云母族矿物甚多，其结构特征是一致的，成分却有一定的差别，其颜色有较大的不同，如云母、金云母、黑云母、白云母、铁锂云母、水云母、蛭石等矿物。从矿物结构上看，云母族是层状硅酸盐，其结构特点是层内存在着剩余电荷，故其平行片理方向是电的良导体，而层间存在着活性氧。"云母壅尸，亡人不朽"，可能与云母中硅氧四面体层中存在的活性氧起作用有关。同时，云母的坠痰作用与云母层间的活性氧既能起生物化学效应，又能起生物物理效应有关。

2）矿物药的结构形态如与人体某些功能物质结构相似，则产生亲和力，促进生物药效发挥：例如，血红蛋白的螺旋链状结构形态与石英的分子结构形态特征相似，石英在结构上的螺线分为左旋与右旋，使石英晶形上出现右形与左形。这种形态的相似性可能会产生一定的亲和力，从而促进药效的发挥。矿物药结构的螺旋链状与生物蛋白质的螺旋链状结构的亲和力对药效发挥的促进作用，是深入探索矿物药基础研究的重要方面。矿物药白石英具有镇静、安神的功效，和人体生物电场、生物磁场有着某种微妙的联系，半导体 Si 的整流作用可能与其效应有关。是否同时存在石英晶胞形态与人体某些细胞形态相近似而会促进药效的发挥，也是值得深入探索的内容。另外，从物质结构角度，辰砂的晶体结构属三方晶系、Hg—S—Hg 螺旋状链（左旋或右旋平行 C 轴延伸），这与神经元或心肌细胞等结构相似，这是否通过增加它们之间的亲和力而促进了辰砂对人体心脏系统疾病的治疗效果，尚需进一步深入研究。

3）矿物中某些特定的结构会使某些矿物药产生特定的药效：如《本草纲目》中记载有"金刚石作钗环服佩，辟邪恶毒气"。从现代科学研究中，可知金刚石的化学成分是自然非金属元素 C（无色透明是纯 C 在高温高压条件下形成的），C 在元素周期表中是第 II 周期第 IV 主族，原子序数是 6，核外层电子的排布为 $1s^2$，$2s^2$，$2p^2$。按照近代量子力学中关于固体能带结构的理论，金刚石用 $2s$ 和 $2p$ 组成能带，n 个原子有 $4n$ 个能级，一半成键，一半反键，成键能带较低，反键能带较高，中间隔着较宽的禁带，n 个原子有 $4n$ 个价电子，正好填满下面的 n 个能级，满带与空带之间隔着较宽的禁带，故为绝缘体，可见光的能量不足以使其电子从满带激发到空带上，必须吸收波长较短的紫外光。因此，金刚石呈无色，透明度高，即成了紫外光的储存器，基于紫外光的消毒效应等特性，可能正是其辟邪之功的原因。

（2）从药用矿物资源的生物化学、生物物理效应角度开展研究

1）基于生物化学与生物物理运动特征及其效应的研究：药用矿物资源自然铜中以共价键结合的硫（FeS·S），因价键之力薄、易逸出，而使 S 在水溶液中的氧化条件下产生酸性氧化物。由于 FeS 是以金属键结合，其结晶格架中存在着自由电子，存在氧化还原的电势能，可以络合物的形式进入人体的生物化学过程，参加人体生物氧化过程中呼吸链的作用。不但参加生物细胞线粒体的氧化作用，且可参加生物细胞微粒体的氧化作用，它的功能可能是传递电子，以促进生物体的新陈代谢，故而自然铜有活血祛瘀、接骨续筋的作用。人体伤痛之处的正常代谢遭受破坏，废弃产物形成堵塞。搬运走废物，消散了

瘀血,从而起到了接骨续筋的重要作用。目前,已确定有铁硫蛋白结构,其活性中心的结构为含有 2 个活泼的 S 和 2 个 Fe 原子。从化学及生物学的角度共同说明具有金属键的 FeS 存在着游动的自由电子,故存在着电位差的势能,它能加强生物氧化中的呼吸链,进而促进生物体内的氧化还原反应,故有促进骨髓本身及周围血管中网状细胞和血色素增生的作用。FeS 中的 S 原子,其最高氧化物为 SO_3,相应水化物 H_2SO_4 为强酸,故在氧化的条件下产生的强酸能起到消毒杀菌的作用。因此,在治疗风湿(痹症)时,对风湿细胞、风湿小结有破坏作用,强酸使碎骨溶解后重新再建立新的骨痂,强酸对 Ca 质的溶解作用起到了活血散瘀及止痛作用。再者,FeS 有完整的晶形,其作为结晶中心,能适应人体骨痂的形成,促进了骨痂的生长和成熟,加速了骨折的愈合作用。

2)药用矿物资源与人体生物物理效应的相关研究:现代研究认为"人体时刻都在发光",是具有高特异性的超微弱冷光。人体时刻都在散发热能,在一定条件下人体可发出"外气",并用此预防和治疗某些疾病。人体科学的研究成果表明,人体穴位的磁场可以定性确定和定量测定,并且可以此获得精确的人体穴位磁场数据。人体的生物物理功能、状态和人体的潜在能力逐步被认识,不断发现新的科学事实,有助于药用矿物资源与人体生物物理效应的相关研究,有利于推动对矿物药作用机制的深入探讨。在自然界十分稳定的白石英、晶莹清澈的水晶晶体,或被称为菩萨石的石英簇能起到镇静、安静的治疗作用,可能与 Si 能对人体生物电起到整流作用有关。磁性对生物体有重大的影响,生物体存在生物磁场,生物的磁性特征是用磁疗治病的理论基础,某些药用矿物资源能调整人体的局部磁场,或优化人体的整体磁场。磁场对生物电的传导、生命过程中氧化与还原反应中的电位差、神经冲动传导的电磁特征等都有影响,磁场尚可通过对一些生物体中金属离子的作用来改变酶和蛋白质的活性。如何阐释和揭示自然界宏观规律与人体微观规律之间可能存在着的特定联系,对揭示药用矿物资源的物质基础与作用机制具有重要的意义。

(3)从药用矿物资源中所含的微量元素角度开展研究:自 20 世纪初"地球化学"兴起之后,微量元素对生物圈的影响持续被世界各国学者关注。自 20 世纪 70 年代末期以来,微量元素的研究日益受到重视,特别是微量元素与人体健康的相关研究。从药用矿物资源中探究微量元素与药物效应之间的关系逐渐引起了不同学科领域的研究者的关注,而矿物药的微量元素与药用效应的机制研究甚少。人的活动主要在地球表层环境,人和地球表层环境的关系是不可分割的,更是与地表元素紧密依存。人体中的宏量元素,即含量比重较高的元素有 11 种(C、H、O、N、S、P、Cl、Ca、K、Na、Mg),占人体总重量的99.95%。占人体总重量万分之一以下的称微量元素,其中 WHO 认为是必需微量元素的有 14 种(Fe、Zn、Cu、Mn、Cr、Mo、Co、Se、Ni、V、Sn、F、I、Sr)。除宏量元素以外,其他各种微量元素的总和占人体总重量的 0.05%。微量元素在人体中含量极少,但功能却十分强大,包括帮助普通元素转运、在酶系统中的作用、参与激素作用、影响核酸代谢、影响生物物理效应等。

我国微量元素研究的先驱者王雪蒙教授曾指出:"要用微量元素这把钥匙打开祖国医药宝库大门。"药用矿物资源中微量元素种类及含量的研究具有重要的意义,可直接提供补充人体缺少的常量元素和微量元素,使人体中微量元素的种类和含量保持在一定的合理区间值,或帮助排泄某些过剩元素,保持人体的健康。被补充的元素大多属于周期表中 d 区元素,广泛存在于地表,其外层电子具有不稳定性,故其化合物的价态可以多变,以适应地表环境各种变化中自然形成的酸碱环境。在矿物药的疗效中,有的以生物化学效应为主,有的以生物物理应效为主,有的既有生物化学效应又有生物物理效应。矿物药的疗效往往是多层次的,最终是达到调整人体中常量元素或微量元素的动态平衡,从而起到治疗和预防疾病的作用。在微量元素研究领域中,我国学者已关注人体不同部位、不同器官中微量元素的分布不均匀性研究。药用矿物资源的给药方式、微量元素被人体的吸收度、微量元素之间的协同与拮抗关系、在人体不同组织器官的分布特征与富集形式等,亦待进一步深入研究。

（4）利用生物无机化学理论与方法开展研究：生物无机化学是介于生物化学和无机化学之间的边缘学科，是一门将无机化学（特别是配位化学）的理论和方法应用于生物体系，研究无机元素（特别是金属离子）及其化合物与生物体系（及其模型体系）之间相互作用的学科。从宏观的元素循环、环境污染、药物、营养学，到微观分子水平的生物体中所含金属酶、金属蛋白等的结构、反应和功能，均属于生物无机化学的研究范围。其主要目的是探索金属离子与机体内生物大分子相互作用的规律，因为这些物质直接参与生物体的新陈代谢、生长发育和繁殖功能，维持着生物体的健康。因此，也可以认为生物无机化学是在分子水平，甚至量子水平上，研究和探讨生命的现象、起源和进化。

生物无机化学的研究内容主要有离子载体、金属蛋白、金属酶、金属与核酸及其相关化合物、抗癌药物和重金属中毒的解毒剂、模型化合物研究等。在内源性含金属生物功能分子的结构与作用机理研究中，不仅要研究金属酶和金属蛋白的结构与作用机理的关系，还应该研究结构与其功能的关系，并进一步探索某些重要金属酶的功能模拟及其应用前景，开展金属物种对于特定酶的激活、抑制机理，以及酶激活剂或抑制剂的设计、合成和功能研究，同时要开展金属酶的分子改造、修饰及其结构与功能间的关系研究。在金属离子与生物大分子（蛋白质、核酸、多糖、类脂等，也包括内源性含金属生物功能分子）和分子功能聚集体的相互作用及后续变化研究中，除了研究金属离子对生物大分子的探针和识别、配体与生物大分子对金属离子的竞争反应、离子和电子在一系列生物大分子内或生物大分子间的传递规律、金属离子和无机小分子与生物大分子的结合所引起的生物大分子的结构、功能变化之外，还要研究金属离子与基因组的相互作用，以及金属离子在生物大分子高级结构形成中所起的作用。在细胞无机化学的研究中，除了开展金属物种（包括难溶无机物）与细胞的相互作用（包括与质膜、线粒体、细胞核等的作用）、金属离子在细胞生命发展（增殖、分化、凋亡和坏死）过程中的作用机理和干预手段、细胞内和细胞间的信息分子传递、金属物种与细胞单层的相互作用、细胞在固相无机物上的附着和相互作用机理及对其干预的途径、金属离子在生物大分子修饰中所起的作用等研究之外，也要进行对金属物种调控微生物的生物合成和细胞的代谢途径及其应用的探索。

在药用矿物资源的无机物研究中，亟须开展在重大疾病病理过程中金属离子的作用，无机药物的设计、与靶分子的相互作用及它们之间的构效关系，无机药物在细胞层次的作用，针对过渡金属和自由基的螯合的抗氧化多功能药物设计，以及药用矿物资源的作用机制等研究。微量元素、金属离子等生物无机化学成分在生命科学中占有十分重要的地位，它们不仅是生物体的重要组分，参与酶和蛋白质的合成、构象、分泌、转运、磷酸化和细胞调节，而且在基因的转录、表达、调控和分子识别中亦具有重要意义。

（5）利用金属组学理论与方法开展研究：金属组学是指对若干涉及金属的相关生命过程或环境过程中的分子机制，以及对细胞与组织内全部金属离子和金属配合物进行综合研究的学科，是一种系统研究细胞、组织、器官或完整生物体内自由或络合的全部金属原子的含量、分布、化学种态及其功能的综合学科。金属组学是继基因组学、蛋白质组学及代谢组学之后提出的一种新的组学方法，是 2002 年以来逐步兴起的一门前沿交叉学科，正处于蓬勃发展阶段，国际上金属组学研究发展迅速，其理论基础及技术方法不断完善和成熟。金属组学研究是认识金属（微量）元素生物功能效应、机理及其与微量元素相关疾病发生机制的基础，也是金属药物设计的依据。金属组学研究涉及分析化学、生物无机化学、化学生物学、医学、环境科学、纳米科学与技术等学科，是一个多学科交叉的研究领域。

金属组学主要是研究细胞、组织、器官中含有的金属元素生物分子和游离金属元素的价态、形态、浓度、时间和空间分布、生物功能或毒性作用，以及与基因组、蛋白质组和代谢组之间的联系，对于全面阐述金属元素在生物体内的富集和代谢机制及其生物功能、理解各种重要的生物学现象具有重要意义。利用金属组学理论与方法，深入阐明药用矿物资源治疗疾病的作用机制是重要的研究思路之一。

(6) 从医药地质学角度开展研究：人与天地相参，与日月相应。20 世纪 90 年代，地质学家基于对人与地关系的认识和长期科研工作实践，提出了开展医药地质学研究的建议。医药地质学为地质学家、医学家和药学家联合探究地质作用及其产物与人类健康的密切关系，寻求人地和谐，促进人类健康展现了一个更为广阔的领域。医药地质学是地质学与医药学交叉的边缘学科，是研究人类健康与地质作用、地质环境、地质体的相互关系，以及医药矿产用于人类防病、治病和保健的一般原理及其规律的科学。医药地质学研究的主要对象是与人类健康相关的、具有特定地球物理化学场的地质体（医药矿床），具有特定组构的矿物、岩石、化石、沉积物（药用矿物）和矿泉水等。医药地质学研究的目的是利用医药地质体、医药矿产服务于人类防病、治病和保健。医药地质学包括药用矿物学、医药矿床学、医药矿产资源经济学、健康环境地质学和药源环境地质学等次级学科。

人类和所有生物一样都是地壳漫长发展的产物，而地壳的微弱变化会给人类造成巨大的影响。有研究发现，除生物物质的主要组分（C、H、O、N）和地壳物质的主要组分（Si、Al）以外，人体中所含的几十种元素的丰度曲线与地壳中的元素丰度曲线有着惊人的一致性。当人体内某一功能元素可以从几种可用元素中选择时，人体总是选择环境中最丰富的元素（如人体骨骼主要是钙盐，而非锶的化合物）。无机元素在地壳中的分布很不均匀，组成人体的生命元素在体内不同部位、不同器官，甚至在单细胞中的分布也是不均匀的，并且元素在人体内的种量、比例及生理效应有一定的规律。人类（生命物质）在非均匀的地球化学场与地球物理场的相互作用和长期演变过程中，始终保持着相互之间的物质交换与能量的动态平衡。人体内外系统中构成人体的元素是一个相互影响、相互联系的平衡体系，而组成人体的元素在人体中不仅要保持正常的区间值，还要保持一定的比例关系，元素含量的过高、过低或比例失调都将导致人体疾病的发生。临床广泛利用人体内某种（些）生命元素的含量作为疾病诊断和治疗的依据，说明元素与人体健康之间存在客观的规律，不仅可以认识，也可以利用其来调控人体的生理机能。地壳中化学元素分布的不均匀性、土壤中化学元素的自然富集与迁移、环境的污染、饮食的过分精加工，均会引起人与自然界之间物质与能量的动态平衡失衡，改变元素在人体内特定的阈值，诱发或导致疾病发生。诺贝尔奖获得者鲍林曾提出"人之所以生病是由于体内化学组分的失调"的观点，并认为在饮食中加入一定量的特定物质，能够起到防治某种疾病的效果。

药用矿物资源是在特定地质背景下综合地质作用的产物，也是某些物理、化学性质综合反映的载体。药用矿物资源的形成、采集、加工炮制、成药制备及临床试验，在相互关联的诸多系统中，有关元素都存在着动态平衡和协同、拮抗的作用。人的机体是一个极为复杂、精密的平衡体，由于失衡（生理环境的破坏）而产生的病和症也是一个复杂的病理组合，这种病理是多层次、多方面的综合体。药用矿物的作用物质基础不完全决定于化学成分或某种（些）元素含量的高低，近代生物无机化学和配位化学的成果进一步拓展了微量元素研究的思路和方向。微量元素同与其结合的生物配体分子协同发挥其正常功能，而且微量元素之间、微量元素与生物配体，以及其他营养物质之间也有相互作用，受体内其他微量元素、生物配体和营养物质的影响和制约均呈现出极为复杂的相互关系。地质学家、药学家、医学家的协同研究不够，系统间过程性定量动态研究不能统一，这种局限性也为医药地质学的进一步深入发展带来了困难。医药地质学的人地同一观点，强调人与地在物质及作用的关联性。中医药理论的辨证施治，其最大的特点是作用的整体性、辨证性和综合性。生态医学四环论认为人的机体既要与自然界进行气体、能量、物质和信息交换，又要依靠自身调节系统适应自然环境的各种变化，以求人体内外环境的动态平衡。因而，运用系统论原理进行多因子、多元素的动态分析是研究医药地质学的重要方法，也为阐述药用矿物资源的物质基础与作用机制提供了研究新思路。

综上所述，药用矿物资源的应用是先人们长期实践经验的总结。根据药用矿物资源的物理性质、化学组成等特征，结合古代本草记载、临床应用经验与药效学实验，开发相应的养生保健性产品、无机（金属)药物等是药用矿物资源研究的重要内容之一。药用矿物资源的研究与开发可为其传承创新及地质经济的发展提供科学依据,为矿物药临床用药的安全有效提供重要支撑。

第二节 矿物药中药资源化学的研究方法、技术与应用

掌握矿物药现代分析技术和方法是开展矿物药研究的基础,现代技术方法的应用是矿物药深入研究的重要保障。矿物药的现代分析技术和方法有显微镜、热分析、X 射线衍射、电感耦合等离子体-质谱、红外光谱、原子吸收光谱、原子荧光光谱、电子探针、拉曼光谱、穆斯堡尔谱及多种技术联用分析等。本节重点介绍较为常用的显微镜、热分析、X 射线衍射、电感耦合等离子体-质谱等技术和方法及其在矿物药研究中的应用。

一、显微镜分析技术与应用

(一) 偏光显微镜分析技术

偏光显微镜(polarizing microscope)是一种使用偏振光观察标本的显微镜,其作为矿物药研究中不可取代的基本方法,常用于观察微米尺度下矿物药、矿物晶体等透明或半透明物质的光学特征,分析这些物质的结构和性质,以达到鉴定的目的。其原理是将普通光改变为偏振光(特定平面内振动的光),基于偏振光特性及矿物的双折射性,鉴别其细微结构的光学性质。偏光显微镜必须具有起偏镜、检偏镜、补偿器或相位片、专用无应力物镜、载物台等附件。其中,起偏镜为装置在光源与被检物体之间的偏振镜,检偏镜为装置在物镜与目镜之间的偏振镜。

矿物药材绝大多数为透明矿物。在偏光显微镜下鉴定透明矿物药的光学性质,主要通过单偏光(单起偏镜)、正交偏光(双起偏镜)、锥光 3 个系统进行。在单偏光镜下主要观察矿物的突起(折射率的差异)、多色性(颜色的变化)、吸收性(颜色的深浅变化)、晶形、颜色及解理等;正交偏光镜下则主要观察矿物的最高干涉色(代表矿物的双折射率)、消光类型、消光角、延性符号、双晶等;锥光镜下主要是确定非均质体矿物的轴性、光性、光轴角和光轴。这些光学特征可以作为鉴定矿物药的依据,如石膏在偏光显微镜下的鉴别特征为粒状、条柱状、纤维状(晶型),无色(颜色),低负突起(突起),正或负延性(延性符号),斜消光(消光类型),干涉色一级黄(干涉色),二轴(+)光性(光性),光轴角 58°(光轴角)。

(二) 扫描电子显微镜分析技术

受可见光波长范围(400~760 nm)的限制,光学显微镜分辨率的极限约为 200 nm。而基于波粒二象性的原理,扫描电子显微镜(scanning electron microscope)能够轻易突破该限制,其分辨率可达 0.4 nm,放大倍数范围可达到几十,乃至几百万倍以上,它主要使用高能电子束扫描样品表面,捕捉被电子散射或发射出的信号(如二次电子、背散射电子等),从而生成样品表面的高分辨率图像,以观察纳米级样品表面的精细结构。其主要由电子枪、电磁透镜系统、扫描线圈、样品室和探测器等部分组成。

扫描电镜通常具有较大的景深与较高的分辨率,能够在一次成像中呈现出样品表面不同高度的信息,使图像呈现出较强的立体感,有助于对复杂微观结构进行全面的可视化观察。根据捕捉信号的不同,其成像主要分为 2 种模式,即二次电子(secondary electron, SE)模式(提供高分辨率和高对比度的图像)与背散射电子(backscattered electron, BSE)模式(反映样品的成分和晶体结构信息)。同时,扫描电镜一般都配有能谱仪(energy dispersive spectrometer, EDS)或波谱仪(wavelength dispersive spectrometer, WDS),可用于微区成分的区分。扫描电镜凭借其高分辨率、长景深、倍率连续、制样简单等优势,被广

泛应用于医药、生物、地质、化学、冶金、材料、半导体制造等多个研究领域,尤其是在矿物与生物学研究领域。

（三）显微镜分析技术在矿物药研究中的应用

1. 不同产地麦饭石的偏光显微特征差异性分析　有研究者利用偏光显微镜,对山东省、河南省、内蒙古自治区的 26 份麦饭石(Maifanitum)样品(粉末及磨片)进行偏光显微特征分析,以比较不同产地的麦饭石。

麦饭石样品粉末的偏光显微特征如图 4-1 所示,不同产地间差异不明显。在单偏光下,长石类矿物呈板状或柱状,灰白色,负低突起到正低突起,解理完全,具有双晶,如斜长石常呈柱状,而钾长石多为他形柱状;石英呈不规则颗粒状,无色透明,表面光滑,正低突起,无解理,无双晶。在正交偏光下,长石类矿物呈不规则板状或柱状,干涉色一级灰白,斜长石常见聚片双晶,而钾长石常见卡斯巴双晶;石英呈不规则颗粒状,具有偏光性,干涉色一级灰白、黄白。

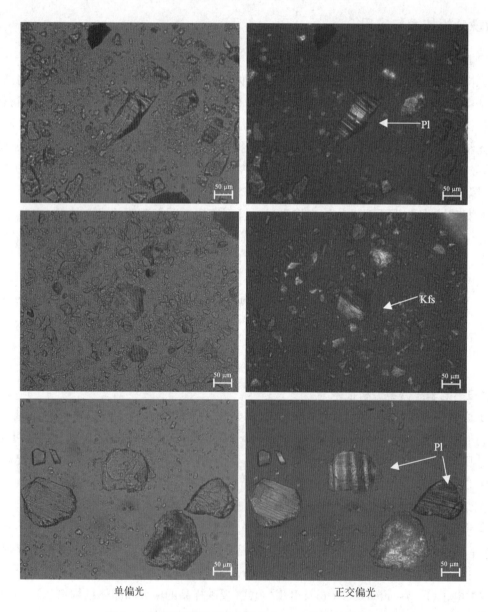

彩图 4-1

单偏光　　　　　　　　　　　　　正交偏光

图 4-1　麦饭石样品粉末的单偏光、正交偏光显微特征

标尺:50 μm;Pl:斜长石;Kfs:钾长石

麦饭石样品磨片的偏光显微特征如图4-2所示,不同产地间具有一定的差异。在单偏光下,长石晶型呈板状或柱状,负低突起到正低突起,具有2组完全解理;石英多呈无色透明粒状,正低突起,无解理。在正交偏光下,长石最高干涉色一级灰白,常见聚片双晶、卡式双晶等;石英最高干涉色一级黄白,具有4次消光。

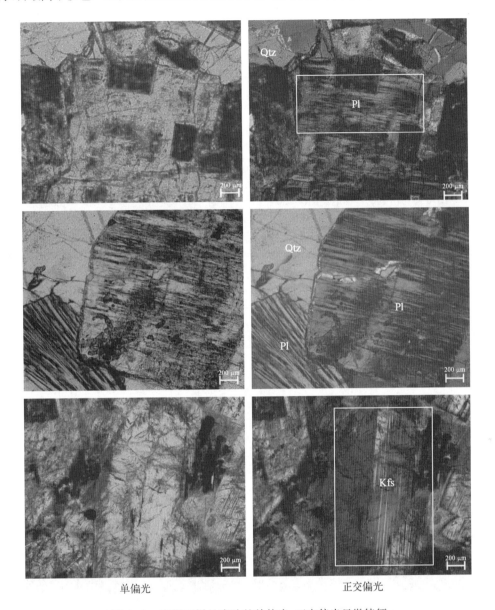

单偏光　　　　　　　　　　　　　　正交偏光

图4-2　麦饭石样品磨片的单偏光、正交偏光显微特征

标尺: 200 μm;Pl: 斜长石;Qtz: 石英;Kfs: 钾长石

2. 白矾、枯矾与伪品铵明矾及其炮制品的扫描电子显微镜鉴定分析　铵明矾为白矾(Alumen)的常见伪品,铵明矾炮制品为枯矾(Alumen Ustum)的常见伪品。白矾及其伪品、枯矾及其伪品通过扫描电镜进行分析,可作为鉴定手段之一。

利用扫描电镜对共38批次的不同样品进行分析(图4-3~图4-10),结果显示,在扫描电镜下,各批次白矾样品的形貌均一致,各批次铵明矾样品的形貌均一致,而两者形貌差异明显;各批次枯矾样品的形貌均一致,各批次铵明矾炮制样品的形貌均一致,而两者形貌存在较大差异。白矾、铵明矾在炮制前后的形貌特征变化明显。白矾、铵明矾在×250、×1 000倍数下均能显示出明显的形貌差异。白矾呈不规则的碎片或碎块,边缘棱角清晰,表面较平滑,散有不规则块小颗粒,偶见孔洞和纵棱;铵明矾呈不规则团块状,边缘较钝圆,棱角不明显,表面多凹凸不平,散有较小且呈类圆形的颗粒。枯矾及铵明矾炮制品在×250倍数下,两者形貌特征的区分度不大;在×1 000倍数下,枯矾表面凹凸不平,呈明显的粗颗粒状,而铵明矾炮制品表面较平坦,粗颗粒状特征不明显。

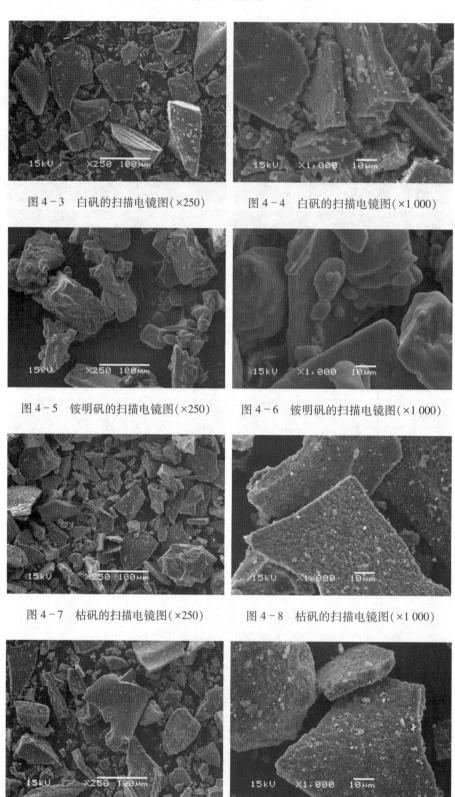

图4-3　白矾的扫描电镜图(×250)　　图4-4　白矾的扫描电镜图(×1 000)

图4-5　铵明矾的扫描电镜图(×250)　　图4-6　铵明矾的扫描电镜图(×1 000)

图4-7　枯矾的扫描电镜图(×250)　　图4-8　枯矾的扫描电镜图(×1 000)

图4-9　铵明矾炮制品的扫描电镜图(×250)　图4-10　铵明矾炮制品的扫描电镜图(×1 000)

二、X 射线衍射分析技术与应用

(一) X 射线衍射分析技术

X 射线衍射(X-ray diffraction，XRD)分析法，是一种研究物质微观结构的有效手段。自 1912 年劳厄等人发现晶体的 X 射线衍射现象以来，该技术得到了长足的发展。其能够简便、快捷地测定物质的晶体结构、点阵常数，完成定性和定量分析，被广泛应用于医药学、矿物学、材料学、化学、物理学的研究。其原理是当具有一定波长的 X 射线(0.05~0.25 nm)照射到结晶性物质上时，X 射线会因遇到规则排列的原子或离子而发生散射，基于不同结晶物质的特定晶体结构，散射的 X 射线会在某些特殊方向上相位得到加强(即相干散射干涉加强)，从而显示出该物质特有的衍射图谱。

由此得到的 XRD 图谱能够有效反映结晶物质的信息，如通过研究峰的位置，可以进行矿物定性的相分析，并获得晶格参数、空间群、化学成分等信息；通过研究峰值的强度，可以进行矿物定量的相分析，并获得晶体结构(如原子占位)等信息；通过研究峰的形状，可以获得晶粒的大小和形状等信息。XRD 的定性分析是基于晶面反射遵循的布拉格定律($2d\sin\theta = n\lambda$)，其中 n 为整数，在已知 X 射线波长 λ 和衍射角 θ 的情况下，可以求出代表结晶内原子或离子的规则排列状态的晶面间隔 d，与已知的表进行对照后即可定性得到结晶物质的结构，以达到鉴定目的。XRD 的定量分析常基于测定谱线的积分强度(峰强度)，而 XRD 晶粒的大小和形状分析常基于测定谱线强度随角度的变化关系。

XRD 分析仪主要由 X 射线发生器、测角仪、X 射线探测器、X 射线系统控制装置 4 个部分组成，其中 X 射线管(真空二极管)是 X 射线发生器中产生 X 射线的核心装置，测角仪是测量衍射角 2θ 的装置，X 射线探测器则为测量 X 射线强度的计数装置。根据测试对象的不同，XRD 分析可分为单晶 XRD 法与多晶(粉末)XRD 分析法，其中多晶 XRD 法为研究结晶物质物相和结构的主要方法。值得注意的是，在多晶 XRD 分析时存在测试样品为混合物的情况，其所得的衍射图应是各组分衍射效应的叠加。

XRD 在矿物药鉴定中的应用较广泛，具有广阔的前景，常用于矿物类中药品种鉴定、炮制品鉴定、成分定性定量分析、特征指纹图谱等研究，如对龙齿与龙骨的 XRD 指纹图谱进行研究，有助于简便、准确地鉴定龙齿与龙骨及其炮制品。

(二) X 射线衍射分析技术在矿物药研究中的应用

利用转靶 XRD 仪对不同产地及批次的 17 份青礞石(Chloriti Lapis)药材样品进行研究，建立了青礞石药材的 XRD Fourier 指纹图谱评价方法。实验条件为管压 40 kV；管流 200 mA；狭缝宽度：发散狭缝(DS)=防散射狭缝(SS)=1°，接收狭缝(RS)=0.3 mm；Cu $k_{\alpha1}$ 辐射；石墨弯晶单色器；扫描速度 5°/min；扫描方式连续扫描；扫描范围 5°~85°(2θ)；步长 0.02°。

对过 200 目筛的青礞石药材样品按测试条件分析，将获得的原始数据应用 Origin 数据分析和绘图软件处理得到 XRD 图谱，将 17 个青礞石样品图谱的几何拓扑图形叠加平均后，建立青礞石的 XRD Fourier 指纹图谱(图 4-11)。XRD 图谱峰的标定如下：找寻峰的条件为搜索矩形中宽 1.00°，高 2.0 cps，最低高度 1.5 cps。按布拉格定律($2d\sin\theta = n\lambda$)计算，其中 n=1，λ=1.542 8×10^{-10} Å，从而可求得晶格间距，实验数据以 $d/(I/I_0)$ 表示其衍射峰值，d 为晶格间距，I/I_0 为衍射相对强度。XRD 图谱的寻峰处理如下：利用 X' Pert High Score 数字信号处理技术对样品的指纹图谱进行寻峰处理，筛出信号强度较弱的样品及相对偏差较大的样品，经分析、比较，选取信号强度较大的共有特征峰 10 个。

指纹图谱的相似度评价如下：采用叠加平均计算得到青礞石 XRD 对照指纹图谱，根据青礞石 XRD 指纹图谱中 10 个特征峰的晶格间距 d(Å)、峰位 2θ(deg.)、相对峰强 I/I_0(%)，以各自的均值为参照，分别计算各样品的相关系数和相似度(夹角余弦值)。相似度计算结果显示，10 个特征峰晶格间距 d 及峰

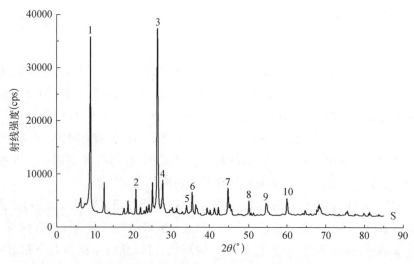

图 4 - 11　青礞石的 XRD Fourier 指纹图谱

1. 8.66°±0.05°;2. 20.73°±0.06°;3. 26.44°±0.09°;4. 27.84°±0.10°;5. 34.04°±0.07°;
6. 35.50°±0.10°;7. 44.78°±0.05°;8. 50.00°±0.07°;9. 54.51°±0.06°;10. 59.85°±0.06°

位 2θ 的均数相关系数、中位数相关系数、均数夹角余弦值、中位数夹角余弦值均在 0.999 9 以上。相对峰强 I/I_0 的相关系数均大于 0.95,相似度(夹角余弦值)均大于 0.97。

三、热分析技术与应用

(一)热分析技术

热分析是测量在程序控制温度下,物质的物理性质与温度依赖关系的一类技术,主要通过检测样品本身的热物理性质随温度或时间的变化,来研究物质的分子结构、聚集态结构、分子运动的变化等。热分析技术根据测定的物理参数又分为多种方法,主要有热重法(thermogravimetry, TG)、微熵热重法(derivative thermogravimetry, DTG)、差热分析法(differential thermal analysis, DTA)、差热扫描量热法(differential scanning calorimetry, DSC)、热机械法(thermomechanical analysis, TMA)等。其中,以 TG、DTA 应用最广,其次是 DSC。TG 是建立被测物质的质量与温度关系的技术,记录的曲线称为 TG 曲线;DTA 是建立被测物质与参比物的温度差与温度关系的技术;DSC 是建立被测物质和参比物的功率与温度关系的技术。将这些技术与质谱分析法、傅里叶变换红外吸收光谱法、气相色谱法、XRD 等方法联用是热分析技术新的发展方向。矿物药在热分析中常具有物理性质稳定、热图谱稳定的优势。

(二)热分析技术在矿物药研究中的应用

热分析技术可作为矿物药材的质量控制手段之一,有研究者利用 TG/DSC 同步热分析仪对 15 份不同产地及批次的禹余粮药材样品进行 TG - DSC 分析,同时测定炮制品及伪品的热分析曲线,以比较两者之间的差异。结果显示,禹余粮样品的热分析 TG 曲线一般分为 3 个失重段,DSC 曲线在开始阶段、309℃左右和 500℃左右出现向下的吸热峰,部分样品在 700℃左右出现为 $CaCO_3$ 分解而产生的吸热峰,说明部分样品中存在较多的 $CaCO_3$ 或类似矿物组成。DSC 曲线在 309℃左右的吸热峰和 TG 曲线在第二个失重台阶的失重率与药材含 Fe 量存在显著正相关关系,可作为禹余粮质量控制的参考方法,具有简便、快速的优点;相比采用含 Fe 量评价禹余粮的质量更加合理,同时能够排除其他非碱式氧化铁的含 Fe 物相,如 Fe_2O_3 等对含 Fe 量测定的干扰。禹余粮及其伪品和炮制品的热分析曲线存在明显差异,可用于三者的鉴别。

四、电感耦合等离子体-质谱分析技术与应用

（一）电感耦合等离子体-质谱分析技术

电感耦合等离子体-质谱法（inductively coupled plasma-mass spectrometry，ICP-MS）是一种将氩气 ICP 和四极杆 MS 仪联用，以 ICP（含有一定浓度阴阳离子、能够导电的气体混合物）作为离子源，使用 MS 仪进行无机多元素检测的分析技术。其可以同时测量周期表中大多数元素及部分同位素，并具有较低的检出限（$10^{-9} \sim 10^{-6}$ 级别）、较宽的动态线性范围、较少的干扰、较高的分析精密度和较快的分析速度等优点，被广泛运用于矿物药、矿物、材料、化工等领域的研究中。

ICP-MS 要求分析样品以气体、蒸汽和细雾滴的气溶胶或固体小颗粒的形式引入。常见联用不同引入系统的分析方法有多收集器-电感耦合等离子体-质谱法（multi collector-inductively coupled plasma-mass spectrometry，MC-ICP-MS）、激光剥蚀-电感耦合等离子体-质谱法（laser ablation-inductively coupled plasma-mass spectrometry，LA-ICP-MS）、高效液相色谱-电感耦合等离子-质谱法（high performance liquid chromatography-inductively coupled plasma-mass spectrometry，HPLC-ICP-MS）等。MC-ICP-MS 具有媲美热电离质谱法的精度，能够允许离子的同时测量，常适用于同位素比值及同位素的研究。LA-ICP-MS 能够运用微米级的激光束斑剥蚀样品，具有原位、微区、快速、无损等优点，多用于微观尺度下的成分分析。HPLC-ICP-MS 能够有效分析元素形态，根据 HPLC 的保留时间差别，可以反映元素的不同形态，其优点在于对挥发性低或热稳定性差的化合物可直接分离，更适合于金属络合物、有机金属类、类金属的分离及形态分析。该方法被广泛应用于矿物药中元素形态含量的分析测定研究。

（二）电感耦合等离子体-质谱分析技术在矿物药研究中的应用

有研究者运用 ICP-MS 和 ICP 发射光谱法研究青礞石对 PTZ 点燃癫痫模型大鼠脑组织、血浆中金属元素的影响，探讨青礞石可能的效应物质基础。结果显示，与空白组比较，模型组大鼠脑组织中 Sr、Sb、Ba 含量明显上升；Zn、Fe、Cu、K、Li、Co、Sn、Pb 含量明显下降。与模型组相比，青礞石组大鼠脑组织中 Zn、Fe、K、Li、Co、Pb 含量明显上升；Sr、Sb 含量显著下降。说明青礞石对大鼠脑组织中金属元素含量向正常水平的调节具有积极作用，干预效果明确，且总体效果优于模型组。与空白组相比，模型组大鼠血浆中 Mg、K、Sr、Cd 含量明显上升；Li、Al、Ti、Cr 含量明显下降。与模型组比较，青礞石组大鼠血浆中 Zn、Ca、K、Li、Al、V 含量明显上升；Fe、Ti、Sr、Cd 含量明显下降。最终得出以 Zn、Fe、K、Li、Co、Pb、Sr、Sb、Ca、Al、V、Ti、Cd 为代表的金属元素群可能是青礞石干预 PTZ 点燃癫痫模型大鼠的效应物质基础，作用机制可能与这些金属元素群干预影响神经递质的释放及神经元的电平衡、调节离子（Na^+、K^+、Ca^{2+} 等）通道失常诱发的异常同步放电，以及干预癫痫相关代谢通路等有关，使兴奋与抑制活动相互牵制，最终达到神经元、细胞电平衡等趋于正常生理状态。

五、光谱分析技术与应用

有研究者利用傅里叶变换红外光谱仪建立了青礞石的傅里叶变换红外光谱（fourier transform infrared spectroscopy，FTIR）指纹图谱，并分析比较了青礞石炮制前后 FTIR 图谱的差异情况，为青礞石的质量控制提供了新方法。对不同产地和批次的 10 份青礞石样品进行分析，青礞石样品预先粉碎过 200 目筛。取 200 mg KBr 和 1 mg 的样品于玛瑙研钵中研磨粉碎至 200 目，然后置压片机中压制成透明薄片，置红外分光光度计上于 $400 \sim 4\,000$ cm^{-1} 扫描测定。每个样品累计扫描 16 次。Encompasses 采集系统采集图像，用 OMNIC 软件分析，得到青礞石样品 FTIR 图谱的叠加图。根据不同批次供试品测定结果所给出的峰数、峰位（波数）、峰值（透光率）等相关参数，以及对部分峰的初步归属，进行分析、比

较,获得优化的指纹图谱。

　　经对供试品 FTIR 图谱的分析比较,标定 8 个共有峰作为青礞石指纹图谱的特征峰,3 561 cm^{-1} 的弱峰为 Fe^{2+}、Fe^{3+}—OH 的伸缩振动吸收峰。3 432 cm^{-1} 的中强峰为吸附水(水分子与 Al—O—Si 中带电荷的氧形成氢键,吸附水之间也形成氢键,从而在 3 432 cm^{-1} 产生吸收峰)的伸缩振动吸收峰。2 368 cm^{-1} 可能是样品中吸附的 CO_2 产生的羰基吸收峰。1 635 cm^{-1} 的弱峰为吸附水的弯曲振动吸收峰。999 cm^{-1} 的强峰为 $Si(Al^{IV})$—O(IV 表示四面体中的阳离子)的伸缩振动强吸收峰,并且常伴有弱的肩峰吸收峰。600~800 cm^{-1} 会出现 2~4 个弱峰,为 $Si(Al^{IV})$—O 伸缩振动弱吸收区与 M—OH 摆动振动吸收区。461 cm^{-1} 的强峰为 $Si(Al^{IV})$—O 弯曲振动吸收峰。以各样品 FTIR 图谱中共有峰透光率的均值为参照,分别计算各样品的相关系数和相似度(夹角余弦值),结果显示,各样品的相似度均大于0.96,相关系数均大于 0.98。

　　此外,对其中一份青礞石样品及其相应的煅制品(煅青礞石)进行 FTIR 图谱比较分析。青礞石的FTIR 图谱见图 4-12,青礞石煅制前后的 FTIR 图谱比较见图 4-13,二阶导数图谱比较见图 4-14。青礞石煅制品(S11、S12、S13)与生品 S10 的相似度分别为 0.703 7、0.698 9、0.693 8;相关系数分别为0.739 1、0.723 6、0.718 8。炮制后,与生品比较,样品的相似度和相关系数均有较大程度的降低,相似度在 0.71 以下,说明青礞石炮制后其中的成分产生了较大变化。从炮制前后的 FTIR 图谱可以看出,青礞

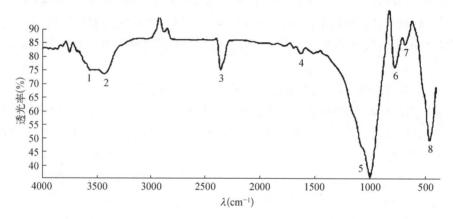

图 4-12　青礞石的 FTIR 图谱

彩图 4-13

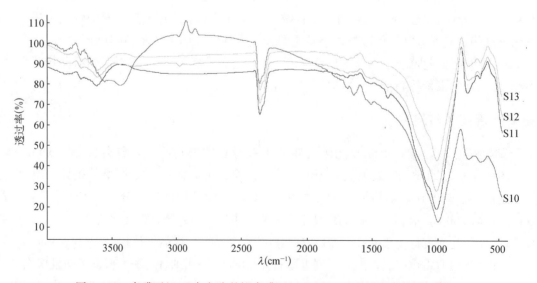

图 4-13　青礞石(S10)与相应的煅青礞石(S11、S12、S13)的 FTIR 图谱比较

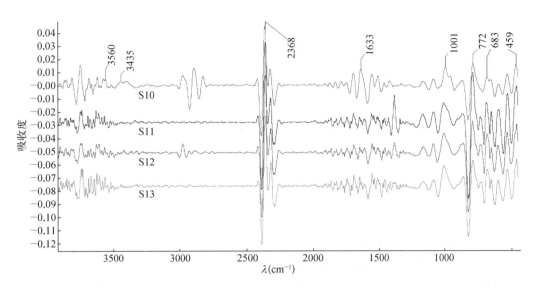

彩图 4-14

图 4-14 青礞石(S10)与相应的煅青礞石(S11、S12、S13)的 FTIR 二阶导数图谱比较

石炮制后,其红外光谱特征峰 1、2 消失,可能是因为加热过程中 Fe—OH 键断裂,其他特征峰也有微小的差异。由二阶导数分析放大后,可以看出,S10 炮制后,特征峰 4 的吸光度明显降低,1 200 cm^{-1} 以下的特征峰吸光度均有明显不同程度的增加,说明炮制后青礞石中成分的含量和比例均产生了相应的变化。

第五章
中药资源性化学成分的生物合成
途径与人工合成生产

生物合成（biosynthesis）是指生物体代谢产物的生源（biogenesis）与生物合成途径（biosynthetic pathway）。药用资源生物体在不同生长阶段、不同组织器官中其初生与次生代谢产物的生物合成规律及分布特征，是中药资源化学研究的重要内容之一。随着生物体资源性化学成分的生物合成及其代谢途径的不断阐明，以及植物生物工程技术的发展，从分子水平对中药资源重要活性成分的生物合成进行定向调控已经成为可能。通过导入同源或外源基因，定向调控关键酶的基因表达，可促使目标资源性化学成分的积累，培育出稳定高产的细胞系和植物株系，从而实现工程化、规模化生产。

第一节　中药资源性化学成分类型及
其生物合成途径

中药资源性化学成分是药物、香料、色素、农药及食品添加剂等的物质基础，其结构类型丰富多样。

一、药用植物资源性化学成分类型及其生物合成途径

分布于植物类中药资源中的化学成分，包括初生代谢产物和次生代谢产物两大类。前者主要包括糖类、蛋白质类、脂类、核酸类等；后者主要包括苯丙素类、香豆素类、醌类、黄酮类、萜类、生物碱类、甾体类、有机酸类、鞣质类、树脂类、植物色素类等。

（一）药用植物的资源性化学成分类型

1. 糖类　分为单糖、低聚糖、多聚糖及其衍生物。单糖是糖类成分的基本组成单位。低聚糖通常由 2~10 个分子的单糖脱水缩合而成。多糖则由 10 个以上的单糖脱水形成。

2. 蛋白质类　是 α-氨基酸通过肽键首尾相连的方式形成多肽链，再经过盘曲折叠而形成的具有特定空间结构的大分子物质。一般 2~20 个氨基酸通过肽键共价连接形成的聚合物称为多肽，由 20 个以上的氨基酸结合而成的大分子化合物称为蛋白质类。

3. 脂类　是构成细胞组织的主要成分，在植物中多以油脂和蜡的形式存在。油脂为 1 分子甘油和 3 分子脂肪酸脱水结合而形成的酯，主要存在于植物种子中。蜡为高级不饱和脂肪酸与一元醇生成的酯，主要存在于植物茎、叶和花瓣的表面。

4. 核酸类　分为 DNA、RNA，用于携带遗传物质，是生命活动最基本的物质之一。近年来，miRNA（约 20 nt）被证实可作为中药发挥疗效的活性成分之一，如金银花中 miRNA2911 具有抗病毒和抗肿瘤作用。

5. 苯丙素类　是一类以苯丙基（C_6—C_3）为基本骨架单位的化合物的统称。香豆素类是苯丙素类化合物中独特的一类，其基本母核为顺式邻羟基桂皮酸的内酯。

6. 醌类　是一类具有醌式结构的天然产物，包括苯醌、萘醌、菲醌、蒽醌类化合物。

7. 黄酮类　是指 2 个苯环通过中间 3 碳链连接而成的一类具有 C6—C3—C6 结构的化合物。

8. 萜类和挥发油类　是以异戊二烯为基本骨架单位的一大类化合物。根据异戊二烯单元的数目,萜类化合物可分为单萜、倍半萜、二萜、三萜等类型。挥发油具有气味芳香且易挥发的特点,其主要成分多为单萜类。

9. 生物碱类　是存在于生物体内的含氮有机化合物的总称。

10. 甾体类　是一类结构中具有环戊烷骈多氢菲甾核的化合物。甾体类化合物广泛分布于植物界,在萝藦科、夹竹桃科、紫金牛科、玄参科、茄科、薯蓣科、百合科等类群中较为集中。

11. 有机酸类　广义的有机酸泛指分子中含有羧基的化合物。在植物中多以金属离子或生物碱盐的形式存在。

12. 鞣质类　是一类复杂的多元酚类化合物的总称,又称单宁或鞣酸。鞣质类成分在医药、食品、日用品及化工产业的应用十分广泛,是一类具有较高利用价值的资源性物质。该类成分广泛分布于蓼科、漆树科、蔷薇科、豆科、胡桃科、茜草科、大戟科、棕榈科等植物类群中。

13. 树脂类　是植物树脂道的分泌物。按其化学结构可分为树脂酸(主要为二萜酸、三萜酸及其衍生物)、树脂醇(分子中含羟基)、树脂烃(一类结构复杂的含氧中性化合物)等类型。

14. 植物色素类　是植物表征颜色物质的总称。依溶解性又分为水溶性色素和脂溶性色素,前者主要指一些有色的苷类、花青素类,后者主要包括叶绿素类、胡萝卜素类等。

（二）中药资源性化学成分的主要生物合成途径

中药资源性化学成分大多属于天然有机化合物,它们主要来源于以下生物合成途径:乙酸-丙二酸(acetate-malonate, AA－MA)途径、莽草酸途径、甲羟戊酸(mevalonic acid, MVA)途径、$2-C$-甲基$-D-$赤藓糖醇 4 -磷酸($2-C-$methyl$-D-$erythritol 4 $-$phosphate, MEP)途径、氨基酸途径。因此,许多化学成分都含有相同的基本单元,如脂肪酸类、酚类、醌类及聚酮类化合物具有 C_2 单元;苯丙素类化合物具有 C_6—C_3 单元;黄酮类化合物具有 C_6—C_3—C_6 单元;萜类化合物具有重复的 C_5 单元;生物碱类化合物具有氨基酸单元等。以下分别介绍植物初生与次生代谢产物的生物合成途径。

1. 初生代谢产物的生物合成途径　初生代谢与植物的生长发育和繁衍直接相关。一定程度上,初生代谢产物是伴随着糖类、蛋白质类、脂类及核酸类等生物大分子的合成和降解而形成的。绿色植物及藻类通过光合作用将水和二氧化碳合成为糖类,进一步通过糖酵解等代谢途径,产生三磷酸腺苷(adenosine triphosphate, ATP)、还原型辅酶Ⅰ(reduced nicotinamide adenine dinucleotide, NADH)、还原型辅酶Ⅱ(reduced nicotinamide adenine dinucleotide phosphate, NADPH)、3－磷酸甘油酸(3－phosphoglycerate)、磷酸烯醇式丙酮酸(phosphoenolpyruvate, PEP)、丙酮酸及 4－磷酸赤藓糖(erythrose－4－phosphate)等维持植物体生命活动不可或缺的物质,这些关键代谢产物将继续参与下游多种代谢途径。例如,3-磷酸甘油酸及丙酮酸参与氨基酸的合成;PEP 与 4-磷酸赤藓糖可进一步合成莽草酸,莽草酸再经过系列反应合成苯丙氨酸等芳香族氨基酸;丙酮酸可经过氧化、脱羧生成乙酰辅酶 A(coenzyme A, CoA),再进入三羧酸循环,生成一系列有机酸及丙二酸单酰 CoA 等,并通过固氮反应得到一系列的氨基酸。

值得注意的是,大多数微生物和植物都能在体内合成所有的氨基酸,而动物不能在体内合成一部分氨基酸,需要通过食物摄取,这些氨基酸被称为必需氨基酸。必需氨基酸一般由碳水化合物代谢的中间产物经多步反应合成。见图 5－1,以上这些过程为初生代谢过程,产生的系列重要中间体进入次生代谢循环中,通过 AA－MA 途径、莽草酸途径、MVA 途径、氨基酸途径等合成聚酮类、苯丙素类、萜类、生物碱类等次生代谢产物。

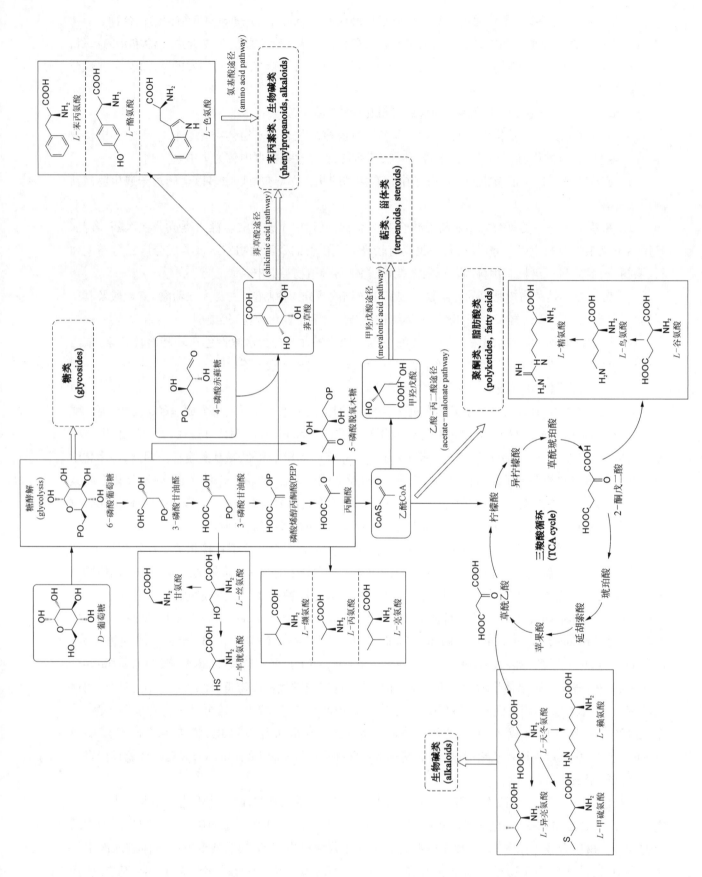

图 5-1 植物的初生代谢过程

2. 次生代谢产物的生物合成途径　植物次生代谢产物的种类繁多,化学结构多样,但从生物合成途径来看,初生代谢的一些关键产物是次生代谢的起始物。在次生代谢产物的生物合成中,最重要的构造单元由乙酰CoA、莽草酸、MVA、5-磷酸脱氧木糖等中间体合成,它们分别出现在AA-MA途径、莽草酸途径、MVA途径及MEP途径中。AA-MA途径产生的重要次生代谢产物包括酚类、前列腺素类、大环内酯类及脂肪酸衍生物。莽草酸途径可合成桂皮酸衍生物、木脂素类及生物碱类等。MVA途径和MEP途径共同负责合成大量的萜类和甾醇类代谢物。除上述途径以外,氨基酸也是天然产物生物合成常见的构造单元,肽类、蛋白质类及一些生物碱类来自氨基酸途径。

(1) AA-MA途径:依据生物合成进行分类,聚酮(polyketide)是一大类天然产物,由乙酸(C_2)单位通过缩合反应经多聚-β-酮链中间体合成。2分子乙酰CoA经克莱森缩合反应生成乙酰乙酸CoA,再与乙酰CoA重复克莱森缩合反应,可得到不同长度的多聚-β-酮酯(图5-2)。聚酮化合物由聚酮合成酶(polyketide synthase, PKS)催化合成。目前发现的PKS可以分为3类:① I型PKS,也称模块式PKS,由若干具有独特、非重复使用的催化结构域的蛋白多肽组成,编码一轮聚酮合成反应所需结构域的DNA为一个模块;② II型PKS,也称迭代式或芳香式PKS,通过一套可重复使用的结构域以固定步骤迭代催化酚聚酮结构的生成;③ III型PKS,唯一不依赖酰基载体蛋白(acyl carrier protein, ACP)活化酰基CoA底物的PKS,可直接作用于酰基CoA活化的简单羧酸。尽管不同类型PKS的结构和机制不尽相同,但均有通过酰基CoA脱羧缩合和PKS结构域或亚基催化C—C键形成的功能。

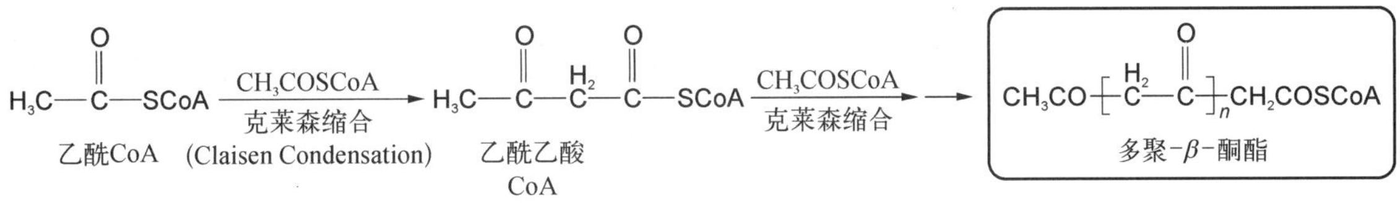

图5-2　多聚-β-酮酯的生物合成途径

1) 脂肪酸类:脂肪酸的生物合成由脂肪酸合酶(fatty acid synthase)参与完成。饱和脂肪酸的生物合成途径如图5-3所示。丙二酸单酰CoA与ACP结合为复合物,乙酰CoA与酶结合生成硫酯,二者经克莱森缩合反应生成乙酰-ACP。然后,立体选择性还原为相应的β-羟基酰基-ACP,再消除1分子水生成α,β-不饱和酰基-ACP。NADPH可进一步还原双键,生成饱和脂肪酰,碳链延长2个碳原子,脂肪酰-ACP重新进入反应体系,与丙二酸单酰-ACP缩合,经羰基还原、脱水、双键还原反应后进行循环,每次碳链延长2个碳原子。最后,硫酯酶催化分解脂肪酰-ACP复合物,释放出脂肪酰CoA或游离脂肪酸。脂肪酸生物合成途径中的关键酶为:① 乙酰CoA羧化酶(acetyl-CoA carboxylase, ACC),该酶催化乙酰CoA转化成丙二酸单酰CoA;② 酰基载体蛋白-丙二酰转移酶(ACP-malonyltransferase),该酶催化丙二酸单酰CoA的丙二酸转移到ACP上而形成丙二酸单酰-ACP;③ β-酮脂酰-ACP合酶(β-ketoacyl-ACP synthase, KAS);④ 3-氧酰基-ACP还原酶(3-oxoacyl-ACP reductase),在NADPH存在的条件下催化底物生成β-羟酰基-ACP(β-hydroxyacyl-ACP);⑤ β-羟酰基-ACP脱水酶(β-hydroxyacyl-ACP dehydratase);⑥ 烯酰-ACP还原酶(enoyl-ACP reductase);⑦ 脂肪酰-ACP硫酯酶(fatty acyl-ACP thioesterase, FAT),脂肪酰-ACP碳链达到特定长度后发挥作用,因此,其活性决定了脂肪酸碳链的长度。

油脂的形成与积累是植物抗逆进化的特征。种子植物中的脂肪酸含量尤为丰富,亚麻籽、茶籽油、葫芦巴、核桃等药食两用资源植物的种子中所含的不饱和脂肪酸占脂肪酸总量的80%以上,因此,不饱和脂肪酸的生物合成非常重要,其反应步骤如图5-4所示。在植物体内,棕榈烯酸和油酸经去饱和反应生成亚油酸和亚麻酸,其他多烯脂均基于此四者延长或去饱和而形成。哺乳动物缺乏某些脂肪酸去饱和化酶,因此不能自身合成亚油酸和亚麻酸,必须从植物中摄取。

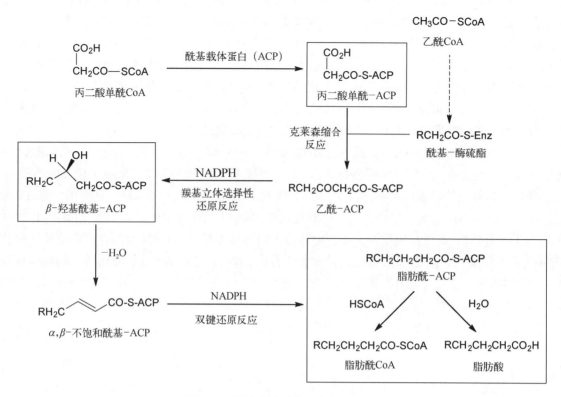

图 5-3　饱和脂肪酸的生物合成途径

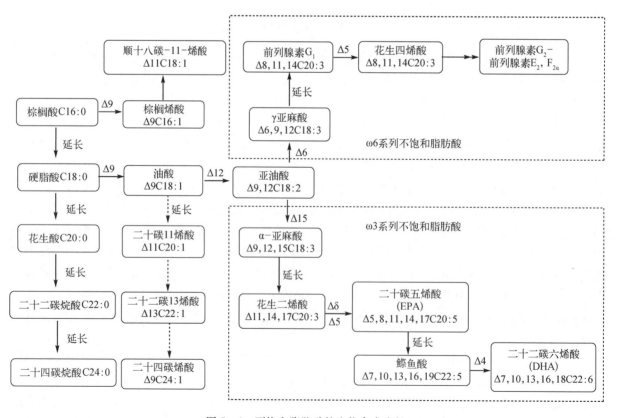

图 5-4　不饱和脂肪酸的生物合成途径

质体是发育种子中脂肪酸生物合成的主要场所,其饱和脂肪酸的合成同上,乙酰 CoA 的原料来源于蔗糖代谢产物丙酮酸的脱氢氧化,因此,丙酮酸的合成及转入质体的数量为重要限速步骤之一。植物脂肪酸酰基碳链长度多为 16(16∶0,KASI 催化)或 18(18∶0,KASⅡ催化),其中 16∶0 - ACP 代谢分支的不同对种子油中脂肪酸组成具有重要影响。例如,棕榈种子中硫酯酶 FATB 主要作用于 16C 脂肪酸,因而棕榈种子油中棕榈酸含量高。此外,硫酯酶可终止脂肪酸碳链的延长,导致某些植物种子油中短链(<8C)和中链(8~14C)脂肪酸的大量积累。

在质体中合成的 16∶0 -、18∶0 -和 18∶1△9cis - ACP,经不同硫酯酶催化分别生成 16∶0、18∶0 和 18∶1△9cis,与质体外膜上的 CoA 结合形成 16∶0 -、18∶0 -和 18∶1△9cis - CoA,经细胞质转运到内质网以合成甘油酯。首先,在 3 -磷酸甘油酰基转移酶和溶血性磷脂酸酰基酶的分别作用下,脂肪酸碳链从各种脂肪酰基- CoA 分子上转移到 3 -磷酸甘油的 sn - 1 和 sn - 2 位置上,从而生成磷脂酸(phosphatidic acid,PA)。然后,PA 分子 sn - 3 位的磷酸基被磷脂酸磷酸酶切除形成二酰甘油(diacylglycerol,DAG)。最后,在二酰甘油酰基转移酶(diacylglycerol acyltransferase,DGAT)作用下,DAG 的 sn - 3 位酰基化形成三酰甘油(triacylglycerol,TAG)。另有一条不依赖于乙酰 CoA 的 TAG 合成途径,即在磷脂二酰甘油酰基转移酶(plantphospholipids diacylglycerol acytransferase,PDAT)的催化作用下,脂肪酰基不经过 CoA 产物直接从磷脂酰胆碱转移至 DAG,从而合成 TAG。目前,提高种子中 TAG 积累水平的分子操作主要靶标是 TAG 合成的最后一步反应,除 DGAT 和 PDAT 外,DGAT2 和 DGAT1 亦可催化 TAG 合成,对种子含油量有较大贡献。

另外,脂肪酸可在内质网上进行多种修饰。例如,油酸(18∶1△9cis)可在脂肪酸去饱和酶(fatty acid desaturase,FAD)2、3 的依次催化下,生成新的双键,依次形成亚油酸(18∶2△9cis、12cis)和亚麻酸(18∶3△9cis、12cis、15cis)。因此,FAD 相关酶已经成为种子油中不饱和脂肪酸含量遗传改良的主要靶分子。各种脂肪酸最终均整合在 TAG 分子中,聚集在内质网脂质双层膜结构的脂肪酰基区域,含量高者可由单层磷脂膜包裹凸起并分离,即油体,这些贮藏 TAG 的亚细胞结构或油体其直径一般为 1 μm,由许多结构蛋白包被,称为油质体(图 5 - 5)。

产油微生物油脂合成代谢调控中存在 2 个关键酶,即 ATP 柠檬酸裂合酶(ATP-citratelyase,ACL)和苹果酸酶(malate enzyme,ME)。ACL 在细胞溶胶中催化柠檬酸裂解反应,提供乙酰 CoA,但 ACL 只是微生物油脂积累的必要不充分条件,如部分具有 ACL 活性的产油酵母油脂其积累仍不超过生物量的 10%。研究表明,产油微生物油脂积累量与 ME 代谢调控相关,若 ME 受到抑制,则油脂积累下降,脂肪酸合成酶(fatty acid synthetase,FAS)几乎只能利用 ME 所产生的 NADPH(图 5 - 6)。

2)酚类:酚类的生物合成过程缺少还原步骤,产物即为多聚-β-酮酯,碳链增长 3 次后可通过 A、B 2 种方式折叠。A 方式:α-亚甲基离子化,与相隔 4 个碳原子的羰基发生羟醛缩合反应,随后经脱水、烯醇化生成苔藓酸。B 方式:经分子内克莱森缩合反应,断裂硫酯键并释放酶,生成环己三酮,烯醇化生成间三酚苯乙酮。除 A 折叠过程中因形成 C—C 键脱去 1 个羰基外,AA - MA 途径生成的芳环系统均具有间位氧化的显著特点,即保留于终产物中的羰基氧原子在芳环上交替排列,与莽草酸途径形成的芳环结构差别较大(图 5 - 7)。

地衣(lichen)中的天然酚类成分较为丰富,其药用、食用历史悠久。如染料衣及石蕊中的石蕊色素,可用于制造酸碱度定性试剂;树花衣等可用作取香水的定香剂和化妆品原料。松萝酸、地衣硬酸及地衣二酚的多种缩合物,有较高的抗革兰氏阳性菌、结核杆菌活性。

3)蒽醌类:许多天然蒽醌类成分也是由 AA - MA 途径合成,聚酮链折叠后首先环合形成链中间环,然后分别构建另外 2 个环。鼠李科鼠李属和蓼科酸模属等药用植物类群中含有丰富的蒽醌类成分,如具有泻下作用的大黄素(emodin)等。蒽醌类成分的生物合成途径如图 5 - 8 所示。

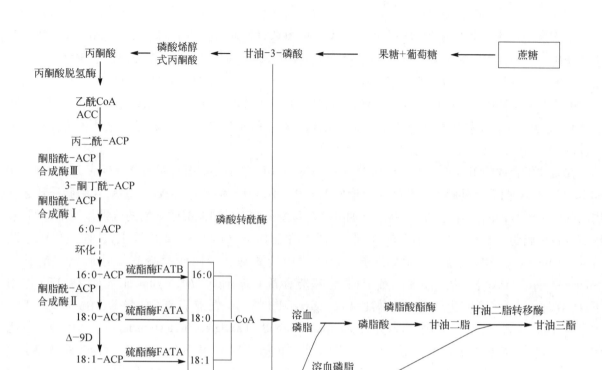

图 5-5 种子油的生物合成途径

AT：酰基转移酶；PL：磷脂

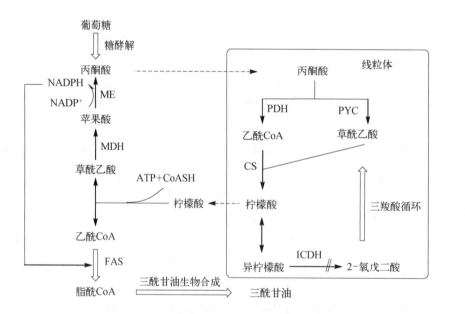

图 5-6 产油酵母油脂的积累代谢调控途径

CS：柠檬酸合成酶；ICDH：异柠檬酸脱氢酶；MDH：苹果酸脱氢酶；PDH：丙酮酸脱氢酶；PYC：
丙酮酸羧化酶

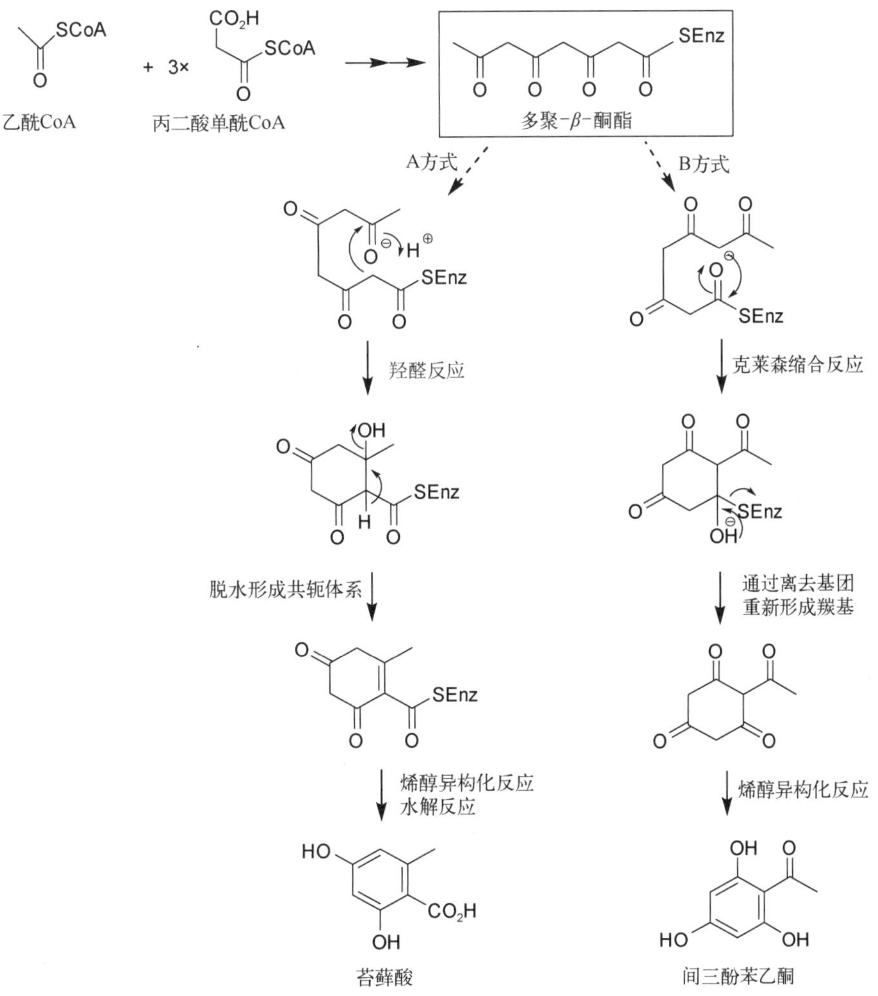

图 5-7　酚类成分的生物合成途径

（2）莽草酸途径：是一条初生代谢与次生代谢的共同途径。在植物体内，大多数酚类成分由该途径合成。

1）芳香族氨基酸和简单苯甲酸类：高等植物中，4-磷酸赤藓糖与 PEP 结合生成莽草酸，转化为分支酸后生成苯丙氨酸、酪氨酸和色氨酸，其中产生的 L-苯丙氨酸、L-酪氨酸、L-色氨酸也是生物碱的合成前体。针对芳香族氨基酸合成中的 4 种限速酶脱氢奎宁酸（dehydroguimate，DHQ）合成酶基因 *AroB*、5-烯醇丙酮酰-莽草酸-3-磷酸合成酶（5-enolpyruvyl-shikimate-3-phosphate synthase，EPSPS）基因 *AroA*、分支酸合酶（chorismate synthase）基因 *AroC*、*PheA* 基因编码的分支酸变位酶-预苯酸脱水酶（chorismate mutase/prephenate dehydatase，CM/PD）进行大肠杆菌的代谢途径优化，可为进一步构建芳香族氨基酸基因工程菌奠定基础（图 5-9）。

迷迭香酸广泛分布于唇形科、忍冬科等植物类群中。彼得森等人以彩叶草的悬浮细胞为研究对象，第一次较全面地阐述了迷迭香酸的生物合成途径，认为迷迭香酸的次生代谢包括苯丙氨酸和酪氨酸 2 条支路途径：① 苯丙氨酸依次被苯丙氨酸解氨酶（L-phenylalanine ammonia-lyase，PAL）、肉桂酸-4-羟化酶（cinnamic acid-4-hydroxylase，C4H）和 4-香豆酸 CoA 连接酶（4-coumarate-coenzyme A ligase，4CL）催化生成 4-香豆酰 CoA；② 酪氨酸经酪氨酸氨基转移酶（tyrosin aminotransferase，TAT）和对羟基苯丙酮酸还原酶（hydroxyphenylpyruvate reductase，HPPR）催化生成 4-羟基苯乳酸。之后 2 条支路的产物经迷迭香酸合成酶（rosmarinic acid synthase，RAS）和细胞色素蛋白 CYP98A6 催化生成迷迭香酸。

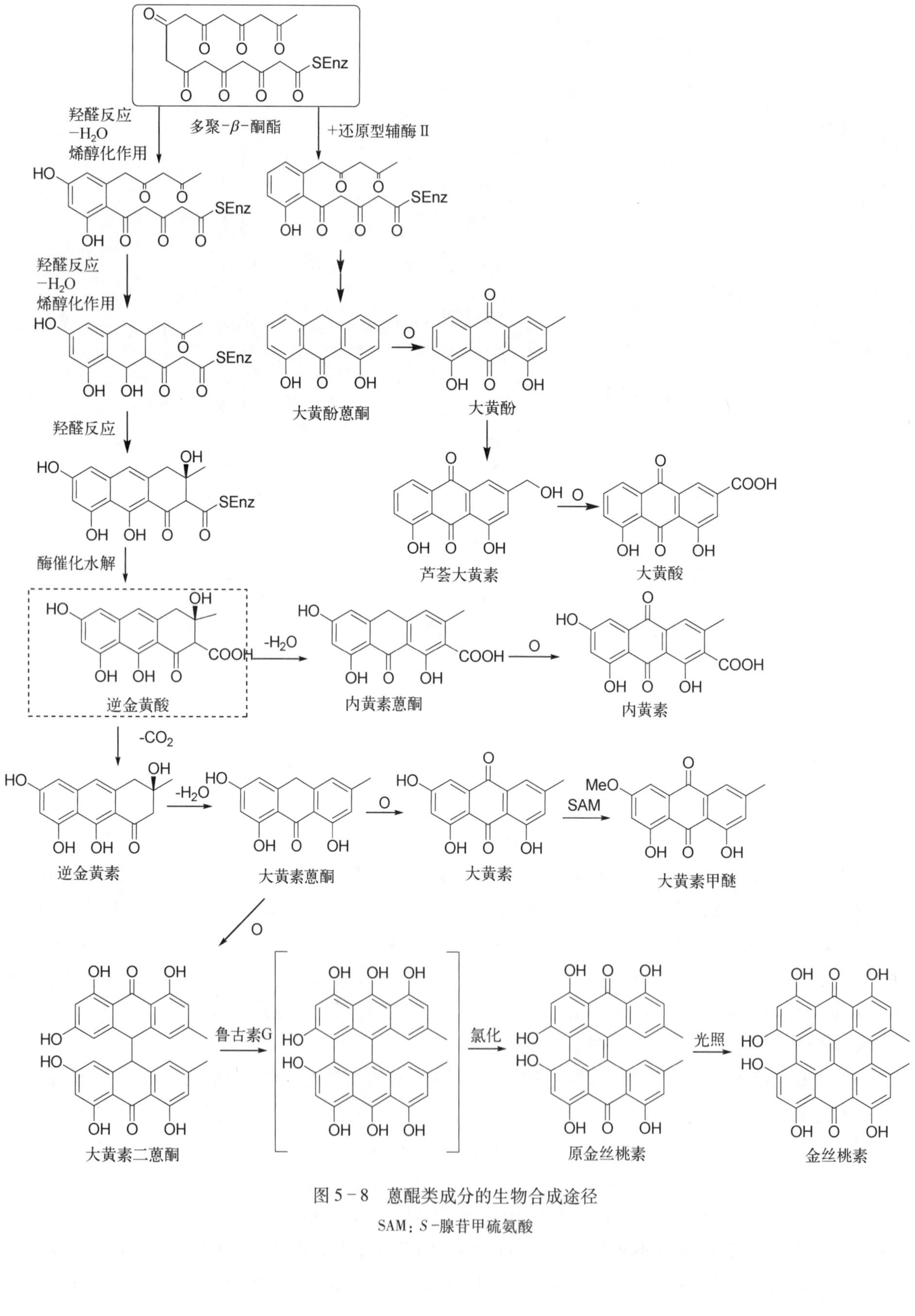

图 5-8　蒽醌类成分的生物合成途径

SAM：S-腺苷甲硫氨酸

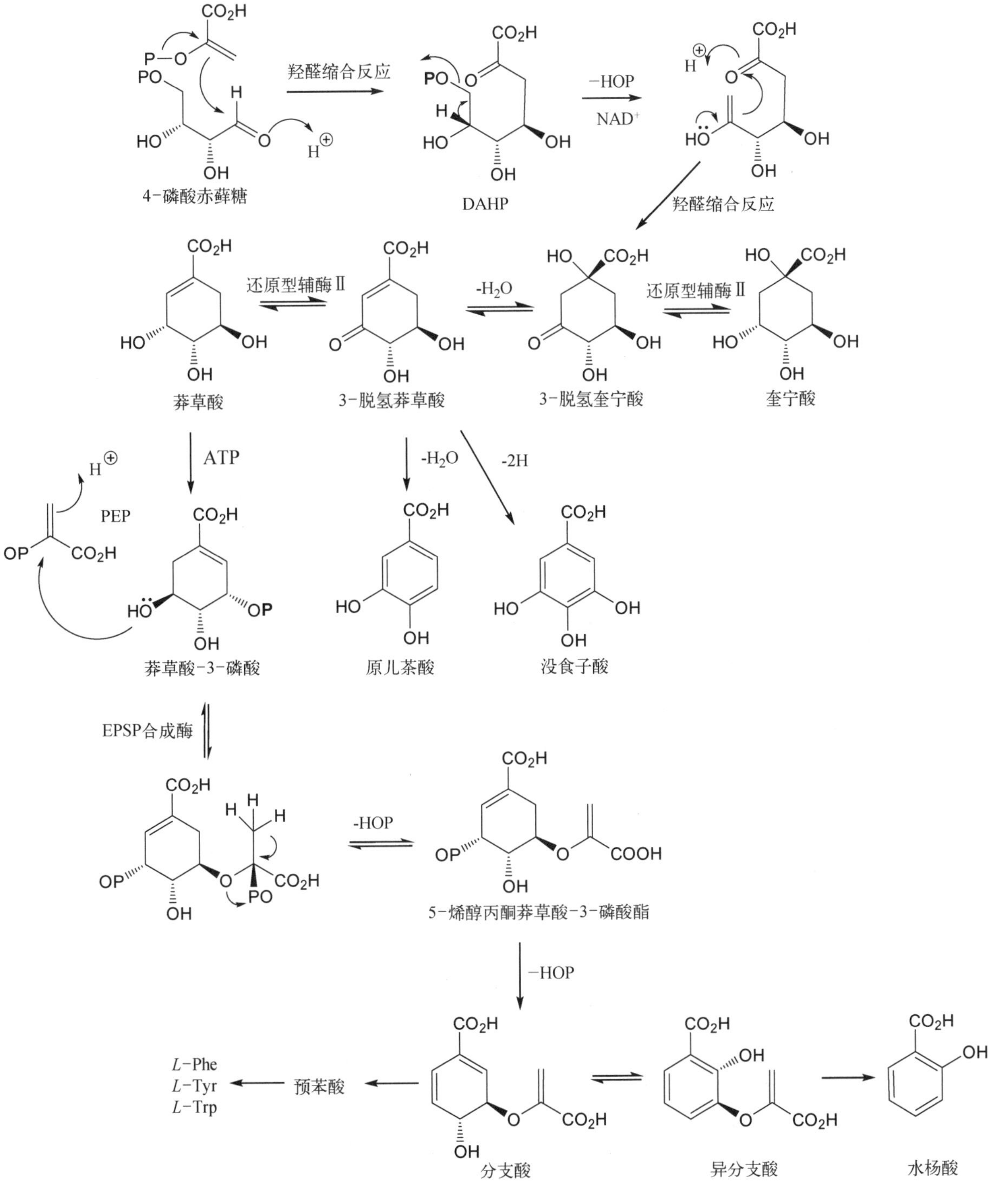

图 5-9　芳香族氨基酸和简单苯甲酸类成分的生物合成途径
DAHP：3-脱氧-α-阿拉伯庚酮糖酸-7-磷酸；HOP：1分子磷酸基团

　　此外，酪氨酸支路中的 4-羟基苯丙酮酸还可以在对羟基苯丙酮酸双氧化酶（4-hydroxyphenyl pyruvate dioxy genase，HPPD）的作用下生成尿黑酸，它是生育酚和质体醌的前体物质，该旁路途径的存在可能导致 4-羟基苯丙酮酸含量降低，从而影响迷迭香酸的生物合成（图 5-10）。迷迭香酸合成途径上的关键酶基因 4CL、C4H、PAL、TAT、HPPD 等均已先后从丹参中克隆得到。

　　2）香豆素类：桂皮酸和4-香豆酸的侧链邻位碳羟基化后形成内酯，进一步修饰产生结构多样的香豆素类化合物。部分生物合成途径如图 5-11 所示。

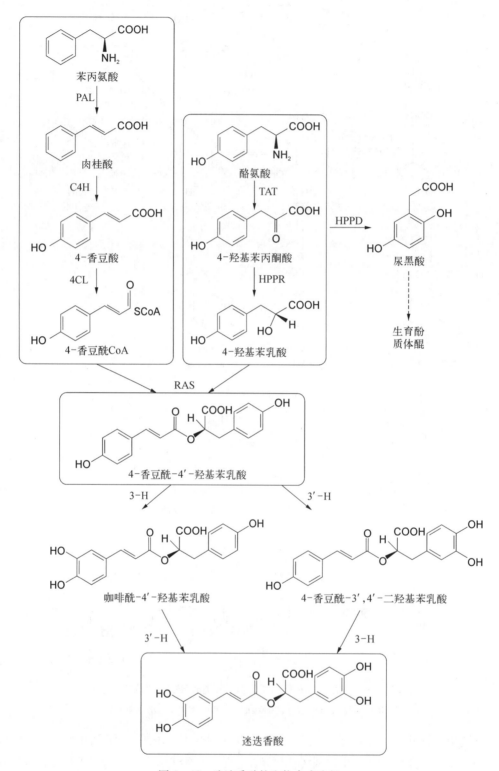

图 5-10 迷迭香酸的生物合成途径

3-H：羟桂皮烯醛基-羟苯乳酸基 3-羟化酶；3′-H：羟桂皮烯醛基-羟苯乳酸基 3′-羟化酶

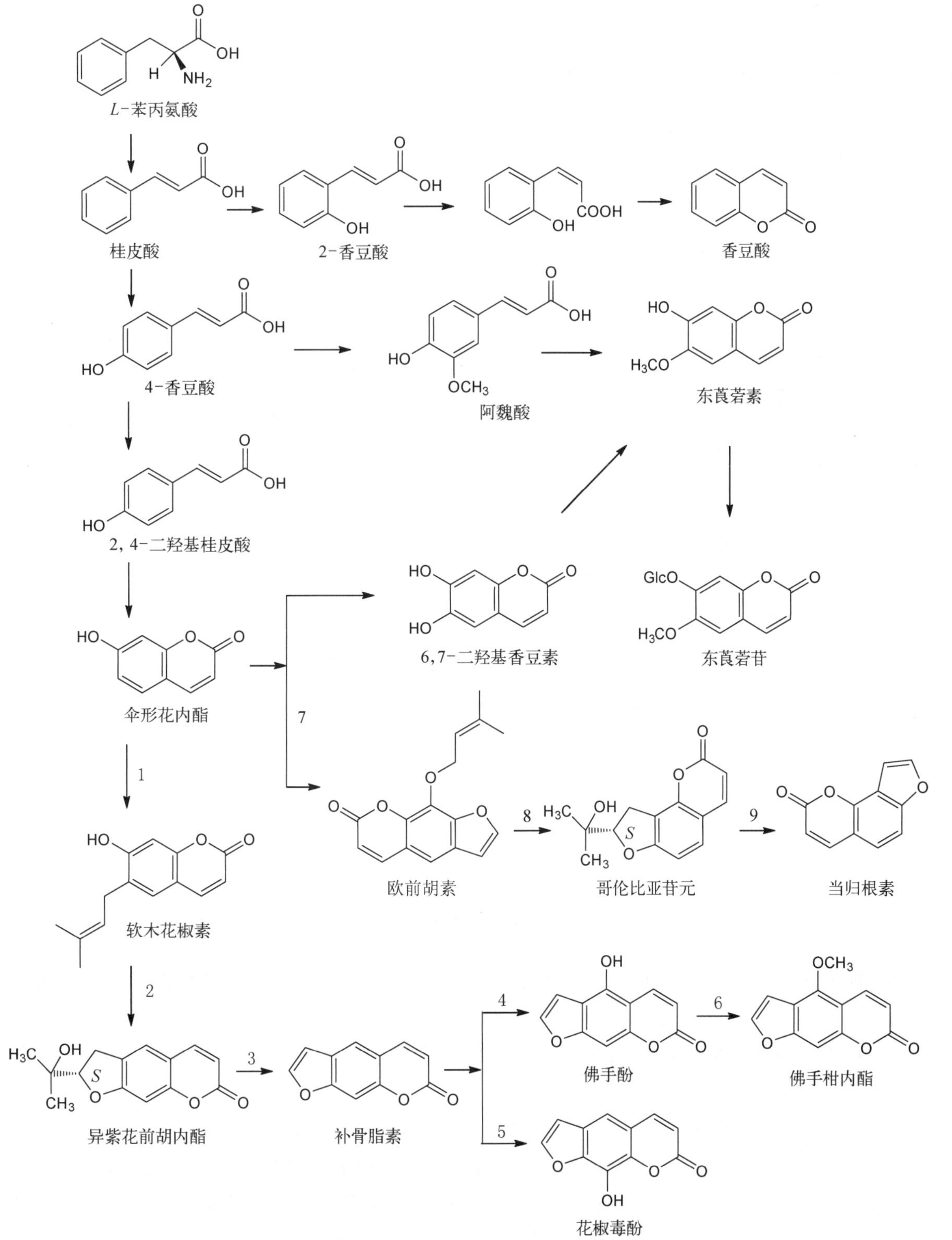

图 5-11　香豆素类和呋喃香豆素类成分的部分生物合成途径

1. 伞形酮二甲基烯丙基转移酶 1；2. 异紫花前胡内酯合酶；3. 补骨脂素合酶；4. 佛手酚合酶；5. 花椒毒酚合酶；6. 佛手酚氧甲基转移酶；7. 伞形酮二甲基烯丙基转移酶 2；8. 哥伦比亚苷元合酶；9. 当归根素合酶

3）木脂素类和木质素类：其生物合成过程大致可以分为 3 个阶段。第一阶段是酪氨酸和苯丙氨酸通过脱氨基、羟基化与甲基化等步骤，生成羟基肉桂酸类及羟基肉桂酸酯酰 CoA 类化合物；第二阶段是羟基肉桂酸类及羟基肉桂酸酯酰 CoA 类化合物还原为 4-羟基桂皮醇、松柏醇、芥子醇等单体；第三阶段是在过氧化物酶、漆酶或蛋白氧化酶的催化下形成木脂素类和木质素类成分（图 5-12）。

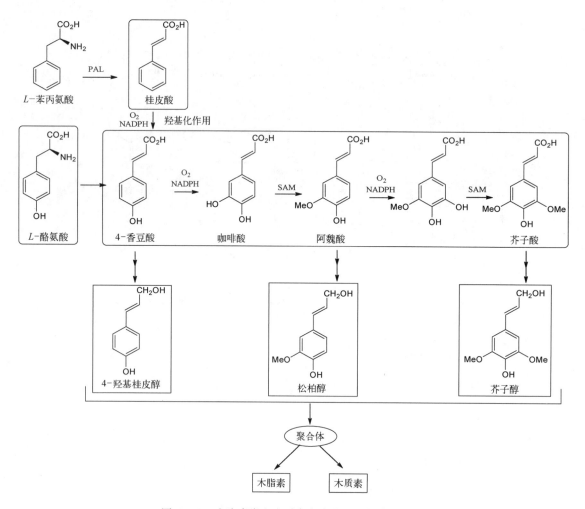

图 5-12　木脂素类和木质素类成分的生物合成途径

鬼臼毒素（podophyllotoxin）具有良好的抗肿瘤、抗尖锐湿疣、抗艾滋病毒等活性，主要分布于小檗科鬼臼属 *Podophyllum*、桃儿七属 *Sinopodophyllum* 等植物类群中。亚麻科亚麻属 *Linum*、柏科刺柏属 *Juniperus*，唇形科山香属 *Hyptis*、百里香属 *Thymus* 等植物类群中也广泛分布有木脂素类和木质素类资源性化学物质。

近年来，该类药物资源供不应求，导致相关野生植物资源逐渐枯竭。植物代谢工程为鬼臼毒素替代资源的开发提供了更多途径。实现植物细胞或器官培养生产鬼臼毒素的前提之一是充分阐明鬼臼毒素的生物合成途径及其调控机制。鬼臼毒素可能的生物合成途径如图 5-13 所示。松脂素、罗汉松脂素是其生物合成的重要前体，松脂素合酶、松脂素-落叶松脂醇还原酶、开环异落叶松脂醇脱羟酶、甲基转移酶及去氧鬼臼毒素合酶等是催化合成鬼臼毒素的关键酶。

4）黄酮类和芪类：其生物合成途径来源于 AA-MA 途径及莽草酸途径。莽草酸途径提供 1 分子的香豆酰 CoA，通过 AA-MA 途径与 3 个丙二酸单酰 CoA 缩合，从而完成碳链的延伸，最终生成黄酮类和芪类成分。其中，芪类合成酶（1,2-二苯乙烯合酶）和查耳酮合成酶分别是催化合成芪类和黄酮类成

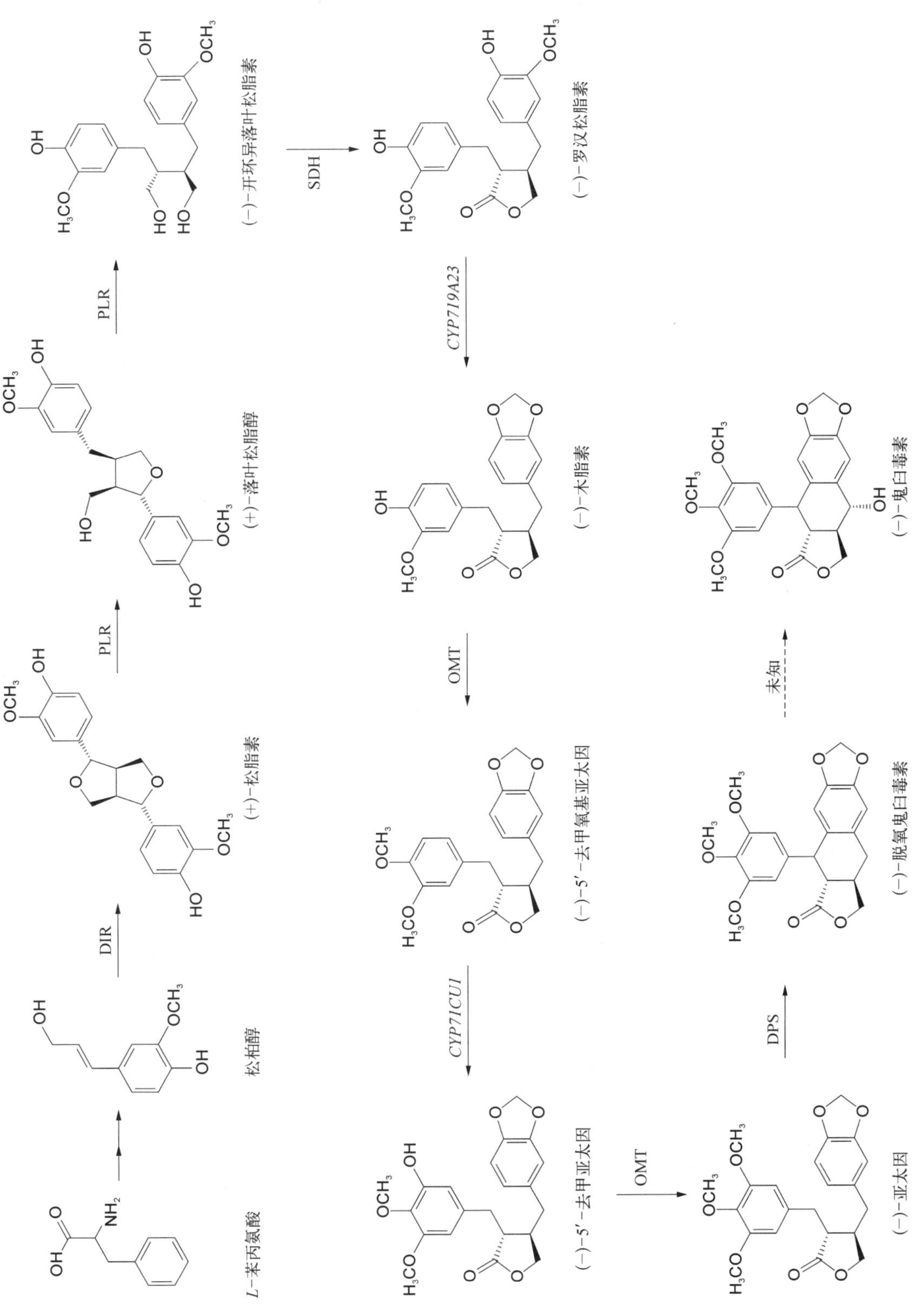

图 5-13　鬼臼毒素可能的生物合成途径

DIR：dirigent 蛋白/松脂素合酶；PLR：松脂素-落叶松脂醇还原酶；SDH：开环异落叶松脂醇脱氢酶；CYP719A23、CYP71CU1：细胞色素 P450 基因；OMT：甲基转移酶；DPS：去氧鬼臼毒素合酶分的生物合成关键酶。柚皮素-查耳酮是查耳酮合成酶的直接产物,其继续被查耳酮异构酶催化合成黄烷酮类成分(如柚皮素),经修饰可生成其他类型的化合物,如黄酮类、黄酮醇类、花色素类和儿茶素类等(图 5-14)。其中,异甘草素的合成途径较特殊,是由查耳酮合成酶与查耳酮还原酶催化以完成苯环的形成及羟基的还原。

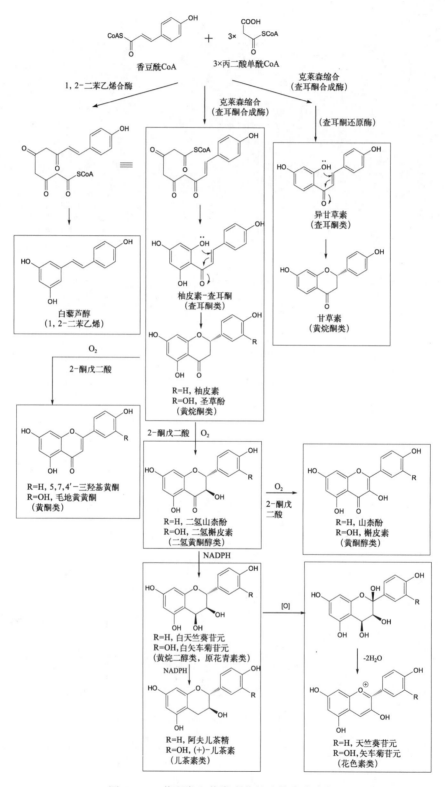

图 5-14　黄酮类和芪类成分的生物合成途径

　　黄酮类天然产物在唇形科、玄参科、爵床科、菊科等植物类群中分布较为广泛。由于类黄酮独特的药理学功效和在生物防御等方面的作用,其生物合成途径一直是人们关注的焦点。类黄酮的生物合成途径是由多条代谢途径交叉相连的网络途径,受多种结构基因和调控基因的控制。绿茶中类黄酮的含量较为丰富,能够降低癌症、心脏病和其他疾病的发生率,具有良好的保健作用。现已建立较高产量的茶树转基因体系,为开展茶树儿茶素合成的代谢工程奠定了基础。灯盏乙素是药用植物灯盏花的核心药效成分,在治疗缺血性脑血管疾病、脑栓塞和脑溢血等方面疗效显著。目前,已在酿酒酵母底盘细胞中成功构建了灯盏乙素全合成的细胞工厂,首次实现了灯盏乙素的全合成,含量达 108 mg/L,初步具备了工业化生产潜力。

　　5) 异黄酮类:异黄酮与黄酮的结构差异在于莽草酸来源的芳环转移到了杂环碳的邻位。该重排过程由 CYP450 酶催化,在自然界中很少见,生成的异黄酮类化合物几乎只存在于豆科植物中(图 5 - 15)。

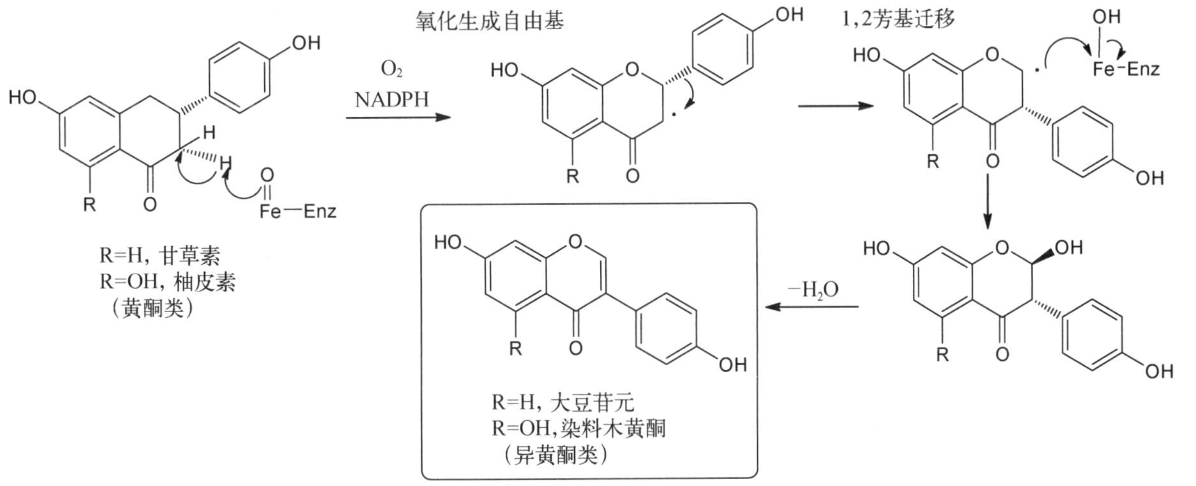

图 5 - 15　大豆异黄酮的生物合成途径

　　大豆异黄酮对人体代谢及健康有着极其重要的作用,天然的大豆异黄酮类资源远远不能满足人类社会的需求,因此,通过基因和代谢工程手段提高大豆异黄酮的含量成为其规模产业化的焦点。延斯·尼尔森等人构建了从头合成大豆苷元的酵母菌株,通过筛选生物合成酶、确定限速步骤、动态控制和代谢微调等手段,使大豆苷元的产量达到 85.4 mg/L,并通过糖基化修饰合成了具有生物活性的异黄酮——大豆苷和葛根素。这项研究为异黄酮的基因工程生产奠定了基础。

　　(3) MVA 途径和 MEP 途径:萜类和甾体类化合物是以异戊二烯为基本单位构成的一类化合物。异戊二烯基单元有 2 条来源途径,即为 MVA 途径和 MEP 途径。其中,MVA 途径是合成萜类及甾体类化合物的主要代谢途径,其发生在细胞质中,由 3 分子乙酰 CoA 在细胞质内经生物合成产生 MVA,再经由磷酸化、脱羧过程形成异戊二烯类化合物的基本骨架,即异戊烯基焦磷酸(isopentenyl pyrophosphate,IPP)和二甲基丙烯基焦磷酸酯(dimethylallyl pyrophosphate,DMAPP)(图 5 - 16)。MEP 途径发生在质体中,相比于 MVA 途径,IPP 的关键前体不是 MVA,而是由丙酮酸和甘油醛 - 3 -磷酸(glyceraldehyde 3-phosphate,GA - 3P)脱羧形成的脱氧木酮糖 5 -磷酸酯(deoxyxylulose 5-phosphate,DOXP),再经过还原生成 MEP,最后再经过多步反应生成 IPP。因此,MEP 途径也被称为 DOXP 途径(图 5 - 17)。2 种途径生成的 IPP 和 DMAPP,不同数量的 IPP 和 DMAPP 采用不同连接方式组合形成了单萜、倍半萜、二萜、三萜、四萜等萜类和甾体类化合物。

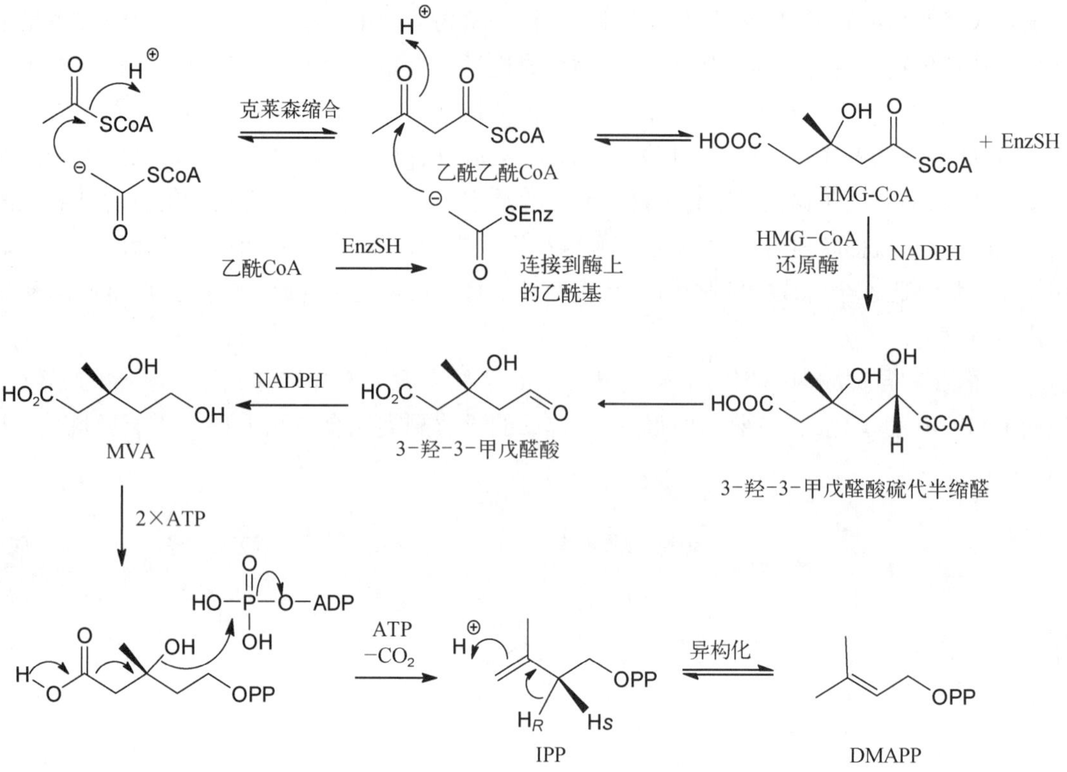

图 5 - 16　MVA 途径

HMG - CoA：3 -羟基- 3 -甲基戊二酸单酰辅酶 A；EnzSH：HMG - CoA 合酶

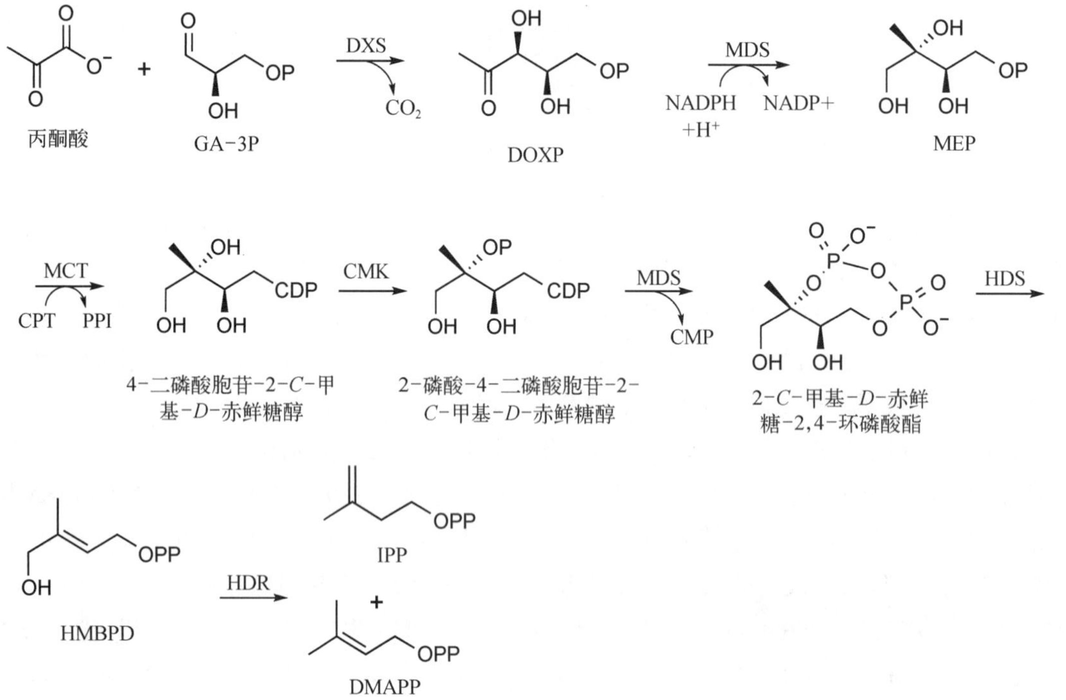

图 5 - 17　MEP 途径

DXS：1 -脱氧- D -木酮糖 5 -磷酸合酶；MDS：2 -甲基- D -赤藓糖醇- 2,4 -环焦磷酸合酶；MCT：2 - C -甲基- D -赤藓糖醇 4 -磷酸胞苷酰转移酶；CPT：焦磷酸香叶酯-焦磷酸香叶酯转移酶；PPI：磷酸烯醇式丙酮酸羧激酶；CMK：4 -二磷酸胞苷- 2 - C -甲基赤藓糖激酶；CMP：4 -二磷酸胞苷- 2 - C -甲基赤藓糖醇- 4 -磷酸合成酶；HDS：1 -羟基- 2 -甲基- 2 -丁烯基- 4 -二磷酸合成酶；HDR：1 -羟基- 2 -甲基- 2 -丁烯基- 4 -二磷酸还原酶；HMBPD：羟甲基丁酮酸脱氢酶

1) 单萜类：是由 2 分子的异戊二烯单元构成的含有 10 个碳原子的化合物,在生物合成途径上,其源于 DMAPP 和 IPP 通过异戊二烯转化酶生成焦磷酸香叶酯(geranyl diphosphate, GPP)。GPP 是所有单萜类化合物的合成前体,可直接脱去磷酸基团,形成无环单萜。或在环化酶的作用下,经过重排,生成单环、双环等单萜类化合物。柠檬醛(citral)及香茅醇(citronellol)是常见的链状单萜类化合物。薄荷醇(menthol)、薄荷酮(menthone)、樟脑、冰片等是常见的环状单萜。这些单萜属于亲脂类挥发性化合物,是调料和香料中风味和香气的来源(图 5 - 18)。

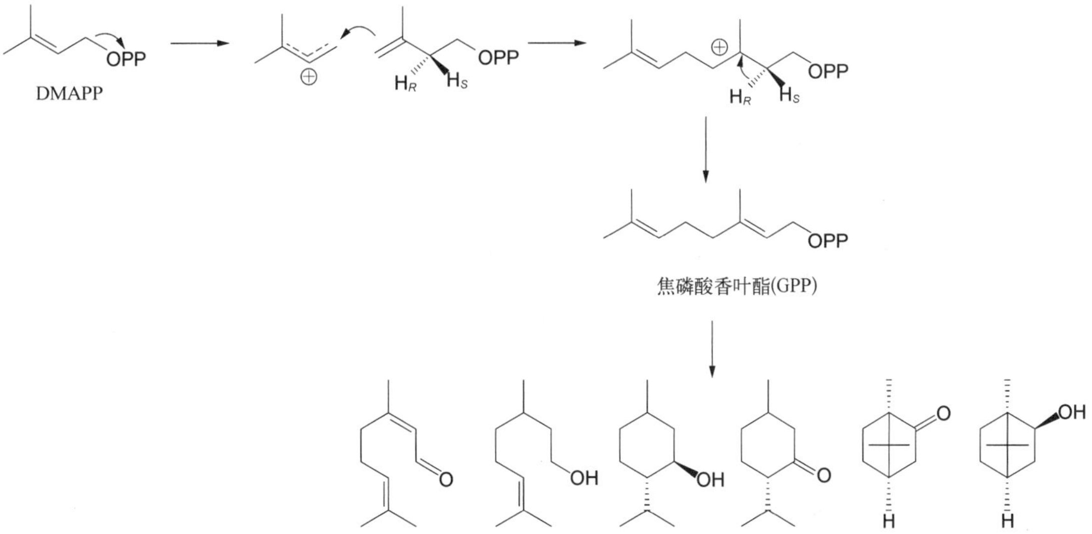

图 5 - 18 单萜类成分的生物合成途径

2) 环烯醚萜类：其生物合成途径亦由 GPP 开始,GPP 水解脱去焦磷酸,随后氧化形成香叶醇。在香叶醇的基础上进行羟基化形成 10 -羟基香叶醇,再经过氧化形成 10 -氧香叶醛,进而由环烯醚萜合酶的催化形成琉蚁二醛(iridodial),最终在 7 -去氧马钱苷酸合酶(7 - deoxyloganetic acid synthase)催化下形成环烯醚萜类化合物去氧马钱苷酸(deoxyloganetic acid)。环烯醚萜属于单萜类化合物,大多数环烯醚萜以糖苷的形式存在,糖基化过程可将半缩醛键转化为缩醛。在去氧马钱苷酸的基础上依次进行糖基化、羟基化及甲基化等修饰反应后,最终形成马钱子苷(loganin)。马钱子苷是许多其他环烯醚萜类化合物生物合成途径中的一个关键中间体,同时,它也参与一些吲哚类生物碱或四氢异喹啉生物碱等化合物的生物合成。马钱子苷在裂环马钱子苷合酶的催化下骨架开裂生成裂环马钱子苷(secologanin),是裂环环烯醚萜(secoiridoids)的典型结构(图 5 - 19)。

3) 倍半萜类：是由 3 分子异戊二烯单元构成的含有 15 个碳原子的化合物,其生物合成途径源于 FPP。FPP 是在 GPP 的基础上,通过异戊二烯转移酶加上一个 IPP 单元,使碳链进一步延长。根据是否成环及成环数量,可以分为无环倍半萜、单环倍半萜、双环倍半萜及三环倍半萜等。倍半萜多样的骨架是由碳正离子重排形成的,代表性反应如图 5 - 20 所示。

疟疾是世界性重大疾病之一,从黄花蒿 *Artemisia annua* L. 茎叶中分离得到的青蒿素对恶性疟疾的疗效显著,已成为 WHO 疟疾联合疗法的基础推荐药。然而,由于植物来源的青蒿素供应不稳定,容易造成资源短缺、价格波动等问题,影响疾病治疗。合成生物学为青蒿素的资源供给提供了新策略,目前青蒿素生物合成途径的大部分步骤已被阐明(图 5 - 21),FPP 是青蒿素合成的前体,在紫穗槐二烯合酶(amorpha - 4, 11 - diene synthase, ADS)的作用下催化生成青蒿素的基本骨架紫穗槐 - 4, 11 -二烯,再经过紫穗槐 - 4, 11 -二烯氧化酶(amorpha - 4, 11 - dieneoxylase, CYP71AV1)、醇脱氢酶 1(alcohol dehydrogenase 1，ADH1)、乙醛脱氢酶 1（aldehyde dehydrogenase 1，ALDH1)等氧化修饰形成青蒿酸。然而,青蒿酸如何进一步催化形成终产物青蒿素目前是未知的,须结合化学转化完成工业生产。有学者利用微生物发酵与化学转化相结合的方法,成功实现了青蒿素的吨级生产。

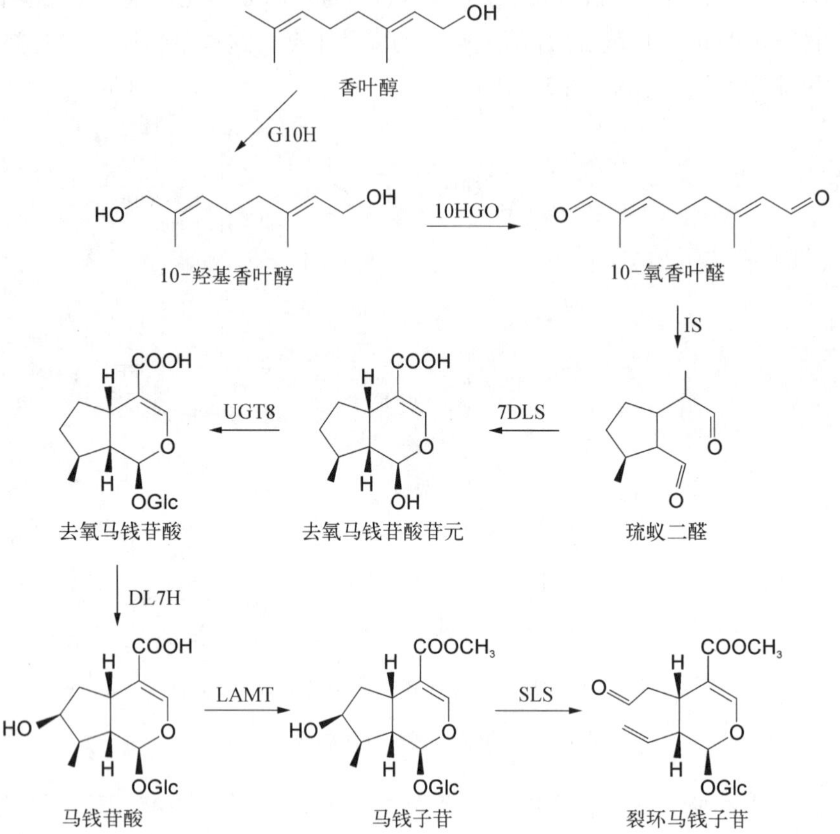

图 5-19　环烯醚萜类成分的生物合成途径

G10H：香叶醇-10-羟化酶；10HGO：10-羟基香叶醇氧化还原酶；IS：环烯醚萜合酶；7DLS：7-去氧马钱苷酸合酶；UGT8：环烯醚萜葡萄糖基转移酶；DL7H：去氧马钱苷酸 7-羟化酶；LAMT：马钱苷酸甲基转移酶；SLS：裂环马钱子苷合酶

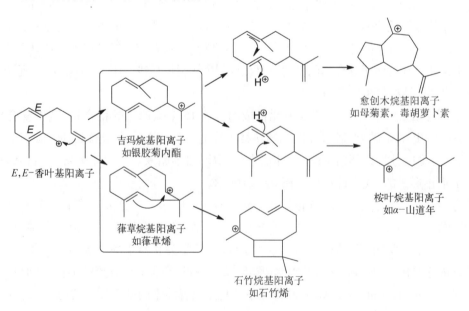

图 5-20　倍半萜结构骨架的生物合成途径

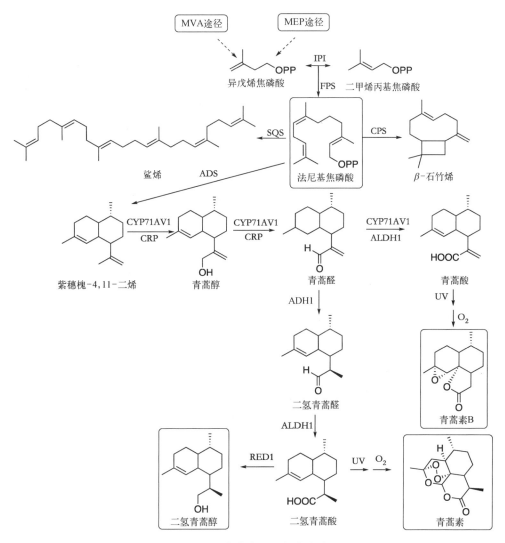

图 5-21　青蒿素的生物合成途径

FPS：法尼基焦磷酸合成酶；SQS：鲨烯合酶；CRP：细胞色素还原酶；RED1：双氢青蒿酸还原酶 1；IPI：异戊烯基焦磷酸异构酶；CPS：甾醇二磷酸合酶

　　4）二萜类：由 4 分子的异戊二烯单元构成的含有 20 个碳原子的化合物，其生物合成途径源于 GGPP。GGPP 在二萜合酶的基础上发生环化和重排，形成了二萜化合物的结构多样性。二萜环化酶根据其结构域可分为 2 类。Ⅱ类二萜合酶具有 DXDD 结构域（D：天冬氨酸；X：任意氨基酸），催化 GGPP 形成具有一定立体构象的环状磷酸化合物（cyclic phosphate，CPP），如去甲基环状 GGPP（nor-CPP）、外立体异构体环状 GGPP（ent-CPP）、顺式环状 GGPP（syn-CPP）等；而Ⅰ类二萜合酶含有 DDXXD 结构域，可以催化Ⅱ类二萜合酶的催化产物进一步生成复杂的骨架。在个别植物中，还存在一类双功能的二萜合酶，同时具有 DXDD 及 DDXXD 结构域（图 5-22）。

　　抗肿瘤药物紫杉醇（paclitaxel）是从太平洋红豆杉 Taxus brevifolia 的树皮中分离得到的复杂二萜结构，且存在多种后修饰。6 棵生长百年的太平洋红豆杉树皮仅可提供 2 g 紫杉醇，仅供一个疗程使用。目前，解决紫杉醇及其衍生物来源的一个有效方法是化学半合成，利用更易得的类似结构作为底物合成紫杉醇，然而由于紫杉醇结构较复杂，合成产率及产量均较低，难以大规模生产。随着现代生物技术的发展，紫杉醇生物合成途径中的关键基因逐渐被克隆和鉴定。根据目前的研究，紫杉醇从 GGPP 开始合成共需要 15 步，其中 12 步已经被阐明，还有 3 步待进一步研究（图 5-23）。目前，已可利用大肠杆菌及烟草作为底盘细胞以合成紫杉二烯。

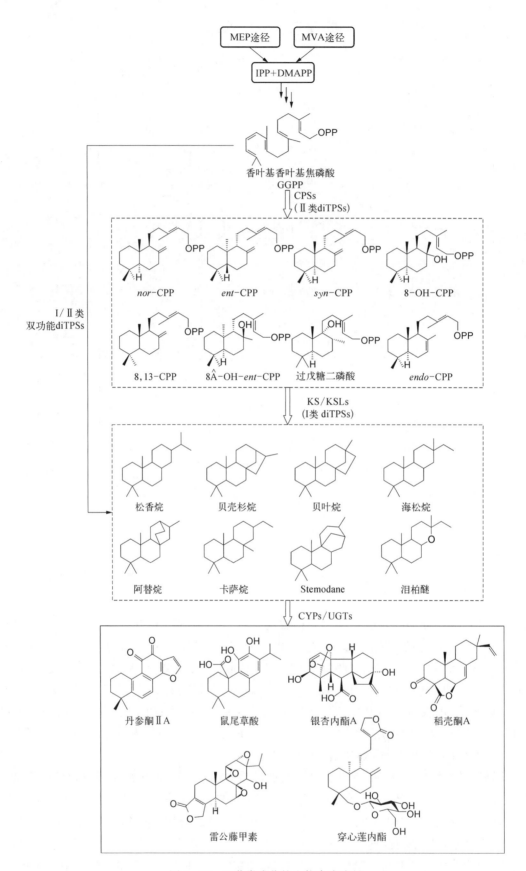

图 5-22　二萜类成分的生物合成途径

CPSs：香叶基香叶基焦磷酸合酶；diTPSs：二萜合酶；KS：酮基合酶；KSLs：酮基合酶样蛋白；CYPs：细胞色素
P450 酶；UGTs：尿苷二磷酸葡萄糖醛酸基转移酶

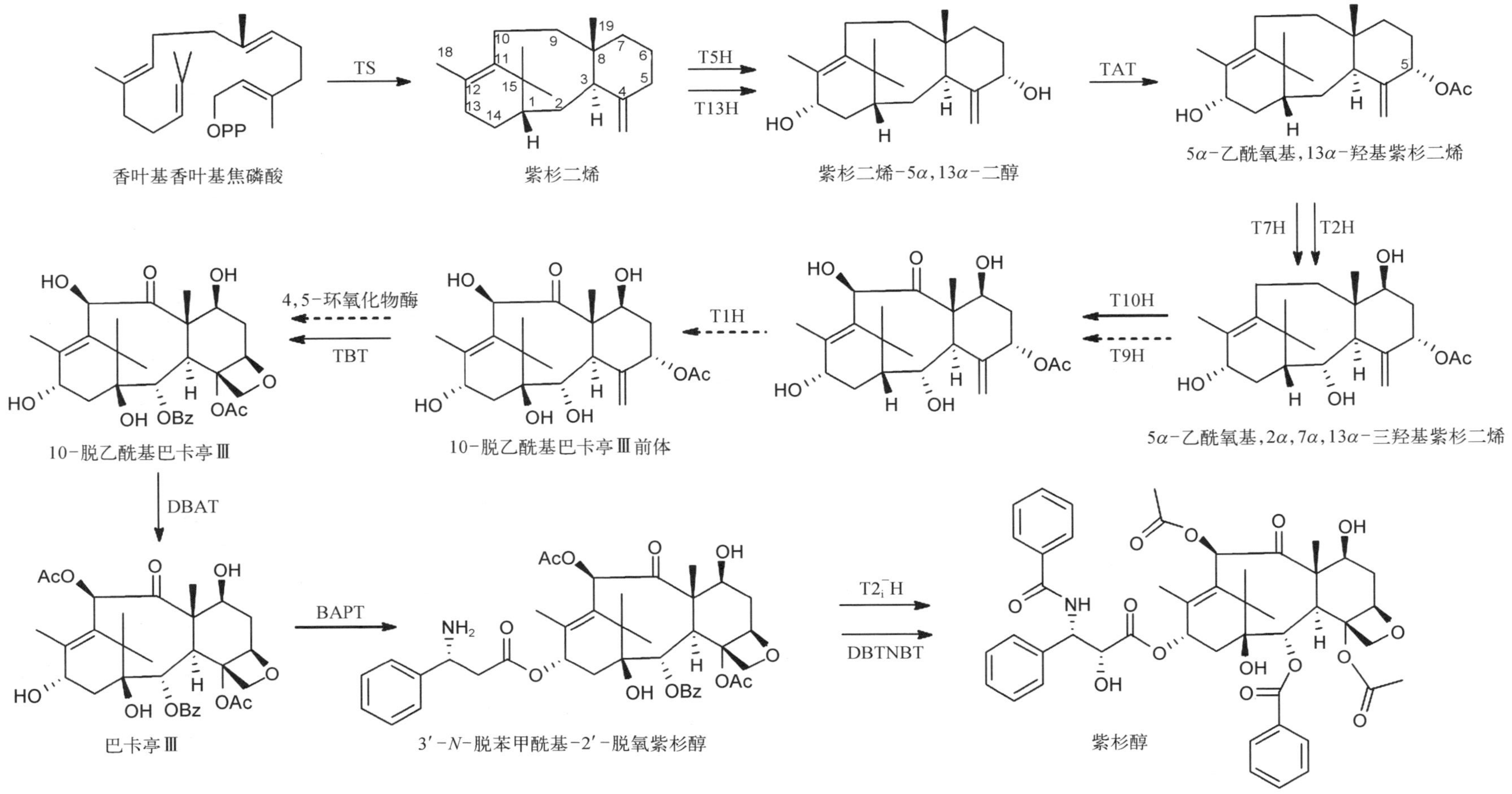

图 5 - 23　紫杉醇的生物合成途径

TS: 紫杉二烯合成酶;T5H: 紫杉二烯-5α-羟化酶;T13H: 紫杉烷-13α-羟化酶;T10H: 紫杉烷-10β-羟化酶;T1H: 紫杉烷-1β-羟化酶;TBT: 紫杉烷-2α-O-苯甲酰转移酶;DBAT: 10-去乙酰巴卡亭Ⅲ-10-O-乙酰转移酶;BAPT: 巴卡亭Ⅲ-3-氨基-13-苯丙酰转移酶;DBTNBT: 3'-N-去苯甲酰-2'-脱氧紫杉醇-N-苯酰转移酶

TAT: 紫杉二烯-5α-醇-O-乙酰基转移酶;T2H: 紫杉二烯-5α-烯-O-乙酰基转移酶;T7H: 紫杉烷-2α-羟化酶;T7H: 紫杉烷-7β-羟化酶;T9H: 紫杉烷-9α-羟化酶;T2₁H: 紫杉烷-2'α-羟化酶;DBTNBT: 紫杉烷 2'α-羟化酶

5）三萜类：是由 6 分子的异戊二烯单元聚合而成的含有 30 个碳原子的化合物，其生物合成途径源于 3(S)-2,3-环氧角鲨烯[3(S)-2,3-oxidosqualene]。GPP、FPP 和 GGPP 的合成过程是通过引入 IPP 以延伸碳链，而角鲨烯则是由 2 个 FPP 通过尾尾相连的方式缩合生成，角鲨烯再经过氧化生成三萜骨架的关键前体 3(S)-2,3-环氧角鲨烯。氧鲨烯环化酶(oxidosqualene cyclase, OSC)可催化线性底物 3(S)-2,3-环氧角鲨烯的环化反应，生成结构多样的三萜母核，被认为是三萜次生代谢的第一步反应。

OSC 催化 3(S)-2,3-环氧角鲨烯环化反应，经过底物折叠并与 OSC 蛋白结合，OSC 使底物质子化以启动反应，底物环化和重排，脱质子化或水合以终止反应等 4 个步骤。在此过程中，产生了一系列碳正离子中间体，而当反应终止于不同的中间体状态时，则形成了不同的三萜产物。大部分三萜和甾醇结构中含有 3-羟基，是由环氧角鲨烯的环氧化物开环转化而来(图 5-24)。

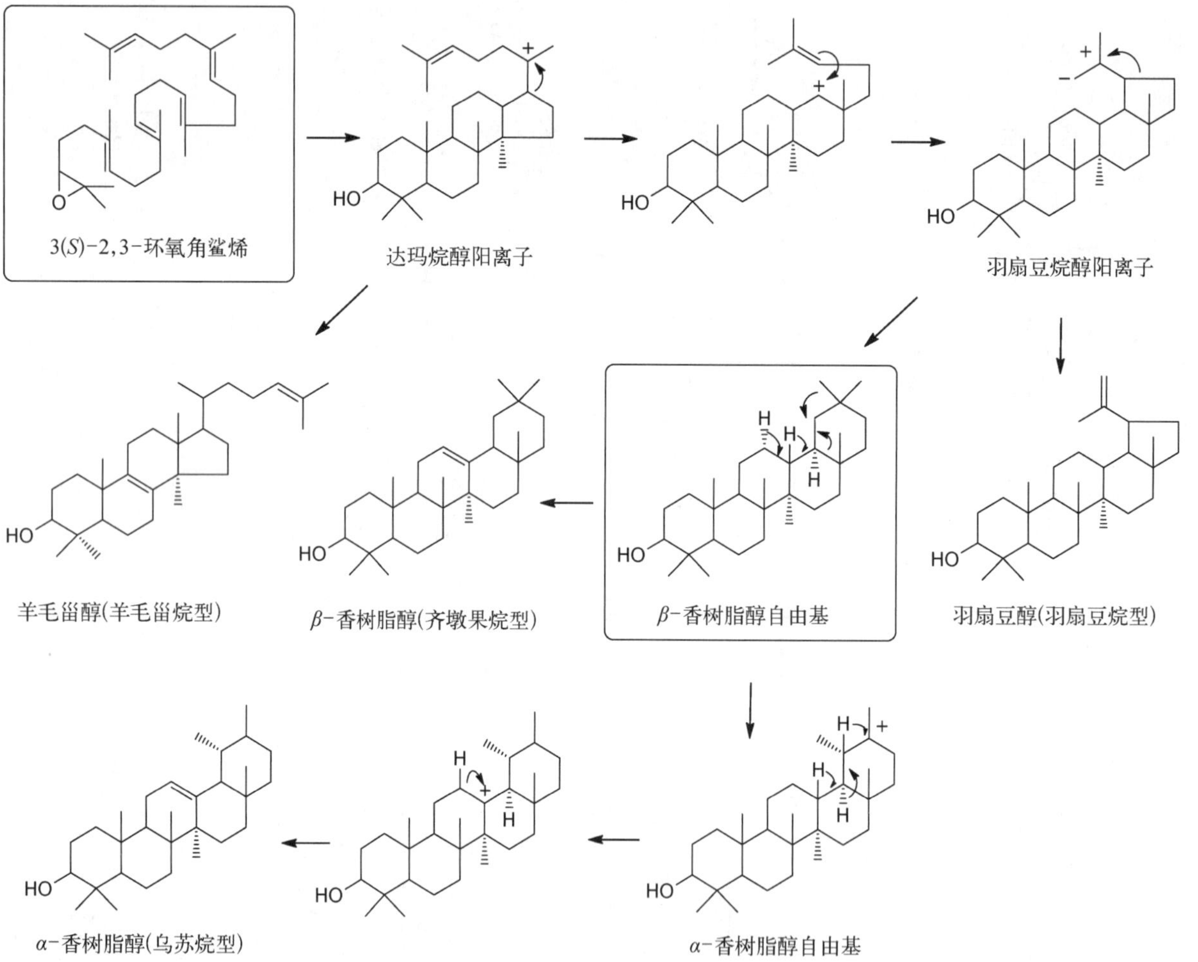

图 5-24　三萜类成分的生物合成途径

人参皂苷(ginsenoside)是人参 *Panax ginseng* C. A. Mey.、西洋参 *P. quinquefolium* L. 等五加科人参属 *Panax* 植物的主要资源性化学成分。现代药理学研究表明，人参皂苷具有良好的抗肿瘤、抗炎、抗氧化和抑制细胞凋亡等药理活性。人参皂苷类成分根据其结构类型主要分为五大类，最主要的是原人参二醇型和原人参三醇型，其次为奥克梯隆型、齐墩果烷型及 C—17 位侧链变异型人参皂苷，还有少量的其他类型皂苷。这些皂苷类成分的母核结构相对保守。原人参二醇以 3(S)-2,3-环氧角鲨烯为前体，由角鲨烯环化酶达玛烯二醇合酶(dammarenediol synthase, DDS)催化其环合生成达玛烯二醇(dammarenediol)，经过 CYP450 酶(CYP716A47)氧化形成。在此基础上，再经过 CYP716A53v2 催化形成原人参三醇。齐墩果烷型人参皂苷的生物合成同样以 3(S)-2,3-环氧角鲨烯为前体,由角鲨烯环化酶 β-香树脂醇合酶(β-amyrin synthase,β-AS)催化环合生成 β-香树脂醇,再经过一个 CYP450 酶(CYP716A52v2)催化发生连续 3 步氧化,从而生成齐墩果酸(图 5-25)。

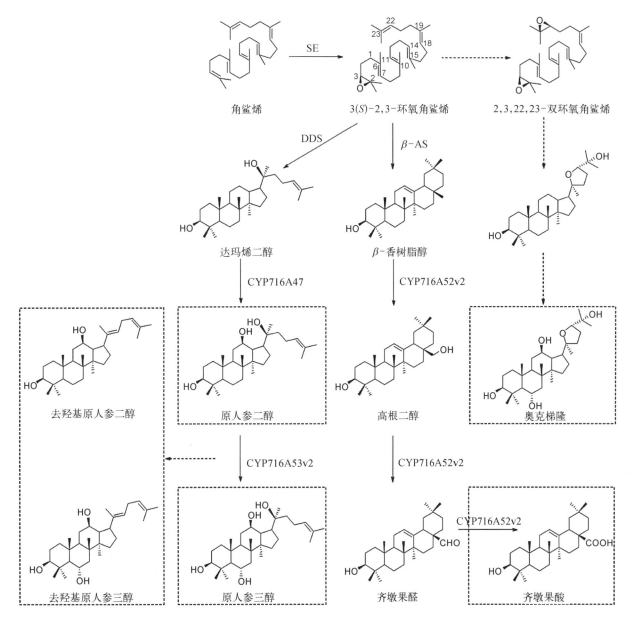

图 5-25　人参皂苷的生物合成途径

SE:鲨烯环氧酶

6)四萜类:主要包括类胡萝卜素类(carotenoids)化合物。四萜骨架的形成包括 2 分子 GGPP 的尾尾缩合,这个过程基本上类似于角鲨烯和三萜类化合物的生物合成过程。类胡萝卜素类成分为天然的四萜类有色物质,包括番茄红素、β-胡萝卜素、虾青素、玉米黄素等一系列强抗氧化和可提高免疫力的功能性化合物。目前,其生物合成途径基本明确,番茄红素的颜色指示作用已被开发作为 GGPP 合成酶定向进化高通量筛选的标记。

7)甾体皂苷类:甾体是结构被修饰的三萜,具有四环稠合结构,与三萜相比缺少 C—4 和 C—14 位的 3 个甲基。甾体皂苷类化学成分的分布局限于薯蓣科、龙舌兰科、百合科等植物类群中,其苷元为 C_{27}

甾醇。胆固醇具有甾体的基本骨架,甾体皂苷元螺环缩酮的结构是由胆固醇侧链经一系列氧化过程生成的,包括 C—16 位和一个末端甲基的羟基化反应,以及在 C—22 位生成羰基的反应。不同的甾体皂苷在螺环中心 C—22 位上有相同的构象,但存在 C—25 位的立体异构,如从山药药材中分离得到的薯蓣皂苷元(diosgenin)和雅姆皂苷元(yamogenin),且这些立体异构体常以混合物的形式同时存在(图 5 - 26)。

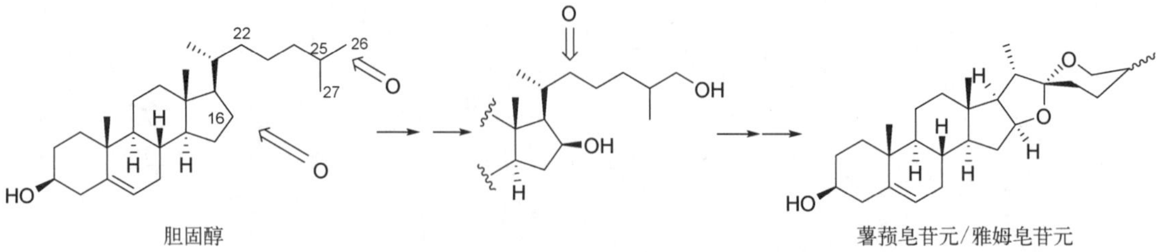

图 5 - 26　薯蓣皂苷元/雅姆皂苷元的生物合成途径

(4) 氨基酸途径:大多数生物碱类成分由氨基酸途径生成,如鸟氨酸、赖氨酸、苯丙氨酸、酪氨酸、色氨酸等,经脱羧形成胺,再经一系列化学反应(甲基化、氧化、还原、重排等),从而生成各类生物碱。生物碱类成分多数有复杂的环状结构,氮元素多包含在环内,有显著的生物活性,是药用动、植物重要的资源性化学成分,如吗啡、麻黄碱、阿托品、长春新碱、可待因、黄连素等。

1) 来源于鸟氨酸的生物碱类:L-鸟氨酸(L-ornithine)是动物体内构成尿素循环的非蛋白氨基酸,可通过精氨酸酶催化 L-精氨酸生成。在植物中,L-鸟氨酸主要由 L-谷氨酸生成。鸟氨酸为生物碱提供了一个 C_4N 结构单元的吡咯烷环体系或托品烷环体系。

a. 吡咯烷类生物碱类和托品烷类生物碱类:分布在茄科植物中的古豆碱和红古豆碱是含有吡咯烷结构的简单生物碱。茄科植物也含具有药用价值的托品烷类生物碱(tropane alkaloids),其主要来源于颠茄属、赛莨菪属、山莨菪属、天蓬子属、马尿泡属、泡囊草属、曼陀罗属等数十属药用植物。在生物合成过程中,鸟氨酸经依赖磷酸吡哆醛(pyridoxal 5′-phosphate, PLP)的脱羧反应生成腐胺,腐胺经甲基化生成 N-甲基腐胺,二胺氧化酶可将其脱氨基生成醛,进而经席夫碱生成 N-甲基-Δ^1-吡咯啉阳离子。随后,以乙酰 CoA 的烯醇式阴离子作为亲核试剂进攻吡咯啉离子而发生类曼尼希反应(Mannich-type reaction),经克莱森缩合反应,延长侧链生成 C—2 位取代的吡咯烷。莨菪碱和可卡因中托品烷骨架的二环结构由类曼尼希反应生成(图 5 - 27)。

莨菪碱和东莨菪碱是最为重要的 2 种托品烷类生物碱,在临床上可作为抗胆碱类药物。东莨菪碱与莨菪碱相比具有不良反应少、药理作用更强的优势,主要用于镇痛、麻醉、抗晕动症、治疗帕金森病、改善微循环、戒毒脱瘾、治疗农药中毒等。但是东莨菪碱在原植物中的含量比莨菪碱低得多,在药源植物颠茄中仅占干重的 0.01%~0.08%,这使得东莨菪碱价格高昂。从鸟氨酸和苯丙氨酸到东莨菪碱的完整生物合成途径中总共有 13 个基因,最近国内的多个课题组合作,报道了多个关键基因,如 ODC、PPAR、UGT1、LS、HDH 等,并揭示了茄科托品烷类生物碱生物合成途径的演化机制,为东莨菪碱生物合成途径的完整解析做出了重要贡献。另外,发现了莨菪碱生物合成途径中参与托品烷骨架合成的 3 型聚酮合酶 PYKS,以及 2 个参与可卡因中托品烷骨架合成的 3 型聚酮合酶 EnPKS1 和 EnPKS2。

b. 吡咯里西啶类生物碱类:主要存在于紫草科 Boraginaceae、菊科 Asteraceae 和豆科 Leguminosae 等有花植物类群中,如紫草 Lithospermum erythrorhizon Siebold & Zucc、千里光 Senecio scandens Buch.-Ham. ex D. Don、款冬 Tussilago farfara L. 等。在生物合成过程中,2 分子鸟氨酸经腐胺中间体过程生成二环吡咯里西啶基本骨架。在依赖 NAD$^+$ 氧化酶的作用下,2 分子的腐胺氧化脱氨基生成亚胺,再经 NADPH 还原生成高精胺。高精胺经连续的氧化脱氨基生成亚胺,随后醛的烯醇式阴离子发生分子类曼尼希反应,最终形成吡咯里西啶骨架(图 5 - 28)。

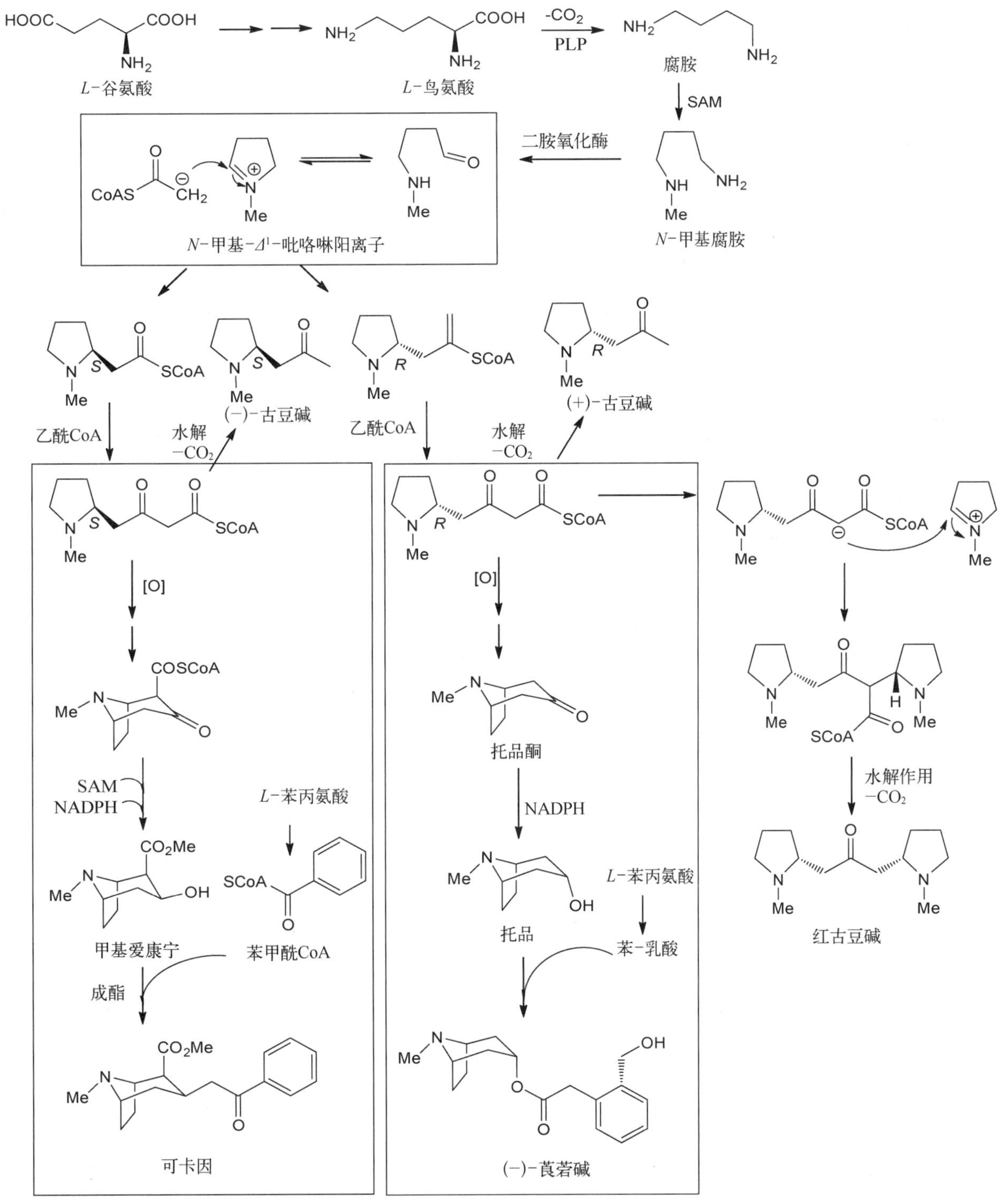

图 5 - 27　莨菪碱和可卡因的生物合成途径

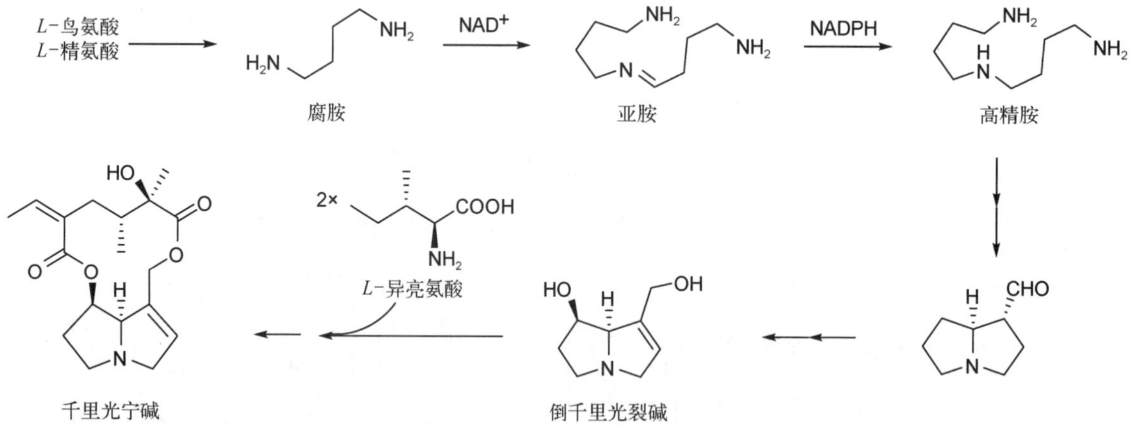

图 5-28 吡咯里西啶类生物碱的生物合成途径

部分吡咯里西啶类生物碱具有明显的肝毒性,其潜在毒性结构是吡咯双环中 1,2-不饱和基团和侧链上的酯基。这些生物碱本身无毒性,但它们可在哺乳动物肝氧化酶的作用下转化为高活性的吡咯结构,进而与细胞中的亲核物质发生反应。例如,紫草科植物大尾摇 *Heliotropium indicum* L. 中的 N-氧化印度天芥菜碱(indicine-N-oxide)在临床试验中具有显著的抗白血病活性,但同时具有肝毒性副作用。

2)来源于赖氨酸的生物碱类:L-赖氨酸是 L-鸟氨酸的同系物,可作为生物碱合成的前体,其生物合成途径与鸟氨酸衍化为相应生物碱类成分的过程相似。

a. 哌啶类生物碱类:N-甲基石榴碱(N-methylpelletierine)、石榴碱(pelletierine)和伪石榴(皮)碱(pseudopelletierine)是石榴科植物石榴 *Punica granatum* L. 果皮中的生物碱,具有抗绦虫活性。N-甲基石榴碱和伪石榴(皮)碱分别为古豆碱和托品酮的同系物,其生物合成途径与吡咯里西啶类生物碱相似,以尸胺(cadaverine)为中间体,Δ^1-哌啶盐与亲和性更强的乙酰乙酰 CoA 发生曼尼希反应,引入的乙酰乙酸基的羧基碳通过水解或脱羧反应脱去(图 5-29)。

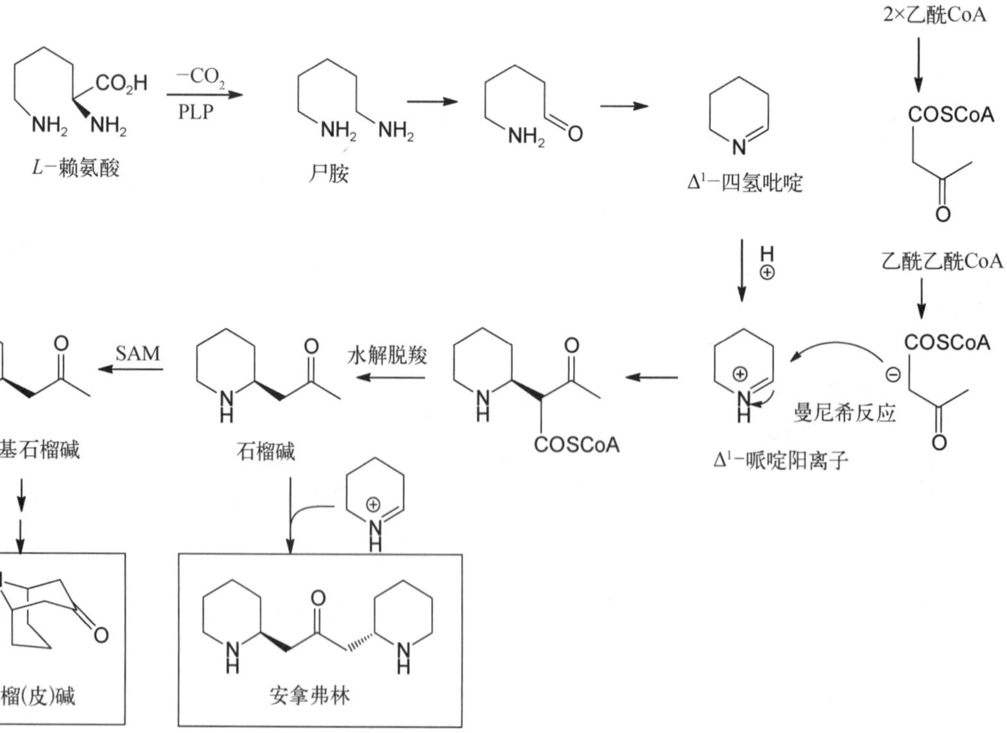

图 5-29 哌啶类生物碱的生物合成途径

b. 喹诺里西啶类生物碱类：主要分布于豆科植物的槐属、野决明属、羽扇豆属、荆豆属、紫藤属、鹰爪豆属、马鞍树属、棘豆属、染料木属、山豆根属等20余属植物中。此外，在石松科植物的石松属、藜科植物的假木贼属、小檗科植物的威岩仙属、茄科植物的茄属、罂粟科植物的白屈菜属、睡莲科植物的萍蓬草属等类群中也有存在。

喹诺里西啶的二环结构与鸟氨酸衍生的吡咯里西啶结构相似，但它是由2分子赖氨酸形成。羽扇豆碱、金雀花碱和苦参碱类生物碱的生物合成途径是以赖氨酸衍生的戊二胺为前体，经由2分子和3分子的戊二胺缩合而成（图5-30）。苦参碱类和羽扇豆碱类生物碱的结构相对简单，多以全合成或立体选择性合成的方式完成合成和结构修饰工作。

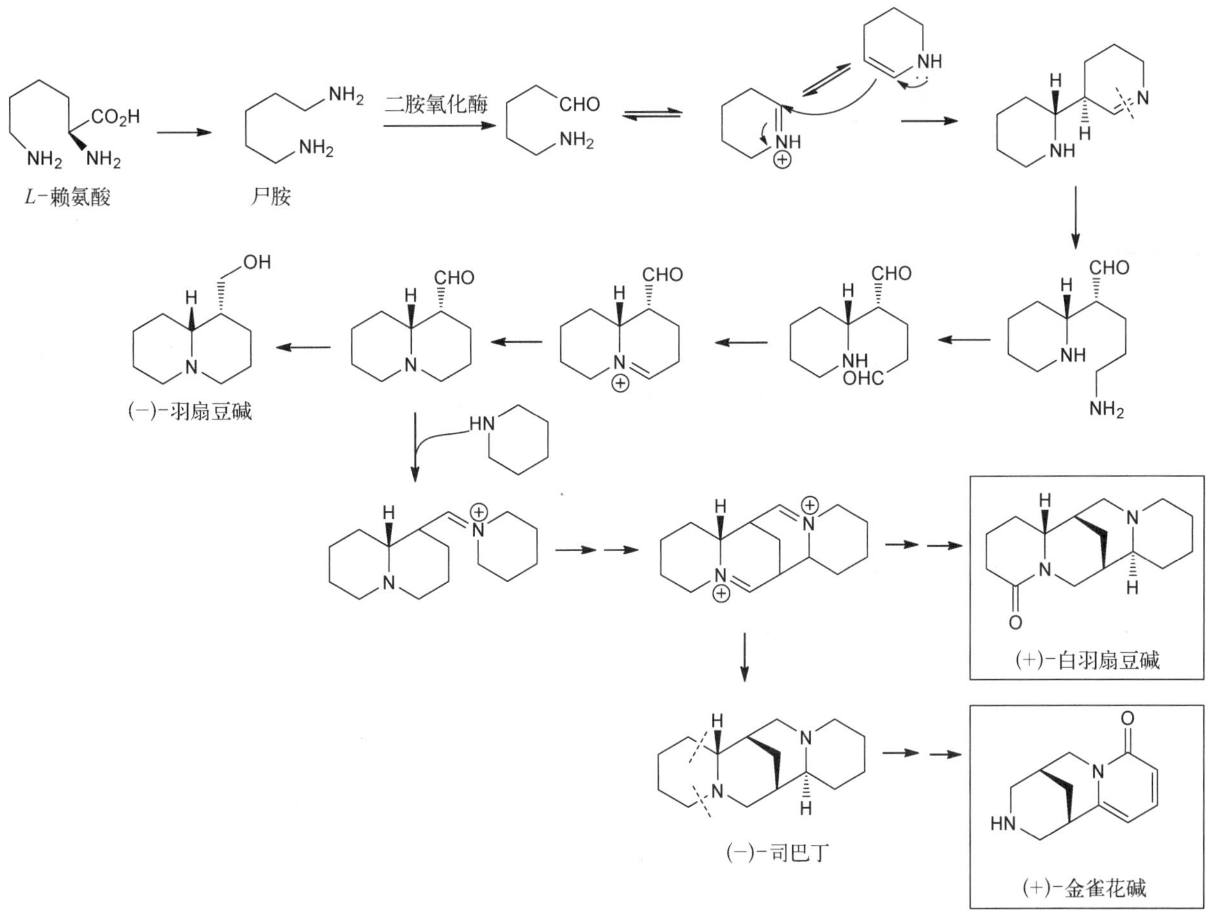

图5-30　喹诺里西啶类生物碱的生物合成途径

喹诺里西啶类天然产物数量众多，生理活性各异。目前认为此类生物碱中具有药理活性的主要是苦参碱、氧化苦参碱、槐果碱、槐胺碱及槐定碱，现临床上的研究和应用多集中在苦参碱类生物碱。

c. 吲哚里西啶类生物碱类：来源于赖氨酸，但与正常经赖氨酸途径生成的生物碱结构不同。L-哌可酸（L-pipecolic acid）是吲哚里西啶类生物碱生物合成途径中的关键中间体。吲哚里西啶酮是一个分支点，它可通过连续的羟基化生成澳粟精胺，也可在环并合处生成具有相反构型的生物碱（图5-31），如苦马豆碱（swainsonine），其立体化学的变化与平面型亚胺离子的生成有关。

苦马豆碱又称疯草毒素，是一种毒性生物碱，因其最早发现于苦马豆 *Sphaerophysa salsala*

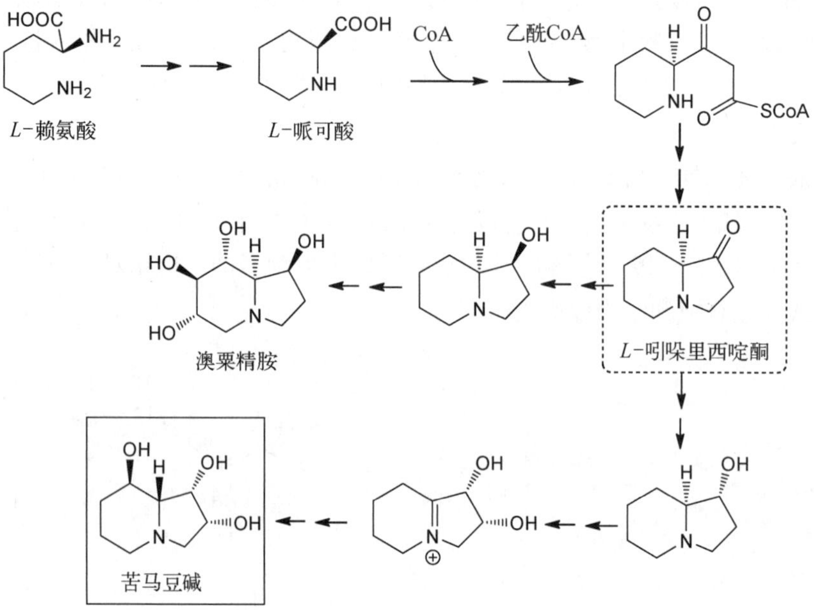

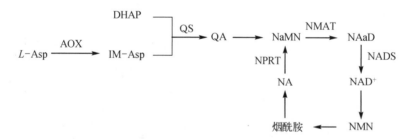

图 5-31 苦马豆碱的生物合成途径

(Pall.) DC. 而得名。某些旋花科 Convolvulaceae 和锦葵科 Malvaceae 的有毒植物中也含有苦马豆碱。除植物外,豆类丝核菌、金龟子绿僵菌中也含有苦马豆碱。低剂量的苦马豆碱具有良好的抗肿瘤活性和免疫调节活性,在国内外均已进入临床试验阶段。

3) 来源于烟酸的生物碱类:烟酸(nicotinic acid),即维生素 B_3,是 NAD^+、$NADP^+$ 的代谢产物之一,也是吡啶生物碱的前体物质。在生物合成过程中,NAD^+ 相继脱去腺苷、核苷即形成烟酸类物质,后者与核苷酸结合形成烟酸单核苷(nicotinic acid mononucleotide,NaMN),进一步生成 NAD^+,构成吡啶核苷酸环,该途径为吡啶核苷酸的生物合成补救途径(图 5-32)。

图 5-32 植物体内 NAD^+ 的生物合成及推测的吡啶核苷酸环反应途径

L-Asp:*L*-天冬氨酸;AOX:天冬氨酸氧化酶;DHAP:1,3-二羟基磷酸丙酮;IM-Asp:亚氨基-天冬氨酸;QS:喹啉合酶;QA:喹啉酸;NMAT:NaMN 腺苷转移酶;NAaD:烟酸腺嘌呤二核苷酸;NADS:烟酰胺腺嘌呤二核苷酸合成酶;NaMN:烟酸单核苷酸;NPRT:烟碱磷酸核糖转移酶;NA:烟酸

尼古丁(nicotine)是茄科植物烟草 *Nicotiana tabacum* L. 中具有明确活性的一类生物碱。在尼古丁的生物合成过程中,来源于鸟氨酸的吡咯烷环可能以 *N*-甲基-吡咯啉阳离子的形式,取代烟酸中的羧基而连接到盐酸吡啶环上(图 5-33)。

4) 来源于酪氨酸的生物碱类

a. 苯乙胺类生物碱类和简单四氢异喹啉类生物碱类:*L*-酪氨酸(*L*-tyrosine)通过依赖 PLP 的脱羧反应,即可生成简单苯乙胺衍生物酪胺。苯乙基单元可与苯乙胺结合生成苄基四氢异喹啉骨架,苯乙

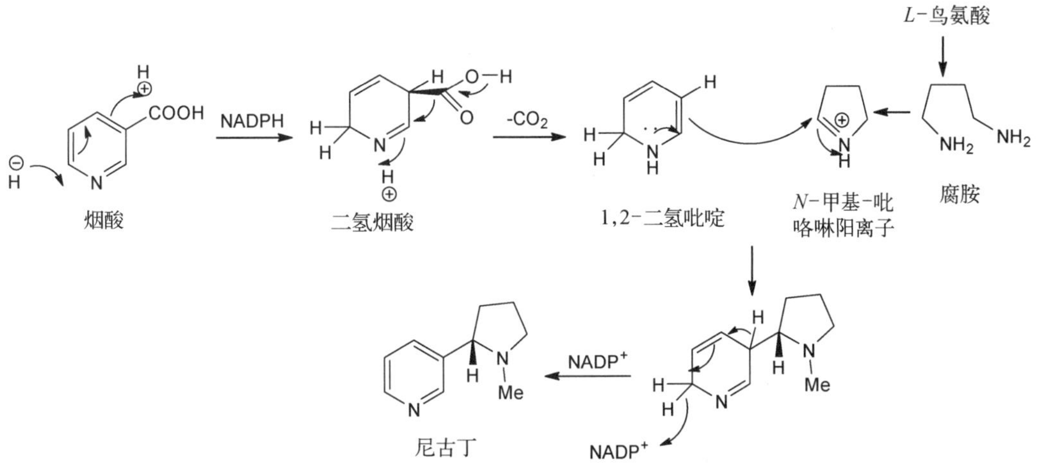

图 5-33　尼古丁的生物合成途径

胺部分经多巴胺形成,其余部分由酪氨酸经 4-羟基苯丙酮酸或 4-羟基苯乙醛形成。上述 2 部分发生类曼尼希反应,立体特异性地生成三羟基生物碱(S)-去甲乌药碱[(S)-norcoclaurine],经 O-甲基化、N-甲基化等反应后,生成重要中间体(S)-网状番荔枝碱[(S)-reticuline],该化合物是合成其他生物碱的关键。而鸦片类生物碱吗啡、可待因和蒂巴因由(R)-网状番荔枝碱形成。存在于鸦片中的苄基异喹啉生物碱罂粟碱(papaverine),由 N-去甲网状番荔枝碱通过连续的 O-甲基化反应和杂环上的氧化脱氢反应生成(图 5-34)。

　　b. 修饰的苄基四氢异喹啉类生物碱类:在由基本苄基四氢异喹啉骨架生成其他结构类型生物碱的过程中,酚氧化偶联至关重要,网状番荔枝碱是吗啡烷生物碱的关键前体。(S)-网状番荔枝碱在小檗碱桥酶的作用下,N-甲基先被氧化成亚胺离子,由酚羟基与芳环作用成环而生成原小檗碱类生物碱金黄紫堇碱,金黄紫堇碱中的酚羟基甲基化生成四氢非洲防己碱,再进一步氧化生成季铵异喹啉生物碱四氢小檗碱,最后在 O_2 和 NADPH 的参与下,依赖 CYP450 酶催化邻酚甲基转化成亚甲二氧基,完成小檗碱的合成(图 5-35)。

　　5) 来源于色氨酸的生物碱类:L-色氨酸(L-tryptophan)是含有吲哚环结构的芳香氨基酸。它经莽草酸途径由邻氨基苯甲酸合成而来,是众多吲哚生物碱的合成前体。

　　a. 简单吲哚生物碱类:色氨酸通过脱羧、甲基化和羟基化等一系列反应生成色胺(tryptamine)及其衍生物,如 5-羟色胺(5-hydroxytryptamine,5-HT),又名血清素(serotonin)。裸头草辛(psilocin)由色氨酸先脱羧,再 N-甲基化,最后发生羟基化反应而形成。裸头草辛中的羟基发生磷酸化,可生成赛洛西宾(psilocybin)。裸盖菇属 Psilocybe 和斑褶菇属 Panaeolus 蘑菇的致幻作用就是由这 2 种成分引起的(图 5-36)。

　　b. 简单 β-卡波琳类生物碱类:色氨酸乙胺侧链发生与四氢异喹啉生物碱合成相类似的反应,生成 1 个新的六元杂环,可得到含 β-卡波琳结构的生物碱(图 5-37)。这类生物碱具有神经兴奋性和抗肿瘤活性,引起了广泛关注。该类成分在我国西北地区蒺藜科骆驼蓬属 Peganum 多种植物的种子、全草中含量较为丰富。

　　c. 萜类吲哚生物碱类:有 3 000 多种,是植物资源中最大的一类生物碱类物质。其中,夹竹桃科、马钱科和茜草科植物类群中含此类生物碱的含量最多。在所有萜类吲哚生物碱结构中,除色胺片段外,其他部分通常是 C_9 或 C_{10} 片段。C_9 或 C_{10} 片段来源于萜类生源开环番木鳖苷。根据分子中萜类部分的重排反应类型,可将此类生物碱分为柯楠类、白坚木类、伊波类(图 5-38)。

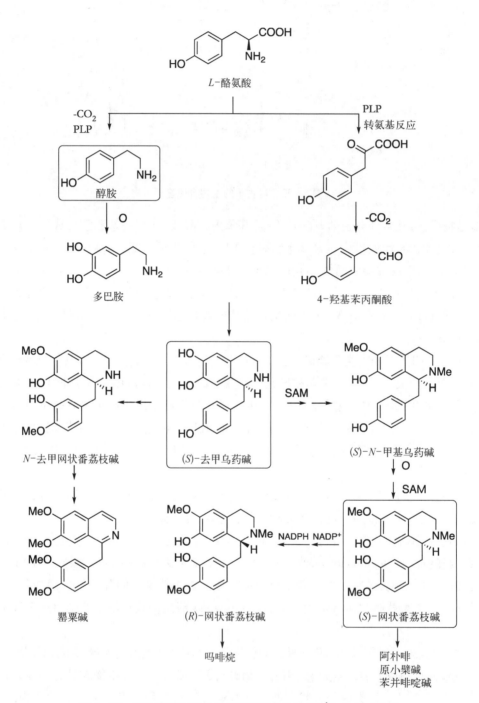

图 5-34　苯乙胺类和简单四氢异喹啉类生物碱的生物合成途径

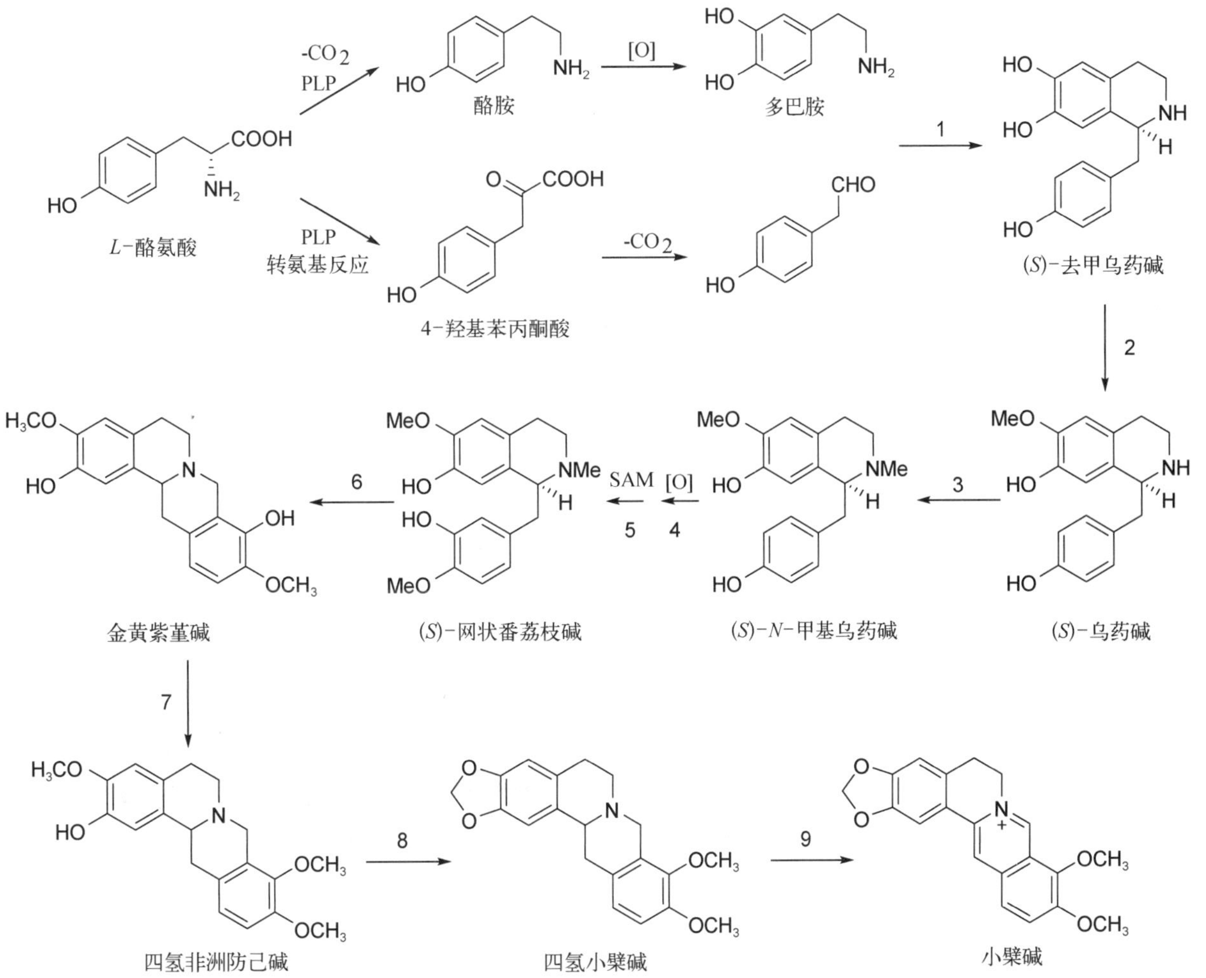

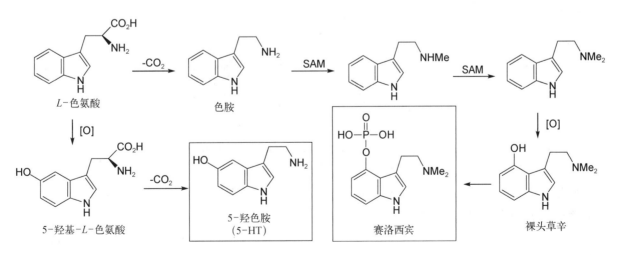

图 5-35　小檗碱的生物合成途径

1.（S）-去甲乌药碱合成酶；2. 去甲乌药碱 6-O-甲基转移酶；3. 乌药碱 N-甲基转移酶；4. N-甲基乌药碱 4-羟化酶；5. 3-羟基-N-甲基乌药碱 4-O-甲基转移酶；6. 小檗碱桥酶；7. 金黄紫堇碱 9-O-甲基转移酶；8. 氢化小檗碱合成酶；9. 四氢小檗碱氧化酶

图 5-36　色胺及其衍生物的生物合成途径

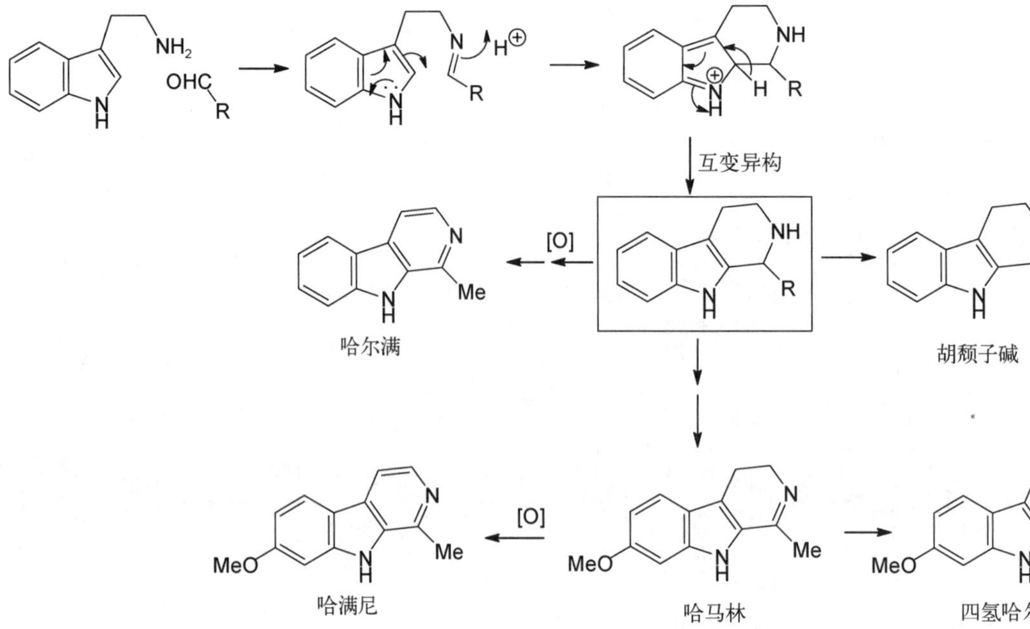

图 5-37　简单 β-卡波琳类生物碱的生物合成途径

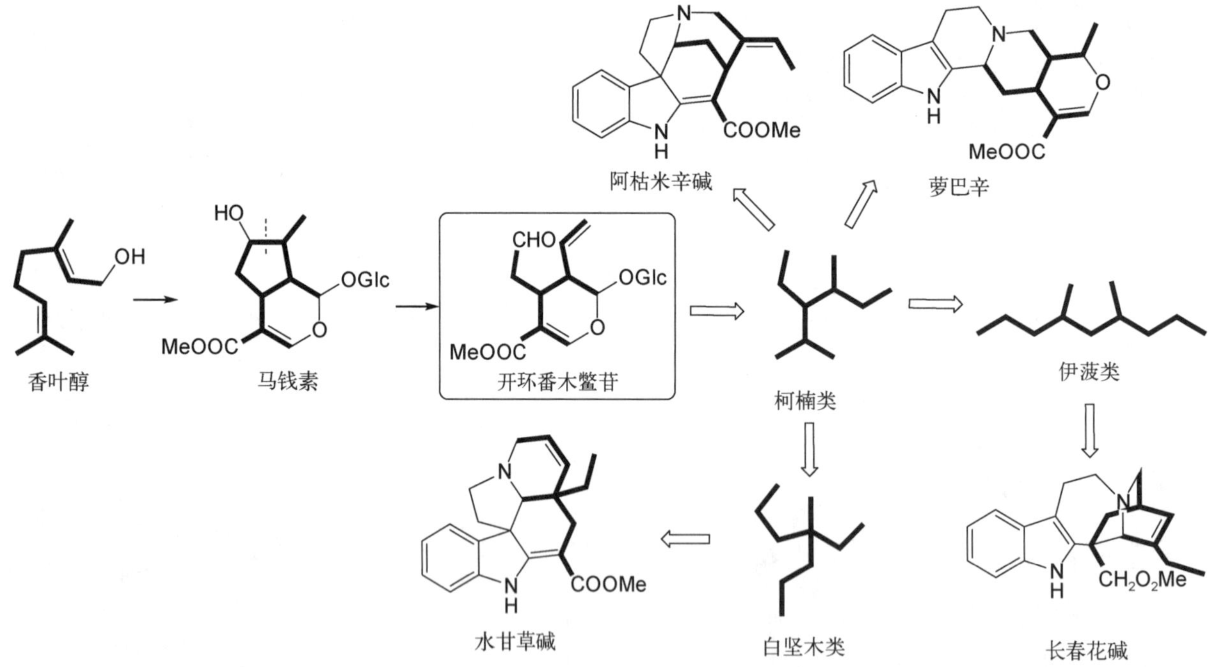

图 5-38　萜类吲哚生物碱的生物合成途径

　　长春花 Catharanthus roseus（L.）G. Don 为夹竹桃科植物类群中重要的药用生物资源,其主要次生代谢产物为萜类吲哚生物碱。目前已经从长春花中分离鉴定了 130 余种萜类吲哚生物碱,主要包括二萜类长春碱(vinblastine)、长春新碱(vincristine),以及单萜类阿玛碱(ajmalicine)、文多灵(vindoline)等。文多灵是生物碱类降血脂药物,其生物合成途径先由 3α(S)-异胡豆苷合成它波宁,进而经芳烃羟化、邻甲基化、2,3-双键水化、氮甲基化、羟基化、乙酰化 6 步酶促反应生成(图 5-39)。

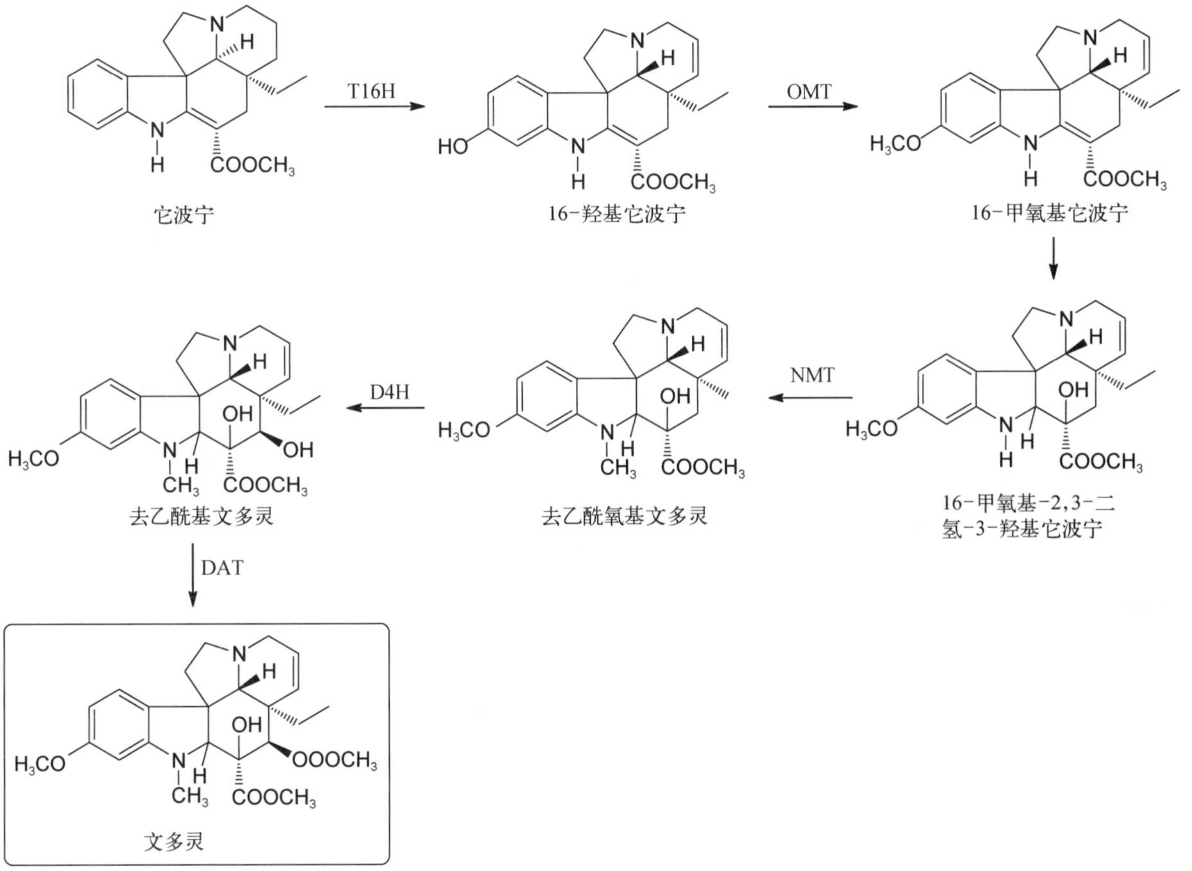

图 5-39　文多灵的生物合成途径

T16H：羟化酶；OMT：甲基转移酶；NMT：N-甲基转移酶；D4H：羟化酶；DAT：多巴胺转运体

　　d. 喹啉类生物碱类：奎宁（quinine）、奎尼丁（quinidine）、金鸡纳定（cinchonidine）和金鸡纳宁（cinchonine）是由萜类吲哚生物碱经修饰生成的一类喹啉类生物碱，具有明确的抗疟活性。这类生物碱主要从茜草科 Rubiaceae 植物金鸡纳 Cinchona ledgeriana（Howard）Moens ex Trim. 的树皮中获得，不含吲哚环，而是含有吲哚核经重排生成的喹啉结构（图 5-40）。

　　喜树碱（camptothecine）是珙桐科植物喜树 Camptotheca acuminata Decne. 果实中重要的资源性生物碱类化学成分，其喹啉结构是吲哚环经重排生成的。主要的重排过程是原 β-卡波琳 6-5-6 环结构经吲哚杂环扩环，生成一个 6-6-5 吡咯喹啉结构（图 5-41）。

　　e. 吡咯吲哚类生物碱类：毒扁豆碱分布在毒扁豆属 Physostigma 植物毒扁豆 Physostigma venenosum Balf. 的种子中，是已知最早发现的 AChE 抑制剂，可治疗青光眼、阿托品中毒、有机磷中毒。毒扁豆碱属于一类 C—3 位取代的四氢吡咯并［2,3］吲哚环系的天然产物。在生物合成过程中，色胺吲哚环的 C—2 和 C—3 位具有亲核性，色胺的 C—3 位发生甲基化反应，随后伯胺进攻亚胺离子成环，再进一步发生取代反应，从而生成毒扁豆碱（图 5-42）。目前已经发现了大量与其结构相似的生物碱，而且大部分具有很强的生物活性。

　　6）来源于邻氨基苯甲酸的生物碱类：邻氨基苯甲酸（anthranilic acid）是 L-色氨酸生物合成过程中的一个关键中间体，可参与合成吲哚类生物碱。在此转化过程中，邻氨基苯甲酸脱羧，只有 C_6N 骨架保留在吲哚类生物碱结构中。该化合物本身也可作为生物碱的合成前体，整体骨架均保留在结构中。

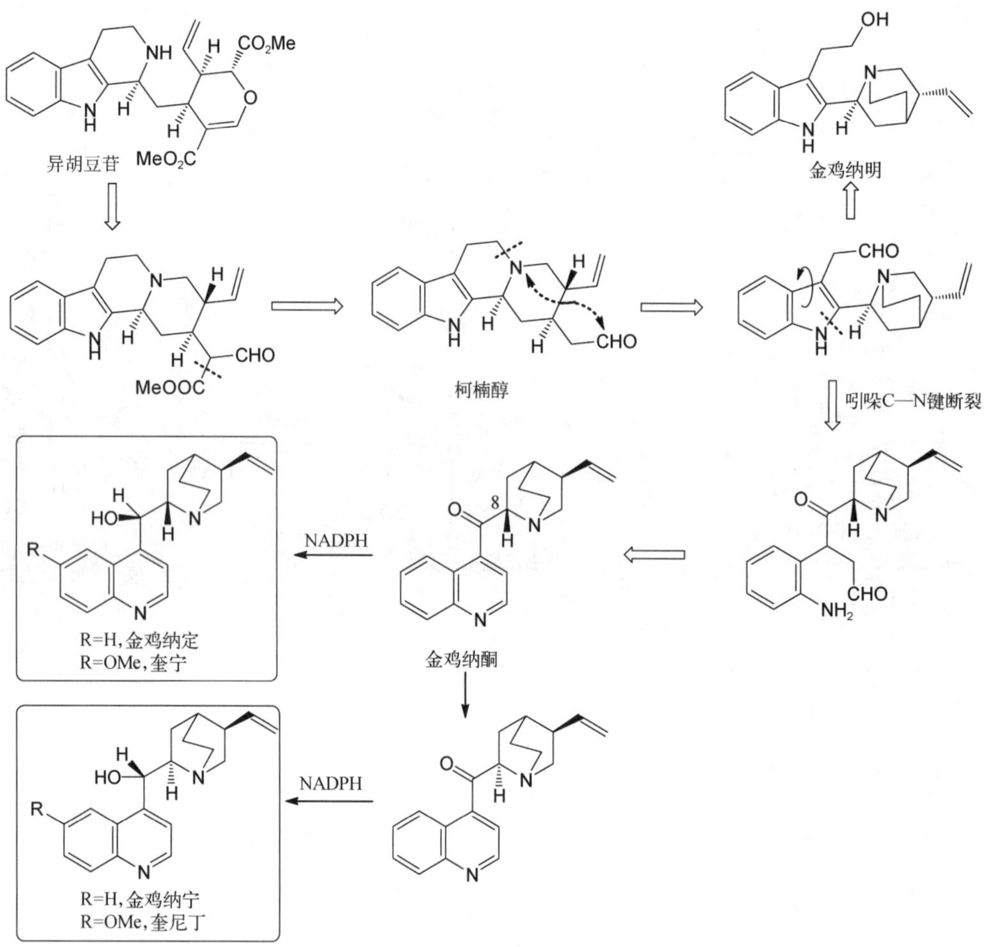

图 5-40　喹啉类生物碱的生物合成途径

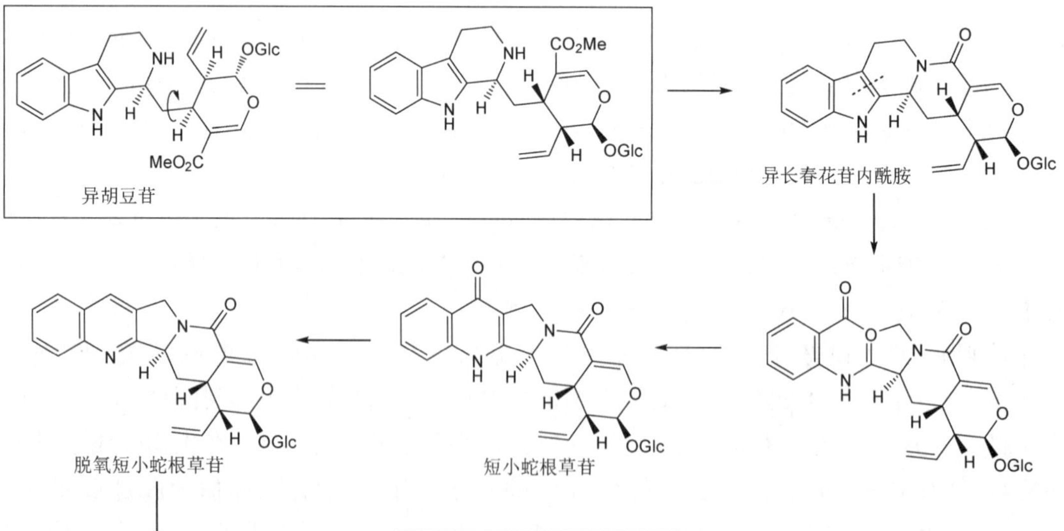

图 5-41　喜树碱的生物合成途径

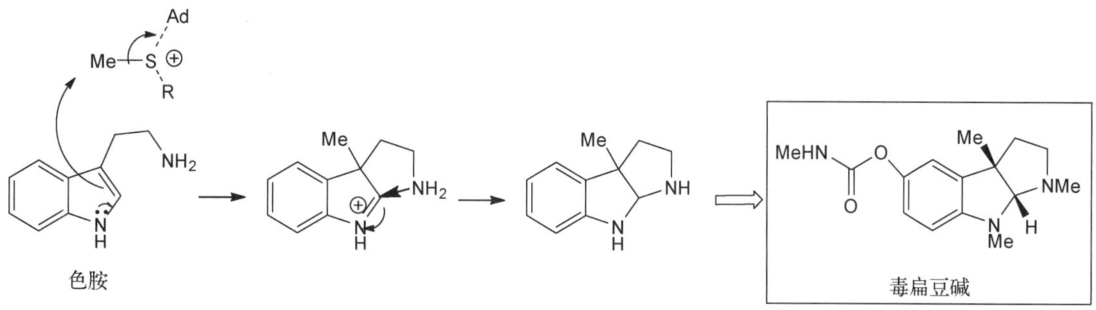

图 5-42　毒扁豆碱的生物合成途径

a. 喹唑啉类生物碱类：鸭嘴花碱（peganine）是一种喹唑啉类生物碱，与 β-卡波琳生物碱骆驼蓬碱共存于骆驼蓬 *Peganum harmala* L. 及其近缘植物的种子中。鸭嘴花碱由邻氨基苯甲酸合成而来，结构中的吡咯烷环部分来源于鸟氨酸（图 5-43）。

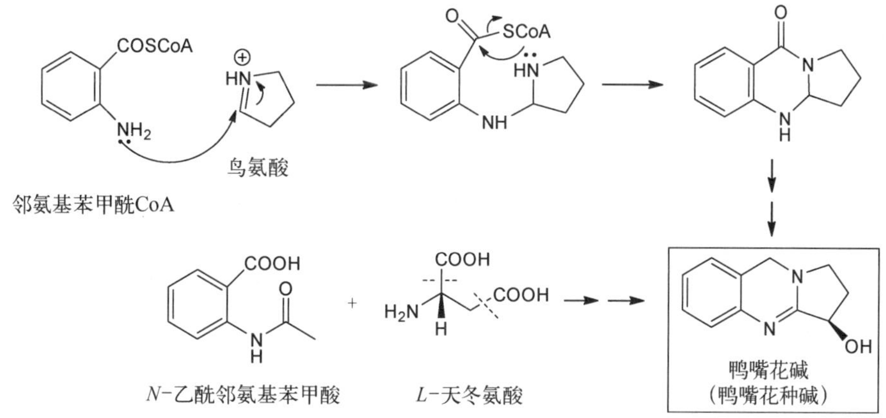

图 5-43　鸭嘴花碱的生物合成途径

b. 喹啉和吖啶类生物碱类：喹啉类生物碱是由吲哚骨架结构发生彻底重排产生，它们的生源前体是色氨酸。而邻氨基苯甲酸与 AA-MA 复合途径是生成喹啉体系更直接的途径，此过程的延伸可生成吖啶环结构。在芸香科植物类群中，来源于邻氨基苯甲酸的生物碱含量丰富，如欧白鲜 *Dictamnus albus* L. 根皮中的白鲜碱（dictamnine），以及日本茵芋 *Skimmia japonica* Lindl. 中的茵芋碱（skimmianine）。白鲜碱和茵芋碱的生物合成途径见图 5-44。

7）氨基化反应生成的生物碱类：大多数生物碱的生源前体是氨基酸，通过并入氮原子和氨基酸的整体骨架或部分骨架来形成生物碱的最终结构。然而，有些生物碱可由非氨基酸前体合成，氮原子是在生物合成途径后段被引入结构中的。这类生物碱常常以萜或甾体为基本骨架。

a. 来源于乙酸的生物碱类：伞形科植物毒参 *Conium maculatum* L. 含有一系列简单哌啶类生物碱，如毒芹碱（coniine）和 γ-烯毒芹碱（γ-coniceine）。脂肪酸前体辛酸经连续氧化和还原反应转化成酮醛，再与 L-丙氨酸发生转氨基反应，进一步形成亚胺，最终经还原反应生成毒芹碱（图 5-45）。毒参是常见的有毒植物，其未成熟果实中的生物碱含量最高（不少于 1.6%）。

b. 苯丙氨酸衍生的生物碱类：中药麻黄为裸子植物麻黄科 Ephedraceae 麻黄属草麻黄 *Ephedra sinica* Stapf、中麻黄 *Ephedra intermedia* Schrenk et C. A. Mey. 或木贼麻黄 *Ephedra equisetina* Bge. 的干燥草质茎。麻黄中含有丰富的生物碱类物质，其中代表性成分为麻黄碱（ephedrine）、伪麻黄碱（pseudoephedrine）、去甲麻黄碱（cathine）、去甲伪麻黄碱（norpseudoephedrine）等。L-苯丙氨酸是麻黄碱类成分的前体，参与了碳氢结构骨架的形成（图 5-46）。

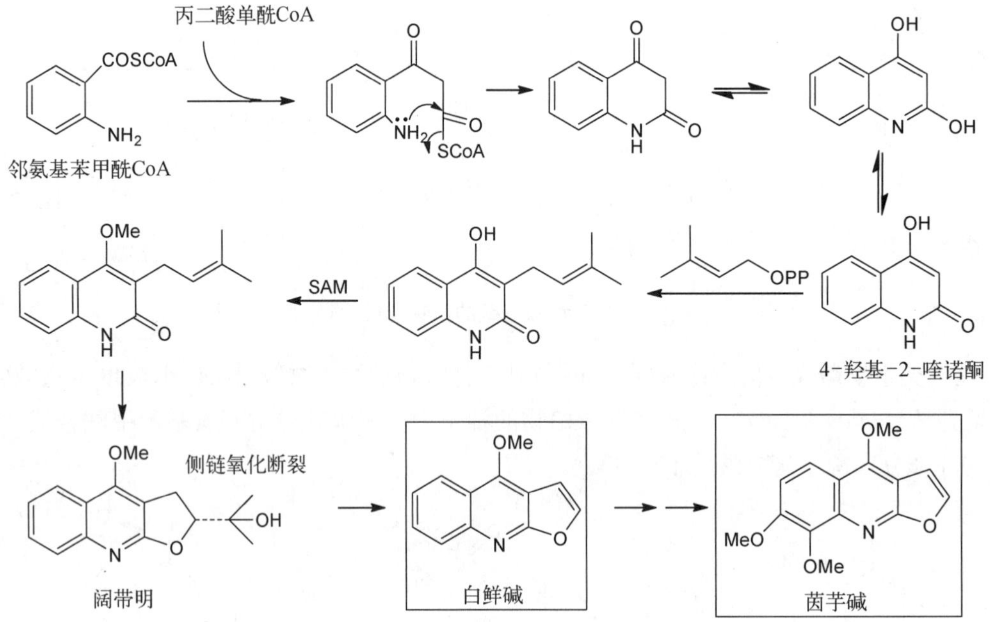

图 5-44　白鲜碱和茵芋碱的生物合成途径

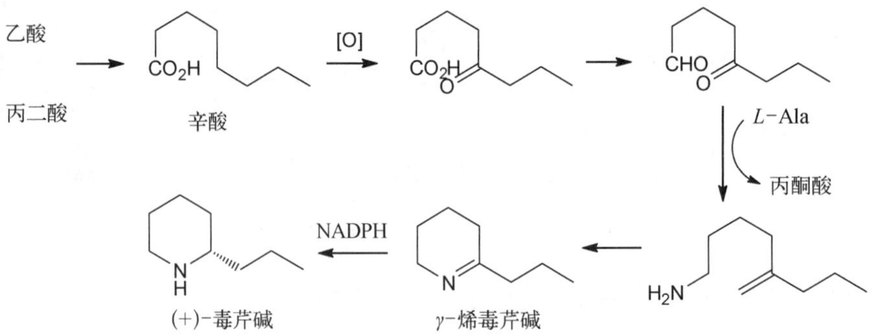

图 5-45　毒参中哌啶类生物碱的生物合成途径

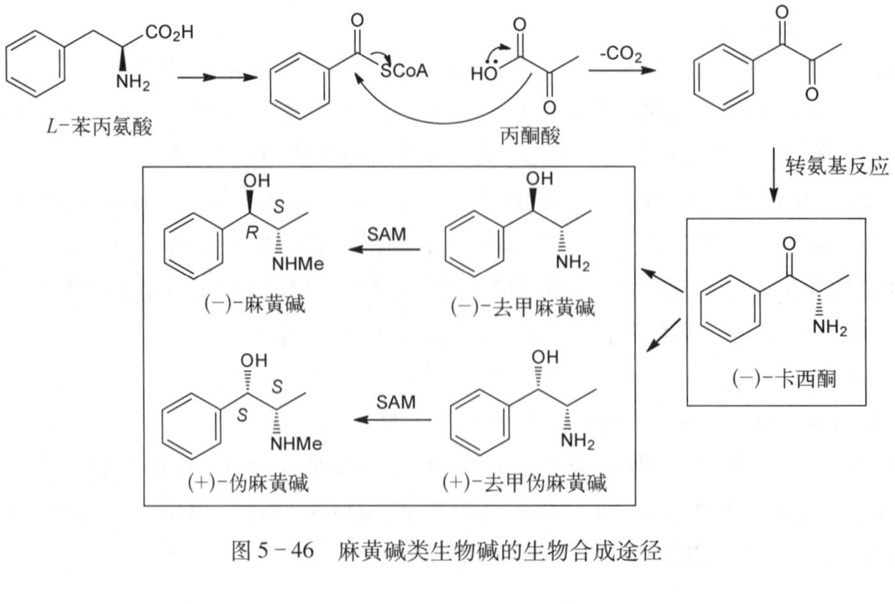

图 5-46　麻黄碱类生物碱的生物合成途径

c. 萜类生物碱类：单萜生物碱的结构主要与环烯醚萜有关,其含氧杂环被含氮原子的环结构取代。二萜生物碱被称为"伪生物碱"(pseudo alkaloids),先经二萜途径合成,二萜再与相应的氨基酸或有机胺反应。例如,乌头碱(aconitine)的生物合成途径可能与二萜对映-贝壳杉烯(*ent*-kaurene)有关;绣线菊 *Spiraea salicifolia* L. 中二萜生物碱的生物合成途径与二萜(-)-阿替生烷烯[(-)-atisirene]有关,其氮源为丝氨酸(图 5-47)。

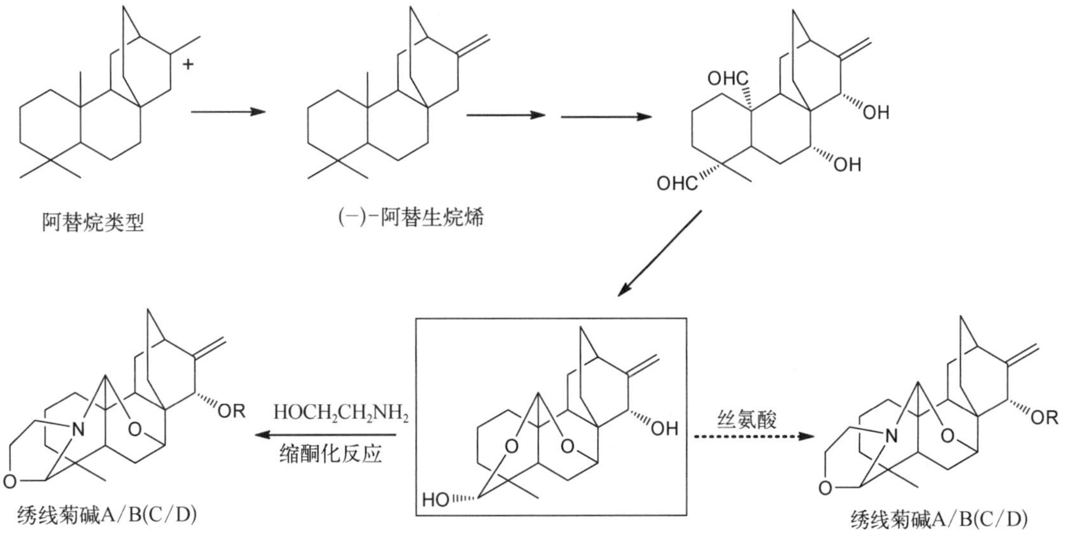

图 5-47　绣线菊中二萜生物碱的生物合成途径

d. 甾体生物碱类：部分茄科植物中含有以 C_{27} 胆甾烷骨架为基础的甾体生物碱,如存在于番茄 *Solanum lycopersicum* L. 茎叶中的番茄次碱(tomatidine)、茄属植物中的澳洲茄次碱(solasodine)等。甾体生物碱本质上是甾体皂苷的含氮类似物。这类生物碱来源于胆固醇,在生物合成过程中胆固醇的侧链发生了相应的改变。无论含胆固醇侧链的环体系中含有氧原子还是氮原子,由甾体皂苷生产甾体药物均需先将侧链形式的环降解,因此,富含番茄次碱和澳洲茄次碱的植物可用于甾体药物的生产。

二、药用动物资源性化学成分类型及其生物代谢途径

动物药在我国有悠久的应用历史,如鹿茸、牛黄、阿胶、蟾酥、水蛭、地龙等。不同于药用植物资源化学,药用动物的化学成分类型主要有多糖类、蛋白质类、脂质、甾体及萜类。随着科技的发展,药用动物资源逐渐延伸至海洋中,海洋动物资源丰富,且化学成分与陆地生物存在较大的差异,结构类型丰富多样。例如,大环内酯类(macrolides)化合物是海洋生物中常见的一类具有抗肿瘤活性的化合物,结构中含有内酯环,环的大小差别较大。海绵中分离获得的大环内酯类化合物具有抗肿瘤与抗真菌活性,如软海绵素 B(halichondrin B)被美国国家癌症研究所确定为抗癌药物的先导化合物。聚醚类化合物为海洋生物中的一类毒性成分,其特点是结构中含有多个以六元环为主的醚环且醚环间反式骈合。从海鳝等动物体内分离获得的西加毒素是天然来源最复杂的聚醚类化合物之一,为钠通道激动剂。本节主要介绍传统陆地药用动物资源的化学成分类型。

(一)药用动物的资源性化学成分类型

1. 多糖类　动物中含有氨基的一类多糖,是蛋白多糖的糖链部分,由规则交替排列的单糖通过糖苷键连接而成。动物多糖包括糖原、甲壳素、黏多糖等。黏多糖是由氨基己糖与己糖醛酸 2 种己糖衍生

物组成的二糖单元聚合而成的直链高分子化合物。肝素是一种比较简单的黏多糖,能使凝血酶失去作用,临床上应用肝素的抗凝血作用以防止术后可能发生的血栓形成及脏器粘连。

2. 蛋白质类 是 α-氨基酸通过肽键首尾相连的方式形成多肽链,再经过盘曲折叠形成的具有特定空间结构的大分子物质。目前,从两栖动物的皮肤中分离获得多种活性肽,如从树蛙 *Phyllomedusa* 的蛙皮中分离获得的皮啡肽(dermorphin)含有阿片样活性七肽,具有较强的镇痛作用。

3. 脂类 是一类难溶于水,而易溶于非极性溶剂的生物有机分子。大多数脂质的化学本质是脂肪酸与醇形成的酯类及其衍生物。按化学组成,脂质可分为 3 类:单纯脂质、复合脂质、衍生脂质。单纯脂质包括甘油三酯、长链脂肪酸等;复合脂质包括磷脂、糖脂等;衍生脂质包括取代烃、固醇类、维生素类等。

4. 甾体类 是广泛存在于自然界的一类天然化学成分,其基本碳骨架为环戊烷多氢菲的母核和 3 个侧链。动物中含有丰富的甾醇类物质,如固醇类(胆固醇、胆汁醇)、动物激素(孕甾酮、睾丸甾酮)、海洋甾体生物碱等。中药蟾酥中的蟾毒配基等强心甾体对肿瘤有抑制作用,是重要的资源性化学物质。

5. 萜类 是指分子式为异戊二烯单元倍数的烃类及其含氧衍生物,包括单萜、二萜、倍半萜、三萜等。这类化合物具有许多生理活性,如从河豚中分离得到的河豚毒素具有强神经毒性,从昆虫斑蝥体内分离获得的斑蝥素具有抗肿瘤作用。

(二)药用动物资源性化学成分的生物合成途径

1. 脂肪酸类 脂肪酸合酶参与完成了脂肪酸的生物合成。动物体内的脂肪酸合酶是一个多功能蛋白,参与催化脂肪酸生物合成途径中的各个步骤。动物饱和脂肪酸的生物合成途径见图 5-48,不饱和脂肪酸的生物合成途径见图 5-49。

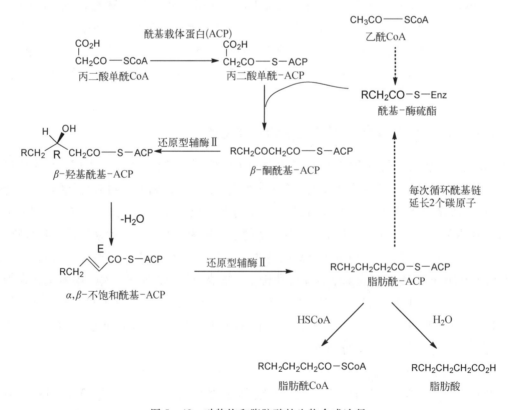

图 5-48 动物饱和脂肪酸的生物合成途径

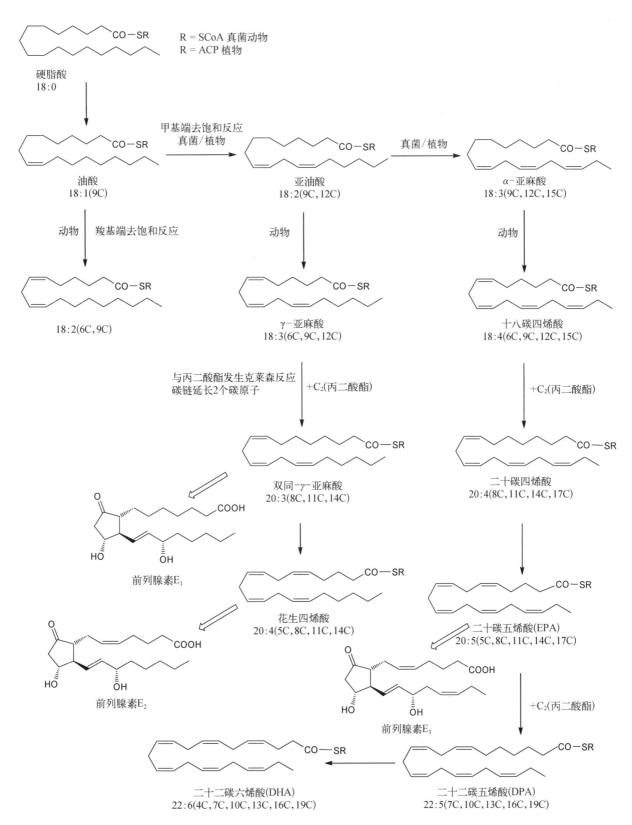

图 5-49　动物不饱和脂肪酸的生物合成途径

2. 蛋白质类　是内在结构信息丰富的生物大分子,其生物合成主要受核酸控制。蛋白质在体内的生物合成过程可简述为:DNA 遗传信息被转录生成 mRNA(mRNA 是指导蛋白质合成的直接模板),之后由 tRNA 作为氨基酸的转运体,按照碱基互补配对的规律在核糖体内进行装配,共同协调完成合成工作。

3. 维生素类　是维持身体健康所必需的一类微量有机化合物。其中,维生素 A 是一类重要的类胡萝卜素代谢产物,主要由 β-胡萝卜素在哺乳动物体内通过氧化裂解生成(图 5-50)。

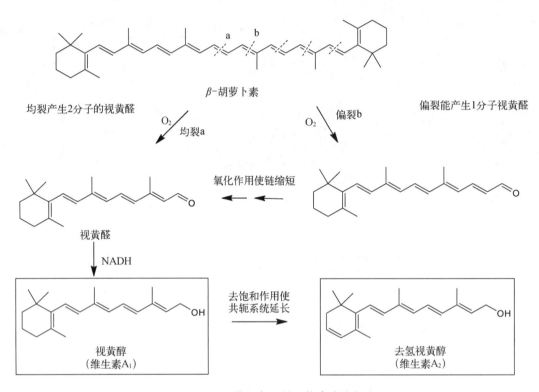

图 5-50　维生素 A 的生物合成途径

4. 二倍半萜类　目前,分离获得的天然二倍半萜主要分布在真菌和海洋生物中。海洋二倍半萜斯卡林(sclarin)的结构可以认为是焦磷酸香叶基金合欢酯(geranylfarnesyl pyrophosphate,GFPP)经过一系列环化反应的结果(图 5-51)。

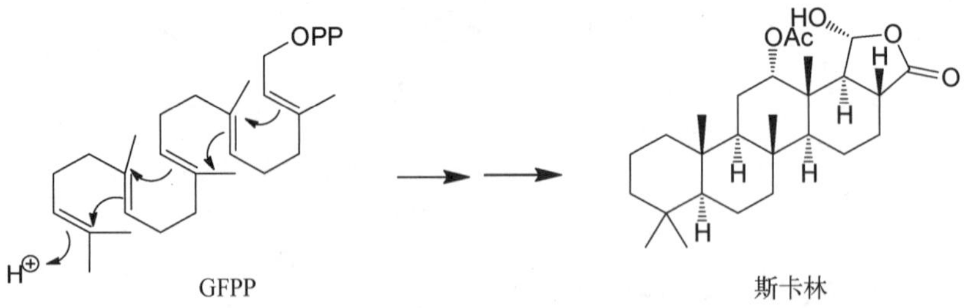

图 5-51　斯卡林的生物合成途径

5. 胆汁酸类　是一类 C_{24} 甾体酸,可分泌至肠中使脂肪乳化,促进其吸收。胆汁酸的甾核部分具有亲脂性,但胆汁酸侧链的羧基通过酰胺键与甘氨酸和牛磺酸结合,表现为亲水性。胆汁酸通常以甘氨胆酸钠和牛磺胆酸钠的形式存在,是较强的表面活性物质。胆汁酸类成分的生物合成途径见图 5-52。

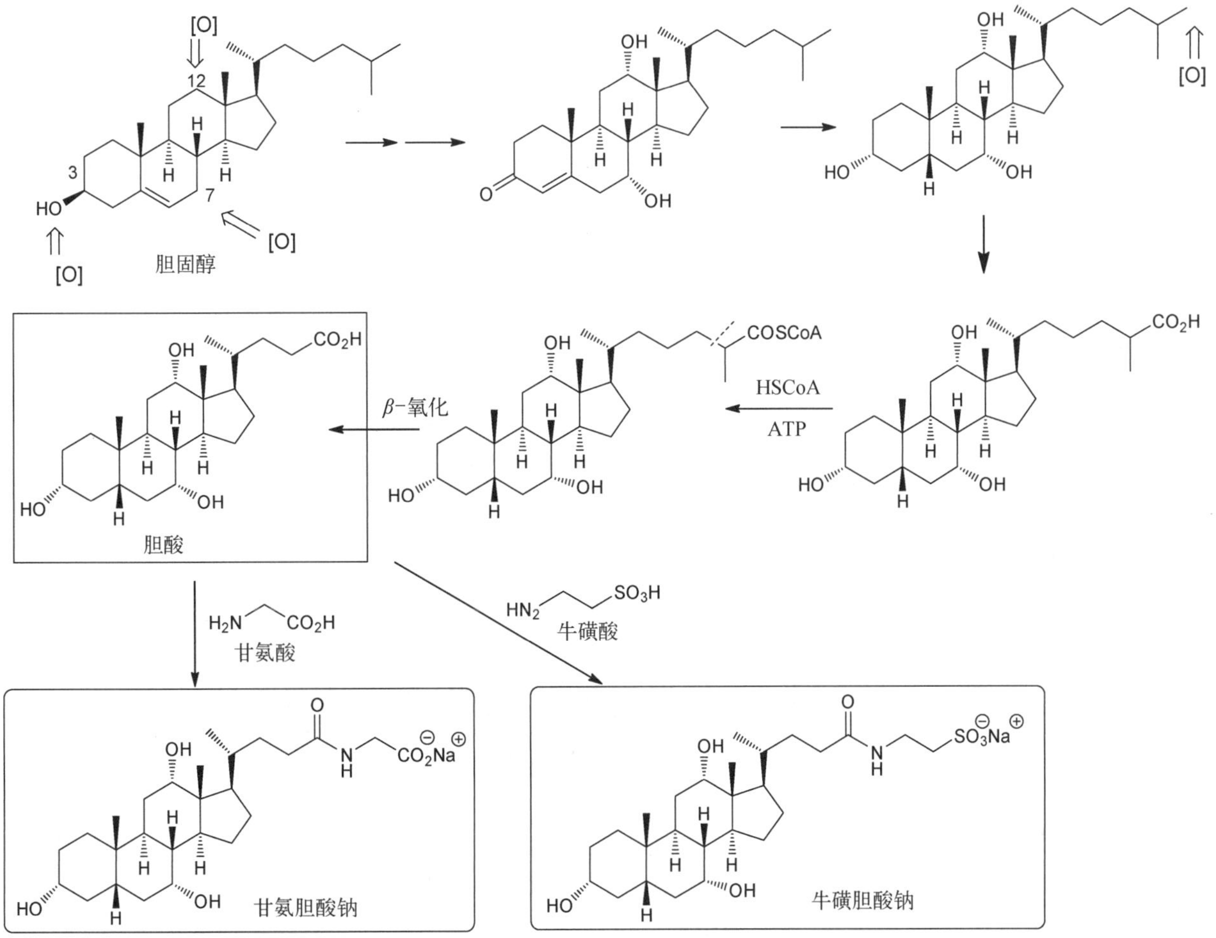

图5-52　胆汁酸类成分的生物合成途径

6. 毒素类　河豚毒素(tetrodotoxin，TTX)为氨基全氢喹唑啉型化合物，是自然界中发现的毒性最强的神经毒素之一，曾一度被认为是自然界中毒性最强的非蛋白类毒素。其生物合成途径目前并不明确，但根据分离得到的中间体结构及一般的萜类生物合成途径，推测了如图5-53的生物合成途径。

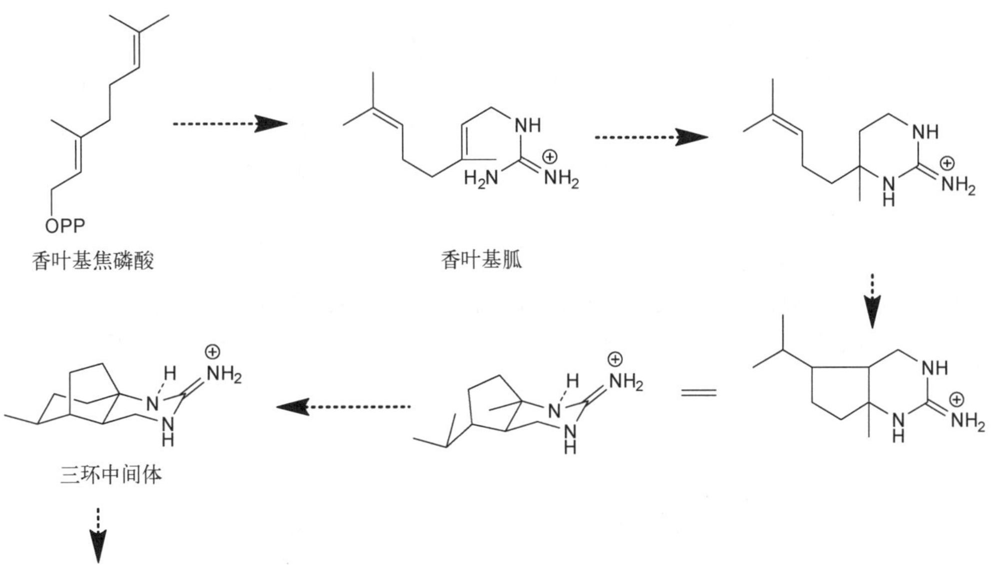

图 5-53 推测的河豚毒素生物合成途径

第二节 中药资源性化学成分的人工合成与生产途径

近些年来,基于生物转化技术的中药资源性化学成分的人工生产展现出快速发展的势头,为稀缺、濒危药用生物资源的替代和补偿提供了重要途径。通过对主要体现在重要活性分子的生物合成途径解析、生物体本源改造(转基因体系)及异源细胞工厂的生物全合成等方面的探索与创新,不断揭示其目标产物的生物合成途径,以便掌握生物体次生代谢产物的整体合成过程及影响因素。在此基础上加以人为调控和定向改造,促使目标化合物积累,或将整套编码基因及其他操纵体系复制到异源微生物体(或植物体)中,从头合成目标成分,获得高产的生物体系。

一、基于生物转化技术的中药资源性化学成分人工生产

中药资源在生产和加工过程中,其资源性化学成分通常会由于化学或生物因素而发生复杂变化。生物转化是利用生物体系及其产生的酶对外源化合物进行结构修饰而获得价值产物的生理生化反应,其本质是利用生物体系产生的酶对外源化合物进行酶促催化反应。早在 2 500 年前,我国已将生物转化技术应用于中药资源的生产与加工,将药材与辅料拌和,在一定的温度和湿度下,通过微生物发酵达到提高药效、改变药性、降低毒副作用等目的。

(一)生物转化的主要反应类型及效应酶系

生物转化的实质是酶催化的化学反应。植物细胞中存在着催化氧化还原、羟基化、甲基化、酯化、糖基化、异构化等多种反应的酶。此外,微生物及其酶作为催化剂也逐渐被应用于大规模的化学品生产,以及化合物的结构修饰。近年来,已先后建立悬浮培养细胞、固定化细胞、器官培养物、毛状根培养物、微生物细胞工厂等多种生物转化系统,可用于资源性化学成分的生物转化。

1. 生物转化的主要反应类型 生物转化涉及的反应类型非常广泛,如羟基化反应、糖基化反应、脱氢反应、水解反应、异构化反应、异戊烯基化反应、甲基化反应、去甲基化反应、酰化反应、环氧化反应、重排反应等。

（1）羟基化反应：在生物转化中极为重要和普遍。生物转化中经典的羟基化反应为直接氧化 C—H 键，以生成醇。

紫杉烷类化合物具有良好的抗癌活性。美国食品药品监督管理局在 1992 年和 1994 年分别批准紫杉醇作为治疗卵巢癌和乳腺癌的临床药物。目前，紫杉醇及其半合成衍生物多烯紫杉醇（docetaxel）已成为治疗卵巢癌、乳腺癌、非小细胞肺癌的一线药物。因此，分离获得具有更好活性的紫杉烷类化合物引起了研究者的广泛关注。但是，药源问题限制了对紫杉烷类化合物的深入开发及应用。生物转化为紫杉烷类化合物的结构修饰，以及获取更多类型的活性产物提供了新思路。

紫杉烷骨架上的多个位置都可以被羟基化，其中 1β, 7β, 9α, 13α 羟基化是合成活性紫杉烷类化合物的重要反应。除紫杉烷的环状骨架以外，羟基化反应也可以发生在 17、20、10 位酰基侧链，以及 3′-苯基对位。紫杉烷类（sinenxans）化合物是从红豆杉属植物的愈伤组织和细胞培养物中分离得到的、一类具有紫杉醇基本母核但结构新颖的化合物，与其他活性紫杉烷类化合物相比，其在 C—1、C—2、C—7、C—9、C—13 位的功能基团及四元氧环有所不同。从 $C_4 = C_{20}$ 环外双键可变为四元氧环，以及 C—13 位侧链的连接有成熟的化学方法，但 C—1、C—7、C—9 和 C—13 位功能基团的引入较为困难，可利用植物培养细胞和微生物进行羟基化反应。例如，使用长春花 Catharanthus roseus (L. J. G. Don) 细胞对紫杉烷 A（sinenxan A）进行生物转化，可得到一系列转化产物，转化率为 85.3%，其中转化产物 11-紫杉烯（11-taxadienede）的产率可达 70%（图 5-54）。

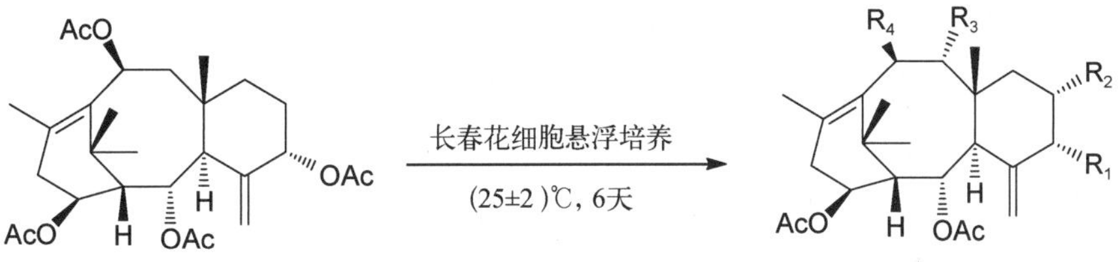

1 R₁=OH, R₂=R₃=H, R₄=OAc
2 R₁=OAc, R₂=R₃=H, R₄=OH
3 R₁=OAc, R₂=R₄=OH, R₃=H
4 R₁=OAc, R₂=R₃=R₄=OH

图 5-54　长春花细胞悬浮培养对紫杉烷 A 的生物转化

1. 5α-羟基-2α,10β,14β-三乙酰氧基-4(20),11-紫杉烯；2. 10β-羟基-2α,5α,14β-三乙酰氧基-4(20),11-紫杉烯；3. 6α,7β-二羟基-2α,5α,14β-三乙酰氧基-4(20),11-紫杉烯；4. 6α,9α,10β-三羟基-2α,5α,14β-三乙酰氧基-4(20),11-紫杉烯

使用银杏 Ginkgo biloba L. 细胞悬浮培养体系对紫杉烷类化合物紫杉烷 A 进行生物转化时，可以特异性地催化 C—9 位发生羟基化，且反应生成的羟基均为 α 构型，说明银杏细胞悬浮培养体系对底物具有区域选择性和立体选择性羟基化的能力（图 5-55）。

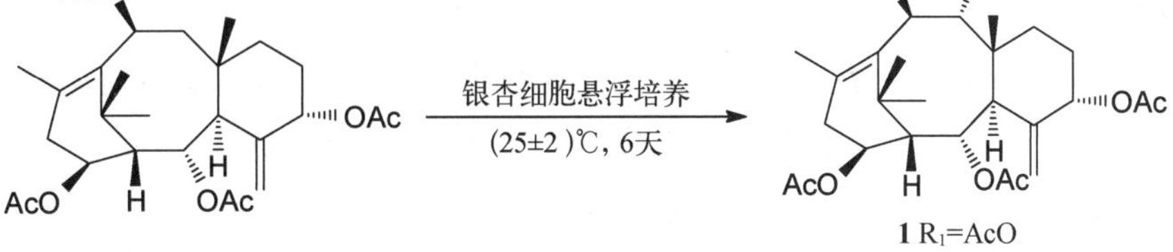

1 R₁=AcO
2 R₁=OH

图 5-55　银杏细胞悬浮培养对紫杉烷 A 的生物转化

1. 9α-羟基-2α,5α,10β,14β-四乙酰氧基-4(20),11-紫杉烯；2. 9α,10β-二羟基-2α,5α,14β-三乙酰氧基-4(20),11-紫杉烯

喜树碱为临床抗癌药物,但具有一定的副作用。10-羟基喜树碱为喜树碱的 C—10 位羟基化产物,在消化道肿瘤、肺癌、生殖系统肿瘤等疾病中具有良好的治疗作用,且副作用较小。10-羟基喜树碱在植物中的含量非常低,而其化学合成较为复杂且成本较高。青霉属真菌 *Penicillim* sp. 可催化喜树碱生成 10-羟基喜树碱,为该化合物的获取提供了新思路(图 5-56)。

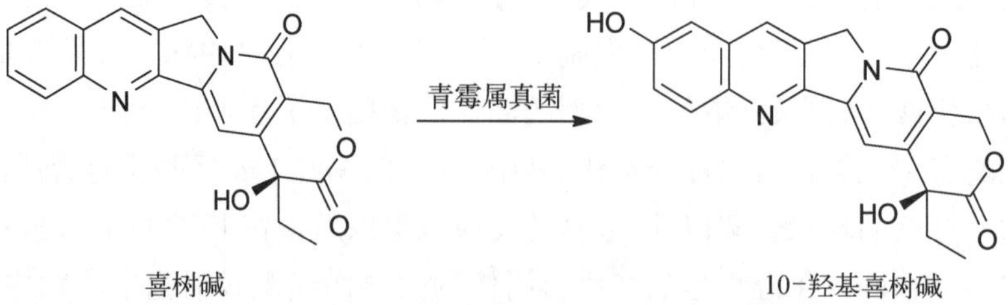

图 5-56　青霉属真菌对喜树碱的生物转化

羟基化反应一般由 CYP450 酶催化完成,而对 CYP450 酶的挖掘及功能鉴定具有一定的难度。生物转化中的羟基化反应大多通过全细胞催化,但是对催化反应的特异性知之甚少,因此需要通过大量筛选寻找一个合适的生物催化剂,以催化特定底物的特定位置。此外,也可以通过分析单一生物转化系统,以及羟基化一系列相关底物过程中产生的实验数据,建立模型以预测生物催化剂的羟基化反应。随着研究的不断深入,催化酶的挖掘已成为研究热点。挖掘调控羟基化的 CYP450 酶,阐明其催化特性,拓展其催化应用,构建工具酶,将是未来的研究方向之一。

(2)糖基化反应:通常是植物或微生物中天然产物生物合成的最后一步,是一种广泛存在于植物体内的后修饰反应。生物体内的糖基化反应通常由糖基转移酶催化完成。黄绿蜜环菌 *Armillaria luteo-virens* 是药用植物天麻的共生菌。研究表明,黄绿蜜环菌能催化对羟基苯甲醇合成天麻素,该过程实际是糖基转移酶参与的转糖基反应。

糖基化反应也可以通过生物转化或有机合成在生物体外完成,该反应也称苷化反应、糖酯化反应,是将糖单元连接到天然产物的分子上形成配糖体。有些天然产物只有在糖苷化时才具有更强的活性,或因其水溶性增强,而使得生物利用度增加。

生物转化技术对天然产物的糖基化修饰主要有 3 种:① 糖基转移酶的催化,如利用尿苷二磷酸-糖基转移酶或环糊精葡萄糖基转移酶可合成多糖或糖苷。② 植物细胞悬浮培养,如培养人参毛状根或悬浮细胞可将洋地黄毒苷转化为相应的葡萄糖苷,但植物细胞悬浮培养转化周期长。③ 微生物发酵,如用诺瓦氏属的放线菌可将异黄酮转化为相应的鼠李糖苷;一株青霉菌在对薯蓣皂苷进行糖基水解的同时,也产生了糖基化作用。

黄酮类资源性化学成分是多种药用植物的有效成分,以游离态或糖苷的形式广泛存在于自然界中。由于大多数黄酮苷元及部分黄酮苷类的水溶性差,限制了其制剂开发,同时复杂的结构也给利用化学合成方法进行结构修饰带来了巨大挑战。以来源于自然界的植物细胞、微生物和游离酶对黄酮类化合物进行糖基化修饰,可实现黄酮糖苷类化合物的高效、绿色及定向合成。例如,来源于金莲花的黄酮糖基转移酶 TcCGT1,可特异性地催化黄酮类化合物的 C—8 位发生 *C*-糖基化反应,生成相应的黄酮碳苷产物(图 5-57)。

蟾蜍甾烯类化合物具有显著的抗肿瘤活性,但其水溶性较差。利用来源于枯草芽孢杆菌的糖基转移酶 YjiC1 对蟾蜍甾烯类化合物进行糖基化修饰,获得了一系列新颖的糖苷产物。其中,蟾毒灵 3-*O*-*β*-*D*-葡萄糖苷的水溶性相较于苷元蟾毒灵提高了 25 倍,同时具有显著的抗肿瘤活性(图 5-58)。

洋地黄毒苷元糖基化后,其药理活性更强,副作用更小。川口等人用夹竹桃科植物旋花羊角拗 *Strophanthus gratus*(Wall. & Hook.)Baill. 和 *S. amboensis*(Schinz)Engl. & Pax 混合悬浮细胞培养,将

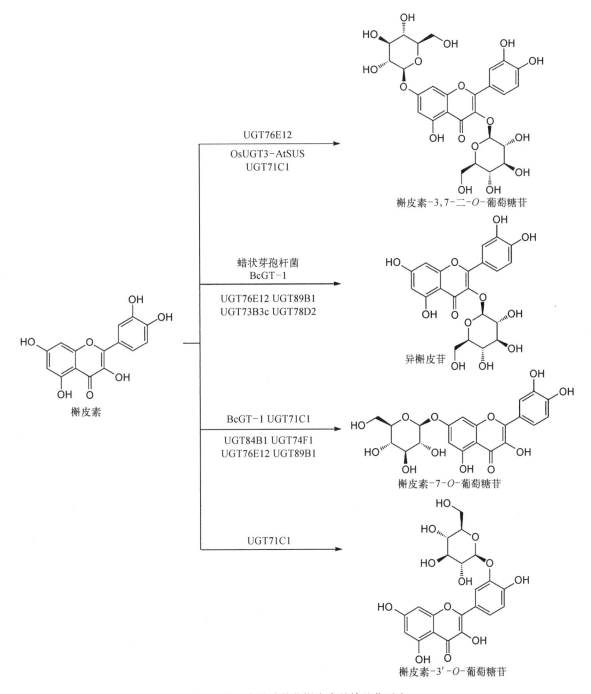

图 5-57　多种酶催化槲皮素的糖基化反应

洋地黄毒苷元同时羟基化和糖基化,生成洋地黄毒苷的异构体 17-β-H-杠柳苷元-β-D-葡萄糖洋地黄毒苷。维生素 B_1 广泛存在于自然界,其糖基化产物,尤其是维生素 B_1-α-葡萄糖苷,可以作为一种食品添加剂、化妆品添加剂或制药原料。

　　(3)脱氢反应:包括 C—C、C—O 等键的脱氢反应,由醇变成酮的反应也属于其中一种。脱氢反应在自然界及药物的生产过程中非常重要,其中经典的实例为甾体 C—1、C—4 位脱氢形成双键的生物转化反应。微生物能够对甾醇母核的不同位置进行脱氢反应,一般细菌的脱氢能力强于真菌,第一个用于临床的三醋酸脱氢可的松就是用简单的节杆菌进行脱氢反应。在甾体母核脱氢的过程中,还伴随着侧链降解、C—20 位酮基还原,以及因 C—9 羟基化而引起 B 环打开等反应。

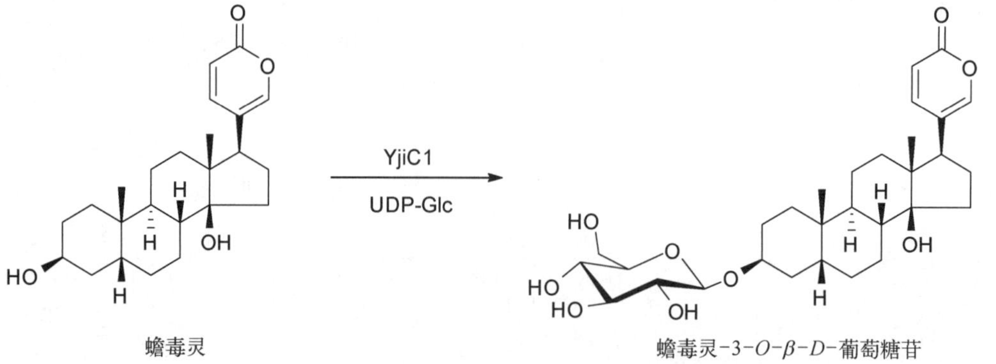

图5-58　使用 YjiC1 对蟾毒灵进行糖基化修饰

α-山道年(α-santonin)属于倍半萜内酯类物质,是广泛用于合成具有桉烷和愈创木烷骨架结构的天然萜类化合物,这类物质具有一定的抗肿瘤、免疫抑制、杀虫和抗 HIV 活性。在赫加齐等人的研究中,经过培养的地钱 *Marchantia polymorpha* L. 植物细胞包含多种不同的酶,可以选择性氢化 C ═C,转化含有烯酮结构的天然倍半萜类化合物等。经过培养的地钱植物细胞可以将 α-山道年转化为 1,2-二氢-α-山道年(1,2-dihydro-α-santonin),该产物可通过进一步的结构修饰以获得合成生物活性物质的重要中间体(图5-59)。

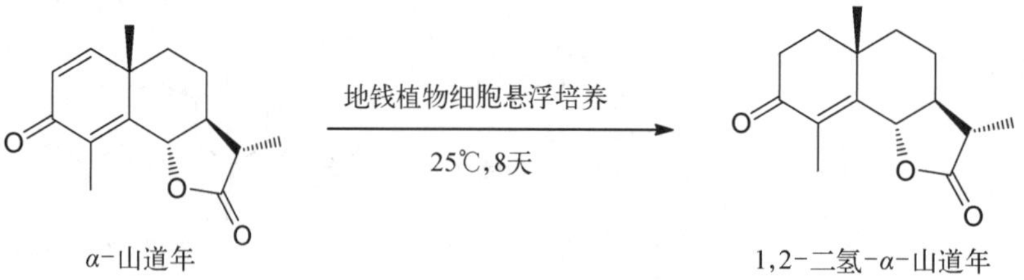

图5-59　地钱植物细胞悬浮培养对 α-山道年的生物转化

脱氢广木香内酯(dehydrocostuslactone)是木香 *Aucklandia lappa* Decne. 的主要活性成分,被认为是合成倍半萜内酯类物质的重要中间体。研究表明,它可以抑制诱导 NO 合成的表达,也可以抑制脂多糖激活的巨噬细胞中的 TNF-α。但其较差的水溶性限制了在临床上的应用,而通过具有立体选择性和区域专一性的生物转化能够有效改善其溶解性和生物活性。多型孢毛霉 *Mucor polymorphosporus* AS 3.3443 可将脱氢广木香内酯的 C_{11} ═C_{13} 专一性还原转化为 11α,13-二氢脱氢广木香内酯(11α,13-dihydrodehydrocostus-lactone),该转化产物是脱氢广木香内酯多种环氧化产物和水解产物的中间体(图5-60)。

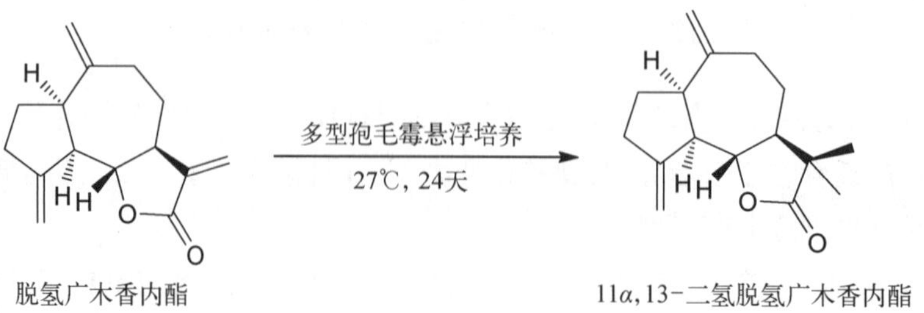

图5-60　多型孢毛霉悬浮培养对脱氢广木香内酯的生物转化

(4) 水解反应:在中药材生产加工与饮片炮制加工过程中多有发生,清洗、润、蒸、煮、燀等方法均需要在有水的条件下进行加热处理,因此常伴随着化学成分的水解反应。例如,甘草中的芹糖甘草苷和芹糖异甘草苷在加热过程中可以水解生成甘草素和异甘草素。此外,植物或微生物中存在诸多类型的糖苷酶,可将糖苷类化合物的糖基部分水解,从而获得苷元或其他化合物。

中药三七(Notoginseng Radix et Rhizoma)具有止血和活血作用,蒸制后具有补血作用。三七蒸制过程中,随着蒸制时间的延长,化学成分发生明显变化,三七皂苷 Rg_1 和人参皂苷 Rg_1、Re、Rb_1、Rc、Rd 的含量降低,产生了新的人参皂苷类成分,包括 20(S)-人参皂苷 Rh_1,20(R)-人参皂苷 Rh_1,20(S)-人参皂苷 Rg_3,20(R)-人参皂苷 Rg_3、Rk_3、Rh_4、Rk_1、Rg_5,这些成分都是三七加工过程中发生水解反应生成的。

川乌、草乌和附子在加工过程中,毒性较大的双酯型生物碱先水解脱去乙酰基,生成毒性较小的苯甲酰单酯型生物碱,进而再水解脱去苯甲酰基,生成毒性更小的乌头胺,同时也伴随发生脱氧作用,生成塔拉乌头胺(talatisamine)。川乌、草乌和附子在加工后其毒性大大降低,乌头碱的种类和含量各不相同,但仍然较好地保留了镇痛和抗炎活性,甚至活性增强(图5-61)。

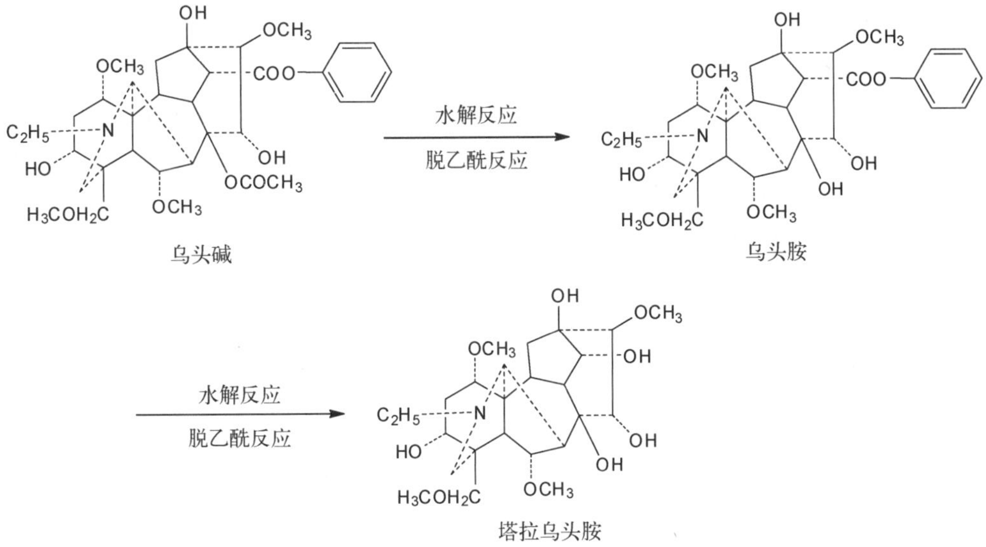

图 5-61　乌头加工过程中乌头碱的水解反应

生物催化的水解反应具有高度的立体与位置选择性,酯、内酯、苷、酰胺和内酰胺的生物转化水解被广泛应用。人参皂苷是人参的主要活性成分。研究表明,某些稀有人参皂苷具有显著的药理学活性,但由于其在天然人参中含量甚微,只能通过人工方法制备,因此,制备稀有人参皂苷成为目前的研究热点。由于稀有皂苷与某些高含量人参皂苷的母环结构相同,可以通过水解大量皂苷的糖基来制备稀有皂苷。糖苷酶介导的生物转化法条件温和、专一性强,是潜在的转化方法。有学者研究了 12 种商品糖类水解酶对人参二醇型皂苷混合物和单体人参皂苷 Rb_1 的水解(图5-62),淀粉葡萄糖苷酶(amyloglucosidase)催化制备人参皂苷 Rd 的 24 小时转化率可达 93.5%,果胶酶(pectinase)催化制备人参皂苷化合物 K 的 24 小时转化率可达 90.3%。

(5) 异构化反应:指一种成分转化为其异构体的过程,中药中的一些化学成分如皂苷类、萜类和内酯类等在生产与加工过程中常会发生异构化反应,进而引起临床疗效的改变。

中药人参经加热蒸制加工成红参时,部分天然 S 型人参皂苷在发生水解反应的同时发生异构化反应,转变成 R 构型的次级苷。如人参皂苷 Re 在加工过程中,脱去 C—20 位的葡萄糖和 C—3 位的鼠李糖,生成人参皂苷 Rh_1,同时 C—20 位由原来的 S 构型转变成 R 构型,最终生成20(R)-人参皂苷 Rh_1。

中药泽泻(Alismatis Rhizoma)在烘干过程中,有少量 23-乙酰泽泻醇 B 转化成了 24-乙酰泽泻醇 A 和泽泻醇 B;而泽泻在盐制及麸制过程中,23-乙酰泽泻醇 B 大量转化为 24-乙酰泽泻醇 A 和泽泻醇 B,

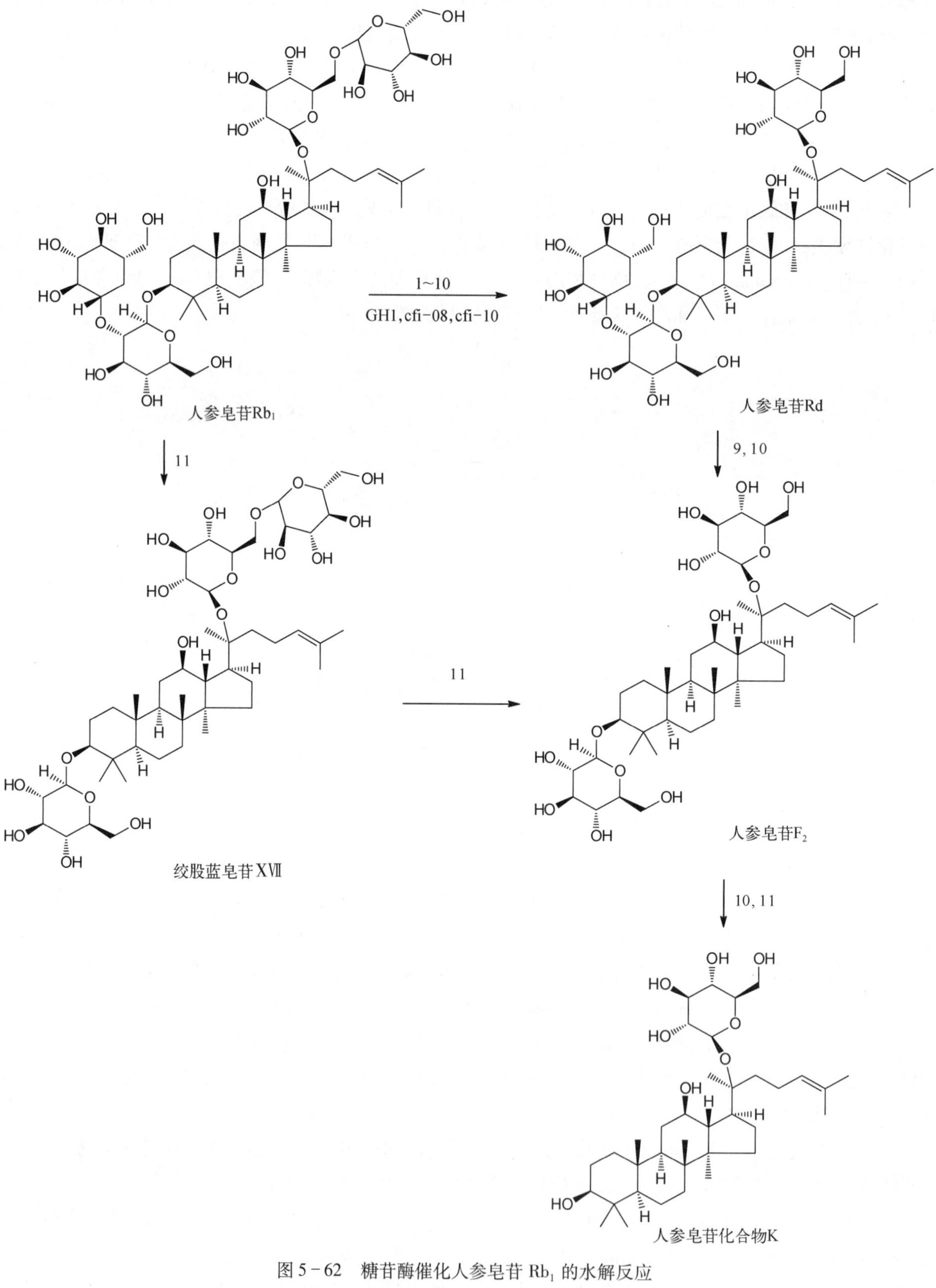

图 5-62　糖苷酶催化人参皂苷 Rb₁ 的水解反应

1. 阿拉伯糖内切酶;2. β-葡萄糖苷酶;3. α-葡萄糖苷酶(酵母);4. 淀粉葡萄糖苷酶(根霉);5. 淀粉葡萄糖苷酶(黑曲霉);6. 果浆酶;7. 1,4-β-D-半乳糖内切酶;8. α-L-阿拉伯呋喃糖酶;9. β-半乳糖苷酶(米曲霉);10. 果胶酶(黑曲霉);11. 果胶酶;GH1:葡萄糖苷水解酶家族;cfi-08,cfi-10:糖苷水解酶家族两者又进一步转化成了泽泻醇 A。推测在药材加工过程中,泽泻药材中的三萜类成分 23 -乙酰泽泻醇 B 出现 2 条转变途径:一条是氧环开裂并重排生成 24 -乙酰泽泻醇 A,进一步脱乙酰基转化成泽泻醇 A;另一条是先脱乙酰基生成泽泻醇 B,继而氧环开裂转化成泽泻醇 A。

　　生物转化过程中也可以发生异构化反应。七叶树皂苷 Ia、Ib,异七叶树皂苷 Ia、Ib 是中华七叶树、天师栗和日本七叶树等植物的种子中共有且主要的三萜皂苷成分。七叶树总皂苷具有较强的肿瘤抑制活性。研究发现,人肠内细菌混合粗酶和人肠内厌氧性优势细菌之一的短乳杆菌粗酶均能将七叶树皂苷 Ia 中 C—22 位上的乙酰基异构到 C—28 位上,进而将化合物转化为异七叶树皂苷 Ia。此外,紫杉烷类化合物的生物转化过程中,也会发生差向异构化反应(图 5 - 63)。

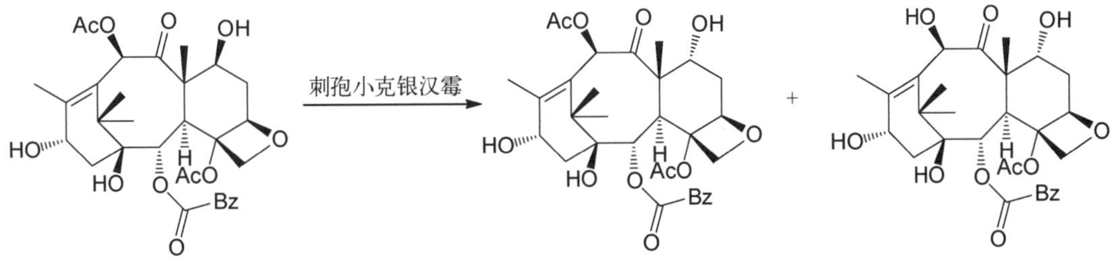

图 5 - 63　紫杉烷类化合物的 7 -差向异构化反应

　　(6) 其他反应:除羟基化反应、脱氢反应外,生物转化中还存在其他多种类型的氧化还原反应。研究发现,烟草和洋地黄细胞能够将孕烯醇酮 C—3 位上的羟基氧化为酮基,烟草和马铃薯细胞能将孕酮 C—20 位的酮基还原为羟基。有学者在华蟾毒精(cinobufagin)的生物转化研究中,利用真菌链格孢 *Alternaria alternata* AS 3.4578 将华蟾毒精 C—3 位上的羟基氧化为酮基。

　　此外,异戊烯基化也是自然界中一种常见的后修饰反应。异戊烯基黄酮类化合物主要存在于豆科、桑科、芸香科等部分植物类群中,具有多方面的生物活性。天然存在的异戊烯基黄酮是通过弗里德-克拉夫茨烷基化反应,在各种类黄酮的母核上发生 C—5、C—10 或 C—15 位的异戊烯基取代及其后续的羟基化、环化等修饰反应而得到的。迄今为止,已经从甘草中分离得到 100 余种异戊烯基黄酮类化合物,目前也有一些甘草的异戊烯基转移酶被报道。例如,GuA6DT 可以特异性催化黄酮 C—6 位而发生异戊烯基化反应。

　　中药在加工及炮制过程中还会发生多种没有酶参与的转化反应,改变其原有的化学成分,如水解反应、异构化反应中的部分实例。此外,鲜人参中含有丙二酸单酰基人参皂苷 Rb$_1$、Rb$_2$、Rc 和 Rd 等人参皂苷类成分。在加工过程中,丙二酸单酰基人参皂苷会发生脱羧分解反应而生成乙酰基化合物,如丙二酸单酰基人参皂苷 Rb$_2$ 转化为乙酰基人参皂苷 Rb$_2$,即人参皂苷 Rs$_1$;丙二酸单酰基人参皂苷 Rc 转化成乙酰基人参皂苷 Rc,即人参皂苷 Rs$_2$,对其分解产物进行分析,发现有 CO_2 放出,说明该反应是丙二酸单酰基人参皂苷上的丙二酸遇热发生了脱羧降解反应。

　　青黛(Indigo Naturalis)为爵床科植物马蓝 *Baphicacanthus cusia*(Nees)Bremek.、蓼科植物蓼蓝 *Polygonum tinctorium* Ait. 或十字花科植物菘蓝 *Isatis indigotica* Fort. 的茎叶经发酵加工后制得的成品,其主要成分为靛蓝和靛玉红。青黛的加工机理主要是使植物中前体物质发生了自由基氧化反应,转化生成高纯度的靛蓝和靛玉红。前体物质转化为靛蓝的过程为:酯类(靛红烷 B)在加碱的情况下,或苷类(吲哚苷)在内源酶的酶解作用下,其碳水化合物部分与吲哚酚分离,吲哚酚阴离子在氧气存在的条件下生成吲哚酚自由基,之后与吲哚酚缩合成无色靛蓝(也称靛白),其在氧气存在的情况下形成蓝色靛蓝。如果吲哚酚自由基进一步氧化成为吲哚满二酮并与吲哚酚反应,则形成靛玉红(图 5 - 64)。

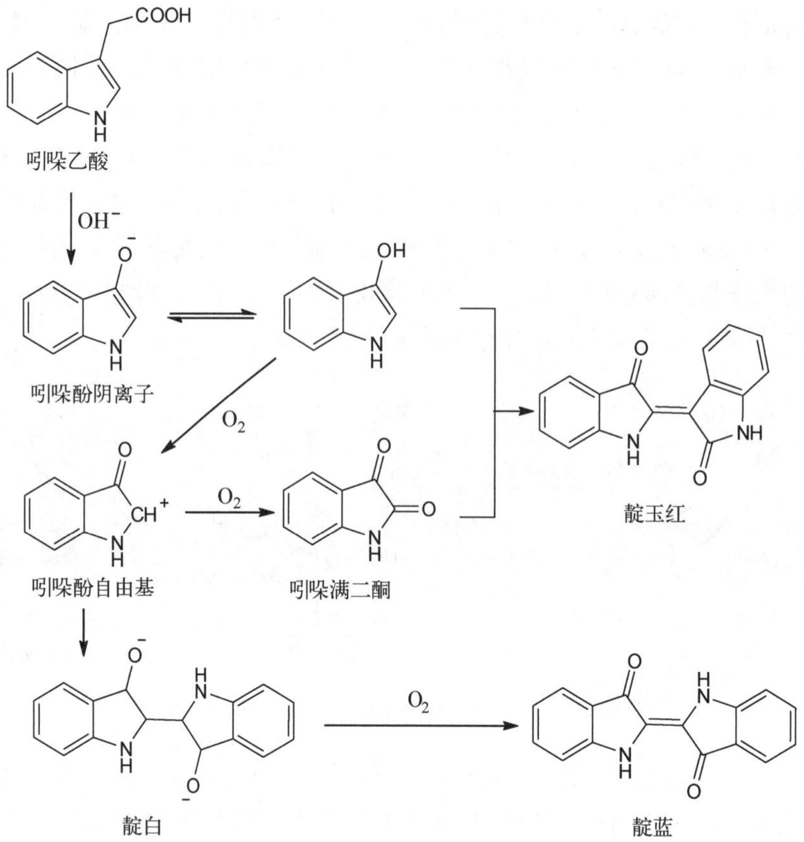

图 5-64 青黛加工过程中的缩合反应

2. 生物转化的效应酶系 酶在自然界广泛存在,在生物体的生命活动中具有极其重要的作用。中药的生物转化过程,其大部分由酶催化完成。1961 年,国际生物化学与分子生物学联盟(International Union of Biochemistry and Molecular Biology, IUBMB)确定了酶的分类原则,根据催化反应的类型将所有酶分为六大类: ① 氧化还原酶(oxido-reductase);② 转移酶(transferase);③ 水解酶(hydrolase);④ 裂合酶(lyase);⑤ 异构酶(isomerase);⑥ 连接酶(ligase)。2018 年,IUBMB 在原有的六大类酶之外,又增加了 1 种新的酶类,即转位酶(translocase),因此目前共有七大类酶。

据统计,在七个大类之下,目前共有 8 400 余种酶,而且酶的种类还在不断增加。相较于化学催化,酶催化通常具有特异性好、催化效率高、环境友好等优势。自然界中存在的催化酶是一个巨大宝库,将酶催化应用至中药成分的生物转化中,是目前的一个重要研究领域。在酶命名数据库网站(https://enzyme. expasy. org/)可搜索到酶的最新信息,目前一些酶已商业化生产。

(1)氧化还原酶:这类酶催化氧化还原反应,通过电子的传递对底物进行作用,根据酶的供体/受体(donor/acceptor)进行系统命名。如果底物是氢的供体,该酶就叫脱氢酶;如果分子氧(O_2)是受体,此酶就叫氧化酶。所有的氧化还原酶都依赖辅因子进行氧化和还原平衡。其中,最重要的辅因子是 $NADPH/NADP^+$、$NADH/NAD^+$,还原型黄素腺嘌呤二核苷酸(flavin adenine dinucleotide, FADH)/FAD^+、还原型黄素单核苷酸(flavin mononucleotide, FMNH)/FMN^+、ATP/ADP 和吡咯喹啉醌(pyrroloquinoline quinone, PQQ)。在氧化还原酶的催化过程中,辅因子作为电子和质子中间的传递体,通过氧化态和还原态的不断循环而实现其作用。

多酚氧化酶(polyphenol oxidase, PPO)是普遍存在的一类铜结合酶,与植物生长代谢和环境胁迫密切相关。多酚氧化酶可分三大类:单酚单氧化酶,如酪氨酸酶(tyrosinase);双酚氧化酶,如儿茶酚氧化酶

(catechol oxidase);铜依赖氧化酶,如漆酶(laccase)。在植物体内,儿茶酚氧化酶和过氧化物酶(peroxidase,POD)催化酚类化合物发生醌式化反应,进一步聚合生成黑色素,造成酶促褐变现象。褐变会降低中药材品质,影响其营养成分及利用价值。为防止褐变,一些药材采用真空微波干燥法将褐变相关酶的活性降到最低,从而保持其外观和活性成分,如山银花的干燥过程。漆酶可以有效降解木质素,使植物中的有效成分解脱木质素的束缚,促进溶出,提高提取率。如利用从黄花蒿茎叶中分离出的含有内生镰刀菌的漆酶发酵液提取槐米总黄酮,用基因工程菌毕赤酵母生产的漆酶提取黄芪总皂苷等。

脱氢酶被广泛用于醛和酮羰基,以及烯烃 C═C 的还原,这种生物转化反应可生成手性产物,很多脱氢酶已经商品化。面包酵母醇脱氢酶和马肝醇脱氢酶能催化酮不对称还原,其还原产物仲醇的对映体过量率接近 100%。

羟基化酶是一类氧化还原酶。绝大多数酶催化的立体选择性羟基化反应是依赖 CYP450 的单氧合酶进行的。P450 酶系广泛分布于不同生物体内,如多功能氧化酶、CYP450 酶系、单加氧酶(monooxygenase)、芳香烃羟化酶和药物代谢酶等。P450 酶系催化的主要反应有烷基的羟基化和环氧化,羟基的氧化,氨、氧、硫的脱烷基化,氨部位上的羟基化和氧化,硫部位上的氧化,氧化性脱氨、脱氢和脱卤素,氧化性的 C—C 断裂,以及一些还原催化反应。

CYP450 广泛存在于诸多活性天然产物的生物合成途径中。从丹参中发现了雷公藤甲素生物合成途径中的关键 C—14 位羟化酶 CYP82D274(图 5-65)。CYP82D274 可催化次丹参酮二烯(miltiradiene)首先完成 C 环的芳香化,生成阿松香三烯(abietatriene),随后催化 C—14 位发生羟基化,生成 14 羟基-阿松香三烯(14OH-abietatriene)。

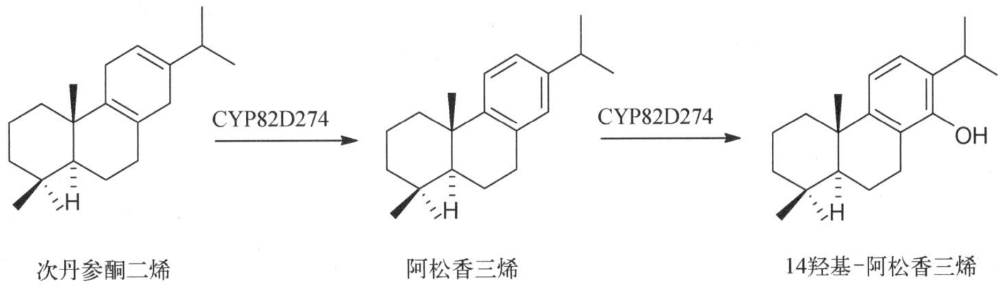

图 5-65 CYP82D274 催化次丹参酮二烯 C—14 位羟基化

通过对来源于甘草的 CYP72A63 进行定向改造,获取了一系列具有不同催化功能的突变体,可将其应用于新型甘草皂苷的生物合成中。CYP450 在人参皂苷的生物合成中也发挥了重要功能,近年来利用新一代测序技术及生物信息学分析等方法,筛选出了参与人参皂苷生物合成的相关 CYP450 酶系基因,并进行生物功能验证,帮助阐明人参皂苷的生物合成途径。

(2)转移酶:是一类将供体的基团转移到受体上的酶,它们的系统命名根据转移的基团来确定。多数情况下,供体是带有活化化学基团的辅因子。

糖基化是生物合成及生物转化中最常见的反应之一。糖基转移酶是催化糖基化反应的酶,它将活性糖基从核苷糖(nucleotide sugar)上转移到激素、次生代谢物、病原菌侵染物,以及植物内外源毒性物质等一系列植物小分子化合物受体上。同时,糖基化还能产生级联效应,改变植物小分子化合物的生物活性、水溶性、稳定性、在细胞内和整体植株中的运输特性、亚细胞定位,以及与受体的相互识别与结合特性,另外还能降低或除去内外源物质的毒性。因此,糖基转移酶影响着植物生长发育的众多方面,是植物细胞维持代谢平衡的主要机制之一。

由于糖基化位点选择性低等限制性因素,以化学方法合成糖苷化合物较困难,而糖基转移酶的生物合成可弥补该缺陷。来源于葛根的糖基转移酶 PlUGT43 可以特异性催化异黄酮的 C—8 位糖基化,研究者将其同异黄酮合成途径中的其他基因一同构建至酿酒酵母中,实现了异黄酮碳苷葛根素的生物合成(图 5 - 66)。

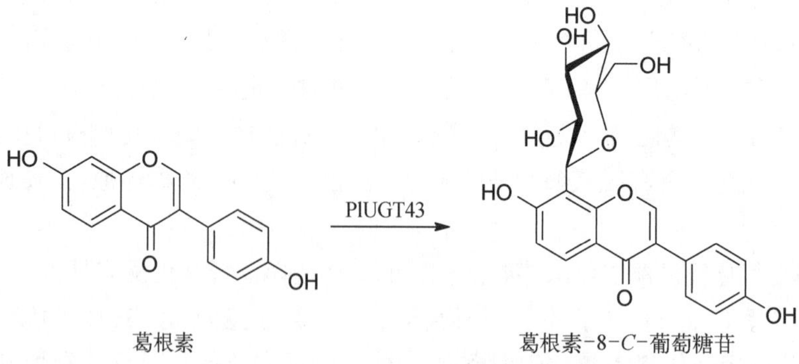

图 5 - 66　PlUGT43 催化异黄酮 C—8 位糖基化

　　除了体外酶催化反应,糖基转移酶的功能研究在植物代谢工程和作物改良上也有巨大的应用空间。例如,用特定的糖基转移酶基因调控植物激素活性,从而控制植物的生长发育;通过糖基转移酶代谢工程改良的方法,实现植物对农药残留和污染物的解毒,提高食品安全性。此外,还可通过糖基转移酶的基因工程,提高植物抵抗胁迫的能力;同时,也有可能通过提高作物体内某类化合物的糖基化水平,以获得含有更多应用价值的糖苷物的优良作物品种。

　　甲基转移酶和酰基转移酶在生物转化中也较为常见。有学者构建了包括甲基转移酶在内的多种酶组成的级联酶促反应体系,催化合成了一系列甲基化的四氢异喹啉生物碱化合物。酰基基团是多种活性天然产物中重要的药效基团,从海洋芽孢杆菌 B - 9987 中发现了可以催化二十四元大环内酯类抗生素进行酰基化修饰的酰基转移酶 BmmI。

　　(3)水解酶:能够水解 C—O、C—N、C—C 等化学键。水解酶也可归属于转移酶类,但由于其受体为水,故通常被单列出来。水解酶占生物催化反应用酶的 65% 左右,多用于蛋白质、碳水化合物、脂的降解处理过程,有的也用于洗涤剂的赋形和食品工业。常见的水解酶如下。

　　1)酯酶:是水解酯类化合物的酶系,可催化羧酸酯类的酯键水解或合成,参与酯代谢,与内膜系统的发育有关,也可参与若干酶类的修饰、激活或钝化。在植物不同的生长发育时期,酶活力表现出器官特异性和阶段特异性。酯酶在人参展叶期、果实形成初期和果后参根生长期的酶活力较高,其中以果实形成初期时活力最高,说明根中的酯酶与叶的生长、果实的发生及根的生长有关,尤其是与果实的形成密切相关。

　　生物转化常用的酯酶有猪肝酯酶、微生物酯酶(枯草杆菌、产氨短杆菌、凝结芽孢杆菌、豆酱毕赤酵母和黑根霉等)、蛋白酶(α-胰凝乳蛋白酶、枯草杆菌蛋白酶、青霉素酰化酶、米曲霉蛋白酶和灰色链霉菌蛋白酶等),以及脂肪酶(猪胰腺脂肪酶、假丝酵母属脂肪酶、假单胞菌属脂肪酶和毛霉属脂肪酶等)。

　　利用脂肪酶拆分,可以制备手性氨基酸、羧基酸和醇类等有机化工产品。薄荷醇是重要的萜烯类手性香料,特别是 L-薄荷醇因其独特的冰凉效果及清新的薄荷香味,而在精细化工、饮料食品和医药领域中具有广泛的应用。现今,L-薄荷醇中 80% 来源于天然薄荷精油,其他 20% 来源于有机合成。在拆分薄荷醇的研究中,脂肪酶因选择性强、来源广泛、操作简单而得到普遍应用。脂肪酶拆分薄荷醇包括转酯化和水解 2 个步骤,具有 A、B 2 条路径(图 5 - 67)。A 路径是先利用脂肪酶进行转酯化反应,然后光学纯薄荷酯水解获得手性薄荷醇(L-薄荷醇或 D-薄荷醇),其中 L-丁酸薄荷酯的收率可达 50% ~

60%。B 路径是先利用常规有机反应进行转酯化以获得消旋体薄荷酯,然后利用脂肪酶水解获得手性薄荷醇(*L*-薄荷醇或 *D*-薄荷醇)。有报道利用纯化的全细胞水解酶洋葱伯克霍尔德菌 *Burkholderia cepacia* ATCC 25416 选择性水解乙酸薄荷酯,在最适条件下可获得纯度为 96%、旋光度为 170 的光学纯 *L*-薄荷醇。

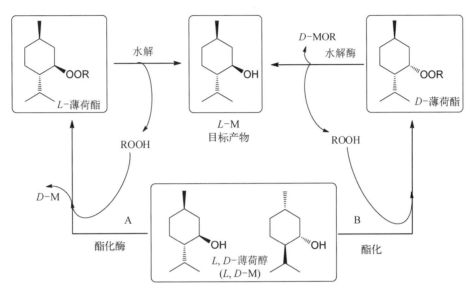

图 5-67　脂肪酶拆分消旋体薄荷醇的工艺

MOR:薄荷酯;ROOH:酯化剂;*L*-M, *D*-M:分别为左旋、右旋薄荷醇

2) 环氧化物水解酶:能够催化环氧化物进行区域或对映选择性水解,以制备所需构型的环氧化物。微生物环氧化物水解酶催化生成的具有光学活性的环氧化物和二醇是有机合成的重要中间体。例如,来源于黑曲霉菌 *Aspergillus niger* 的环氧化物水解酶拆分 α-2-甲基-2-异丁基苯基环氧,先得到 (*S*)-环氧化物和(*R*)-二醇,(*R*)-二醇用化学方法可以重新环化为消旋的环氧化物,然后继续拆分,有效地提高了产率。(*S*)-环氧化合物开环后,可进一步合成抗炎药物(*S*)-2-异丁基苯丙酸(布洛芬),同时得到(*R*)-二醇,还可以环化为消旋的环氧化物,然后继续拆分,产物的循环利用有效地提高了产率。

3) 腈水解酶:可水解自然界广泛存在的天然腈(nitrile),可直接水解芳香族、杂环和不饱和脂肪腈以产生羧酸。莽草酸(shikimic acid)是许多天然产物的共同中间体,用化学方法较难合成,用其他的生物合成方法也比较烦琐。然而,以第尔斯-阿尔德反应的产物作为底物,通过酶催化的对映体选择性水解反应,可方便地合成新颖的手性中间体,进而得到天然产物莽草酸。

4) 酰胺水解酶:可以水解多肽和蛋白质的酰胺键(肽键),其催化的消旋体拆分是酶法合成对映体纯氨基酸的重要方式。工业上常用的酰胺水解酶有:酰胺酶(amidase),又称氨基肽酶,能催化消旋体氨基酸酰胺选择性水解生成 *L*-氨基酸;氨基酰化酶(acylase),能选择性地催化 *L*-*N*-酰基氨基酸水解;乙内酰脲酶,俗称海因酶,负责催化嘧啶碱基代谢中二氢嘧啶环的水解开环反应,故又称二氢嘧啶酶;内酰胺酶,可用于消旋体内酰胺的水解拆分。这些单一对映体的产物是合成很多生理活性物质的重要中间体。

5) 糖苷酶:能催化糖苷键的水解,故又称糖水解酶(glycohydrolase)。该酶不需要任何辅酶,是真正的水解酶。这种水解酶有 2 种类型,即外糖苷化酶和内糖苷化酶,前者仅水解末端糖苷键,后者可水解糖链中部的糖苷键。

糖苷化合物具有抗病毒、抗肿瘤等药理活性,但一些糖苷类化合物因溶解性等因素限制了其生物利用,因而需要定向改造它们的糖基部分。如来源于甘草属 *Glycyrrhiza* 植物的甘草酸(glycyrrhizic acid)是一种重要的天然甜味剂和药物,但存在会造成高血压、低血钾等副作用。甘草酸经糖苷酶改性后,获得产物甘草次酸,其安全性大大提升。甘草酸独特的分子结构决定了生物(酶)法是生产甘草次酸的最佳方法。有研究报道,甲磺隆降解真菌 *Penicillium* sp. Li-3 表达的 β-D-葡萄糖醛酸苷酶具有高度的反应特异性,能定向水解甘草酸生成甘草次酸,摩尔转化率可达 88.45%(图 5-68)。

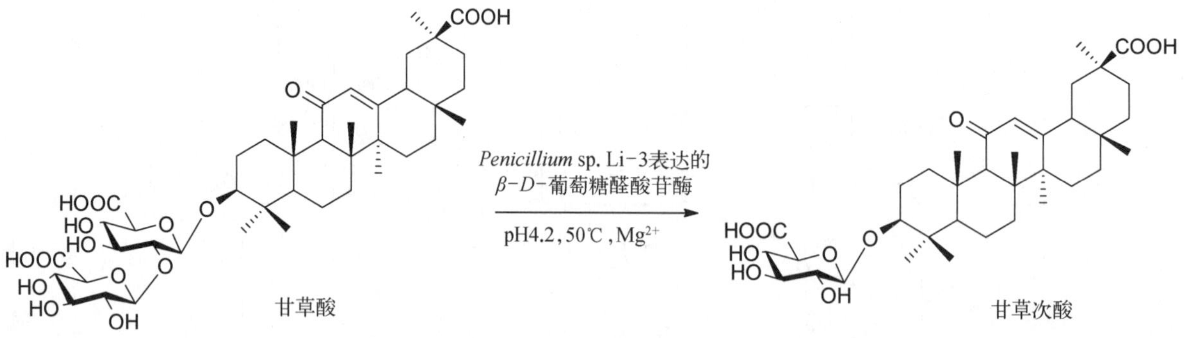

图 5-68 甘草酸的水解反应

(4)裂合酶:是使催化底物除去某个单键而保留双键,或通过逆反应将某个基团加到双键上的酶的总称。这类酶包括醛缩酶、水合酶、脱羧酶等。裂合酶能催化 C—C、C—N 和 C—O 等键的裂合与生成,有时还伴随双键或环状结构的形成,且反应可逆。与其他酶不同的是,它只需要 1 个底物就能催化正向反应,而催化逆向反应则需要 2 个底物。由于手性中心通常在键的形成过程中产生,因此,裂合酶的逆反应具有工业应用价值,如应用苯丙氨酸氨裂解酶和天冬氨酸酶催化合成 L-苯丙氨酸和 L-天冬氨酸。

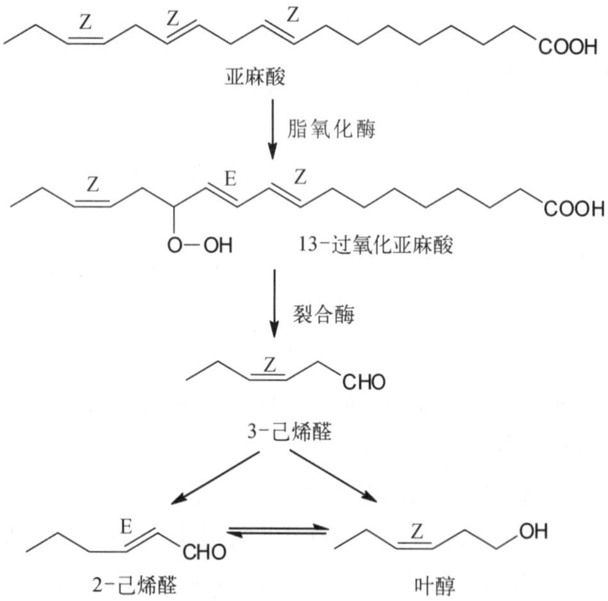

图 5-69 亚麻酸生物合成叶醇

裂合酶还可以催化小分子化合物不对称加成到 C=C 上,以及氢氰酸加成到 C=O 上。由醇腈酶(oxynitrilase)催化的氰醇反应所生成的手性氰醇,是合成除虫菊酯类杀虫剂的醇基部分。

叶醇(leaf alcohol)几乎存在于所有的绿色植物中,具有强烈的绿色嫩叶清香气味,在合成香料中占有特殊地位。生物法合成叶醇主要以亚麻酸为底物,经过多个酶的转化可合成目标产物(图 5-69)。裂合酶用于催化该过程的第二步反应,也有研究报道该酶和脂氧化酶同时使用,两步反应在同一体系内进行。目前还没有商业化的裂合酶,报道最多的是用番石榴 *Psidium guajava* L. 匀浆完成该反应。裂合酶催化的这一步反应是酶法合成叶醇工艺的瓶颈。如何获得高效的裂合酶并将其分离和纯化,是难点所在。

(5)异构酶:数量较少,其催化分子内结构的变化能够将廉价的底物转化为高附加值的产物。根据异构化机制的不同,这类酶又可分为表异构酶(又称差向异构酶,epimerase)、消旋酶(racemase)、顺-反异构酶(*cis-trans* isomerase)、互变异构酶(tautomerase 或 mutase)。消旋酶在手性化合物的动态拆分研究中尤为重要。葡萄糖异构酶能将葡萄糖异构为果糖,增加糖的甜度,用于食品和饮料工业中。

尿苷二磷酸(uridine diphosphate, UDP)-糖是动、植物体内重要的糖基供体。UDP-葡萄糖醛酸 4-

异构酶(UDP-glucuronic acid 4-epimerase)可催化 UDP -葡萄糖醛酸发生异构反应,从而生成 UDP -半乳糖醛酸,其在生物合成中发挥着重要作用。

(6) 连接酶:又称合成酶,可在 2 个分子间催化形成新键,如 C—O、C—S 和 C—N 键等。连接酶对植物次生代谢物质的合成具有重要意义。例如,1 -脱氧- D -木酮糖- 5 -磷酸还原酶催化 MEP 途径合成异戊二烯中的第一个关键反应。蔗糖磷酸合成酶是植物体内控制蔗糖合成的关键酶。查尔酮合成酶和花色素苷合成酶可参与植物花青素的合成。

(7) 转位酶:是新添加的一种酶的分类,可将离子或分子从膜的一侧转移到另一侧。例如,质子运输双区 ATP 酶[$H(+)$ - transporting two-sector ATPase]可以在 ATP 的参与下,将氢离子从膜的一侧转移到膜的另外一侧。此外,戊烯二酰- CoA 脱羧酶可以催化戊烯二酰- CoA 发生脱羧反应,生成巴豆酰-CoA,同时作为 Na^+ 泵完成钠离子转运。

(二) 生物技术在中药资源性化学成分生产中的应用

近年来,药用植物有效成分生物合成的研究进展迅速,许多活性分子的生物合成途径被解析,相应的异源合成体系也基本建立。随着对代谢途径限速步骤的阐明和基因工程的发展,通过对基因启动子的置换、对强有力的组成型启动子的构建,使限速酶在转基因细胞中得以高效表达,或采用激活剂激活关键酶基因的表达,实现对代谢途径的调节,从而大大提高代谢物产量。

1. 代表性中药活性成分的生物合成途径及异源合成

(1) 青蒿素:作为治疗无并发症疟疾的一线药物,青蒿素的供应和价格波动很大。为了稳定其供应和成本,需要开发除植物提取外的第二种制备方法。利用合成生物学技术对微生物进行工程改造,实现了青蒿素中间体的微生物合成。根据大肠杆菌的密码子偏好性,优化了 ADS 的编码基因、共表达操纵子(编码 DXS、IPPHp、IspA),并引入了异源的酵母 MVA 途径,从而提高了青蒿酸的产量。又将 *ADs* 基因插入由 GAL1 启动子控制转录的 pRS435 质粒中,并克隆黄花蒿的 CYP450 氧化还原酶 CYP71AV1/CPR,优化了 FPP 生物合成途径,使青蒿酸的合成量达到 153 mg/L。目前,运用改造基因工程技术、优化代谢途径的方法,已推动半合成青蒿素的产量达到工业水平(图 5 - 70)。

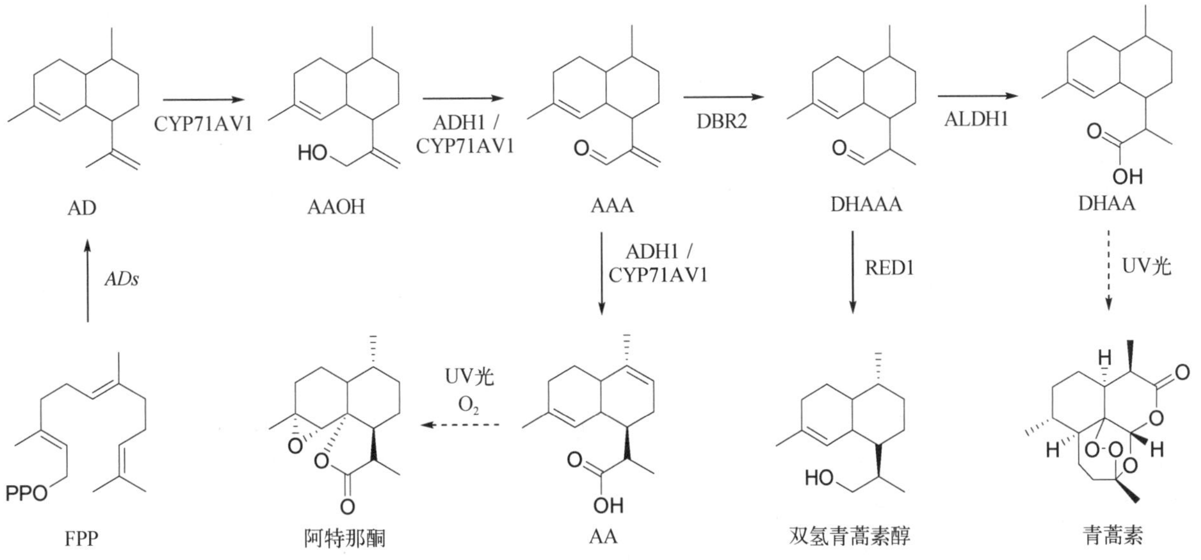

图 5 - 70　青蒿素的生物合成途径

AD:紫穗槐二烯;AAOH:青蒿醇;AAA:青蒿醛;DBR2:青蒿醛双键还原酶;AA:青蒿酸;DHAAA:二氢青蒿醛;DHAA:二氢青蒿酸;RED1:二氢青蒿醛还原酶

(2) 紫杉醇:在自然界中含量极低(约占紫杉树皮干重的万分之一),且化学合成困难。紫杉二烯是紫杉醇的前体化合物,其合成基因从中国红豆杉中被首次克隆出来,导入酿酒酵母组建了一条紫杉二烯生物合成途径,后续引入其他基因并抑制旁路,以此获得终产量达 8.7 mg/L 的工程菌。进一步将紫杉二烯的代谢途径分为上游 MEP 和下游萜类合成两大模块,在大肠杆菌工程菌株中构建并通过 2 条途径模块间的优化平衡,实现了紫杉二烯的产量最大化,最终达到 1 g/L。目前在紫杉醇的合成路径中,已经被鉴定功能酶的下游羟基化位点包括 C—5、C—10、C—13、C—2、C—7、C—9、C—14 位等,其中 5α -羟基紫杉烯的代谢途径已经成功在本氏烟草体系中得以重构,产量可达 1.3 µg/g 鲜重水平。最近,在红豆杉中鉴定到特有的 CYP725A 家族与 TS 家族,并鉴定了首个紫杉醇生物合成基因簇,这有利于推进紫杉醇生物合成途径的解析进程(图 5 - 71)。

(3) 丹参酮:其前体化合物次丹参酮二烯的合成过程已被解析,即由 2 个合酶 SmCPS 和 SmKSL 催化形成。此后,大肠杆菌和酵母体系的合成体系均已建立,最高产量可达 488 mg/L。采用“边合成边解析”的模式逐步分析,依次鉴定了多个下游功能基因参与丹参酮的生物合成途径(图 5 - 72)。其中,CYP76AH1 可以催化次丹参酮二烯发生 C—12 位羟基化而生成铁锈醇,同时构建酵母工程菌可以合成产量达 10.5 mg/L 的铁锈醇。CYP76AH3 可以进一步氧化铁锈醇生成 11 -羟基铁锈醇、柳杉酚、11 -羟基柳杉酚,CYP76AK1 可以氧化 C—20 位以生成 11,20 -双羟基产物。此外,还发现了 CYP71D 亚家族的扩展与特征性呋喃酮的呋喃 D 环的形成有关。

(4) 人参皂苷:是一类活性良好的三萜糖苷类化合物,其生物合成途径的基本框架及相关酶的研究已经取得了较大的进展。其生物合成途径可大致分为 3 个阶段:DMAPP 和 IPP 的合成,氧化角鲨烯的合成及环化,骨架上的氧化及糖基化等后修饰。其中,前两个阶段和三萜公认的合成过程一致,最后一个阶段的后修饰主要为糖基化和氧化等过程。通过对人参属植物转录组数据的重拼接与生物元件的挖掘,相继完成了人参皂苷 Rh$_2$、Rg$_3$、F$_1$、Rh$_1$ 和化合物 K 等系列稀有人参皂苷的生物合成途径解析,并创建了酵母细胞工厂,实现了稀有人参皂苷的从头合成。

此外,对来自三七和人参的 UGT94 家族的系列糖基转移酶进行深入挖掘与功能鉴定,获得了参与催化人参皂苷糖链延伸的系列糖基转移酶,系统解析了近 20 个人参、三七和绞股蓝皂苷的生物合成途径。在原人参二醇的基础上,发现引入 CYP450 酶 CYP716A53v2 可以生成原人参三醇,进而挖掘到可分别催化原人参三醇 C—6 位和 C—20 位羟基的糖基转移酶 PgUGT71A53 和 PgUGT71A54,构建全合成人参皂苷 Rg$_1$ 的酵母菌株,其产量可达 1.95 g/L。

(5) 大麻素:大麻素类(cannabinoids)化学成分的生物合成研究一直受到广泛关注,科学家在酿酒酵母中引入大麻的基因,从单糖半乳糖中产生了大麻素前体分子,如橄榄酸。通过橄榄酸,酵母能够生成关键的大麻萜酚酸,其可用于生成 Δ9 -四氢大麻酚酸和大麻二酚酸。蜡菊的腺毛也可产生大麻素,通过全基因组测序分析等手段,完整解析并重构了蜡菊来源的大麻素生物合成途径,为大麻素的工业化生产提供了新路线。

(6) 长春花碱:是从长春花中提取的抗癌药物原料,但由于其工业化的提取率低,因而供需失衡的矛盾突出。目前,在长春花的基因组中发现了用于合成长春花碱的最后几个未知基因,包括产生长春花碱前体化合物长春质碱和水甘草碱的催化酶,打通了长春花碱的完整生物合成途径(图 5 - 73)。随后,分别在模式生物酿酒酵母和非模式生物毕赤酵母中从头合成长春碱前体。

(7) 雷公藤红素和雷公藤甲素:雷公藤红素(celastrol)和雷公藤甲素(triptolide)都是药用植物雷公藤 *Tripterygium wilfordii* Hook. f. 的重要活性成分。丹麦研究团队近期解析了雷公藤红素的生物合成途径,阐明了缺失的 11 个步骤,包括 CYP450 酶氧化产生关键中间体雷公藤红素酸,以及儿茶酚氧化驱动的双键延伸反应参与雷公藤红素的特征性醌甲基化形成。在途径解析的基础上结合化学合成,成功

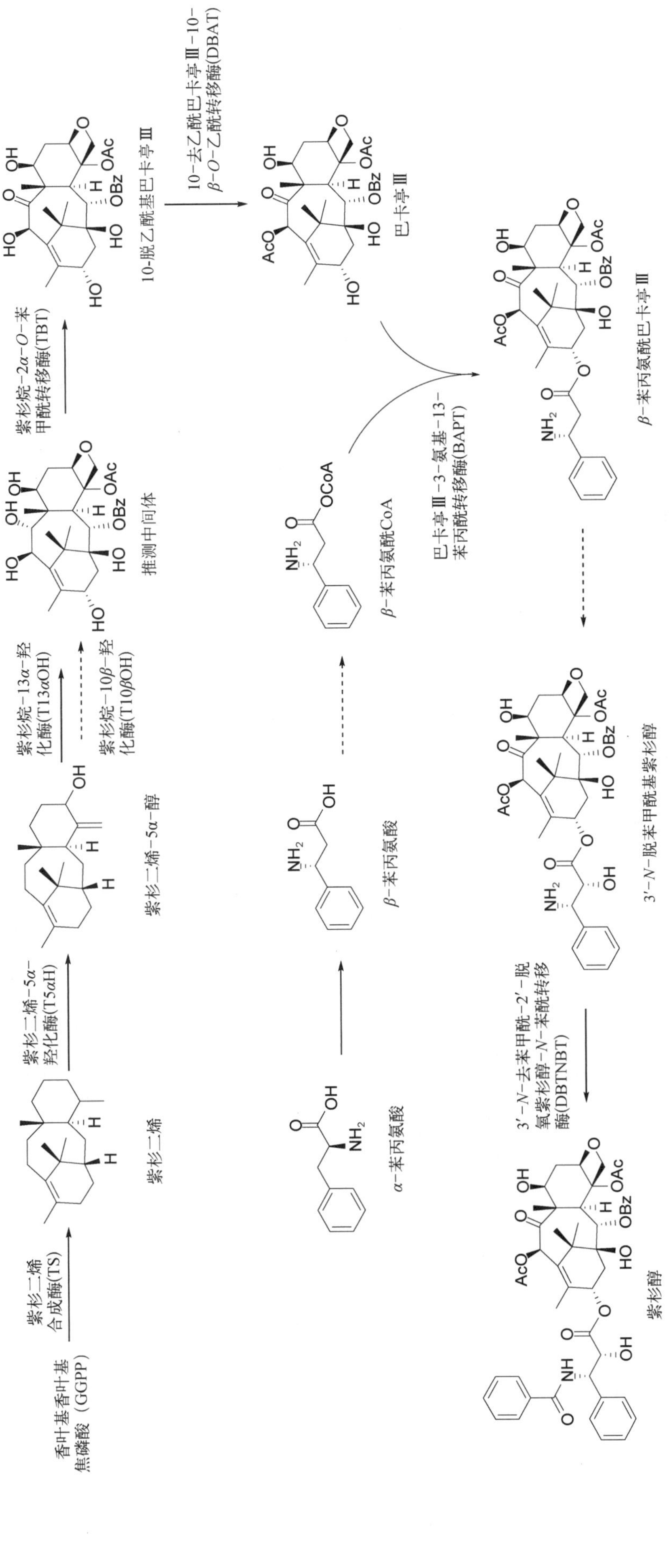

图 5-71　紫杉醇的生物合成途径

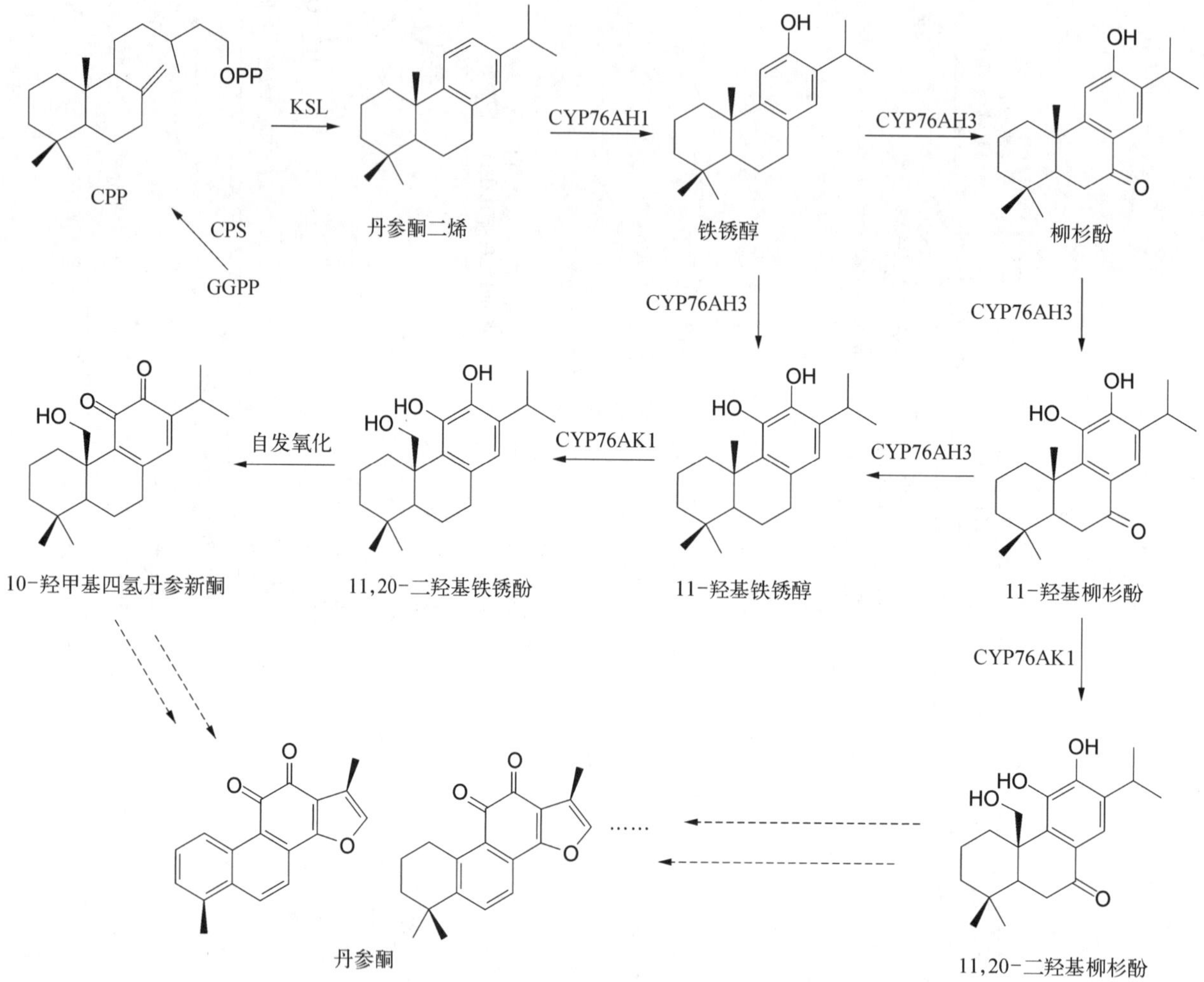

图 5-72 丹参酮的生物合成途径

CPP：柯巴基焦磷酸；KSL：类贝壳杉烯合酶；CPS：柯巴基焦磷酸合酶

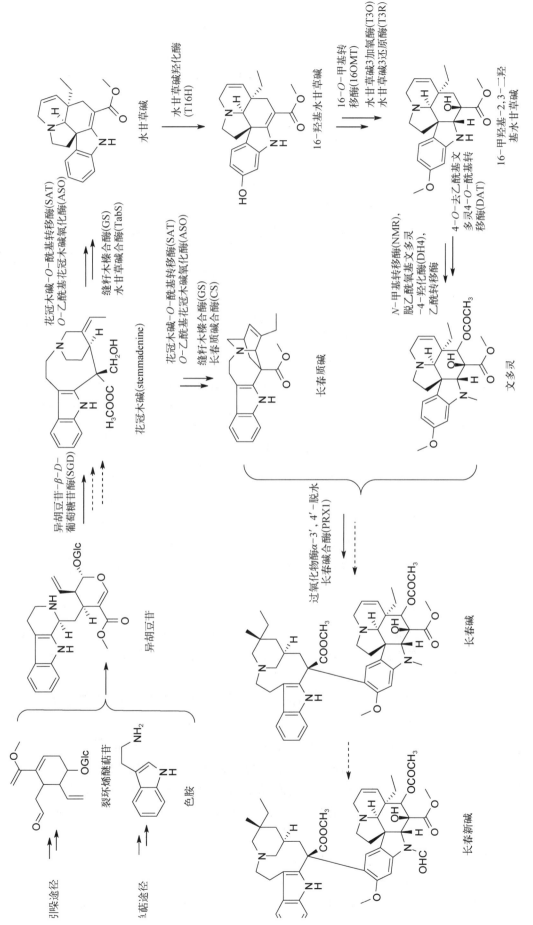

图 5 - 73　长春花碱的生物合成途径

构建了酵母从头全合成体系,为雷公藤红素的合成提供了重要思路。雷公藤甲素的合成途径解析依赖于基因组、转录组、代谢组的联合分析,解析了 3 步氧化反应生成雷公藤甲素中间体脱氢松香酸(dehydroabietic acid)的过程,鉴定其功能蛋白 CYP728B70;此外,还发现 CYP82D 家族基因编码的蛋白参与了雷公藤甲素多个中间体的 C—14 位羟基化,进而利用合成生物学策略以实现雷公藤甲素及其中间体的异源高效获取。

2. 基因编辑在药用植物高产及抗性研究中的应用

(1)基因编辑在药用植物高产研究中的应用:除了异源合成中药活性成分外,利用基因工程技术培育药物成分含量高的植物新品种是解决活性成分来源的另一种重要手段。药用植物的有效成分大多属于次生代谢产物。植物的次生代谢非常复杂,是由不同的代谢途径,在不同的酶类参与下完成的。次生代谢调控的研究,首先必须明确某一化合物的生物合成途径及其有关的酶类。用改变次生代谢关键酶的基因来调控次生代谢产物的产生是较理想的途径,这方面的研究已有报道。有学者以发根农杆菌介导,用花椰菜花叶病毒 35S(CaMV 35S)为启动子改造 Ri 质粒,将天仙子羟化酶导入富含莨菪碱(hyoscyamine)的颠茄 Atropa belladonna 中,并在卡那霉素培养基上筛选出抗卡那霉素毛状根。在转化后的颠茄毛状根中,羟化酶活性增高,6β-羟基莨菪碱(6β - hydroxy hyoscyamine)较用野生型发根农杆菌诱导的毛状根含量更高,东莨菪碱的含量也提高了 5 倍。此项研究结果表明,利用次生代谢产物生物合成途径中某些关键酶基因的转化来生产次生代谢产物是可能的。

青蒿素主要在青蒿叶片表面的分泌性腺毛中合成和积累,但青蒿中青蒿素的含量仅为其叶片干重的 0.1%~1%。因此,提高青蒿中青蒿素的含量是解决抗疟药物青蒿素来源问题的重要手段。我国科学家长期从事青蒿素生物合成调控及腺毛发育研究工作,成功研制了多个高产青蒿素的青蒿品种。利用 RNAi 基因工程抑制青蒿素生物合成竞争途径(甾醇途径)的关键酶鲨烯合酶(squalene synthase, SQS)的表达水平,以增加青蒿素含量,最高值可达到 31.4 mg/g 干重,是未转化对照植物中含量的 3.14 倍。通过黄花蒿复杂基因组的测序和对多个组织部位的转录组遗传信息的发掘,建立了能够高效促进青蒿素合成途径的多基因转化策略,成功培育出了高产青蒿素的改良黄花蒿品种,其青蒿素的含量达到了叶片干重的 3.2%。

此外,通过研究青蒿素生物合成的转录调控,发现了多个可能参与青蒿素生物合成的调控基因和转录因子,为利用转录调控策略以增加青蒿素的生物合成、培育高产青蒿素品种奠定了基础;发现了 AaORA 转录因子正向调控青蒿素和青蒿酸的合成;证明了 AaMYC2 转录因子是黄花蒿中茉莉酸信号途径中的重要调控因子,提出了其参与青蒿素生物合成调控的模型;以 AaTCP14 - AaORA 转录激活复合体为核心,构建了包括青蒿素合成正向调控因子 MYC2 和 GSW1、负向调控因子 JAZ8 在内的多层次调控网络,首次阐明了茉莉酸信号在青蒿素生物合成途径中的动态调控机制;首次揭示了 YABBY - WRKY 相互作用及其通过 AaJAZ8 调节青蒿素生物合成的分子机制。

(2)基因编辑在药用植物抗性研究中的应用:植物抗性基因工程是根据分子遗传学原理,培育具有特定抗性的植物新品种的生物技术,包括植物抗虫、抗除草剂、抗病及抗逆基因工程。在植物的生命周期中会面对各种不利的环境条件,如盐碱、干旱、寒热等,需要机体通过不断地自我调节而适应。随着基因工程技术的发展,人类可以培育出所需要的抗性品种,为解决人类的生存与环境问题提供新思路。

1)药用植物抗虫基因工程:虫害是影响药用植物品质的重要因素。害虫以药用植物的根、茎、叶、花、果实等为食,给中药材生产带来了严重损失。烟草是茄科烟草属植物,既可做农药杀虫剂,也可药用作为麻醉、发汗、镇静和催吐剂。桃蚜是世界上危害烟草最严重的害虫。研究发现,含有较高表达水平的石蒜凝集素蛋白的转基因烟草对桃蚜种群的生长具有明显的抑制作用。因此,石蒜凝集素基因可用于植物抗虫基因工程的研究及应用。

2)药用植物抗除草剂基因工程:田间杂草可通过竞争水分、养料和光照,来影响药材的质量与产量。因此,以化学方法控制杂草已成为农业及中药材生产中不可或缺的部分。为了避免除草剂对药用植物本身产生影响,抗除草剂工程应运而生。有报道以 CaMV 35S 为启动子,将抗除草剂基因(*bar*)导入根癌农杆菌菌株 EHA105,将其用作基因工程菌成功转化了四倍体菘蓝。

3)药用植物抗病基因工程:病害的发生、流行给中药材的生产和发展带来了严重损失,甚至限制了某些药用植物的栽培区域。例如,人参根病的常年发病率为 20%~30%,且轮作期长达 10 年。随着植物基因工程技术的日趋完善,人们开始着眼于鉴定与抗病相关的基因,并期望通过异源转化以提高植物对病害的抗性。

在天麻与蜜环菌的长期互作过程中形成了独特的真菌抑制机制,黄天麻中可分离得到一种抗真菌蛋白 GAFP－1,其在体外对梨树腐烂病菌 *Valsa ambiens*、立枯丝核菌 *Rhizoctonia solani* 及灰葡萄孢 *Botrytis cinerea* 等植物病原真菌均有明显的抑制作用,有望应用于植物抗真菌病害基因工程。

黄花蒿作为一种传统中药植物,目前仍然是青蒿素生产的植物来源。研究结果表明,WRKY 转录因子 *AaWRKY17* 在黄花蒿中的过度表达可导致青蒿素合成产量增加,以及对丁香假单胞菌 *Pseudomonas syringae* 的易感性降低。因此,该转录因子有可能用于转基因育种,以提高青蒿素的含量及黄花蒿对病原菌的耐受性。

4)药用植物抗逆基因工程:抗逆包括抗盐碱、抗旱、抗涝及抗寒等。温度过低引起的冷冻、高温强光引起的灼伤、土壤的过酸过碱,以及缺氧等可概括为非生物逆境。几乎所有的非生物逆境均能抑制植物的生长或促进植物衰老。药用植物的药效与其抗逆性之间可能会存在某种关联,次生代谢产物的合成有时与环境胁迫相关。因此,对于药用植物而言,其最佳种植区域往往不是其最适生长区域,其质量与产量之间存在一定的矛盾。有学者将拟南芥叶绿体 ω－3 脂肪酸去饱和酶基因(*FAD7*)导入烟草中进行表达,不仅提高了十六碳三烯酸和十八碳三烯酸的含量,还使其在 1℃ 低温下表现出明显的抗寒性。因此,将抗逆基因工程应用于药用植物,不但可增强植物自身的抗逆能力,而且有望解决药用植物产量与质量之间的矛盾。

通过基因工程技术,不仅可揭示中药原物种遗传信息,解析重要活性产物的生物合成途径,发掘参与生物合成的功能基因,还可以推动对中药合成生物学、基因组辅助分子鉴定和分子育种、中药道地性遗传机制阐释的深入研究,重建生物合成途径和代谢网络,实现药用活性成分的定向、高效异源合成等,从而提升我国创新性药物的研发能力和医药产业的国际核心竞争力。抗性基因工程技术在药用植物育种中的成功应用,将培育更多抗性(抗病虫害、抗除草剂、抗逆性等)、质优的新品种,促进药用植物资源的可持续发展。

3. 组织培养等技术方法在中药资源生产中的应用　植物组织培养,即植物无菌培养技术,又称离体培养,是根据植物细胞具有全能性的理论,利用植物离体的器官(如根、茎、叶、茎尖、花、果实等)、组织(如形成层、表皮、皮层、髓部细胞、胚乳等)或细胞(如大孢子、小孢子、体细胞等),以及原生质体,在无菌和适宜的人工培养基及温度等人工条件下,诱导出愈伤组织、不定芽、不定根,最后形成完整的植株。药用植物组织培养的实用技术包括药用植物胚胎培养技术、加倍单倍体技术、原生质体培养等,这些技术在无病毒植物生产、稀有药用植物快速繁殖、药用植物新品种选育及次生代谢产物生产方面发挥了重要作用。

(1)胚胎培养技术及其应用:植物胚胎培养是胚、胚珠、子房和胚乳的离体培养技术。这一技术在药用植物上广泛应用,包括胚胎的发育机理、克服杂交不亲和性、克服珠心胚的干扰、打破种子休眠,可缩短育种周期,获得体细胞胚和人工种子,建立植物高效再生体系等。

胚乳培养的主要目的是获得三倍体植株。被子植物的胚乳是由 1 个精细胞与 2 个极核双受精而成的产物,具有双亲的遗传成分。此法对育种后代性状有预见性和较高的遗传稳定性。目前,有 40 多种植物的胚乳培养达到了不同程度的细胞分化和器官分化,不少植物已得到再生植株。山茱萸和宁夏枸杞的果核大、种子多,故给生产加工带来了很多困难。然而,我国利用枸杞的胚乳培养获得了染色体接近三倍体的植株,为解决上述问题提供了可能。

（2）加倍单倍体技术及其应用:加倍单倍体技术是指利用组织培养技术,培养单倍体植物材料(花药、花粉、未受精的子房和胚珠),以获得单倍体植物,然后通过自然或人工加倍的方法获得多倍体植株的技术。利用加倍体方法培养半夏,其块茎中鸟苷和有机酸的含量明显高于八倍体半夏块茎,说明半夏在染色体加倍后,可以提高其有效成分含量。获得多倍体植株的方法有涂抹生长点、秋水仙素溶液浸泡等。

（3）体细胞杂交和细胞融合技术及其应用:采用特殊酶制剂(如纤维素酶等)将细胞壁消化后,即得到植物原生质体。将 2 个原生质体不同的体细胞融合成 1 个体细胞的过程,称为体细胞杂交。体细胞杂交通常得到一种含 2 个不同细胞核的异核细胞,也包括 2 种母细胞的其他成分的不同组合。目前已制得种内、种间杂种细胞,动、植物细胞也可进行杂交。通过杂交和人工选择,可培育出产量更高、品质更优、抗性更强、适应性更广的优良新品种。天麻是一种具有保护中枢神经系统和心血管系统的功效的药食两用植物。乌天麻和红天麻为天麻的 2 个变种,人工杂交获得的乌红杂交天麻的产量比乌天麻和红天麻高,同时其生长周期比乌天麻短。

二、基于化学合成技术的中药资源性化学成分人工生产

对于珍稀濒危来源或社会需求特别大的中药资源性化学成分,化学全合成或半合成也是解决其资源供应的有效途径。其中,我国人工麝香的开发即是典型案例。

1. 人工麝香　麝香是林麝 *Moschus berezovskii* Flerov、马麝 *M. sifanicus* Przewalski 或原麝 *M. Moschiferus* Linnaeus 成熟雄体香囊中的干燥分泌物。在《神农本草经》中被列为上品,具有开窍醒神、活血通经、消肿止痛的功效。以麝香为配方的中成药高达 400 多种,如六神丸、麝香保心丸、安宫牛黄丸等都需以麝香为原料。1975 年,中国卫生部组织开展人工麝香的研制,合成了主要有效成分芳活素及重要原料麝香酮、海可素等,解决了人工麝香的化学设计、配方设计、生产工艺、质量控制,以及其生产过程中的有关技术问题。1994 年,人工麝香获批上市。国家药品监督管理局网站数据显示,目前 99% 以上的含麝香中成药均已完全用人工麝香替代了天然麝香。

麝香酮的化学名称为 3 - 甲基环十五烷酮,是麝香的主要成分,现可人工合成。人工合成麝香酮的方法虽然较多,但一般存在合成步骤长、设备及操作条件较苛刻、成本高、收率低等一系列问题,真正能实现工业化生产的合成路线很少。以环十五烷酮为中间体,通过插入甲基法以合成麝香酮的途径是近年来众多科学家研究的重点,并且中间体环十五烷酮的制备方法相对比较成熟,反应条件也比较温和。插入甲基法是在环十五烷酮的 β 位插入甲基而直接得到麝香酮的方法。一般包括 2 个步骤:一是经相应的反应在环十五烷酮的 α 位引入 1 个双键,二是双键经加成反应在 β 位插入甲基。

2002 年,以环十五烷酮为起始原料,经过羰基保护、溴代、消除、脱保护、甲基化 5 步反应得到了麝香酮,总收率约为 50%,该方法的优点是反应步骤少且操作简便,其具体合成路线如图 5 - 74 所示。对方法进行优化,最后的甲基化步骤以甲苯为溶剂,在碘化铜和甲基锂的催化下对 2 - 环十五烯酮进行甲基化,反应温度设为 -78℃,最终得到了 R 构型的麝香酮,其光学纯度约为 89%,总收率约为 81%。在手性试剂中加入了少量的干燥四氢呋喃,使得麝香酮的光学纯度提高到 96%,总收率提高到 93%。

2. 天麻素　是中药天麻中的一种酚苷类有效成分,具有较好的镇静和安眠作用,对神经衰弱、失眠、头痛症状有缓解作用。在临床上可用于治疗椎基底动脉供血不足、前庭神经元炎和眩晕症。由于天麻中天麻素的含量极低,因此,植物提取法存在提取成本高、工作量大且受到资源限制等问题,化学合成法是获得天麻素的主要手段。

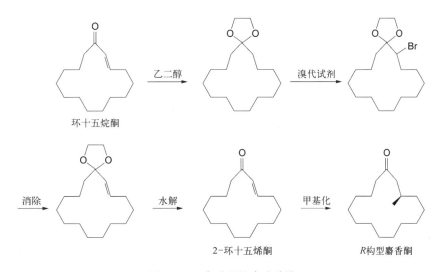

图 5-74　麝香酮的合成路线

化学合成法制备天麻素,大多采用 4-甲酰苯基-2′,3′,4′,6′-四-O-乙酰-β-D-吡喃葡萄糖苷为重要中间体,通过还原、乙酰化、脱保护制得。基于现有的工业化生产方式对其进行优化,将 4-甲酰苯基-2′,3′,4′,6′-四-O-乙酰-β-D-吡喃葡萄糖苷和三乙酰氧基硼氢化钾投入溶剂中,在 0~30℃ 反应 0~3 h;反应完全后,加水淬灭反应;分取有机相,在真空下浓缩后加入 2~5 倍甲醇,再加入二乙胺进行回流反应以醇解;反应完全后,加入活性炭进行脱色,再过滤,浓缩,结晶,干燥。天麻素的收率可达到 55%,其合成路线如图 5-75。

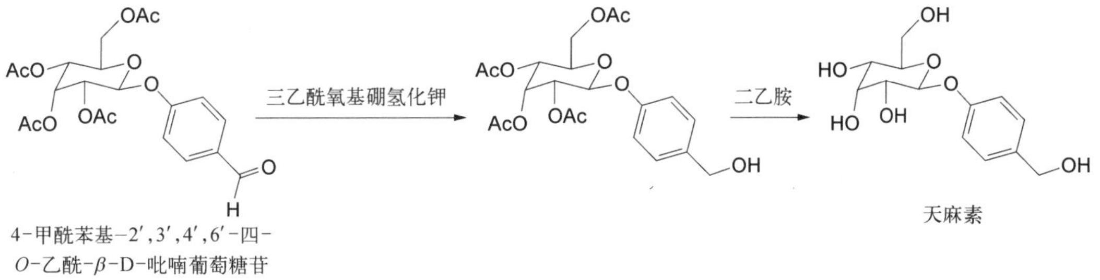

图 5-75　天麻素的合成路线

该方法使得天麻素的制备工艺由原有的 3 步(还原、乙酰化、脱保护)减少为 2 步(还原、脱保护),减少了生产工艺过程,操作安全简便,成本低,污染小,适合于大规模生产。而且,通过该优化后的合成方法所制得的天麻素产品质量稳定,各项质量指标都高于国家标准,纯度高于 99.9%。

3. 紫杉醇　是一种四环二萜类次生代谢产物,最初是从太平洋红豆杉的树皮中分离得到的,被认为是世界上最有效的广谱抗肿瘤药物之一,临床上主要用于卵巢癌、乳腺癌、小细胞型和非小细胞型肺癌、头颈部肿瘤的治疗,对食道癌、鼻咽癌、膀胱癌、淋巴癌等也均有明显成效。紫杉醇主要从红豆杉中提取获得,但因其含量极低(在公认含量最高的短叶红豆杉树皮中也仅为 0.069%),加之红豆杉属植物生长缓慢、资源匮乏,人工合成紫杉醇是必然选择。

紫杉醇的全合成已经实现,但过程烦琐且收率低,不适合大生产。国内首家完成紫杉醇全合成路线是以 21 步完成了紫杉醇的不对称全合成。该反应的特点有 3 个:首先,使用二碘化钐介导的频哪醇偶联反应形成 C_1—C_2 键,实现了极具挑战性的八元环的构建;其次,利用仿生途径的单线态氧烯反应以构建 C—5 位手性醇;此外,通过串联反应同时实现 C—2 位苯甲酸酯和 C—13 位侧链的安装,显著提升了合成效率。其合成路线如图 5-76 所示。

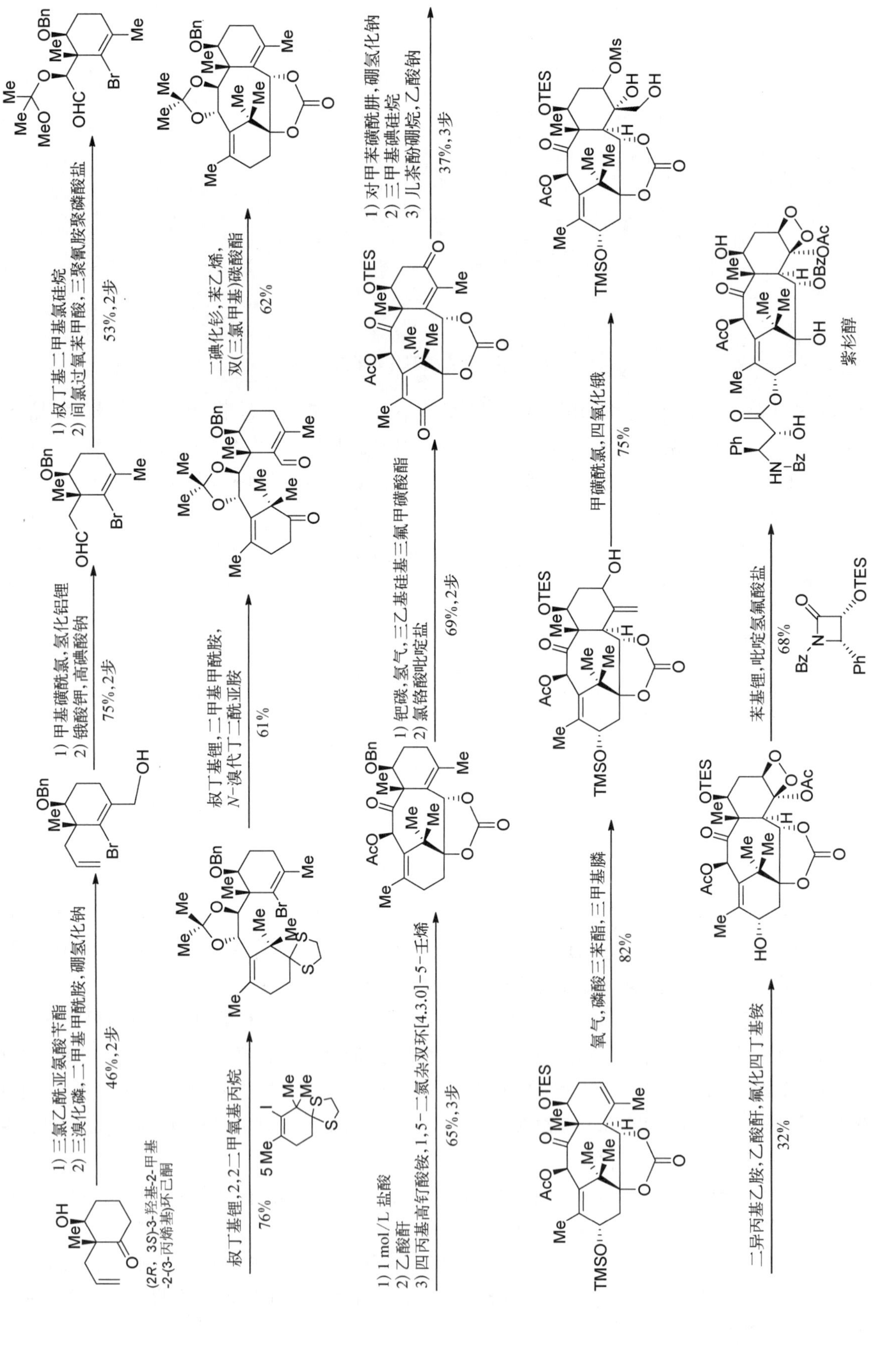

图 5 - 76 紫杉醇的全合成路线

有学者发现欧洲紫杉 *Taxus baccata* Ericoides 叶中 10 -脱乙酰基浆果赤霉素Ⅲ(10 - deacetylbaccatin Ⅲ, 10 - DAB)的含量丰富,可达 0.1%。以此为起始原料,完成了紫杉醇的半合成。这一方法利用可再生的树叶,从而避免了砍伐紫杉得到树皮来提取的方法,在一定程度上解决了紫杉醇资源匮乏的问题。

研发多烯紫杉醇新的半合成工艺,其技术指标是每合成 1 kg 紫杉醇只需 1.2 kg 10 - DAB 和大约 2 kg 的手性侧链,而且手性侧链的合成路线缩短,只需 5 步反应(图 5 - 77)。用该侧链合成紫杉醇,其收率高于美国和法国的方法。

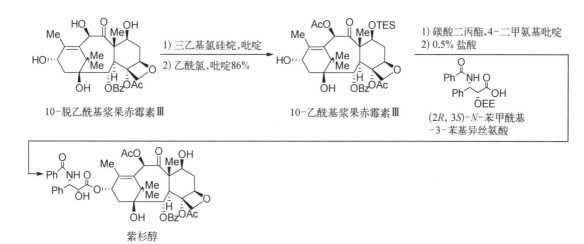

图 5 - 77　紫杉醇的半合成路线

4. **红景天苷**　是红景天的主要有效成分之一,具有预防肿瘤、增强免疫、延缓衰老、抗疲劳、抗缺氧、双向调节中枢神经、修复保护机体等作用。目前,红景天植物资源愈来愈少,急需其他途径获得高纯度的红景天苷,利用化学合成的方法是发展替代资源的有效途径。

以对羟基苯乙酸为原料,先对羟基进行乙酰化保护,再用硼氢化钠还原,然后与溴代四乙酰葡萄糖缩合,同时脱保护得到红景天苷,其纯度为 87.5%,总收率为 63%。此种工艺反应条件温和,操作简单易行,但反应路线较长。

以对氨基苯乙醇为原料,先经重氮化、水解,再与苄氯反应,然后与溴代四乙酰基葡萄糖反应,最后催化脱苄基得到红景天苷,总收率达 66%~70%。

以对羟基苯乙醇和五- *O* -乙酰基- *β* - *D* -葡萄糖为原料(图 5 - 78),前者将原料在路易斯酸催化剂作用下反应,然后在碱性条件下脱酰基,测得红景天苷的总收率为 47%;后者将原料经无水氯化锡催化糖苷化,脱保护后制得红景天苷,纯度达 98.5%以上,总收率为 46.2%。后者合成方法的优势在于不需保护对羟基苯乙醇中的酚羟基,可直接进行糖苷化生成糖苷。这两种以对羟基苯乙醇为主要原料的合成方法,其合成路线较短、污染少、原料易得、成本较低,制得的红景天苷纯度高,适合工业化生产。

5. **淫羊藿素**　是淫羊藿属植物活性成分淫羊藿苷的糖基水解产物,是一种异戊烯基取代的黄酮醇。其具有抗肿瘤、神经保护、心血管保护、免疫调节、骨保护等多种作用,淫羊藿素在中国已上市,主要用于不适合接受或患者拒绝接受标准治疗,且既往未接受过全身系统性治疗的、不可切除的肝细胞癌的治疗。

以 2,4,6 -三羟基苯乙酮为原料,先在有机多元酸金属离子配合物的催化下,在原料的芳香环上引入异戊烯基,再在温和、绿色的条件下构建黄酮醇骨架,进而合成淫羊藿素(图 5 - 79),收率为 95%。该方法有效克服了先构建黄酮后引入异戊烯基时,底物溶解性差和区域选择性差等局限性,避免了常规异戊烯基化方法中需要频繁引入和脱除保护基团的问题,极大程度上简化了合成路线;同时避免了异戊烯

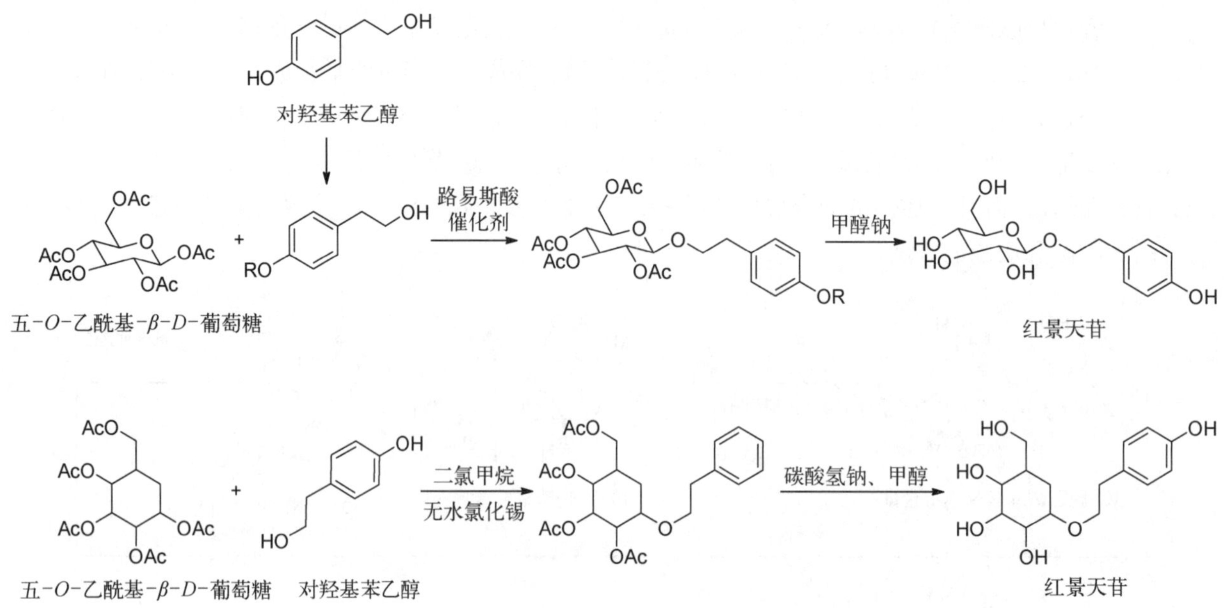

图5-78   红景天苷的合成路线

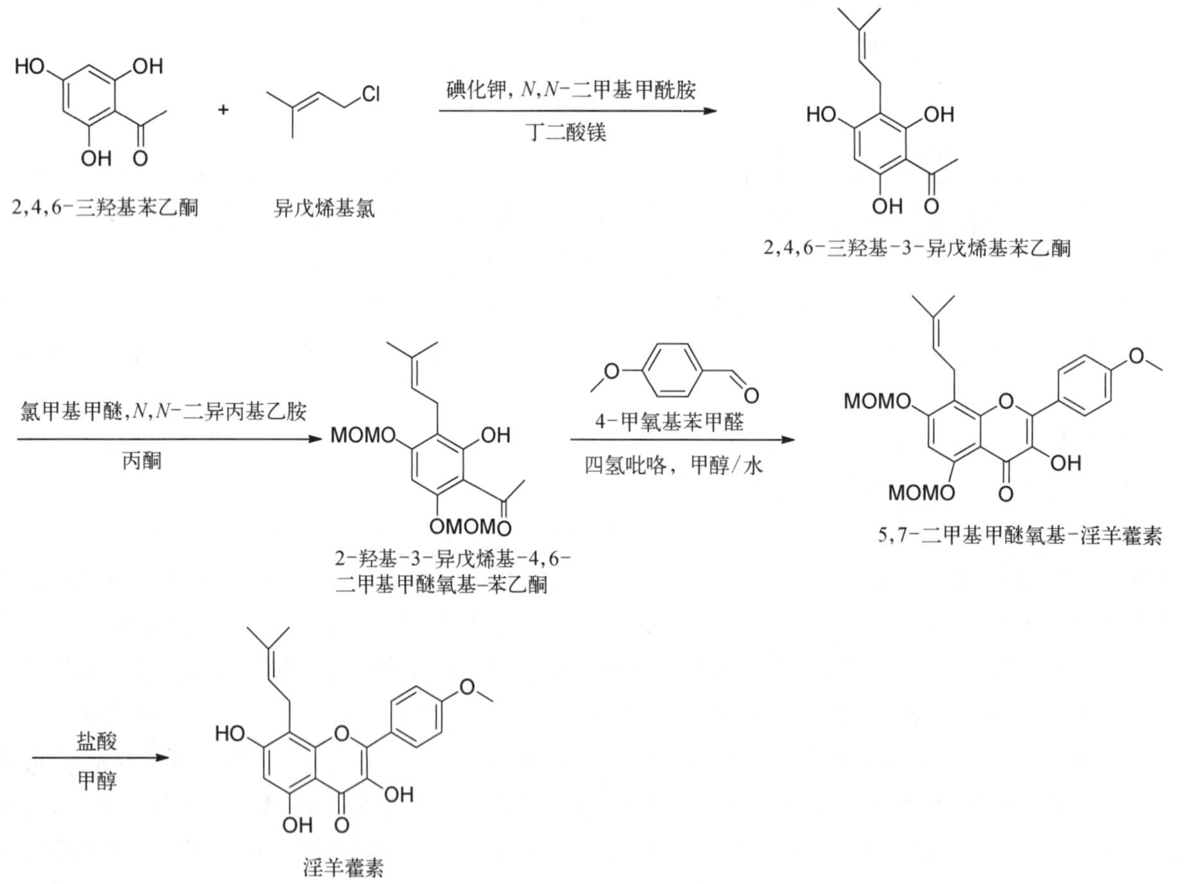

图5-79   淫羊藿素的合成路线

基重排法中产物复杂、副产物多的问题。该全合成方法条件温和、操作简便、总收率高,适合进行异戊烯基黄酮类化合物的规模化生产。

鉴于保护试剂 MOMCl 不易除去,因而采用易于脱除的苄基作为保护基,以 2 -(苄氧基)- 1 -[2,4 -

双(苄氧基)-6-羟基苯基]乙-1-酮为原料,经过5步合成以得到淫羊藿素(图5-80)。该方法也是先引入异戊烯基,避免了反应中重排副产物的产生。

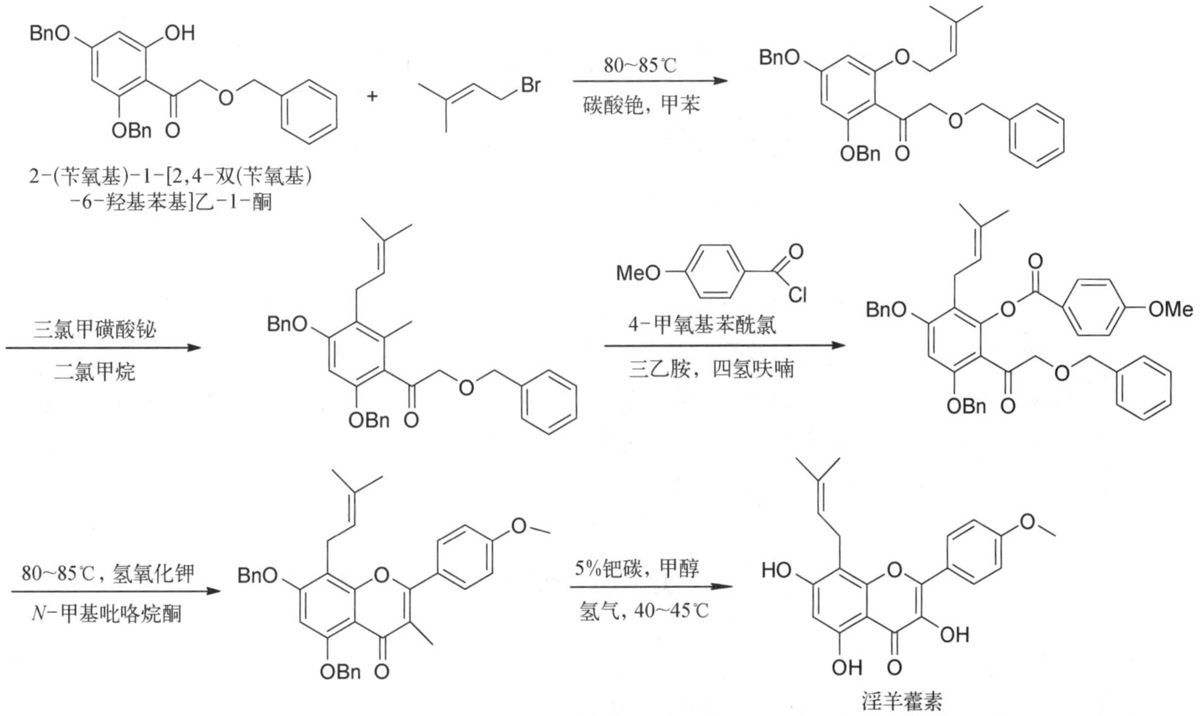

图5-80　淫羊藿素的5步合成路线

第六章
中药资源性化学物质的多途径
价值挖掘与资源化利用

中药资源具有自然资源的基本属性和特点,即有价性、整体性、社会性、时空性、有限性等,其资源的开发和利用归根结底是其资源性化学物质的价值发现与资源化利用。随着社会经济发展水平的日益提高,源自中药及天然药物的资源产品在全世界范围内越来越受到人们的重视,对其资源的依赖程度不断提高。开发和利用资源的途径与方法日益扩展,人类消费自然资源的能力空前增长,中药及天然药物资源性产品在国际、国内的大健康消费市场中展现出广阔的应用前景和发展潜力。

第一节　药用价值挖掘与资源化利用

中药资源药用产品是指用于预防、治疗、诊断疾病,有目的地调节人的生理功能并规定适应证或功能主治、用法和用量的物质,包括中药材、中药饮片、中药提取物、中药配方颗粒和中成药。中药资源用于药品开发是其传统开发与利用的主要途径,包括以生产药材、饮片为主的初级开发,以配伍应用发展中药制剂和其他中药产品为主的二级开发,以及以提取精制有效物质或化学纯品而进行的药物开发为主的三级开发。

一、中药资源的药用价值挖掘与资源化利用

(一)基于中药材及中药饮片的开发与利用

当前我国的中药新产品研发能力逐步提升,规范建设逐步完善,中药产业已初具规模,中药新品研发工作取得了显著的成果。但是,据统计表明,在国际草药市场中,我国中药资源性产品的出口额占世界草药贸易额的比重尚较低,而且主要是以中药材和中药饮片出口为主,中成药出口仅占我国中药出口的15.4%。近年来,欧盟的天然药物市场发展速度要快于化学药品,天然药物的市场销售额年均增长 10%左右。在日本,有40%的医师开汉方药和天然药物,35%的患者接受天然药物治疗,特别是许多天然药物制成的保健食品。可见,中药及天然药物产品在国际医药消费市场中具有广阔的应用前景和发展潜力。

(二)基于中药资源提取物的开发与利用

中药提取物是指以中药材为原料,药材经提取、浓缩或分离、干燥等制成的符合一定质量标准的提取物,是介于中药材和中成药之间的一种产品类型,是中药用药的一种新方式。中药提取物作为中间体原料,可应用于中成药、天然药物、保健食品等制剂产品的生产。中药提取物的来源主要包括植物提取物、动物提取物和矿物提取物及其加工品。中药提取物是在中医药理论指导下,用于预防、治疗疾病和健康养护的资源性深加工产品。在古代中成药的制备过程中,已经有使用中药提取物的记载。如古代一些所谓的"煎丸",即是将部分药物提取后,加入其他固体药料中制成丸剂的制备方法,类似于现在的半浓缩丸。中药提取物具有开发投入较少、技术含量高、产品附加值大、国际市场广泛等优势和特点。

(三)基于中药配方颗粒的开发与利用

中药的临床应用以汤剂为主。中药汤剂虽能满足中医随证加减的用药方式,但随着人们生活方式的

改变,中药汤剂调剂烦琐、煎煮不便、质量不稳定、携带不方便等问题已难以满足当今人们生活习惯和消费方式的要求。因此,为顺应社会发展和满足人民群众用药方便的需求,在遵从中药汤剂水煎煮制备方式的基础上,结合中药工业规范化、规模化的生产工艺,创制形成中药配方颗粒这一新型中药饮片产品形态。

中药配方颗粒又称免煎饮片、中药免煎颗粒或中药浓缩颗粒,是在中医药理论指导下,以单味传统中药饮片为原料,采用现代制药技术经提取、分离、浓缩、干燥、制粒等工艺制备而成的单味中药颗粒,形式上与颗粒剂相同,目前按中药饮片管理,为新型中药饮片的一种。中药配方颗粒可按照中医理论进行配伍、配方用药,其性味、归经、功效同传统中药饮片,在调剂、制备、携带、使用等方面显著优于传统中药饮片。中药配方颗粒的应用改变了几千年来传统中药饮片的使用方式,它既保留了传统中医辨证用药、随证加减的特色,又实现了临床用药的标准化与现代化。中药配方颗粒顺应现代社会对药物的基本要求,是中药饮片与时俱进的产物。

（四）基于中药资源有效成分的开发与利用

通过对中药资源中有效成分的系统研究,从中发现有药用价值的活性单体或有潜在药用价值的单体化合物,经过系统的成药性评价研究,将其开发成适应证明确的临床新药。这是以中药资源所含的有效成分开发新药的重要路径,也是国际社会发现创新药物的成熟模式。目前,在我国来源于中药资源的有效成分新药多按化学药品管理,例如,麻黄碱、小檗碱、青蒿素、长春碱、紫杉醇等均是直接从中药及天然药物资源中开发出来的创新药物,且历久不衰。

据统计,目前在临床上使用的150余种小分子抗肿瘤药中,其中130余种来自动植物资源的次生代谢产物。究其成因,一方面是这些化学实体分子的空间结构能够匹配人体相应的酶、受体、核酸等各种类型的生物靶标,另一方面是人与自然的协同进化赋予天然化合物的生物相容性优势。

中药资源是中医药数千年生生不息、持续发展的物质基础和根本保证。长期以来,中医药人在临床用药实践中不断探索发现,系统总结出每味中药的药性特征和用法用量,进而通过配伍实现药性组合,达到增效减毒之妙。药性是临床实现功效的客观表征,是有其物质基础的。因此,中药资源所含的化学成分种类繁多、结构新颖,是创新药物的重要来源。《中国药典》（2020年版）收载的中药来源的有效成分药物有30余种,涉及增强机体免疫力、防治肿瘤、保护心脑血管、调节内分泌代谢,以及调节血糖、血压等方面的临床用途。

依据《中国药典》（2020年版）收载的中药及天然药物来源的有效成分药物,按其化学成分结构类型进行分类和介绍。中药来源的单体药物的结构类型主要涉及以下九大类。

1. 糖类 岩藻多糖、香菇多糖、灵芝多糖等。

2. 生物碱类 麻黄碱、伪麻黄碱、阿托品、莨菪碱、山莨菪碱、可卡因、奎宁、罗通定、小檗碱、吗啡、筒箭毒碱、高三尖杉酯碱、长春新碱、麦角胺、利血平、羟喜树碱、关附甲素、紫杉醇、己酮可可碱、咖啡因、毛果芸香碱、石杉碱甲、黄藤素、川芎嗪等。

3. 黄酮类 水飞蓟素、葛根素、灯盏花乙素等。

4. 木质素类 联苯双酯、双环醇等。

5. 萜类 冰片、樟脑、青蒿素及其衍生物、丹参酮等。

6. 皂苷类 甘草次酸、齐墩果酸、人参皂苷 Rg_3。

7. 甾体类 洋地黄毒苷、地高辛、环维黄杨星 D 等。

8. 酚酸类 水杨酸及其衍生物、阿魏酸、丹参酚酸等。

9. 内酯类 穿心莲内酯、丁基苯酞。

此外,尚有牛磺酸、升华硫等中药来源的其他类型有效成分药物。

（五）基于中药资源的中药新药开发与利用

中药作为我国的传统医药,不仅为人类的健康事业做出了巨大贡献,也成为我国医药产业的重要支柱,在经济发展中发挥着重要作用。随着我国医药科学技术的进步,加之近年来西方国家如美国、加拿大、欧盟成员国、澳大利亚等对传统药物及植物药的逐步开放和注册政策的调整,也给中药进入国际市场提供了良好的契机。

中药新药是指未曾在中国境内上市销售的,在中医药理论指导下使用的天然药用物质及其制剂。对已上市销售的中药及天然药物,改变其剂型、改变给药途径、增加新的适应证或制成新的复方制剂亦属于新药范畴。

中药新药研究与开发中最重要的特征就在于必须坚持中医药理论指导,中医传统理论精髓包括整体观念和辨证论治思想,中医临床注重理、法、方、药,以及辨证论治的整体观念,因而,中药以复方配伍为主。其次,无论是单味中药还是中药复方,成分均较复杂;同一种中药在不同方剂中,其发挥活性的成分也不尽相同。再次,中药需经过炮制后入药,炮制方法、工艺等对新药研究与开发具有重要影响;同时,原药材质量影响着中药新药的研究与开发,如药材品种、产地、采收加工等均影响中药原料药的质量。因此,中药新药研究与开发必须在中医药理论指导下,合理应用现代科学技术,结合制剂特点和注册分类要求以开展相关研究。

1. 以传统经典名方为基础的中药新药发现 中药的使用历史悠久,已形成数以万计的有效方剂。这些方剂在辨证论治的基础上,针对病机,并以药物的性味、归经、功用为依据,按照"君臣佐使"的配伍原理组成,其疗效确切,对人类防治疾病发挥重要作用,成为现代中药研发的源泉。

2. 以中医临床有效验方为基础的中药新药发现 中医理论是中药新药研发的优势和理论保障,在中医药理论指导下,按照中医"辨证施治"的处方原则研发中药新药。该类新药的特点是保持了中医药的特色,但由于受中药复方作用机制和物质基础不明的制约,存在制剂相对落后、药效重现性差及临床疗效评价有难度等问题,使得所研制的品种存在普遍的低水平重复、科技含量不高、创新性不强的现象,从而致使该类新药缺乏能够反映中药特点的药效评价体系。

3. 以民族、民间用药经验为基础的中药新药发现 中国是一个多民族国家,具有五千年的文明史,各少数民族在漫长的医药实践过程中积累了丰富且宝贵的医药经验。各少数民族应用的药物总计达3 750种之多,尤其是藏族、傣族、苗族、彝族、高山族等少数民族医药中蕴藏着丰富的药物应用经验,具有很大的挖掘潜力。在东北长白山地区,民间使用蔷薇科植物龙芽草 Agrimonia pilosa Ledeb. 的冬芽驱除绦虫,疗效显著。经研究发现,驱除绦虫作用的活性成分为鹤草酚(aprimophol),进而经结构改造成为鹤草酚精氨酸盐,毒性减半。从云贵高原地区苗族用于治疗偏瘫的草药——菊科植物短葶飞蓬 Erigeron breviscapus (Vant.) Hand. -Mazz. 中,发现其含有的焦袂康酸(pyromeconic acid)、飞蓬苷(erigeroside)、野黄芩苷(scutellarin)等活性成分具有扩张血管、增加血流量、减低外周血管阻力、改善脑血流循环的药理作用。经200多例临床疗效观察,证实该植物的黄酮类及酚酸类物质对脑血管意外所致的中风瘫痪有显著的疗效,现已开发生产的制剂产品有灯盏素片及灯盏花素注射液。从河南省济源市民间挖掘发现的唇形科香茶菜属植物碎米桠 Rabdosia rubescens (Hemsl.) H. Hara 的地上部位,习称冬凌草,具有清热解毒、活血止痛的功效,可用于治疗食管癌、贲门癌等肿瘤,并在此基础上开发出新型抗肿瘤药冬凌草素片。从安徽省民间用于抗血吸虫的百合科植物萱草 Hemerocallis fulva (L.) L. 根中发现萱草根素,开发得到抗血吸虫的有效药物。

4. 以组分配伍理论为指导的中药新药发现 组分中药是在传承基础上的创新,在病证结合、方证相应、理法方药一致的基础上,以中医药理论、系统科学思想为指导,从有效方剂出发,以组分为表达形式,针对有限适应证(证候类型),通过多组分、多靶点,形成以整合调节为基本作用方式的新的中药应用形式。其特征是药效物质和作用机制相对清楚,具有安全、有效、稳定、可控的药物特征,还具有多途径、多靶点、多效应的整合调控作用模式等中医药特点。

5. 采用天然植物药发现策略的中药新药发现　从中药中分离活性成分或活性部位,经一系列研究与开发过程发展为新药。该类新药是采用现代提取、分离、纯化技术,从中药材中提取、分离有效成分或有效部位而产生的。这一新药发现模式的典型成功案例是麻黄碱、青蒿素的发现。

6. 采用中药和化学药组合策略的新药发现　药品特征为中药复方或单味中药加化学药组成的中西药复方。从研发理念来看,该类新药有其合理性。但从研发现状看,该类药物多数缺乏深入细致的研究,难以准确揭示化学药与中药或其所含有效成分之间的相互作用规律,不能清楚地说明化学药和中药所发挥的作用,以及两者的互补关系等。

二、药材生产过程中副产物的药用价值挖掘与资源化利用

目前,在药材采收及初加工过程中产生的资源浪费已成为行业发展所面临的棘手问题,给生态环境也带来了巨大的压力。中药材采收过程中产生的传统非药用部位及副产物的生物量高达 $1.1 \times 10^7 \sim 1.6 \times 10^7$ 吨,在药材产地加工过程中同样会产生大量的根头、尾梢、栓皮、果核、果肉等下脚料,以及破碎组织、碎屑粉渣等废弃物。对于药材生产过程中非药用部位、加工下脚料及副产物的基础研究与开发利用越来越受到关注和重视,其资源价值和开发利用的用途不断被发现,多类型资源性产品覆盖医药、保健、食品、日化、兽药和饲料添加剂,以及农药等多个领域,其产业势头呈现出快速增长趋势。

（一）以非药用部位为原料开发的新资源药材

中药材采收加工过程中产生的非药用部位、下脚料等副产物大多含有与其药用部位相似的化学组成,部分非药用部位在民间尚有药用记载。发掘中药材生产、加工过程中废弃物及副产物的潜在医药价值,实现其资源化利用是提升中药资源利用效率和效益的重要途径。因此,可通过将中药农业生产过程中产生的非药用部位转化为新医药及健康产品原料等,形成多层级综合利用模式,从而实现从源头节约资源、减少浪费、环境友好的目的。

研究发现,丹参茎叶中酚酸类、黄酮类物质具有显著改善心血管疾病,调节糖尿病并发心肌病变、糖尿病肾病,以及调节肠道微生态等生物活性。为实现丹参地上资源的开发利用,提升丹参资源的利用率和效益,研究建立了丹参带花嫩茎叶药材质量标准,并作为新资源药材被收录于《陕西省药材标准》(2015 年版),为丹参茎叶的资源化及产品开发奠定了扎实基础。

地黄叶已于 1998 年被正式收录于《北京市中药材标准》,其具有清热活血、补气养阴、补肾的功效。地黄叶总苷的主要活性成分是从地黄叶中提取的苯乙醇苷类,并已被开发为国家 2 类新药地黄叶总苷胶囊。研究表明,地黄叶总苷可通过增加肾小球通透性并减少肾小球超滤,从而减少蛋白尿的产生和改善肾功能损伤。地黄叶总苷为地黄叶中提取的苯乙醇苷类成分,毛蕊花糖苷为其主要成分。毛蕊花糖苷已被证明可通过抗氧化、清除活性氧和对谷胱甘肽转移酶(glutathione transferase, GST)活性的诱导,以促进皮肤修复和改善皮肤炎症。

经过系统梳理,现已收录至《中国药典》(2020 年版)或地方标准的中药传统非药用部位品种见表6-1、表6-2。

表 6-1　现已收录至《中国药典》(2020 年版) 的中药传统非药用部位品种

名称	基原植物	部位	功效
人参叶	人参 *Panax ginseng* C. A. Mey.	叶	补气,益肺,祛暑,生津
山楂叶	山里红 *Crataegus pinnatifida* Bge. var. *major* N. E. Br. 山楂 *Crataegus pinnatifida* Bge.	叶	活血化瘀,理气通脉,化浊降脂

续　表

名称	基原植物	部位	功效
杜仲叶	杜仲 *Eucommia ulmoides* Oliv.	叶	补肝肾,强筋骨
忍冬藤	忍冬 *Lonicera japonica* Thunb.	茎枝	清热解毒,疏风通络
草乌叶	北乌头 *Aconitum kusnezoffii* Reichb.	叶	清热,解毒,止痛
厚朴花	厚朴 *Magnolia officinalis* Rehd. et Wils. 凹叶厚朴 *Magnolia officinalis* Rehd. et Wils. var. *biloba* Rehd. et Wils.	花蕾	芳香化湿,理气宽中
银杏叶	银杏 *Ginkgo biloba* L.	叶	活血化瘀,通络止痛,敛肺平喘,化浊降脂

表 6-2　现已收录至地方标准的中药传统非药用部位品种

名称	基原植物	部位	功效	收录标准
地黄叶	地黄 *Rehmannia glutinosa* Libosch.	叶	清热凉血,止血,养阴生津	《北京市中药材标准》(1998 年版)
丹参茎叶	丹参 *Salvia miltiorrhiza* Bge.	茎叶	活血化瘀,清心除烦	《陕西省中药材标准》(2015 年版)
人参芦头	人参 *Panax gensing* C. A. Mey.	芦头	升阳举陷	《浙江省中药材标准》(2017 年版)
黄芩茎叶	黄芩 *Scutellaria baicalensis* Georgi	茎叶	清热解毒,利咽	《吉林省中药材标准》(2019 年版)
桃叶	桃 *Amygdalus persica* L.	叶	清热解毒,祛风止痒,杀虫	《吉林省中药材标准》(2019 年版)
虎杖叶	虎杖 *Polygonum cuspidatum* Sieb. et Zucc.	叶	祛风湿,解毒	《云南省中药材标准》(2005 年版)
女贞叶	女贞 *Ligustrum lucidum* Ait.	叶	清热明目,解毒散瘀,消肿止咳	《湖北省中药材质量标准》(2009 年版)
三七花	三七 *Panax notoginseng* (Burk.) F. H. Chen	花序	清热,平肝,降压	《广西中药材标准》(1990 年版)
三七须根	三七 *Panax notoginseng* (Burk.) F. H. Chen	须状根	散瘀止血,消肿定痛	《云南省中药材标准》(2005 年版)
槟榔花	槟榔 *Areca catechu* L.	雄花蕾	芳香健胃,清凉止渴,生津止咳	《海南省中药材标准》(2011 年版)
曼陀罗叶	曼陀罗 *Datura stramonium* L.	叶	止咳平喘,止痛拔脓	《云南省中药材标准》(2005 年版)

（二）以非药用部位为原料开发的新制剂产品

主要有银杏叶胶囊、银杏叶片、银杏叶颗粒、银杏叶滴剂、银杏叶软胶囊、银杏叶分散片、银杏叶酊、银杏叶丸、银杏叶口服液、银杏叶提取物注射液、黄芩茎叶总黄酮、黄芩茎叶解毒胶囊、地黄叶总苷、地黄叶总苷胶囊、虎杖叶胶囊、田七花叶颗粒、山蜡梅叶颗粒、山蜡梅叶胶囊、人参茎叶皂苷片、人参茎叶总皂苷、人参茎叶总皂苷片、人参茎叶总皂苷胶囊、人参茎叶皂苷胶囊、杜仲平压片、西洋参茎叶总皂苷、女贞叶乙醇提取物、莲花峰茶、三七花颗粒、田七花叶颗粒(田七花精)、田七花叶颗粒、三七花冲剂、桃花散、贝母花流浸膏、贝母花片、槟榔花口服液等。

三、代表性研究实例

实例1：银杏叶提取物的研究与开发

【药材标准】

1. 基原　来源于银杏科植物银杏 *Ginkgo biloba* L. 的干燥叶片。

2. 分布　适于生长在水热条件比较优越的亚热带季风区。土壤为黄壤或黄棕壤，pH 5~6。在我国，银杏主要分布在山东省、江苏省、四川省、河北省、湖北省、河南省等地。银杏分布地大都属于人工栽培区域，主要大量栽培于中国、法国和美国南卡罗来纳州。

3. 性状特征　本品多皱折或破碎，完整者呈扇形，长 3~12 cm，宽 5~15 cm。黄绿色或浅棕黄色，上缘呈不规则的波状弯曲，有的中间凹入，深者可达叶长的 4/5。具二叉状平行叶脉，细而密，光滑无毛，易纵向撕裂。叶基楔形，叶柄长 2~8 cm。体轻。气微，味微苦。

4. 指标成分含量　参照《中国药典》（2020 年版）的银杏叶药材质量标准，本品按干燥品计算，含总黄酮醇苷不得少于 0.40%，含银杏内酯A（$C_{20}H_{24}O_9$）、银杏内酯B（$C_{20}H_{24}O_{10}$）、银杏内酯C（$C_{20}H_{24}O_{11}$）和白果内酯（$C_{15}H_{18}O_8$）的总量计，不得少于 0.25%。

【提取物标准】

制法　取银杏叶，粉碎，用稀乙醇加热回流提取，合并提取液，浓缩至适量，加于已经处理好的大孔吸附树脂柱上，依次用水及不同浓度的乙醇洗脱，收集乙醇洗脱液，回收乙醇，干燥，粉碎，即得。

【原料 SOP*】

1. 采收时间　夏季采收 3~10 年的树叶绿叶。

2. 加工方法　及时干燥。

【生产工艺 SOP】

1. 前处理　拣除杂质和霉叶，洗净并沥干余水。洗后的叶子不宜长时间存放，宜即洗即投料，用粉碎机打碎成粗粉。

2. 提取　将银杏叶投入多功能提取罐中，第一次加入 7 倍量的 50% 乙醇回流提取 2 h，第二次加入 5 倍量的 50% 乙醇回流提取 2 h，收集提取液。

3. 浓缩　回收乙醇至浓缩液量与原料之比约为 2∶1（*V/M*）。

4. 离心　待浓缩液冷却至室温后，采用三足式离心机进行初步分离；分离液再经管式离心机进一步分离。

5. 稀释　将分离液加纯水至料液达原料的 4 倍量，搅拌均匀。

6. 吸附　将处理好的树脂连续加入柱体内，树脂的高度为柱径的 6~8 倍。将料液通过分布器流入柱内，吸附流速适宜，柱后的流出液应无苦味，并不得有黄酮反应。树脂用量与原料用量之比约为 1∶1（kg/L）。

7. 水洗脱　水洗至洗脱液清亮淡黄，无黄酮反应。水的用量为原料的 5~8 倍量。水洗的温度约为 40℃。

8. 醇洗脱　醇的浓度为 70%，用量为原料的 1~2 倍。洗脱过程中，当洗脱液呈深紫红色时，开始收集高醇洗脱液。当洗脱液的颜色变淡，黄酮鉴别反应不明显时，更换收集阀门，即收集多余的乙醇。

---

* SOP：标准操作规范，standard operating procedure。

9. 洗脱液浓缩　将乙醇洗脱液抽入减压浓缩罐,减压浓缩,并进一步减压浓缩至相对密度为1.35(60℃),浓缩过程中温度不得超过60℃。

10. 干燥　将以上稠膏放入真空干燥箱内,在60℃(真空度约-0.08 MPa)下进行干燥,将干膏粉碎、过筛、混合,即得银杏叶提取物。

【检测方法SOP】

1. HPLC法测定银杏叶提取物中总银杏酸含量

(1)色谱条件与系统适用性试验:以十八烷基硅烷键合硅胶为填充剂,以甲醇-1%冰醋酸溶液(90:10)为流动相,检测波长为310 nm。理论板数按白果新酸峰计算应不低于4 000。

(2)对照品溶液的制备:精密称取白果新酸对照品适量,加甲醇制成每1 mL含5 μg的溶液,作为对照品溶液。另取总银杏酸对照品适量,加甲醇制成每1 mL含100 μg的溶液,作为定位用对照溶液。

(3)供试品溶液的制备:取本品粉末约10 g,精密称定,置具塞锥形瓶中,精密加入石油醚(60~90℃)50 mL,称定重量,回流提取2 h,放冷,再称定重量,用石油醚(60~90℃)补足减失的重量,摇匀,滤过。精密量取续滤液25 mL,减压回收溶剂至干,精密加入甲醇2 mL,密塞,摇匀,即得。

(4)测定法:精密吸取供试品溶液、对照品溶液及定位用对照溶液各10 μL,注入液相色谱仪,计算供试品溶液中与总银杏酸对照品相应色谱峰的总峰面积,以白果新酸为对照品,采用外标法计算总银杏酸含量,即得。

本品含总银杏酸不得超过百万分之十。

2. HPLC法测定银杏叶提取物中总黄酮醇苷含量

(1)色谱条件与系统适用性试验:以十八烷基硅烷键合硅胶为填充剂,以甲醇-0.4%磷酸溶液(50:50)为流动相,检测波长为360 nm。理论板数按槲皮素峰计算应不低于2 500。

(2)对照品溶液的制备:分别精密称取槲皮素对照品、山柰素对照品、异鼠李素对照品,加甲醇制成每1 mL分别含30 μg、30 μg和20 μg的混合溶液,作为对照品溶液;或精密称取已标示槲皮素、山柰素、异鼠李素含量的银杏叶对照提取物35 mg,照供试品溶液的制备方法,同法制成对照提取物溶液。

(3)供试品溶液的制备:取本品35 mg,精密称量,加甲醇-25%盐酸(4:1)的混合溶液25 mL,置水浴中加热回流30 min,迅速冷却至室温,转移至50 mL量瓶中,用甲醇稀释至刻度,摇匀,滤过,取续滤液,即得。

(4)测定法:分别精密吸取对照品溶液(或对照提取物溶液)与供试品溶液各10 μL,注入液相色谱仪,测定,分别计算槲皮素、山柰素和异鼠李素的含量,按下式换算成总黄酮醇苷含量。

$$总黄酮醇苷含量=(槲皮素含量+山柰素含量+异鼠李素含量)×2.51$$

本品以干燥品计,含总黄酮醇苷不得少于24.0%。

3. HPLC法测定银杏叶提取物中萜类内酯含量

(1)色谱条件与系统适用性试验:以十八烷基硅烷键合硅胶为填充剂,以正丙醇-四氢呋喃-水(1:15:84)为流动相,用蒸发光散射检测器检测。理论板数按白果内酯峰计算应不低于2 500。

(2)对照品溶液的制备:分别精密称取白果内酯对照品、银杏内酯A对照品、银杏内酯B对照品和银杏内酯C对照品适量,加甲醇制成每1 mL各含2 mg、1 mg、1 mg和1 mg的混合溶液,作为对照品溶液;或精密称取已标示白果内酯、银杏内酯A、银杏内酯B和银杏内酯C含量的银杏叶对照提取物

0.15 g,照供试品溶液的制备方法,同法制成对照提取物溶液。

(3) 供试品溶液的制备:取本品约 0.15 g,精密称量,加水 10 mL,置水浴中温热使之溶解,加 2% 盐酸溶液 2 滴,用乙酸乙酯振摇提取 4 次(加入溶剂的体积分别为 15 mL、10 mL、10 mL 和 10 mL),合并提取液,用 5% 醋酸钠溶液 20 mL 洗涤,分取醋酸钠液,再用乙酸乙酯 10 mL 洗涤。合并乙酸乙酯提取液及洗液,用水洗涤 2 次,每次 20 mL,分取水洗液,用乙酸乙酯 10 mL 洗涤,合并乙酸乙酯液,回收溶剂至干,残渣用甲醇溶解并转移至 5 mL 量瓶中,加甲醇至刻度,摇匀,滤过,取续滤液,即得。

(4) 测定法:分别精密吸取对照品溶液(或对照提取物溶液)5 μL、10 μL,供试品溶液 5~10 μL,注入液相色谱仪,测定,用外标两点法对数方程分别计算白果内酯、银杏内酯 A、银杏内酯 B 和银杏内酯 C 的含量,即得。

本品以干燥品计,含萜类内酯以白果内酯($C_{15}H_{18}O_8$)、银杏内酯 A($C_{20}H_{24}O_9$)、银杏内酯 B($C_{20}H_{24}O_{10}$)和银杏内酯 C($C_{20}H_{24}O_{11}$)的总量计,不得少于 6.0%。

【功能及应用】

银杏叶提取物具有活血化瘀、通络等功效,主要用于治疗瘀血阻络引起的胸痹心痛、中风、半身不遂、舌强语謇;冠心病稳定型心绞痛、脑梗死见上述证候者。银杏叶提取物能增加脑血管流量,降低脑血管阻力,改善脑血管循环功能,保护脑细胞免受缺血损害,扩张冠状动脉,防止心绞痛及心肌梗死,抑制血小板聚集,防止血栓形成,清除有害的氧化自由基,提高免疫能力,还具有防癌和抗衰老功能。银杏叶提取物对治疗冠心病、心绞痛、脑动脉硬化、阿尔茨海默病、高血压等有很好的疗效,广泛应用于制药、保健食品、日用品、化妆品等多个领域。

实例 2:白芍配方颗粒的研究与开发

【来源】

本品为毛茛科植物芍药 *Paeonia lactiflora* Pall. 的干燥根加工制成的配方颗粒。

【炮制】

应符合《中国药典》(2020 年版)一部中白芍饮片在炮制项下的有关规定。

【制法】

取炒白芍饮片 4 540 g,加水煎煮 2 次,合并煎液,滤过,滤液浓缩成清膏,干燥,加辅料适量,混匀,制粒,制成 1 000 g,分装,即得。

【鉴别】

取本品 2 g,研细,加乙醇 20 mL,超声处理 5 min,滤过,滤液浓缩至约 1 mL,作为供试品溶液。另取白芍对照药材 1 g,同法制成对照药材溶液。再取芍药苷对照品,加乙醇制成每 1 mL 含 1 mg 的溶液,作为对照品溶液。照薄层色谱法[《中国药典》(2020 年版)四部通则 0502]试验,吸取上述 3 种溶液各 2 μL,分别点于同一硅胶 G 薄层板上,以三氯甲烷-乙酸乙酯-甲醇-甲酸(40∶5∶10∶0.2)为展开剂,展开,取出,晾干,喷以 5% 香草醛浓硫酸溶液,在 105℃ 加热至斑点显色清晰,日光下检视。供试品色谱中,在与对照药材色谱和对照品色谱相应的位置上,显相同颜色的斑点。

【检查】

应符合颗粒剂项下有关的各项规定[《中国药典》(2020 年版)四部通则 0104]。

【浸出物】

取本品,研细,取约 2 g,精密称定,精密加入乙醇 100 mL,照醇溶性浸出物测定法项下的热浸法

[《中国药典》(2020年版)四部通则2201]测定,不得少于40.0%。

【含量测定】

照高效液相色谱法[《中国药典》(2020年版)四部通则0512]测定。

1. 色谱条件与系统适用性试验　以十八烷基硅烷键合硅胶为填充剂,以乙腈-0.1%磷酸溶液(14∶86)为流动相,检测波长为230 nm。理论板数按芍药苷峰计算应不低于3 000。

2. 对照品溶液的制备　取芍药苷对照品适量,精密称定,加甲醇制成每1 mL含50 μg的溶液,即得。

3. 供试品溶液的制备　取本品,研细,取约0.1 g,精密称定,精密加入稀乙醇50 mL,称定重量,超声处理(功率为300 W,频率为40 kHz)30 min,放冷,再称定重量,用稀乙醇补足减失的重量,摇匀,滤过,精密量取续滤液3 mL,置10 mL量瓶中,加稀乙醇至刻度,摇匀,即得。

4. 测定法　分别精密吸取对照品溶液与供试品溶液各5~10 μL,注入液相色谱仪,测定,即得。

本品按干燥品计算,每1 g含芍药苷($C_{23}H_{28}O_{11}$)不得少于35.0 mg。

【性味与归经】

苦、酸,微寒。归肝、脾经。

【功能与主治】

养血调经,敛阴止汗,柔肝止痛,平抑肝阳。用于治疗血虚萎黄,月经不调,自汗,盗汗,胁痛,腹痛,四肢挛痛,头痛眩晕。

【规格】

每1 g配方颗粒相当于饮片4.54 g。

实例3:丹参茎叶新资源药材的研究与开发

【名称】

正名丹参茎叶,依植物名结合药用部位而定,系地方习用名称。

【考证】

丹参收载于《中国药典》(2020年版),丹参叶在清代的《医方守约》中就有药用的记载,"丹参叶捣烂,合酒糟敷乳,肿初起立消"。丹参茎叶在《山东药用植物志》中有记载,具有活血祛瘀、清心除烦的功效,陕西省当地亦有使用。

【植物形态】

丹参 *Salvia miltiorrhiza* Bge. 为多年生草本植物,茎高40~80 cm,多分枝,有长柔毛。根肥厚,外面红色,内面白色,长5~15 cm,直径4~14 mm,疏生支根。叶常为单数羽状复叶,叶柄长1~7 cm,小叶3~7片,顶端小叶较大,侧生小叶较小,小叶卵形或椭圆状卵形,长1.5~8 cm,宽0.8~5 cm,先端急尖,或渐尖,边缘具圆锯齿,两面被柔毛。轮伞花序顶生或腋生总状花序,有花3~10朵;小苞片披针形;花萼钟状,花冠蓝紫色,二唇形,长2~2.7 cm;小坚果椭圆形,花期5~9月份,果期8~10月份。

【生境分布】

丹参生于山坡、草地、林下、溪旁等处。从海拔1 000 m以下的低山、丘陵和平原地带到海拔2 000~3 500 m的高山,陕西省商洛、洛南、丹凤、商县、山阳、白河、平利等地区,以及四川省、安徽省、河北省、山西省、江苏省等地均有野生丹参及栽培丹参分布。

【采收加工】

夏季6~8月份采收,晒干或烘干。

【化学成分】

含酚酸类、黄酮类、三萜类及其他类化学成分。丹参酚酸类主要有丹参酚酸B、迷迭香酸、丹参素、咖啡酸、紫草酸、丹参酚酸A等;黄酮类主要有芦丁、异槲皮苷、紫芸英苷等;三萜类主要有熊果酸、齐墩果酸等。

【性状】

茎呈方柱形,有对生分枝,直径0.2~0.8 cm;表面灰绿色至棕褐色,密被长柔毛;质脆,断面类白色。叶常卷曲破碎,完整者展平后为奇数羽状复叶;小叶通常3或5片,顶端小叶最大,侧生小叶较小;小叶片卵圆形、椭圆状卵圆形或宽披针形,长1~6 cm,宽0.5~4 cm,先端急尖或渐尖,基部斜圆形或宽楔形,边缘具圆锯齿;上表面绿色、黄绿色或绿褐色,下表面灰绿色,密被类白色柔毛;小叶柄长约0.8 cm;叶柄长1~6 cm,密被倒向长柔毛;质脆,易碎。气微,味微苦而回甜。以完整、色绿、干燥者为佳。

【鉴别】

1. 显微特征

(1) 茎横切面特征:表皮由1列整齐扁平的细胞组成,外被角质层,有较多的单细胞或多细胞非腺毛及腺鳞;下方厚角细胞在茎四棱处多见,厚角组织增厚,排列紧密,增厚部分呈半月形;皮层为数列薄壁细胞,排列疏松;维管束外韧型,中柱鞘纤维束微木化;韧皮部细胞较小;形成层大多不明显;木质部细胞在四棱处较发达;髓部较大,由大型薄壁细胞组成。

(2) 粉末显微特征:粉末灰绿色或黄绿色。上表皮细胞呈多角形,表面可见角质纹理,略呈连珠状增厚;下表皮细胞波状弯曲,气孔多见,直轴式或不定式;小腺毛头部及柄部均为单细胞,直径约20 μm;腺鳞头部8细胞,扁球形,直径约90 μm,柄单细胞,极短;非腺毛较多,通常1~4细胞,稍弯曲,顶端细胞较长,壁厚,表面有细小疣状突起;导管以螺纹导管为主,少见网纹及具缘纹孔导管;石细胞呈类长方形、类圆形、类三角形,直径约20~60 μm。

2. 薄层鉴别　取本品粉末0.2 g,加80%甲醇25 mL,加热回流1 h,滤过,滤液浓缩至1 mL,作为供试品溶液。另取丹参酚酸B对照品,加80%甲醇制成每1 mL含2 mg的溶液,作为对照品溶液。照薄层色谱法[《中国药典》(2010年版)一部附录Ⅵ B]试验,吸取上述2种溶液各5 μL,分别点于同一硅胶GF254薄层板上,以甲苯-三氯甲烷-乙酸乙酯-甲醇-甲酸(2:3:4:0.5:2)为展开剂,展开,取出,晾干,置紫外光灯(254 nm)下检视。供试品色谱中,在与对照品色谱相应的位置上,显相同颜色的斑点。

【检查】

1. 水分　不得过15.0%[《中国药典》(2010年版)一部附录ⅨH 第一法]。

2. 总灰分　不得过10.0%[《中国药典》(2010年版)一部附录ⅨK]。

3. 酸不溶性灰分　不得过0.4%[《中国药典》(2010年版)一部附录ⅨK]。

【浸出物】

照《中国药典》(2010年版)水溶性浸出物测定法(附录XA)项下的热浸法测定,不得少于15.0%。

【含量测定】

1. 色谱条件与系统适用性试验　以十八烷基硅烷键合硅胶为填充剂,以乙腈-0.1%甲酸溶液(28:72)为流动相。迷迭香酸的检测波长为328 nm,理论板数按迷迭香酸峰计算应不低于3 000。丹参酚酸B的检测波长为286 nm,理论板数按丹参酚酸B峰计算应不低于2 000。

2. 对照品溶液的制备　取迷迭香酸、丹参酚酸B对照品各适量,精密称定,加80%甲醇制成每1 mL分别含迷迭香酸80 μg、丹参酚酸B 50 μg的混合溶液,即得。

3. 供试品溶液的制备 取本品粉末(过三号筛)0.2 g,精密称定,置具塞锥形瓶中,精密加入80%甲醇50 mL,称定重量,超声处理(功率500 W,频率40 kHz)30 min,取出,放至室温,再称定重量,用80%甲醇补足减失的重量,摇匀,滤过,取续滤液,即得。

4. 测定法 分别精密吸取对照品溶液与供试品溶液各10 μL,注入液相色谱仪,测定,即得。

本品按干燥品计算,含丹参酚酸 B($C_{36}H_{30}O_{16}$)不得少于 2.0%,含迷迭香酸($C_{18}H_{16}O_8$)不得少于 1.0%。

【性味与归经】

苦,微寒,无毒。归心、肝经。

【功能与主治】

活血祛瘀,清心除烦;外用解毒活血,去瘀生新,消炎退肿,排脓生肌。用于治疗胸痹心痛,脘腹胁痛,癥瘕积聚,热痹疼痛,心烦不眠;外治扁平疣。

【用法与用量】

中药配方调剂饮片用 9~30 g,也可作为丹参酚酸类成分的提取原料。

第二节　药食两用价值挖掘与资源化利用

当今世界,亚健康及人口老龄化所带来的老年性疾病,已成为威胁世界各国人民身体健康的重大问题。基于此,源于中药资源的食用价值挖掘及相关功能性食品开发成为研究热点,也成为中药资源大健康产业发展的重要增长点。药食同源中药资源作为我国中医药和饮食康养的重要组成部分,其兼具药食两用的特点,成为近年来食用功能价值发现及功能性食品开发的重要领域。

一、药食两用中药资源的历史源流与发展现状

(一)中药资源食用化应用的历史源流

俞慎初在《中国医学简史》一书中写道:"医药学的最初萌芽就是孕生于原始人类的饮食生活之中的,这应当说是人类医药学发生和发展的一般规律。"虽然药食同源一词出现年代不详,但药食同源的理念早已体现在人们的生活实践中。药食同源这一概念实际是中国传统医学中食疗、药膳、养生等方面的思想反映,体现的是中国传统对药物和食物在起源上的联系的认识,表现在药物的发现上。在古代,我国人民已认识到"药从食来、食具药功、药具食性",并利用食物的药用价值进行养生保健及防病治病,即"食养"和"食疗"。

1. 夏、商、周、春秋 随着人们的饮食习惯从生食到熟食,从"饥则求食,饱则弃余"到"植五谷,存余粮,酿香酒"的转变,医药的发展也从无意识的偶尔为之到有意识的经验累积。甲骨文中记载了 100 多种可入药的动植物,有酿酒、鱼治腹疾、枣治疟疾和艾灸的描述。《黄帝内经》记载:"自古圣人之作汤液醪醴者,以为备耳。道德稍衰,邪气时至,服之万全。""汤液醪醴"都用五谷蒸煮而成,说明五谷制成汤液和酒,既可饮用,也可疗疾。可见,殷商时期人们对药物已有基本的概念和认知能力,并多以酒、食为药。

可视为本草记载源头的《山海经》记载了 70 余种禽、兽、鱼、鸟、草、木、谷、果等可药用的食物,且对食物的功能进行了区分。如"食之不饥""食之不疥""食之已风",分别体现了食物的充饥、保健和疗疾作用,说明当时的人们已对食物的不同功能有了较明确的界定。《周礼·天官》中记有"食医"一职,掌管饮食调配。书中还记载了疾医主张用"五味、五谷、五药养其病"。郑玄认为"五药"是草、

木、虫、石、谷,说明"谷"既是食物,也可作药物,表明周朝人们对营养和治疗的辩证关系有了充分的认识。

2. 战国、秦、汉、三国　《黄帝内经》中有大量篇幅阐述了饮食对养生保健的影响,认为"人以水谷为本,故人绝水谷则死……五谷为养,五果为助,五畜为益,五菜为充,气味合而服之,以补精益气",明确了食物的功能偏向,为后世的食养理念奠定了基础。此外,书中建立了"味-食"关系,并将食物与五脏对应起来,认为"五味各走其所喜",且"五味有所禁""无令多食"。然而,《黄帝内经》中没有"味-药"的阐述,因此,有学者认为食物比药物更早一步脱离经验,上升到理论高度。

作为我国第一本主流本草学专著,《神农本草经》将食物与药物一同收录。书中收录的 365 种药物中,有 59 种是食物,如大枣、枸杞子、薏苡仁、生姜、杏仁、乌梅、核桃、莲子、蜂蜜、百合等在民间即是常见的食物,这些品种在书中主要强调了其补益的作用,可以久服、多服。陶弘景的《本草经集注》载药 730 种,药食两用品已达 195 种,并首创自然属性分类法,专列了"果菜米食",明确了本草中食物类的限定。

3. 两晋、隋、唐、宋　东晋葛洪广泛地使用食物入药以治疗疾病,颇具特色。据统计,《肘后备急方》所用的食物及药食两用物质有 58 种。对于食物性能定位最精辟的论述出自隋朝杨上善所著的《黄帝内经太素·调食》,其曰"五谷、五畜、五果、五菜,用之充饥谓之食,以其疗病则谓之药,是以脾病宜食粳米即其药也,用充饥虚即为食也。故但是入口资生之物,例皆若是",解释了食物的食用性和药用性依照服用对象和服用目的的不同而有所侧重。从"故但是入口资生之物,例皆若是"的观点中可看出,杨上善认为所有的食物都可视为药物,强调了食物具有亦食亦药的特性,并未说药物也有亦药亦食的可能。唐代孙思邈在《备急千金要方·药名》中引用天竺大医者耆婆的观点"天下物类皆是灵药,万物之中,无一物而非药者。斯乃大医也",并在《食治篇》中提出"食有偏性""五味不可偏盛""饮食有节"等饮食原则,收录了可药用的食物 155 种,扩大了药物的概念及范畴。至此,食疗成为中医治疗中的重要方法。唐代孟诜所著的《食疗本草》是以药用食物为主要内容的著作,记载的药食两用物质已达 260 种,而且其中不少为唐代初期本草典籍失载之物,如荞麦、绿豆、菠菜、白苣、胡荽、鲈鱼、鳜鱼、石首鱼等。书中首次将药食两用物质从传统本草中分离出来进行论述,全面记载了食性、食宜、食忌和食方,有力推动了药食两用物质及食疗的发展。宋代官方修订的《太平圣惠方》专设"食治门",记载药膳方剂有 160 首。

4. 元、明、清、民国　在元、明、清时期,涌现了大量食物性本草及食疗专科书籍,所载的药食两用物质在前朝基础上大大增加。元代吴瑞的《日用本草》收载了日用饮食物 540 种;元代忽思慧的《饮膳正要》收录各类食物 230 种,其中还包括许多少数民族的习用食品,如香豆子、必思答、八担杏等。明初朱橚的《救荒本草》共记载野生可食植物 414 种,其中 276 种为以往本草典籍未载之物,每种食物项下均有救饥和治病 2 种用途,为开辟药食两用资源做出了极大贡献。

明代李时珍的《本草纲目》载药 1 892 种,增加新药 347 种。书中果、谷、菜、禽、兽、介、虫分类下所载的食药占全部药物的 36%。明代姚可成的《食物本草》(二十二卷)更是收载了 1 679 种药食两用物质。清代龙柏的《脉药联珠药性食物考》将非人常食之物归为"药性考",常食之物归为"食物考",将药物和食物进行区分,较有特色。此外,元明清时期还产生了如卢和的《食物本草》(四卷)、宁原的《食鉴本草》、贾铭的《饮食须知》、王孟英的《随息居饮食谱》等大量的食物类本草著作。1919~1949 年,食疗类本草融入了现代医学及营养学的知识,对药食两用物质的认识更加深入,使食疗理论更加丰富和科学。这一时期的中药科普著作大部分以食疗命名,或许是基于食物同样具有药用价值与治疗作用,但更符合人们厌药喜食的习惯,易被读者接受,便于推广。

新中国成立后,中医药地位的巩固和发展使得从事中医药事业的专家学者编撰了大批药膳、食疗类专著,如《食物中药与便方》《实用食物疗法》《食补与食疗》《中国药膳学》《中国食疗学》《药食同源物质诠释》等,药食同源产业步入快速发展阶段。

纵观我国药食同源的演化史,可发现从食物到药物,再分化出了药食两用物质;从汤液醪醴、五谷五菜,到药食品种的不断丰富;从本草到食疗本草;从充饥到养生疗疾。人们对"食物—药物—药食同源"的认知过程是一个从简单到丰富、从实践到理论的过程。

(二)中药资源食用化产业的现状及发展趋势

1. **围绕药食同源中药资源的食用化产业发展呈现快速增长态势** 目前,中药资源食用化利用仍以国家发布的药食同源品种为主要原料进行开发利用。自1987年,由原国家卫生部颁布《禁止食品加药卫生管理办法》的附表中公布第一批《既是食品又是药品的品种名单》(以下简称《名单》)以来,经多次增补,至目前,国家共发布110种按照传统既是食品又是中药材的物质品种。随着我国推动"健康中国"战略,中医药大健康产业正迎来"新风口",源于中药资源的食用化利用产业迎来前所未有的发展机遇。中国社会科学院研究显示,药食同源食疗产品的安全有效使人们逐步由依赖药物转向食疗。2018~2022年,中国保健品市场,包括药食同源产品产值的市场,其规模呈现逐年上升的趋势。据艾媒咨询发布的《2023—2024年中国保健品行业研究及消费者洞察报告》显示,2022年中国保健食品市场规模为2 989亿元,2023年有望达到3 282亿元,2027年有望达到4 237亿元。近10年来,药食同源品种贡献了中药材需求增长的80.06%,我国药食同源品种的消费需求总量持续上涨,远高于非药食同源品种,药食同源产业规模尚有广阔的增长空间。

2. **围绕药食同源中药资源的开发利用途径呈现多元化趋势** 目前,围绕药食同源中药资源的食用化利用途径已由传统的民间药膳食用,向预包装食品、保健食品、食品添加剂及其他功能产品延伸。

"以食疗病"和"以药入膳"是治病和养生的重要方式,药食同源中药在民间作为药膳广为食用,且常依据其特性予以相应的加工处理,如以酒浸渍,酒性和药性互助,既方便保存又便于食用。此外,预包装食品也是目前药食同源中药在食品领域应用的主要产品形式。常见的预包装形式有:以药食同源中药饮片或原粉的形式进行销售,如枸杞子、莲子、葛根粉、茯苓粉等;将药食同源中药作为原料或添加物制成食品,如山楂糕、山药面条等;将多种药食同源中药配合使用,制成代茶饮或冲调类食品,如凉茶、药食同源米稀、红豆薏米粉等;也有产品将药食同源中药制成压片糖果或凝胶糖果等形式以食用。

保健食品在大健康产业中一直占有较大的市场份额。近10年来我国获得批准的保健食品中,中药类保健食品(包括纯中药、含中药或含中药提取物)占比近50%。此外,药食同源中药中提取的功效成分也大量应用于保健食品开发,如枸杞子、甘草、枳椇子、葛根、姜黄、黄精等的提取物广泛用于对化学性肝损伤有辅助保护作用的产品中;紫苏油、薏苡仁油、姜黄素等在增强免疫力的产品中多有应用。

以天然香辛料、天然色素、天然甜味剂等为代表的天然食品添加剂成为近年来药食同源中药资源开发利用的重要方向。例如,小茴香、丁香、当归、肉桂、胡椒等可直接用作香辛料,同时其提取物,如精油、浸膏等也被允许添加在食品中。药食同源中药资源中的栀子、沙棘、黑芝麻、桑椹、枸杞子、紫苏等均可用于提取天然食用色素。例如,从栀子中提取的黄色素可用于豆腐染色,黄色素经发酵处理后得到蓝色素,同样可用作食品着色剂。从药食同源中药资源中提取的甘草酸、罗汉果苷、紫苏醛等是目前较受欢迎的天然非糖甜味剂,具有甜度高、持续时间长、热量低、可与其他甜味剂混合使用以改善食品风味等特点,已成为取代传统糖类的潜在替代品。

二、食用健康价值挖掘与功能性产品开发

（一）古代本草及医籍中的功效记载与现代生理功效的结合策略

在开展中药资源食用价值挖掘及开发利用时,既要注意对古代本草及医籍记载的性味、归经、功效进行总结,遵循调理与配伍原则,亦要与现代生理功效建立关联。结合古籍对中药性味及养生功效的描述,可将目前国家批准可用于食品开发的药食两用中药资源归纳为益气补精类(包括"益气""补虚""补五脏"等功能)、轻身延年类(包括"增年""轻身""增年不老"等功能,"轻身"与"延年"对应品种的重合度较高,归为一类)、养心益智类(包括"养精神""养神""安心""不忘""不梦寐"等功能)、泻火除烦类、开胃增味类与其他类(表6-3)。基于上述功能分类,可为其食用价值的挖掘提供方向,对于资源开发利用具有重要意义。值得注意的是,药食同源食品仅需省级备案,耗时短、审批快,但也有一定限制,如当归、山柰、西红花、草果、姜黄、荜茇这6种新纳入《名单》的物质仅可作为香辛料和调味品使用。

表6-3　按照传统既是食品又是中药材的品种、类型及其作用

类型	品种	现代研究中的生理作用
益气补精类	黄芪、西洋参、甘草、白扁豆、白扁豆花、芡实、枣、党参、蜂蜜、山药、益智仁、阿胶、龙眼肉、肉苁蓉、杜仲叶、百合、枸杞子、黑芝麻、黄精、玉竹、铁皮石斛、桑椹、薏苡仁、当归	增强免疫力、促进生长发育、缓解贫血、调节肠道菌群等
轻身延年类	荷叶、茯苓、薏苡仁、麦芽、莱菔子、菊花、赤小豆、鸡内金、决明子、火麻仁、郁李仁、榧子、代代花、甘草、白芷、枸杞子、黑芝麻、山药、芡实、杜仲叶、大枣、酸枣仁、铁皮石斛、牡蛎、决明子、阿胶、山茱萸、龙眼肉	减脂、调血脂、降血糖、延缓衰老、缓解疲劳、通便等
养心益智类	茯苓、姜、龙眼肉、杜仲叶、牡蛎、沙棘、酸枣仁、灵芝	改善记忆力、改善睡眠等
泻火除烦类	鲜芦根、淡竹叶、决明子、栀子、胖大海、金银花、蒲公英、马齿苋、青果、鱼腥草、枳椇子、薄荷、菊花、菊苣、葛根、桔梗	清咽利喉、缓解炎症、抗病毒等
开胃增味类	丁香、八角茴香、肉桂、黑胡椒、花椒、高良姜、小茴香、草果、荜茇、淡豆豉、山柰、姜黄、肉豆蔻、山楂、黄芥子	增强食欲等
其他类	乌梅、莲子、覆盆子、紫苏、橘皮、佛手、刀豆、薤白、香橼、小蓟、槐花(槐米)、鲜白茅根、余甘子、乌梢蛇、砂仁、香薷、藿香、紫苏籽、白果、罗汉果、杏仁(甜、苦)、橘红、昆布、蝮蛇、天麻、西红花、木瓜	改善微循环、解热、抗炎、止吐、止泻、抗癫痫、保护心脑血管、改善记忆力等,具体视品种而定

（二）基于本草典籍记载及民间应用习惯的新食用品种的发现策略

古代本草典籍对药食同源品种多有记述,并随着认识的深入,所载品种逐渐增多,为现代研究及新药食同源品种的发现提供了源泉。以《本草纲目》草部为例,《按照传统既是食品又是中药材的物质目录》(以下简称《食药物质目录》)收录的114个药食同源品种中,《本草纲目》草部记载了该目录中的28种。另外,《本草纲目》草部还收录了123种药食同源药用植物,《中国药典》(2020年版)记载53种,未记载70种,这些未被收录在《食药物质目录》的品种可作为重要研究对象进行新食品原料的研究。

以菊科植物艾 *Artemisia orgyi* Levl. et Vant. 为例,《本草纲目》称其"得米粉少许,可捣为末,入服食药用。春月采嫩艾作菜食,或和面作馄饨如弹子,吞三五枚,以饭压之,治一切鬼恶气,长服止冷痢。又

以嫩艾作干饼子,用生姜煎服,止泻痢及产后泻血,甚妙。近世有单服艾者,或用蒸木瓜和丸,或作汤空腹饮,甚补虚羸",详细记载了艾草的服食方法和功效,表明其当时在民间被广泛应用。目前,艾草尚未进入《食药物质目录》与《可用于保健食品的物品名单》。我国多地广泛食用艾草,并以艾草茶、艾草汁、艾草酒等形式传承至今。尤其是在长江以南区域,以艾叶为主要食材制作的青团、糕点、粥汤丸等常见于餐桌,可增强人体对疾病的抵抗力。因此,可利用现代研究方法加强艾草作为药食同源资源的开发与应用。

随着第四次全国中药资源普查工作的结束,大量民间应用的药食同源药用植物被记录在册,可结合古代本草文献,利用现代科学技术,研究其药食两用价值,选择民间常用、保健功效确切、安全性高的品种逐步纳入《食药物质目录》中,以实现药食同源资源的持续性发展。毛建草 *Dracocephalum rupestre* Hance 又称岩青兰,为唇形科青兰属植物,其嫩叶在山西省北部宁武县及周边区域有百年以上的制茶饮用历史,俗称"毛尖茶"。据此,有研究按照国家对新食品原料的相关规定,在对其系统开展安全性评估后,获批为地方习用新食品原料[《食品安全地方标准　毛建草》(DBS 14/003—2022)],并推荐健康成人的食用量为≤5 g/d。

(三) 基于本草典籍记载及民间应用习惯的新食用部位的开发策略

古代强调以食材之味,取药材之性,对药食资源没有严格的区分,如《本草纲目》《食疗本草》中所列的药食同源药用植物,普遍存在多个部位入食、入药的现象,其同一植物的不同部位既有药性、药效相近或相同的情况,也有功效相异的情况(表6-4)。现代人受传统用药习惯的影响,大部分药食同源药用植物和常用中药材仍存在仅限于单一部位入食或入药的情况,对整体植株的利用率不高,造成了资源的巨大浪费。因此,应深入挖掘古代本草所记载的药食同源信息,不仅可为传统非药用部位的开发利用提供本草学依据,也可为药食同源品种的资源综合利用提供方向。

表6-4　《本草纲目》草部和《中国药典》中所载品种及其部位

品种	《中国药典》所载药用部位	《本草纲目》草部所载食用部位	品种	《中国药典》所载药用部位	《本草纲目》草部所载食用部位
白茅(白茅根)	根状茎	芽、根	黄精	根状茎	初生苗、根、叶、花、果实
术(白术、苍术)	根状茎	嫩苗	黄耆(黄芪)	根	嫩苗
白鲜	根皮	嫩苗	蜀葵	花冠	嫩苗
百部	块根	嫩茎	菊	头状花序	嫩叶、花
荜茇	果穗	种子、叶	决明	种子	嫩苗、花、种子
莫耳(苍耳子)	果实	嫩苗、种子	款冬花	花蕾	芽
豆蔻(草豆蔻)	种子	嫩花、果实	麻黄	草质茎、根	种子
茈胡(柴胡)	根	叶	木鳖子	种子	嫩实、苗叶

续　表

品种	《中国药典》所载药用部位	《本草纲目》草部所载食用部位	品种	《中国药典》所载药用部位	《本草纲目》草部所载食用部位
芎䓖（川芎）	根状茎	嫩叶	通草（木通、预知子）	藤茎	种子、果实
大黄	根及根状茎	地上茎	恶实（牛蒡子）	果实	根、茎叶
大蓟/小蓟	地上部分	嫩苗、根	牛膝	根	嫩苗
淡竹叶	茎叶	根苗	香蒲/蒲黄	花粉	花蕊、嫩根
地肤	果实	嫩苗	前胡	根	嫩苗
地黄	根	嫩苗叶、根	青葙	种子	嫩苗
地榆	根	叶	商陆	根	根苗茎
葵	果实	苗	夏枯草	果穗	嫩苗
防风	根	嫩苗	葳蕤（玉竹）	根状茎	嫩叶、根
葛	根	根、花	泽兰	地上部分	根
天名精（鹤虱）	果实	嫩苗、种子	紫菀	根及根状茎	根叶
红蓝花（红花）	花	嫩苗、种子	桔梗	根	嫩苗、嫩叶

　　枸杞子作为药食同源品种已有 2 000 余年的应用历史，最早见于《神农本草经》，但并未明确区分其药用部位。《名医别录》记载枸杞"冬采根，春夏采叶，秋采茎实"，而后历代本草多记载其子、叶多部位入药。至《本草纲目》首次赋予枸杞叶"天精草"名称，将其功效概括为"去上焦心肺客热"。值得注意的是，枸杞叶不仅被本草著作收载，还作为荒年救急的蔬菜或美食在历代农书与食谱著作中频繁出现。例如，西晋《毛诗草木鸟兽虫鱼疏》记载其"春生作羹茹"，明代高濂养生名著《遵生八笺》也收载了以枸杞叶煮粥的食法。目前，在其主产区宁夏回族自治区及周边地区也有将其制茶饮用或作鲜蔬食用的习惯。研究显示，枸杞叶含有丰富的黄酮类、酚酸类、氨基酸类等资源性化学成分，并证实其具有调节血糖、血脂等作用，现已获批为地方习用新食品原料，并开发为叶茶、芽茶、发酵茶等多种预包装茶饮，为提高枸杞产业的综合效益提供了重要支撑。此外，山西省依托药食同源资源优势，在充分挖掘本草记载中药食同源中药非药用部位的食用历史的基础上，大力发展药茶产业，至 2021 年已形成沙棘叶茶、山楂叶茶、连翘叶茶等 26 个系列，绿茶、红茶和黑茶 3 个类别的 500 余款产品，年产值超 3 亿元。

　　（四）基于益生菌发酵技术的中药资源食用价值挖掘与产品开发

　　在我国，以微生物发酵中药应用于临床已有几千年的历史，最早出现的发酵中药为曲类中药，包括红曲、六神曲、建曲、半夏曲等。近年来，基于益生菌发酵中药进而开发保健产品成为研究热点。利用益生菌发酵药食同源中药，其产生的蛋白酶、纤维素酶、果胶酶、淀粉酶等酶系可将植物细胞壁降解或水解，将药食同源类中药中的有效成分暴露或者释放出来，同时将植物原料中的蛋白质、纤维素、淀粉等大分子物质降解成小分子物质，使其更容易被人体吸收，从而提高保健功效。采用短乳杆菌 *Lactobacillus brevis* YM 1301 发酵黄精，发酵后的黄精有显著的降糖作用，对 C57BL/6 糖尿病小鼠的高血糖、高血脂表型有明显的缓解作用,其作用优于未发酵的黄精。采用布拉氏酵母 *Saccharomyces boulardii* 发酵制备山药多糖,与未发酵的山药多糖相比,发酵后其分子量显著降低,体外抗氧化活性显著提高,同时在细胞水平上表现出良好的辐射保护作用,在体外模拟胃肠消化时具有较好的生物活性稳定性,说明经过发酵得到的山药多糖具有良好的稳定性和易消化性。

部分药食同源中药具有一定的毒性或刺激性,经过发酵后其毒性或刺激性成分被微生物分解转化,使其毒性降低、刺激性减弱,从而达到减少不良反应的效果。白果为银杏 *Ginkgo biloba* L. 的成熟种子,含有黄酮类、萜类内酯和银杏酸等多种生物活性物质,其中银杏酸是白果中主要的毒性成分和致敏物质。利用嗜酸乳杆菌 *Lactobacillus acidophilus*、植物乳杆菌 *L. plantarum* 和干酪乳杆菌 *L. casei* 分别发酵白果汁,在发酵 48 h 后均能降解白果汁中 70% 以上的银杏酸,最终产物中银杏酸的总含量小于 1 mg/L。

近年来,中药经益生菌发酵已从单一菌种发酵向多菌种混合发酵延伸,并形成发酵酸奶、饮料、果醋、保健酒、果冻、果酱等多类型产品。益生菌发酵为药食同源中药资源产业开辟了新的发展领域,具有十分广阔的前景,随着科学技术的发展,益生菌发酵药食同源中药必将在疾病防治、食品开发等方面做出重大贡献。

(五) 基于现代营养学理论的中药资源食用价值挖掘与产品开发

现代营养学理论强调营养和膳食因素在满足人体需要、维持人体健康和正常生理功能中的作用。合理摄入营养素不仅有助于预防疾病,还在疾病的干预控制、改善治疗效果、提高生存预后方面有重要价值。其中,微量营养素对维持生命和获得最佳的生理功能方面具有至关重要的作用。虽然人体所需微量营养素的量非常小,但是其缺乏可能会对健康产生严重的负面影响。一种微量营养素的摄入或状态分布从缺乏到过剩对生理作用具有不同的影响。最常见的营养素缺乏症是维生素 A、叶酸、铁、碘和锌缺乏症。传统中医营养学提出荣养的概念,是在中医理论的指导下,辨证施膳,研究食物的性味、功能,并正确应用食物来保健身体、治疗疾病、防老抗衰,如应用富含维生素 A 的羊肝食疗以防治雀目,应用富含碘元素的海藻、昆布以治疗瘿瘤等。由此可见,传统中医临床在应用药食同源物品时,已体现了微量营养素在预防保健中的重要作用。因此,基于现代营养学的研究成果,在传统药食同源中药组方应用的基础上,依据不同人群的营养需求,补充必要的微量营养素将是未来药食同源产品开发的重要方向。

有研究显示,血液中同型半胱氨酸浓度升高被认为是冠心病、中风和痴呆的重要危险因素。我国约 2.45 亿高血压患者中,约 75% 伴有血同型半胱氨酸水平升高,该人群被定义为 H 型高血压,是我国脑卒中高发和持续发展的重要因素。导致我国 H 型高血压高发的主要原因为我国人群体内的叶酸水平不足及特有的基因背景,而补充叶酸是降低血同型半胱氨酸水平的最安全、有效的措施之一。因此,在开发辅助降血压的药食同源产品时,可选择性复配叶酸,以有效降低脑卒中的发生风险。

肠道菌群可显著影响宿主表型和疾病的进展,以及治疗手段的疗效。利用膳食补充剂和菌群移植等方式以改善个体的肠道菌群组成,也是精准营养常用的干预手段。膳食补充剂中的益生菌、益生元等物质可以帮助改善人体的肠道菌群构成,提高人体的健康水平。微生物组学分析发现,炎症性肠病患者的肠道中柔嫩梭菌等产丁酸细菌、梭状芽孢杆菌和拟杆菌属等的丰度降低,而补充富含双歧杆菌和乳酸菌的益生菌可明显降低其复发率,多种益生菌联合应用的效果更加明显。微生态干预还可通过调节免疫达到预防癌症的效果,如乳酸杆菌可通过白介素-12(interleukin-12, IL-12)调控树突状细胞(dendritic cell, DC)的生长和成熟,刺激 NK 细胞的抗肿瘤活性。因此,在开发具有调理胃肠功能的药食同源产品时,可选择性添加益生菌及益生元,通过改善肠道菌群结构以达到防病治病的作用。

在经济社会高速发展的今天,我国人民群众的生活和精神压力逐年增大,加之老龄化程度快速深化,我国亚健康及慢性病患病人群逐年增多,推动了基于药食同源中药资源的养生大健康产业快速发展,并呈现出前所未有的发展前景。但现有药食同源中药的相关研究及应用与社会需求尚存在契合度不高的现象,在今后的发展进程中,应加强对药食同源中药资源的基础研究以激发产业科技动力,建立适宜于药食同源中药保健功效呈现特点的评价方法与技术体系,构建基于药用、食用不同利用途径的药食同源中药资源产业的差异化发展路径,同时在中医药理论的指导下,积极借鉴现代营养学研究成果,从产业发展的角度提升药食同源产品的保健功效及质量,为药食同源中药产业的高质量发展奠定坚实的基础。

三、代表性研究实例

实例:胃舒乐胶囊的研究与开发

【名称】

胃舒乐胶囊。

【处方】

山楂、鸡内金、麦芽、砂仁、太子参。

【剂型选择依据】

鸡内金研成粉末使用,可以避免其含有的消化酶因长时间高温水煮而失去活性,从而降低疗效。鸡内金的气味较腥,味道也偏苦涩,直接口服比较难以下咽,制成胶囊剂后其服用剂量容易掌握。

【制备工艺研究】

将原材料粉碎、提取、浓缩成浸膏,干燥,粉碎过筛后备用。将各种原材料细粉混合,将混合后的细粉装入胃溶性囊材中,抛光即得。

【质量标准研究】

外观应整洁,不得有黏结、变形或破裂现象;无异臭;内容物应干燥、松散、混合均匀;装量差异小;水分含量、崩解时限应符合规定;微生物检查必须符合要求;功效成分及含量为总黄酮 298 mg/100 g。

【稳定性研究】

稳定性试验包括影响因素试验、加速试验与长期试验。原料药供试品至少应为 10 000 粒。加速试验与长期试验所用供试品的包装应与上市产品一致。采用专属性强、准确、精密、灵敏的药物分析方法与有关物质(含降解产物及其他变化所生成的产物)检查方法进行试验,并对方法进行验证。

【毒理学研究】

此胶囊一般可以不进行毒性试验,也可以进行经口急性毒性(LD_{50})、联合急性毒性、一次最大耐受量试验。

【功能学研究】

动物实验设 3 个剂量组(4.5 g、9 g 和 27 g),另设空白对照组、阳性对照组。动物的给药方式为将受试样品加入饲料中给药。

【人体试食研究】

试食试验原则上不少于 30 天,必要时可以延长。

【储存条件】

在低于 25℃、相对湿度不超过 45% 的干燥阴凉处密闭贮藏。

第三节　日化健康价值挖掘与资源化利用

以中药资源为原料的日化产品愈来愈被国内外的消费者认可。越来越多的中药企业利用自身优势,将中药养生调理功能和普通日化产品功能结合起来,以功能性产品进入日化产品等健康消费品领域,这也成了中医药大健康产业新的增长点。中药资源在口腔清洁、洗护、洗涤等多个日化工业领域,如牙膏、洗发水、沐浴露、香皂等日化产品的制造中应用广泛,并具备竞争优势,凸显产品特色。中药日化行业的发展潜力巨大,也是国内外各行业中发展较为迅速的创新产业。

一、中药资源的日化健康价值挖掘与发展现状

(一)日化保健价值的挖掘发现

1. **基于经典医籍记载**　我国中医药历史源远流长,第一部本草著作《神农本草经》就记载了美容中药 25 种,如柏子仁久服令人悦则美色,还有人参、黄芪、杜仲、黑芝麻等美容中药被列为上品。此外,历代医家积累了浩瀚的临床有效方剂,其中包括许多疗效确切的美容方剂,一般包含在医学著作的"面门""面体门""生发黑发"等条目下,如《外台秘要》中记载美容方 430 首,《本草纲目》收集了几百味美容中药。《本草纲目》中对中药珍珠的记载为"珍珠粉涂面,令人润泽好颜色",对灵芝记载有"灵芝好颜色,久服轻身不老延年"。此外,唐代《开宝本养》对首乌的记载为"益气血、黑髭鬓、悦颜色,久服长筋骨,益精髓"。元代《御药院方》记载有"御前洗面药""皇后洗面药""霍香散"等美容外用方药,可见中药美容功效早在 2 000 多年前就已有记载并开始应用。这些典籍是中药化妆品开发研究的资源宝库,也为开发美容养颜的中药化妆品提供了坚实的理论依据。

2. **基于名老中医或医院制剂的经验方**　名老中医在长期的临床实践中,形成对某些皮肤美容方面的独到认识,从而逐步形成一系列疗效确切的临床经验方。美容方药在我国历代方药著作中亦有记载,其在中医药理论指导下,以润肤洁面、悦容增颜、驻颜去皱、去除面斑等面部美容为主,同时在美形美体等方面具有美容保健作用,此外,还存在对损容性疾病具有美容治疗效果的药物。这些处方的临床效果明确、开发成功率高,是中药化妆品开发的优质处方来源。

3. **基于民间验方**　民间验方是具有多年使用效果的有效方剂,有广泛的群众基础和临床使用历史,这些处方也是中药化妆品开发的重要宝库。例如,民间流传的沙棘美容护肤品有沙棘油-洋甘菊、沙棘油-黄瓜、沙棘油-蜂蜜等护肤配方,沙棘油增白配方,以及沙棘油-蛋黄润面膏、沙棘果面膜等。

4. **基于研究文献报道**　对于中药在化妆品领域的研究与报道越来越多,现代功效评价研究的文献报道是中药化妆品处方选择的另一重要依据。中药在清洁型、护肤型、抗氧化型及发用型化妆品等方面的研究较为多见,有大量文献研究和报道,涉及中药单方、复方中药提取物、化学基质、添加剂等具有美容、护肤、护发等功效的相关研究,为开发中药化妆品提供了科学依据和支撑。例如,通过相关功能评价研究发现,乌梅、白薇、茯苓、山茱萸、夏枯草、白头翁、黄连、益母草等具有良好的美白祛斑作用;人参、首乌、熟地、枸杞、黄芪、玄参、三七、薏苡仁等延缓肌肤衰老的功效显著;何首乌、五味子、侧柏叶、黑芝麻、人参、墨旱莲等具有养发、护发、防脱的功效。

(二)中药日化产品的概念与分类

我国《化妆品卫生规范》中定义化妆品是以涂抹、喷洒或其他类似方法施于人体任何部位(皮肤、毛发、指甲、趾甲、唇齿等),以达到清洁、消除不良气味、护肤、美容和修饰目的的日用化学工业产品。中药化妆品是化妆品的类型之一,是以中药(单味药或中药复方的提取物或成分)为主要原料,按照化妆

品制备规范而制成的符合国家相关标准的化妆品产品。中药化妆品的开发应以传统中医药理论为指导,同时符合国家化妆品开发规范,重在体现保健功效,其大体分类如下。

1. 中药美白祛斑类化妆品　美白祛斑是中药化妆品的重要功效之一,美白洗面奶、美白爽肤水、美白乳液、美白面霜、美白面膜等多种中药化妆品在市场上占有较大的份额,是中药化妆品的重要类型之一。由于中药美白祛斑类化妆品在皮肤停留的时间短、载药剂量低,一般需要长期使用方可见效。

2. 中药延缓衰老、抗皱类化妆品　延缓衰老和抗皱也是中药化妆品的重要功效之一,该类化妆品的产品类型涵盖洁面类、爽肤水、面霜、眼霜、精华素、面膜等多种形式,是中药化妆品的优势产品之一。该类产品主要为面部护理产品,其中洁面类产品的作用时间短,主要作用为温和洗去一些老化的角质层,促进皮肤更新。面膜可以使角质层充分水合,从而改善皮肤的外观和弹性,促进有效成分在面部皮肤的吸收,实现减少皱纹的目的。乳液、面霜、眼霜、精华素等中药化妆品在面部皮肤停留的时间长,这些产品中含有的活性成分较多,其延缓衰老的功效也较强。

3. 中药抗粉刺类化妆品　是指对粉刺具有一定防治效果的化妆品,主要包括爽肤水、保湿液及面膜等。该类产品多具有减少皮肤油脂分泌,降低粉刺发生率的作用。在中药抗粉刺类化妆品的选择上,由于粉刺的形成会伴随干燥、毛孔粗大等问题,优先选用具有收敛作用的爽肤水,可以减少皮脂的过量分泌,使粗糙的皮肤更加紧致。也可使用具有抗炎、收敛功效的中药面膜,有助于保持皮肤的含水量,促进粉刺的预防和治疗。

4. 中药保湿类化妆品　为具有保湿功效的化妆品,包括保湿化妆水、精华液、乳液、凝胶、面膜等中药产品。使用该类产品后可以使皮肤角质层保存一定的水分,保持肌肤的光泽和弹性。其中,中药化妆水、精华液和面膜的主要作用是补充水分,中药乳液和乳霜主要补充油脂和水分。

5. 中药防晒类化妆品　防晒类化妆品包括化学防晒产品、物理防晒产品和天然防晒产品,中药防晒类化妆品属于天然防晒类化妆品范畴。

6. 中药美体类化妆品　属于特殊用途化妆品,应该具有特殊用途的批号。该类中药化妆品在使用前需要进行过敏性测试,在前臂内侧少量涂抹,连续使用3~5天,如果皮肤没有出现潮红、红斑或瘙痒等现象,方可使用。

7. 中药美乳类化妆品　多具有促进乳房血液循环的作用。在使用前需要进行过敏性测试,一般在前臂内侧少量涂抹,连续使用3~5天,检查皮肤有无过敏反应,当皮肤没有出现潮红、红斑或瘙痒等现象时,方可使用。

二、多功能中药日化产品的开发路径与产业化方向

(一) 中药日化产品的开发路径

中药化妆品是一类较为特殊的化妆品,多数具有一定功能。在中药化妆品的开发过程中,除了要符合普通化妆品的要求外,还需要考虑中药的特殊性,开展符合中药功效特点的研究,包括处方选择、配方体系选择、剂型选择、功效评价等。

1. 处方选择　是中药化妆品技术研究的关键环节。中药化妆品一般都具有一定的功效,如美白、保湿、祛痘、防晒和延缓衰老等,这也是中药化妆品区别于一般化妆品的独特之处。

2. 配方体系选择　中药化妆品的配方体系一般由乳化体系、功效体系、增稠体系、抗氧化体系、防腐体系和感官修饰体系6个基本模块构成。其中,功效体系是中药化妆品的特色,通过在化妆品中添加一定量的中药药材、提取物或活性成分以实现,从而使化妆品的功效更加突出。其他5个模块体系与普通化妆品基本一致。

3. 剂型选择 中药化妆品的剂型种类较多,包括水剂、油剂、乳剂、膏剂、粉剂、凝胶剂等。

4. 功效评价 由于中药化妆品多具有一定的生物学功效,因此,中药化妆品在上市前需要进行相应的生物学功能评价。常用的评价方法有体外生物化学方法、细胞生物学方法、动物实验方法和人体皮肤试验方法。

（二）中药日化产品的产业化方向

1. 具有美白功能的中药化妆品 中药来源的天然美白剂可结合多成分、多靶点与多功效的优势,通过促进血液循环而改善肤色,减少黑色素含量而直接增白,抗氧化而保护肤色,以及抑制黑色素细胞增殖等途径,从而达到美白祛斑的效果。目前,大多数美白化妆品以酪氨酸酶为作用靶点,多种黄酮类、多酚类、鞣花酸等中药有效成分均具有抑制酪氨酸酶活性的作用,为中药美白产品的开发奠定了物质基础(表6-5)。

表 6-5 常用中药及天然产物的美白机制与化妆品开发

中药/中药提取物/功能成分	美白机制	开发产品
芦荟(芦荟苦素)	抑制酪氨酸酶活性	芦荟美白乳液、洁面乳
人参(熊果苷)	抑制黑色素的还原性能	美白霜
红花(红花提取物)	竞争性地抑制酪氨酸酶	美白祛斑霜、面膜
槐花(总黄酮)	竞争性地抑制酪氨酸酶	美白精油、面膜
丁香(丁香酚)	抑制酪氨酸酶活性	
金银花(总酚酸)	抗氧化,抑制酪氨酸酶活性	
番红花(总色素)	抑制酪氨酸酶活性	
旋覆花(总黄酮)	抗氧化,抑制酪氨酸酶活性	
玉米须	抑制酪氨酸酶活性	
辛夷	抑制黑色素细胞增殖	
莲花	抑制酪氨酸酶活性	
当归	抑制酪氨酸酶活性	祛斑霜、增白蜜
川芎	抑制黑色素细胞增殖和酪氨酸酶活性	
人参皂苷	清除多余的超氧自由基,减少黑色素的形成	祛斑霜
甘草(甘草酸)	抑制酪氨酸酶活性	护肤霜
薰衣草	治疗痤疮,抑制酪氨酸酶活性	
柑橘属植物精油	抑制酪氨酸酶活性	
白蔹	抑制黑色素细胞增殖	
虎杖(虎杖苷)	减少黑色素的形成	
锁阳	抑制酪氨酸酶活性	

中药/中药提取物/功能成分	美白机制	开发产品
桑叶、桑椹、桑白皮和桑枝	抑制酪氨酸酶活性	
沙棘	治疗黄褐斑	
银杏(银杏叶提取物)	抑制黑色素细胞增殖	洁面霜
茶(茶多酚)	抑制酪氨酸酶和过氧化氢酶活性	
牡丹花	阻止酪氨酸羟化及多巴氧化,减少黑色素的形成	
益母草	抑制酪氨酸酶活性和 B-16 黑色素瘤细胞增殖	
青果	使深色氧化型色素还原成浅色还原型色素,抑制黑色素细胞增殖,抑制色素沉着	
月见草(种子提取物)	抑制酪氨酸酶活性	中草药祛斑霜
黄芩(黄芩苷)	抑制酪氨酸酶活性	
地榆(鞣质)	抑制酪氨酸酶活性	
石榴(石榴多酚和花青素)	抑制酪氨酸酶活性	护肤霜
灵芝	促进皮肤的代谢和更新,减少黑色素的形成	灵芝霜
余甘子	抗氧化,抑制酪氨酸酶活性	
蜂蜜	抗氧化,抑制酪氨酸酶活性	
山银花(山银花提取物)	抑制酪氨酸酶活性	
茯苓(多糖)	抑制酪氨酸酶活性,抗炎	
地榆(多酚)	抑制酪氨酸酶活性	
无患子(总皂苷)	抑制酪氨酸酶活性,抗炎	

2. 具有防晒、抗紫外线功能的中药化妆品　　紫外线能引发人体皮肤的黑色素沉积,引起皮炎、皮肤老化,导致各种皮肤病,甚至会引起皮肤癌。防晒类化妆品能够有效保护人体免受紫外线的伤害,其市场前景广阔,受到人们的广泛关注。目前,市面上的防晒产品多为物理紫外屏蔽剂、化学紫外吸收剂。物理防晒剂会在皮肤表面沉积成厚的白色层,影响皮脂腺和汗腺的分泌。有些化学合成防晒剂因光稳定性差、易氧化变质,而会引起皮肤过敏现象。

来源于中药及天然药物资源的防晒或抗紫外线化学物质因其性能温和、副作用小、安全可靠、具有广谱防晒效果等特点,受到人们的青睐。研究发现,芦荟、槐米、丁香、苦丁茶等许多植物都含有防晒成分,包括醌类、苯丙素类、黄酮类、萜类、三萜类等物质。我国目前已将黄芩、芦荟、金银花、槐米等应用到防晒产品中(表6-6),用这些中草药开发出温和且有效的防晒剂,可以吸收紫外线达到防晒效果,在防止氧自由基形成的同时,防止皮肤免疫系统和角质细胞衰退,修复皮肤,刺激性小,可延缓衰老。金银花和菊花的乙醇及水提液在整个紫外光谱区均有较好的防晒性能。黄连、黄芪、芦荟、黄芩、肉苁蓉、虎杖不仅具有较好的防晒效果,还能起到抗氧化及清除自由基的作用。

表 6-6 防晒类化妆品中常用的中药及天然产物

来源	中药提取物/功能成分	应用现状
芦荟	芦荟苷	芦荟防晒保湿护肤膏、芦荟凝胶
黄芩	黄芩苷	黄芩苷防晒乳
肉苁蓉	苯乙醇总苷	肉苁蓉美白防晒霜
金银花	金银花提取物	天然防晒霜
槐米	芦丁	芦丁防晒乳液
薏苡仁	薏苡仁油	草本防晒霜
桃花	桃花提取物	精华雾面防晒霜
茶	茶多酚	防晒剂
红景天	红景天苷	红景天防晒霜
燕麦	β-葡聚糖	燕麦防晒霜
沙棘	沙棘提取物	沙棘防晒霜
虎杖	白藜芦醇	白藜芦醇防晒霜

3. 调理皮肤健康状态的中药化妆品

（1）延缓皮肤衰老功能：随着年龄的增长和环境污染的加剧,皮肤会发生功能性和器质性退行性改变,具体表现为皱纹增多,皮肤松弛、变黄,光泽、光润和光滑度降低,纹理变粗,色素沉着斑增多或出现脱色素斑等。产生这些现象的主要原因是代谢过程中产生的自由基增多、基质金属蛋白酶（matrix metalloproteinase, MMP）分泌增加,或组织金属蛋白酶抑制物（tissue inhibitor of metalloproteinase, TIMP）分泌减少,以上原因均可使细胞内的胶原蛋白降解增加,造成皮肤中的胶原蛋白流失,皮肤松弛、弹性下降、细纹增多且不断加深,使皮肤呈现出衰老的迹象。外源性环境因素（紫外线辐射、吸烟、风吹、日晒及接触有害化学物质）也会引起皮肤真皮成分的变化。其中,日光中紫外线辐射是导致皮肤老化的主要因素。

根据衰老学说,延缓皮肤衰老类中药的功能主要有以下几点：① 通过添加抗氧化剂,减少皮肤的自由基损伤,来调节皮肤免疫和提高自我保护作用；② 抑制 MMP 表达或促进 TIMP 表达,来维持真皮层的结构；③ 防晒剂可有效防止紫外线对皮肤的物质伤害。具有几种机制间协同作用的延缓衰老物质比较受市场欢迎,而以中草药为原料的延缓皮肤衰老类化妆品相比化学延缓衰老成分而言,具有安全、温和、高效、持久等优点,因而成为了研发热点。近年来,越来越多的学者将目光投向药用真菌及花类中药的抗皮肤衰老研究。延缓皮肤衰老类中药原料的主要成分及其作用机制见表 6-7。

表 6-7 延缓皮肤衰老类化妆品中常用的中药及天然产物

来源	中药提取物/功能成分	作用机制
番红花	番红花素、番红花醛	清除 DPPH 自由基,减少 MDA 的形成
红花	红花黄色素、红花色素等	清除·OH、O_2·自由基

续　表

来源	中药提取物/功能成分	作用机制
槐花	芦丁、槲皮素等类黄酮	清除 DPPH、·OH、O_2· 自由基
人参	人参皂苷	改善紫外线 B 诱导的表皮屏障功能障碍,清除 O_2· 自由基
	人参皂苷 Rb_1、人参皂苷 Rd	抑制 MMP-1 和 MMP-3 的表达
月季花	月季花提取物	清除 DPPH 自由基
	黄色素	清除 ·OH、O_2· 自由基
野菊花	野菊花提取物	清除 ·OH、O_2·、DPPH 自由基
玉米须	黄酮类	清除 ·OH、O_2·、DPPH 自由基
	玉米黄素	抑制 MMP-1 的表达
银杏叶	银杏叶提取物	降低 HaCaT 细胞中 H_2O_2 诱导的细胞毒性,抑制 MMP-1 的表达
当归	挥发油	抑制紫外线 B 诱导的 TNF-α 和 IL-1 的过量产生,减少表皮上皮内炎症的增殖
	当归醇提物	抑制 MMP 的表达,减少胶原蛋白的降解
甘草	甘草苷	减少紫外线 B 照射引起的 ROS、促炎细胞因子和 MMP 的增加,增加去乙酰化酶和胶原 α 的水平
	甘草酸	引发氧化应激信号级联及细胞凋亡来保护皮肤免受紫外线 B 介导的光损伤
金银花	金银花水提物	清除 ·OH、O_2· 自由基
姜黄	姜黄提取物	清除自由基,抑制慢性辐射引起的 MMP-2 表达增加来预防紫外线 B 诱导的皮肤光老化,减少皱纹和黑色素的形成
牡丹花	牡丹花水提液	清除 ·OH 自由基
青果	酚类(包括 4-异丙儿茶酚和 4-羟基苯甲醚)和黄酮提取物、超氧化物	清除 O_2· 自由基
	歧化酶	清除 O_2· 自由基,促进机体平衡,延缓人体衰老
丹参	丹参提取物	增强伤口愈合的能力,促进胶原纤维的形成,抑制酪氨酸酶活性,减少黑色素的形成
红景天	红景天提取物	对真皮成纤维细胞有刺激作用,促进成纤维细胞分裂、合成和分泌胶原蛋白
何首乌	何首乌提取物	调节衰老皮肤有丝分裂吞噬作用,减少线粒体损伤,提高抗氧化能力
黄芪	黄芪提取物	提高皮肤中胶原蛋白及羟脯氨酸的含量

注：DPPH 为 1,1-二苯基-2-三硝基苯肼；MDA 为丙二醛；MMP 为基质金属蛋白酶；HaCaT 人永生化角质形成细胞；TNF-α 为肿瘤坏死因子 α；IL-1 为白细胞介素-1；ROS 为活性氧。

　　(2) 皮肤保湿功能：保湿是皮肤护理的关键,皮肤的保湿功能下降会导致皮肤的生理结构发生变化,使皮肤干燥、粗糙、弹性减低、失去光泽、皱纹增多或加深、色素沉积,甚至会诱发皮炎、湿疹、痤疮等皮肤病的发生。天然植物来源的保湿类化妆品既满足了消费者绿色无毒的需求,同时还可提供美容保湿营养的功效。其防止水分流失方面的机制主要有：① 植物提取物含有的羟基与水以氢键形式结合,形成锁水膜,防止皮肤水分流失,这一类植物有白及、竹茹等;② 植物提取物中的神经酰胺成分渗透进入皮肤和角质层中与水结合,修复因脂质缺失所致的皮肤天然屏障,从而提高皮肤的保水能力,如合欢花等;③ 天然植物的有效成分可促进水通道蛋白 3 的表达,增强水分子的跨膜通透性,如筋骨草等;④ 植物提取物抑制透明质酸酶活性,减少皮肤保湿剂透明质酸的降解,以提高皮肤保湿效果,如紫苏、杏汁、紫草、千屈菜等。具有保湿作用的常用中药及其在化妆品中的应用见表 6-8。

表 6-8 皮肤保湿类化妆品中常用的中药及天然产物

来源	中药提取物/功能成分	应用现状
白及	白及多糖	防冻润肤霜
竹茹	竹子精华素	润肤霜
筋骨草	筋骨草提取物	润肤霜
百合	百合提取物	洁肤乳、保湿面膜、百合高保湿修护霜、保湿水
紫苏	紫苏黄酮	紫苏叶控油细肤水
竹子	竹叶黄酮	护肤霜
芦荟	多糖、氨基酸、有机酸	肥皂、护肤霜
甘草	甘草提取物	面膜
莴苣	莴苣提取物	保湿剂
海藻	氨基酸、维生素、黏多糖	面膜、保湿霜
小麦	胚芽油	润肤剂

4. 调理养护毛发的中药化妆品　发用化妆品中添加源于中药及天然药物资源的功能物质,可起到调理、柔软、营养头发,防止头发脱落和促进头发生长等功效。具有生发、乌发作用的中药多为解表药,其次为清热药、补益药和活血药,以及少量收涩药。前两类药通过祛邪、补益、活血以促进毛发的正常生长,并使头发由灰、黄、白转黑。收涩药多富含鞣质和有机酸,与美发方剂中所含的铁、铜等元素合用,主要起到染发的作用。何首乌、五味子、黑芝麻、侧柏叶、人参、墨旱莲等具有较好的养发、护发、防脱发功效(表 6-9)。

表 6-9 调理养护毛发类化妆品中常用的中药及天然产物

来源	中药提取物/功能成分	营养头发类型
何首乌	大黄酚、大黄素、大黄酸、大黄素甲醚、二苯乙烯苷、脂肪油、淀粉、糖类、苷类和卵磷脂等	黑发,润发
人参	人参提取物	润发,营养,防脱发,去屑
黄芪	异黄酮	生发
茵陈蒿	色原酮类	改善脂溢性脱发
侧柏叶	黄酮	养发,生发
苦参	苦参碱	防脱发

续　表

来源	中药提取物/功能成分	营养头发类型
无患子	无患子提取物	清洁头皮,控制油脂分泌
皂荚	皂角苷、酚类和氨基酸	防脱发,乌发
南五味子	挥发油、有机酸、蛋白质、萜类等	使白发变黑
女贞子	有机酸如齐墩果酸等、苷类、黄酮类、多糖类、脂肪油,以及多种人体所需的微量元素	防脱发,乌发,护发
芦荟	蒽醌苷	去头屑
白蔹	白蔹提取物	防治性激素旺盛而导致的脱发,促进头发生长
生姜	生姜乙醚提取物	去头屑
薄荷	薄荷提取物	治疗头屑、头癣、头痒和油脂过多
鼠尾草	鼠尾草提取物	改善脂溢性脱发、油腻头发
菊花	菊花提取物	养发,护发
辣椒	辣椒红色素	染发剂
枸杞子	枸杞子提取物	防治脱发,乌发亮发,营养
月见草	γ-亚油酸与烟酸衍生物	营养发根毛囊,刺激生发
沙棘	沙棘油	营养并保护皮肤和头皮
花粉	破壁花粉的提取成分	营养,增强弹性和光泽
甘草	三氯甲烷等萃取物	育发,生发
当归	维生素 A、维生素 B_{12}、棕榈酸、油酸等	柔软,滑爽,防脱发

（三）中药化妆品的企业开发流程

1. 产品的开发思路与目标　在开发产品之前,首先要明确开发方向、开发目标。在目前的化妆品企业,开发目标一般是由企业市场部经过广泛的市场调查,了解国内的化妆品消费需求后,向产品研发部门提出建议。同时,产品研发部门也要对国内外化妆品领域的前沿进展进行调研。最后,由市场部、产品研发部共同对初步锁定的开发方向进行无边界的头脑风暴与创想,从而明确开发目标,共同确立企业近期要开发的新产品,并进一步制定出企业的中、长期研发计划,即生产一代、研发一代、储备一代。

目前,市场上的植物源化妆品多由中药提取物和化学基质制成,在该类植物源化妆品的基础上,以中医药理论为指导,结合植物的天然安全性和中药的显著功效特点,用以解决不同皮肤问题,是传统中医理论与现代化妆品相结合的关键点。将中医理论体系"症、理、法、方、药、效"的辨证论治思想贯穿于化妆品的研发过程中,针对不同年龄段、不同地域人群的个体化皮肤特征,选择不同功效特点的护肤产品,从皮肤问题的根本原因出发,设计护肤品功效体系,做到标本兼治,是中药化妆品的优势所在。

2. 产品的设计思路与研发过程　产品研发的全过程必须时刻围绕产品开发要求来展开,具体应考虑开发目标、国家法律法规、国家标准、行业标准等。

产品研发过程可分为配方研发、稳定性测试、安全性测试、功效性测试、感官评价几大步骤。对于配方研发,可参照化妆品配方体系设计。除此之外,化妆品配方设计还要考虑配方在实际生产过程中的可行性,尽量使生产操作便捷。也要控制配方的成本,目前常以产品的成分价格与性能之比值大小作为评估化妆品产品配方水平的指标,当成分价格与性能之比值越小时,即该产品的成本越低,而产品的性能越优时,表明该产品的配方设计水平越高。因此,在设计化妆品配方时,必须根据配方中各组分的价格对该配方的成分进行核算,通过对配方的进一步修正改进,以求得用低价位的成本配制出高性能的产品。当配方样品做好后,需通过一系列的评价,来检验设计的产品是否达到要求,须进行稳定性测试、安全性测试、功效性测试、感官评价,评价要求一般要严于国家相关标准。

3. 产品定位与市场　在产品研发完成后,需要对其做一系列的包装将其导入市场,导入市场后还要持续跟踪消费者对该款产品的评价,包括是否存在不良反应、是否符合消费者需求、如何更好地升级改造等问题,使产品在其生命周期内能够稳定运转。

三、代表性研究实例

近年来,天然活性成分来源的植物、中药及中药复方,其中的有效成分除生物碱类、酚酸类、黄酮类、皂苷类等以外,还包括天然维生素、蛋白质、氨基酸、多糖、核酸、多肽及酶等,其以天然、安全、有效而著称,越来越受到广大消费者的青睐。生物活性肽具有延缓衰老、保湿、美白、抗氧化和抗菌等多种生物活性,安全性高且生产成本相对较低,已被广泛应用于化妆品领域。

实例:菊黄微乳凝胶剂祛痘产品的研究与开发

【产品配方】

菊叶精油、薄荷精油、油酸乙酯、吐温80、丙三醇、黄芩醇提物、菊茎叶水提物、卡波姆U20、保湿剂及三乙醇胺。

该配方中所用的化妆品原料应在《已使用化妆品原料名称目录》(2015年版)中收录,无须申报化妆品新原料。

【产品功效】

包含菊叶精油、菊叶提取物、菊花提取物、黄芩提取物,菊茎叶精油可促进活性成分的吸收,具有明确的抑菌抗炎活性。微乳凝胶温和不刺激,为肌肤注入充盈的水分和营养,并持久保持滋润,能够缓解干燥粗糙的肌肤、细致毛孔、控油祛痘、平滑肌肤,使肌肤变得水嫩饱满,恢复肌肤的健康活力。

【生产工艺】

以复配药物中的菊茎叶精油(JJY-EO)作为油相,菊茎叶水提物溶液作为水相,优选微乳凝胶剂的最优处方。微乳的最佳处方为JJY-EO 0.396 g,薄荷精油7.15 mg,油酸乙酯4.37 g,吐温80 21.82 g,丙三醇7.26 g,黄芩醇提物0.156 g,菊茎叶水提物0.234 g,水相加至100 g。微乳凝胶剂的最优处方为每100 g中含主药0.80%,卡波姆U20 3%,保湿剂15%,三乙醇胺2.4%。制备所得的微乳为淡黄色液体,凝胶为浅黄色、澄清透明凝胶,其耐寒性、耐热性、离心稳定性良好。

【产品抑菌抗炎功能评价】

1. 抑菌活性评价　以最小抑菌浓度(minimal inhibitory concentration, MIC)考察微乳及微乳凝胶剂的抑菌效果,微乳及微乳凝胶剂对金黄色葡萄球菌 *Staphylococcus aureus* 的 MIC 分别为 2 mg/mL 和 4 mg/mL,对痤疮丙酸杆菌 *Propionibacterium acnes* 的 MIC 分别为 4 mg/mL 和 8 mg/mL。采用 UPLC 和 GC 检测出微乳及微乳凝胶剂中含量较高的成分为香叶木素 $-7-O-\beta-D-$葡萄糖苷(17.98 μg/g、20.41 μg/g)、黄芩苷(533.84 μg/g、459.88 μg/g)和 $\alpha-$姜黄烯(373.42 μg/g、341.88 μg/g)。

2. 抗炎活性评价 采用 Kligman 痤疮复合模型结合小鼠背部痤疮模型,以组织病理变化、脏器指数、炎症因子为指标,来评价微乳凝胶剂防治痤疮的药效学作用。结果表明,低、中、高剂量组的微乳凝胶剂均能显著改善毛囊上皮的颗粒层棘层增生、皮脂腺肥大、炎性细胞浸润明显等情况,且能显著降低小鼠肺的脏器指数;低、中剂量给药组能有效降低模型小鼠血清炎症因子 IL-1β、TNF-α 和 IL-6 水平,提示微乳凝胶剂具有显著的抗炎活性。

3. 经皮扩散吸收实验 以离体大鼠的腹部皮肤为透皮吸收屏障,基于 Franz 扩散池进行体外透皮实验,考察微乳及微乳凝胶剂中绿原酸、黄芩苷、香叶木素-7-O-β-D-葡萄糖苷、β-丁香烯及 α-姜黄烯的经皮渗透效果。研究表明,微乳及微乳凝胶剂的基质均有利于 5 种成分的经皮渗透,其中香叶木素-7-O-β-D-葡萄糖苷的渗透效果最强,在微乳、微乳凝胶剂中的 24 h 累积渗透量比无基质含挥发油药液高 0.91 倍和 1.14 倍。添加 JJY-EO 后,绿原酸、黄芩苷、香叶木素-7-O-β-D-葡萄糖苷的累积经皮渗透量在 24 h 时分别增加了 0.38 倍、0.07 倍和 0.67 倍,说明 JJY-EO 在此基础上加强了促渗效果。

【产品安全性评价】

采用急性刺激性实验和多次刺激性实验评价微乳凝胶剂对家兔皮肤的安全性,病理切片结果显示,单次和多次给药并未对家兔皮肤造成痂皮和出血现象,仅出现轻微的炎性细胞浸润、棘层变薄现象,表明在微乳凝胶剂单次和多次给药后,皮肤情况未见异常,无明显刺激性。

【产品检验】

有害物质限值要求汞<0.001‰,铅<0.01‰,砷<0.002‰,镉<0.005‰。
化妆品中的微生物指标应符合规定的限值。

第四节 饲用健康价值挖掘与资源化利用

中药资源不仅为人类健康做出了重要贡献,也是畜禽疾病防治的重要物质基础。在中医药理论指导下的中兽药应用由来已久,我国人民对中药的探索经历了几千年的悠久历史,《神农本草经》载有"桐叶饲猪,肥大三倍,且易养";《本草纲目》载有"乌药,猪、犬百病,并可磨服"。药用植物资源种类丰富,仅国家农业农村部发布的《饲料原料目录》中收录的"可饲用天然植物"就有 117 种,同时植物化学成分复杂,富含多种次生代谢产物和初生代谢产物,兼具药物治疗和营养的双重作用。现代研究表明,中药提取物应用到畜禽水产养殖业,不仅能防病治病、促进生长、增强抗性、提高禽畜产品质量等,而且具有多靶点调节作用特点,不容易产生耐药性。因此,随着我国"饲用禁抗"及"养殖限抗"政策的实施,以清热解毒类等药用植物及其提取物为原料的饲料添加剂,将成为继抗生素、化学合成药物饲料添加剂之后维护经济动物生产过程的重要健康资源。中药资源用于畜禽产品,依据其应用目的及管理需要,可进一步分为中兽药、植物源饲料添加剂及中药功能性饲料等产品类型。

一、中药资源的饲用健康价值挖掘与发展现状

在集约化高密度和速成养殖模式下,长期在饲料中添加促生长类抗生素药物导致养殖业对抗生素产生了依赖,滥用饲用抗生素而引发的细菌耐药性、药物残留和生态环境破坏已成为制约养殖行业健康发展的重大问题,饲用抗生素的滥用现象正逐步被社会重视,并采取有效措施对其加以遏制。国家农业农村部发布第 194 号公告要求,自 2020 年 1 月 1 日起,退出除中药外的所有促生长类药物饲料添加剂品种。由此开启了饲用抗生素禁用的新时代,也昭示着源于中药资源的提取物饲料添加

剂迎来了新机遇。中药资源植物饲用功能产品是解决动物源食品安全的必然选择,既能预防疾病又能促进生长,是安全可添加的功能性饲用产品,在动物养殖过程中可作为催肥剂、诱食剂、催乳剂及催情剂等使用。

（一）中药资源的潜在饲用价值

1. 提高动物机体功能

（1）增强抗病能力：中药资源中富含多种具有提高抗病能力的资源性化学物质,具有双向调节、多靶点、标本兼治、天然和无抗药性等优势。对于以畜禽和鱼类养殖动物为代表的脊椎类动物,源于中药资源的提取物可以通过提高其特异性免疫来增强其抗病能力;在蛋鸡、育肥牛、肉仔鸡的日粮中添加一定水平的紫苏籽提取物,可以提高其体内免疫蛋白的含量、增加单核-巨噬细胞的数量、激活淋巴细胞,从而增强抗病能力;杜仲叶提取物可以促进肉鸡免疫器官的发育来提高机体的免疫应答能力,其对仔猪抗病能力的提高,可能与改善仔猪小肠黏膜上皮细胞分泌的一类特殊免疫调节蛋白(Ghrelin蛋白)的能力有关。

研究发现,黄芪、党参、白术、大蒜和桑叶等植物提取物对养殖动物免疫具有正向调节作用,能够预防禽流感的发生,提高畜禽的抗病能力。以虾和蟹为代表的甲壳类水产养殖动物属于无脊椎动物,中药提取物可以增强其非特异性防御系统来提高抵御细菌和病毒的入侵能力。植物提取物可以通过调节血淋巴蛋白浓度、吞噬作用、总血细胞计数、酚氧化酶活性、凝集素、抗菌肽、蛋白酶抑制剂等,增强甲壳类水产动物的抗病能力。黄芩苷能有效增强中国对虾的免疫相关酶活性,降低其对病原的敏感性,增强非特异性免疫功能,降低死亡率;芡实提取物可以增强克氏原螯虾的抗氧化酶和免疫相关酶的活性,促进免疫相关基因的表达,从而提高其非特异性免疫力。

研究表明,外来入侵植物加拿大一枝黄花的提取物可增强克氏原螯虾肝胰腺HSP70 mRNA的表达,对克氏原螯虾的免疫因子均有正向调节作用。植物提取物中的免疫活性物质在促进免疫功能发育、活化免疫系统、增强免疫细胞活性等方面均有显著的作用,能有效地提高养殖动物的抗病能力。

（2）增强抗氧化能力：中药资源中富含具有抗氧化活性的化学物质,在抵御或减轻氧化对机体的危害、预防和治疗疾病、维持畜禽良好生产性能等多方面均表现出巨大的研究和应用价值。中药提取物可以通过影响超氧化物歧化酶、谷胱甘肽过氧化物酶、丙二醛、谷胱甘肽还原酶、过氧化氢酶等的酶活性来增强抗氧化功能。

研究发现,杜仲叶提取物中含有酚酸及黄酮类化合物,在畜禽养殖中可以发挥清除机体自由基和抗氧化的功效;天然叶黄素在畜禽水产动物养殖中也表现出良好的抗氧化活性;核桃青皮中富含酚酸及黄酮类化合物,以绿原酸、槲皮素和儿茶素为主,可提高相关酶活而达到增强抗氧化的作用;多种黄酮类化合物可作为电子供体,避免细胞膜上的不饱和脂肪酸被氧化而达到抗氧化的目的;皂苷类组分也表现出较强的抗氧化活性,如在人参、红景天、桔梗、虎杖、灯盏花、三七茎叶、柴胡、栝楼果瓤等植物中均发现有抗氧化活性较强的皂苷类物质。

（3）增强抗应激能力：在经济动物养殖生产中诸多因素都可能成为应激源,应激反应常常会导致动物疲劳、生产性能降低、产品品质下降,甚至诱发疫病而导致死亡。因此,以中药及天然药物资源为原料开发具有增强动物抗应激能力的饲料添加剂十分必要。

畜禽出现应激的原因多由高低温、高湿、高氨气、进出养殖场、运输过程、不良养殖环境等造成。动物围产期氧化应激的出现,使得用以合成乳汁、禽蛋等生产性能的能量转向抗氧化物质的合成,使生产效率降低,同时还会因为氧化物质的积累而导致奶、蛋品质下降。研究表明,柴胡皂苷可以优化瘤胃体外发酵参数,饲粮中添加柴胡提取物可以有效缓解奶牛的热应激状态,提高奶牛的泌乳性能。

水产经济动物在养殖和运输过程中容易受到环境影响而发生应激反应,主要表现为组织缺氧、酸碱、盐浓度及温度、密度、机械损伤等胁迫,尤其是水产动物鲜活出售在保活运输过程中的应激反应更为激烈,会影响产品品质,甚至导致死亡。研究表明,藿香、苍术、厚朴等提取物可以使水产动物在运输过程中的存活率上升,提高其低氧耐受力。尚有研究报道,在鱼虾的饲料中添加 1% ~ 2% 大蒜,可使鱼虾在低温环境中的存活率上升,既可促进鱼虾的生长,也能降低疾病的发生率。由此表明,饲喂中药类饲料添加剂是提高水产动物抗应激能力的重要措施。

(4) 调节肠道菌群:肠道健康是保证动物机体维持正常生理功能的关键因素。当肠道屏障受到外界环境或自身原因的影响而受到损害时,病原菌便乘机而入,容易导致动物痢疾、营养不良、抗病能力降低等多种问题。研究发现,中药资源因其富含多种营养和活性成分,在动物肠道菌群的调节方面发挥着重要作用,同时尚可修复使用抗生素而引起的菌群紊乱。伞形科植物类群中含有的香芹酚和百里香酚,对畜禽肠道具有调节微生物区系、抑制病原微生物增殖和定植的作用。在断奶仔猪的日粮中添加 20 mg/kg 的香芹酚和百里香酚混合物,可促进肠道微生物多样性,有效抑制有害菌群增殖,促进有益菌增殖,刺激肠道微生物合成碳水化合物、脂质、氨基酸及其他次生代谢产物,降低肠道能量损耗。尚有报道,在仔鸡日粮中添加 0.125% 的五味子提取物能降低仔鸡盲肠中的大肠杆菌数量、促进乳酸杆菌增殖,从而显著提高 4~6 周龄仔鸡的平均日增重。因此,基于中药资源性原料开发调节养殖动物肠道菌群的饲料添加剂,是提高资源利用效率和维护动物健康的重点方向。

(5) 调节瘤胃健康:合理调控瘤胃发酵功能对于反刍动物的健康、产品品质和环境十分重要。开发适用于反刍动物的植物提取物饲料添加剂,主要包括改善瘤胃内环境、增强瘤胃微生物活性、促进微生物蛋白(microbial protein, MCP)合成、提高粗纤维消化率、提高采食量、提高瘤胃挥发性脂肪酸浓度、抑制 CH_4 等气体生成、调控瘤胃脂肪酸发酵模式等。

药用植物皂苷类成分对瘤胃微生物菌群的结构和多样性具有一定的影响,可增加纤维杆菌属的相对丰度,但对瘤胃总菌群结构无不利影响。有研究报道,在湖羊断奶羔羊的日粮中添加茶皂素,对瘤胃细菌多样性具有良好影响;在山羊瘤胃液中添加苦瓜皂苷,可以影响细菌的丰富度指数,影响瘤胃 R-7 菌、丁酸弧菌属的相对丰度;在奶牛日粮中添加丝兰提取物,可提高饲粮中营养物质的消化率,提升乳品质,能显著降低 CH_4 的生成,降低环境污染;在奶牛饲粮中添加茶皂素,可显著降低瘤胃 pH,并显著影响奶牛瘤胃微生物区系。因此,中药资源在开发改善瘤胃健康的天然饲料添加剂方面具有一定的潜力。

2. 提高产品品质　中药资源可用于开发能有效改善动物源食品气味、口感、色泽等食品品质的饲料添加剂,主要包括肉类、蛋类、奶类产品的品质改善。例如,在肉猪、肉牛、肉羊、肉禽和水产动物的饲料中添加杜仲叶提取物,其肉质、营养、口感和风味能得到提升;天然叶黄素可以替代阿朴酯用于黄羽肉鸡皮肤着色和改善鸡蛋蛋黄颜色,还能够改善水产动物体色,改善水产肉品质;中药饲料添加剂能显著提高肉鸡肌肉肌苷酸和鸟苷酸含量,可改善肌肉风味物质含量。大量研究表明,植物次生代谢产物可改善蛋形指数、蛋壳厚度、蛋壳强度、蛋黄颜色、蛋黄系数、哈夫指数值、营养价值,以及口感等。

在蛋鸡日粮中添加 240 mg/kg 的叶黄素可提高高温环境中蛋鸡的产蛋性能,改善蛋品质;在产蛋后期的蛋鸡日粮中添加杜仲叶提取物,能降低蛋黄胆固醇含量,提高蛋黄颜色和哈夫指数值等;在高邮蛋鸭的日粮中添加中草药添加剂,能有效降低料蛋比,蛋黄颜色和蛋黄相对质量显著提高。奶品质主要受其蛋白质含量、脂肪含量、风味物质,以及生乳体细胞数的影响。研究表明,蒲公英、桑叶、黄芩等提取物可降低牛奶中体细胞数,并提高乳脂率和乳蛋白率。甜菜碱可改变山羊奶中短链脂肪酸的含量,改善奶品风味。

3. 提高动物生产性能　提高动物生产性能是中药资源新饲料添加剂开发中重要的有效性评价指标。主要包括以下方面:在以获取肉类食品为目的的饲养动物中表现为提高其生长性能;在以获取蛋类食品为目的的饲养动物中表现为提高其产蛋性能;在以获取奶类食品为目的的饲养动物中表现为提高其产奶性能。研究报道,在断奶仔猪的日粮中补充 0.3 g/kg 杜仲叶提取物,可提高其抗氧化和肠道屏障功能,降低腹泻率,提高生长性能。在犊牛的日粮中添加 400 mg/kg、800 mg/kg 博落回提取物,能够显著提高犊牛的平均日增重量,显著降低料重比。在猪饲料中添加 250 mg/kg、350 mg/kg 紫苏籽提取物,对猪的生长发育、肉质、免疫性能有一定的促进作用。

水飞蓟素具有增加幼蟹体内营养物质累积和提高幼蟹生长性能的作用。紫苏籽提取物富含黄酮类组分,在蛋鸡饲粮中添加 0.03% 的量,可显著提高蛋鸡血清中孕酮和雌二醇的含量、蛋鸡产蛋率及日均产蛋量。在泌乳奶牛的日粮中添加甜菜碱,可以提高热应激状态下奶牛的血清葡萄糖浓度,并改善其生产性能;在公牛的日粮中添加甜菜碱,可起到促生长作用。此外,在奶牛的日粮中添加一定量的竹提取物、青蒿提取物或王不留行提取物等,可通过营养瘤胃、增强采食量和调节体内激素水平来提高奶牛的生产性能。

4. 提高动物繁殖能力及生存率　提高动物繁殖能力是增加养殖效益的重要举措。在蛋鸡的日粮中添加 300 mg/kg 紫苏籽提取物,可提高其产蛋率、种蛋合格率、种蛋受精率和孵化率,提高单枚蛋重和饲料转化率,经济效益得以显著提高。在蛋鸡饲粮中添加 0.03% 紫苏籽提取物,能极显著地提高蛋鸡血清中孕酮和雌二醇的含量,降低蛋鸡血清中睾酮含量,提高蛋鸡产蛋率和日均产蛋量。茶多酚改善动物繁殖性能,主要是通过提高母猪的抗氧化水平,保护卵母细胞免受氧化应激损伤;增强母猪免疫机能,提高初乳中免疫球蛋白含量,进而提高仔猪存活率;提高母猪血清中孕酮浓度,有利于胚胎发育,从而提高胚胎存活率。中药资源富含黄酮类等多类型化合物,在提高动物繁殖能力上表现出较好的活性和开发潜力。

5. 改良饲料品质

(1) 抗氧化剂:中药提取物可开发成具有抗氧化剂功能的饲料添加剂,可延缓或防止饲料发生氧化而变质。商品饲料生产时,会根据动物营养需求添加油脂或其他脂溶性原料,这些物质接触空气易氧化、破坏,使饲料营养价值下降、适口性变差,甚至导致饲料酸败变质。源于中药资源的抗氧化剂,如《添加剂品种目录》收录的甘草抗氧化物,已经形成一定的商业化规模。其是从提取甘草酸(甘草甜素)或甘草浸膏之后的甘草渣中提取出来的、一组以黄酮类和类黄酮类物质为主的脂溶性混合物,具有较强的清除自由基能力,可以有效缓解饲料的氧化变质,同时还可增强饲喂动物的抗氧化能力。竹叶抗氧化物的主要功能物质为黄酮类成分,对脂质过氧化产物丙二醛的生成具有明显的抑制作用,具有开发成饲料添加剂的潜力。研究表明,中药水提后的药渣和非药用部位中往往含有较多的抗氧化活性物质,如银杏叶水提后的药渣中的聚戊烯醇和黄酮类化合物、丹参水提后的药渣中的丹参酮类化合物、菊茎叶中的黄酮类化合物,以及山楂叶中以牡荆素和槲皮素为主的黄酮类化合物,都表现出良好的抗氧化活性。

(2) 防霉防腐剂:饲料在储存过程中易发生霉变和腐败,在生产商品饲料时可以添加具有防腐功能的饲料添加剂,以延长饲料的储存时间和保证饲料的品质,此类添加剂往往具有抑制微生物生长、减少毒素产生、降低毒素毒力、减少毒素吸收,以及增加毒素的排泄、降解或转化的作用。大量研究表明,陈皮、公丁香、藿香、艾叶、蒲公英、杜仲、大蒜等及其提取物对霉菌活性和霉菌的生长繁殖均有抑制作用。大蒜及其提取物主要为其中所含的丙基二硫化丙烯具有较好的防霉抑菌性,可通过破坏霉菌的硫基酶功能、阻碍霉菌的新陈代谢,来杀灭包括黄曲霉、黑曲霉、烟曲霉等在内的霉菌。公丁香富含挥发油,其主要抑菌防霉活性成分为丁香酚、乙酰丁香酚、β-石竹烯等。桂皮中具有抑菌防腐作用的挥发油主要成分为桂皮醛,另含桂皮酸、乙酸桂皮酯,可用于饲料的防腐保存。银杏叶的不同溶剂提取物对革兰氏阳性菌、革兰氏阴性菌、放线菌及真菌均有抑制作用,银杏叶黄酮具有广谱抑菌性。竹叶提取物富含黄酮类成分,对部分食品致病菌具有显著的抑制作用。

(3) 调味和诱食剂:植物提取饲料添加剂在养殖动物的诱食方面具有广阔的应用空间。具有特殊香味的中草药可刺激动物的嗅觉器官,促进其消化液的分泌和胃肠蠕动,产生食欲,从而改善饲料的适口性,促进采食和饲料转化率。饲料诱食和调味剂属于非营养性添加剂,诱食效果既取决于诱食活性成分,也与其质量浓度有一定关系。中草药诱食剂在水产养殖中受到广泛关注,甜菜碱具有甜味、鱼虾敏感的鲜味,以及适合鱼类嗅觉和味觉感受器的化学结构,对鲫鱼、奥尼罗非鱼、幼虾、鲤鱼、田螺和对管角螺幼螺等多种水产动物都有诱食作用,且可增加其他氨基酸的味感受效应,是理想的诱食剂。此外,甜菜碱对断奶仔猪、生长育肥猪和妊娠母猪也有较好的诱食作用。山楂对皱纹盘鲍有明显的诱食效果。

（二）源于中药资源的饲用产业发展现状

随着我国经济动物养殖规模的日益扩张,对中药功能饲用产品的需求显著增长。国家农业农村部第 226 号公告中的《新饲料添加剂申报材料要求》和农办牧〔2023〕2 号文发布的《植物提取物饲料添加剂申报指南》等,对植物源提取物饲料添加剂开发的申报要求给出了明确规定。出台的多项政策均有利于天然植物提取物新饲料添加剂的开发和注册。

1. 植物提取物饲料添加剂的产业规模　自 2020 年 1 月 1 日起,退出除中药外的所有促生长类药物饲料添加剂的政策实施后,2020 年全国饲料添加剂总产量和总产值分别为 1 390.8 万吨和 932.9 亿元,同比分别增长 16.0% 和 11.2%,其中多种天然植物来源的饲料添加剂的产量增长势头强劲。例如,包含大蒜素的调味和诱食物质类、包含甜菜碱的维生素及类维生素类,以及以天然植物来源为主的其他类饲料添加剂的产量均增长幅度超过 20%。

在"饲用禁抗"的政策实施后,传统的饲料添加剂将无法完全满足规模化、集约化的畜牧养殖业,以优质产品为导向的、对个性化、环保化、健康化养殖解决方案的需求将会成为饲料添加剂新的增长点。因此,具有健康功能价值的药用植物及其提取物孕育着广阔的开发前景和市场空间。

2. 植物提取物饲料添加剂的品种与分类　截至 2021 年 9 月,《饲料添加剂品种目录》已收录的植物源饲料添加剂近 40 种,包括具有改善动物健康、改善动物源食品品质和改良饲料品质功能的添加剂品种。添加剂按功能被分为 13 个类别,其中涉及植物源饲料添加剂的类别包括:维生素及类维生素,如甜菜碱(源自甜菜 *Beta vulgaris* L. 的根)等;抗氧化剂,如迷迭香提取物(源自迷迭香 *Rosmarinus officinalis* L. 的全草)、甘草抗氧化物(源自甘草 *Glycyrrhiza uralensis* Fisch.、胀果甘草 *G. inflata* Bat. 或光果甘草 *G. glabra* L. 的根)等;调味和诱食物质,如甜菊糖苷[源自甜叶菊 *Steruia rebaudiana* (Bertoni) Hemsl. 的叶]、大蒜素(源自大蒜 *Allium sativum* L. 的鳞茎)等;着色剂,主要适用于宠物和观赏动物,部分适用于经济养殖动物,如辣椒红(源自辣椒 *Capsicum annuum* L. 的果实)、天然叶黄素(源自万寿菊 *Tagetes erecta* L. 的头状花序);黏结剂、抗结块剂、稳定剂和乳化剂,如决明胶(源自钝叶决明 *Cassia obtusifolia* L. 或小决明 *C. tora* L. 的种子胚乳)、刺槐豆胶[源自刺槐豆 *Ceratonia siliqua* (L.) Taub. (Fam. *Leguminosae*) 的种子胚乳或胚乳粉]等;杜仲叶提取物(源自杜仲 *Eucommia ulmoides* Oliv. 的叶)、紫苏籽提取物[源自紫苏 *Perilla frutescents* (L.) Britt. 的果实]、糖萜素(源自山茶 *Camellia japonica* L. 的果实)、天然类固醇萨洒皂角苷(源自丝兰 *Yucca schidigera* L. 的茎叶)、植物甾醇等被归属到其他类。

此外,近期获得批准的饲料添加剂尚有适用于鸡的藤茶黄酮[源自显齿蛇葡萄 *Ampelopsis grossedentata* (Handel-Mazzetti W. T. Wang) 的茎叶]、适用于淡水鱼类和肉仔鸡的姜黄素(源自姜黄 *Curcuma longa* L. 的根茎)、适用于肉仔鸡的绿原酸(源自灰毡毛忍冬 *Lonicera macranthoides* Hand-Mazz. 的花蕾或带初开的花)等。

研究发现,具有改善饲料品质的抗氧化剂和诱食剂等饲料添加剂,通常也兼具一定改善动物健康及动物源食品品质的作用。根据规定,可在商品饲料和养殖过程中使用的促生长类中兽药尚可作为植物提取物饲料添加剂的补充,然而,因其特殊的产品属性,在研发、注册、生产、应用过程中必须按照兽药法规进行规管,新药注册需按照兽药开发流程进行药学、药理毒理、临床等研究。

二、基于中药资源的饲用产品开发策略与产业化方向

（一）以中药资源物质组分为原料的饲用产品开发

1. 以中药资源为原料提取的物质组分饲料添加剂产品开发　植物糖类、酚酸类、黄酮类、皂苷类、生物碱类等天然产物组分是中药资源中重要的生物活性物质,已在国内外经济动物生产过程和相关领域得到普遍关注和开发利用,形成了独具特色的高附加值饲用功能性产品群。

《饲料添加剂品种目录》中已收载的植物组分提取物可分为两大类。一类是单一物质组分,如姜黄素组分、大蒜素组分、天然叶黄素组分、藤茶黄酮组分、茶多酚组分等。姜黄素是以姜黄的根茎为原料制备得到的双苄基庚烷类化学组分,其主要成分为姜黄素、去甲氧基姜黄素和双去甲氧基姜黄素,且三者质量分数之和不低于95%,姜黄素主要应用于淡水鱼类、肉仔鸡养殖动物的生产中,可促进营养物质的吸收,提高生产性能,增强抗氧化能力和抗病能力。大蒜素源自大蒜的鳞茎,主要成分为大蒜辣素和大蒜新素等一大类有机硫化合物,其不但能有效保证饲料质量、改善饲料风味和提高动物采食量,还具有增强动物抗病能力和促进生长发育的功能。以万寿菊头状花序为原料提取的天然叶黄素组分,其主要成分为叶黄素酯、玉米黄质、环氧化物等。天然叶黄素可用于饲料工业,主要用来增加动物源食品颜色,也可用于改善水产动物体色,同时作为维生素前体可提高抗氧化能力、改善动物健康状况和促进生长。

另一类被收载的植物组分,则是以植物资源为原料经提取获得的、包括多元物质组分的复合物,如杜仲叶提取物、苜蓿提取物、紫苏籽提取物、淫羊藿提取物等。以杜仲叶为原料制备的杜仲叶提取物,主要由酚酸类、多糖类和环烯醚萜类等多种组分构成。以苜蓿 *Medicago sativa* L. 的地上部位为原料制备的苜蓿提取物,主要由多糖类、黄酮类和皂苷类等多种组分构成。以紫苏果实为原料经超临界 CO_2 流体萃取获得的紫苏籽提取物,主要由以 α-亚油酸、亚麻酸为主的不饱和脂肪酸类等多种组分构成。以山茶籽粕为原料制备的糖萜素,主要由皂苷类、多糖类和有机酸类等多种组分组成。上述提取物应用于多种畜禽、水产动物和宠物,在促进生长,提高饲料转化率,增强抗氧化、抗病能力,减少死淘率等方面可发挥良好作用。

以药用植物为原料提取、制备饲用功能组分的研究报道较为丰富。单一组分提取物包括植物多糖类组分,如桑叶多糖、黄芪多糖和绞股蓝多糖等;黄酮类组分,如桑叶黄酮、艾叶黄酮和山楂黄酮等;皂苷类组分,如绞股蓝皂苷、三七皂苷和黄芪皂苷等。多组分提取物包括橘皮提取物、蒲公英提取物、黄芪提取物、马齿苋提取物等。

2. 以中药资源为原料提取的单一物质饲料添加剂产品开发　《饲料添加剂品种目录》已收载的单一物质饲料添加剂有绿原酸和甜菜碱。绿原酸是以灰毡毛忍冬的花蕾为原料制得的,其纯度≥95%,是常用的清热解毒类饲料添加剂产品,主要用于促进肉仔鸡生长、提高饲料转化效率、增强抗氧化能力、改善肠道菌群结构。甜菜碱广泛存在于植物中,如甜菜的根、宁夏枸杞的叶和果实等,具有调控脂肪与氨基酸代谢,促进蛋白质合成而改善胴体组成,提高反刍动物瘤胃及肠道菌群的抗逆性等功能。芦丁是广泛存在于豆科、芸香科等植物组织中的黄酮类成分,能够有效提高肉鸡的生长性能,改善蛋鸡的蛋品质;抑制肌内脂肪合成和蛋白质氧化,而改善猪肉的风味、嫩度及营养成分等品质指标;尚能改善反刍动物瘤胃内环境,提高代谢消化能力,进而提高生产性能;调节奶牛机体内氨基酸的代谢,提高奶牛乳脂乳蛋白及乳糖相关基因 mRNA 表达水平,促进蛋白质合成,提高乳品质和产奶性能。白藜芦醇广泛存在于药用植物虎杖 *Polygonum cuspidatum* Sieb. et Zucc., 以及花生 *Arachis hypogaea* L.、大豆 *Glycine max* (L.) Merr.、葡萄 *Vitis vinifera* 等植物中,其在养殖动物中表现出抗氧化、增强免疫、改善肠道健康和改善动物品质等功能。唇形科黄芩属植物类群中普遍含有黄芩苷等黄酮类成分,该类黄酮物质在水产养殖健康功能方面的表现突出,具有促进糖脂代谢、提高饵料利用率、提高抗病能力、提高成活率和促进生长发育等功能。

（二）以中药资源为原料配伍成方的饲用产品开发

中药配伍应用于经济动物的健康护育由来已久,并可依据药性偏向使之达到相须、相使的增效减毒目的,从而更好地应用于动物养殖。目前,在商品饲料和养殖中使用的中兽药有4个品种,其中山花黄芩提取物散由山银花提取物和黄芩提取物制备而成。此外,根据《天然植物饲料原料通用要求》,可选用《饲料原料目录》收录的117种其他可饲用天然植物进行复配,以制备复配型天然植物粗提物饲料原料,这是复配中药提取物饲用产品重要的开发方向。

受到经济动物养殖领域对功效确切的复方中药饲用功能性产品的需求及其市场潜力巨大的激励,围绕不同种类、不同层面的多样化需要,基于中医药配伍思想,与农牧渔业合作而创制开发出一批有效安全的饲用产品。例如,黄芪、党参、白术、刺五加、当归、丹参等复配组方,可用于提高围产后期奶牛的生产性能,同时降低生牛乳体细胞数而提高乳品质。在和田黑鸡饲料中添加黄芪、党参、甘草、刺五加、茯苓等,可以有效促进黑鸡生长、增强免疫性能和抗体水平。在种鸡产蛋后期日粮中添加当归、黄芪、益母草,可有效缓解种鸡产蛋后期产蛋量下降的问题,改善种蛋合格率降低和蛋壳强度降低等问题。复方中药提取物饲料添加剂在水产养殖中多发挥诱食、提高饲料利用率、增强抗应激能力、增强抗病能力、促进生长、改善水产品质和改善肠道健康等功能。

（三）以中药材生产过程中副产物为原料的饲用产品开发

1. 以中药材生产过程中非药用部位为原料的提取物饲料添加剂产品开发　目前,我国药用植物的生产面积逾亿亩,在生产加工药材过程中产生数倍于药材的非药用部位,大多未能得到有效利用而造成中药资源的极大浪费。然而,基于本草记载及现代研究证实,许多药用植物的不同组织部位具有多方面的人畜健康保健价值。若能对此类非药用部位进行深入研究,挖掘其多途径可利用资源性成分,开发成新饲料添加剂,必将是节约资源、利国利民、推动产业绿色发展的重要举措。

在"饲用禁抗"政策颁布之后,养殖领域对植物源饲料添加剂的需求量在不断增加,中药非药用部位的开发利用可以有效缓解动物与人争药的现象,并且可以大幅降低生产成本,充分实现中药资源的价值。研究发现,非药用部位中富含多种活性成分,是良好的饲用添加剂开发原料,如以根及根茎入药的药用植物,其废弃的地上部分的生物总量往往是地下部分的5~10倍;以花、花序、果实和种子入药的药用植物产生的非药用部位其生物产量巨大。已有文献报道了中药非药用部位在畜禽养殖动物上的饲用功能研究,见表6-10。

表6-10　中药非药用部位的饲用功能研究

类别	植物名	非药用部位	资源性化学成分类型	饲用功能评价
以根及根茎入药	蒙古黄芪	茎叶	皂苷类、黄酮类、多糖类等	增强犊牛的免疫系统机能,减少腹泻,降低犊牛的发病率和死亡率;提高鹌鹑的生长性能,增强免疫能力,改善抗氧化状态,并可调节肠道菌群
	黄芩	茎叶	黄酮类、多糖类等	促进牛机体蛋白质合成代谢,提高机体免疫、抗氧化和生长性能;增强肉鸡的消化功能及其机体免疫功能
	甘草	茎叶	皂苷类、黄酮类等	抑制奶牛瘤胃有害微生物,改善瘤胃参数,提高饲料的利用效率;提高绵羊的免疫功能指标;改善羊肉中肌苷酸、胆固醇、风味氨基酸、不饱和脂肪酸和人体必需脂肪酸的质量分数
	姜	茎叶	黄酮类、挥发油类等	促进肉仔鸡免疫器官的生长发育,并提高抗氧化能力;提高黑兔肉的营养价值

类别	植物名	非药用部位	资源性化学成分类型	饲用功能评价
以花入药	菊	茎叶	黄酮类、酚酸类、多糖类等	调节脂多糖诱导的兔肠道功能失调紊乱;通过清除自由基提高抗氧化功能
	杭白菊	茎叶	黄酮类、酚酸类、多糖类等	提高羔羊机体的抗氧化能力,促进生长,调节瘤胃氨态氮和微生物蛋白的含量,以及瘤胃氢化菌的生长;提高獭兔幼兔的日增重、成活率和饲化转化率
	万寿菊	茎叶	黄酮类、挥发油类等	提高肉鸡的生产性能及其机体的免疫性能
以果实入药	宁夏枸杞	茎叶	黄酮类、酚酸类、精胺和亚精胺类等	调节畜禽氨基酸及脂肪代谢,促进蛋白质的积累,提高生产性能和产品品质,增强免疫能力
	山楂	叶	黄酮类、酚酸类等	提高产蛋后期种鸡的蛋壳品质;改善老龄蛋鸡的卵巢功能和肝脏脂质代谢
	五味子	根、茎叶	三萜类、木脂素类等	提高育肥猪采食量,增强免疫力和促进生长;提高肉仔鸡的成活率、增重效果和饲料利用率

　　然而,关于非药用部位的安全性评价的文献报道还较少,开发以非药用部位为原料的植物提取物饲料添加剂时,建议参考《植物提取物饲料添加剂申报指南(征求意见稿)》中"其他植物"的靶动物安全性评价,以及对人体健康和环境可能造成影响的评价要求。因而,如菊茎叶富含多种活性成分,且其清热解毒、清肝明目的功效确切,饲用功能已经得到初步验证,全国近百万亩的种植面积生产出约万吨非药用部位,若能得到合理有效的饲用化开发利用,将产生可观的社会和经济效益。

　　基于中药资源化学的研究思路与中药资源循环利用的策略路径,挖掘中药非药用部位在禽畜水产养殖领域的资源价值,既可促进食源性动物健康、减少抗生素的使用,又能实现中药副产物的有效利用,有效延伸中药资源经济产业链,必将产生良好的社会-经济-生态效益。

　　2. 以中药深加工产业化过程中副产物为原料的提取物饲料添加剂产品开发　针对中药制药等以消耗药材为原料的深加工产业每年产生副产物超亿吨的这一现实问题,建立精细化分级分类资源化利用技术体系,将副产物转化为资源性多元产品,既能延伸资源产业链,充分释放其资源价值,又能减少环境污染。中药药渣主要有 2 种形式:一种是单味药材经过提取后的药渣,主要来源于中药配方颗粒、标准提取物、工业原料制备、单味中药制药等单一原料投入生产时产生的单味药渣;另一种是复配药材经提取后的药渣,主要来源于复方中成药制药、中医临床调剂及保健功能性产品等多种原料投入生产时产生的混合药渣。药渣受加工目的、提取方法和工艺条件等因素的影响,尚有部分中药成分残留其中,如水提取工艺条件下的黄酮类、皂苷类、木脂素类、萜类等,再生利用制备成饲料添加剂将发挥其健康价值。

　　以副产物为原料制备的商品饲料添加剂,如《饲料添加剂品种目录》收录的甘草抗氧化物是从制备甘草浸膏或甘草酸之后的甘草药渣中提取的一组脂溶性混合物,主要成分为黄酮类物质的混合物,具有改善饲料品质和增强动物抗氧化能力等功能;糖萜素是从榨油后的山茶籽饼中提取纯化制得的多元物质组分,主要由皂苷类、糖类和有机酸类组成,具有增强动物抗病能力和改善畜禽肉质等功能。然而,目前还缺乏针对药渣开发提取物饲料添加剂的官方指导意见,建议根据药渣来源及提取物的纯化程度,参考《植物提取物饲料添加剂申报指南(征求意见稿)》中"纯化提取物"和"组分提取物"的有效性和安全性评价要求,以开展相关的研究。

　　研究报道,单味丹参、银杏叶、万寿菊、红花、八角茴香 *Illicium verum* Hook. f.、当归、三七、五味子等药渣中富含潜在的资源性化学成分。尚发现多种中药相关产品加工过程所产生的副产物中富含胡萝卜素类成分,如栝楼果瓤、沙棘果渣、宁夏枸杞果渣等,若将其作为获取天然黄色素的原料,既可提高资源利用效率和减轻环境压力,又可降低生产成本和提高经济效益。研究者较多关注药渣中残留的资源性成分组成和药理活性评价,在添加剂饲用功能方面的研究还相对薄弱。

依其药性进行配伍组方是中医药的特色优势所在。例如,中药注射剂类大品种有丹红注射剂、生脉注射液、脉络宁注射液、复方苦参注射液等;口服中成药大品种有通脉颗粒、连花清瘟胶囊、蒲地蓝口服液、六味地黄丸等。由于处方组成固定、提取工艺固定,混合药渣中残留的资源性物质相对稳定,可以针对性地获取目标成分,或者经过发酵转化释放更多的资源性成分,再进行成分分析和饲用功能研究。以中药药渣为代表的中药副产物整体呈现资源储量大、可再生利用性高、生产成本低等资源化特性,若能对其充分进行资源化利用,将释放潜在的千亿元价值。

(四) 基于微生物发酵的中药类饲用产品开发

中药资源及其产业化过程副产物含有丰富的粗纤维、粗蛋白、粗脂肪、矿物质及生理活性物质,是微生物发酵的理想基质。由其与益生菌共发酵而成的饲用产品,除了可促进食源性动物对营养成分的消化吸收、提高饲料转化率外,还能在调节动物肠道菌群、提高目标产物抗菌能力等方面有所裨益。例如,鼠李糖乳杆菌 CLT09 及长双歧杆菌 NCC2705 与健胃消食片药渣的共发酵产物,对脾虚小鼠的肠道菌群起到了良好的调节作用;黄芪水提药渣与棘孢木霉共发酵,发酵产物中各类型活性物质的含量明显增加,其中黄芪甲苷在发酵液中的释放量增加了 4 倍,发酵产物对金黄色葡萄球菌、大肠杆菌、变形杆菌及沙门氏菌等具有较强的抑制作用,从而创制出具有良好抗菌性能的饲料添加剂。

三、代表性研究实例

实例 1: 博落回散的研究与开发

【选题及市场调查】

欧盟市场的饲用抗生素即将被禁止,消费者期待更安全的添加剂产品,饲料和养殖企业期待更安全有效的替代产品。天然来源的产品具有广阔的市场空间。博落回植物中富含的高活性生物碱,如血根碱、白屈菜红碱等,其具有抗炎、抑菌的体外活性,以及替抗促生长的潜力。

【药学研究】

对博落回药材资源及生物碱富集部位进行调查研究,确定博落回果荚为原料药材,制定博落回果荚药材标准和博落回果荚采收加工标准。开展博落回野生变家种及育种工作,增加药材资源,提高利用率。开发并优化生物碱提取工艺,制定博落回提取物质量标准。

【药理毒理学研究】

对博落回提取物进行药效学、安全药理学、一般毒理学、特殊毒理学研究,设计并开展大鼠经口急性毒性试验、小鼠经口急性毒性试验、鼠伤寒沙门菌回复突变试验、小鼠骨髓细胞微核试验、致畸试验、小鼠精子畸形试验、大鼠 90 天喂养试验、大鼠慢性毒性试验(180 天)8 项试验。大鼠经口急性毒性试验结果显示,博落回提取物对大鼠经口 LD_{50} 为 1 564.55 mg/kg,LD_{50} 的 95% 可信限为 1 386.97~1 764.95 mg/kg。小鼠经口急性毒性试验结果显示,博落回提取物对小鼠经口 LD_{50} 为 1 024.33 mg/kg,LD_{50} 的 95% 可信限为 964.27~1 087.3 mg/kg。根据急性毒性分类,博落回提取物属于低毒级。

【临床研究】

对博落回散进行靶动物(猪和肉鸡)的有效性研究和安全性研究。猪试验结果表明: ① 饲料中添加 0.03‰~0.6‰ 剂量的博落回散饲喂 2 个月(60 天),试验猪的精神、食欲、行为表现均正常,未见任何不良反应,未出现发病及死亡现象。② 0.03‰博落回散可显著提高试验猪的日增重和饲料转化率,0.15‰、0.3‰和0.6‰博落回散对试验猪的日增重和饲料转化率无明显影响。③ 0.03‰~0.6‰剂量的博落回散对试验猪的血液生理、生化指标无显著影响,对试验猪的各种脏器组织也不产生任何病理性损害。

肉鸡试验结果表明:① 饲料中添加0.02‰~0.3‰博落回散,肉鸡的精神、食欲正常,无异常行为表现,未出现发病和死亡现象。② 添加0.02‰博落回散,对肉鸡具有增进食欲、提高日采食量、促进生长、提高日增重和饲料转化率的作用;添加剂量达0.1‰和0.2‰时,促长作用反而不明显;当添加剂量达0.3‰时,可影响肉鸡的食欲,降低日增重和饲料转化率。③ 添加0.02‰博落回散,对肉鸡的血液生理、生化指标无明显影响;添加剂量达0.1‰时,肉鸡的淋巴细胞百分比明显提高;添加更高剂量(0.2‰或0.3‰)时,可影响肉鸡浆细胞的产生,使浆细胞百分比显著下降;连续49天添加0.3‰博落回散,可造成肉鸡肝细胞损伤,使血清总胆红素显著升高。④ 添加0.02‰~0.3‰博落回散,对肉鸡的心脏、肺脏影响较小,而对肉鸡的肝脏、脾脏影响较大;添加剂量达0.2‰及以上时,肉鸡的肝脏、脾脏重量明显增加,脏器系数明显增大。⑤ 添加0.02‰~0.1‰博落回散,对肉鸡的各种脏器组织不会造成任何眼观损伤;添加剂量达0.2‰和0.3‰时,可损伤肉鸡的肝功能,引起肝脏轻度肿胀、色泽变黄;添加剂量达0.2‰和0.3‰时,可造成肉鸡的肝细胞肿大、脂肪变性,脾脏红髓轻度瘀血。说明肉鸡按推荐剂量(0.02‰)连续49天拌料饲喂博落回散较安全。

【注册申报】

将前期研究和收集的资料汇总,按照《兽药管理条例》进行兽药注册,博落回提取物和博落回散获得国家2类新兽药证书;按照《饲料和饲料添加剂管理条例》管理要求进行药物饲料添加剂批文申请,博落回散获批药物饲料添加剂。

实例2:黄芪茎叶发酵饲用原料的研究与开发

【选题依据及开发思路】

黄芪为我国常用大宗药材。截至2020年,全国黄芪种植面积已超150万亩,每年在黄芪药材的种植和采收过程中会产生近30万吨的茎叶资源,长久以来未得到有效利用。现代研究表明,黄芪茎叶富含氨基酸、蛋白质类、糖类等营养成分,以及黄酮类、皂苷类等功效成分,具有调节免疫、抗氧化、改善胃肠道功能等生物学作用。虽然近几年黄芪茎叶的资源价值逐渐被发现,但是其在动物养殖行业的应用仍处于初级阶段,资源利用率低下,对动物的保健价值尚未被科学阐明。前期研究发现黄芪茎叶中的粗纤维含量较高,而蛋白质含量较低,畜禽直接采食后营养转化率较低,限制了黄芪茎叶在饲料行业的应用。固态发酵可以提高发酵原料中可溶性糖类、氨基酸类、蛋白类成分的含量,降低粗纤维、非淀粉性多糖等抗营养因子的含量,提高饲料的消化利用率;同时,在发酵过程中,微生物还会产生酶、多肽、脂肪酸等代谢产物,改善饲料的适口性。基于此,为改善黄芪茎叶的饲用品质,利用《饲料添加剂品种目录》中的多种微生物对黄芪茎叶进行混菌固态发酵,并对发酵工艺进行优化。在此基础上,通过小鼠饲喂试验初步考察发酵前后黄芪茎叶的安全性,以及其对动物生长性能的影响,以期为黄芪茎叶的饲用化研究与开发提供参考。

【发酵菌种筛选及工艺优化】

1. 发酵菌种筛选 基于降低黄芪茎叶的粗纤维含量、提高其蛋白含量,进而改善黄芪茎叶饲用品质的角度,分别比较了枯草芽孢杆菌、产朊假丝酵母、毕赤酵母、酿酒酵母、黑曲霉、平菇菌对黄芪茎叶的发酵效果。结果显示,黑曲霉的降纤维效果最佳,降解率达到28.68%;产朊假丝酵母对黄芪茎叶总蛋白的提升效果最佳,提升率为57.26%。枯草芽孢杆菌的降纤维和增蛋白效果不如黑曲霉与产肮假丝酵母,但其可以产生香味成分乙偶姻,还可降解植酸等抗营养因子。为进一步改善黄芪茎叶的适口性和风味,选择枯草芽孢杆菌、产肮假丝酵母及黑曲霉作为混合发酵菌种。

2. 发酵工艺优化　采用正交试验法对发酵工艺进行优化,得到了最佳固态发酵工艺:混菌组成为黑曲霉、枯草芽孢杆菌和产肮假丝酵母,混菌比例为黑曲霉:枯草芽孢杆菌:产肮假丝酵母体积比3:1:3,种子液接种量30%,料液比2:3(g/mL),黄芪茎叶:麦麸基质比3:2,发酵时间5天。发酵后,黄芪茎叶的总蛋白含量提升了82.55%,粗纤维含量降低了34.02%。通过混菌固态发酵,进一步提升了黄芪茎叶的营养价值。

【功能评价】

通过小鼠饲喂试验,初步考察混菌固态发酵前后黄芪茎叶的安全性及其对动物生长性能的影响。选择80只SPF级ICR健康小鼠,随机分成5组,分别为空白组、发酵前低剂量组(HQJY－L,在小鼠维持饲料中添加2%黄芪茎叶)、发酵前高剂量组(HQJY－H,在小鼠维持饲料中添加4%黄芪茎叶)、发酵后低剂量组(DBSL－L,在小鼠维持饲料中添加2%黄芪茎叶混菌固态发酵物)、发酵后高剂量组(DBSL－H,在小鼠维持饲料中添加4%黄芪茎叶混菌固态发酵物)。空白组小鼠每天饲喂常规维持饲料,其他组小鼠分别饲喂相应的受试物饲料,连续饲喂25天。结果表明,与空白组相比,HQJY组和DBSL组小鼠的日增重均显著提高。与HQJY组相比,DBSL组小鼠的日增重更高。HQJY组和DBSL组小鼠各项血常规及血液生化指标均处于正常范围内。HE染色切片观察结果显示,HQJY组和DBSL组小鼠的肝、肾组织均无病理性变化,初步表明黄芪茎叶经混菌发酵后,饲喂安全性较好。

第五节　植物源生物农药价值挖掘与资源化利用

植物源生物农药是指利用植物有机体的全部或部分有机物质及其次生代谢产物加工而成的制剂,是用于防治作物的病、虫及鼠害的药物,包括从植物中提取的活性成分、植物本身和按活性结构合成的化合物及衍生物,因此,植物源生物农药也可以简要定义为有效成分来源于植物资源的农药。以中药资源为原料开发的农药可归属于植物源农药范畴。近20年来,在植物源农药产业化开发方面,我国取得了巨大的进步,在国家相关政策的扶持下,目前植物源农药的研究、开发、生产与应用均已进入关键时期,市场份额不断扩大,呈现出强劲的发展势头。尤其是在将植物源农药独立于其他类农药进行登记以来,极大地促进了该类农药新产品的创制与开发。植物源农药以其资源丰富、低毒、不易产生抗药性、选择性高等特点,在有机农业领域具有广泛的应用前景。因此,科学合理地开发与应用植物源农药具有不可估量的经济效益和生态意义。

一、中药资源的生物农药价值挖掘与发展现状

植物源农药不仅具有杀虫、杀菌、抗病毒和除草活性,还具有诱导免疫等功能,其生物活性与作用方式多样,并且具有特殊的作用靶标及复杂的作用机制。植物源农药对害虫的作用方式一般包括胃毒作用、忌避作用、拒食作用、抑制生长发育,少数为触杀作用,对高等动物及害虫的天敌相对安全。植物源农药的活性成分属于天然物质,在长期的进化过程中已形成独特的代谢降解途径,因此其环境相容性好。植物源农药的活性物质是植物在自身防御机制下与有害生物共同进化所产生的,所以靶标生物对其不易产生抗药性。但是,植物源农药由于原料来源、储存加工、制剂工艺等方面的一些特殊要求,生产成本相对传统化学农药较高。

在农业生产中,人类使用植物源农药的历史悠久。早在公元前 1 000 多年的古希腊《荷马史诗》中就记载了使用硫黄熏蒸的方法进行防病的案例,同时在中国的古籍《周礼》《山海经》《神农本草经》《齐民要术》等书中也均有使用植物源农药防治有害生物的记载。自 20 世纪 40 年代起,有机合成农药开始主导市场,植物源农药逐渐淡出人们的视线。直到 20 世纪 60 年代后期,有机合成农药的诸多弊端逐渐显现,使得植物源农药重新又得到重视。相比于发达国家,我国在植物源农药方面的开发水平达到了国际先进水准,某些领域已走在世界前列,特别是近年来我国在生物技术的开发和创新方面不断取得突破性进展,为植物源农药的发展创造了条件。我国拥有丰富的植物资源,具有发展植物源农药的得天独厚的条件。因为环境保护、食品安全和有害生物生态控制的需要,因此,植物源农药凭借其自身的优势在有机农业领域展现出广阔的发展前景。

大自然中发现一种病害或虫害只会危害某一种或某一类植物,但对其他一些植物却不构成危害。这是由于植物在长期进化过程中,病菌和害虫诱导某些植物自身产生一些具有特殊生物活性的次生代谢产物,能抵御病虫害的侵袭。植物是生物活性化合物的天然宝库,其次生代谢产物超过 40 万种。相对于有机合成农药,植物源农药具有资源丰富、低毒、不易产生抗药性、选择性高等特点,因此在有机农业领域得到了广泛应用。在植物源农药的研发与应用过程中,其中杀虫、抑菌、除草等活性开发是新农药品种创制的重点和主导。但从近些年的相关研究和实践中发现,植物源农药在使用后出现明显的肥效、增产作用,并且在提高植物免疫、调节作物生长、抗逆及产品保鲜方面也有明显功效。这极大地凸显出植物源农药具有作用多样性,以及巨大的开发价值。

目前,关于植物源农药的研究主要涉及楝科、豆科、卫矛科、菊科等科属植物,其中以鱼藤酮、印楝素、苦参碱、烟碱和苗蒿素等作为活性成分的植物源农药已完成登记,生产厂家达 50 余家。截至 2014 年 12 月,已登记的植物源农药产品共有 373 种,有效成分 31 种。根据农业部农药检定所的统计数据表明,2012 年已登记的生物源农药品种有 112 个,实际生产的有 64 个,其中正常生产的植物源农药有 14 个,产量最高的为苦参碱,其次为印楝素,最少的为大黄素甲醚。

目前,从有机合成化合物的角度筛选高效安全的农药活性物质的难度越来越大,所以从植物中筛选结构新颖、作用机制独特的农药活性物质,并且将其直接应用或以其作为先导化合物进行修饰合成的方法已成为当前农药开发的一条重要途径。尽管植物源农药有诸多优点,但也有其自身的缺点。例如,活性成分的含量和活性强度不稳定,起效缓慢;持效期短;成分复杂,难以准确地确定有效杀虫成分;部分地方和农民的环保意识淡薄,缺乏对生物农药及植物源农药的必要了解,过分依赖化学农药的使用等,从而导致植物源农药的商品化进程缓慢。随着人们对食品安全的日益重视和环保意识的提高,国家对绿色农药的发展非常重视。农药行业的"十二五"规划提出绿色农药占比将由 10% 提高到 30%,并且生物农药的产业政策也在陆续出台,植物源农药的开发及使用将势在必行。

二、基于中药资源的生物农药分类与产品开发

(一) 植物源生物农药的分类

植物源农药种类繁多,植物体中的各种活性物质也十分丰富,并且具有不同的作用方式和用途。按活性成分的化学结构,可分为生物碱类、萜类、黄酮类、糖苷类、羧酸酯类、萜烯类、香豆素类、精油类、有毒蛋白质类等。按作用方式,可分为毒素类、植物内源激素类、植物昆虫激素类、拒食类、引诱和驱避类、绝育类、增效类、植物防卫素类、异株克生类等。按防治对象,可分为植物源杀虫剂、植物源杀菌剂、植物源抗病毒剂、植物源灭鼠剂、植物源除草剂、土壤改良剂、植物生长调节剂等。下面以防治对象为例,将具体描述植物源农药的分类。

1. **植物源杀虫剂**　除具有与合成杀虫剂相同的作用方式(触杀、胃毒、熏蒸)外,有的还表现出一些特异性的作用方式(拒食、忌避、杀卵和作为不育剂等)。许多植物源杀虫剂的显著特点之一是可干扰害虫的正常发育,如可使害虫的幼虫期延长,使其容易受到自然环境的影响。

以舞毒蛾幼虫为对象,采用点滴触杀法,测定植物源杀虫剂鱼藤酮对舞毒蛾幼虫的生长、杀虫活性、过氧化氢酶活性的影响。结果表明,鱼藤酮对舞毒蛾幼虫具有低毒高效的毒杀作用,可抑制舞毒蛾幼虫生长。还有学者选用4种植物源杀虫剂对毛竹林下套种的多花黄精上的豆芫菁成虫进行室内毒力测定、野外防治试验,结果表明,5%桉油精可溶液剂、4%鱼藤酮乳油、1.2%烟碱苦参碱乳油、1%苦参碱可溶液剂4种植物源杀虫剂对豆芫菁成虫均有毒性,其中以1%苦参碱可溶液剂对豆芫菁成虫的毒性最强。这4种药剂均可作为防治豆芫菁成虫的无公害药剂。

2. **植物源杀菌剂**　是利用某些植物中含有的某些抗菌物质杀死某些病原菌或有效抑制其生长发育。已发现的植物中具有杀菌和抑菌作用的活性成分涉及生物碱类、萜类、黄酮类、苷类、醌类、酚类、胺类、酯类、香豆素类、醛类、醇类、木脂类及精油类等化合物,另外还有丹宁、有机酸、蛋白质等也具有抑菌作用。

制备艾叶、姜黄、苦参、石菖蒲、小叶桉、丁香、花椒、丁香等药用植物的乙醇提取物,分别观察其对芒果炭疽病抗药性菌株、芒果炭疽病敏感菌株和引起香蕉枯萎病的尖孢镰刀菌古巴专化型菌株 *Fusarium oxysporum* f. sp. cubense 的抑制作用。结果表明,丁香、石菖蒲、花椒提取物对芒果炭疽病菌及尖孢镰刀菌古巴专化型菌株具有不同程度的抑制作用,芒果炭疽病抗药性菌株对供试植物提取物没有明显的抗药性。

3. **植物源抗病毒剂**　从高等植物组织中分离得到的抗病毒有效成分主要集中在商陆科、藜科、石竹科及莲子草属等植物中。丁香酚是一种新型植物源抗病毒剂,其天然存在于丁香油、丁香罗勒油及肉桂油等精油中,可用于防治番茄黄化曲叶病毒病。林中正等人证实从30种植物源提取物中筛选出的银杏、栀子、商陆、赤芍提取物对烟草花叶病毒(tobacco mosaic virus,TMV)具有较强的体外钝化作用,可以抑制TMV初侵染和病毒增殖。

4. **植物源除草剂**　开发植物源除草剂的科学依据是植物之间的异株克生作用。植物的次生代谢产物是产生异株克生作用的物质基础,那么从异株克生化合物中筛选出高活性的先导化合物,再人工合成新型高效的植物源除草剂,则是植物源除草剂研究领域的重要方向。据统计,目前已发现30多个科属植物中具有除草活性的成分近百种,主要有天然羧酸类、酚酸类、三酮类、萜烯类、生物碱类、香豆素类、噻吩类、二苯醚类等。

5. **植物生长调节剂**　油菜素内酯是一种天然植物激素,早在20世纪70年代由米切尔首次从油菜花粉中分离得到,现已证实其广泛存在于植物的花粉、种子、茎和叶等器官中。油菜素内酯可以促进大豆种子萌发和幼苗生长,对小麦植株具有扩增旗叶面积、促进叶片光合作用、增加叶绿素含量、延缓叶片衰老等功效,可以提高草莓的抗热性,还能延缓百合切花衰老。

玉米素是一种植物体内天然存在的细胞分裂素,可促进细胞分裂和分化、延缓植物组织衰老、促进新器官形成和花芽分化等。它是从甜玉米灌浆期的籽粒中提取并结晶出的第一个天然细胞分裂素,在工业生产中已采用人工合成的方式进行生产。玉米素能有效加快番茄果实的膨大速度,具有增产作用,还能提高维生素C含量。研究证实,玉米素尚能提高葡萄果实的糖分积累。

（二）植物源生物农药的活性成分

据统计,具有控制有害生物活性的植物约有2 400种。美国、菲律宾、印度等国家的有关专家都曾对具有农药活性的植物进行较为系统的调查和筛选。我国对具有农药活性植物的筛选一般是参考《本草纲目》等古籍和《中国土农药志》《中国有毒植物》等专著,以及在生产中人们使用的"土农药"。植物源农药的活性成分可分为生物碱类、萜烯类、酮类和番荔枝内酯类,此外还有木脂类(如乙醚酰透骨草素)、甾体类(如牛膝甾酮)、羟酸酯类(如除虫菊酯)等。目前,常见的单一物质植物源农药如下。

1. 氧化苦参碱　单剂为 0.1% 水剂,混配制剂有 0.5%、0.6% 氧化苦参碱·补骨内酯水剂,可用于防治花卉蚜虫和十字花科蔬菜菜青虫、蚜虫。

2. 鱼藤酮　单剂有 2.5%、4%、7.5% 乳油,混配制剂有 5% 除虫菊素·鱼藤酮乳油,可用于防治十字花科蔬菜菜青虫、蚜虫、小菜蛾、斜纹夜蛾,柑橘树矢尖蚧,棉花棉铃虫。

3. 百部碱　制剂为 1.1% 百部碱·楝素·烟碱乳油,可用于防治菜豆斑潜蝇、茶树小绿叶蝉和十字花科蔬菜蚜虫、菜青虫、小菜蛾。

4. 香芹酚　制剂为 5% 丙酸·香芹酚水剂,可用于防治黄瓜灰霉病和水稻稻瘟病。

5. 藜芦碱　制剂为 0.5% 可溶性液剂,可用于防治棉花棉铃虫、棉蚜和十字花科蔬菜菜青虫。

6. 血根碱　制剂为 1% 可湿性粉剂,可用于防治菜豆蚜虫、十字花科蔬菜菜青虫、梨树梨木虱和苹果树二斑叶螨、蚜虫。

7. 闹羊花素-Ⅲ　制剂为 0.1% 乳油,可用于防治十字花科蔬菜菜青虫。

8. 苦皮藤素　制剂为 1% 乳油,可用于防治十字花科蔬菜菜青虫。

9. 蛇床子素　制剂为 0.4% 乳油,可用于防治十字花科蔬菜菜青虫和茶树茶尺蠖。

10. 苦参碱　单剂有 0.2%、0.26%、0.3%、0.36%、0.5% 水剂,0.3% 水乳剂,0.36%、0.38%、1% 可溶性液剂,0.3% 乳油,0.38%、1.1% 粉剂。混配制剂有 1% 苦参碱·印楝素乳油,0.2% 苦参碱水剂·1.8% 鱼藤酮乳油桶混剂,0.5%、0.6%、1.1%、1.2% 苦参碱·烟碱水剂,0.6% 苦参碱·小檗碱水剂。可用于防治蔬菜地小地老虎,十字花科蔬菜菜青虫、小菜蛾、蚜虫,韭菜韭蛆,黄瓜红蜘蛛、蚜虫,茶树茶毛虫、茶尺蠖,烟草烟青虫、烟蚜,小麦、谷子黏虫,棉花红蜘蛛,柑橘树矢尖蚧,梨树黑星病,苹果树红蜘蛛、黄蚜、轮纹病。

11. 丁子香酚　单剂为 0.3% 可溶性液剂,混配制剂为 2.1% 丁子香酚·香芹酚水剂,可用于防治番茄灰霉病。

12. 印楝素　制剂为 0.3%、0.5% 乳油,可用于防治十字花科蔬菜小菜蛾。

13. 烟碱　单剂为 10% 乳油,混配制剂有 0.84%、1.3% 马钱子碱·烟碱水剂,2.7% 莨菪碱·烟碱悬浮剂,27.5% 烟碱·油酸乳油,10% 除虫菊素·烟碱乳油,9% 辣椒碱·烟碱微乳剂,15% 蓖麻油酸·烟碱乳油。可用于防治十字花科蔬菜菜青虫、蚜虫,柑橘树矢尖蚧,小麦蚜虫、黏虫,苹果树黄蚜,黄瓜红蜘蛛、蚜虫,菜豆蚜虫,棉花棉铃虫、蚜虫,烟草烟青虫,芥菜蚜虫。

14. 黄芩苷　制剂为 0.28% 水剂,可用于防治苹果树腐烂病。

15. 楝素　制剂为 0.5% 乳油,可用于防治十字花科蔬菜蚜虫。

16. 桉叶素　制剂为 5% 可溶性液剂,可用于防治十字花科蔬菜蚜虫。

17. 大蒜素　制剂为 0.05% 浓乳剂,可用于防治黄瓜、枸杞白粉病。

18. 除虫菊素　制剂为 5%、6% 乳油,可用于防治十字花科蔬菜蚜虫。

19. 茼蒿素　制剂为 0.65% 水剂,可用于防治苹果树尺蠖、蚜虫和叶菜类蔬菜菜青虫、蚜虫。

市场上已有药用植物源生物杀菌剂、杀虫剂、杀螨剂、杀软体动物剂、杀鼠剂、植物生长调节剂六大类产品。涉及的天然活性成分有醌酚类、生物碱类、肉桂酸类、香豆素类、黄酮类、萜烯类等,并已经得到专利保护和推广应用(表 6-11)。

表 6–11　我国开发为生物农药的代表性中药植物资源

科名	药用植物种类（代表性生物农药成分）	应用部位
豆科	苦豆子（苦参碱）、苦参（苦参碱）、鱼腾（鱼腾酮）	种子
菊科	万寿菊（α-三联噻吩）、除虫菊花（除虫菊素）	全草
卫矛科	苦皮藤（苦皮藤素）、雷公藤（雷公藤甲素）、南蛇藤（南蛇藤素）	全草
大戟科	大戟（大戟酮）、蓖麻（蓖麻碱）	果实或根茎
楝科	印楝（印楝素）、川楝（川楝素）、苦楝（苦楝素）	果实
防己科	木防己（木防己碱）	根茎
粟科	博落回（血根碱）、白屈菜（白屈菜碱）	全草
茄科	烟草（烟碱）、曼陀罗（莨菪碱）、天仙子（莨菪碱）	根茎
瑞香科	断肠草（钩吻素）、狼毒（狼毒大戟素）	全草
胡桃科	胡桃（胡桃醌）	叶
毛梗科	黄连（小檗碱、黄连碱）	全草
夹竹桃科	夹竹桃（夹竹桃苷）	全株
石蒜科	石蒜（石蒜碱）、仙茅（仙茅苷）	块茎
天南星科	半夏（胆碱）、菖蒲（甲基丁香酚）、天南星（烟酰胺）	块茎
马鞭草科	马鞭草（马鞭草苷）	全草
百合科	大蒜（大蒜素）、生姜（姜烯酚）	全草
蓼科	大黄（大黄素）、羊蹄（大黄素）	全草
芸香科	九里香（香茅醛、香茅醇）、花椒（茵芋碱）	全株
紫菀科	土木香（土木香内酯）	全草
唇形科	黄芩（黄芩素）、薄荷（薄荷醇）、广藿香（丁香酚）	全草
杜鹃花科	马醉木（闹羊花素）、黄杜鹃（闹羊花素）	全株
木兰科	厚朴（厚朴酚）	叶
伞形科	蛇床（蛇床子素）、孜然（孜然精油）	果实
樟科	阴香（丁香油酚）、肉桂（丁香酚）、樟（樟脑）	全株
葫芦科	丝瓜（葫芦素）	藤
桑科	无花果（枸橼酸）	全株
百部科	大百部（百部碱）	根
桃金娘科	丁香（丁香油酚）	全株

三、植物源生物农药的开发途径

对于新农药品种的研发,其关键是研发思路和理念,植物源农药新品种的研发也是如此。植物源农药中的活性物质来源丰富,容易从植物中获得,但是研制一种新农药需要进行一系列研究,涉及的学科众多,是一项极其复杂的系统工程。

1. 直接开发利用   是指将具有杀虫、杀菌作用的植物本身或其提取物直接加工成农药商品。这类植物一般为生物收获量大、有效成分含量高、活性强,并且难以人工合成的植物。

2. 全人工仿生合成利用   是指从植物体中分离得到杀虫、杀菌的活性成分之后,对其进行全人工仿生合成,合成物的结构要与原化合物完全相同,但可以允许异构体的比例有所差异。这一方法适用于在植物体内含量甚微,但生物活性较高,且结构相对较为简单的化合物。

3. 修饰合成利用   这一途径适合于在植物体内含量高,但活性低或毒性高,且难以人工合成或合成成本太高的活性成分。其在经简单修饰后,可大幅提高活性或降低毒性。需要指明的是,修饰合成和模拟合成是完全不同的2个概念。

4. 生物合成利用   利用生物技术进行生物合成,定向生产活性物质,经提取后加工成制剂使用。目前,在这一领域已开展了高效杀虫植物的微繁殖技术、细胞培养技术、器官培养技术,以及利用内生菌合成目标化合物等方面的研究。该技术适用于所含活性物质难以人工合成,植物体本身不易获得、难以栽培,或生物收获量甚少的植物种类。

(1)微繁殖技术:可与植物基因工程技术相结合,对活性物质的限速合成步骤予以解除,这种违反其生产步骤的植株具有比亲本植株更高的生产能力。

(2)细胞培养技术:是生产植株次生代谢产物的有效方法,该方法可结合相关代谢调控措施(前体、引发剂、营养物、抑制剂等)和培养工艺(两相培养、两段培养、固定化培养等),能大幅提高目标次生代谢产物的含量。

(3)器官培养技术:主要集中在根培养方面,包括天然根离体培养和发状根培养,其中发状根离体培养为主要途径。

(4)利用内生菌合成目标化合物:由于植物体内存在大量的内生真菌,可以从中分离出具有产生寄主植物活性成分的菌株,然后对该菌株进行人工培养,则可获得大量的活性物质。

四、植物源生物农药的开发应用实例

我国现已从中药及天然药物资源中开发出用于农作物防治的植物源农药品种,如苦参碱、血根碱、烟碱、百部碱、藜芦碱、闹羊花素-Ⅲ、桉叶素、大蒜素、蛇床子素、鱼藤酮、苦皮藤素、丁子香酚、香芹酚、茴蒿素、除虫菊素、楝素、黄酮、印楝素等。

1. 印楝素类   主要从药用植物印楝的种子、叶、树皮、枝条中分离提取得到。此外,还在菲楝、泰楝及印楝内生真菌中也有分布。印楝素属于四环三萜类化合物,包括印楝素 A、B、D、E、F、G、H、I、K、L、M、N、O、P、Q 15 种成分(图 6-1)。印楝素作为一种生物杀虫剂,可防治 200 多种农、林、仓储和卫生害虫,是世界公认的广谱、高效、低毒、易降解、无残留的杀虫剂。印楝素具有拒食、忌避、内吸和抑制生长发育的作用,主要作用于昆虫的内分泌系统,降低蜕皮激素的释放量;也可以直接破坏表皮结构或阻止表皮甲壳质形成;或干扰呼吸代谢,影响生殖系统发育等。其对环境、人畜、天敌比较安全,害虫对其不易产生抗药性。

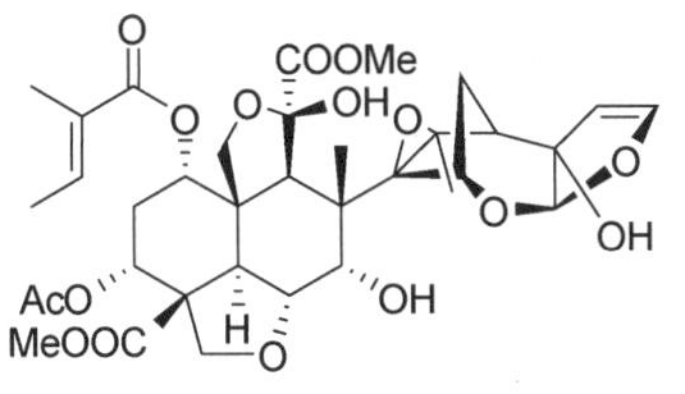

印楝素A 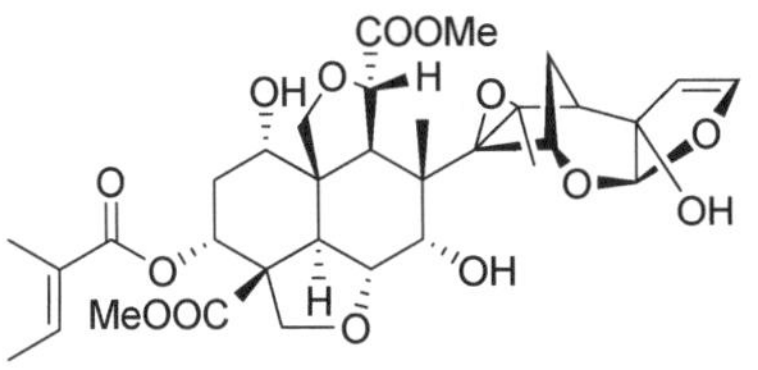 印楝素B 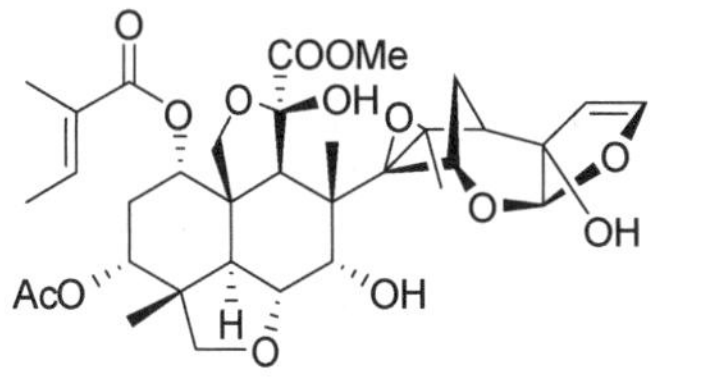 印楝素D

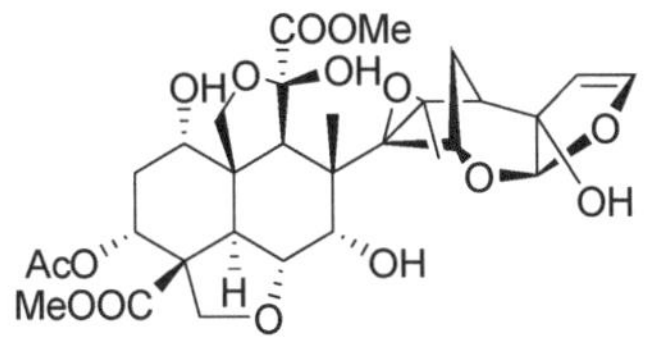

印楝素E 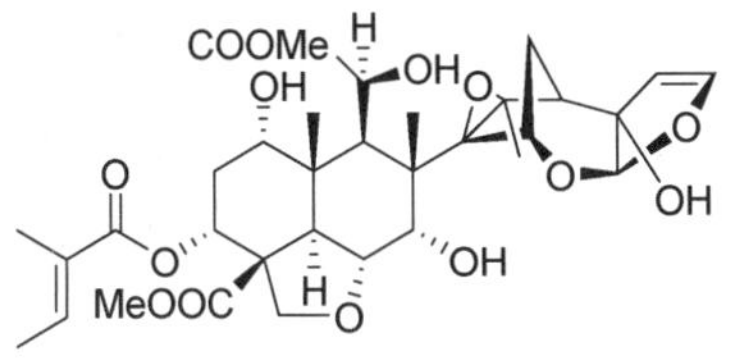 印楝素F 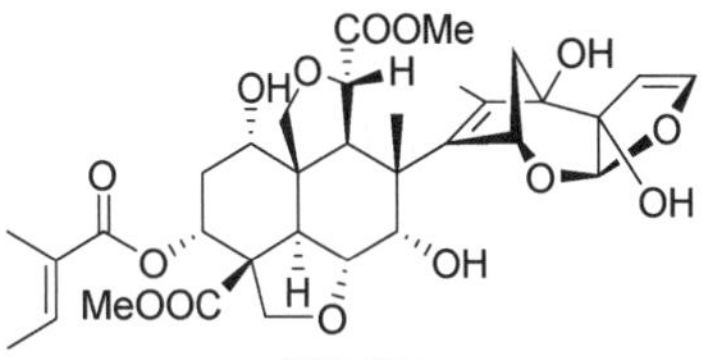 印楝素G

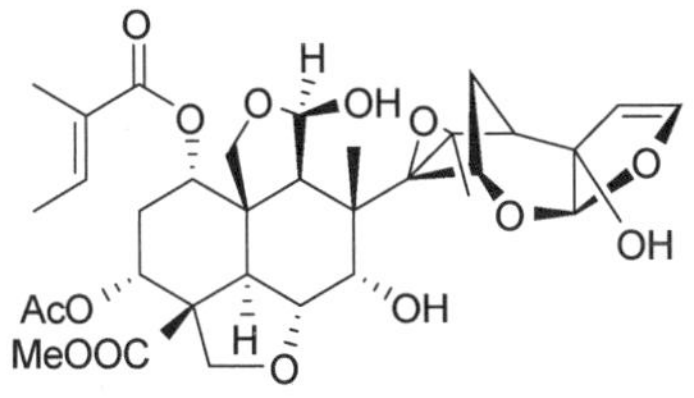

印楝素H 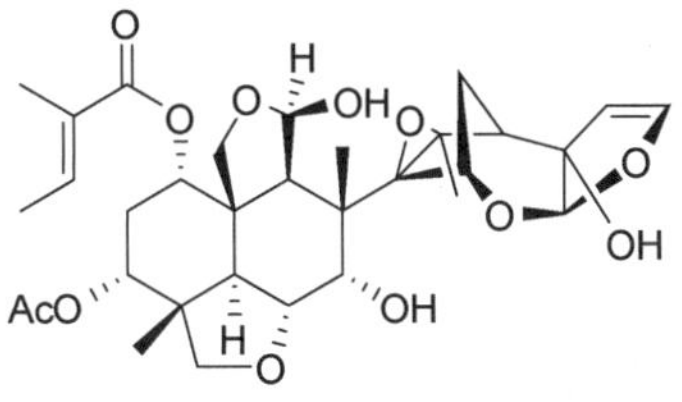 印楝素I 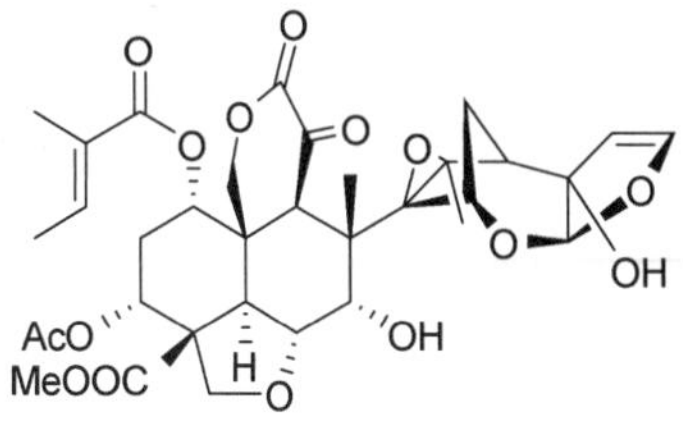 印楝素K

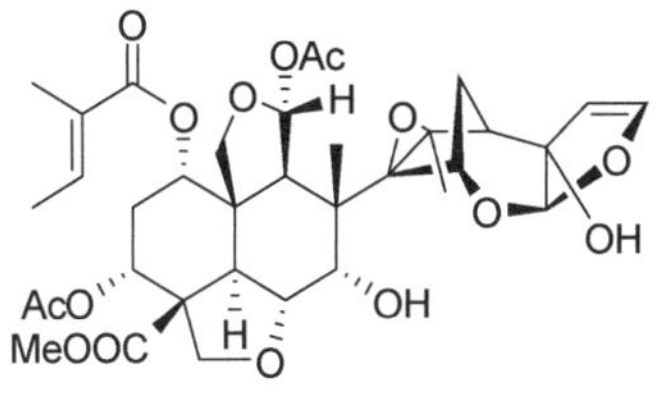

印楝素L 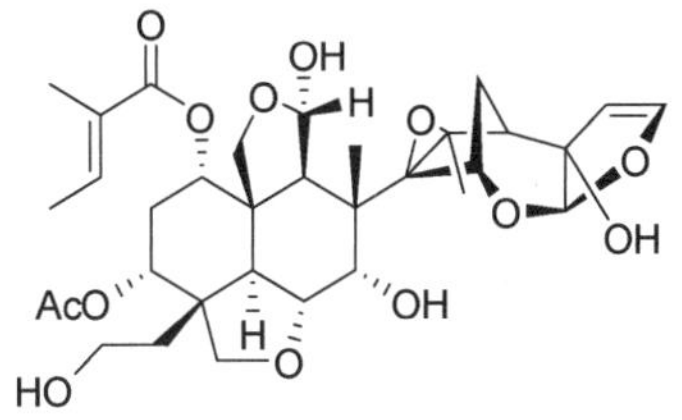 印楝素M 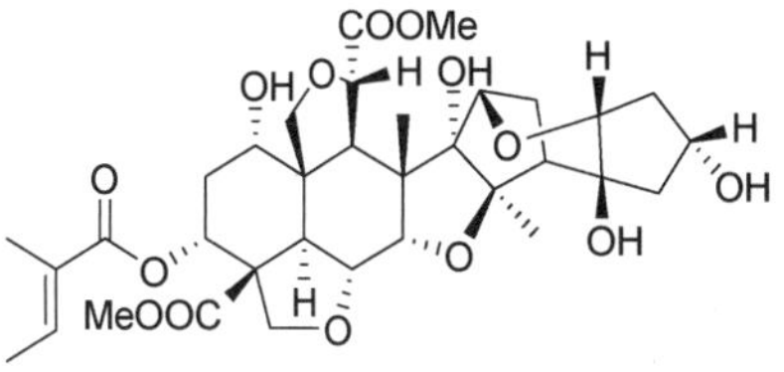 印楝素N

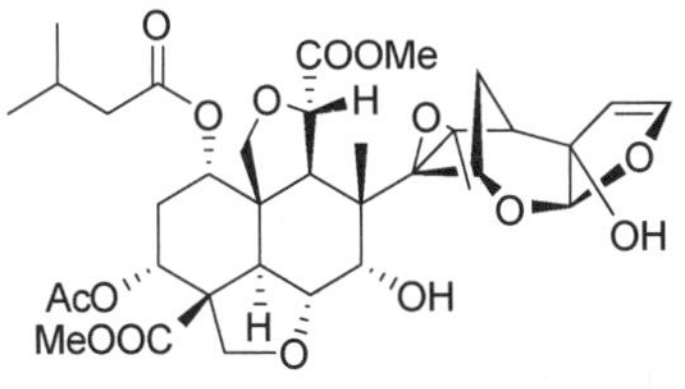

印楝素O 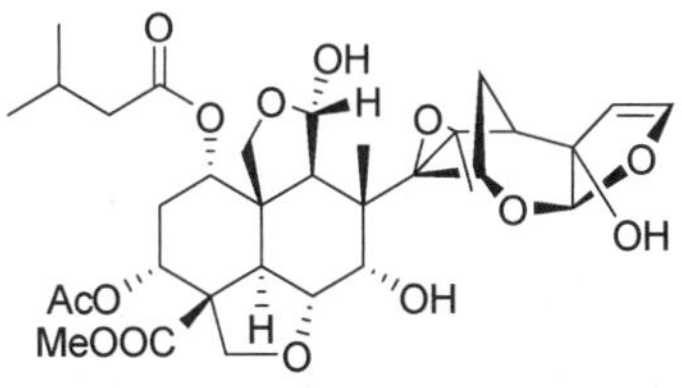 印楝素P 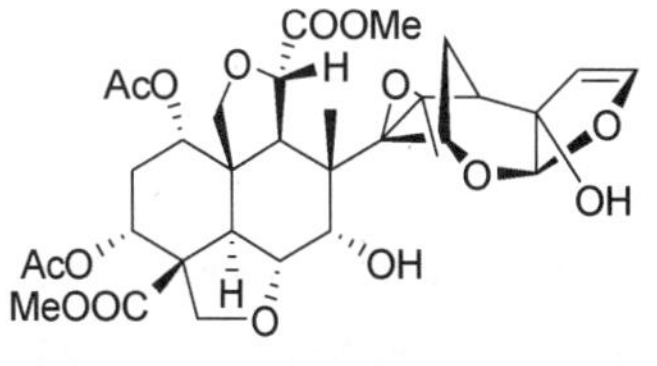 印楝素Q

图 6-1　印楝素类成分的化学结构

2. 苦参碱类　是豆科植物苦参、苦豆子和山豆根等中药植物中的活性成分。这类成分(亦称苦参总碱)属于四环喹嗪啶类化合物,分子骨架可看作 2 个喹嗪啶环的稠合体,主要包括苦参碱、氧化苦参碱、槐果碱、氧化槐果碱、槐定碱等,其中以苦参碱、氧化苦参碱的含量最高(图 6-2)。

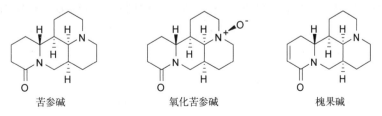

苦参碱　　　　　　　　　氧化苦参碱　　　　　　　　　槐果碱

图 6-2　苦参碱类成分的母核结构

苦参碱是天然植物源广谱杀菌剂，对小麦、蔬菜、棉花等植物中多种病原真菌、细菌具有良好的抑制、杀灭作用，作为杀虫剂则具有胃毒和触杀作用。苦参碱可快速溶解病菌细胞壁与质膜、干扰病菌蛋白质合成、抑制菌丝生长及孢子萌发。另外，苦参碱可增强植物的抗逆作用，诱导作物叶原细胞 *PIN* 基因活化，产生蛋白酶抑制物(protease inhibitor, PIS)，阻碍病菌和虫害进一步侵袭，从而减轻作物受害程度，促进作物对营养物质的均衡吸收，协调体内代谢平衡。苦参碱还能提高作物叶绿素含量、增强光合作用、促进植物根系对水分和养分的吸收。

3. 除虫菊素　主要存在于菊科菊属除虫菊亚属的若干种植物的花中，尤其以白花除虫菊的有效成分含量最高。除虫菊素的主要成分为天然除虫菊酯，天然产物中已明确具有杀虫活性的成分共有 6 种，分别为除虫菊素(pyrethrin)Ⅰ、Ⅱ，瓜叶除虫菊素(cinerin)Ⅰ、Ⅱ，茉酮除虫菊素(jasmolin)Ⅰ、Ⅱ(图 6－3)。

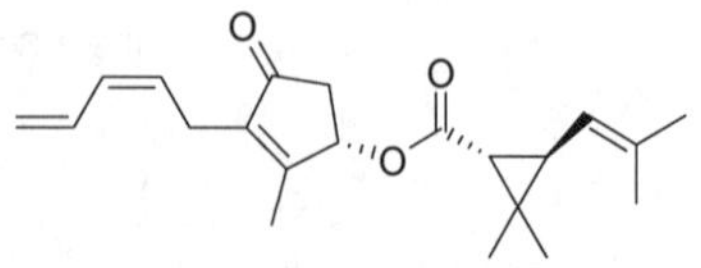

除虫菊素Ⅰ

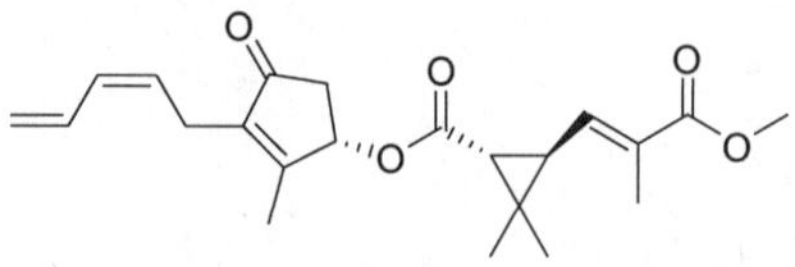

除虫菊素Ⅱ

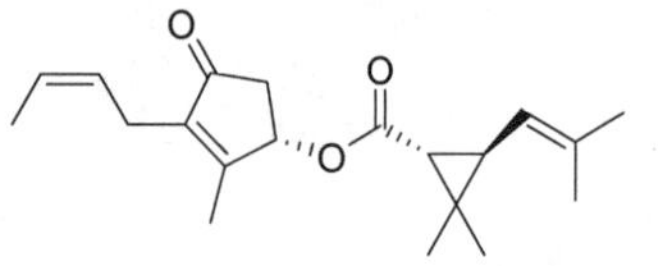

瓜叶除虫菊素Ⅰ

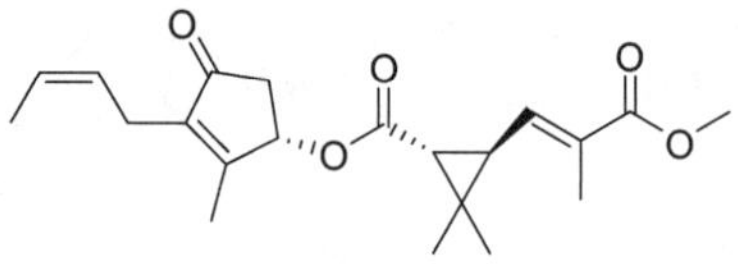

瓜叶除虫菊素Ⅱ

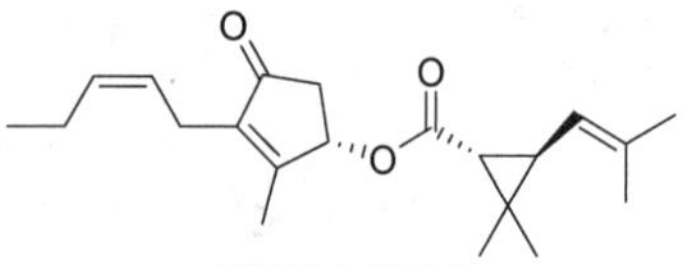

茉酮除虫菊素Ⅰ

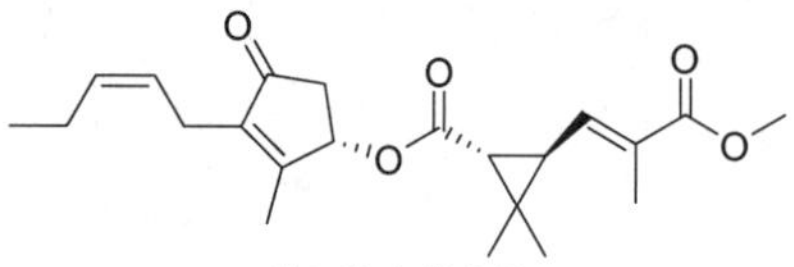

茉酮除虫菊素Ⅱ

图 6－3　除虫菊素类成分的化学结构

除虫菊素是天然植物源广谱杀虫剂，几乎对所有农业害虫及苍蝇、蚊子、跳蚤、蟑螂等卫生害虫均有极强的触杀、麻痹或击倒作用。害虫中毒后，引起呕吐、下痢、身体前后蠕动，继而麻痹，甚至死亡。天然除虫菊酯类杀虫剂属于神经毒剂，其作用机制主要是通过抑制害虫脑突触体膜上的 ATP 合酶，使突触后膜上的乙酰胆碱酯酶等神经递质大量聚集，从而引起脑乙酰胆碱酯酶被抑制，进而使昆虫死亡。

4. 雷公藤生物碱类　迄今已从雷公藤中分离得到近百种化合物，包括倍半萜类生物碱或萜类化合物。已报道具有杀虫活性的雷公藤生物碱类物质包括雷公藤甲素、雷公藤次碱、雷公藤碱、雷公藤吉碱、雷公藤春碱、雷公藤增碱、雷公藤新碱(图 6－4)。

雷公藤生物碱及雷公藤甲素是天然植物源广谱杀虫剂及杀鼠剂，广泛应用于水稻、瓜果、蔬菜等农作物田间害虫、老鼠的防治。雷公藤生物碱可引起昆虫的中毒，症状为行动迟缓、停止取食、继而麻醉、后复苏(或死亡)，如此反复直至死亡。雷公藤生物碱主要作用于昆虫的神经系统引起昆虫麻醉，中毒试虫的中肠壁细胞遭到破坏，从而影响取食和代谢，此外，昆虫的呼吸系统也受到一定的影响；而雷公藤甲素属于雄性不育剂，能显著抑制鼠类睾丸中乳酸脱氢酶的活性，使附睾末尾萎缩精子减少，曲细精小管和睾丸体积明显萎缩，选择性损伤睾丸生精细胞。

5. 小檗碱类　该类生物碱主要来源于毛茛科黄连属、芸香科黄柏属、小檗科小檗属等植物类群(图 6－5)。

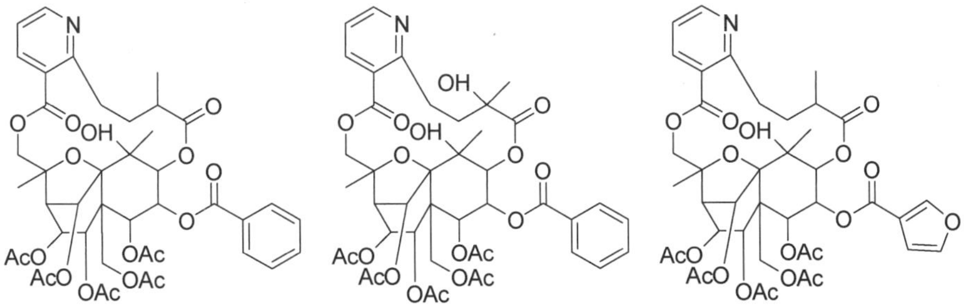

雷公藤次碱　雷公藤碱　雷公藤吉碱　雷公藤春碱

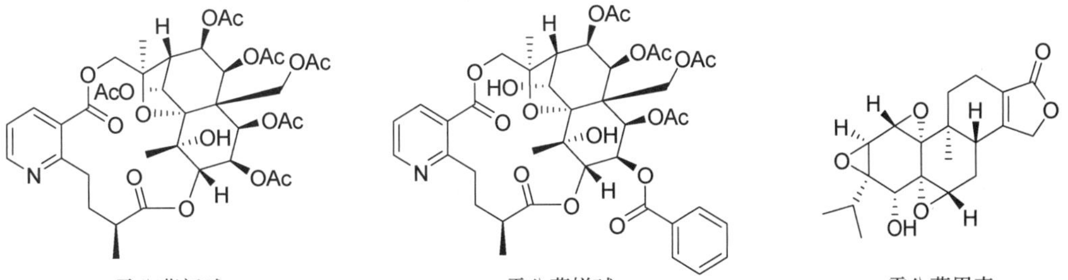

雷公藤新碱　雷公藤增碱　雷公藤甲素

图 6-4　雷公藤生物碱类成分的化学结构

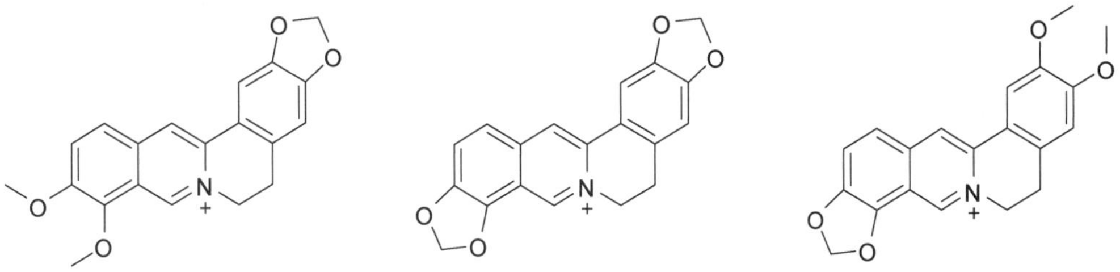

小檗碱　黄连碱　表小檗碱

图 6-5　小檗碱类成分的化学结构

小檗碱是天然植物源广谱杀菌剂，对番茄灰霉病、叶霉病的抑菌活性较高，对黄瓜白粉病、霜霉病、辣椒疫霉病有较好的防治效果。小檗碱可通过快速渗透到植物体内和病斑部位，干扰病原体代谢，破坏细胞结构，抑制细菌糖代谢、核酸和蛋白质合成，从而抑制病原体的生长和繁殖，以起到杀菌作用。此外，小檗碱还可提高植物自身对病害的免疫力，促进植物生长发育。

全世界已发现 6 300 余种植物具有控制，甚至杀害生物的功效，其中具有杀虫活性的植物 2 400 种，杀线虫活性 108 种，使昆虫不育 4 种，调节昆虫生长发育 31 种，使昆虫拒食 384 种，忌避活性 279 种，引诱活性 28 种，杀螨活性 39 种，杀软体动物活性 8 种，杀鼠活性 109 种；抗真菌活性 94 种，抗细菌活性 11 种，抗病毒活性 17 种。目前，约有 17 种植物源农药及 200 多个产品已被注册。我国已登记注册的植物源农药见表 6-12。

表 6-12　在中国已登记注册的植物源农药

植物源农药的成分名称	注册产品数/个	生产企业数/家	农药类型
苦参碱	60	47	杀虫剂/杀菌剂
丁香酚	4	4	杀菌剂

植物源农药的成分名称	注册产品数/个	生产企业数/家	农药类型
印楝素	15	9	杀虫剂
鱼藤酮	14	10	杀虫剂
除虫菊素	9	5	杀虫剂
蛇床子素	4	2	杀虫剂/杀菌剂
藜芦碱	4	3	杀虫剂
烟碱	7	6	杀虫剂
苦皮藤素	2	1	杀虫剂
右旋樟脑	5	5	杀虫剂
姜黄醇	2	1	灭鼠剂
大黄素甲醚	2	1	杀菌剂
桉油精	2	2	杀虫剂
香芹酚	1	1	杀菌剂
乙蒜素	19	14	杀菌剂

主要参考文献

陈星玲,宿树兰,刘睿,等.2021.胆汁类动物药中胆汁酸化学成分和药理作用研究进展[J].中国中药杂志,46(19):4898-
4906.

段金廒.2012.中药资源化学研究技术体系的建立及其应用[J].中国药科大学学报,43(4):289-292.

段金廒.2013.中药废弃物的资源化利用[M].北京:化学工业出版社.

段金廒.2015.中药资源化学——理论基础与资源循环利用[M].北京:科学出版社.

段金廒,陈士林.2013.中药资源化学[M].北京:中国中医药出版社.

段金廒,郭盛,严辉,等.2020.药材生产过程副产物的价值发现和资源化利用是中药材产业扶贫的重要途径[J].中国中
药杂志,45(2):285-289.

段金廒,宿树兰,郭盛,等.2015.中药资源化学研究与资源循环利用途径及目标任务[J].中国中药杂志,40(17):3395-
3401.

段金廒,宿树兰,郭盛,等.2022.中药资源全产业链废弃物及副产物分级分类体系构建[J].中国现代中药,24(10):1830-
1839.

段金廒,宿树兰,郭盛,等.2023.面向"双碳"目标的中药资源全产业链废弃物及副产物循环利用与循环经济产业发展策
略[J].中国中药杂志,48(17):4545-4551.

段金廒,宿树兰,刘睿,等.2022.药用动物资源学与动物药学科建设发展现状及展望[J].南京中医药大学学报,38(10):
839-846.

段金廒,宿树兰,钱大玮,等.2009.中药资源化学研究思路方法与进展[J].中国天然药物,7(5):333-340.

段金廒,宿树兰,严辉,等.2021.2016—2020年我国中药资源学学科建设及科学研究进展与展望[J].中草药,52(17):
5151-5165.

段金廒,吴启南,宿树兰,等.2012.中药资源化学学科的建立与发展[J].中草药,43(9):1665-1671.

段金廒,曾建国.2021.中药资源开发与利用[M].北京:人民卫生出版社.

段金廒,张伯礼,宿树兰,等.2015.基于循环经济理论的中药资源循环利用策略与模式探讨[J].中草药,46(12):1715-
1722.

顾俊菲,宿树兰,彭珂毓,等.2017.丹参地上部分资源价值发现与开发利用策略[J].中国现代中药,19(12):1659-1664.

郭盛,段金廒,唐于平,等.2012.中国枣属药用植物资源化学研究进展[J].中国现代中药,14(8):1-5.

郭盛,段金廒,赵明,等.2020.基于药材生产与深加工过程非药用部位及副产物开发替代抗生素饲用产品的可行性分析
与研究实践[J].中草药,51(11):2857-2862.

郭盛,王园园,张芳,等.2023.药食同源中药资源产业现状及其开发利用策略与研究实践[J].南京中医药大学学报,39
(9):801-808.

郭盛,严辉,钱大玮,等.2019.枣属药用植物资源产业化过程副产物及废弃物的资源价值发现与循环利用策略构建[J].
南京中医药大学学报,35(5):579-584.

何潇,郭文静,吴佳辉,等.2020.鸦胆子中黄酮及其抗炎、抗补体活性的研究[J].天然产物研究与开发,32(12):2094-
2100+1991.

胡世林,徐起初,刘菊福,等.1981.青蒿素的植物资源研究[J].中药通报,(2):13-16.

黄璐琦,何春年,马培,等.2022.我国药食两用物品产业发展战略思考[J].中国工程科学,24(6):81-87.

刘睿,赵明,段金廒.2020.基于"蛋白质/肽组学-修饰组学"研究动物药功效物质基础的思路与方法[J].药学学报,55
(8):1735-1743.

刘圣金,吴思澄,马瑜璐,等.2023.我国矿物药品种概况、市场流通与临床应用调查分析[J].中草药,54(19):6555-
6568.

刘圣金,严辉,段金廒,等.2020.江苏药用矿物资源种类分布及其利用现状与展望[J].中草药,51(6):1628-1640.

刘雪平,陈士国,李静,等.2023.金银花及其茎叶中功能成分分析与综合利用研究进展[J].农产品加工,(1):69－71,74.

吕丹,李文林,杨丽丽,等.2020.《食疗本草》中常用药材非药用部位应用价值分析与思考[J].中医药信息,37(4):40－44.

骆紫燕,卿德刚,孙宇,等.2020.肉苁蓉保健食品的开发及相关专利分析[J].西北药学杂志,35(6):940－944.

马瑜璐,房方,刘圣金,等.2021.金属组学研究概况及其在矿物药研究中的应用前景[J].中国中药杂志,46(9):2142－2148.

沙秀秀,戴新新,宿树兰,等.2016.丹参茎叶药材的质量标准研究[J].药物分析杂志,36(6):1094－1100.

宿树兰,段金廒,欧阳臻,等.2012.我国桑属(Morus L.)药用植物资源化学研究进展[J].中国现代中药,14(7):1－6.

宿树兰,郭盛,朱悦,等.2022.枸杞叶现代研究进展与资源化利用展望[J].中国现代中药,24(1):10－19.

唐于平,宿树兰.2022.中药资源化学[M].北京:人民卫生出版社.

屠鹏飞,何燕萍,楼之岑.1994.肉苁蓉类药调查与资源保护[J].中草药,(4):205－208,224.

王安琪,袁庆军,郭宁,等.2021.黄连属药用资源及其异喹啉生物碱的研究进展[J].中国中药杂志,46(14):3504－3513.

王强雄,郭盛,申柯欣,等.2023.蒙古黄芪茎叶多类型资源性化学成分分析与价值评价[J].中国中药杂志,48(24):6600－6612.

魏丹丹,刘嘉艺,徐明明,等.2023.外来入侵植物加拿大一枝黄花的研究进展与资源化利用策略[J].中国现代中药,25(9):1853－1865.

武文星,刘睿,郭盛,等.2022.珍稀动物性药材替代策略及其科技创新与产业化进展[J].南京中医药大学学报,38(10):847－856.

严辉,郭盛,张振宇,等.2024.药食两用资源姜的产业发展现状与提质增效策略[J].中国中药杂志,49(11):2853－2862.

杨然,陆远,郝昊,等.2021.金银花环烯醚萜苷类化学成分和药理活性研究进展[J].中国中药杂志,46(11):2746－2752.

于荣敏,黄璐琦.2011.天然药物化学成分生物合成概论[M].广州:暨南大学出版社.

余四旺,叶敏,黄维,等.2014.一种异戊烯基黄酮类化合物的药物用途[P].CN:102846594A.

张珂,龚兴成,曹丽波,等.2020.3种列当属药用植物化学成分比较分析[J].中国中药杂志,45(13):3175－3182.

张杨.2008.我国药用矿产资源开发利用中的问题及对策研究[J].资源与产业,10(6):72－75.

赵明,段金廒,黄文哲,等.2000.中国黄芪属(Astragalus Linn.)药用植物资源现状及分析[J].中国野生植物资源,(6):5－9.

赵润怀,贾海彬,周永红,等.2020.我国动物药资源供给现状及可持续发展的思考[J].中国现代中药,22(6):835－839.

周荣汉,黄文哲,段金廒,等.2004.试论《天然药物资源化学》的建立与发展[J].现代中药研究与实践,(1):6－10.

朱凤洁,杨健,袁媛,等.2018.金银花种质资源化学指纹图谱及代谢物相似性分析[J].中国中药杂志,43(12):2575－2579.

朱华旭,唐志书,李博,等.2020.中药制药废水膜法处理的"零排放"技术方案及其实现途径探讨[J].南京中医药大学学报,36(5):579－583.

邹立思,李会伟,严辉,等.2022.枸杞叶新资源药材的生药学研究[J].中国现代中药,24(1):20－27.

AĆIMOVIĆ M, JEREMIĆ J S, TODOSIJEVIĆ M, et al. 2022. Comparative study of the essential oil and hydrosol composition of sweet wormwood (Artemisia annua L.) from Serbia[J]. Chemistry & Biodiversity, 19(3): e202100954.

BORG A J E, DENNIG A, WEBER H, et al. 2021. Mechanistic characterization of UDP-glucuronic acid 4-epimerase[J]. FEBS J, 288(4): 1163－1178.

CHENG J, WANG X, LIU X N, et al. 2021. Chromosome-level genome of Himalayan yew provides insights into the origin and evolution of the paclitaxel biosynthetic pathway[J]. Mol Plant, 14(7): 1199－1209.

CHEN Z R, ZHU B J, PENG X, et al. 2022. Quality evaluation of Ophiopogon japonicus from two authentic geographical origins in China based on physicochemical and pharmacological properties of their polysaccharides[J]. Biomolecules, 12(10): 1491.

DE LA PEÑA R, HODGSON H, LIU J C, et al. 2023. Complex scaffold remodeling in plant triterpene biosynthesis[J]. Science, 379(6630): 361－368.

DELSHAD E, YOUSEFI M, SASANNEZHAD P, et al. 2018. Medical uses of Carthamus tinctorius L. (Safflower): a comprehensive review from Traditional Medicine to Modern Medicine[J]. Electronic Physician, 10(4): 6672－6681.

DING Y M, BRAND E, WANG W Q, et al. 2022. Licorice: Resources, applications in ancient and modern times[J]. J Ethnopharmacol, 298: 115594.

GU J F, SU S L, GUO J M, et al. 2017. The aerial parts of Salvia miltorrhiza Bge. strengthen intestinal barrier and modulate gut microbiota imbalance in diabetic mice[J]. Journal of Functional Foods, 36: 362－374.

HE J B, ZHAO P, HU Z M, et al. 2019. Molecular and structural characterization of a promiscuous C-glycosyltransferase from

Trollius chinensis［J］. Angewandte Chemie, 131(33): 11637 − 11644.

HUANG J P, FANG C L, MA X Y, et al. 2019. Tropane alkaloids biosynthesis involves an unusual type III polyketide synthase and non-enzymatic condensation［J］. Nat Commun, 10(1): 4036.

KRIZEVSKI R, BAR E, SHALIT O, et al. 2010. Composition and stereochemistry of ephedrine alkaloids accumulation in *Ephedra sinica* Stapf［J］. Phytochemistry, 71(8 − 9): 895 − 903.

LANGE B M, CONNER C F. 2021. Taxanes and taxoids of the genus *Taxus* − A comprehensive inventory of chemical diversity［J］. Phytochemistry, 190: 112829.

LI J H, MUTANDA I, WANG K B, et al. 2019. Chloroplastic metabolic engineering coupled with isoprenoid pool enhancement for committed taxanes biosynthesis in *Nicotiana benthamiana*［J］. Nat Commun, 10(1): 4850.

LI K, FENG J, KUANG Y, et al. 2017. Enzymatic synthesis of bufadienolide O-glycosides as potent antitumor agents using a microbial glycosyltransferase［J］. Adv Synth Catal, 359(21): 3765 − 3772.

LIU J H, JIN H Z, ZHANG W D, et al. 2009. Chemical Constituents of Plants from the Genus *Brucea*［J］. Chemistry & Biodiversity, 6(1): 57 − 70.

LIU Q L, LIU Y, LI G, et al. 2021. De novo biosynthesis of bioactive isoflavonoids by engineered yeast cell factories［J］. Nat Commun, 12(1): 6085.

LIU X N, CHENG J, ZHANG G H, et al. 2018. Engineering yeast for the production of breviscapine by genomic analysis and synthetic biology approaches［J］. Nat Commun, 9(1): 448.

LI Y P, LI Z, CHEN B Z, et al. 2023. Ultrasonic assisted extraction, characterization and gut microbiota-dependent anti-obesity effect of polysaccharide from Pericarpium Citri Reticulatae 'Chachiensis'［J］. Ultrasonics sonochemistry, 95: 106383.

MA Y, CUI G H, CHEN T, et al. 2021. Expansion within the CYP71D subfamily drives the heterocyclization of tanshinones synthesis in *Salvia miltiorrhiza*［J］. Nat Commun, 12(1): 685.

PADDON C J, WESTFALL P J, PITERA D J, et al. 2013. High-level semi-synthetic production of the potent antimalarial artemisinin［J］. Nature, 496: 528 − 532.

QIU F, YANG C X, YUAN L N, et al. 2018. A phenylpyruvic acid reductase is required for biosynthesis of tropane alkaloids［J］. Org Lett, 20(24): 7807 − 7810.

QIU F, YAN Y J, ZENG J L, et al. 2021. Biochemical and metabolic insights into hyoscyamine dehydrogenase［J］. ACS Catal, 11(5): 2912 − 2924.

QIU F, ZENG J L, WANG J, et al. 2020. Functional genomics analysis reveals two novel genes required for littorine biosynthesis［J］. N. Phytol, 225(5): 1906 − 1914.

REED J, ORME A, EL-DEMERDASH A, et al. 2023. Elucidation of the pathway for biosynthesis of saponin adjuvants from the soapbark tree［J］. Science, 379(6638): 1252 − 1264.

SHEN S Y, TONG Y R, LUO Y F, et al. 2022. Biosynthesis, total synthesis, and pharmacological activities of aryltetralin-type lignan podophyllotoxin and its derivatives［J］. Nat Prod Rep, 39(9): 1856 − 1875.

SUBRIZI F, WANG Y, THAIR B, et al. 2021. Multienzyme one-pot cascades incorporating methyltransferases for the strategic diversification of tetrahydroisoquinoline alkaloids［J］. Angew Chem Int Ed, 60(34): 18673 − 18679.

SU C Y, MING Q L, RAHMAN K, et al. 2015. *Salvia miltiorrhiza*: Traditional medicinal uses, chemistry, and pharmacology［J］. Chin J Nat Med, 13(3): 163 − 182.

SUN C J, SU S L, ZHU Y, et al. 2020. *Salvia miltiorrhiza* stem-leaf active components of salvianolic acids and flavonoids improved the hemorheological disorder and vascular endothelial function on microcirculation dysfunction rats［J］. Phytotherapy research, 34(7): 1704 − 1720.

SUN W T, XUE H J, HU L, et al. 2020. Controlling chemo- and regioselectivity of a plant p450 in yeast cell toward rare licorice triterpenoid biosynthesis［J］. ACS Catal, 10(7): 4253 − 4260.

TAO W W, DUAN J A, ZHAO R H, et al. 2013. Comparison of three officinal Chinese pharmacopoeia species of *Glycyrrhiza* based on separation and quantification of triterpene saponins and chemometrics analysis［J］. Food Chemistry, 141(3): 1681 − 1689.

THAMM A M K, QU Y, DE LUCA V, et al. 2016. Discovery and metabolic engineering of iridoid/secoiridoid and monoterpenoid indole alkaloid biosynthesis［J］. Phytochem Rev, 15: 339 − 361.

TIAN T, WANG Y J, HUANG J P, et al. 2022. Catalytic innovation underlies independent recruitment of polyketide synthases in cocaine and hyoscyamine biosynthesis［J］. Nat Commun, 13(1): 4994.

TRENDAFILOVA A, MOUJIR L M, SOUSA P M C, et al. 2020. Research advances on health effects of edible artemisia species and some sesquiterpene lactones constituents［J］. Foods. 10(1)：65.

TRENTI F, YAMAMOTO K, HONG B K, et al. 2021. Early and Late Steps of quinine biosynthesis［J］. Org Lett, 23(5)：1793 – 1797.

WANG Q X, DONG J T, LU W J, et al. 2020. Phenylethanol glycosides from Cistanche tubulosa improved reproductive dysfunction by regulating testicular steroids through CYP450-3β-HSD pathway［J］. J Ethnopharmacol, 251：112500.

WEI W, WANG P P, WEI Y J, et al. 2015. Characterization of *Panax ginseng* UDP-Glycosyltransferases catalyzing protopanaxatriol and biosyntheses of bioactive Ginsenosides F1 and Rh1 in metabolically engineered yeasts［J］. Mol Plant, 8 (9)：1412 – 1424.

WU C R, LIU Y, YANG Y Y, et al. 2020. Analysis of therapeutic targets for SARS-CoV-2 and discovery of potential drugs by computational methods［J］. Acta Pharmaceutica Sinica B, 10(5)：766 – 788.

WU X M, GUAN Q Y, HAN Y B, et al. 2022. Regeneration of phytochemicals by structure-driven organization of microbial biosynthetic steps［J］. Angewandte Chemie, 134(8)：e202114919.

XIANG X, CAI H D, SU S L, et al. 2019. *Salvia miltiorrhiza* protects against diabetic nephropathy through metabolome regulation and wnt/β-catenin and TGF-β signaling inhibition［J］. Pharmacological Research, 139：26 – 40.

XIAO F, DONG S, LIU Y, et al. 2020. Structural basis of specificity for carboxyl-terminated acyl donors in a bacterial acyltransferase［J］. J Am Chem Soc, 142(37)：16031 – 16038.

XIONG X Y, GOU J B, LIAO Q G, et al. 2021. The *Taxus* genome provides insights into paclitaxel biosynthesis［J］. Nat Plants, 7(8)：1026 – 1036.

XU Z, XIANG X, SU S L, et al. 2022. Multi-omics analysis reveals the pathogenesis of db/db mice diabetic kidney disease and the treatment mechanisms of multi-bioactive compounds combination from *Salvia miltiorrhiza* ［J］. Front. Pharmacol, 13：987668.

YANG C S, LI C J, WEI W, et al. 2020. The unprecedented diversity of UGT94-family UDP-glycosyltransferases in *Panax* plants and their contribution to ginsenoside biosynthesis［J］. Sci Rep, 10(1)：15394.

YE Y, XU G, LI D L. 2022. Acridone alkaloids and flavones from the leaves of *Citrus reticulata*［J］. Nat Prod Res, 36(14)：3644 – 3650.

ZENG H T, SU S L, XIANG X, et al. 2017. Comparative analysis of the major chemical constituents in *Salvia miltiorrhiza* roots, stems, leaves and flowers during different growth periods by UPLC-TQ-MS/MS and HPL-ELSD methods ［J］. Molecules, 22(5)：771 – 787.

ZHANG F, ZHANG X, GUO S, et al. 2020. An acidic heteropolysaccharide from Lycii fructus：Purification, characterization, neurotrophic and neuroprotective activities *in vitro*［J］. Carbohydr Polym, 249：116894.

ZHANG J, HANSEN L G, GUDICH O, et al. 2022. A microbial supply chain for production of the anti-cancer drug vinblastine ［J］. Nature, 609：341 – 347.

ZHANG J Y, LI J M, SONG H R, et al. 2019. Hydroxysafflor yellow a suppresses angiogenesis of hepatocellular carcinoma through inhibition of p38 mapk phosphorylation［J］. Biomedicine & Pharmacotherapy, 109：806 – 814.

ZHANG Q Y, YE M. 2008. Chemical analysis of the Chinese herbal medicine Gan-Cao (licorice)［J］. J Chromatogr A, 1216 (13)：1954 – 1969.

ZHANG Y F, GAO J, MA L, et al. 2023. Tandemly duplicated CYP82Ds catalyze 14 – hydroxylation in triptolide biosynthesis and precursor production in *Saccharomyces cerevisiae*［J］. Nat Commun, 14(1)：875.

ZHAO T F, LI S Q, WANG J, et al. 2020. Engineering tropane alkaloid production based on metabolic characterization of ornithine decarboxylase in *Atropa belladonna*［J］. ACS Synth Biol, 9(2)：437 – 448.

ZHENG M, GUO X J, PAN R Y, et al. 2019. Hydroxysafflor yellow a alleviates ovalbumin-induced asthma in a guinea pig model by attenuateing the expression of inflammatory cytokines and signal transduction［J］. Front. Pharmacol, 10：328.

ZHOU T, JIANG Y M, WEN L R, et al. 2021. Characterization of polysaccharide structure in *Citrus reticulate* 'Chachi' peel during storage and their bioactivity［J］. Carbohydrate Research, 508：108398.